U0878967

围手术期神经系统监测

Koht, Sloan, Toleikis's Monitoring the Nervous System for Anesthesiologists and Other Health Care Professionals

（第3版）

原著　Christoph N. Seubert
　　　Jeffrey R. Balzer

主审　韩如泉　乔　慧

主译　刘海洋　菅敏钰

北京大学医学出版社

WEISHOUSHUQI SHENJINGXITONG JIANCE（DI 3 BAN）

图书在版编目（CIP）数据

围手术期神经系统监测 ：第 3 版 /（美）克里斯托夫·塞伯特（Christoph N. Seubert），（美）杰弗里·鲍尔泽（Jeffrey R. Balzer）原著 ；刘海洋，菅敏钰主译. 北京 ：北京大学医学出版社，2025. 8. —— ISBN 978-7-5659-3453-7

Ⅰ. R619；R338

中国国家版本馆 CIP 数据核字第 2025V6E244 号

北京市版权局著作权合同登记号：图字：01-2024-0318

First published in English under the title
Koht, Sloan, Toleikis's Monitoring the Nervous System for Anesthesiologists and Other Health Care Professionals (3rd Ed.)
edited by Christoph Seubert and Jeffrey Balzer
Copyright © Christoph Seubert and Jeffrey Balzer, 2023
This edition has been translated and published under licence from Springer Nature Switzerland AG.
Simplified Chinese translation Copyright © 2025 by Peking University Medical Press.
All Rights Reserved.

围手术期神经系统监测（第 3 版）

主　　译：刘海洋　菅敏钰
出版发行：北京大学医学出版社
地　　址：（100191）北京市海淀区学院路 38 号　北京大学医学部院内
电　　话：发行部 010-82802230；图书邮购 010-82802495
网　　址：http://www.pumpress.com.cn
E-mail：booksale@bjmu.edu.cn
印　　刷：北京金康利印刷有限公司
经　　销：新华书店
策划编辑：王智敏
责任编辑：袁帅军　　**责任校对：**靳新强　　**责任印制：**李　啸
开　　本：889 mm×1194 mm　1/16　　**印张：**28.5　　**字数：**900 千字
版　　次：2025 年 8 月第 1 版　2025 年 8 月第 1 次印刷
书　　号：ISBN 978-7-5659-3453-7
定　　价：280.00 元
版权所有，违者必究
（凡属质量问题请与本社发行部联系退换）

译审校者名单

主　审　韩如泉　乔　慧

主　译　刘海洋　菅敏钰

译审校者（按姓名汉语拼音排序）：

陈奕玮　首都医科大学附属北京天坛医院
崔倩宇　首都医科大学附属北京天坛医院
董　诺　首都医科大学附属北京天坛医院
范议方　首都医科大学附属北京天坛医院
方婧涵　首都医科大学附属北京天坛医院
韩如泉　首都医科大学附属北京天坛医院
侯　璇　首都医科大学附属北京天坛医院
贾　珍　青海大学附属医院
菅敏钰　首都医科大学附属北京天坛医院
金　旭　中国医学科学院肿瘤医院
李桂宇　青海大学医学院
李　科　首都医科大学附属北京天坛医院
李赟赟　青海省交通医院
李　芸　首都医科大学附属北京天坛医院
梁　发　首都医科大学附属北京天坛医院
刘海洋　首都医科大学附属北京天坛医院
马　博　首都医科大学附属北京天坛医院
马佳佳　首都医科大学附属北京天坛医院
乔　慧　首都医科大学附属北京天坛医院
宋向清　青海红十字医院
孙一冰　首都医科大学附属北京天坛医院
王　朔　首都医科大学附属北京天坛医院
王昕馨　首都医科大学附属北京天坛医院
王学军　青海红十字医院
王　云　青海省人民医院
王云珍　首都医科大学附属北京天坛医院
吴侑煊　首都医科大学附属北京天坛医院
谢思宁　首都医科大学附属北京天坛医院
谢玉海　青海红十字医院
杨宛凝　首都医科大学附属北京天坛医院
于　芸　首都医科大学附属北京天坛医院
袁　红　青海大学附属医院
张潇潇　首都医科大学附属北京天坛医院
张　政　首都医科大学附属北京天坛医院
张梓慧　首都医科大学附属北京天坛医院
郑继铭　青海大学医学院
周　扬　首都医科大学附属北京天坛医院
朱金磊　青海省交通医院
朱晓红　青海省交通医院

主审简介

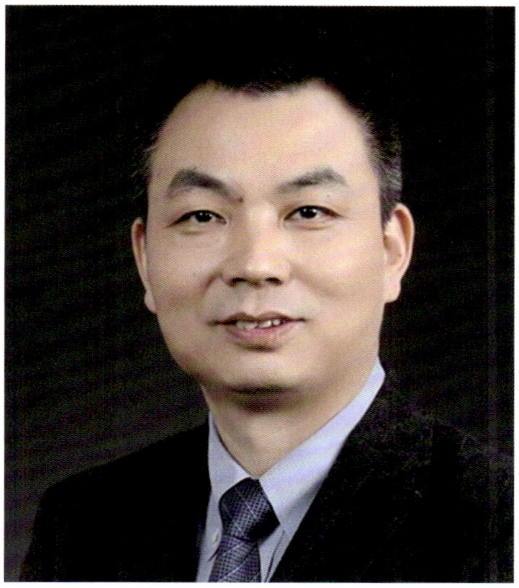

韩如泉，主任医师，教授，博士生导师，首都医科大学附属北京天坛医院麻醉科主任，长期从事临床麻醉与神经科学科研工作，先后以项目负责人身份承担国家级、省部级等科研课题十余项。以第一作者或通讯作者身份累计发表论文300余篇，其中包括*Lancet*、*JAMA Neurology*、*Nature Communication*、*Anesthesiology*、*British Journal of Anesthesia*、*Anesthesia & Analgesia*等期刊收录90余篇，主编或主译《神经外科麻醉学（第3版）》《Cottrell & Piyush 神经外科麻醉》等专著10部。兼任中华医学会麻醉学分会全国委员、神经外科麻醉学组副组长，中国医师协会麻醉学医师分会常务委员、神经外科麻醉学组组长，中国神经科学学会意识与意识障碍分会副主任委员，北京医学会麻醉学分会副主任委员，首都医科大学麻醉学系副主任，以及*Journal of Neurosurgical Anesthesiology*、《中华麻醉学杂志》《临床麻醉学杂志》《国际麻醉学与复苏杂志》常务编委、编委等职。

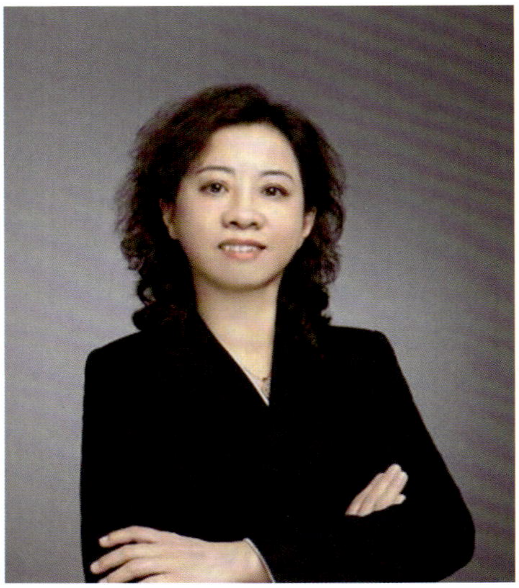

乔慧，研究员，二级教授，博士生导师，首都医科大学附属北京天坛医院北京市神经外科研究所电生理室主任，长期从事神经内外科疾病电生理诊断及神经外科术前功能评估及术中电生理监测。社会兼职主要包括中国研究型医院学会临床神经电生理专业委员会主任委员，中国医师协会神经外科医师分会神经电生理监测学组副组长，中华医学会神经外科学分会神经生理监测学组副组长，北京医学会脑电图与神经电生理学分会副主任委员等。承担国家自然科学基金及北京市科委、卫生行业专项、首都发展专项等多项科研课题。发表论文100余篇。主办国家级继续教育项目全国术中监测学习班10余届。

主译简介

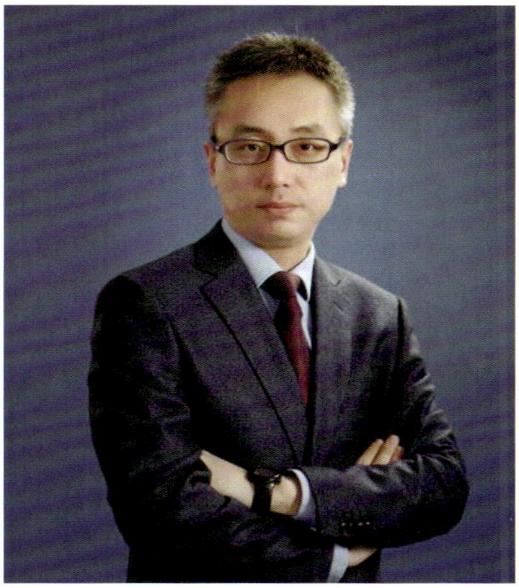

刘海洋，主任医师，副教授，硕士生导师，首都医科大学附属北京天坛医院麻醉科主任助理、区域组长，第 22、23 批中组部、团中央援青博士服务团成员。主要研究方向：术中神经生理监测与麻醉，意识的脑网络功能连接等。主持或参与课题多项，发表相关论文 40 余篇，其中 SCI 收录 20 篇，参编参译书籍多部，主译《围术期神经系统监测（第 2 版）》。社会兼职主要包括中华医学会麻醉学分会器官保护学组委员，中国医师协会麻醉学医师分会青年学组委员，中华医学会高原医学分会青年学组委员，北京医学会麻醉学分会质控组副组长，北京医师协会麻醉专科医师分会副总干事，《国际麻醉学与复苏杂志》青年编委等。

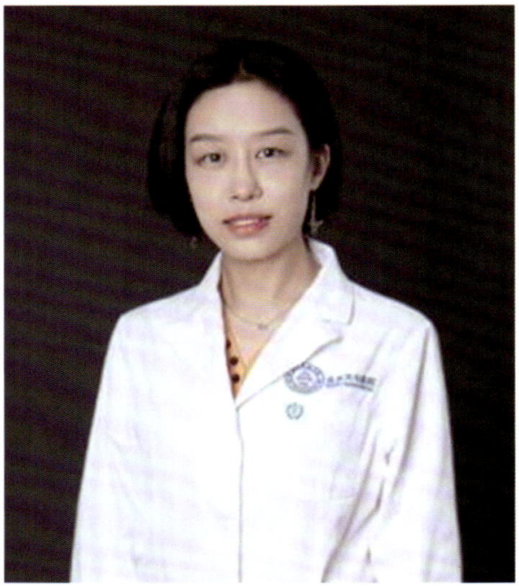

菅敏钰，首都医科大学附属北京天坛医院麻醉科副主任医师，讲师。美国加州大学圣地亚哥分校麻醉科访问学者。北京医学会第十五届委员会神经科学麻醉学组学术秘书，北京医学会麻醉学分会第十五届青年委员会委员。主持北京市医院管理中心委员会“青苗”人才项目一项。研究方向：麻醉与脑科学。目前以第一作者身份发表 SCI 文章 10 余篇。

译者前言

围手术期神经系统监测作为神经功能保护的核心技术，已逐渐成为保护神经功能完整性的标准策略。该技术通过实时评估神经功能状态，构建起指导手术决策、优化麻醉管理、降低围手术期致残率的科学路径，显著改善了患者的远期预后。我们团队分别于 2013 年和 2018 年有幸翻译了该领域经典著作 *Monitoring the Nervous System for Anesthesiologists and Other Health Care Professionals* 第 1、2 版，由北京大学医学出版社出版。得益于原著体系完整、临床导向的编写特色，中文版问世后深受麻醉学、神经外科及相关专业领域同仁好评。

2023 年原著第 3 版发行，在承袭前两版科学架构的基础上，创新构建"监测技术-临床应用-病例解析"三位一体的知识体系。尤其值得关注的是，新版新增清醒开颅与全身麻醉下脑功能区定位策略，多模态脑血流动力学监测技术创新，术中神经电生理信号解读范式，神经内镜颅底手术监测方案等前沿内容，系统性反映了该领域近 10 年来的重大理论突破与实践创新。从 Antoun Koht 教授、Tod B. Sloan 教授、J. Richard Toleikis 教授，再到现任主编 Christoph N. Seubert 教授和 Jeffrey R. Balzer 教授，历经三版的编者团队始终保持着国际顶尖水准，其多位成员更与我国麻醉学和神经监测领域保持着密切的学术互动。

本次翻译工作主要由首都医科大学附属北京天坛医院承担，承蒙韩如泉教授和乔慧教授全程主审，在此谨致谢忱。为促进优质医疗资源区域均衡发展，我们特别邀请青海省医学同仁参与翻译工作。北京大学医学出版社袁帅军老师在出版统筹中展现出卓越的专业素养，全体译校成员勠力同心终成此作，在此一并致谢。

虽经多轮交叉校对与专业审读，然神经监测学科发展日新月异，译文中或有专业表述未尽精准之处，恳请学界同仁不吝指正，以利再版时臻于至善。

刘海洋　菅敏钰

2025 年 5 月于北京

原著第 3 版前言

本书第 1 版代表了术中神经生理学领域先驱者的使命宣言，该领域汇聚了神经外科医师、麻醉科医师、神经科医师、研究者及其他临床专家。他们将深刻见解、技术手段及多维视角转化为临床实用工具，用于评估无法通过标准神经系统检查的患者神经系统功能。第 2 版大幅扩充了内容，并着重强调了技术 / 方法与临床应用的分类，反映了众多技术已实现标准化且可制定严谨操作标准的客观事实。与之相对应的是，临床应用常需整合单项技术形成综合性监测方案——因为即使如周围神经这般简单的结构，亦包含多种功能组件。第 2 版突破了传统以技术为核心的参考书范式，转而强调基于实际病例的应用型术中神经生理学整合教学。鉴于前两版的总体架构经实践验证科学合理，本次第 3 版在承袭原有结构的同时，全面更新内容并强化临床应用与具体情境的关联性阐释。第一、二部分提供相关背景知识，侧重主流技术方法；第三部分则系统论述临床应用。本版持续关注手术团队（尤其是麻醉科医师）在特定病例中面临的现实挑战，为其在常规临床场景或典型并发症处理中优化医疗决策提供实用指导，同时确保手术进程与监测工作的协同推进。这一编纂理念强化了本书的独特优势：与可能涉及术中神经生理学实施、解读或整合应用的各专科团队成员建立高效沟通。

第 3 版主编的更迭标志着本领域从先驱者向新生代学者的传承过渡，这一转变亦体现在参与本版撰写的作者群体中。始终未变的是我们共享专业知识与临床经验的初心，以充分发挥术中神经生理监测（IONM）技术造福患者的潜力。需特别指出，IONM 的实施效能与临床获益高度依赖于具体的临床情境与区域医疗条件。正如业界箴言所述：不当的监测方案较之完全缺失监测危害更甚。当前，IONM 领域尚未建立起有效支撑手术团队、IONM 团队及麻醉团队围绕特定手术决策或特定患者进行高强度协作的共识性认知框架。

我们深信本书将持续发挥其桥梁作用，成为弥合技术潜能与临床实践差距的优质教育工具，助力广大同仁为患者创造更优诊疗结局。

Gainesville, FL　　Christoph N. Seubert
Pittsburgh, PA　　Jeffrey R. Balzer

（李赟赟　朱晓红　译）

原著第 3 版致谢

承蒙邀约参与这部经典著作第 3 版的编纂工作，我们深感荣幸。能够接续 Koht、Sloan 与 Toleikis 诸位博士的学术衣钵，实乃无上殊荣。作为麻醉学与神经生理学领域的实践者，我们深切认识到：在绝大多数实施术中神经监测的外科手术中，麻醉团队的成功配合具有举足轻重的意义。本次修订工作使我们得以系统性更新涉及神经电生理监测的各类外科术式相关文献，着重阐释优化监测信号的当代麻醉技术。衷心希望读者能从国内外同仁的前沿研究成果中获得启发。

特别感谢参与章节更新的原撰稿团队以及新增内容的编著者。正是诸位同仁无私分享专业洞见、临床经验与珍贵时间，方使第 3 版的付梓成为可能。我们深深理解诸位所付出的时间与心血，对各位为构建这部集学术思想、临床经验和循证医学于一体的专著所做的卓越贡献，致以最诚挚的谢忱。

在此向 Springer 出版社的 Lee Klein 先生致以特别感谢。Lee Klein 先生以专业高效的编辑协调能力，通过精准的流程把控与适时的节点督促，使编者团队得以顺利完成出版流程。其精湛的专业素养与卓越的沟通艺术，令整个编纂过程既充满学术价值又愉悦畅然。

祈愿 *Monitoring the Nervous System for Anesthesiologists and Other Health Care Professionals*（第 3 版）能如编纂团队在筹备过程中所获之裨益，为读者带来同等的学术启迪与专业助益。谢谢！

（李赟赟　朱晓红　译）

“我要把这本书献给我的妻子 Marianna。我想不出这个世界上还有谁能像你一样理解我。

你把坚定不移的爱和支持给了我的事业和抱负，我从未将这些视为理所当然的事情。还有我的孩子，Ben 和 Barbara，我知道你们在我对事业奉献中做出了巨大的牺牲。正是你们让我的临床和学术抱负成为可能，谨以此书表达我对你们的感谢。”

Jeffrey R. Balzer, PhD

“我要把这本书献给术中神经生理学领域所有终身学习者和他们所忠实服务的患者。你们是一群独具特色的人，能成为你们的一员是我的职业荣誉。我对于这个领域的贡献也基于我妻子 Charlotte 对我不断的支持和爱，谢谢你与我携手并进。”

Christoph N. Seubert, MD, PhD

原著者名单

Corey Amlong, MD Department of Anesthesiology, University of Wisconsin School of Medicine and Public Health, Madison, WI, USA

Katherine Anetakis, MD Department of Neurological Surgery, University of Pittsburgh Medical Center, University of Pittsburgh School of Medicine, Pittsburgh, PA, USA

Diana Apetauerova, MD Department of Neurology, Lahey Hospital and Health System, Burlington, MA, USA

Jeffrey E. Arle, MD, PhD Department of Neurosurgery, Beth Israel Deaconess Medical Center, Boston, MA, USA

Torrey D. Baines, MD Department of Pediatrics, Division of Pediatric Critical Care Medicine, University of Florida College of Medicine, Gainesville, FL, USA

Jeffrey R. Balzer, PhD, DABNM, FASNM Department of Neurological Surgery, University of Pittsburgh Medical Center, University of Pittsburgh School of Medicine, Pittsburgh, PA, USA

Jeremy Bamford, PhD Department of Neurosurgery, Tulane University School of Medicine, New Orleans, LA, USA

John F. Bebawy, MD Department of Anesthesiology and Neurological Surgery, Northwestern University Feinberg School of Medicine, Chicago, IL, USA

Aimee Becker, MD Department of Anesthesiology, University of Wisconsin School of Medicine and Public Health, Madison, WI, USA

Bernard R. Bendok, MD Department of Neurologic Surgery, Mayo Clinic Arizona, Mayo Clinic Hospital, Mayo Clinic College of Medicine, Phoenix, AZ, USA

Alessandro Boaro, MD Department of Neurosciences, Section of Neurosurgery, Biomedicine and Movement Sciences, University Hospital, Verona, Italy

Colette Boëx, PhD Department of Neurosurgery, University Hospitals of Geneva, University of Geneva, Genève, Switzerland

S. Shelby Burks, MD Department of Neurological Surgery, University of Miami, Miami, Florida, UM Neurosurgery LPLC c/o Ingrid Menendez, Miami, FL, USA

Veronica Busso, MD Department of Anesthesiology, Cincinnati Children's Hospital Medical Center, Cincinnati, OH, USA

Jonathan N. Cates, MD Department of Anesthesiology, University of Florida College of Medicine, Gainesville, FL, USA

Sabeena Chacko, MD Department of Anesthesiology, Critical Care and Pain Medicine, Boston Children's Hospital, Boston, MA, USA

Department of Anaesthesia, Harvard Medical School, Boston, MA, USA

Isabel Fernández-Conejero, MD Unit of Intraoperative Neurophysiology, Department of Neurology, University Hospital of Bellvitge, Barcelona, Spain

Donald Crammond, PhD Department of Neurological Surgery, University of Pittsburgh Medical Center, University of Pittsburgh School of Medicine, Pittsburgh, PA, USA

Andrea D. Creamer, MD Department of Anesthesiology and Critical Care, University of Pennsylvania, Philadelphia, PA, USA

Shirley Susana Cruz Beltran, MD Department of Anesthesiology and the Congenital Heart Center, University of Florida College of Medicine, Gainesville, FL, USA

Travis H. Dinsmore, MD Department of Neurosurgery, University of Kentucky Medical Center, Lexington, KY, USA

R. J. Doonan, MDCM, PhD Cardiac and Aortic Surgery, Liverpool Heart and Chest Hospital, Liverpool Vascular & Endovascular Service, Liverpool University Hospitals NHS Foundation Trust, Liverpool, UK

Division of Vascular Surgery, Royal Victoria Hospital, McGill University, Montreal, Canada

Liverpool Vascular and Endovascular Service, Liverpool, UK

Kathryn Elliott, MD, JD Neuro Alert Monitoring Services, White Plains, NY, USA

Thomas Epplin-Zapf, MS, CNIM SpecialtyCare, Brentwood, TN, USA

Whitney Fallahian, MD Department of Anesthesiology, University of Wisconsin School of Medicine and Public Health, Madison, WI, USA

Richard G. Fessler, MD, PhD Department of Neurosurgery, Rush University Medical Center, Chicago, IL, USA

Mark Field, FRCS (CTh), DPhil (Oxon) Cardiac and Aortic Surgery, Liverpool Heart and Chest Hospital, Liverpool Vascular & Endovascular Service, Liverpool University Hospitals NHS Foundation Trust, Liverpool, UK

Jenna Ford, MD Division of Neurocritical Care, Department of Neurology and Neurosurgery, University of Florida College of Medicine, Gainesville, FL, USA

Lisa Francis, DO Department of Anesthesiology, Cincinnati Children's Hospital Medical Center, Cincinnati, OH, USA

Sebastian Gatica-Moris, MD Department of Anesthesiology, General Surgery, Neurology, and Neurosurgery, University of Florida College of Medicine, Gainesville, FL, USA

Andrew Goldstein, BS, CNIM SpecialtyCare, Brentwood, TN, USA

Laura B. Hemmer, MD Departments of Anesthesiology and Neurological Surgery, Northwestern University Feinberg School of Medicine, Chicago, IL, USA

Ryan C. Hofler, MD, MS Department of Neurosurgery, University of Kentucky Medical Center, Lexington, KY, USA

Robert N. Holdefer, PhD Department of Rehabilitation Medicine, University of Washington, Seattle, WA, USA

Leslie C. Jameson, MD School of Medicine, University of Colorado, Aurora, CO, USA

Tyler J. Johnson, MD Department of Anesthesiology, University of Virginia Health System, Charlottesville, VA, USA

Emad Kandil, MD Division of Endocrine and Oncologic Surgery, Tulane University School of Medicine, New Orleans, LA, USA

John Kendall, MBChB, FRCA Cardiac and Aortic Surgery, Liverpool Heart and Chest Hospital, Liverpool Vascular & Endovascular Service, Liverpool University Hospitals NHS Foundation Trust, Liverpool, UK

Patrick King, BA Chicago Medical School, Rosalind Franklin University of Medicine and Science, North Chicago, IL, USA

W. Andrew Kofke, MD, MBA, FNCS Department of Anesthesiology and Critical Care, University of Pennsylvania, Philadelphia, PA, USA

Antoun Koht, MD Departments of Anesthesiology, Neurological Surgery and Neurology, Northwestern University Feinberg School of Medicine, Chicago, IL, USA

Manoj Kuduvalli, MCh, FRCS (CTh) Cardiac and Aortic Surgery, Liverpool Heart and Chest Hospital, Liverpool Vascular & Endovascular Service, Liverpool University Hospitals NHS Foundation Trust, Liverpool, UK

Abhijit V. Lele, MBBS, MD, MSCR, FNCS Departments of Anesthesiology and Pain Medicine and Neurological Surgery, University of Washington, Seattle, WA, USA

Ronald Leppanen, PhD Clinical Neurophysiologist, East Tennessee Children's Hospital Pediatric Neurology and East Tennessee Children's Hospital Neurology Laboratory, Knoxville, TN, USA

Jonathan Lesser, MD Department of Anesthesiology, Mount Sinai West Hospital, New York, NY, USA

Svenja Letz, MD Department of Anesthesiology and Intensive Care, Klinikum rechts der Isar, Technical University Munich, Munich, Germany

Allan D. Levi, MD, PhD Department of Neurological Surgery, University of Miami, Miami, Florida, UM Neurosurgery LPLC c/o Ingrid Menendez, Miami, FL, USA

Michael J. Malcharek, MD, PhD Division of Neuroanaesthesia and Intraoperative Neuromonitoring, Department of Anaesthesiology, Intensive Care and Pain Therapy, Klinikum St. Georg gGmbH Leipzig, Leipzig, Saxony, Germany

Allen S. Mandir, MD, PhD Department of Neurology, Medstar Georgetown University Hospital, Washington, DC, USA

George A. Mashour, MD, PhD Department of Anesthesiology, University Hospital, University of Michigan Medical School, Ann Arbor, MI, USA

John J. McAuliffe, MD, MBA, DABNM Department of Anesthesiology, Cincinnati Children's Hospital Medical Center, Cincinnati, OH, USA

Mary Ellen McCann, MD Department of Anesthesiology, Critical Care and Pain Medicine, Boston Children's Hospital, Boston, MA, USA

Department of Anaesthesia, Harvard Medical School, Boston, MA, USA

Robert E. Minahan, MD Department of Neurology, Medstar Georgetown University Hospital, Washington, DC, USA

Basma Mohamed, MD Department of Anesthesiology, University of Florida College of Medicine, Gainesville, FL, USA

Natalie Moreland, MD Department of Anesthesiology and Perioperative Medicine, David Geffen School of Medicine, University of California Los Angeles, Los Angeles, CA, USA

Brett Netherton, MS, CNIM, FASNM, FASET Signal Gear LLC, Prosperity, SC, USA

Georg Neuloh, MD Department of Neurosurgery, University Hospital, RWTH Aachen, Aachen, Germany

Tina N. Nguyen, MD Department of Neurosurgery, Kaiser, Redwood City, CA, USA

Sonia E. Q. Nunes, PhD Department of Neurosciences, Biomedicine and Movement Sciences, Section of Neurosurgery, University Hospital, Verona, Italy

Michale Ok, MD Department of Anesthesiology, Cincinnati Children's Hospital Medical Center, Cincinnati, OH, USA

Thomas N. Pajewski, PhD, MD Division of Neuroanesthesiology, Department of Anesthesiology, University of Virginia Health System, Charlottesville, VA, USA

John J. Pearce III, MD Department of Neurosurgery, Rush University Medical Center, Chicago, IL, USA

Ferenc Rabai, MD Department of Anesthesiology, Mayo Clinic, Jacksonville, FL, USA

Ira J. Rampil, MS, MD Blue Sky Medicine, LLC, Williamson, GA, USA

Kent S. Rice, MS, REPT, CNIM, DABNM, FASNM Nuvasive Clinical Services, Pinckney, MI, USA

Deborah A. Rusy, MD, MBA Department of Anesthesiology, University of Wisconsin School of Medicine and Public Health, Madison, WI, USA

Francesco Sala, MD Department of Neurosciences, Biomedicine and Movement Sciences, Section of Neurosurgery, University Hospital, Verona, Italy

Sepehr Sani, MD Department of Anesthesiology, Rush University Medical Center, Chicago, IL, USA

Gerhard Schneider, MD Department of Anesthesiology and Intensive Care, Klinikum rechts der Isar, Technical University Munich, Munich, Germany

Kathleen Seidel, MD Department of Neurosurgery, Inselspital, Bern University Hospital, Bern, Switzerland

Raymond Sekula, MD, MBA Department of Neurological Surgery, The Neurological Institute, Columbia University Vagelos College of Physicians and Surgeons, New York, NY, USA

Anthony K. Sestokas, PhD, DABNM, FASNM SpecialtyCare, Brentwood, TN, USA

Christoph N. Seubert, MD, PhD, DABNM, FASA Department of Anesthesiology, University of Florida College of Medicine, Gainesville, FL, USA

Varun Shandal, MD Department of Neurological Surgery, University of Pittsburgh Medical Center, University of Pittsburgh School of Medicine, Pittsburgh, PA, USA

Deepak Sharma, MBBS, MD, DM Departments of Anesthesiology and Pain Medicine and Neurological Surgery, University of Washington, Seattle, WA, USA

Jay L. Shils, PhD, DABNM, FASNM, FACNS Department of Anesthesiology, Rush University Medical Center, Chicago, IL, USA

Mirela V. Simon, MD, MSc Department of Neurology, Massachusetts General Hospital, Boston, MA, USA

Stanley A. Skinner, MD Abbott Northwestern Hospital, Minneapolis, MN, USA

Tod B. Sloan, MD, MBA, PhD Department of Anesthesiology, School of Medicine, University of Colorado, Fairview, TX, USA

Sauson Soldozy, MD Department of Neurological Surgery, University of Miami, Miami, Florida, UM Neurosurgery LPLC c/o Ingrid Menendez, Miami, FL, USA

Sulpicio G. Soriano, MD Department of Anesthesiology, Critical Care and Pain Medicine, Boston Children's Hospital, Boston, MA, USA

Department of Anaesthesia, Harvard Medical School, Boston, MA, USA

Gevalin Srisooksai, MD Department of Anesthesiology, University of Florida College of Medicine, Gainesville, FL, USA

Kevin J. Sullivan, MD Department of Anesthesiology and the Congenital Heart Center, University of Florida College of Medicine, Gainesville, FL, USA

Andrea Szelényi, MD Department of Neurosurgery, Intraoperative and Clinical Neurophysiology, University Hospital, Ludwig-Maximilian-University, Munich, Germany

Matthew C. Tate, MD, PhD Department of Neurological Surgery, Northwestern Memorial Hospital, Chicago, IL, USA

Maria J. Téllez, MD Department of Intraoperative Monitoring, Mount Sinai West Hospital, New York, NY, USA

Parthasarathy Thirumala, MD Department of Neurological Surgery, University of Pittsburgh Medical Center, University of Pittsburgh School of Medicine, Pittsburgh, PA, USA

J. Richard Toleikis, PhD Department of Neurosurgery, University Hospitals of Geneva, University of Geneva, Genève, Switzerland

Department of Anesthesiology, Rush University Medical Center, Chicago, IL, USA

Sandra C. Toleikis, MA Department of Anesthesiology, Rush University Medical Center, Chicago, IL, USA

Francesco Torella, MD, FRCS Cardiac and Aortic Surgery, Liverpool Heart and Chest Hospital, Liverpool Vascular & Endovascular Service, Liverpool University Hospitals NHS Foundation Trust, Liverpool, UK

Liverpool Vascular and Endovascular Service, Liverpool, UK

David E. Traul, MD, PhD Department of General Anesthesiology, Cleveland Clinic, Cleveland, OH, USA

Julie Trott, MS, CNIM SpecialtyCare, Brentwood, TN, USA

目录

第一部分　监测技术

第二部分　从技术到临床

第三部分　临床应用

扫描二维码，
获取本书参考文献资源

第一部分

监测技术

躯体感觉诱发电位

1

Corey Amlong，Whitney Fallahian，Aimee Becker 和
Deborah A. Rusy　著
郑继铭　译　刘海洋　校

学习要点

- 术中躯体感觉诱发电位（somatosensory-evoked potential，SSEP）监测的最终目标是确保在整个手术过程中维持部分中枢神经系统（central nervous system，CNS）的神经完整性，从而改善患者预后并降低致残率。
- 普遍认为，标准的 SSEP 记录只监测脊髓丘脑后束，该通路调节机械刺激觉和本体感觉。然而，其他未被 SSEP 监测的通路可能也与躯体感觉功能有关，包括脊髓小脑束后束、脊髓前角、突触脊髓背角通路以及迷走神经。
- 刺激和记录是进行 SSEP 监测的两个关键技术；理解影响这两个关键技术的参数是术中 SSEP 监测成功的关键。刺激参数包括电极类型、电极位置、刺激强度、刺激持续时间、刺激频率以及单相或双相刺激。记录参数包括电极类型、电极放置（记录组合）以及特定设备参数，其中包括监测通路的有效性、滤波参数、平均值和时间基线。
- 绝大多数麻醉药物对 SSEP 有不利影响，少数麻醉药物有利于 SSEP 的监测。总体而言，相比于外周反应，皮质反应对麻醉药物更明显。
- 几个生理变量可以影响 SSEP 监测的成败，包括患者的体温、血压、血红蛋白水平、颅内压、氧合和通气量。
- 可重复的基线波形在 SSEP 监测中至关重要。由于 SSEP 监测的特异性较低，当 SSEP 从基线改变时很难提供何时进行干预的循证建议。普遍认为，排除麻醉和生理原因，波幅降低 50% 和（或）潜伏期延长 10% 是需要干预的警告标准。最近的建议认为，出现突然发生且在视觉上明显可见的基线幅度下降时，需要进行干预。

引言

在过去的 40 年里，诱发电位在术中的应用不断发展，其中躯体感觉诱发电位（somatosensory-evoked potential，SSEP）监测是最常用的方法[1]。术中 SSEP 监测的目标是确保在整个手术过程中神经系统的完整性，从而改善患者预后并降低致残率。

诱发电位产生的前提十分明确。当神经组织受到刺激时，无论是真正的感觉刺激还是人工电刺激，上升的电脉冲或冲动通过神经通路，突触传递，根据刺激位置和记录位置，产生上升电位的特征性的波形形态。当神经冲动立即通过位于刺激点下方的参考电极时，就会产生近场电位。远场电位是由远离记录电极的脉冲产生的。通常情况下，SSEP 是指近场电位和远场电位的复合电位[2]。术中 SSEP 监测的价值是由于其具有一致的、可重复的且可被识别的波形，以便在术中通过数据推断出有意义的结论，从而指导外科手术。SSEP 的解剖部位鉴别功能及其技术方面的优势正是连续且成功的术中监测所需要的。

解剖学与血管供应

躯体感觉系统由脊髓背角通路和脊髓丘脑束通路（图 1.1）组成。

脊髓丘脑通路传导机械性刺激和本体感觉，而脊髓背角通路传导温度、感觉和伤害性刺激。普遍认为，标准的 SSEP 记录只监测脊髓背角通路。然而，其他通路可能参与躯体感觉功能的传导，包括脊髓小脑后束、脊髓前外侧角、突触后脊髓背角通路以及迷走神经[1，3-4]。

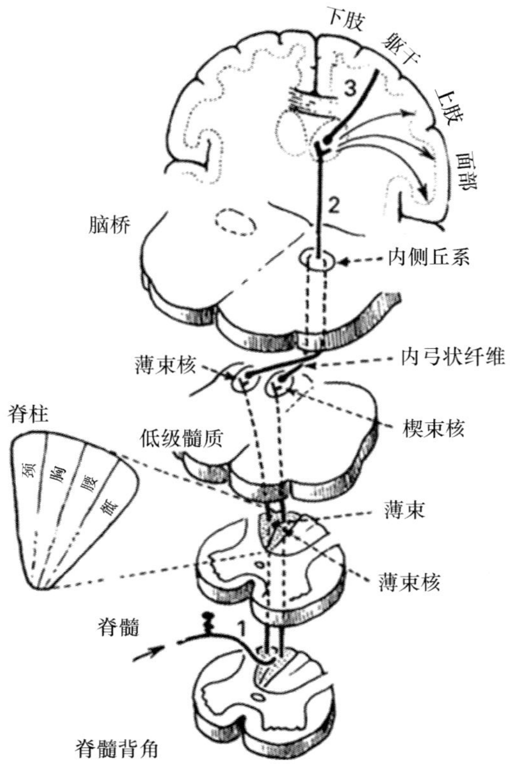

脊柱通路

1. 神经根进入区的神经纤维，在脊髓背角内上行至低级髓质并终止于薄束核和楔束核。
2. 二级神经元以内弓状纤维交叉并在内侧丘系上行，维持躯体感觉定位并终止于腹后外侧核。
3. 三级神经元在丘脑内上行并投射到顶叶皮质。

图 1.1 脊髓丘脑通路。①神经根进入区的神经纤维，在脊髓背角内上行至低级髓质并终止于薄束核和楔束核。②二级神经元以内弓状纤维交叉并在内侧丘系上行，维持躯体感觉定位并终止于腹后外侧核。③三级神经元在丘脑内上行并投射到顶叶皮质（From Lindsay and Bone[92]；with permission）

脊髓丘脑通路起源于脊髓背角一级神经元的外周感受器刺激。这种传入冲动通过同侧的脊髓背角以股束和楔束的形式传递到位于颈髓交界处的髓核，再传递到二级神经元上的突触。这些二级神经元在髓质中作为内部弓状纤维交叉，并作为内侧丘系通路上升到丘脑腹后核中的三级神经元，维持躯体感觉皮质定位排列。从丘脑的投射进入感觉运动皮质，在皮质形成额外的突触。突触被认为是吸入麻醉剂的作用部位；因此，潜伏期非常短的 SSEP 反应受吸入麻醉药的影响最小。然而，由于冲动在通过脊髓丘脑通路上传至皮质的过程中有更多的突触传递参与其中，因此增加了皮质 SSEP 对吸入麻醉药的敏感性（有关麻醉药物的更多讨论，请参见第 17 章）[1，3-5]。

脊髓丘脑通路的血供通常来自脊髓中的脊髓后动脉。脊髓后动脉起源于椎动脉，在后外侧沟中沿脊髓长度向两侧行进，提供包括脊髓后角和脊髓丘脑通路在内的脊髓后三分之一血供[6]。脊髓前动脉也源自椎动脉，提供脊髓前角、脊髓丘脑束和皮质脊髓束在内的脊髓前侧和前外侧 2/3 血供。然而，脊髓后动脉和脊髓前动脉的血管供应来源存在很大程度的个体差异，每条动脉都由不同数量的根动脉支持，尤其是在脊髓胸段。第 36 章（主动脉介入治疗）更详细地讨论了脊髓的血液供应。

当脊髓丘脑通路上传至脑干髓核时，其血供来自椎动脉和基底动脉穿支。四肢躯干感觉定位的感觉运动皮质的血液供应则来自大脑前动脉和大脑中动脉。大脑前动脉供应下肢感觉运动皮质区的血供，而分布有面部、头部、颈部、躯干和上肢感觉运动中枢的皮质血供来自大脑中动脉。

静脉引流由环绕脊髓的大静脉网络提供。该网络汇入中后脊髓静脉和前脊髓静脉。然后静脉血流经众多的根静脉，最终流向奇静脉和盆腔静脉系统[6-7]。

方法学

如前所述，SSEP 监测的最主要目的是保证传导通路的连续性。实现这种连续性，需要注意获取 SSEP 时的两个主要技术要点：刺激和记录。以下建议主要基于美国神经生理监测药会（American Society of Neurophysiological Monitoring）发布的指南[1]以及国际术中神经生理监测协会（International Society of Intraoperative Neurophysiology）的最新建议[3]。

刺激

为了在术中获取连续 SSEP 监测，必须施加适当的刺激。刺激参数包括电极类型、电极放置、刺激强度、刺激持续时间、刺激速率以及单侧与双侧刺激。许多诱发电位监测工作站具有刺激和记录所需的专业硬件和软件条件[1-2，8-9]。

有意义的术中 SSEP 监测的第一步是刺激特定手术的恰当的神经。通常情况下[1，8]，选择用于术中 SSEP 监测的神经应位于手术风险区域下方，记录部位位于上方，以便监测的通路穿过风险神经区域。例如，在矫正性胸椎侧凸手术期间，仅监测上肢 SSEP 是不够的，因为此时无法监测穿过脊髓的下肢背侧通路。对于此病例，上肢 SSEP 监测对体位相关性损伤是有益的，还可以为解释下肢 SSEP 提供有益信息。例如，与波幅变化仅发生在下肢 SSEP 相比，所有波形的波幅显著降低更有可能与麻醉或生理参数相关。

从硬件角度讲，成功的 SSEP 监测源于正确的电极选择。可供选择的刺激电极包括棒状电极、脑电图（electroencephalogram，EEG）金属盘电极、皮下针状电极和吸附性表面电极。虽然每种电极都有优点和缺点，但黏性表面电极通常在术中使用，因为它们是非侵入性的，并且在整个动态术中期间（包括患者位置变化和患者水肿）能够可靠地黏附。如果必须在手术消毒区域内进行刺激，推荐使用皮下针状电极，因为手术医生可以在术中放置无菌电极。皮下针状电极还被推荐用于需要在神经附近进行刺激的病例中（如肥胖或水肿的患者）。

将刺激电极放置在与被刺激神经相关的区域是进行充分刺激和获取连续稳定的 SSEP 波形的另一个关键因素。放置位置取决于使用的电极和刺激的神经（例如，表面电极通常间隔 2 ~ 3 cm，而皮下针状电极的间距为 1 cm 即可[1-2，8-9]。

对于上肢 SSEP 而言，经常选择刺激的外周神经包括手腕的正中神经（C5 ~ T1）和手腕或肘部的尺神经（C8 ~ T1，±C7）。刺激正中神经时，负极放置在手腕折痕近端 2 ~ 4 cm 处的正中神经上方，而正极放置在正中神经远端 2 ~ 3 cm 处（注：负极是连接到刺激器负极的近端电极；正极是连接到正极的远端电极；这种惯例是为了避免所谓的正极阻塞现象）。对于尺神经刺激，负极放置在腕横纹近端 2 ~ 4 cm 处，正极放置在远端 2 ~ 3 cm 处，两个电极均在尺神经上方。肘部的尺神经刺激应从尺神经沟开始，将负极放置在尺神经沟肘横纹近端 2 cm 处，正极放置在尺神经远端 2 ~ 3 cm 处。刺激这些运动和感觉混合神经引起的相应肌肉颤搐（例如，拇指内收）可以证实电极放置是否恰当以及是否有足够的感觉刺激[1，8-9]。

术中监测常用的下肢周围神经包括踝关节处的胫后神经（L4 ~ S3）和腓骨头处的腓神经（L4 ~ S2）。对于胫后神经刺激，负极放置在内踝和跟腱之间，紧邻踝关节；正极放置在胫后神经周围 2 ~ 3 cm 的远端，因为它围绕内踝走行。对于腓神经刺激，负极放置在腓骨头的内侧。正极放置在远端 2 ~ 3 cm 处。刺激这些混合神经时引起相应的肌肉抽搐（即，胫后神经刺激的跖趾屈曲和腓神经刺激的足部外翻）可以证实电极放置和刺激传递是否恰当[1，8-9]。

应用于 SSEP 监测的电刺激是一系列特定强度的方形脉冲波，持续时间为 0.1 ~ 0.3 ms[1，3，8]。当刺激混合感觉和运动神经时，通常将刺激强度调节至能够引起外周神经支配的最小末梢肌肉颤搐。对于单纯感觉神经，推荐的刺激强度为该神经感觉阈值的 2 ~ 3 倍[2]。标准的术中刺激强度范围为 10 ~ 50 mA。但是由于病理状态和麻醉药物对 SSEP 的干扰，有可能需要将术中刺激强度提高至 100 mA 以获得重复性和识别性良好的 SSEP 波形[1]。

刺激点的重复强电流刺激可能会引起组织损伤，应当引起关注；但是并没有文献提出证据支持在 SSEP 监测设备提供的参数范围内进行刺激会引起组织损伤[1]。恒流刺激可以补偿接触电阻引起的 SSEP 改变，当然，这种补偿会受到刺激器最大输出电压的限制，当接触电阻非常大时，刺激器的输出通常是电流限制型的。大多数 SSEP 监测设备均为此安装了报警装置[1，8]。

刺激频率通常为 2 ~ 5 Hz[1，3，8-9]。为了减少波形叠加带来的干扰，刺激频率不应是最常见干扰波型频率（50 Hz 或 60 Hz）的整数倍。当出现过度干扰时，刺激率的微小改变可能会提高 SSEP 质量[1，3，10]。

刺激可以是单相的，也可以是双相的。同步的双相刺激在增强 SSEP 的同时，可能掩盖 SSEP 的单相改变。为了有效而同步地监测双侧 SSEP，建议采用单相交叉（左右交替）刺激[1，3]。四肢交叉刺激可能在增强皮质 SSEP 波幅方面显示出一些益处[3]。

记录

在适当刺激的前提下，必须采用适当的记录

技术以获取连续的术中 SSEP 监测。记录参数包括电极类型、电极放置（记录组合）以及特定设备参数，其中包括监测通路的有效性、滤波参数、叠加参数和时间基线。

与刺激电极类似，有多种记录电极可供选择，每种电极各有其优缺点。对于术中 SSEP 记录而言，皮下针和金属盘电极应用最为广泛。皮下针放置快速且阻抗最小，但必须用胶带或手术钉固定以防止移位。放置金属盘状带电极需要更长的时间才能固定，并且需要导电凝胶或导电膏。螺丝电极与皮下针电极一样，螺丝电极可被迅速安置并且具有相当的可靠性。在皮质电图中，我们使用条形或网格阵列电极进行直接皮质记录[1, 9, 11-12]。接地电极放置在刺激部位和记录电极之间，通常位于肩部[4]。

如前所述，术中监测的记录部位应靠近危险的手术区域，刺激点应位于远端。当神经元冲动脊髓-丘脑通路上传时，不同的记录电极可以记录到来自不同生成元的电活动。

记录电活动需要测量两个电极位置（活性电极和参比电极）之间的电压。这种成对电极被称之为记录组合，命名为：活动电极-参考电极。通常以皮质记录组合和皮质下电极组合记录术中 SSEP 上传的神经元冲动。头皮记录电极的放置是基于 10-20 国际 EEG 电极放置系统（10-20 International System of EEG electrode placement）（图 1.2）进行定位的。其他远离刺激点而靠近术野的记录点也经常应用于各种外周神经传导的监测[1]。

刺激特定外周神经时，特定记录组合记录到的特定波形以波幅（微伏）和潜伏期（毫秒）进行测量，并以电压（微伏）-时间（毫秒）曲线图表示 SSEP。通常，不同波形来源于神经通路上不同位点的突触，这些位点就被称为波形的生成元。波形的极性以“N”和“P”表示（通常，负为上，正为下，使用的具体约定可能因人而异），后面跟着一个整数来表示刺激后延迟正常成年人中的波。例如，对于正中神经刺激的皮质记录，特征峰 N20

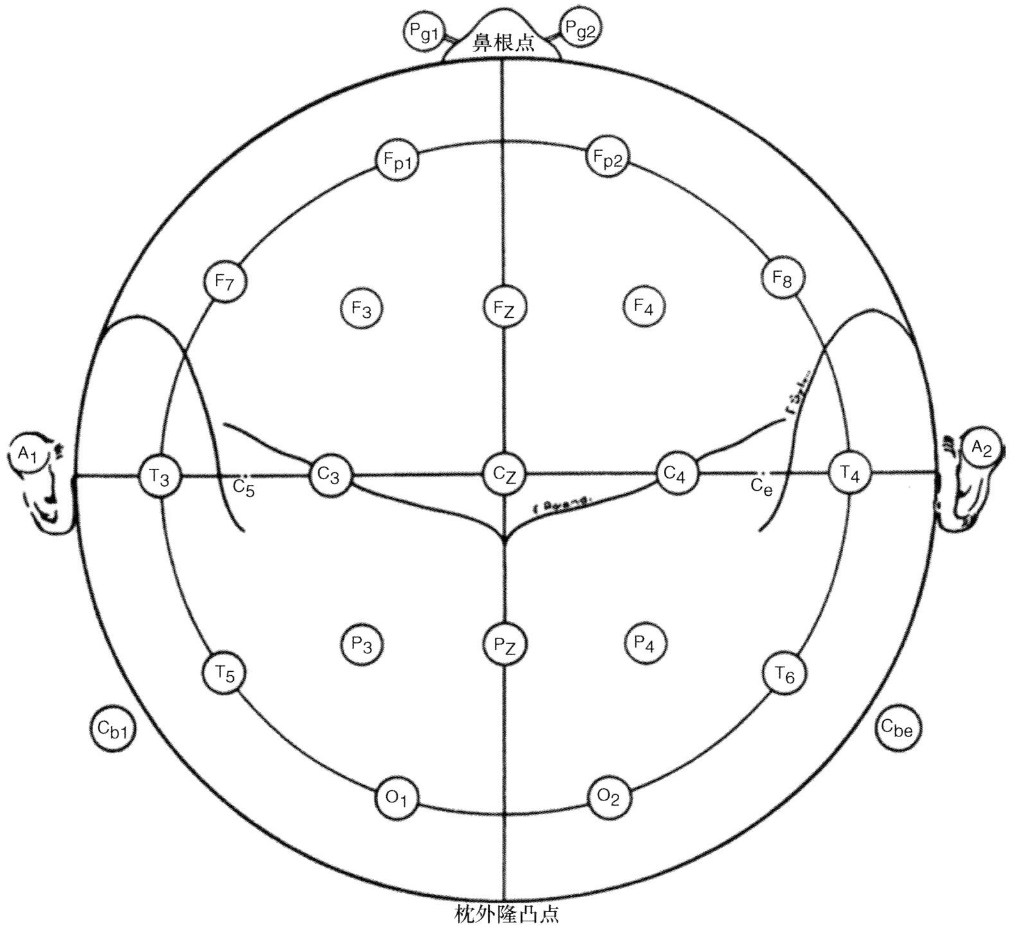

图 1.2 10-20 国际 EEG 电极放置系统。头部平面投射简易图，显示所有 Rolandic 区和大脑外侧裂的标准位置和定位。外圈轮廓沿鼻根点和枕外隆凸点水平。简图标记了常规记录点的位置。CP 和 FP 分别定位于 C 和 P，C 和 F 的中线。c 和 i 分别指示刺激点同侧或对侧相应位点（From Klem et al.[93]；with permission）

（约 20 ms 时的负向或向上偏转）和 P22（约 22 ms 时的正向或向下偏转）定义了波形的幅度（图 1.3 和图 1.4）。丘脑和皮质躯体感觉区是这些波峰的生成元[1, 8]。

当刺激上肢外周神经时，有几种常用的用于皮质记录的记录组合。记录到的反应很可能是由丘脑和躯体感觉皮质产生的。由于皮质反应对全身麻醉药物特别敏感，而且手术室中的患者可能有潜在的神经损伤，因此可以使用不同的记录组合以记录较强的皮质反应波幅。记录组合包括用于右臂刺激的 CP3-Fz 或 CP3-CP4，以及用于左臂刺激的 CP4-Fz 或 CP4-CP3[1, 3-4, 9]。

刺激上肢外周神经后，皮质下记录到的电反应的生成元则因记录组合位置的不同而不同。包括脊髓、颈髓交界处、脑干上部和丘脑。常用的记录组合包括 CPI-Erbc（刺激点对侧的 Erb 点）、CVN-Fz（相对于某颈椎棘突的颈髓后记录点，通常是指 C6 或 C7 水平）、Fz-A1/A2（耳部电极的连线）、Cz-A1/A2 和 FPz-A1/A2[2-4, 9]。

刺激下肢外周神经后，皮质记录到的电反应是由皮质躯体感觉区的生成元产生的神经元冲动。记录组合包括 Cz 后方 2 cm 的 CPz、CPz-Fz、CPz-CPc 和 FPz-Cz[2-4, 9]。

来自下肢刺激皮质下远场电位来源于脑干。获

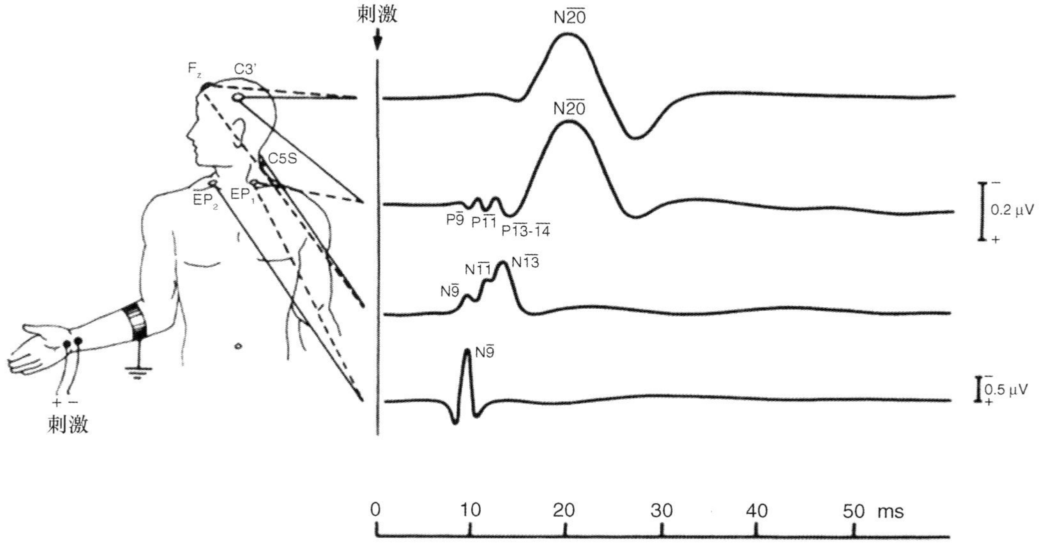

图 1.3　正常手臂刺激 SSEP 的示意图。路径来自解剖学模型的局部定位（From Misulis and Fakhoury[2]；with permission）

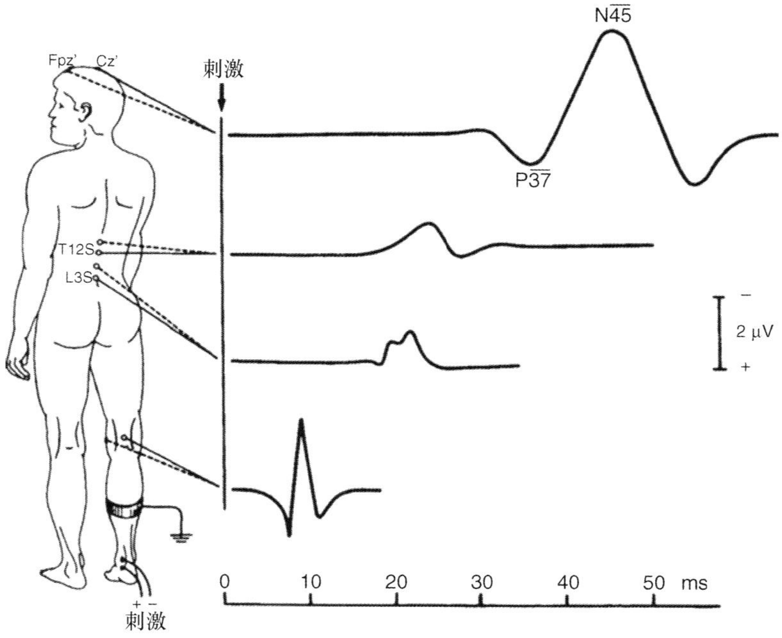

图 1.4　正常胫后神经 SSEP。从下至上的路径分别显示腘窝电位、腰椎电位、低胸椎电位和头皮电位（From Misulis and Fakhoury[2]；with permission）

取这些电位的记录组合包括CPi-A1/A2、CvN-Fz和FPz-A1/A2[2-4, 9]。

远离刺激点而靠近术野的记录点记录到的神经冲动可以明确外周神经的传导功能。对于下肢SSEP，记录组合应放置同侧腘窝——一个电极位于腘窝（褶皱上方4～6 cm），另一个电极放置在近端2～4 cm。对于上肢SSEP，该部位是同侧Erb点（锁骨中线上方2 cm，胸锁乳突肌后缘），参考对侧Erb或头皮电极，通常为Fz[1, 4, 9]。

获取诱发电位之后，需要一些信号操作来将诱发电位与背景噪声区分开，如自发EEG活动、心电图（electrocardiogram，ECG）活动、肌肉活动或60 Hz噪声。放大器用于放大生物信号，而滤波器则用于减少噪声。信号需要重复刺激后叠加以增强信噪比[1, 3]。

使用滤波器的目的是以最少叠加次数获取高质量的诱发电位。应当联合低频率（高通过）和高频率（低通过）滤波器，消除诱发电位频率范围以外的电位成分。对于大多数仪器，低频滤波器的标准设置为20 Hz，高频滤波器为3000 Hz，维持标准的恒定有助于对患者的常规检查实验室数据进行有意义的对比[1, 3]。

然而，由于术中电位会与术前记录的患者基线进行比较，因此提出了其他针对皮质或皮质下电位的建议设置。对于皮质电位，建议滤波器设置为低频滤波器为1～30 Hz，高频滤波器为250～1000 Hz。对于皮质下电位，建议分别为30～100 Hz和1000～3000 Hz。为了改善皮质SSEP，将高频滤波器设置为300～500 Hz可能有助于减少干扰，因为皮质电位的相关频率较皮质下电位低。60 Hz带阻滤波器的使用是改善SSEP的不得已之选，因为它会导致环状伪像的产生[1, 3, 8-9]。

重复刺激后，采用叠加电位的方法可以增强信噪比，指南建议每个叠加后的波形需要进行500～2000次重复叠加实验[1, 3, 8-9]。然而，最终叠加次数由信噪比和术中监测的改善情况决定。记录组合的最佳选择可以将信噪比最大化，从而最大限度地减少叠加次数，缩短获取波形的时间[11-14]。此外，少数患者的躯体感觉纤维不交叉，需要评估同侧或对侧皮质以获取最大波幅[15]。

特定电位需要恰当的波形显示时基（毫秒），通常，上肢电位需要50 ms，下肢电位需要100 ms[1]。神经功能异常会延长SSEP潜伏期，需要充分延长时基以获取并显示诱发电位。

影响SSEP的术中变量：药理学和生理学

除了前面讨论的刺激和记录参数外，药理学和生理学变量也会显著影响诱发电位的可靠性。理解这些变量是如何影响诱发电位，对于成功进行术中SSEP监测非常必要。

麻醉药物对SSEP波幅和潜伏期有不同的影响。虽然特定麻醉药物的作用机制因每种药物对SSEP的影响而不同（即一些药物增强SSEP，而大多数药物抑制SSEP），但所有麻醉药物都有一个共同的作用机制，即通过改变突触或轴突传导的功能来改变神经元的兴奋性（见第17章）[5, 16]。随着传导通路中突触数量的增加，给定麻醉药物对SSEP的影响更加显著。因此，皮质电位比皮质下、脊髓或外周神经记录对麻醉效果更加敏感[1, 5, 17]。这些变量可能会增强或减弱SSEP。

吸入麻醉药

含卤素的吸入麻醉药可使SSEP的波幅降低和潜伏期延长，且与剂量相关。这种SSEP降低对于皮质记录比皮质下、脊髓或外周记录更明显[1, 5, 17]。一些有限的研究支持使用混合静脉内挥发性麻醉药有效监测SSEP的能力[18]；然而，这仍然存在争议。

氧化亚氮降低皮质SSEP波幅并延长其潜伏期[19-20]。这种作用与卤族类吸入麻醉药和大多数静脉麻醉药[1, 5, 17, 20-21]有协同作用。例如，在同等剂量的情况下，氧化亚氮与卤族类吸入麻醉药联合使用会导致皮质SSEP波幅下降和潜伏期增加[14, 20]。与卤族类吸入麻醉药一样，对皮质下和外周SSEP的影响很小[1, 5, 17, 20]。在小型研究中，稀有气体氙气被用作麻醉药物时，已被证明可以降低SSEP的波幅，但不能降低潜伏期[22]。

静脉麻醉药

一般情况下，静脉麻醉药对SSEP的影响小于吸入麻醉药。除了依托咪酯和氯胺酮，小剂量静脉麻醉药对皮质SSEP的影响很小，尽管这取决于给药途径（例如，追加剂量和连续输注）。除依托咪酯和氯胺酮外，高剂量组波幅适度降低，潜伏期延长。大多数静脉注射药物对皮质下SSEP的影响可以忽略不计。下面将详细讨论静脉麻醉药对SSEP的影响。

巴比妥类药物可使皮质SSEP的波幅短期呈剂量依赖性降低，潜伏期延长，对皮质下和外周SSEP几乎没有影响[1，5，17，23]。具体而言，硫喷妥钠诱导剂量的SSEP下降持续不到10 min[19，23-25]。作为全凭静脉麻醉的一部分，输注美索比妥已被证明可以为SSEP监测提供了良好的条件[26]。即使在引起脑电图抑制的剂量下，巴比妥类药物也可以监测皮质SSEP[1，5，23，27-30]。

丙泊酚对SSEP的影响与巴比妥类药物类似，持续长时间输注后这种影响迅速出现。单次诱导剂量的丙泊酚不影响刺激正中神经后的皮质和皮质下SSEP波幅，但是会轻度延长皮质SSEP潜伏期[23，31]。丙泊酚诱导和持续输注导致的皮质波幅降低会在输注停止后恢复[5，32]。丙泊酚对硬膜外诱发电位没有影响[5，33]。与阿片类药物合用时，丙泊酚对皮质SSEP的抑制作用较氧化亚氮和咪达唑仑更小[1，23，34-37]。与等效计量的卤族类吸入麻醉药[1，3]或氧化亚氮[1，36]比较，丙泊酚对波幅的影响更小。作为全凭静脉麻醉的一部分，丙泊酚适合用于SSEP的术中监测[1，5，23，35，39-40]。

依托咪酯和氯胺酮具有增强皮质SSEP波幅的独特作用。依托咪酯会明显增加皮质SSEP波幅并轻度延长其潜伏期[1，5，17，19-21，23-24，39]。依托咪酯对皮质下SSEP波幅无影响或轻度抑制[1，5，17，21，23-24，39-40]。无论依托咪酯抑制皮质下SSEP波幅或是对其潜伏期的特殊影响如何，但输注依托咪酯作为全屏静脉麻醉药的一部分已被应用于那些无法进行术中SSEP监测的病例[5，41]，改善皮质SSEP[5，41-42]，但是依托咪酯有抑制肾上腺功能的缺点。

氯胺酮增强皮质SSEP波幅，对皮质和皮质下点位的潜伏期没有影响[1，5，23，43-44]。氯胺酮与氧化亚氮[5，43]或安氟烷（1.0 MAC）[5，45]合用时，SSEP波幅会被抑制约50%。但是，氯胺酮作为平衡麻醉的一部分，与咪达唑仑和氧化亚氮联合已成功应用于脊柱外科手术中的SSEP监测[23，46]。在SSEP监测过程中氯胺酮已成为全凭静脉麻醉（total intravenous anesthesia，TIVA）的组成部分[1，4]。氯胺酮的副作用包括致幻、长半衰期、次生代谢物的长期存在、拟交感神经效应以及在颅内病理状态下增加颅内压。

可乐定和右美托咪定，都是α-2受体兴奋性麻醉药物，已被广泛应用。联合使用可乐定[23]和右美托咪定[23，47-50]适合于术中SSEP监测。

一般情况下，全身应用阿片类药物会轻度降低皮质SSEP波幅，延长其潜伏期，但是对皮质下和外周电位的影响轻微[1，5，20，23，51]。单次剂量的阿片类药物较持续静脉输注对SSEP的影响大[1]。因此，阿片类药物的持续输注是术中SSEP监测麻醉的重要组成部分。瑞芬太尼具有时量半衰期短、起效快的特点，因此经常得以应用。除了哌替啶，椎管内使用阿片类药物对SSEP没有影响[5，17，23，52-55]。蛛网膜下隙给予哌替啶[23，52]会降低皮质SSEP波幅并延长其潜伏期，可能是其局部麻醉作用的相关反应。椎管内单独使用阿片类药物在镇痛的同时并不影响SSEP监测。

苯二氮䓬类药物对皮质SSEP有轻微的抑制作用[1，5，23]。单独使用咪达唑仑对皮质SSEP影响轻微或无影响，N20潜伏期中度延长，对皮质下和外周SSEP影响轻微或无影响[1，5，21，56]。间断给予或持续静脉输注咪达唑仑［50～90 μg/（kg · h）］可以改善术中SSEP监测[1]，同时增强全凭静脉麻醉期间的遗忘作用并可改善氯胺酮引起的致幻作用[17]。

氟哌利多是一种用于神经麻醉的镇静催眠药，对SSEP的影响很小[1，5，7]。但是在应用过程中需注意其延长QT间期作用。

全身麻醉中常用的神经肌肉阻滞药不会直接影响SSEP。但是，神经肌肉阻滞药可以抑制自由肌电和（或）记录点附近肌肉群的干扰，增加信噪比，改善SSEP波形的质量[5，23，57]。

术中持续输注利多卡因可以减轻术后疼痛。研究表明，较高剂量的利多卡因可降低皮质SSEP波幅，延长潜伏期[58]，而小剂量输注对SSEP并没有影响[59]。

鉴于麻醉药物的药理学作用特点，静脉麻醉药较吸入麻醉药更适合于术中SSEP监测。也可以考虑低浓度的吸入麻醉药与静脉麻醉药联合应用，但是对于SSEP波幅较小的患者，全凭静脉麻醉更适合于术中连续SSEP监测。由于运动诱发电位（motor-evoked potential，MEP）监测经常与术中SSEP监测相结合，运动诱发电位对吸入麻醉药非常敏感，因此通常需要全凭静脉麻醉。全凭静脉麻醉可以是不同静脉麻醉药的组合，以达到镇静、遗忘、镇痛、最佳手术条件（例如，患者的制动）以及快速代谢以立即进行术后神经功能评估的最终目标。典型的药物组合是丙泊酚和瑞芬太尼并间断使用咪达唑仑，复合或不使用肌松药。然而，如前所述，也可以使用其他各种镇静和阿片类药物。为了保证适宜镇静深度，需要进行麻醉深度监测（详见第10、17章，了解有关麻醉注意事项的其他信息）。

术中患者的生理环境是非常动态的，会影响 SSEP 的幅度和（或）潜伏期。

体温

体温的变化会影响 SSEP。轻度低温延长皮质 SSEP 潜伏期，但是对皮质波幅和皮质下或外周反应几乎没有影响[1]。轻度低温（32℃）可能与皮质波幅增加有关[60-62]。深度低温则会导致皮质 SSEP 消失，皮质下、脊髓和外周反应的潜伏期延长，随着温度的进一步降低这些反应也会消失[1，63]。复温可以改善潜伏期但不能完全逆转低温导致的负面反应[1，23]。轻度高温（39℃）与皮质和皮质下 SSEP 潜伏期延长有关，不会影响波幅[23，64]。

与核心温度类似，局部温度变化也会影响 SSEP。例如，由手术暴露或术野低温冲洗引起的手术部位温度变化会影响 SSEP。此外，无论是否输注低温液体，手术室温度过低都会影响 SSEP[5]。

组织灌注

血压的变化会影响组织灌注，从而影响 SSEP。如果脑灌注不足以满足基本代谢需求，皮质 SSEP 波幅将会减弱。正常体温下，当脑灌注降至约 18 cm^3/（min · 100 g）时，就会发生 SSEP 反应减弱[1，5，17，65-67]。当灌注进一步减少至大约 15 cm^3/（min · 100 g）时，可能会导致皮质 SSEP 的消失[1，5，55，57，65-67]。对于组织灌注不足，皮质下反应不如皮质敏感。

无论全身低血压的情况如何，由局部因素导致的局部缺血都会影响 SSEP。例如，脊髓牵拉、牵引器导致的缺血、体位性缺血、止血带导致的缺血、血管损伤以及血管夹（无论暂时性或永久性）引起的缺血[5，68-70]。

氧气输送受到红细胞压积变化的影响，红细胞压差会改变载氧量和血液黏度。灵长类动物的数据显示，一般来说，轻度贫血会导致 SSEP 波幅增加。灵长类动物数据显示，通常情况下轻度贫血会引起 SSEP 波幅增加，但当红细胞压积降低程度超过轻度贫血时，会导致波幅降低和潜伏期的延长[5，23，71-72]。

血氧水平与通气

氧气和二氧化碳水平的变化会影响 SSEP。轻度低氧血症不会影响 SSEP[5，73]。有报道认为，SSEP 波幅降低是术中低氧血症的表现[74]。$PaCO_2$ 升至 50 mmHg 时，高碳酸血症并不会影响人类 SSEP[23，75]。在清醒的志愿者中，过度通气会增加 SSEP 波幅并轻度延长潜伏期[23，73]。

颅内压

颅内压升高会导致皮质 SSEP 波幅降低，潜伏期延长[5，63]。随着颅内压的升高，皮质 SSEP 会发生压力相关性衰减，颞叶沟回疝形成时会发生皮质下反应的消失[5]。

其他生理学变量

其他大量生理学因素也会影响 SSEP，包括电解质、葡萄糖，总血容量以及中心静脉压的波动[5]。

术中 SSEP 监测预警标准

获取可识别的、可重复的 SSEP 基线波形是成功的术中 SSEP 监测的基础，也是辨别术中 SSEP 变化的基础。包括外科手术和麻醉影响在内，术中患者内外环境的变化使得 SSEP 监测过程极具挑战性，也使得解释 SSEP 的显著变化变得非常复杂。因此，为术中 SSEP 波幅和潜伏期变化提供有依据的预警标准很困难。有研究认为，术中 SSEP 波幅降低 45% ～ 50%，潜伏期延长 7% ～ 10% 不会引起术后神经功能的变化[23，77-79]。然而，就经验而言，在不考虑麻醉和生理学因素的情况下，波幅降低 50% 或更多，潜伏期延长 10% 或更多被认为是需要预警并干预的显著性变化[1，3，23，80-81]。已经对这些报警标准的有效性进行了研究[1，82，3]。除了程度外，监测异常的持续时间也很重要；当术中监测减少超过 40 ～ 60 min，术后患者更有可能出现缺陷[84]

脊髓定位

SSEP 对于脊柱髓内手术中的术中定位具有应用价值，其为外科医生提供了一条进入脊髓的路径，在这个过程中，肿瘤可能会使解剖结构变得模糊。肿瘤导致脊髓解剖标志扭曲可能使手术解剖具有挑战性；中线识别错误可能导致脊髓切开术和肿瘤切除术中的脊髓损伤。脊髓定位是一种相对较新的技术，有助于在髓内肿瘤切除术中识别脊髓结构，以降低这些手术过程中的致残率[85]。运动诱发电位被认为是监测运动通路的金标准；然而，SSEP 可以进一步特异性评估脊髓的完整性。通常，脊髓感觉定位与运动诱发电位联合使用[86]。

目前有三种脊髓感觉定位的方法。第一种方法，既可以通过在暴露的脊髓上直接电刺激诱发和记录 SSEP，也可以通过微型硬膜外多电极进行记录[87]。脊髓诱发电位（spinal cord-evoked potential，SCEP）对应于记录电极附近上行和下行束神经活动的总和。由于 SCEP 上行感觉相关脊髓电位波幅非常大，可能会掩盖皮质脊髓束和其他下行束的活动。因此，仅 SCEP 无法提供足够的与运动功能相关的信息[86, 88]。

第二种方法是脊髓顺行双极刺激，同时记录头皮 C3′和 C4 处的相位反转 SSEP。刺激可在脊髓上进行，电流在 2.1 Hz 下恒定在 2 mA，持续时间为 100 ms。首先将探针置于脊髓外侧，然后逐步向中线移动。一旦越过中线，反应的极性就会反转。未被刺激激活的脊髓区域位于极性反转之间，代表生理中线，也是进行脊髓切开术最安全的位置[85, 89-90]。

第三种方法，来自外周神经（通常是胫后神经）的刺激诱发 SSEP，然后使用横向放置在脊髓背侧表面的多电极网格进行记录，可以提供脊髓解剖结构信息。多电极网格可以选择性地记录从暴露的脊髓背侧表面传来的 SSEP。由于脊髓中上行纤维的体表分布（图 1.1），记录到的最高波幅表示最接近中线。然后在对侧重复刺激和记录，以便在两个波幅峰值之间确定“生理中线”（图 1.5）[88, 91]。

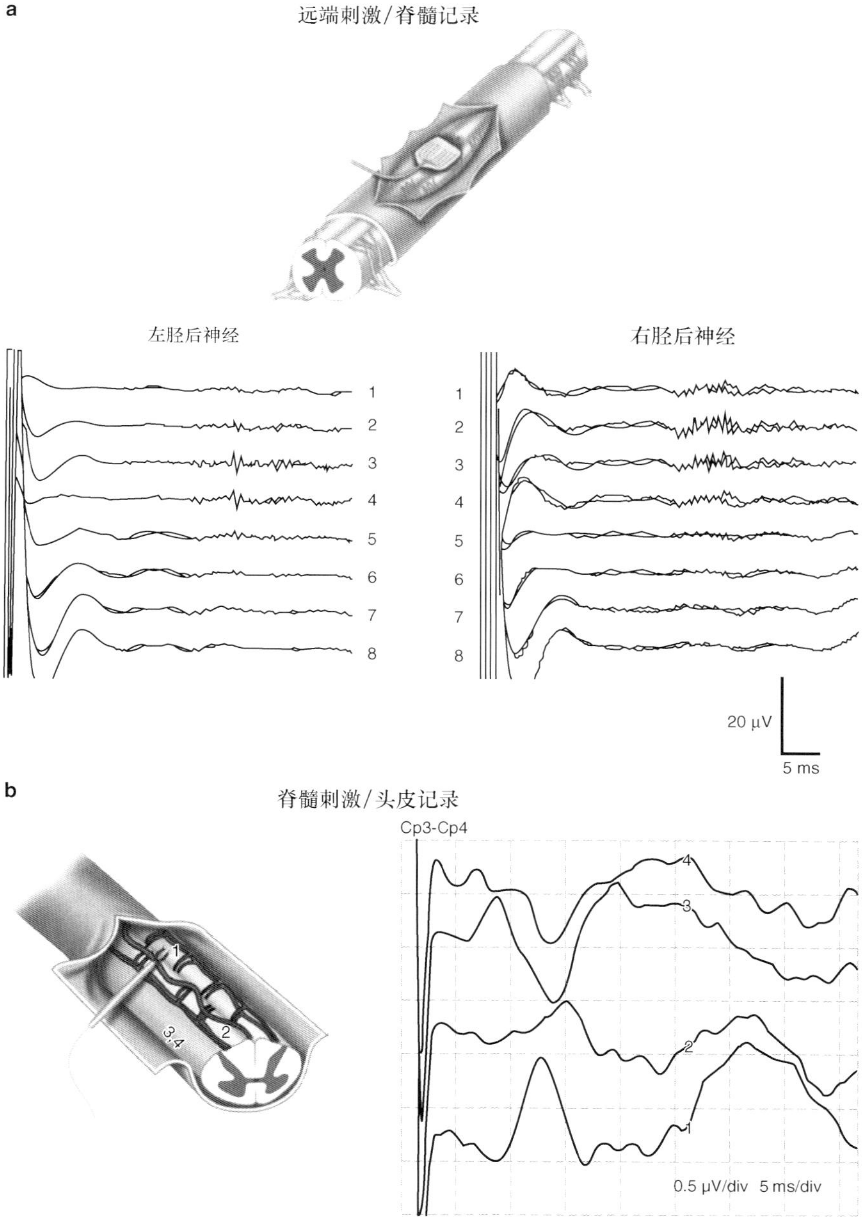

图 1.5 两种脊髓定位方法。（**a**）依次刺激胫后神经，并在手术区域使用定制电极进行记录，该电极触点横向延伸越过脊髓中线。平均记录约 100 ～ 200 次刺激。在示例中，脊髓中线位于触点 2 和 3 之间。该技术的两个缺点是需要定制电极和在暴露的脊髓上保持良好的电极接触。（**b**）使用双极刺激器在不同强度下刺激假定中线的所有位置。刺激器的触点沿脊髓长轴对齐，调整刺激电流，在保持可重复的 SSEP 信号（通常为 0.3 ～ 0.5 mA）的同时，尽量减少电流扩散。记录是通过头皮电极横向进行的，需要额外的通道进行解释。在该示例中，中缝中线靠近刺激部位 2（迹线 2），迹线 1 和 3 之间存在明显的“相位反转”

SSEP 监测的其他术中应用

术中 SSEP 监测广泛应用于多种手术中，目的是保证神经完整性，最终改善预后，降低致残率。外周神经和臂丛监测可用于手术指导，也可用于避免全髋关节置换术和肩关节镜等手术中与位置相关的神经丛损伤。在脊柱融合、脊髓肿瘤切除、动静脉畸形修复以及腹主动脉瘤和胸主动脉瘤修复过程中，可以监测脊髓功能。在肿瘤切除术、颈动脉内膜切除术和脑动脉瘤夹闭术中，可以监测脑干和皮质结构。最后，SSEP 可以在神经外科手术期间用于运动皮质的定位[2]（见第 9 章，关于脑和脊髓功能定位的讨论）。

参考文献

请扫描目录后二维码，获取参考文献资源。

经颅运动诱发电位

2

Leslie C. Jameson　著

李桂宇　译　刘海洋　校

学习要点

- 运动诱发电位（motor-evoked potential，MEP）是对多突触神经元刺激产生的复杂神经肌肉反应。它通过复合肌肉动作电位（compound muscle action potential，CMAP）或相应肌肉收缩来评估运动神经通路和肌肉反应。了解获取信号所需的技术有助于解释和减轻潜在的神经损伤。
- MEP 易受到中枢神经系统（central nervous system，CNS）低灌注、低血压和贫血的影响。MEP 是反映脊髓和颅内血流灌注是否充分的可靠指标。麻醉管理应选择不会影响电位反应、神经传导和肌肉收缩的药物。
- MEP 会受到退化的生理及病理状态（例如：糖尿病、高血压、慢性脊髓或神经根损伤、慢性贫血、脑损伤和遗传性神经肌肉疾病）的影响。
- MEP 的改变、消失及其恢复是脊柱外科手术、中枢神经系统手术、脊髓和周围神经手术、颅内外神经血管手术和心脏血管介入手术中预测和评估神经功能损伤与恢复的最可靠指标。

引言

MEP 通过识别不断变化的反应促进术中决策，避免即将发生永久性的神经损伤。手术技术（器械、诊断和术中成像）的进步促进了手术量和手术复杂性的飞速提升，包括对老年、脆弱和病情复杂患者的诊疗[1-5]。术者要求在手术期间对脊柱畸形、创伤、复杂的颅内手术以及周围血管和心脏手术进行监测。许多老年和体弱的患者在麻醉、医疗和手术中的风险显著增加。MEP 监测可以在风险出现之前发现它们。手术决策取决于潜在的损伤和功能获益之间的平衡[3-7]。

脊柱重建手术、心血管手术以及肿瘤切除术中神经系统损伤和恢复的原则基本一致。MEP 监测的广泛使用有赖于监测技术和麻醉药物的发展。大脑、脊髓和运动 / 感觉神经通路的解剖学和生理学是截然不同的。本章回顾了 MEP 作为多模式术中监测关键组成部分的原因和应用。MEP 监测的广泛应用要求麻醉科医师提供可靠的监测环境，以利于随时发现 MEP 的变化，并使患者最终受益。

目前大多数研究都支持 MEP 监测可有效发现并预测神经功能的变化。

文献和专家都主张在以下手术中进行 MEP 监测：

- 带或不带内固定的轴性骨骼畸形矫正术[8]。
- 脊髓髓内肿瘤[9]。
- 颅内肿瘤（运动皮质描记）[10]。
- 中枢神经系统和脊髓血管损伤[11]。
- 癫痫类疾病[12]。
- 心血管介入手术和主动脉开放手术、颈动脉手术和卒中[13-14]。

MEP 反应的解剖学

目前的研究支持 MEP 预测中枢神经系统、脊髓和周围神经的病理改变和预后。在结构性脊柱手术中，躯体感觉诱发电位（somatosensory-evoked potential，SSEP）可监测神经功能改变，但是无法预测预后[15]。这反映了大脑和脊髓中运动 / 感觉通路中功能和灌注的解剖分离[16]。MEP 和 SSEP 通路分别位于大脑皮质、脑干、脊髓和血管区域。MEP 通路包括锥体系和锥体外系两个网络。锥体外系网络更为复杂，包括投射到小脑的其他运动功能连接[2, 16-18]。这种复杂的多突触结构使运动通路较 SSEP 通路更易受到缺血、麻醉药物和手术损伤（拉伸和压迫）的影响[3]。SSEP 反应是多个刺激 / 反应的总和。获得并确认 SSEP 的时间——通常超过 1 min——使环境干扰和周围神经反应的变化造成误差。SSEP 对功能变化的及时性和响应性较差（参考第 1 章）。治疗外周和神经血管疾病、脑部和脊柱肿瘤以及脊柱疾病的术者常使用 MEP 来指导对即时事件的治疗，并对预后进行预测[19-20]。人员、经验和设备的可用性可能会限制 MEP 的使用（图 2.1）。

MEP 在神经组织灌注受到威胁时及时提供信号。了解血流灌注是否充分有助于阐明缺血、电生理学和神经损伤（梗死形成）之间的关系。与 SSEP 通路相比，运动通路具有更多的突触因此有更高的代谢需求。脊髓主要由 3 条主要动脉供应——一条脊髓前动脉（anterior spinal artery，ASA）和两条脊髓后动脉（posterior spinal artery，PSA）[17, 19]。ASA 供应新陈代谢活跃的脊髓前侧 2/3 ～ 4/5，其中包含运动束、灰质和前角细胞。两个 PSA 形成一个血管丛，向新陈代谢较不活跃的脊髓的感觉区域和腹侧灌注。ASA 和 PSA 两支动脉均是脑干基底动脉的分支。PSA 还从除主动脉外的每个神经根动脉获得额外的血流量[17]。通常，额外的 ASA 灌注来自位于 T2、T3 和 T7 ～ L4 的三支颈动脉和两支胸动脉或 Adamkiewicz（AA）动脉[21]。它是一支起源于主动脉的动脉，为前侧提供了大约 75% 的血液[22]。根动脉的数量越少，其行程就越长，代谢需求的增加使得由 ASA 供血的脊髓区域更易发生低灌注。储备减少意味着任何 ASA 中断都会使 MEP 立即改变。PSA 灌注区在灌注减少的情况下功能变化较小。

脑皮质运动区的血供也很薄弱。起源于大脑中动脉的穿支动脉和豆纹动脉为运动皮质和内囊提供血供。当直接受压（如肿瘤）、颅内压（intracranial pressure，ICP）升高或源头血供中断［如动脉瘤或动静脉畸形（arteriovenous malformation，AVM）］时，脑皮质运动区的低灌注也随之发生。这些血管的长度和直径形成了一个分水岭。这些事实证明了为什么 MEP 监测具有广泛诊断的可能。因此，MEP 在监测血运重建（卒中）方面的效果很显著，包括神经肿瘤和血管损伤的减压和栓塞，而不仅仅是脊柱手术。

MEP 监测的技术问题

MEP 的术中监测需要电或磁经颅刺激运动皮质产生下行的电反应。电刺激技术在手术中使用，在负极和正极之间发送电流，而磁刺激技术（颅外磁放电）则用于清醒时期的研究。本章将只讨论经颅电刺激技术[23-25]。

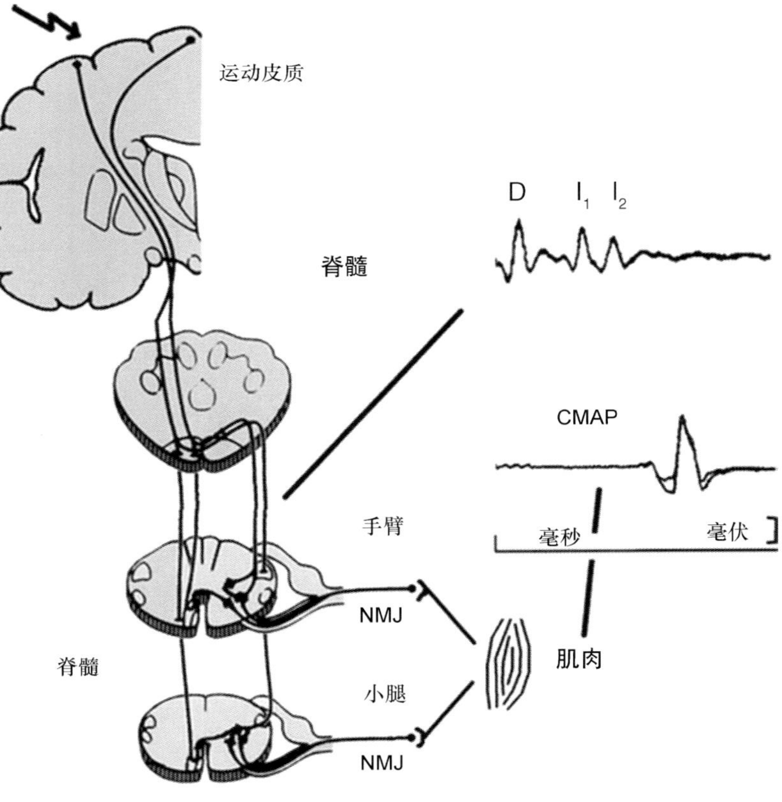

图 2.1 神经反应通路与运动诱发电位的关系。刺激运动皮质（箭头）产生的电反应通过大脑、脊髓和神经肌肉接头（NMJ）传播后形成的肌肉收缩。这种反应通常可在肌肉附近记录到复合肌肉动作电位（CMAP）或肌电图（EMG）（From Jameson and Sloan[61]; with permission）

最常用的MEP刺激模式采用3～9个电脉冲序列，每个脉冲通过cork螺旋电极施加100～1000 V的强度。使用国际10-20系统来确定电极的位置。电极通常放置于感觉电极C3′（左侧）和C4′（右侧）前的数厘米处。每侧身体都受到独立的刺激。当左皮质电极（C3′）为负（阳极），右皮质电极（C4′）为正（阴极）时，右侧身体运动。当C4′为负C3′为正时则相反，左侧身体移动。cork螺旋电极可以增加接触面积，减少由高能量刺激引起的灼伤[22-23，26]。设备所允许的总能量和刺激强度由美国食品和药物管理局（Food and Drug Administration，FDA）决定（美国）。最常见的技术使用“一个”或双序列（2～3个刺激：暂停：5～7个刺激）的范例，降低刺激总能量（伏特）的阈值，使充足的运动神经元去极化。这增加了可同时响应的神经元和肌原纤维的数量[23，27]。因此，复合肌肉动作电位（compound muscle action potential，CMAP）更大。据报道，最新引进的“四极”技术通过一组相连的两个电极施加刺激，这两个电极充当每一侧的单个阳极或阴极（例如，左侧为M3/C1，右侧为M4/C2）从而扩大去极化的区域[28]。四极刺激可能会产生更有效的刺激反应。多种科学证据证明这种方法确实“更好”。所有刺激技术的目标都是通过较低的刺激［例如，使用的能量（V）、刺激的时间］产生可靠的信号，同时产生一致的幅度、延迟和CMAP复杂性，并且使每个患者的运动量最少。监测人员花费了大量精力来优化初始或基线信号。所有测量的反应都是CMAP或肌肉收缩[26，29]。

改变刺激设置来优化和协调去极化。它们包括刺激（脉冲）持续时间（毫秒）、脉冲强度（伏特，V）、刺激次数和模式（例如，2：暂停：5）以及刺激间隔（interstimulus interval，ISI；刺激之间的时间）（毫秒）。目的是优化预期远端损伤的反应。脉冲持续时间由设备制造商确定。例如，Caldwell 32通道升级型允许50～75 μs，而更复杂的Cascade IOMAX术中神经监测允许50 μs、75 μs和100～500 μs（以200 μs增量），（Cadwell Industries，Inc.，肯纳威克，华盛顿州）或允许50～75 μs的数字定时器（Digitimer North America，LLC，劳德代尔堡，佛罗里达州）。刺激持续时间越长，可施加的最大刺激（V）就越低。这些调整对于不同年龄组、医疗条件和外科手术中获得理想信号是至关重要的。在监测过程中，MEP与基线相比无变化表明功能通路是完整的。MEP变化后恢复到基线表明术后神经功能有可能恢复（通路完好）。信号丢失或改变需要立即采取行动来调整手术操作、麻醉管理和技术参数，以评估来减少潜在的伤害。这对于已有神经病变的患者尤为重要。总的来说，临床和技术操作优化了CMAP反应；技术（ISI、刺激强度-持续时间的变化、电极位置）、生理学和麻醉被认为是优化MEP的关键因素[22，30]。

根据处于危险状态的神经分布来选择肌肉群。初始响应会重复多次以确认信号的可靠。小波配置预计在每个神经分布中具有“一致”的可变性。患者之间和患者机体的潜伏期都存在显著差异，这是由性别、健康状况、身高、体温和麻醉情况引起的。与原始基线相比，必须获得基线信号以在当前条件下建立“正常”情况。如果没有足够的基线，就无法获取可靠的反应信号，也无法检测到变化、改善或损伤[25，31-32]。

目前所使用的刺激技术允许同时激活大量运动皮质的锥体细胞，从而通过皮质脊髓束产生去极化波。过去的研究表明，此波仅激活4%～5%的皮质脊髓束[30]。运动通路从运动皮质下行，穿过脑干中线，最终下行至同侧的脊髓前索（图2.1）。运动皮质激活时产生特征性的肌原纤维去极化。几乎同一时间发生的复合动作电位到达记录电极的附近。反应是多相的（正的、负的）和复杂的（多个不同幅度的），具有相同的潜伏期（从刺激到记录的时间；图2.1和图2.2）。每个事件的峰值模式都不同，但CMAP响应的总体幅度（正峰到负谷的绝对值）通常保持一致。预期会因手术操作、基线信号以及外部环境、生理和麻醉管理而不同。使用治疗性深部脑电极对人体进行磁刺激表明MEP的特征是由于运动通路中抑制和促进的正常变化所致（表2.1）[31-34]

优化复合肌肉动作电位

在理想情况下应对每个受监测的肌肉群在手术之前进行CMAP基线测定。可靠的基线是成功检测的必要条件。足够的基线幅度表明信号在整个手术过程中具有可识别性，并且按照每个术中神经生理监测（intraoperative neurophysiologic monitoring，IONM）团队的惯例定义。由于运动通路存在变异，构成MEP/CMAP警报的变化（%或绝对值）并未得到普遍或严格的定义。信号永久消失与永久神经损伤有非常强的相关性，而那些经历信号短暂丧失或预警的患者通常在手术结束时功能正常或在术后几个月内恢复。在文献中，目前的警报范围是

表 2.1　刺激时间间隔对运动诱发电位（MEP）反应阈值的影响

	刺激持续时间（ms）		
	0.1	0.2	0.5
刺激间歇时间（ISI）（ms）	运动响应的刺激阈值（mA）		
2	**158±67**	105±33	76±26
3	140±55	97±33	64±20
4	126±56	91±35	**61±619**
5	179±74	120±45	83±31

刺激点位于 C3/C4。各刺激间歇时间（ISI）和刺激持续时间的所有组合中有显著性差异，$P < 0.001$。最低的平均运动阈值出现在刺激间歇时间为 4 ms 且持续时间为 0.5 ms 时。平均运动阈值是超过 50% 的人群具有指定幅度的 MEP 时的刺激强度（以 mA 为单位）。例如，4 ms 的刺激间歇时间和 0.1 ms 的刺激持续时间需要 126 mA 的平均刺激强度才能做出响应。通过将脉冲持续时间增加到 0.5 ms，达到 MEP 阈值所需的能量减少到 61 mA。然而，传递的总能量可能是相等的。这证明了优化 MEP 信号的技术复杂性。（Adapted from Szelényi et al.[33]；with permission）

有损伤风险的反应肌肉波幅下降 50% ～ 70%。较早的文献经常使用缺失 / 现有标准，但随着麻醉方式的改进，这种情况正发生变化。如果潜伏期增加超过 20%，且这种变化无法用已识别到的非威胁情况（例如，体温过低、贫血、低血压或可以纠正的患者体位）解释时，则视为警报。尚无关于潜伏期变化和神经损伤之间的预测数据。

在我们团队中，若反应变化与基线相比达到 ±50%，IONM 团队便会与外科医生和麻醉医生进行沟通，提醒可能存在损伤。团队的技术手册中明确说明了接下来应采取哪些步骤以确认这一变化是“真实的”，而非技术原因所致。为预警或变化提供背景信息至关重要。如与计划性低体温或血管阻断相关的预期变化，并非警报，而是医疗方案中的预期事件。我们团队推荐相对于基线 ±250 ～ 300 μV 的变化幅度和信号复杂性（多个小波）作为预警信号。背景信息还包括因患者因素对信号质

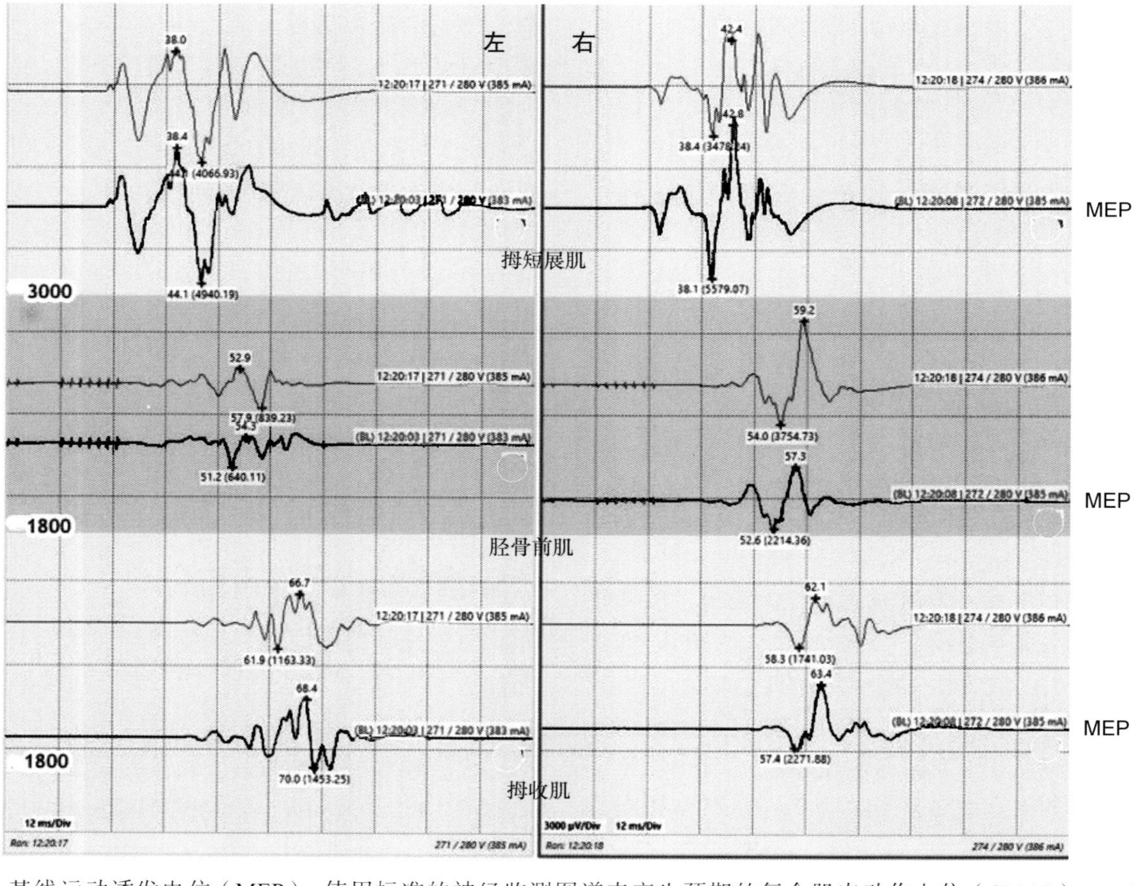

图 2.2　基线运动诱发电位（MEP）。使用标准的神经监测图谱来产生预期的复合肌肉动作电位（CMAP）——三角肌（DELT）、拇短展肌（APB）、胫骨前肌（TA）和拇收肌（AH）——用于脊柱手术。注意，随着与刺激距离的增加，波幅、复杂性（波形数量）和潜伏期都在降低。在手术开始前，会重复多次刺激以确定在建立基线之前反应是一致且相等的。第一个信号是基线（已标记），我们认为是有效的。只有波形的形态发生变化。每个信号的刻度已标记。注：技术人员使拇短展肌的信号大小看起来与下肢信号的相似。实际上，它几乎是下肢信号的 2 倍大。这是一种技术上的便利。不要被误导。基线是用来确定变化或损伤的关键标准。为了便于比较，使用了信号的“叠加”（见图 2.3）

量的影响。手术和麻醉团队根据信号变化的可能原因（如麻醉药物、血压、手术损伤）来决定是否继续监测或调整治疗方案。

尽管大多数的 IONM 与脊柱相关，但当刺激危险肌肉群的末端时都会记录 CMAP。MEP 保证了神经持续传导的完整性。有时，会记录近端反应以定位损伤位置。运动和感觉皮质、后颅窝运动核或其运动纤维需要标记多个 CMAP 位点来定位，根据运动的需要通过标记将功能神经与肿瘤分开。可对清醒或麻醉状态下的患者进行幕上运动定位。目前，低级别胶质瘤的标准是在患者清醒的情况下进行的，这样就可通过患者的表现来确定肿瘤位置[35]。从运动皮质直接进行运动描记需要将针状电极放置于预计会做出反应的肌肉中。由于患者体位和意外的生理反应，几乎所有颅后窝手术都是在麻醉状态下进行的。CMAP 记录包括由运动脑神经支配的肌肉（例如，脑神经Ⅶ：舌、眼轮匝肌、口轮匝肌）。

影响预后的患者特征

老年或婴幼儿患者获取 CAMP 较为困难。成人患者通常有一些合并症，如糖尿病、高血压、慢性脊髓压迫、脊髓病、神经根损伤、慢性脑和脊髓血管灌注不足和轴突传导性变化等都会降低 CMAP 的反应[4]。无法产生足够 CAMP 的反应分为以下三类——①无法激活所需的运动神经元，②运动神经传导失败，③肌纤维/肌肉收缩功能异常——这些都与患者的生理状态有直接关系。改善和维持最佳的生理条件可提高 MEP 的反应性[4]。

儿童，特别是 6 岁以下的小儿，中枢神经系统发育不成熟，由于轴突传导的差异以及需要更小刺激定位运动皮质，使得获取运动反应具有挑战性。当使用麻醉药物（如丙泊酚）时，MEP 比 SSEP 更可靠和准确。在接受脊髓栓系综合征手术的 100 例≤ 2 岁的患儿中，87 例监测成功。麻醉技术是影响监测成功与否的唯一因素。接受主要静脉麻醉药［仅丙泊酚（TIVA），或丙泊酚、氯胺酮、七氟烷、麻醉药物（平衡麻醉）］的儿童更有可能出现基线 MEP。接受全凭静脉麻醉（total intravenous anesthesia，TIVA）的儿童（MEP 的可能性：$P = 0.02$）比平衡麻醉（使用丙泊酚、七氟烷、氯胺酮时 MEP 的可能性：$P = 0.05$）更有可能出现基线 MEP。总体敏感度为 97.4%，特异度为 96.4%，阴性预测值为 98.2%，准确率为 96.8%，这使得基于 TIVA 的麻醉技术成为≤ 2 岁儿童获得 MEP 的理想方法[36]。任何既往因大脑或周围神经损伤而导致严重神经功能缺陷的患者，其获取 MEP 的信号质量都会下降[37]。伴有损伤肌肉功能或神经传导的遗传性疾病［如进行性假肥大性肌营养不良症（duchene's muscular dystrophy，DMD）、进行性神经性腓骨肌萎缩症］会改变 MEP 的可靠性。近来的文献综述提到了这些困难，并且提供了有助于 IONM 团队获取信号的解决方案[1]。与健康儿童相比，患有神经肌肉类疾病的儿童的 CMAP 波幅会非常小。在任何年龄段，肌肉功能或神经传导有障碍的患者都很难或不可能获得足够的反应。例如，在青少年脊柱侧凸手术中，患有或没有进行性假肥大性肌营养不良症的患者在 MEP 信号变化的百分比方面没有差异。然而，如图 2.3 所示，进行性假肥大性肌营养不良症患者在监测的 6 块肌肉中只有 2 块符合波幅标准，而非进行性假肥大性肌营养不良组的 6 块肌肉全部符合。进行性假肥大性肌营养不良患者的原始波幅太小，无法解释其变化[38]。这一问题影响了许多患者 MEP 的获取，比如患有糖尿病或神经病变的老年患者。对于已患有神经、代谢或肌肉疾病的患者想要获取高质量的 MEP，在一定程度上取决于

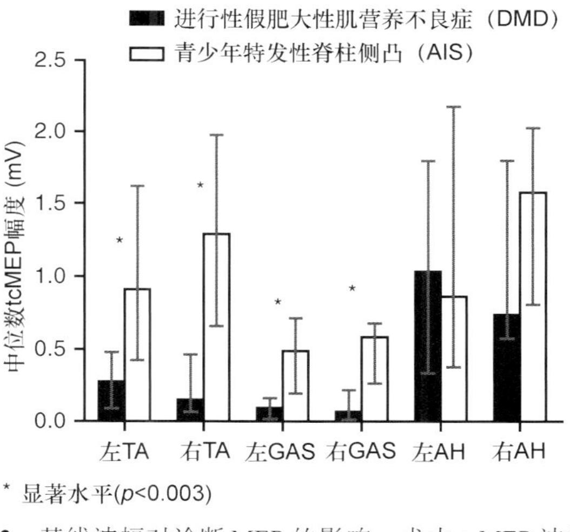

图 2.3 基线波幅对诊断 MEP 的影响。术中 tcMEP 波幅中位数。*x* 轴标记了用于 tcMEP 的不同肌肉以及从刺激到反应的时间，*y* 轴表示 mV 的中值幅度。图中显示了 DMD（黑条）和 AIS（白条）患者的术中 tcMEP 波幅。AIS 患者术中 TA 肌和 GAS 肌的 tcMEP 波幅中位数明显升高。在 DMD 和 AIS 患者中，拇展肌的平均波幅相似。MEP，运动诱发电位；tcMEP，经颅运动诱发电位；DMD，进行性假肥大性肌营养不良；TA，胫骨前肌；GAS，腓肠肌；AH，拇展肌（Adapted from Dufler et al.[40]；Creative Commons Attribution License 4.0，http://creativecommons.org/licenses/by/4.0/ 这项研究说明了在反应非常小的情况下获得 MEP 很困难。改善和优化刺激条件对患者的预后很重要）

麻醉管理的选择。许多代谢异常通常是可以纠正的，但也降低了 MEP 的可靠性和准确性（表 2.2）[4]。

麻醉管理对 MEP 的影响

麻醉管理对 MEP 的变异性和监测质量有显著影响。标准化的麻醉管理可减少由于术中决策产生的信号变异，提高 MEP 的监测质量。我们团队有成人专科和儿科专科医院。他们都使用基于丙泊酚、舒芬太尼、氯胺酮的 TIVA 麻醉方案。仅在儿童的脊柱手术中会加入鞘内美沙酮。除非患者或手术存在禁忌证，否则只要进行 IONM 就会采用这种方案[39-42]。在脊柱手术患者完成监测后会接受利多卡因或右美托咪定治疗，特别是对预计会出现剧烈疼痛的患者。辅助静脉药物的注射因手术类型和患者自身情况而定。文献对药物选择和剂量的意见不一。然而，普遍都认同应避免使用挥发性麻醉药物[43-45]。

因此，每个团队通常会制订一个标准的药物使用方案，以强调麻醉药物中的细微变化。最好在患者生理情况稳定期间进行药物变更。与静推给药相比，使用持续输注对 IONM 的影响更小，并且更可逆，因此最好避免静推给药。加入“一点”吸入性麻醉药物或其他药物时在 IONM 中会立即出现反应。麻醉药物的变化会干扰术中决策的进行——如果发生变化，是药物原因还是手术原因？这需要整个团队共同协作来判断原因并确定下一步计划。在不明确的情况下做出抉择是神经系统风险的主要来源。我们团队认为避免使用吸入麻醉药是合理的[43-45]。我们团队会避免在有风险的手术操作完成之前进行药物变更（例如，加入利多卡因或右美托咪定）。这些原则适用于任何需要进行 MEP 监测的程序。国际 Delphi 共识推荐使用 TIVA 进行 MEP 的监测[42]。

表 2.2　内环境：与运动诱发电位（MEP）相关的损伤

急性组织营养不足	慢性健康状况
灌注不足	低钠血症（＜ 120 mmol/L）
低血压（相对）	高钠血症（＞ 150 mmol/L）
贫血（相对）	高 / 低碳酸血症
缺氧	低钙血症
低血糖（80 mg/dl）	低镁血症
高血糖（阈值未知）	

在手术过程中保持稳定的内环境可以防止 MEP 的变化，这些变化可能会导致术中操作失误造成误判。在术中观察和评估是麻醉管理的重要职责。

一项对脊柱手术的大型（22 755 例）回顾性研究称，在监测过程中加入吸入麻醉药时，波幅下降 0.2% ～ 16%[43]。常规以丙泊酚、镇静药和输注多次氯胺酮为基础的 TIVA 使 MEP 监测相对容易获得。脊柱手术中应用 MEP 者的敏感性为 100%，特异性为 96%，阳性预测率为 96%[43, 45]。应在任何需要进行 MEP 监测的外科手术中预测麻醉效果。最好避免使用吸入麻醉药[43]。当遵守用药方案时，MEP 有变化或消失的概率很小。

右美托咪定或丙泊酚联合瑞芬太尼、舒芬太尼或芬太尼通常用于脊柱手术、脑成像和介入放射检查过程中的清醒镇静[46]。在清醒状态下使用右美托咪定可能会使言语和认知功能定位变得困难，但对于癫痫患者更推荐使用右美托咪定而不是丙泊酚[47]。对于可能会出现大量失血的脊柱或血管手术，其被延长的终末半衰期和 α 肾上腺素能受体激动效应可能会加剧心血管并发症的发生（例如，心动过缓和低血压）。脑肿瘤切除术中使用右美托咪定在清醒或睡眠状态下都具有很高的假阳性[48]。非去极化肌松药（non-depolarizing muscle relaxant，NDMR）的使用是有争议的，但在不能发生体动的关键时期被短暂地用于手术，例如，颅内血管内手术[28, 49]。刺激强度（50 ～ 100 V）和模式的周期性递增证实 MEP 的存在。在任何严禁发生体动的关键时期（例如，脊髓标测、齿状突手术、介入放射学）都需要 NDMR。手术关键时期结束后信号的恢复通常预示着术后运动功能的正常[50-51]。

麻醉管理不仅仅是用药，更需要维持生理平衡。生理状态对 MEP 反应的负面影响非常显著。麻醉管理的主要目标是维持心脏功能和组织的灌注量。在外科手术中贫血是一个有争议的问题，因为在术中可能会出现大量失血。对老年人来说，血红蛋白 7 或 8 mg/100 ml 合适吗？最近的一篇论文对中老年人血红蛋白的生理效应进行了建模。通过研究发现，老年患者血红蛋白含量为 10 mg/100 ml 时相当于中青年人的 7 ～ 8 mg/100 ml。这表明老年患者的急性贫血（血红蛋白含量为 7 ～ 8 mg/100 ml）相当于年轻人中的 5 ～ 6 mg/100 ml，所以应根据不同年龄的患者调整可接受的血红蛋白水平。标准做法是依据每个患者的自身情况来维持相应适宜的血压。通常在脊柱手术中，平均压增加到 90 ～ 100 mmHg 是很常见的。在脊髓或颅内手术过程中，血压目标通常保持不变。

控制性降压以减少术中失血曾被认为是一项重要管理技术，特别是在青少年特发性脊柱侧凸的手术或中枢神经系统神经血管手术中。然而假定的自我调节下限可能不足以维持手术应激期间的神经功能。MEP 提供了可预防损伤的即时功能评估。增加或维持全身灌注压可有效防止 MEP 消失和潜在的损伤。与低血压相关的警报已被证明是运动功能损伤强有力的独立预测因素（比值比 25.2，$p < 0.001$）[34]。我们团队目前的方法是在麻醉期间始终将患者的平均压维持在低于手术前的 10% 和高于手术前的 20% 之间。当 MEP 警报与正常或低血压相关时，进行适当的升压。避免或有效地治疗低血压是预防因低灌注引起神经损伤最有效的麻醉方法。低血压和外科高危操作（如截骨和定位）会损伤更多神经[34]。图 2.4 显示了老年患者发生低血压时的变化。

预后

对 MEP 有效性的认识主要在脊柱手术中得到验证。长期的经验和大量文献使手术医生相信，MEP 的可靠性和实时监测改变了术后结果。在一项涉及 1176 名患者的大型前瞻性观察性研究中，MEP 会在手术的所有阶段报警，但通常发生在减压阶段（60%）。当干预失败时，57.9% 的患者出现新的下肢麻痹，40% 的患者出现神经根性残留性麻痹[15]。即使是微创的腰 / 胸椎融合术（L/TLIF）也会有损伤神经的可能性。肌电图（electromyography，EMG）不再被认为足以检测潜在的神经损伤。建议的最佳实践是使用 MEP 时由局部解剖学确定 CMAP 的电极位置[52-55]。最大规模的一项涉及 4386 名患者的多中心研究表明，同时使用 MEP、SSEP 和自发肌电图（spontaneous EMG，sEMG），如果使用所有监测方式，检测率可达 100%。单项检测的敏感度分别为 MEP 100%、sEMG 14% 或 SSEP 28.6%。在 4386 例中有 2.0% 的病例（87/4386）出现下肢 MEP 警报，但这些警报在手术结束时完全消失，损伤率为 0[44]。在大多数结构性脊柱手术中，存在由于牵拉、压迫或血管损伤导致局部脊髓或神经损伤的风险时，会进行 MEP 监测。

在神经放射学或其他重要血管手术中（例如，主动脉根部手术、腹主动脉瘤手术、颈动脉疾病的手术），MEP 是唯一监测运动通路的可靠指标，同时也是中枢神经系统和脊髓血流灌注不足时即将发生损伤的早期预测指标。脊髓动脉栓塞术通常用于预测血管是否可以切除或保留。血管闭塞可能会造成永久性损伤或暂时性闭塞，利多卡因注射是一种常

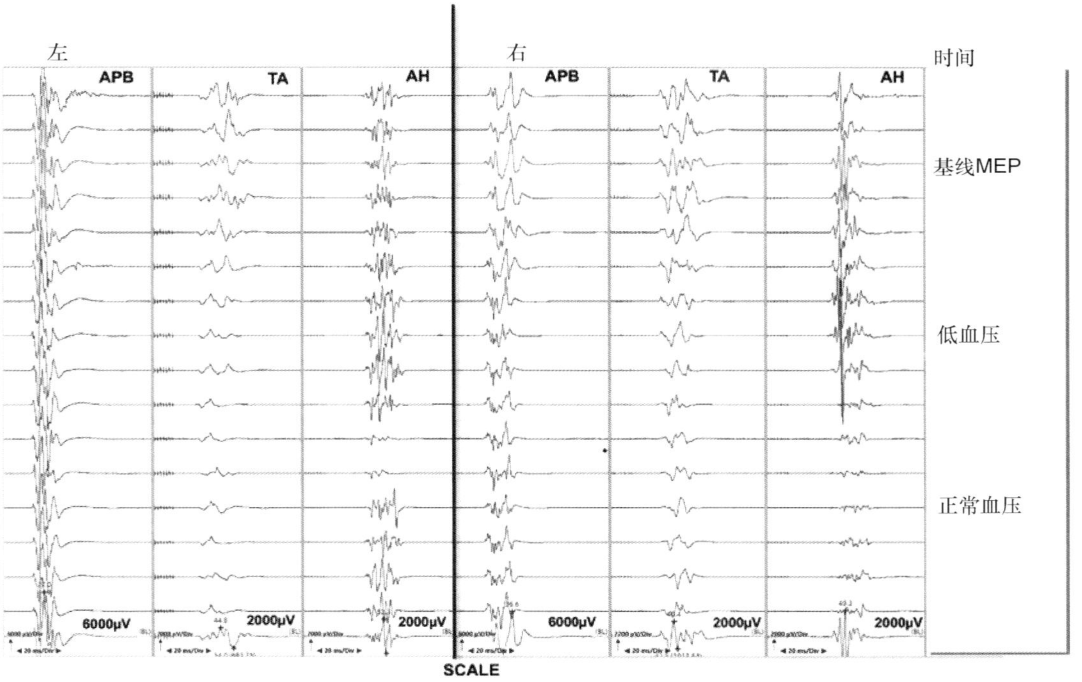

图 2.4　低血压对成人颈椎手术中运动诱发电位（MEP）的影响。MEP 叠加显示了随着手术进展每次刺激效果。它允许专业技术人员和医生评估相关特定医疗 / 外科操作中的信号稳定性。低血压、贫血、用药和外科手术操作会引起变化，但这通常是可以纠正的。场景：一位患有严重的脊柱侧凸 80 岁的女性现在出现了新的症状——双腿无力和感觉减退。在截骨术中，她出现了持续性的低血压［血压（90 ～ 85）/50 mmHg；正常为 160/87 mmHg］和贫血（血红蛋白水平 8.0 mg/dl）。MEP 很快就提示两腿的信号减弱。（比例因 APB 而异。）［注：术中右腿反应尚未恢复。苏醒时，她右腿瘫痪，左腿无力。3 个月后检查无改善。管理 MEP 变化是术中神经生理监测（IONM）技术人员、主管医生、麻醉科医师和外科医生的共同责任］

见的诊断性测试，其可靠性几乎为 100%[13，39，56]。

刺激运动皮质或其他重要功能区进行标记，可使处于清醒和麻醉状态的患者更完全地切除病灶。经颅技术主要用于麻醉患者，以确定切除是否会影响功能区域的运动。通过这项技术，在功能关键区域中患有低级别胶质瘤的患者可以实现 80% 或更好的切除。在颅内和椎管切除术中，MEP 监测可有效地帮助确定肿瘤和功能神经元的边缘。肿瘤切除后仅留下 0.7 ～ 6 mm 可能存在肿瘤的运动皮质。这种积极的切除（79%）延长了患者的预期寿命，只有 1% 的患者在术后出现永久性的神经功能障碍[57]。对于儿童和成人而言，这种更完全的肿瘤切除显著改善了预后。后颅窝的神经损伤可能会带来毁灭性的后果。运动标记是识别肿瘤边缘和进行安全切除的有效方法。

通过血管内治疗来识别或治疗颅内动脉瘤、动静脉畸形和治疗性肿瘤栓塞会产生局部低灌注区。MEP 可识别运动区域和涉及血管供血邻近区域的低灌注情况。通过识别 MEP 的变化后进行治疗干预，似乎可以显著减少永久性损伤的发生。在幕上动脉瘤夹闭中，MEP 可识别潜在的灌注损伤。神经外科已经报道了在动脉瘤闭塞期间进行 MEP 监测可以改善预后[51，58]。

对于进行 MEP 监测的建议基于文献、机构经验以及 MEP 的技术可用性。大量病例分析和荟萃分析（2 级、3 级证据）显示 MEP 预测术后神经功能恢复，强烈支持在可以检测或拯救时进行 MEP 监测[59-60]。目前建议[22]适用于：

- 结构性脊柱——胸椎、颈椎和可能的腰椎手术，涉及：
  - 畸形 / 损伤，包括退行性或不稳定的脊柱疾病。
  - 创伤——急性结构性损伤（即有症状的脊柱、脊髓、大脑多发性创伤）。
  - 脊髓病椎管狭窄采用前路和（或）后路减压术。
  - 马尾神经和（或）单个神经根功能障碍。
- 神经系统疾病。
  - 转移性或原发性疾病的髓内和髓外肿瘤切除。
  - 清醒和麻醉状态下的颅内运动标记。
- 心脏、神经和血管手术时 MEP 监测，以及有可能逆转低灌注的情况。

结论

MEP 监测的目标是：

- 提供快速、准确、可预测的信息。
- 支持治疗干预。
- 提高决策水平。

目前的文献表明，当运动通路受影响时，MEP 监测提供了很高的特异性和敏感性。随着 MEP 技术的不断改进和外科治疗技术的提高，应继续扩大其在神经运动结构存在风险时的疗效和准确性。

参考文献

请扫描目录后二维码，获取参考文献资源。

听觉诱发电位

3

Basma Mohamed 和 Christoph N. Seubert 著
李桂宇 译 刘海洋 校

学习要点

- 听觉诱发电位（auditory-evoked potential，AEP）对于监测颅内听神经（第Ⅷ对脑神经的耳蜗部分）的完整性最有意义。
- 耳蜗电图（electrocochleogram，ECochG）可以独立识别刺激传导通路。
- 波Ⅰ和波Ⅴ是最稳定的听觉诱发电位波型，波Ⅰ来自耳蜗，一般不反映直接损伤的通路。波Ⅴ起源于下丘脑，内侧膝状体的水平。
- 听觉系统的脑干通路主要与对侧耳受刺激相关。
- 脑干听觉电位基本不受麻醉药物影响。

听觉系统的解剖学

听觉系统以一定顺序处理我们所听到的声音信号。首先，声音的声能传导到位于内耳的耳蜗，声能转化为电化学信号，此信号再沿着第八对脑神经传导至脑干和皮质的听觉中枢。在这条通路上可以进行 AEP 的记录（图 3.1）[1]。诱发电位的波形由电位波动形成的波峰和波谷组成，波峰由 P（正偏转）代表，波谷由 N（负偏转）代表，同时还可以测量波形的波幅（峰到峰之间的高度）和潜伏期（从刺激时间开始到有反应的时间）。根据声波刺激到诱发反应所需的时间可以将波形分为短潜伏期、中潜伏期和长潜伏期的诱发电位。长潜伏期的听觉诱发电位起源于大脑皮质，需要患者的配合和注意，因此在麻醉状态下无法引出，不适用于术中监测。

从耳到耳蜗的听觉信号传导

耳分为外耳、中耳和内耳，外耳由耳郭组成，负责收集声音及其从外耳道到鼓膜的传导，鼓膜是外耳和中耳的分界线，它的外层是一层非常薄的鳞状上皮细胞，内部是黏膜层。它可以随着空气振动而移动，将声音传导至外耳道。鼓膜的振动由 3 个听小骨从中耳传递至内耳，分别是锤骨、砧骨和镫骨。

中耳位于颞骨的岩部，鼓室位于鼓膜的正后方，在邻近的解剖位置中有非常重要的作用。鼓室上壁由鼓室盖构成，分隔鼓室与颅中窝。前壁即颈动脉管的后壁，分隔鼓室和颈内动脉。其上部有咽鼓管的开口，咽鼓管连接了中耳与鼻咽部；下壁仅为一薄层骨板，分隔鼓室和颈静脉起始部；内侧壁为迷路壁，是内耳前庭部的外侧壁。中耳还通过乳突腔连接了前后乳突气囊后部和上部。

听小骨组成的听小骨链从鼓膜至卵圆窗（前庭窗）贯穿了整个鼓室，锤骨与鼓膜相连，它的头部位于鼓室上隐窝，锤柄部嵌入鼓膜内，鼓膜的运动会引起锤骨的运动。锤骨的头部与砧骨相连，砧骨的另一头与镫骨相连，镫骨的底部位于卵圆窗。通常情况下，声音通过这条听小骨链传导至耳蜗。如果鼓膜或听小骨链的运动被液体或疾病阻断，会导致听力受损，此时通过骨骼进行的声音传导就会成为声音进入耳蜗的重要途径。相反，钻骨的过程中产生的噪音可能会通过骨传导刺激耳蜗，导致暂时性听力障碍。

中耳有两块肌肉防止听小骨链的过度运动而导致的噪音。鼓膜张肌起源于组成咽鼓管的软骨、颞骨和岩部的一部分的表面，由三叉神经的下颌支支配，插入锤骨的锤柄部。鼓膜张肌附着在锤骨柄上，拉紧鼓膜，可以抑制鼓膜的过度运动。镫骨肌来自椎体上鼓室后壁的隆起，插入镫骨的颈部，由面神经的一个分支支配。镫骨肌主要向后拉镫骨，保持镫骨的底部在卵圆窗上方倾斜，因此可以收紧镫骨和避免其过度运动。

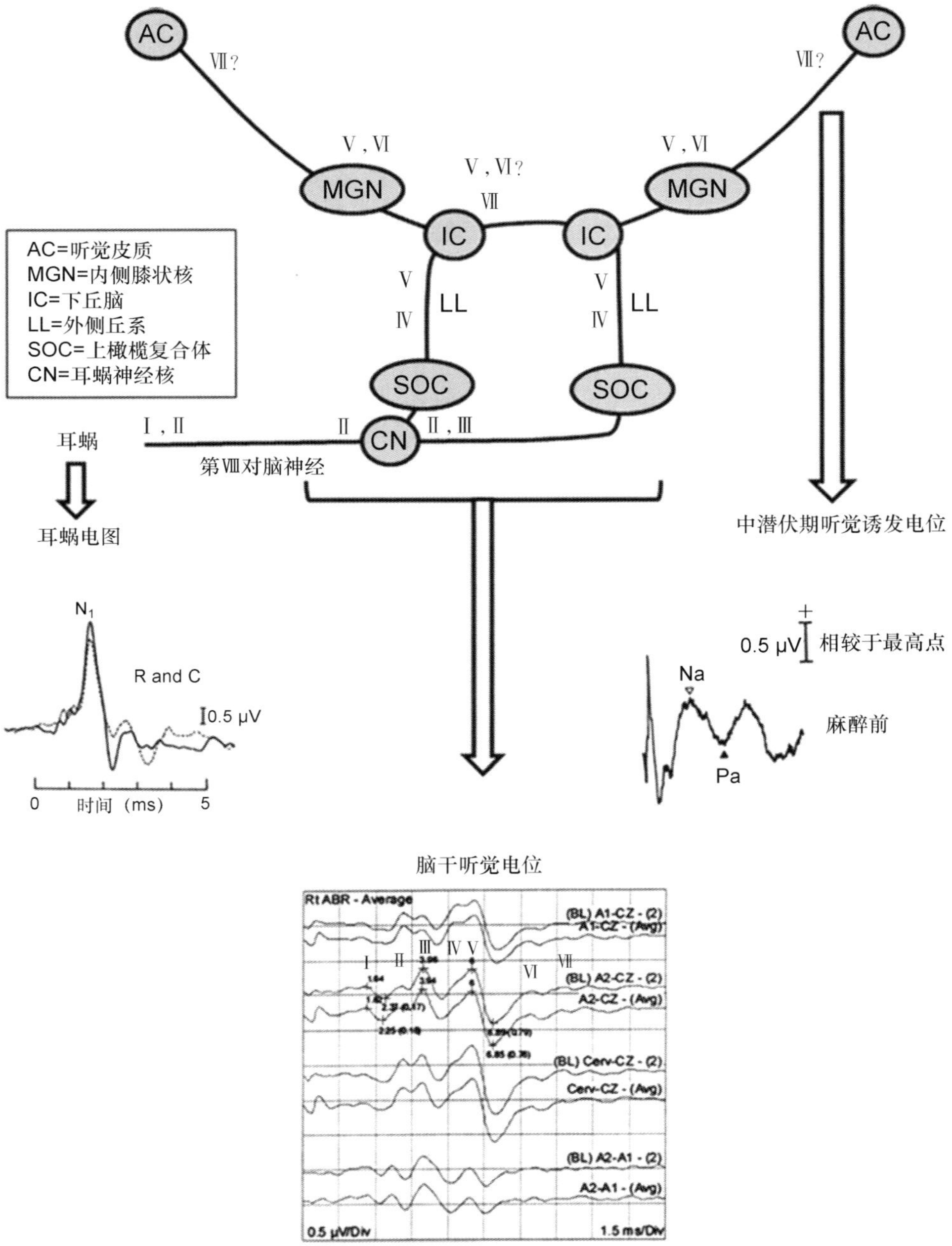

图 3.1 听觉系统的神经通路和记录电极。听觉信号传导至双侧的初级听觉中枢，通过脑干、中脑同侧的一部分和对侧的一部分传导至刺激侧（详见本章正文）。耳蜗电图（ECochG）包含了耳蜗近端和听神经远端的信号[49]。脑干听觉诱发电位（BAEP）反映了整个神经通路的传导。值得注意的是个别波形形态的不同是因为记录通道不同。此外 Na 和 Pa 波是初级听觉中枢的活动，中潜伏期听觉诱发电位（MLAEP）在听觉脑干反应（ABR）的第一个 10 ms 内包含一个独特的Ⅴ波（Adapted from Thornton et al.[54]；with permission）

听觉系统的神经组成和听觉通路的电传导

耳蜗：耳蜗电图

耳蜗可以将声波转换为耳蜗神经的动作电位，声波传导至卵圆窗后再到内耳的淋巴液，这些波由内耳的螺旋器（即 Corti 器）产生兴奋性突触传入耳蜗毛细胞，进而在耳蜗处听神经的末端去极化，形成第Ⅷ对脑神经的复合动作电位。

耳蜗的动作电位可以耳蜗电图（ECochG）的形式进行记录（图 3.1），ECochG 包括耳蜗微音电位、累积电位以及第Ⅷ对脑神经的复合动作电位。毛细胞在耳蜗内部产生了耳蜗微音电位和累积电位（详见下文的“耳蜗电图”部分），第Ⅷ对脑神经的复合动作电位来自听神经轴突远端（耳蜗）的去极化，它形成了 ECochG 的 N1 波，是中耳和外耳道记录点的负性阶段。声音激活的 ECochG 可以产生多个听神经的动作电位，也就是第八对脑神经复合动作电位的N1波和N2波（有时还有N3波），N1波与我们下边要讨论的脑干听觉电位相对应。

从耳蜗神经到中脑的听觉传导通路

脑干听觉诱发电位和耳蜗神经复合动作电位

听觉信号的神经传递由耳蜗毛细胞开始，传递至听神经的远端，由于其解剖结构的特点在后颅窝的手术中极易受损。信号到达脑干经过一系列复杂的处理后传递至中脑，一部分被传递至刺激侧的同侧，大部分交叉至对侧（图3.1和图3.2）。

听神经的第一级神经元位于耳蜗内，接收来自于柯蒂氏器至上部髓质内背侧和腹侧的第八对脑神经信号。听神经有髓鞘的树突穿过螺旋神经节，在内耳道形成神经束。听神经的听觉和前庭部分在颞骨旁走行，与面神经的颅内部分伴行，随后他们共同离开内耳道到达脑干。在离开内耳道的时候，面神经和前庭神经在内耳道的内侧反转，沿着颞骨的外侧到达脑干的桥小脑角。这个反转拉伸了前庭神经，使其在进行脑干的牵拉时极易受损，尤其是当后颅窝的解剖结构已被脑桥小脑角肿瘤破坏时。可将电极直接放置于耳蜗神经的颅内部分（从内耳道到神经根及其附近区域）神经上，这为直接记录复合神经动作电位（compound nerve action potential，CNAP）提供了机会。

听神经纤维的突触位于耳蜗核的后腹侧和前腹侧，耳蜗核后腹侧的纤维突触与耳蜗核的背侧也有交通，从耳蜗核开始，听神经的第二级神经元通过不同的通路与下丘脑相交通。大多数纤维通过斜方体进行交叉，并通过外侧丘系交叉至对侧中脑的下丘脑。有一些纤维的突触位于上橄榄核的内侧或外侧，其他则通过同侧的外侧丘系到达同侧下丘脑。所有上行纤维的突触均位于下丘脑。来自下丘脑的第三级神经元上行至与丘脑位于同水平的内侧膝状体。第四级神经元穿过内囊后形成了初级听觉中枢的听辐射。这些复杂的结构涉及听觉信号的输入，包括确定声音的来源或收到听觉信号后肢体的反应。

从耳蜗到中脑的神经通路活动可以通过听觉脑干反应（auditory brainstem response，ABR）来记录，又称脑干听觉诱发反应（brainstem auditory-evoked response，BAER），或脑干听觉诱发电位（brainstem auditory-evoked potential，BAEP）（图3.1）。ABR的波峰可以记录为Ⅰ～Ⅶ。与其他感觉诱发电位相同，可以通过波幅、绝对不应期、峰间不应期来评估听觉系统的完整性，这些波峰的产生原理见图3.1，表3.1也进行了总结。尽管有一些研究人员认为每个波峰对应一个发生器，但是大部分ABR是多个发生器累积作用的结果[2-4]。听觉系统多模式的连接方式使得听觉系统非常复杂，许多上行纤维都穿过或绕过了中继核[4-6]。图3.1和表3.1有助于定位受损的部位，当缺血或损伤发生时可以定位损伤部位，但是听觉系统的复杂性也会导致虽然ABR发生变化，但是并不影响术后的功能[7-8]。

ABR的Ⅰ波来自听神经最远端的髓鞘部分[9]，它相当于ECochG的N1波[10]，Ⅰ波是近场电位，在刺激同侧的耳朵附近记录，它代表感觉神经的周围电位。Ⅰ波的缺失代表内耳的损伤，但也可能是声音刺激到同侧耳朵传递的技术问题。当Ⅰ波缺失时，不能用ABR来监测脑干功能的完整性。ABR的Ⅱ波与N1波的潜伏期相似，也就是听神经远端到耳蜗神经核的复合动作电位，发生在刺激的同侧。Ⅲ波起源于桥被盖的尾侧和上橄榄核复合体，同侧耳蜗神经核的近场活动与Ⅲ波相对应[11]。上行纤维是双侧的，所以Ⅲ波接受的是来自同侧和对侧耳朵的信号，通过头皮记录的Ⅲ波可以与耳蜗神经核同时进行[12]。耳蜗神经核还可以进行第四脑室活动的记录，用Ⅲ n波表示（Ⅲ波与Ⅳ波之间的负峰值）[13-14]。通过头皮记录Ⅲ波和Ⅳ波时听神经也可能参与[4]。因为Ⅳ波和Ⅴ波的发生器非常接近，它们往往融合成一个Ⅳ—Ⅴ复合波。Ⅳ波代表的是听神经上行纤维的活性，代表延髓背侧尾侧、脑桥到同侧和对侧下丘脑的活性。Ⅴ波主要反映下丘脑水平的活动，包括终止在下丘脑的延髓外侧丘系和对侧丘系[4, 11]。Ⅵ波和Ⅶ波通常没有一致性，富于变化，因此并不用于常规监测[15]。术中监测一般使用Ⅰ、Ⅲ、Ⅴ波来指导手术过程[6, 16-17]。

初级听觉中枢：中潜伏期听觉诱发电位

听觉信息从内侧膝状体投射到听觉皮质和其他中枢区域有数条通路[18]。内侧膝状体和听觉皮质主要由两条通路连接：第一条通路是听觉信号从内侧膝状体的腹内侧进入，然后沿内囊进入颞叶的Heschl回；第二条通路是从内侧膝状体到内囊的下方，混入听觉、本体觉和视觉纤维。内侧膝状体的听觉纤维还投射到尾状核、壳核和苍白球。

大脑半球内和半球间的纤维联系位于初级听觉中枢。在颞上回的中间和后侧可能存在着多突触的

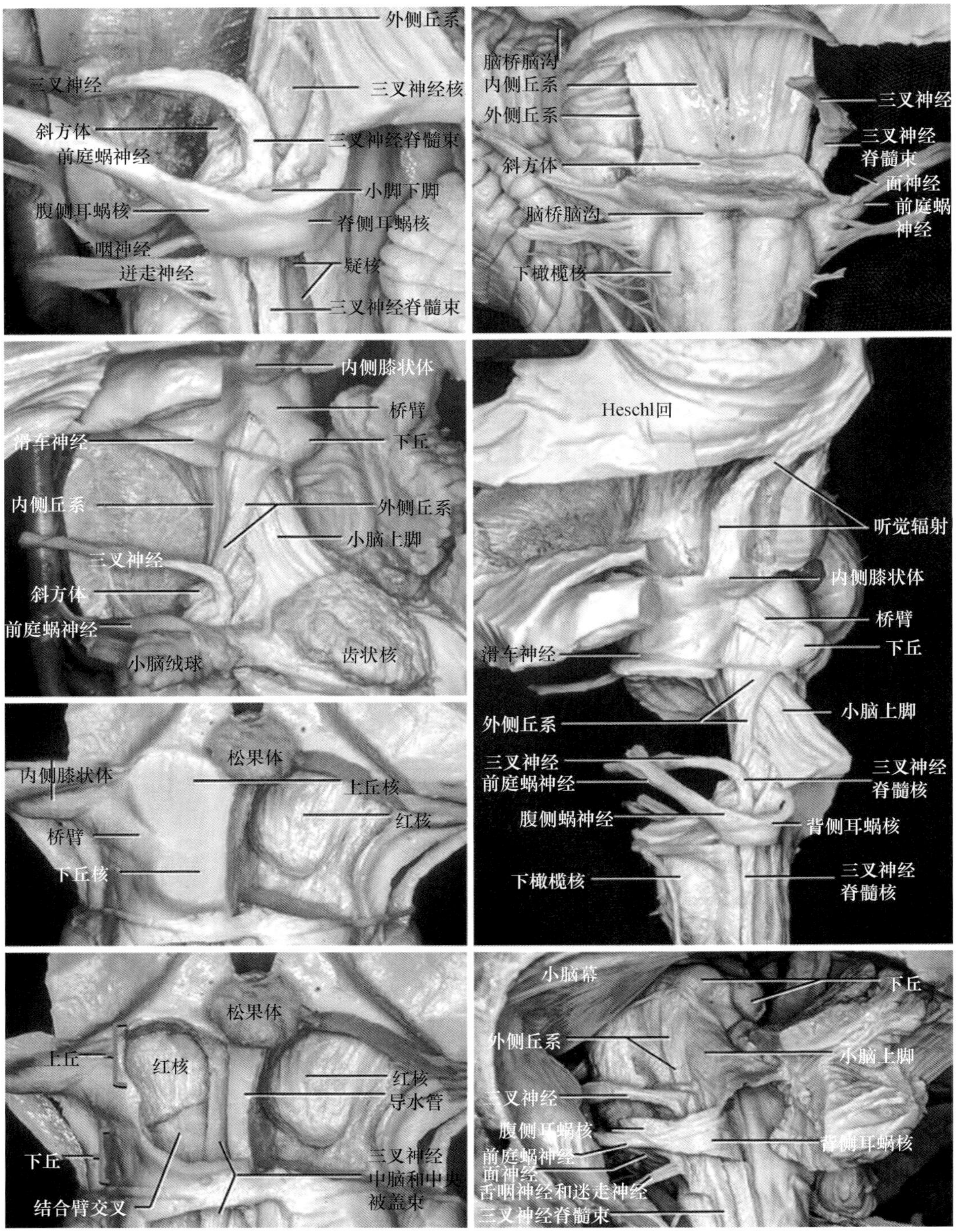

图 3.2 中枢听觉通路的解剖。（**a**）腹侧和背侧耳蜗核。脑神经与脑干交界处的后外侧观。腹侧人工耳蜗核位于小脑脚下侧背侧外侧和背侧耳蜗核内。它们位于三叉神经脊髓束腹内侧，紧邻三叉神经脊髓束、面神经核和疑核。面神经核隐藏在耳蜗核的深处。（**b**）前视图。脑桥腹侧被移除以暴露内侧和外侧的丘系和斜方体，由脑桥下的听神经纤维交叉形成。（**c**）左侧视图。（图 3.2 续）外侧丘系从中央上升至三叉神经的脑桥段，经外侧至内侧丘系和小脑上脚到达下丘。（**d**）到达下丘后，听觉信息通过下丘体的臂状部位被传递到内侧膝状体，斜上至中脑外侧。到达内侧膝状体后，听觉通路从豆状核下通过，到达颞横回的最前面的听觉皮质，称为 Heschl 回。（**e**）中脑的后视图。上下丘核位于表层以下。红核位于更深层面。（**f**）深部解剖。靠近下丘植入物的结构，从背侧到腹侧依次为动眼神经和位于中线腹侧的滑车神经核，中线附近的三叉神经中脑和中央被盖束，下丘水平的小脑上脚和位于下丘中间与第三脑室的侧壁之间的红核交叉。（**g**）左乙状窦视图。去除左小脑半球，暴露脑干背外侧、耳蜗核腹侧和背侧、外侧丘系及下丘

表 3.1 ABR 各波峰的神经发生器 [a]

波峰	发生器
Ⅰ	听神经（颅外部分）
Ⅱ	听神经（颅内部分），耳蜗神经核
Ⅲ	耳蜗神经核
Ⅳ	外侧丘系，上橄榄核复合体
Ⅴ	下丘脑，对侧的外侧丘系
Ⅵ	内侧膝状核
Ⅶ	丘脑辐射

[a] 进行术中 ABR 监测时波峰Ⅰ、Ⅲ、Ⅴ的变化最有意义，大部分波峰是多个发生器累积作用的结果，尽管不是所有的发生器都获得了证实，但是仍可以指出损伤发生的大致位置，因此有重要的临床价值。

联系，神经纤维也延伸至颞上回岛叶和额叶。额叶和颞叶听觉中枢的传入听觉信号来自弓状束，颞叶的 Wernicke 区和额叶的 Broca 区也接受来自弓状束的听觉信息。听觉的输入也通过海马和枕叶，尽管这些区域在解剖上并不相连，但他们都能提供听觉信息的记忆以及与视觉信息的联合。两个半球之间听觉信号的传递通过胼胝体来完成，初级连接联通了左右脑。胼胝体的听觉通路开始于听觉中枢，并传递至侧脑室的后方和上方。

刺激听觉中枢的动作电位可以中潜伏期听觉诱发电位（mid-latency auditory-evoked potential，MLAEP）（图 3.1）的形式加以记录。听觉刺激 10 ～ 60 ms 后可观察到 MLAEP[19]，它从内侧膝状体的腹内侧传递至初级听觉中枢，也可通过听觉丘脑投射途径传递至初级中枢[20-21]。

MLAEP 有 4 种分型，分别为 Na，Pa，Nb 和 Pb。Na 和 Pa 的潜伏期分别为 10 ～ 25 ms 和 22 ～ 40 ms[19]。Nb 的潜伏期是 40 ms，Pb 的潜伏期是 40 ～ 60 ms。脑磁图和颅内记录表明 Na/Pa 复合波是由第一横回的后内侧部分产生的。使用地氟烷和丙泊酚全身麻醉时，MLAEP 与清醒期听觉功能关联性很好[22]，与唤醒麻醉时的听觉功能也有一定相关性[23]。在患有老年痴呆、帕金森、多发性硬化和强制性肌营养不良时，MLAEP 可能会表现异常[24-33]。

听觉通路的血液供应

耳蜗接受来自内听动脉的血液供应，通常是小脑前下动脉的分支，内听动脉的直径很小，伴随着第八神经一起通过内耳道[34]，此动脉的损伤可以引起耳蜗缺血或梗死。内听动脉的阻塞或中断所引起的耳蜗缺血可能会影响 ECochG 和 ABR 的Ⅰ波，导致监测波形的消失[35]。这种情况可能发生在肿瘤切除过程中，从而导致术后耳聋[36]。如果波形变化在 15 min 内恢复，这种改变通常是可逆的[36]。

脑干（延髓、脑桥和中脑）接受来自椎基底动脉系统的血液供应[37]。除了迷路分支和椎动脉的分支以外，其他分支都供应脑干和脑髓质。原则上这些血管只沿着脑干的表面穿行，而脑干内的细胞核和纤维束由其他的穿支血管供应。椎动脉供应脑髓质，基底动脉的正中分支供应脑桥的内侧结构，短圆周动脉供应脑桥的外侧，基底动脉的长圆周动脉分支在脑桥表明横向穿行，与小脑前下动脉的分支相吻合。下丘脑接收的是来自小脑前下动脉的血液，也有一些来自小脑上动脉。来自基底动脉分支的四叠体动脉也供应了下丘脑。

内侧膝状核位于丘脑背侧，接受来自大脑后动脉后外侧分支的血液供应。位于颞叶的初级听觉中枢接受来自大脑中动脉的血液供应，即大脑前循环的血供。连接左右大脑半球听觉中枢的纤维通过后胼胝体，接受来自胼胝体周围动脉的血液供应，即大脑前动脉的分支[18，38]。

后颅窝手术中由于夹闭或压迫支配脑干听觉通路的动脉导致的缺血和梗死可能引起 ABR 波形的改变[8]。术中 ABR 波形发生变化并持续到手术结束没有缓解的患者往往术后会残留神经功能障碍[39-40]。波形的改变往往可以反映解剖学的异常，例如，中脑低位的损伤可以影响Ⅴ波，Ⅲ波是否受到影响取决于病变的位置。如果病变位于橄榄复合体的尾部或上方，Ⅲ波就可能会消失，但是Ⅰ波将会保持不变。内听动脉近端血流的阻断可能会影响Ⅰ波，在后颅窝血管外科手术中，前椎基底动脉系统的血液供应受损可能导致小脑下动脉和内听动脉缺血性耳蜗损伤，从而引起所有波形的消失。

记录听觉诱发电位的技术

参与听觉系统的所有神经元结构都可以记录到听觉诱发电位[41]。第一个电位产生于耳蜗对声音的反应，以 ECochG 的形式进行记录。由于耳蜗受到颞骨的保护，术中一般不会发生损伤，即使发生也是手术入路所不可避免的，如后颅窝手术的经迷路法入路，因此 ECochG 监测并不常用。耳蜗电位沿听神经和脑干传导至初级听觉中枢，随后到达与皮质结合区。MLAEP 反映的是接受声音刺激 10 ～ 50 ms 后初级听觉中枢的活动，MLAEP 对全身麻醉药物十分敏感，因此不能用于术中听觉通路完整性的监测。相反由于它们对麻醉药的敏感性，可用于监测麻醉药物的皮质作用以评估“麻醉深度”。MLAEP 监测麻醉深度的作用与基于 EEG 的其他监测手段相当[42]。近期的研究评估了 MLAEP 用于对麻醉深度监测对术后谵妄和术后认知功能障碍发生率的影响[43-44]。获取 MLAEP 需要刺激和记录两个步骤，技术上的要求较基于额叶脑电图（electroencephalogram，EEG）的监测方法更为精细和复杂，这也阻碍了 MLAEP 作为术中麻醉深度监测方法的商业开发和临床应用。

声音刺激 10 ms 内就会产生起源于听神经和脑干的短潜伏期电位，也就是 ABR，有时也被称作 BAER 或 BAEP。麻醉科医师最常见到的是以 ABR 来表示术中听觉诱发电位。

从技术层面讲，获取听觉诱发电位极具挑战，因为信号起源的解剖位置与位于头皮的刺激电极距离很远。正是由于较远的距离，所记录到的听觉诱发反应被称为远场反应，与脑电图和心电图一般是其 100 倍和 1000 倍的相比，他们的波幅很小，一般小于 0.5 μV，因此无法对听觉诱发电位进行连续监测。获取听觉诱发电位的声音刺激信号平均为 500 ～ 2000 Hz。

一些机构直接使用来自耳蜗神经的记录。CNAP 是一种近场技术，电极放置于在脑干神经根的 ABR 发生器近端。这种方法克服了对平均响应的需求，但是由于这种方法需要直接接触神经，使用 CNAP 时存在许多问题包括外科医生和监测团队之间不熟悉、需要专门的电极否则难以“锚定”电极进行稳定记录，以及担心将电极放置在神经最易受机械损伤的部位（即神经根）；另一个缺点是，该方法很难发现初次暴露时牵拉引起的耳蜗神经损伤风险。尽管如此，一些机构报告认为在微血管减压术和小型听神经瘤手术中，与单独使用 ABR 相比，CNAP 可以更好地保护听力[45-46]。

刺激

术中声音刺激一次持续 100 μs，该刺激包括一个广谱的音调频率，可以刺激耳蜗的绝大部分，刺激的同时耳蜗激活了听神经的动作电位，也可以作为听觉诱发反应的波峰进行记录。刺激可以分为 3 种不同的范式：稀疏刺激、密集刺激或二者交替（图 3.3）。不同刺激的范式是指鼓膜的初始运动，与刺激点的距离是远离、靠近还是交替。在实际应用中，常选择交替刺激范式以抵消刺激伪影或可以获得最清晰记录的刺激范式。在极少数情况下，骨传导可以用来传递声音刺激。

根据术前听力阈值测定结果可以确定刺激的强度和音量。正常的听力水平是 70 dB，大于 70 dB 的听力刺激通常可以产生最大的听觉反应。术前测定时经常使用 90 ～ 95 dB 的刺激，尤其是在术前就存在听力障碍的患者。传递至耳蜗的刺激强度下降会导致听觉诱发电位波幅的下降（图 3.3），这种下降可能是由于刺激器移位，中耳存在液体（如来自乳突气房的破损），堵塞耳咽管表面氧化亚氮的堆积，或者是听觉通路的损伤[4]。

听觉通路腹侧部分绝大多数交叉到对侧，根据手术可能损伤的部位不同，听觉诱发电位通常进行单侧刺激。单侧刺激可以发现刺激侧的耳蜗和远端听神经的损伤。采用单侧刺激时，通常对未受刺激侧连续施加白噪音（其强度比刺激强度低 30 dB）以阻断其骨传导。采用左右耳交替刺激时，双侧信号需要单独平均，连续双侧监测可部分弥补监测灵敏度的微小下降。双侧刺激有时可用来记录 MLAEP。

接受声音刺激 10 ms 以内，听觉刺激就会上传至脑干，因此刺激的频率可以是每秒 30 ～ 50 次（30 ～ 50 Hz）。如果术前就存在听神经瘤造成的听力障碍，刺激频率可能需要降低至 10 ～ 15 Hz。刺激的频率永远不应等于或是 60 Hz 线路频率的倍数，因为信号平均会增加来自线路频率的电磁干扰，而不是抵消它。

刺激可以通过耳机或与刺激器相连接的耳塞进行，耳塞通常通过一根管子连接到距耳朵较近（小于 10 cm）的刺激器上。由于耳机的电磁干扰源靠近听觉反应的发生器，因此较少使用。声音从刺激器通过导管耳塞到鼓膜的声学传输引起的听觉反应延迟不到 1 ms。

耳蜗电图

ECochG 的记录需要初级电极片与耳蜗的位置足够近，在中耳的手术中，这样的电极片可以放在岬部或卵圆窗。可以通过外耳道进行无创的记录，这比更远端的乳突电极更好[47]。二级电极片或参考电极可以放在对侧耳朵或 Cz 部位。过滤器的带通设置是 5000 ～ 3000 Hz。刺激参数同上，两侧的耳蜗电位更依赖于刺激时间，刺激时间越长越明显[48]。一般进行 ECochG 监测刺激时间应小于 10 ms。

ECochG 主要有 3 个电位（图 3.3）。按照激活

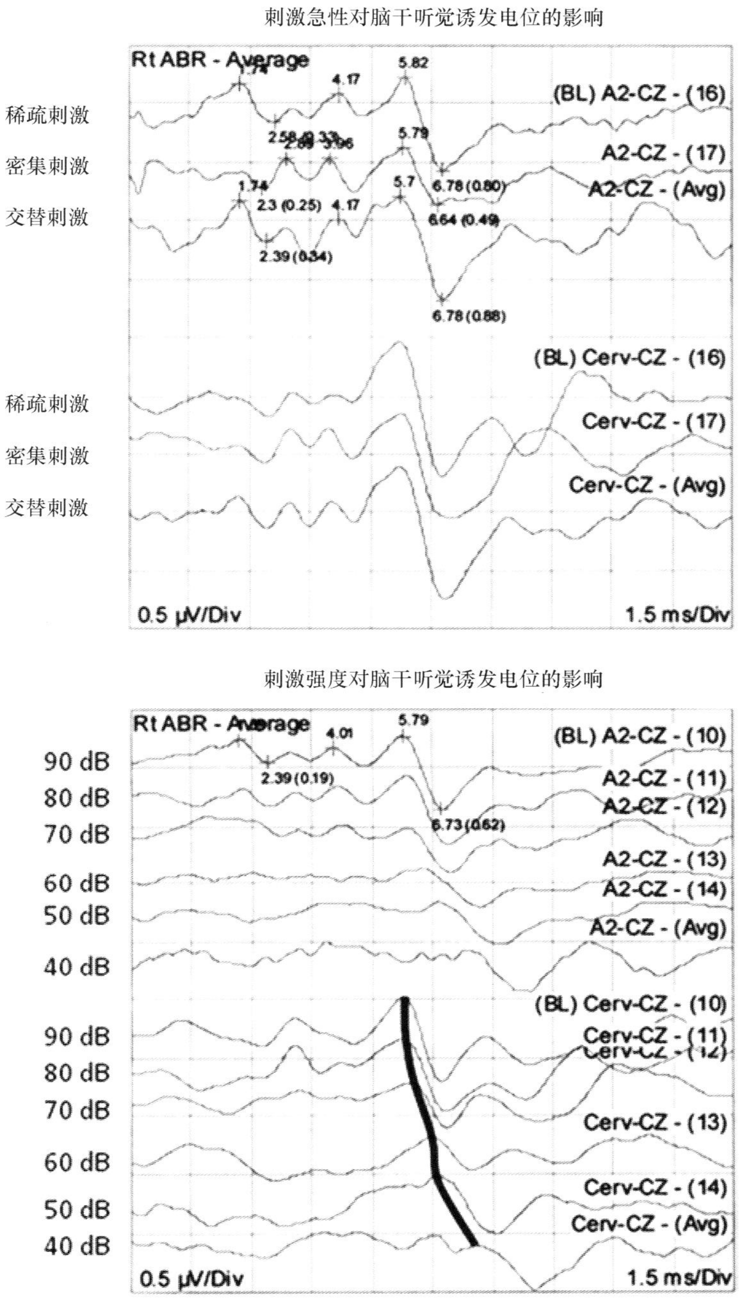

图 3.3 刺激范式和强度对脑干听觉诱发电位的影响。上图显示了 3 种不同刺激范式的 ABR 波形。不同刺激范式对早期 ABR A2-CZ 通道的影响很明显，因为它包含了来自 ECochG 的信息。下图显示了刺激强度减弱对 ABR 的影响。刺激强度小于 80 dB 时Ⅰ波会消失，表示声音传导出现了问题，而Ⅲ波和Ⅴ波在低刺激强度下对听觉系统损伤引起的波形变化不敏感

的顺序，它们分别是耳蜗微音电位、累积电位和 N1 电位。根据听觉刺激转化为神经冲动的顺序，耳蜗微音电位和累积电位起源于 Corti 器的毛细胞，N1 电位起源于远端听神经。耳蜗微音电位反映了声刺激波形的交流电压，因此调节刺激的交替极性可以将其最小化，也可以通过调节极性改变其记录轨迹（图 3.3）[49]。相反，累积电位是直流电位，毛细胞受到刺激后的传导并不同时进行，却同时到达耳蜗。因此，内耳疾病如 Meniere 症的患者累积电位会增加，因为内耳疾病可以延长内耳的声音刺激[49]。如果使用的刺激很短，累积电位会出现在 N1 电位的"肩"。ECochG 记录的最后一个电位是 N1 电位，反映的是听神经远端的功能，与 ABR 的Ⅰ波相似。由于它是近场电位，波幅很大，因此比完整的 ABR 需要的平均刺激数要少。使用 ECochG 进行术中监测的机构一般都主要关注 N1 波，可以迅速地确定听觉系统刺激是否成功，与 SSEP 监测时 Erb 点的作用相类似。

耳蜗神经的复合神经动作电位

置于耳蜗神经上的电极可以记录到一个波幅比 ABR 大一个数量级的 CNAP，并且随着每个声音

刺激而出现。这样的近场电位可以对听神经传导进行即时监测[50]。在后颅窝开颅手术中，对听神经的牵拉可能会影响传导速度，反映为 CNAP 负峰潜伏期的延长。部分传导阻滞可能导致 CNAP 负峰的波幅降低，初始正峰的波幅增加；完全传导阻滞将导致负峰完全消失，CNAP 将表现为单一的正偏转（称为切端电位）[50]。由于手术操作或前庭神经鞘瘤等情况可能会导致耳蜗神经移位，因此这项技术尚未得到广泛认可。从手术部位的边缘进行记录，如将电极通过 Luschka 孔从耳蜗核可以记录到一个远场电位，其大小与 ABR 相似，但保留了每次刺激都能更新的优势（图 3.4）[51]。

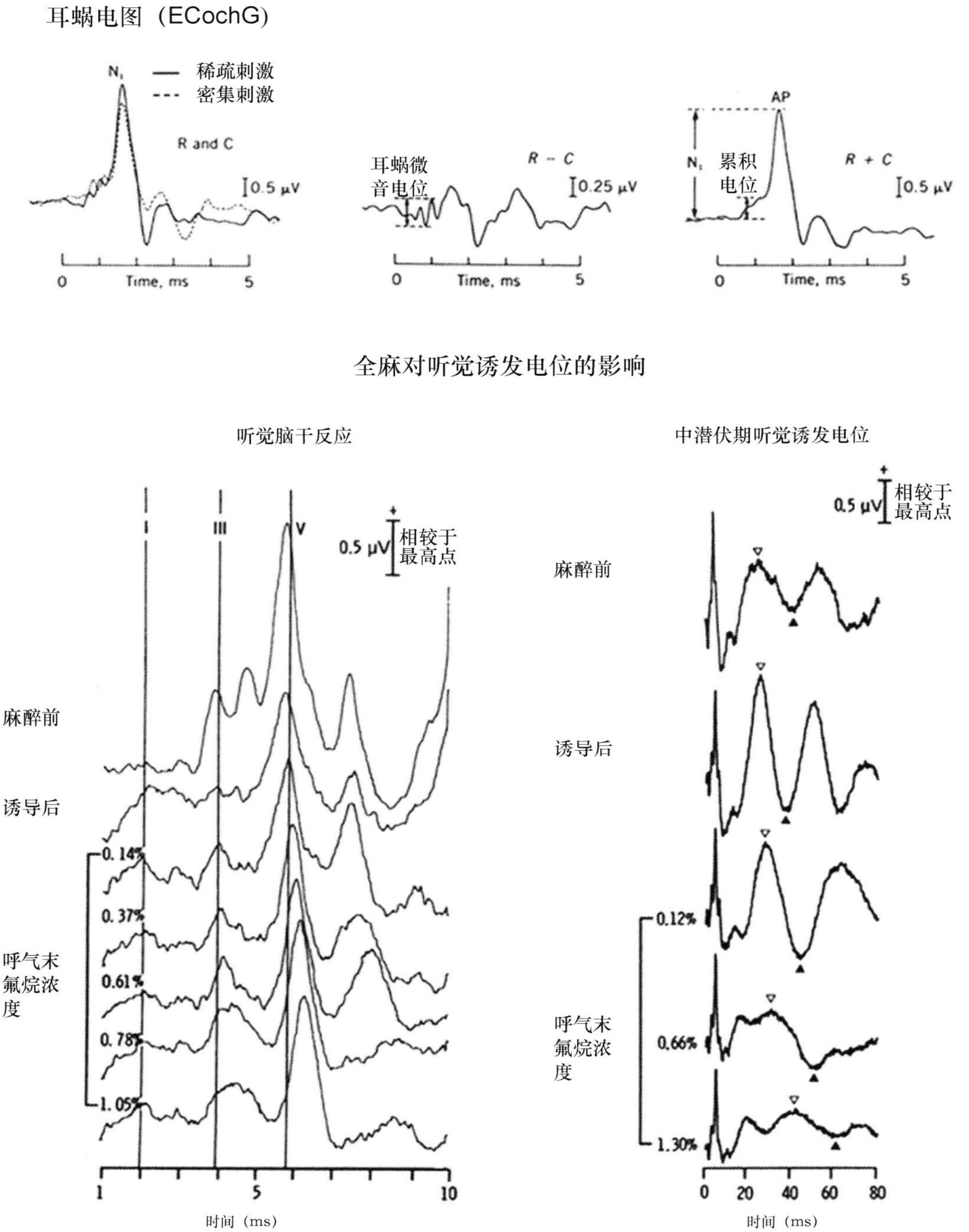

图 3.4 ECochG 以及麻醉对脑干和 MLAEP 的影响。ECochG 包含一个突出的 N1 波，可以反映听神经远端的激活。N1 比经典的 ABR 要大，因此比 ABR 的Ⅰ波更易记录。耳蜗微音电位和累积电位可以反映耳蜗的电活动。稀疏刺激和密集刺激产生的 ECochG 相减的波形反映的是耳蜗微音电位（中图），另一幅图反映的是累积电位。氟烷对 ABR 和 MLAEP 的影响不同，ABR 的Ⅴ波潜伏期延迟不到 1 ms，波幅不受影响（左图），在高浓度氟烷的作用下 MLAEP 几乎消失[49, 54]

脑干听觉诱发电位

正常的ABR监测应该最少有3个清晰可辨的波形或波峰，虽然ABR一般包括7个波形（图3.1），但是只有Ⅰ波、Ⅲ波和Ⅴ波常用于术中监测。经典的监测方法包括将电极放于患侧耳朵和头顶，如左侧在A1-Cz点，右侧在A2-Cz点，其余的通道可以用来个别波峰的鉴定（图3.1）。具体来说，颈正中电极（以Cz为参考电极），可用于识别Ⅴ波；如果没有单独监测ECochG，A1-A2或A2-A1通道可以用来识别Ⅰ波。除了Ⅰ波，所有以ABR形式记录的波形都来源于脑深部结构，即远场电位，而患侧耳朵附近的电极能够很好地显示Ⅰ波。相反，随后的几个波形在刺激时双侧都可以记录到，因此并不能清楚地分辨左右耳间的差距。在进行基线记录时，必须清楚地辨别出Ⅰ波，并与对侧耳的波形进行对比，当左右耳的刺激反转时，Ⅰ波可以将其区分出来。此外，Ⅰ波的存在可以保证提供足够的刺激，因此可以区分出单侧听神经的损伤。

ABR的经典刺激时长是10 ms，但是有时置入耳内的刺激器和听力受损可以使刺激延迟，带通设置一般是100 Hz或150～3000 Hz，加60 Hz的滤波器频段。

MLAEP

记录脑干以上部位的听觉诱发电位一般是为了研究目的或评价麻醉药物的作用[52-53]。以迟发电位事件相关电位P300为例，其发生在大约适当刺激后的300 ms或在奇异刺激序列之后晚期发生的失配负波。两者均反映高级加工的要素，其在麻醉下是不存在的。MLAEP早期波形的潜伏期和波幅与麻醉药物的作用相关（图3.3）[54]，基于MLAEP技术出现了两种监测麻醉药物作用的仪器，但二者均未被广泛应用[55]。如上所述，MLAEP的刺激时间最长为500 μs，可以同时刺激双耳。带通一般设置为15～250 Hz，刺激的频率应低于10 Hz，因为单个刺激时长最少为50 ms。尤其在麻醉状态下，刺激点应置于乳突（Cz点），但也可将刺激点置于颈部中线，以Cz或Fz点为参考电极，刺激点位于中线的好处是可以避免耳后肌反应的干扰[52]。耳后肌反应是一种对声音刺激的非自主反应，它的幅度可能会超过MLAEP，其潜伏期为15～20 ms，刚好与MLAEP早期的波峰相重合。此外，由于耳后肌反应是由声音信号激发的，信号平均技术并不能使其消失。

听觉脑干反应监测时的麻醉和生理问题

ABR一般不容易受全身麻醉药物的影响（图3.3）[54]，因此进行ABR监测时并不需要改变麻醉方法。麻醉药物所引起的潜伏期的短暂延长并不具有临床意义，很容易与技术或生理原因导致的ABR波形变化加以区分。

在听觉通路没有受到损伤的情况下，技术原因也可以导致术中ABR逐渐或突然的变化（见第29章，“耳鼻喉和前颈部手术”表29.2和29.3）。置入耳内的刺激器管路突然打结会引起输入声音信号的突然减少，中耳液体积液则会导致信号输入的逐渐减小。液体或灌洗液进入中耳会导致中耳传导减弱，例如，颞骨乳突部钻孔或任何邻近结构的手术操作时所流出的血液聚集在中耳。氧化亚氮的积聚会导致咽鼓管堵塞，从而引起中耳传导障碍。值得注意的是，在没有评估Ⅰ波的情况下，声音信号输入的减少与听觉通路的损伤十分相似（图3.2）。最后，骨钻引起的噪音对耳蜗会造成影响，进而影响ABR的记录，在骨钻停止后ABR的波形会发生短暂的改变。

影响ABR的生理因素包括耳蜗动脉的中断或痉挛，内外耳道听神经远端的撕脱。Ⅰ波或其他波的减少和消失分别可以导致听觉减弱和耳聋。

牵拉神经或脑干会导致听神经颅内部分受到影响，从而引起Ⅰ波和Ⅲ波潜伏期延长，这种变化只在受损神经的同侧发生，Ⅲ波去同步化的程度可以反映损伤的严重性，电位的变化率通常与可逆程度成反比，即信号快速而剧烈的变化不太容易恢复[56]。对听神经的冷盐水灌洗、热烧灼和干燥[57-58]也可以引起同样的变化。使用罂粟碱缓解血管痉挛[59]或在关闭硬膜前用灌注液填充蛛网膜下腔可能会使ABR恢复[60]。

无论是对脑干的直接损伤还是影响脑干的血流供应或血流量的操作都可以通过ABR反映听觉通路受损的情况。持续的ABR波形改变可以预测脑干功能障碍，但即使ABR的波形没有变化，脑干功能也有可能受损。因此许多医学中心使用采取ABR与其他监测方法如SSEP、运动诱发电位（motor-evoked potential，MEP）联合监测的方法来监测脑干功能的完整性。监测信号的持续变化可以预测新发的术后神经功能损伤，但是信号没有变化并不能保证脑干功能的完整。因为目前使用的监测方法只能监测脑干交叉管理功能中的一部分区域。多模式监测虽然具有很好的特异性，但是在评估脑干功能完整性方面敏感性有限。

ABR 报警标准

据报道，BAEP 典型的报警标准是Ⅴ波波幅持续下降 50% 以上和（或）Ⅴ波的潜伏期持续增加 0.5 ms 以上。通常，超过两个连续平均试验的变化被视为“持续性变化”[61-62]。在其他报告中，Ⅴ波潜伏期延长超过 1 ms 表示术中听神经损伤的高风险[63]。在微血管减压术中，小脑回缩时Ⅲ波的潜伏期延长及 ABR 的其他变化与术后听力损失有关[64]。由于损伤的典型部位涉及颅内耳蜗神经的牵拉，因此Ⅲ波和Ⅴ波的潜伏期变化可以相同处理。相反，应该以不同的方式处理 ABR 完全消失，因为Ⅰ波的外周耳蜗信号和随后的信号都消失了。消失可能是技术故障，例如，电极脱位或弯曲而未能提供刺激；声音传导失败，例如中耳内有血液；或由于耳迷路动脉的牵拉或痉挛引起的血管损伤，该动脉沿着前庭耳蜗神经走行。持续的 ABR 消失预示着术后患侧听力的丧失[65-66]。

至于其他方式，应根据临床情况判断报警原因。健康的听觉系统，例如在微血管减压期间，与已经受到桥小脑角肿瘤损害的听觉系统相比，ABR 能够耐受更严重的变化。同样，对听觉系统的威胁以及对警报原因的解释也会随着手术操作的不同而变化。

参考文献

请扫描目录后二维码，获取参考文献资源。

视觉诱发电位

4

Colette Boëx，Sandra C. Toleikis 和 J. Richard Toleikis　著
马佳佳　译　于芸　校

学习要点

- 术中视觉诱发电位可以被可靠地记录。
- 推荐使用丙泊酚和阿片类药物进行全凭静脉麻醉。
- 必须同时进行视网膜电位记录。
- 防止手术设备的灯光照射是必要的。
- 视觉诱发电位监测可以防止医源性视觉通路损伤。

引言

涉及视觉通路的外科手术，包括视网膜、视神经、视交叉、视束、丘脑外侧膝状核、视放射、Meyer 环以及枕叶视觉皮质相关手术，其目标之一是保护视觉功能，以及在视觉已受损的情况下，尽可能地改善视觉功能。除了保护视觉灵敏度之外，避免同侧偏盲（即双眼失去同一视觉半场，无论是颞侧还是鼻侧）也是至关重要的。的确，同侧偏盲会导致阅读困难，并且无法驾驶[1]。

视觉功能探查，特别是视网膜电图和视觉诱发电位，最初是在专门的眼科诊所中使用的。

闪光视网膜电图（flash electroretinogram，F-ERG）

视网膜电图（electroretinogram，ERG）是对视网膜在白光刺激期间产生的反应的测量。ERG 已被用于诊断视网膜健康[3]。如国际临床视觉电生理学会（International Society for Clinical Electrophysiology of Vision，ISCEV）所述，ERG 可监测视网膜的兴奋性[4]。

当给予闪光刺激时，它们监测视网膜的光感受器和眼睛的神经节细胞。记录的 ERG 波形取决于眼睛的光适应状态，即适应于黑暗或光明。在暗适应的情况下，视杆细胞将对低强度和低频率的闪光做出反应；在明适应的情况下，主要是视锥细胞对光线做出反应。用于术中神经监测时，ERG 主要用于确保视网膜和视觉通路的有效光刺激。

闪光视觉诱发电位

视觉诱发电位（visual-evoked potential，VEP）是从枕部脑电图中记录到的由眼睛兴奋引起的皮质反应。VEP 在眼科诊所中用于评估视觉通路，从视网膜神经节细胞，包括视神经、视交叉和视束，到外侧膝状核轴突，即 Meyer 环或视放射，以及皮质。

目前，在眼科诊所中，VEP 主要采用模式翻转刺激进行，即通过以恒定的平均光强度呈现棋盘格刺激。彩色，通常使用绿色和红色，或非彩色棋盘格刺激，通常用于诊断评估神经节细胞的丢失（例如，青光眼或视神经损伤）。由于需要患者的配合和对刺激的视觉固定，这些刺激无法用于术中无意识的患者。

VEP 也可以通过光的闪烁进行刺激，即所谓的闪光视觉诱发电位（flash visual-evoked potential，F-VEP）。它们提供了视觉系统的整体评价，从神经节细胞到初级视觉皮质。在眼科诊所，它们被用于检测轴突损伤（呈现为低波幅的 VEP）或脱髓鞘病变（呈现为延迟的 VEP）。早期的研究表明，F-VEP 的敏感性不如模式翻转 VEP 高[5]。当光施加在整个视野上时，F-VEP 检测的是光感知的视觉通路，而不是视觉敏锐度；因此，闪光刺激并不是评估视觉敏锐度和视觉功能的最佳刺激方式[6]。相反，它已经被用来粗略地评估对刺激的反应是否可以沿着视觉通路的不同点传递[7]。此外，不幸的是，F-VEP 的波幅和潜伏期在诊断和术中情

况下均显示出相当大的患者间和患者内变异[8]。

然而，由于闪光刺激不需要患者的视觉固定和配合，且可以通过闭上的眼睑传递，它们是手术中最常用的刺激方式。在术中，F-VEP 被用于评估视觉通路的早期神经变化，以预防任何新的神经节细胞、轴突或初级视觉皮质的损伤。

视觉系统术中监测的介绍：眼眶手术

从20世纪70年代开始，人们就开始努力评估和加强术中视觉通路监测的有效性。由短暂的闪光刺激获得的ERG用于评估光感受器，由翻转棋盘模式刺激获得的ERG用于评估视网膜神经节细胞。

在术中，ERG已经被用来在眼科手术[9-12]和涉及眼眶或眶周血管病变的手术[13]中监测视网膜功能，效果良好。它们也被用于监测在使用体外循环和低温循环停止的手术中的视网膜灌注[14-15]。ERG还被用于监测麻醉深度[16]。

通常认为，Wright 等是在1973年首次报道采用了一种关于术中持续监测视觉通路的方法[2]。他们在眼眶手术中利用光纤和透镜的短暂闪光诱发ERG和F-VEP。F-VEP早期应用于有前视觉通路损伤风险的手术，特别是视交叉的手术。Wilson 等人报道，在1976年的4例患者中，使用带有巩膜壳的发光二极管（light emitting diode，LED），观察到在操作时F-VEP的波幅减少[17]。这引发了许多其他研究人员去测试F-VEP在其他眼眶手术[10, 18]、保护前视觉通路[19-20]、心脏直视手术[21]和鼻内镜手术[22]中的有效性。

识别术中 F-VEP 变异的来源

随着术中VEP的发展，很快就发现了全身因素对VEP的影响，如动脉压[23]、温度[21, 24]或麻醉药物[25]的影响。

术中VEP的发展确定了一系列使VEP能否可重复测量的技术细节。其中包括不同光源的发展，从直接频闪照明[2]、通过透镜[26]，到LED[20]。除了闪光灯的光源之外，也很快确定了保护眼睛免受手术室光线照射的必要性[22]。

在术中VEP的发展过程中，将术中VEP的变化与术后功能结果相关联时可以发现VEP的预测价值较差。这种较差的预测性是由于视觉反应的不稳定性和不可靠性。正如在VEP作为一种术中监测方式的首次介绍中所述[2]，使用VEP监测视觉还需要测量ERG，用于监测在手术室环境中光刺激的传递，该环境可以改变视网膜的兴奋性。

遗憾的是，在解释F-VEP的变化之前，未能使用ERG监测刺激传递和视网膜的兴奋性，这可以部分解释VEP变化与术后功能结果之间的较差相关性[23, 27-28]。不能用ERG监测视网膜兴奋性可以解释VEP为什么是一种不适用于开颅手术的技术，也在很大程度上解释了对术中F-VEP监测的普遍不满[20, 29-36]，或者至少是VEP的明显不稳定性[37-38]。

识别一种可靠的视觉监测方法

应用于鞍区和鞍旁区手术的显微手术技术改良显著降低了与视神经、视交叉操作或供血阻断有关的视觉并发症的发生率。尽管如此，实时的、无意的、潜在的有害动作仍有可能发生，这可能会导致长期或强烈的间接牵拉或压迫视神经而被忽视[39]。

为了防止对视觉通路造成不可逆的损伤，研究人员积极致力于改进术中视觉通路的监测技术，这将在本章中进行描述。

在同时进行的ERG和F-VEP系列研究中，F-VEP被报道在检测视野变化方面是可靠的[40-44]。通过这一系列病例，人们逐渐认识到，在接近视觉通路的肿瘤或病变切除过程中进行F-VEP监测可以指导手术调整，从而避免可能对视觉通路造成的损伤。

视觉系统的解剖学和生理学

眼睛的屈光结构主要由角膜、晶状体和瞳孔组成。它在视网膜表面投射上下和左右颠倒的图像。视网膜可以描述为两个半视网膜：一个位于颞侧，另一个位于鼻侧。视锥细胞有3种不同类型，分别用于感知长、中和短波长的光，用于彩色视觉。它们主要分布在中央凹，那里是视野图像的最高分辨率点，使其成为视觉集中的点，用于阅读等。视杆细胞负责暗视觉，即低光照水平下的视觉，以及外围视野的低分辨率图像。它们并不分布在视网膜中央凹，而是分布在视网膜中央凹周围，其密度向视网膜的外围逐渐降低。

此外，视网膜的感光受体，包括视锥细胞和视杆细胞，与有序的双极细胞网络相连接，间接地激发或抑制神经节细胞，这些神经节细胞的轴突构成了视神经的主要纤维。它们一起提供了对视野图像惊人的高度神经处理。这种处理特别是由双极细胞的空间分布所支持的，通过抑制性或兴奋性突触与神经节细胞相连接。一些神经纤维具有被抑制性感受野所包围的小的兴奋性感受野，而另一些具有被兴奋性感受野所包围的抑制性中心感受野。因此，激发视觉通路的良好刺激是那些在对比度梯度（即模式翻转）中发生变化的刺激。

回到视网膜的神经节细胞，它们的轴突构成了视神经。闪光刺激的神经信息通过视交叉从视神经传递。在这里，对侧鼻侧半视网膜的轴突在视交叉处交叉，与同侧颞侧轴突结合，形成同侧视束。视束为同侧丘脑膝状体提供传入输入。从外侧膝状体开始，视觉通路分为背侧和腹侧两部分，背侧通过视放射，腹侧通过 Meyer 环，到达初级视皮质。初级视皮质由纹状皮质组成，纹状皮质被距状沟分成背侧和腹侧。最后，视野的一个完整表征，在视网膜表面上下和左右颠倒，被传送到初级视皮质，部分分布在左右纹状皮质以及背侧和腹侧纹状皮质上。该视野，分为左半视野和右半视野，或四个象限，完全代表初级视皮质：左上象限在右腹侧纹状皮质，左下象限在右背侧纹状皮质，右上象限在左腹侧纹状皮质，右下象限在左背侧纹状皮质（图 4.1）。

因此，在术中使用 F-VEP 进行术中视觉监测时，单眼闪光刺激将在视交叉后产生双枕激活，除非就像在清醒的受试者中一样，可以采用半视野视觉刺激的方法。

术中视网膜电图（ERG）和闪光视觉诱发电位（F-VEP）的实现

术中 ERG

ERG 是在短暂（≤ 5 ms）的白光闪烁中进行的。

ERG 的主要成分是负向 a 波（14 ～ 27 ms）和正向 b 波（40 ～ 55 ms）。a 波是由光感受器的激发引起的。b 波是由神经节细胞的兴奋引起的。在暗适应的情况下，即至少持续 20 min，用低强度、低呈现率、最少间隔为 2 s 的闪光刺激视杆细

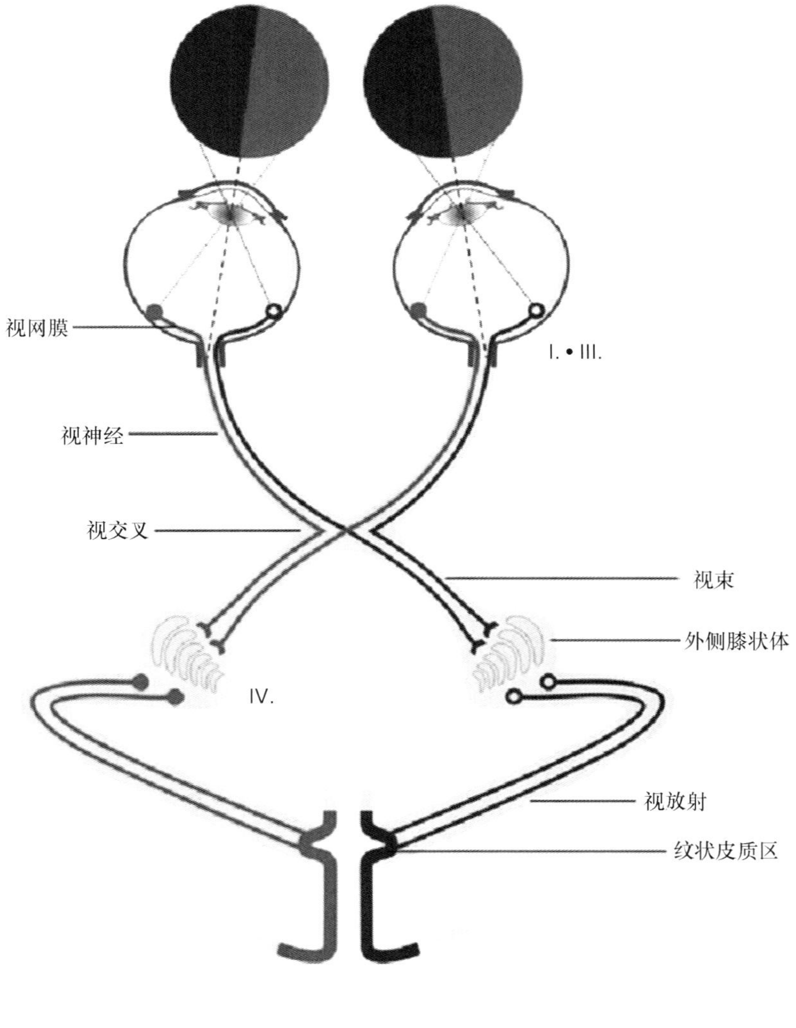

图 4.1 视觉通路及其神经元组成示意图（From Joukal[104]；with permission）

胞，可引起所谓的“暗视”反应。在这种情况下，ERG 主要由 b 波构成。在明适应的情况下，即至少持续 10 min，视锥细胞对闪光的刺激是通过抑制视杆细胞而获得的。视锥细胞在这种情况下的刺激发生的反应被称为“明视”反应。在这种情况下，ERG 由 a 波和 b 波组成。术中视觉连续监测的标准情况是混合情况，可以观察到 a 波，但主要观察到 b 波（图 4.2）。

术中观察到的常见的 ERG 波形显示了对视杆细胞和视锥细胞混合兴奋的反应，如“黑暗适应 3.0 ERG”所描述的情况[4]。术中 ERG 的波幅分别为 a 波和 b 波的波谷-波峰波幅（图 4.2，由于所使用的参考导联中的连接顺序影响，可能无法正确显示两个波的极性）。

在对颅脑病例进行术中监测的情况下，闭眼时必须全程记录 ERG，以解释 F-VEP 与 ERG 之间可能发生的变化。实际上，瞳孔的扩张是可以改变的，这可能会使眼睛的保护装置从射束或显微镜的光线中移位。此外，在最初的黑暗环境下，瞳孔被期望最大限度地扩大，但在整个手术过程中并没有监测瞳孔的收缩情况。此外，在术中监护的情况下，凝视不受控制。

Kriss 等[45]表明，与睁开眼睛记录的 F-VEP 潜伏期相比，闭眼记录的 F-VEP 潜伏期更长[45]。术中使用麻醉药物通常会导致瞳孔缩小，从而降低视网膜亮度，并且在手术过程中分阶段给药可能会引起潜伏期和波幅的变化，这可能被误解为外科相关事件。值得注意的是，最近关于 ERG 和 F-VEP 术中记录显著成功的报告没有将瞳孔扩大列入使用丙泊酚、阿片类药物或瑞芬太尼进行全凭静脉麻醉和监测管理[40-44]。

在颅脑病例的术中神经监测开始时，环境是眼睛不受显微镜光照射的暗适应。不久之后，连续神经监测意味着一种接近明适应的情况，而不是 ISCEV 确定的情况，并且根据所进行的神经监测而变化，例如，监测同一情况下的感觉和（或）运动功能的必要性。

术中 F-VEP

F-VEP 由 3 种主要波形组成：最初的小负偏转，即 N1-P1 反应（40 ～ 50 ms），可能由神经节细胞及其轴突引发，然后是第二次偏转，即 N2-P2 反应（70 ～ 89 ms；100 ms），这是最稳定的波形[46-47]，二者均属于枕叶初级视皮质[48]。

在人类研究中发现的差异可能归因于光照条件的差异，这会改变视网膜兴奋[4]。

在早期研究中试图监测后期反应（N3，P3），由于麻醉的影响，在引入 VEP 的早期，人们认为 VEP 是一种不可靠的术中监测[29]。此外，多项研究报告称，先前存在的严重视觉功能障碍，包括先前存在的视力低于 0.4（20/50），对其记录 F-VEP 的能力产生了负面影响（图 4.2）[37，41-44，49-50]。

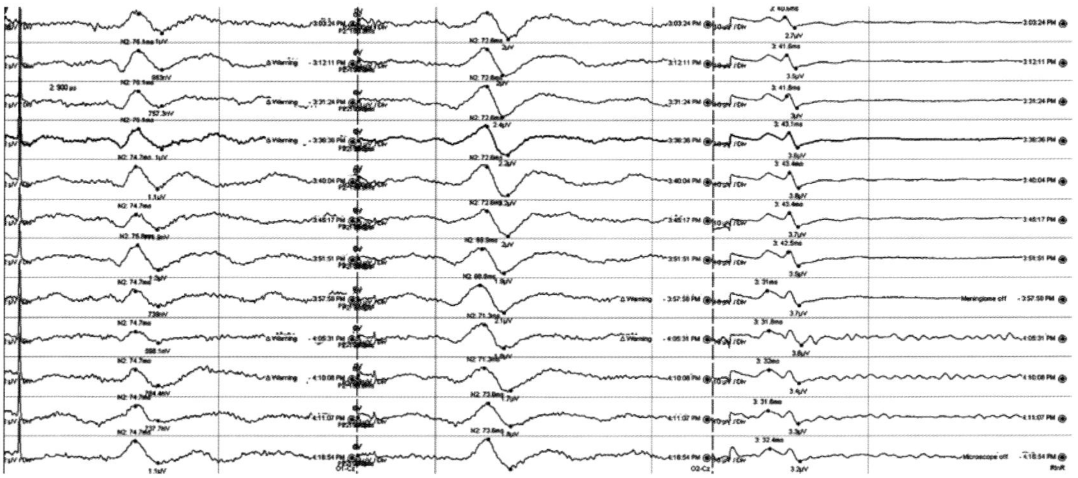

图 4.2 右眼术中视网膜电图（ERG）和闪光视觉诱发电位（F-VEP）[同时记录枕叶左侧（“O1-Cz”，第一列）和右侧（“O2-Cz”，中间列）F-VEP 和右侧 ERG（“RtnR”，左侧列）]。ERG 反应表明光刺激传递稳定。该反应是从一名接受蝶窦脑膜瘤切除术的患者获得的。在肿瘤切除过程中，枕部左侧 F-VEP 波幅出现可逆性下降（第一列 3:57，4:05），该下降促使术者对左视神经牵拉释放。术中闪光视网膜电图（F-ERG）由放置在眼眶切口中的针电极对记录，闪光视觉诱发电位（F-VER）由位于左侧（O1）和右侧枕部（O2）颅骨的螺旋电极记录，参考电极位于颅顶点后方，“Cz”。闪光刺激率为 1.1 Hz。平均 50 个响应[滤波（2.5 ～ 200 Hz），噪声抑制，螺旋电极]。通过输注舒芬太尼（靶控输注：0.15 ～ 0.25 ng/ml）和持续输注丙泊酚（靶控输注：3.0 ～ 4.5 μg/ml）维持麻醉（From Boëx et al.[74]；with permission）

闪光刺激装置

最初，使用传统的闪光灯来诱发视觉反应，但在手术室中使用很麻烦，因为闪光灯的传递可能被头皮瓣和窗帘部分遮挡而无效[2, 51]。

20 世纪 70 年代和 80 年代开发了连接到光刺激器的光纤触觉透镜[2]和巩膜接触镜[26]的初始系统，以提供闪光刺激。美国脑电图学会（American Electroencephalographic Society，AEEGS）的术中监测指南建议，这种硬晶状体刺激器在眼睛上最多放置 45 min（限制了它们在大多数外科手术中的实际使用），并且用户在手术室使用这种透镜之前需要仔细检查刺激器开发人员的安全数据[52]。

使用隐形眼镜进行术中监测已不再被推荐，因为该技术具有有创性（例如，需用眼睑缝合以保持角膜晶状体记录 / 刺激装置的位置），并且使用隐形眼镜有角膜擦伤和溃疡的潜在风险。在 20 世纪 80 年代，用于术中记录的角膜或巩膜晶状体被侵入性较小的设备和方法取代。

LED 安装在眼罩[43-44, 50]或不同的护目镜[19, 22]中已经被引入。需要注意的是，要确保护目镜被患者眼眶的骨脊很好地支撑，并在手术过程中保持在适当的位置。如果不慎滑落，直接压迫眼球，可引起视网膜中央动脉血栓形成[19]。

更新、更亮的 16 个 LED 阵列嵌入柔软的圆形硅胶盘中[37, 42-44, 50]，在某些情况下可灭菌[53]或在护目镜中[32, 40, 49, 54]，亮度可调，从 500 到 20 000 流明（Lx），有助于确保视网膜照明和刺激。报告其使用的作者未报告任何术后后遗症，包括涉及长时间神经外科手术的病例。

刺激光的特性

AEEGS 和 ISCEV 建议使用白光诱导 F-VEP[52, 55]。与此同时，其他颜色的 LED 也进行了有趣的测试[28]。红色 LED 最初在术中使用。目前，为了更接近 ISCEV 的建议，将白光 LED 引入术中神经生理监测（intraoperative neurophysiologic monitoring，IONM）[32, 40]。除了视杆细胞外，白光 LED 更容易激发更多对不同波长敏感的视锥细胞。这样，更大一部分的视网膜兴奋是可以预期的。

根据 ISCEV，闪光刺激应最多持续 5 ms[4]。对于 F-VEP，在连续闪光之间观察黑暗期的必要性表明闪光频率约为每秒 1 次（1.1 ～ 0.9 Hz）。

在手术室引入 VEP 的早期，发现 VEP 因暴露在手术工具的光线下而消失[22]。因此，几个中心开发了保护眼睛免受环境光照射的技术，例如使用铝箔[40, 56-57]。

ERG 记录和分析

根据 ISCEV，如果皮肤电极稳定且阻抗低，则可以接受。例如，将皮盘电极放置在下眼睑的中心，靠近眼睑边缘（眶下切口），并参考放置在外眼角的电极，在外眼角可以获得来自皮肤的最大 ERG 响应波幅[58-59]。在手术中，针电极的使用更为典型。针电极对可以放置在眼睛内眦和外眦的侧面。本章所示的所有 ERG 都是这样制作的。通过闭眼眼睑或基于隐形眼镜的刺激器记录的 ERG，除了波幅差异外，时间（a 波和 b 波潜伏期）和频域（主要功率谱峰值）几乎相同，这意味着非角膜 F-ERG 与角膜 ERG 除了波幅外没有显著差异[60]。

Møller 等[61]记录了 2 名患者在肿瘤切除过程中通过 LED 发出的短闪光直接从视神经诱发的复合动作电位，并能够记录到最初的小幅正向反应，潜伏期约为 45 ms，然后是潜伏期为 60 ～ 70 ms 的负波，尽管观察到这些反应的形状和大小有相当大的个体差异。

F-VEP 记录和分析

尽管双眼刺激已用于一些研究，但视觉刺激应进行单眼观察和记录，如果临床上未受影响，可以用对侧眼的 VEP 作为对照[52]。

对于 F-VEP，使用标准的皮下电极来记录头皮反应[52]。如 AEEGS 指南[52]、ISCEV 和许多报道的一系列患者所述，记录了至少通过 O1 和 O2 对 VEP 进行侧化的几种通道。参考电极由连接两侧耳垂电极（A1/A2）构成，但最近使用像 Fz 这样的中间参考电极似乎有利于提高记录的信噪比[41]，甚至是 Cz[40]或 Cpz。通常，接地电极可以由连接的 A1/A2[40]构成，或者也可以放置在 Fz[41]处。附加通道可用于研究 VEP 的头皮分布[52]。

所有电极线都可以绞合在一起，以提高信噪比[40, 57]。事实上，正如 Maxwell 方程所描述的那样，导线捕获的电磁信号完全取决于其空间位置。然后，当参考、接地和记录电极线都在一起时，它们占据了紧密的空间位置；然后它们捕捉到接近的电磁噪声，因此放大器计算每条电极线和参考线之间的差异，可以抑制大部分电磁噪声。

在任何情况下，所有应用术中感觉诱发电位的手术须同时应用噪声阈值检测[41]。

在枕叶手术中，除了头皮电极外，带状电极可进行相位反转映射，也可以代替头皮电极进行直接皮质记录[40, 62-63]。直接从视觉通路受损的视觉结构中记录可以产生更大幅度和更高信噪比的反应[8]。Curatolo 等[62]发现，在枕叶手术期间，监测视皮质记录的反应被证明是保留中心视力的可靠技术。Ota 等[63]评估了 17 名患者大脑皮质记录的 VEP 作为术中后视觉通路监测工具的可靠性，这些患者接受了后开颅手术，以治疗顶叶、后颞叶和（或）枕叶的病变或癫痫灶，报告称，在 90% 以上的视力保留病例中可检测到 VEP，这与手术中使用的麻醉类型无关。Ota 等[63]报道，使用硬膜下电极采集的 F-VEP 能更好地反映皮质活动，因为与放置在头皮上的表面脑电图电极获得的反应相比，它们具有更大的空间分辨率和波幅。

ISCEV 指南建议 F-VEP[55]使用 200 ms 的分析周期，每个 F-VEP 总共有 50 个响应的平均值，但需要注意的是，在整个监测期间，每个平均值的数量应保持不变。应采集至少两个连续的 F-VEP 平均值，以确认 F-VEP 波形的可重复性。

F-VEP 的 N2 波潜伏期约为 90 ms，P2 波潜伏期约为 100 ms，比潜伏期约为 20 ms 的 N20 波感觉诱发电位潜伏期要长[64]。这些延迟要求脑电图信号的低频成分平均构建 F-VEP 被保留，应用低截止频率的高通滤波器，低至 2 Hz。可以选择使用截止频率更高的高通滤波器，例如 10 Hz，但会导致 N2-P2 长潜伏期的振幅下降，需要更多的试验进行平均以提取稳定的 F-VEP[41]。低通滤波器可以选择具有 200 或 300 Hz 的高截止频率。为了传输具有比 VEP 更短的潜伏时间的 ERG，高通滤波器可以具有略高的截止频率。不应使用 50 或 60 Hz 的陷波滤波器，因为 VEP 的频谱功率包括该频率范围，延迟为 70～120 ms。滤波器设置应在整个监测期间保持不变。

预警标准

ERG 的预警标准

关于利用 ERG 进行监测的研究的预警标准，Padalino 等[13]在监测硬脑膜动静脉畸形血管内治疗过程中的视网膜灌注时，他们采用的术中监测预警标准是 F-ERG 潜伏期比基线和对照反应增加 10 ms，其波幅比另一只眼减少 30%。与 F-VEP 的预警标准一样，需要进一步研究来定义和确认 ERG 用于术中监测的预警标准。

F-VEP 的预警标准

考虑到 F-VEP 高变异性，在术中监测设置中，每个患者的重复反应都应作为自己的对照。如上所述，同时记录 ERG 对于确保视网膜刺激是必要的。

在外科医生接近视神经通路之前，监测团队应该识别出可重复的波（N2 或 P2），作为基线或者基准，在手术关键阶段的后续监测中进行有意义的评估。

连续记录的平均值的堆叠图对于评估手术期间的变化是必不可少的（图 4.2）。术中 F-VEP 的变化与 ERG、药理、生理和手术因素有关。反应趋势的变化应立即报告，并应立即采取措施，防止造成持久损害。

最近的神经外科手术包括去除眶内、鞍旁、皮质病变。Kodama 等[43]和 Sasaki 等[44, 50]使用预警标准，在其他因素（例如，麻醉、使用双极烧灼）不能用来解释波幅的变化时，F-VEP 波幅下降＞ 50% 基线水平应停止手术过程直到 F-VEP 恢复。另外，Kamio 等[42]研究了经蝶窦切除肿瘤手术的患者中，采用了一个与对照组相比，波幅增加或降低大于 50% 的警告标准。手术采用相同的标准[65]。在一项利用类似研究人群的研究中，Chacko 等[31]将视觉反应完全丧失作为预警标准，停止手术，直到反应恢复到基线水平。Gutzwiller 等[40]使用白色 LED 识别了 N2-P2 波形波幅为 20% 的报警阈值，用于象限盲检测。

Hussain 等[34]报道了对接受功能性内窥镜鼻窦手术的 5 名患者使用 F-VEP 监测，是唯一一项涉及前视觉通路使用 F-VEP P100（P2）潜伏期作为视神经压迫指标的研究。他们注意到，为了使这一标准用于术中监测，患者的术中舒张压必须保持高于 50 mmHg，氧饱和度为 98% 或更高，出血必须最小化。

鉴于前面讨论的研究中 F-VEP 警示标准的差异显著，显然我们需要更多的研究来更好地定义 F-VEP 预警标准，特别是它们与视觉、视野变化可能存在的联系。

ERG 和 F-VEP 在其他术中的应用：心血管手术、脑深部电刺激

Keenan[66]、Burrows[14]和 Reilly 等[21]探索

了F-VEP作为各种心肺手术对神经生理功能的短期影响的客观测量，因为皮质靠近大脑后动脉和大脑中动脉的分水岭区域，因此皮质对脑灌注的微小变化敏感。Reilly等[21]表明，与脑电图相比，F-VEP对低温和缺氧联合引起的中枢神经系统应激更敏感。Burrows等[14]发现，F-VEP是对新生儿和接受先天性心脏缺陷手术矫正的婴儿，在深低温停循环期间视觉通路中的神经生理学功能的客观测量。尽管他们的发现似乎有希望作为此类病例的术中监测工具，但Markand等[67]发现VEP在体温过低和复温过程中不一致，在低于25℃的温度下消失，使其不太适合在体温过低期间监测大脑功能。Burrows和Bissonnette[68]在他们随后的研究中似乎也放弃了在这些手术中使用F-VEP，而是选择使用其他方法（经颅多普勒超声）来监测体外循环手术中的脑血流灌注。

然而，使用ERG监测心脏手术和体外循环可能是术中监测的一个新领域。事实上，Nenekidis等[69]鼓励将监测视网膜作为此类病例的大脑监测延伸。他们认为，在体外循环期间，需要更好地量化视网膜-视神经头的血流动力学状态。在心肺转流术过程中，栓塞引起的视网膜缺血和梗死、前缺血性视神经病变、后缺血性视神经病变、神经纤维损伤、脉络膜视网膜低灌注和缺氧，继发于血流动力学和血液学改变，导致了严重的视觉缺陷和其他眼神经并发症。因为ERG对灌注压力降低导致的血流变化和与血液稀释相关的低体温敏感，这有助于降低神经功能和神经组织的氧需求，但也可能导致组织缺氧。所以，应该重视将ERG作为接受心肺转流术患者的一种监测工具。Nebbioso等[15]进行的一项初步研究检测了ERG监测用于体外循环患者，包括低温和常温，并取得了一些积极的结果。他们报告说，在低温体外循环下，F-ERG反应的波幅下降了50%，而在常温体外循环下只下降了10%。体外循环结束，患者复温时F-ERG反应波幅恢复到基线水平，除了一名患者的ERG反应恢复非常长，该患者需要术后通气支持，并长期住在重症监护室。时间和接下来进一步的研究将告诉我们，在手术过程中，ERG的使用是否会成为手术过程中监测和维持视网膜以及大脑微循环灌注的有用工具。

ERG的另一种应用，是在苍白球切开术和脑深部立体定向手术中，记录视束平均视觉反应的同时进行光刺激，已被报道有助于指导这些手术[70-71]。

视觉通路的直接电刺激

Bošnjak和Benedičič首次报道了视觉通路电刺激[72]。他们评估了在涉及前部视神经通路的肿瘤切除手术中记录头皮对视神经直接电刺激的诱发反应的可行性和实用性。为了获得硬膜外电刺激视神经引起的皮质电位，将非绝缘的球尖绝缘铂针刺激电极附着在视神经两侧。他们记录的典型反应包括N20和P30波，即中潜伏期反应。在一名视神经鞘脑膜瘤患者的监测中，患者视力仅限于光感，仅能观察到N20波[73]。他们在随后对一小部分因睫状体或睫状体恶性黑色素瘤而接受眼眶切除术的患者进行的术中监测报告中，在有严重视力减退史（＞3个月）的患者中，直接刺激视神经产生的F-VEP与皮质电位不一致或缺失，但从1例具有短暂轻度视觉损伤史的患者中可监测到[73]。

最近，除了刺激视神经外，还报道了对Meyer环和视放射的刺激[74]。在这一系列中，刺激视觉通路是在来源不同的蝶窦、颞叶、顶叶或枕叶病变（如脑胶质瘤、脑膜瘤等）的病例中进行的。通过双极刺激探针进行刺激，以减少刺激伪影。信号处理包括高频采样，以保持短延迟响应（＜6 ms）。据报道，视神经刺激的短潜伏期和中潜伏期反应为双枕、同侧颞叶和顶叶刺激。在最高刺激电流（＞5 mA）下获得中等潜伏期反应（图4.3）。

一些研究者在清醒手术中进行术中电刺激，以帮助在切除颞或枕顶区轴内病变时识别和保留视觉纤维。通过使用这种电刺激绘制光学辐射图，并获得患者与该刺激相关的视觉效果报告，使得他们能够避免术后同向偏盲[36, 75]。考虑到后颞叶和颞顶枕交界处的手术术后视野缺陷的发生率，以及有相当大的风险发生永久性同向偏盲，外科医生和电生理学家考虑对这种直接电刺激技术的应用进行进一步研究，以帮助保留视觉功能并改善接受此类手术的患者的预后。显然还需要更多的研究来证实直接电刺激视放射对确认的作用，以及为可能使用这些技术的手术制定有效的术前标准，和与患者预后相关并改善患者预后的预警标准。

最后，通过直接刺激视束获得的VEP已被用作苍白球切开术期间苍白球内侧核（globus pallidus internus，GPi）靶向定位的一种方法[76-77]和脑深部电刺激（deep brain stimulation，DBS）干预用于治疗帕金森病，其中此类手术在全身麻醉下进行或用于在手术过程中无法配合的患者[70]。

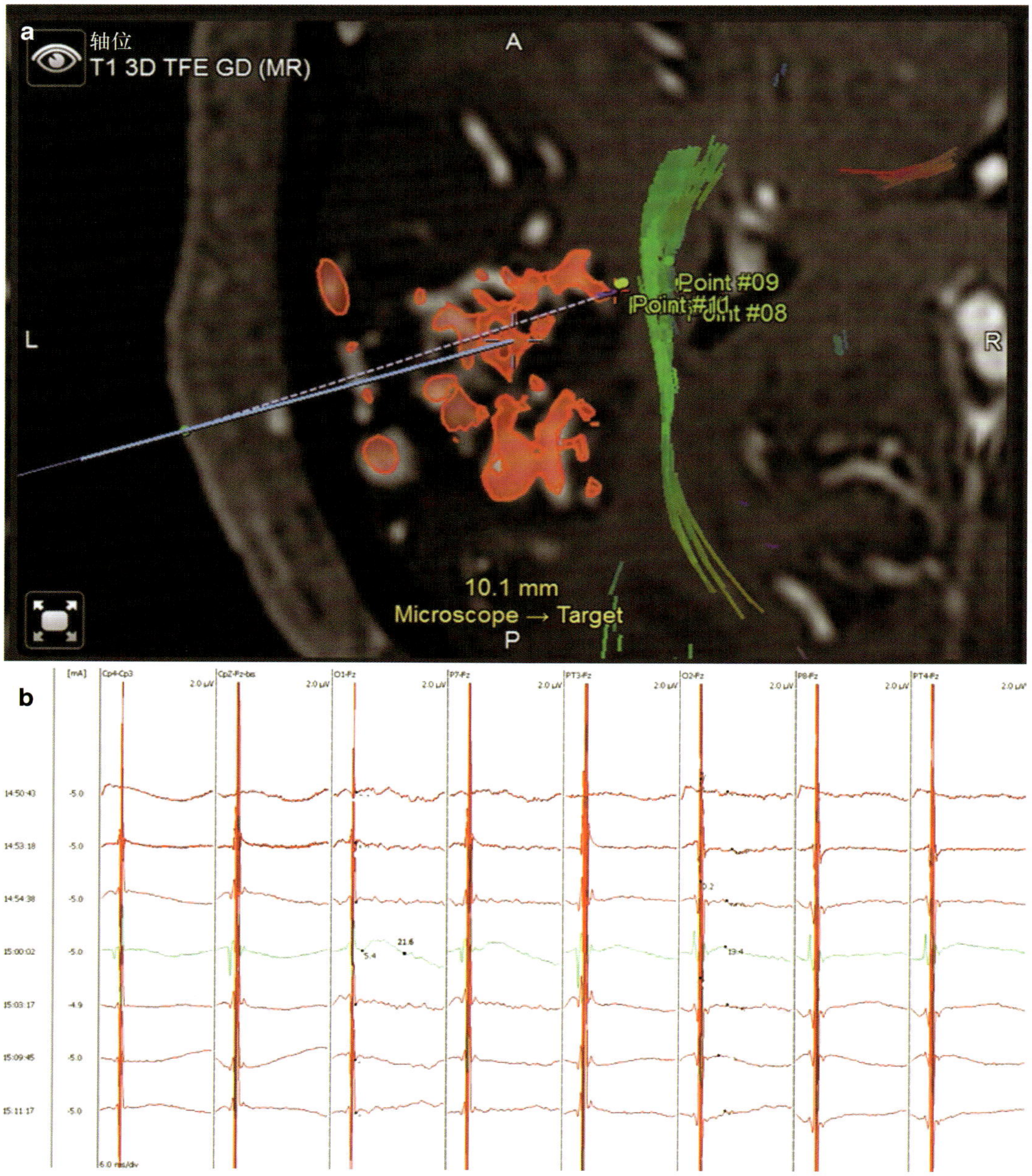

图 4.3 对视放射电刺激的诱发反应示例，即皮质下皮质诱发电位，在左颞枕动静脉畸形的情况下获得［a 中的红色，这是一个矢状导航视图，包括蓝色细实线中的显微镜光轴和计划的手术参考轨迹，蓝色虚线中，带有标记的刺激部位（黄点）］。点（Point）#11 的刺激，即离视放射最近的刺激位置，即 3 mm，诱发皮质下皮质诱发电位，b 中为绿色，具有 P1（5.4 ms）和 P2（21.6 ms）枕部波形［绿色轨迹，"O1 Fz"，横坐标：时间标度（ms）］（From Boëx et al.[74]；with permission）

温度的影响

在麻醉儿童的循环停止期间，观察到 F-VEP 潜伏期随着体温的降低而增加[21]。这也在成人冠状动脉搭桥术中进行了测量，33℃时比 38℃时长 10%～20%[24]。随着体温的降低，在 27～25℃时，F-VEP 潜伏期逐渐增加，F-VEP 波幅逐渐降低，直到完全消失。当体温降低得更快时，F-VEP 消失得更快。

麻醉对 ERG 的影响

尽管对于术中监测，ERG 反应最常用于确认视网膜刺激，但了解麻醉和镇静药物对视网膜反应的影响，并进行额外的研究以进一步阐明这些药物对视网膜生理学的影响，是有意义的。

Wongpichedchai 等[78]评估了氟烷在儿童中对暗适应和明适应 ERG 的影响，发现它对暗适应 ERG 的 a 波和 b 波潜伏期和波幅，以及 ERG 对红光和 30 Hz 虚白光的明反应的波幅和潜伏期几乎没有影响。Tremblay 等[79]在另一项回顾性研究中，比较了在一小部分无视网膜疾病的儿童患者中，镇静药物组和吸入药物组对暗适应和明适应 ERG 的影响。在该研究中，记录以下受试者的 ERG：①有意识（没有麻醉或镇静药物：$n=9$）；②镇静状态下［水合氯醛（75 ～ 125 mg/kg）和戊巴比妥钠镇静（5 ～ 6 mg/kg）：$n=9$］；③在全身麻醉下（静脉注射 2 mg/kg 的丙泊酚，含或不含芬太尼，4 μg/kg，并用 2% ～ 3% 的异氟烷或 1% ～ 2.4% 的氟烷维持，含 50%O_2 和 50%N_2O：$n=9$）。他们发现，镇静似乎降低了 ERG 反应的 a 波和 b 波波幅，而不影响反应的潜伏期。尽管 Tremblay 等[79]研究表明，在光照条件下记录的 ERG 潜伏期和波幅变化很小，但论文中提供的表（表 4.1）显示，虽然 ERG 的波幅不受影响，但 ERG 的潜伏期在麻醉状态下与有意识状态下的记录在统计学上显著增加，镇静状态下与麻醉状态下记录的 ERG 也是如此。

表 4.1 最右边 3 列中的"+"表示在 Bonferonni/Dunn 校正后配对组之间的统计学差异（$P>0.016$）（from Tremblay et al.[79]；with permission）。

Raitta 等[80]的早期研究评估了 10 名成年人在硫喷妥钠、氟烷和氧化亚氮（N_2O）联合麻醉诱导前和诱导后 15 ～ 20 min 记录的 F-ERG，发现与术前水平相比，F-ERG a 波和 b 波的波幅显著降低，但潜伏期没有变化。Yagi 等[81]的一项研究结果表明，在一小部分接受外科手术的患者中评估了恩氟烷对 F-ERG 的影响，发现随着恩氟烷浓度的增加（0%、0.8% 和 1.7%），可显著增加 F-ERG a 波和 b 波的潜伏期，并降低其波幅，但对 F-ERG b 波反应没有任何显著影响。Ioholm 等[82]进行的一项研究，在成年人群中，全身麻醉下用七氟烷（8%）在 100% 氧气（O_2）中诱导手术前后记录 F-ERG，并用七氟烷（浓度范围 0.05% ～ 0.31%，平均 0.22%±0.07%）和 N_2O（33%O_2 和 66%N_2O 的混合物）维持，术前记录未服用药物的 ASA Ⅰ级和Ⅱ级患者的 F-ERG 反应，并在从出恢复室后立即记录 F-ERG，以及在七氟烷 /N_2O 麻醉后 24 h 记录 F-ERG。Ioholm 等[82]发现，与术前反应相比，这些受试者的 F-ERG b 波潜伏期在术后两个时间点均增加，术后 b 波波幅也比术前水平降低。Ioholm[83]进行的后续研究也获得了类似的结果。有趣的是，Sasaki 等[44]报道，他们得到一个结论"用七氟烷诱导吸入麻醉后，ERG 数据不可重复。"图 4.4 显示了使用七氟烷与芬太尼＋全静脉输注丙泊酚的麻醉。鉴于关于镇静和卤化剂不同组合对 F-ERG 反应影响的报道存在差异，人们必须同意 Tremblay 的结论，即正常视网膜生理受到镇静和麻醉的影响，其机制尚待进一步研究完全阐明[79]。

使用丙泊酚和阿片类药物的全凭静脉麻醉（total intravenous anesthesia，TIVA）被吹捧为 ERG 友好型。事实上，从 20 名正常儿童在丙泊酚和芬太尼

表 4.1 对清醒（C）、镇静（S）和麻醉（A）患者在光刺激条件下 5 min 后获得的视网膜电位参数进行的统计分析总结

ERG 参数	清醒	镇静	麻醉	C-S	C-A	S-A
波幅（μV±1 SD）						
a 波	76±20	63±9	54±20	－	＋	－
b 波参数	216±49	186±35	163±47	－	－	－
OP2	19.1±0.9	15.2±4.0	17.1±4.6	－	－	－
OP3	21.1±2.7	17.3±7.2	18.5±11.7	－	－	－
OP4	35.5±14.5	22.6±11.6	9.6±4.7	－	＋	－
OP5 2	9.2±10.7	20.1±8.6	8.8±2.0	－	＋	－
潜伏期（ms±1 SD）						
a 波	13.7±0.4	14.1±0.5	16.2±1.0	－	＋	＋
b 波	33.1±0.8	34.4±1.5	46.8±4.9	－	＋	＋
OP2	16.4±0.3	17.2±0.4	20.0±0.8	＋	＋	＋
OP3	24.3±1.1	25.4±1.6	29.3±1.6	－	＋	＋
OP4	32.0±1.1	32.6±1.5	44.3±5.2	－	＋	＋
OP5	40.8±1.5	41.1±1.7	52.6±4.8	－	＋	＋

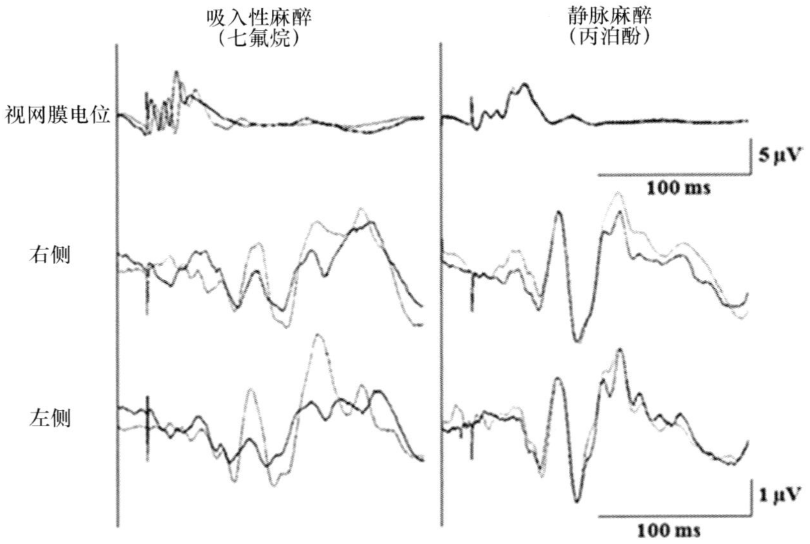

图 4.4 同一患者，同一只眼睛（无视力障碍）吸入诱导和静脉诱导后，ERG 和 VEP 的再现性。F-ERG 和 VEP 分别测定两次，在没有外科手术的情况下，数据可重现。吸入麻醉诱导后（左），F-ERG 反应不可重现，VEP 波幅也受到影响。相反，丙泊酚输注麻醉诱导后，ERG 和 VEP 的重现性都很好[44]

与表面麻醉下进行视觉功能评估得到的 ERG 结果显示，当使用丙泊酚和芬太尼与表面麻醉时，ERG b 波反应潜伏期仅略有增加，b 波波幅降低无统计学差异[84]。这一结果在猪实验上得到了进一步支持[85]。尽管尚未发表关于芬太尼或其他阿片类药物在手术过程中对人体 ERG 的影响的具体报告，但 Sasaki 等[44]使用了推注给药（每 60 min 额外注射芬太尼）的研究，可以认为这对使用 ERG（主要是为了确保视网膜刺激）几乎没有影响。

麻醉对 F-VEP 的影响

Banoub 等关于麻醉药物对 F-VEP 的影响总结见表 4.2[86]。F-VEP 对麻醉药物和生理因素非常敏感，因为它们反映多突触皮质活动。F-VEP 高度依赖于视网膜的适当刺激，并可能受到神经刺激引起的瞳孔收缩的过度影响[87]。

表 4.2 的研究结果表明，挥发性麻醉药以剂量依赖性的方式延长了 VEP 的潜伏期，并降低了 F-VEP 波幅。Nakagawa 等[98]发现，即使七氟烷浓度为 1%［0.5 最低肺泡有效浓度（minimum alveolar concentration，MAC）］，反应也显著下降。在 1.5 MAC 时，反应无法解释。然而，如前所述，关于低剂量七氟烷对 F-VEP 反应的影响，已经有报道相互矛盾的信息，一位研究人员发现，其使用后波幅会下降，而另一位研究人员没有发现任何下降[63]，尽管后者直接记录了皮质的反应，据报道这些反应不像从头皮记录的那样容易受到吸入药物的影响[61, 99]。仅氧化亚氮（N_2O）就能显著降低 VEP 波幅。它与挥发性麻醉药一起使用会使 VEP 反应不可记录。氧化亚氮浓度的增加，显著增加 VEP 潜伏期。

总的来说，阿片类药物和氯胺酮或以丙泊酚为基础的麻醉技术（TIVA），以及那些使用低剂量无氧化亚氮的挥发性麻醉药的技术，似乎有助于术中 VEP 的记录，但并不能确保 VEP 的记录。在某些情况下，使用这些麻醉方案可能会导致假阳性和假阴性结果的高发生率[28]。

据报道，阿片类药物（如芬太尼、阿芬太尼、舒芬太尼和瑞芬太尼）对其他诱发反应的影响非常轻微[100]，可能延伸到 VEP 反应。然而，重要的是，据报道，阿片类药物的大剂量给药可显著降低头皮记录的反应波幅[101]。Chi 等[87]研究了对接受冠状动脉搭桥手术的患者，每 10 min 给药 10 μg/kg，总剂量为 60 ~ 90 μg/kg 的芬太尼增加剂量的影响，并观察到芬太尼给药虽然不影响潜伏期，但波幅降低。他们推测，这些下降可能是由于芬太尼团注给药，引起的瞳孔收缩导致视网膜亮度变化。因此，在此类手术中不排除芬太尼的团注给药，但它可能间接影响视网膜闪光刺激诱导的 F-VEP 反应，因此，如果给药后反应发生变化，则应考虑到这一点。Loughnan 等[100]表明芬太尼 200 μg 和地西泮 20 mg 均不能显著改善 F-VEP 潜伏期或波幅，提示当需要术中诱发电位监测来评估缺血和视觉诱发反应时，基于这两种药物的麻醉技术可能是合适的。

对于使用输注丙泊酚的麻醉技术，尽管大多数新的术中视觉通路监测研究都支持使用丙泊酚，但 Nauloh[99]指出，仅靠 TIVA 并不能确保成功，因为最近的一项研究发现，“尽管使用了 TIVA 进

表 4.2 麻醉药物对视觉诱发电位影响的总结

麻醉药物	剂量或浓度	P-100 潜伏期	波幅
氟烷[25]	1 MAC	≈ 10% ↑	不一致
异氟烷[88-89]	0.5 MAC	10% ↑	40 ↓
	1.0 MAC	20% ↑	66 ↓
	1.5 MAC[a]	30% ↑	80 ↓
	1.0 MAC + 70%N_2O	消失	消失
	1.5 MAC + 70%N_2O	消失	消失
七氟烷[90]	0.5 MAC + 66%N_2O	5% ～ 10% ↑	20% ↓
	1 MAC + 66%N_2O	消失	消失
	1.5 MAC + 66%N_2O	消失	消失
	1.4 ～ 1.7 MAC	消失	消失[b]
氧化亚氮（N_2O）[90-93]	10% ～ 50%	无影响	25% ～ 80% ↓[c]
丙泊酚[94]	2 mg/kg + 10 mg/（kg · h）	可忽略	≈ 20% ↓
硫喷妥钠[95]	3 mg/kg	＜ 10% ↑	无变化
	6 mg/kg	消失	消失
依托咪酯[95]	0.3 mg/kg	＜ 10% ↑	无变化
芬太尼[87]	10 ～ 60 μg/kg	＜ 10% ↑	30% ↓
氯胺酮[94]	1 mg/kg + 2 mg/（kg · h）	可忽略	≈ 60% ↓
吗啡、东莨菪碱（用药前）[87]	0.2 mg/kg 吗啡 + 0.4 mg 东莨菪碱	无变化	≈ 20% ↓
神经安定镇痛		＜ 10% ↑	无变化
芬太尼、氟哌啶醇、N_2O			

（From Banoub et al.[86]； with permission. All data are from humans）

MAC，最低肺泡有效浓度；↑，增加；↓，减少。

[a] 相当一部分患者中，在该浓度下波形不可记录。

[b] 在脑电图抑制期间，视觉诱发电位在脑电图爆发期间重新出现[97]。

[c] 一些报道称 N-70-P-100 波幅增加 40%[94]。

行麻醉管理，但 F-VEP 的成功率仍不能达到令人满意的水平”。目前尚不清楚使用丙泊酚是否能确保记录所有患者的 F-VEP[89]。此外，一些研究发现，丙泊酚浓度对 F-VEP 的波幅有很大影响，在评估接收丙泊酚麻醉的患者的 VEP 时，可能需要谨慎和进一步研究。Nakagawa 等[98]研究发现，血浆丙泊酚靶浓度为 3.0 μg/ml［输注速率为 80 ～ 100 μg/（kg · min）］时，F-VEP 的波幅较 1.5 μg/ml 浓度［40 ～ 50 μg/（kg · min）］时的波幅明显降低。这使他们得出结论，基于丙泊酚的 TIVA 技术似乎比卤化药物诱导的诱发电位（包括 VEP）变化更小。Hamaguchi 等[102]进一步研究了丙泊酚浓度对 3 例颅内动脉瘤患者和 4 例脑肿瘤患者 F-VEP 成分的影响。通过靶控输注丙泊酚维持麻醉。在 3 种丙泊酚浓度（效应位点浓度为 1.5 μg/ml、2.0 μg/ml 和 3.0 μg/ml）下，测量 F-VEP 波幅和潜伏期的变化，并与每种浓度下的双谱指数（bispectral index，BIS）读数相关。当丙泊酚浓度为 3.0 μg/ml 时，与 1.5 μg/ml 浓度时相比，F-VEP 波幅显著降低。F-VEP 潜伏期无明显变化。丙泊酚浓度为 3.0 μg/ml 时，BIS 值也较 2.0 μg/ml 时显著降低。随后再次证实了 TIVA 用于 F-VEP 监测的可靠性[103]。

值得庆幸的是，神经肌肉阻断药不会直接影响 F-VEP 反应。事实上，它们的使用可能有助于通过消除肌电图（electromyography，EMG）伪影来提高信噪比[101]。

结论

数十年来，许多研究人员一直在努力提高术中视觉通路监测的价值和意义。通过采用新的更明亮的刺激、直接的皮质记录方法，以及监测新的病例类型，这些研究人员希望振兴此类研究，这将有助于评估、建立和提高术中视觉通路监测的有效性。当然，Sasaki[44]和 Kodama[43]等的成功，以及随后稳定获取术中头皮 F-VEP、ERG 及其监测结果与视觉结果之间良好相关性的研究令人鼓舞[40-42]。他们实现这些目标的能力很大程度上归功于：①更明亮且可重复使用（可能是可消毒的）；②柔性 LED 刺激装置，保证最大限度地刺激视网膜；③使用丙泊酚，以最大限度地减少麻醉剂对反应的影响。然而，术前视力缺陷患者的监测仍然存在争议。尽管如此，在涉及视觉通路的病例中，显然需要持续监测。最近的研究结果优化了 VEP 用于术中监测的方法，加上改进的麻醉管理技术，使 VEP 成为术中监测视觉通路的可行技术。随着不断改进，VEP 的可靠性和预测价值得到了提高，成为预防神经外科视力医源性风险的真正工具。

参考文献

请扫描目录后二维码，获取参考文献资源。

脑深部电刺激

5

John J. Pearce III，Patrick King，Diana Apetauerova，Jeffrey E. Arle，Sepehr Sani 和 Jay L. Shils　著

谢思宁　译　于芸　校

学习要点

- 在脑深部电刺激（deep brain stimulation，DBS）手术中，麻醉科医师的角色至关重要，他们需要在患者清醒的情况下，不使用常用的镇静药物，同时确保患者的舒适度以及对心血管功能的支持。
- 在复杂的运动障碍疾病手术中，镇静药物几乎是必不可少的，而如果想让生理学家获得最佳电极放置所需的数据，药物的使用与患者的意识之间的微妙平衡至关重要。

引言

通常，术中监测（intraoperative monitoring，IOM）可分为两类：①评估实时数据以检测神经系统的异常变化，为手术团队提供机会逆转或停止引起异常的原因；②通过定位技术评估实时数据，以帮助确定相关的电生理定位或为手术团队提供指导。在这两类情况下，术中手术、麻醉和神经监测人员在数据的解读和应用中均发挥重要的作用。脑深部电刺激（deep brain stimulation，DBS）是具有挑战性的，需要清醒的患者在手术过程中保持足够舒适的状态，同时不影响单神经元的记录。

治疗运动障碍性疾病的 DBS 手术术中应用微电极记录属于第二类。对于麻醉科医师的挑战在于大多数用于减轻疼痛和镇静的麻醉药物会影响神经元的放电模式，从而影响术中定位功能性靶点所需的神经电生理数据。此外，患者很可能完全清醒，并处于潜在神经系统疾病“最糟糕”的临床状态，情况会更加复杂。因此，麻醉科医师、外科医生和神经生理学家之间的沟通必不可少，并且不应仅仅在术前的早晨才进行。每个领域都有一个专门的成员始终在场，这对于每例手术的成功非常重要。

目前，DBS 治疗最常见的运动障碍性疾病与基底节（basal ganglia，BG）异常有关。BG 在脑内由 6 个核团组成，包括 2 个主要输入结构：纹状体（Striatum）和丘脑底核（subthalamic nucleus，STN）；2 个输出结构：内侧苍白球（internal segment of the globus pallidus，GPi）和黑质网状部（substantia nigra pars reticulata，SNr）；以及 2 个内核：外侧苍白球（external segment of the globus pallidus，GPe）和黑质致密部（substantia nigra pars compacta，SNc）。纹状体接收来自大脑皮质多个区域的兴奋性（谷氨酸能）输入，同时还接收来自 SNc 的多巴胺能神经元的反馈性抑制和兴奋性输入。这些神经元一部分直接投射到 GPi，形成“直接通路”，而另一部分投射到 GPe，这是互补“间接通路”的第一个中继站，再通过 STN 后终止于 GPi。直接通路和间接通路的相互作用调节 GPi 的神经元活动，进而向脚桥核（pedunculopontine nucleus，PPN）和丘脑的腹外侧（ventrolateral，VL）核提供抑制性输入，其中包括感觉接收区［腹侧尾核（ventral caudal nucleus，VC）］和小脑接收区［腹侧中间核（ventralis intermedius nucleus，VIM）］。VL 向主要运动区和辅助运动区传输反馈，完成皮质-基底节-丘脑-皮质回路。直接通路抑制 GPi，导致运动丘脑去抑制并促进丘脑皮质的投射。间接通路通过串行连接向 GPi 提供兴奋性输入，抑制丘脑皮质运动通路。此外，还存在从皮质到 STN 的超直接通路，具有兴奋性作用。

在各种运动障碍性疾病中，直接通路和间接通路之间的动态平衡被破坏，导致临床症状的出现。在帕金森病（Parkinson's disease，PD）中，这种失衡导致临床表现为运动减少，而在肌张力障碍

中，失衡导致临床表现为运动增多。DBS 是通过重新调整直接通路和间接通路之间失衡引起的异常放电模式来发挥作用。然而确切的机制尚不清楚。

我们通过 4 个病例来帮助说明行 DBS 手术中注意的要点。第一个病例涉及一个典型的 PD 患者，在很少的麻醉药物干预下，直接将 DBS 电极放置在 STN 中。第二个病例是一个在全身麻醉下放置 DBS 电极的患者。第三个病例涉及一个复杂的肌张力障碍患者，在整个手术过程中麻醉管理需要不断进行调整。第四个病例涉及一个药物引起的运动障碍患者，在手术前接受持续静脉注射丙泊酚以减少运动障碍的不良影响。在病例介绍之前，我们首先阐述 DBS 手术治疗运动障碍性疾病的基本手术方法。

外科手术

运动障碍性疾病手术治疗采用立体定向技术。也就是将大脑放置在一个三维（three-dimensional，3D）坐标空间，可以准确可靠地定位特定的解剖区域。历史上，最常见的立体定向系统由一个固定在患者颅骨外板上的框架组成，然后进行计算机断层扫描（computed tomography，CT）或磁共振成像（magnetic resonance imaging，MRI）扫描。最新的技术包括使用更小的立体定向平台（如 FHC Starfix 系统，Bodenheim，ME；or Medtronic Nexframe，Minneapolis，MN）或机器人臂（如 ROSA，Zimmer Biomet，Warsaw，IN；or NEUROMATE，Renishaw，Wotton-under-Edge，UK），分别使用非常小的框架或真正无框架的立体定向技术进行针道引导[1]，这些新技术方便了麻醉科医师进行气管插管操作。目前临床广泛应用的常规标准框架，由于框架组件的阻碍，使得气管插管可能相对困难，因此应考虑使用喉罩（laryngeal mask airway，LMA）。

当立体定向框架放置在患者头部时，将会在头钉部位皮下注射局部麻醉药（如利多卡因 / 布比卡因）。另外，还可以实施头部神经阻滞，在上头钉时减少血流动力学波动，并减少术后疼痛和镇痛药的使用[2]。同时，后文还将讨论，上述局部麻醉和神经阻滞还可以降低手术过程中颅内出血的风险。在本中心，在手术切皮、钻孔和打开硬脑膜时使用镇静药物［右美托咪定（dexmedetomidine，Dex）输注 0.1 ～ 0.8 μg/（kg・h）］。由于一些患者的耐受程度不同，需要的剂量不同，有时可能需要更大剂量（见病例 3）。在切皮过程中，外科医生可能会使用额外的局部麻醉药来减轻切口疼痛。对于这些步骤，理想情况下应使用快速代谢的麻醉药物，如丙泊酚，对单细胞记录几乎没有明显影响。

放置框架后，在放射治疗室使用 CT 成像获取高分辨率成像。成像完成后，外科医生可以计算 3D 空间中的靶点位置。由于解剖变异、成像偏差和一些患者功能性神经生理差异，这种最初的定位仅作为到达靶点的指引。完成定位后，外科医生会在颅骨上钻孔以放置电极，并准备好连接到立体定向框架上的神经生理记录设备。

微电极记录

微电极记录（microelectrode recording，MER）的最佳条件是在患者完全清醒、无药物干预下进行。进行 MER 并定位合适的目标靶点后，放置永久性 DBS 电极，并模拟 DBS 治疗进行再一次神经生理学测试。然后缝合伤口，放置植入式脉冲发生器（implantable pulse generator，IPG）。对于帕金森病患者，为了确保正确的电极放置位置，需要在手术前一晚停用抗帕金森病药物。虽然对于患者来说可能并不舒适，但为了确保刺激阶段观察到的效果是由手术设备引起而非药物，因此停用抗帕金森病药物是必要的。运动障碍性疾病中的另一部分是肌张力障碍患者，他们通常需要在手术开始阶段神经生理测试之前进行镇静，甚至在测试阶段也需要。

术中，谨慎选择麻醉药物对于单神经元记录的质量非常重要。麻醉药物可能改变神经元放电频率[3]，干扰患者的评估。研究表明，即使是小剂量 γ- 氨基丁酸能镇静药物，也会对 MER 的质量产生不利影响[4]。有证据表明，使用丙泊酚和瑞芬太尼可暂时改善并抑制帕金森病的震颤症状[5-6]，增加异动症状[7]，因此在本中心，我们要求至少停用药物并等待 10 min，待麻醉效果消退后再进行震颤测试，我们的经验是在打开硬脑膜后停止上述麻醉药物的应用。目前尚不清楚哪种全身麻醉药对 MER 的影响最小，因为所有麻醉药物在一定程度上都会影响 MER 的记录[4，8]，并且尚未有研究比较它们对术中数据采集的影响。在理想情况下，术中所使用的药物，其任何镇静作用都应该是容易逆转的，而且应避免使用半衰期较长的苯二氮䓬类药物和阿片类药物。阿片类药物与某些治疗 PD 的药物（如司来吉兰）联合使用时会引起躁动、肌肉僵硬、出汗和高热[6]。PD患者手术中，丙泊酚已被广泛应用，但其使用需要小心，需确保患者可清醒；减少用药量可以确保药物镇静效果更快消退，并降低气道风险。

由于Dex对单神经元MER数据的影响很小，术中可以稳定地监测到神经元活动（图5.1），使得Dex成为另一种常用药物。Dex具有较可靠的清醒镇静作用，应用时患者可以对口头指令做出反应和配合[9-10]。其原理可能在于，Dex主要作用于蓝斑核的α-肾上腺素能受体，蓝斑核是中枢神经系统中重要的去甲肾上腺素能神经支配区域，而并非BG的γ-氨基丁酸能受体，因此不会对BG的记录产生影响。蓝斑核是大脑多种关键功能的调节器，包括觉醒、睡眠和焦虑[11]。Dex很少会引起呼吸抑制，因此在“清醒”状态开颅手术中应用广泛。低剂量的Dex输注起到镇静作用，使患者在口头刺激下容易被唤醒并配合完成指令。因此，在一些应用该药物的研究报告，包括单独使用[12-14]和丙泊酚间断给药的联合应用[15]中，均获得满意的效果。同时，研究证明，Dex也可以减弱开颅患者对安置头钉（将框架固定在患者头部的方法）的血流动力学和神经内分泌反应，并显著减少降压药物的使用[16-17]。理论上，Dex可以通过α-激动药介导的血管平滑肌收缩直接减少脑血流量，也可以间接通过影响调节血管作用的内在神经通路来减少脑血流量。α-激动药对脑血管静脉血管的收缩作用比动脉血管更强，因此可以降低增加的颅内压（intracranial pressure，ICP）。到目前为止，尚无证据表明Dex的使用对脑血流动力学有不良影响，即使在脑循环受损的情况下；Dex也不能改善帕金森病的运动症状，如震颤、僵直和行动迟缓。Dex的以上药理学特性使得它可能成为一种理想的DBS手术镇静药物[18]。

对于清醒手术可能危及患者安全的严重疾病患者来说，全身麻醉（general anesthesia，GA）是一个可选择的方法。例如，患有肌张力障碍和相关疾病的患者会服用多种药物来预防收缩和痉挛，需要在全身麻醉状态下确保手术安全。还有一些患者有严重的呼吸系统疾病或严重的抽搐（如小儿多发性

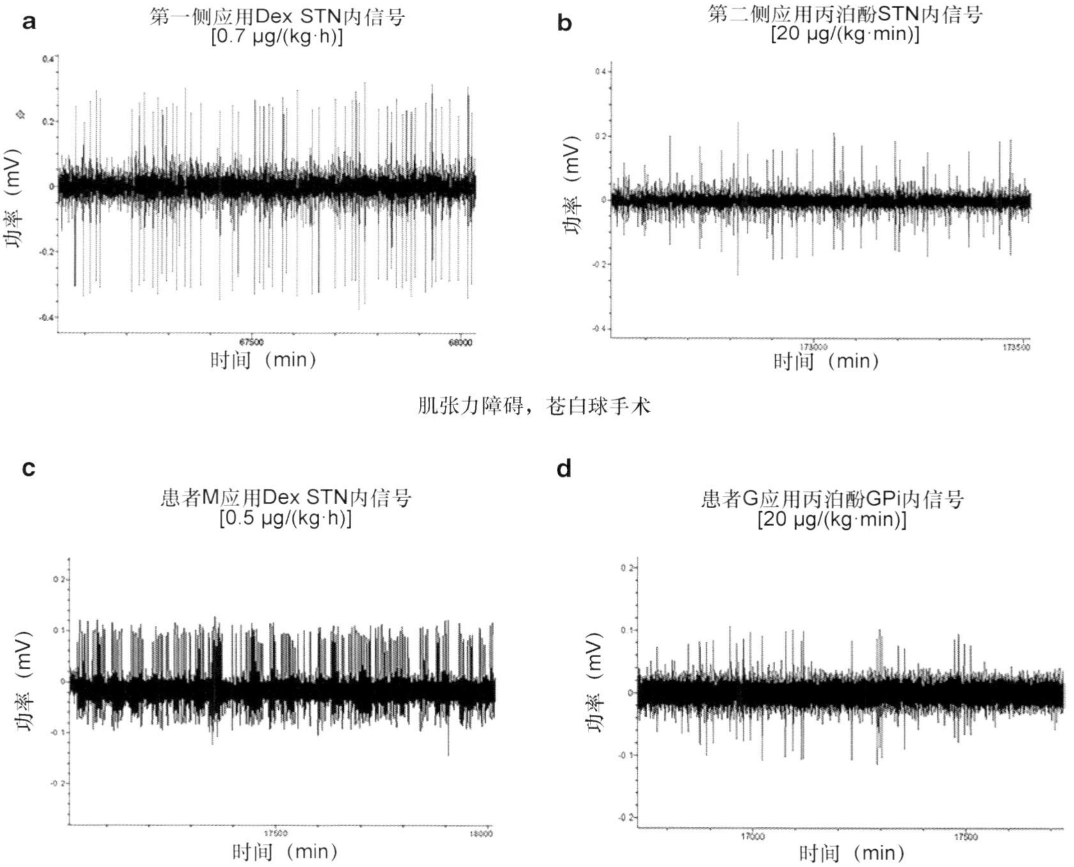

图5.1 两种不同麻醉药物下的单神经元信号。每个刻度显示1 s的数据。同一患者在双侧DBS STN手术期间的追踪记录（**a**和**b**）。两名不同患者GPi DBS期间的追踪记录（**c**和**d**）。（**a**）和（**c**）应用低剂量Dex［～0.1 μg/（kg·h）］的记录；（**b**）和（**d**）采用低剂量连续输注丙泊酚［＜20 μg/（kg·min）］记录。丙泊酚的标测远不如Dex的标测稳健

抽动症），使他们无法保持相对静止，这类患者可能无法配合完成清醒手术。

当脑深部刺激电极已经完成植入，麻醉科医师可以加深镇静，同时取下框架。脉冲发生器的植入和电极的埋置可以立即进行，也可以作为分期手术在全麻下进行。建议术后患者尽快接受常规抗帕金森病药物治疗，以避免神经功能恶化和呼吸肌损伤。在缝合伤口时，可以不受限制地使用麻醉药物。

并发症

DBS手术中最严重的并发症是致命性颅内出血[19]。在标准DBS手术中，血压（blood pressure，BP）控制是MER记录和永久电极置入术中一个关键的麻醉问题。虽然有症状的出血很容易被发现，但无症状的出血也可能导致死亡，因此强烈建议术后进行影像学检查[9]。为减少术中颅内出血，收缩压应保持在150 mmHg以下；如果收缩压高于此水平，应暂停手术，直到收缩压降至150 mmHg以下。对于PD患者，在手术前停用多巴胺能激动剂时可能会出现反跳性高血压，这往往使血压控制更具挑战性。根据我们的经验以及Venkatraghavan[12]，一些常规的降压药对单神经元记录没有任何影响，这些药物包括肼屈嗪、尼莫地平、硝酸甘油和硝普钠，然而目前缺乏相关的文献报道。此外，关于应用β受体阻滞药，一篇讨论美托洛尔作用的报告显示，在3例患者中，静脉注射美托洛尔降低BP后，STN的放电活动显著降低，并伴有短暂的僵硬程度降低[20]。同时，一些临床医生建议避免使用β受体阻滞药，因为这可能会降低在电极放置期间评估运动障碍的效果。

脱水可能是一个需要关注的问题，尤其是DBS手术时间较长的情况下，在整个手术过程中应给予维持水平的静脉（intravenous，IV）输液，为避免膀胱充盈带来的不适，可以在手术中放置导尿管，以免让患者担心在手术过程中排尿问题，同时也有利于术后舒适，因为许多运动障碍患者在手术后可能会有运动困难。由于患者采用改良坐姿，头部高于胸部，因此应始终考虑发生静脉空气栓塞的可能性，特别是颅骨钻孔后让颅脑表面静脉暴露的情况下。在完全清醒的患者中，静脉空气栓塞的首发表现可能是咳嗽。标准脉搏血氧仪和呼气末CO_2监测有助于监测静脉空气栓塞。脉搏血氧饱和度监测、静脉通路和动脉置管（若使用）应该放置在手术同侧的手或脚上，以便能够无阻碍地观察对侧肢体的震颤、僵硬和运动速度。如果怀疑或检测到静脉空气栓塞，应持续用生理盐水冲洗硬膜下间隙，以避免进一步的空气进入静脉系统。在术中使用的立体定向框架，都应支持操作者在不移除架子的情况下放置气管插管或喉罩通气道。同时，手术期间应该随时准备好用于紧急情况的特定工具，以便移除和调整立体定向框架。

目前，DBS手术中麻醉并发症的发生率的信息十分有限。一项对158例在丙泊酚或Dex镇静下进行脑深部消融或刺激的术中麻醉相关并发症的回顾性研究[21]，显示不良事件发生率约6.96%；研究记录的术中不良事件包括咳嗽、打喷嚏、误吸、肺水肿、好斗行为和躁动/精神错乱、支气管痉挛、心绞痛和颅内出血，这些事件可能导致大脑中的电极和套管移位，并可能导致脑实质内的出血。然而，只要麻醉科医师了解患者的具体运动障碍、手术过程以及手术对麻醉的质量需求，并时刻保持对患者意识状态的警觉性，就可以将这些风险降至最低。

睡眠与清醒手术

上文描述了清醒手术过程的考虑因素：在这种情况下，患者需要完全清醒，以便MER能够准确识别靶点目标，并且患者能够在测试刺激期间遵循简单的指示。然而，近年来对于在患者处于睡眠状态下进行手术的热度逐渐增加。这种方法的主要优势包括患者的舒适度提高、麻醉管理更容易、手术时间可能更短，以及颅内出血风险可能更低。这可以通过如上文描述的使用MER方法来实现，也可以完全放弃记录，而选择术中影像确认（CT或MRI）。最近的GALAXY试验发现，使用全身麻醉（丙泊酚+瑞芬太尼，停止丙泊酚后进行记录）应用MER与局部麻醉在运动功能结局和不良事件方面相当，但手术时间缩短[22]。GA下术中CT在径向误差、电极束数和术后统一帕金森病评定量表（unified Parkinson's disease rating scale，UPDRS）-Ⅱ/Ⅲ评分方面与LA相当。此外，GA下术中MRI显示的径向误差与LA下的MER相当[23]。总的来说，无论是术中微电极记录还是术中影像确认，睡眠状态下的方法似乎都是获得与传统清醒状态下DBS类似结果的合理方法，而且能提高患者的舒适度并缩短手术时间。

很多医疗中心已经开始将睡眠状态下 DBS 纳入日常临床手术步骤中，对于从事麻醉工作的麻醉科医师来说，了解手术步骤的差异非常重要。在案例示例部分，我们讨论了在我们中心进行的睡眠状态下 DBS 手术。在选择清醒状态还是睡眠状态下手术，需要患者、神经外科医生和神经学专家之间进行仔细的讨论，以找到最适合治疗患者整体疾病的最佳方法。异常解剖结构、术前成像质量差以及患者意向偏向，可能会导致倾向于建议清醒手术。另外，考虑到患者的舒适度和焦虑、恐慌发作或幽闭恐惧症等病史，则偏向于选择全身麻醉下进行手术。

MER 步骤

由于直接 CT 或 MRI 定位存在准确性问题，可视化通常只是定位目标的第一步，而 MER 提供了更详细的空间和功能描绘。文献中可以找到一些关于 MER 技术的详细描述[24-35]。了解与靶点相邻区域的神经元活动类型有助于保证手术的成功。后续我们将介绍两个病例示例（一个相对典型，另一个不寻常且复杂），展示了诊断、技术和麻醉管理的整合。在 MER 期间，不仅从目标位置获取电生理信号记录，还从该位置上下方的结构获取电生理信号记录。这些来自其他结构的电生理信号有助于确定靶点的正确矢状、冠状和轴向位置。在撰写本章时，上述两名患者症状都得到了显著改善，后续仍将持续改善症状。MER 除了寻找自发的单个细胞放电外，还能寻找对特定类型的诱发活动有反应的细胞，因为基底神经节除了上述的感觉运动通路外，还由其他 4 个不同的信号通路组成。其中包括一个边缘区，两个联合区和一个动眼区。寻找对患者自主运动有反应的细胞和对肢体关节位置（动觉）有反应的细胞，是确保电极放置在特定靶点的感觉运动区的关键。自主细胞和动觉细胞在活动期间会增加或减少其放电频率，并且仅在特定核团的感觉运动区域中找到。通过要求患者移动特定身体部位并观察所研究的单元的放电模式变化来进行自主测试。动觉测试是通过移动一个孤立的关节，寻找单个单元放电频率的变化来完成的。除了单个神经元活动外，研究中心已经开始研究 β 振荡信号强度的变化，作为临床有效刺激的电生理标志[36]。

病例中的靶点结构

对于运动障碍性疾病手术，有 3 个共同的靶点：①丘脑腹侧中间核（ventral intermediate nucleus，VIN），②苍白球内侧核（internal globus pallidus，GPi），③ STN。虽然有待进一步研究证实，目前认为上述 3 个靶点均对某类特定运动障碍症状有效。本章将介绍的 4 个案例中，有两个病例将脑深部刺激电极放置在 GPi，另外两个病例将电极放置在 STN。选择这些病例是因为它们展示了运动障碍手术的特殊情况。VIM 是与震颤相关疾病（如特发性震颤）的主要治疗靶点，因为在 VIM 病例中，决定麻醉干预的是患者而不是疾病，所以我们仍然可以从以下的病例中获得经验。为了更好地感受手术过程，文中简要地描述了病例的生理特点，以显示如果麻醉技术应用不当可能会出现的问题。

MRI 可完整地显示 GPi，其功能性靶点位于核的后部和腹侧区域[37-43]。当微电极沿着其记录轨迹向靶点植入时，必须识别来自 3 个解剖结构的放电模式，以确认最佳放置位置：纹状体、苍白球外侧核（external globus pallidus，GPe）和 GPi。图 5.2 描述了 GPi 和周围结构的解剖，右侧的记录显示了每个区域的代表性放电模式。这些不同的放电模式是区分结构的关键生理标志。在放置脑深部刺激电极时，必须避开一些结构，如视束和内囊，否则可能会使治疗无效。

在进行微电极标测后，在永久 DBS 放置前进行微或大电极刺激测试，以确保电极与内囊和视束的安全距离。如果患者清醒且保持警觉，他们可以通过指示感受是否看到闪光或有肌肉收缩来进行回应。如果患者无法回应，便无法提示视束是否被刺激以及是否出现肌肉紧张。在这种情况下，可以应用肌电图（electromyography，EMG）记录来进行检测，EMG 可以用于检测肌肉是否被内囊中的运动纤维直接刺激而激活，如果被激活，提示这是一种不良反应，或者肌肉收缩不是刺激的直接结果，而是在 GPi 适当位置刺激的间接效应。因此，不使用肌肉松弛药是至关重要的。需要注意，肌电图阈值可以根据活动是持续的还是短暂的而进行调整，通常情况下，任何低于 4 mA 的持续运动反应都被认为是不可接受的，需要调整针道。

STN 中的功能靶点位于中线旁 10.5 ～ 13.0 mm 区域[31, 35, 44-46]。再次强调，当微电极缓慢植入到靶点时，必须识别来自 3 个解剖结构的神经元放电

图 5.2 矢状位图像，距中线约 21.5 mm，微电极记录通过内侧苍白球和相关解剖结构。右侧的描绘图是每个区域的代表性放电模式。每条描绘图代表了从该结构中的代表性细胞记录的单个神经元活动

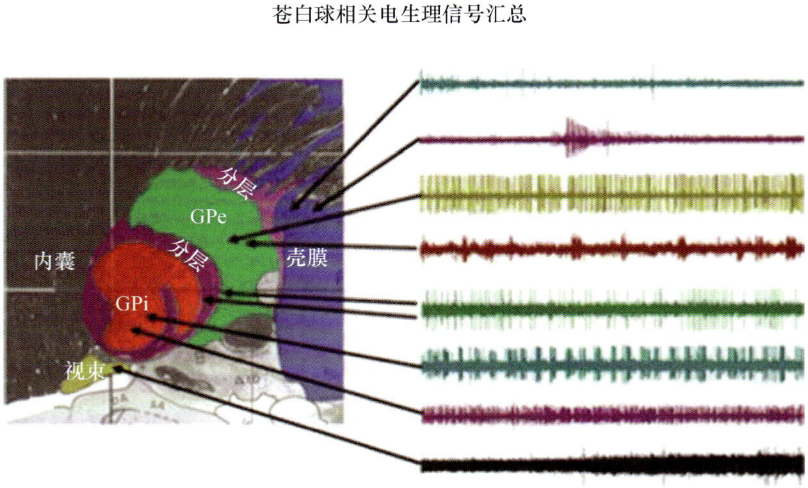

模式，以确认最佳放置位置：丘脑、STN 和黑质网状部（substantia nigra pars reticulata，SNr）。图 5.3 描述的是 STN 及周围结构的解剖。右侧的波形显示了每个区域的代表性放电模式，这些是区分结构的关键生理标记。如果脑深部刺激电极放置在 STN 内侧和后部，它可以激活感觉丘脑和（或）内侧小网膜；如果它被放置在外侧和前部，它会对内囊产生副作用，导致治疗失效。

病例和运动障碍性疾病

病例 1：PD 行常规 STN DBS 手术

60 岁男性患者，PD 病史 10 年，信尼麦（含卡比多巴、左旋多巴）控制良好，直至 59 岁。

PD 的临床症状

患者的症状始于右侧，首先出现上肢震颤和上下肢僵硬。随着疾病的进展，左侧的症状也逐渐加重，并开始影响行走能力。在手术前一年，患者开始出现左旋多巴引起的头部和面部运动障碍，随后出现进行性吞咽困难。选择手术时，患者每天服用 Stalevo（卡比多巴、左旋多巴和恩他卡朋的混合物）37/5/150/200（一天四次），罗匹尼罗 4 mg（一天三次），金刚烷胺 100 mg（一天三次），加巴喷丁 300 mg（一天三次）。由于药物引起的运动障碍症状和疗效减弱，计划行 DBS 术，靶点为 STN。

帕金森病

PD 是一种缓慢进行性的基底节退行性疾病。SNc 的神经细胞产生多巴胺，多巴胺被转运到基底节的输入端。在 PD 中，黑质产生多巴胺的神经细胞死亡，其原因尚不清楚。当大量多巴胺能神经元细胞丢失后，震颤、运动迟缓和强直等临床症状才逐渐显现出来[47-49]。药物是缓解 PD 症状的首选治疗方法，然而，即使对药物有效，大部分患者的症

图 5.3 矢状位图像，距中线约 12.5 mm，微电极记录通过 STN 和相关解剖结构。右侧的描绘图是每个区域的代表性放电模式。每个描绘图代表了从该结构中的代表性细胞记录的单神经元活动。对于 SNr，其记录来自多个神经元。SNr，黑质网状部；STN，丘脑底核

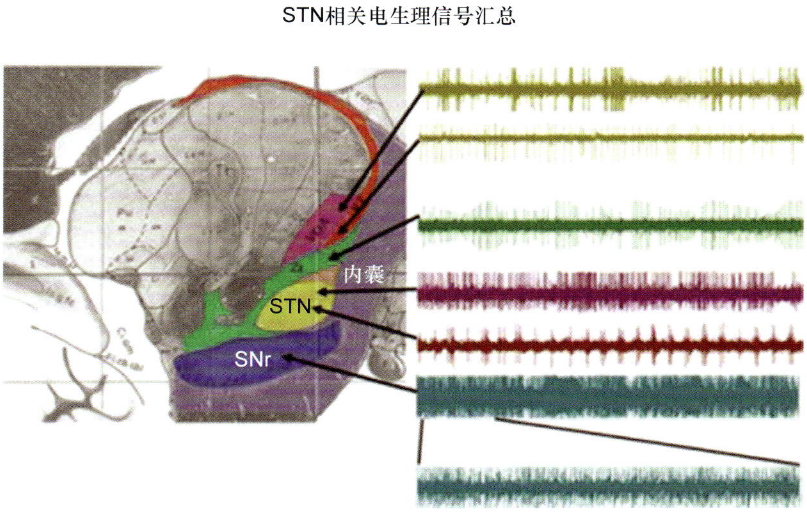

状也通常会逐加重、恶化。随着症状加重，患者逐渐出现行走、说话或完成简单任务困难。

当患者出现中度到重度的运动症状波动、药物引起的运动障碍、药物难治性震颤或对药物不耐受时，应考虑手术治疗。手术对左旋多巴敏感的症状可能也有良好的效果[50]，根据临床工作发现，STN和GPi为靶点的DBS治疗，对左旋多巴诱发的症状有改善作用[45-46]。有证据表明，早期干预（在运动症状发作后4年内）可以改善生活质量、运动功能、日常生活活动能力以及减少左旋多巴引起的运动并发症，并且与仅药物治疗相比，可在手术后2年内减少每日左旋多巴剂量[51]。然而，由于所研究的人群并不代表大多数PD患者，因此应谨慎从这些结果中进行推广。何时进行手术，应该根据患者的情况进行个体化分析，包括患者、神经外科医生和神经学家之间的仔细讨论。考虑因素包括症状的类型和严重程度，手术的预期益处，合并症的存在以及不良事件的风险[52]。

随着基底节信号通路和PD病理生理学知识的不断完善，运动障碍手术的聚焦到3个核团：①丘脑，② GPi，③ STN。STN是PD患者电极放置的首选手术靶点[45，53-56]，该靶点电极植入相关的严重并发症（如出血）相对较少见[57]。鉴于存在出血的风险，手术前必须治疗高血压[58-59]。帕金森病患者常常存在直立性低血压，这是由于使用左旋多巴和多巴胺激动剂以及其他自主神经紊乱所致[60-62]。在PD中，呼吸功能异常很常见[61]，包括阻塞性通气障碍、上呼吸道肌肉组织功能障碍、僵硬、运动迟缓和呼吸肌张力障碍[63]。围手术期停用抗帕金森病药物会加重上述问题。

手术步骤和决策

患者在手术前一晚7点开始停用所有抗帕金森病药物，手术当天早晨到达医院。在放置固定框架期间，麻醉科医师会给予20 mg的丙泊酚用于镇静，并进行生命体征监测。在患者镇静状态时，还会放置导尿管。随后，患者被带到CT室扫描（此前进行了MRI检查），根据需要给予丙泊酚使患者放松（注意：目前我们在局部麻醉下放置固定框架，不使用镇静剂）。CT检查之后，患者被带到手术室（operating room，OR），转移到手术床，定位框架固定在床上。因为在整个手术过程中，可能需要几个小时，患者将被固定在这个位置，因此患者的舒适感非常重要，包括患者应感到呼吸通畅并且颈部和背部感到舒适。此后，泵注或单次推注丙泊酚，直到打开硬脑膜。一旦切开硬脑膜（在开始MER之前大约10～15 min），停止使用丙泊酚（注意：目前我们使用Dex来镇静患者进行这些步骤），以便让患者清醒进行测试。

本例患者的记录信号通道有4条，其中左侧1条，右侧3条。导致记录针道数量差异的原因可能是解剖结构的潜在不对称性、成像中的非线性误差或手术过程中的脑移位。其原因很难确定，我们临床中大约15%的病例中发现了这种差异。每次改变针道都需要外科医生将记录系统（根据使用的记录引导平台而定，并非总是必要）和电极从头部取出，并在大脑中放置一个新的记录针道。每一次在大脑中放置电极或导管，都会增加出血的概率。因此，保持血压低于收缩压150 mmHg至关重要。在左侧，STN内植入长度为4.9 mm，记录有4个动觉细胞。在右侧，第一条记录针道，STN内植入4.6 mm，没有记录到动觉细胞。第二条记录针道，STN内植入5.7 mm，记录有3个动觉细胞，而第三条记录针道，STN内植入1.3 mm，没有记录到动觉细胞。在右侧第二条记录针道开始时，收缩压升高到150～165 mmHg以上，因此停止信号记录，给予10 mg拉贝洛尔，直到收缩压降至135 mmHg。随后的刺激和记录过程中，没有对麻醉进行任何更改或添加。我们所有的PD患者在整个手术过程中都使用鼻导管吸氧，并持续检测血氧饱和度。

脑深部刺激电极被放置在左侧的第一条记录针道和右侧的第二条针道中，选择依据为记录到的动觉细胞和STN内植入长度。一旦电极被放置，连接外挂刺激器测试。测试以顺序双极方式进行（－0，＋1；－1，＋2；－2，＋3），脉冲宽度为60 μs，频率为180 Hz。电压缓慢上升至4 V。对于这位患者，在4 V的刺激下没有观察到持续的不良反应。一过性的手臂感觉异常持续了大约5～15 s。这属于暂时的不良反应，因为电极处于持续开机状态，因此这种一过性的不良反应是可以接受的。我们在左侧的－1、＋2位置和右侧的－0、＋1和－1、＋2位置上进行刺激，显示成功改善了运动迟缓和僵硬。根据UPDRS-Ⅲ（一种常见的PD患者运动评分系统），术后患者的症状改善了72%。

病例2：非复杂病例（PD-STN，睡眠状态手术）

63岁男性患者，PD病史4年，震颤症状进行性加重，且对药物治疗不耐受。

在被诊断为 PD 之前的一年，患者首先出现右手震颤以及记忆下降、肢体僵硬和运动迟缓。他最初使用罗匹尼罗和卡比多巴 / 左旋多巴（carbidopa/levodopa，C/L）来缓解 PD 病的症状，但由于 C/L 会引起恶心而使用受限。他使用 C/L 和罗匹尼罗的组合治疗后，震颤症状有所改善，但平衡困难和运动迟缓没有明显改变。在一年的时间里，震颤症状明显加重，并向双侧进展，以至于尽管使用药物静点，也无法有效控制。手术时，患者每天服用 C/L 50 ～ 200 mg（一天两次），罗匹尼罗 3 mg（一天两次）。

术前评估

患者接受了神经外科医生的术前评估，提示该患者适合双侧 STN DBS 手术治疗。在对睡眠和清醒手术的风险和获益进行了详细讨论后，患者选择接受睡眠状态下的 DBS 手术。原因是患者存在幽闭恐惧症并且对清醒状态下立体定向框架放置感到焦虑。随后，患者在全身麻醉下进行了术前 MRI，确保获得足够高质量的成像用于立体定向手术。全身麻醉对于患有震颤的 PD 患者尤其重要，因为震颤会导致在 MRI 图像中出现明显的运动伪影，进而影响目标定位的准确性。此外，因为手术过程中不会进行术中电生理测试，患者可以在手术前继续服用抗帕金森病药物，这可以提高患者在手术前、手术期间和手术后的舒适性，因为他们可以保持血清药物浓度，避免无药物状态下症状明显恶化。

手术步骤和决策

经麻醉科医师和神经外科小组评估后，患者进入手术室。然后，按照麻醉主治医师的常规方案进行了麻醉诱导和插管。只能应用短效肌松药，因为如果进行术中宏观刺激测试，需要完全肌松恢复。一旦插管成功，在头钉固定区域使用局部麻醉药并将立体定向框架放置在患者头部。患者保持仰卧位。行首次术中 CT 扫描，与术前 MRI 图像融合。由于立体定向电极的放置是基于直接图像引导的靶向定位，神经外科医生需要对融合质量进行检查，以确保在所有平面上的准确性。然后，头皮切口部位注射局部麻醉药，以便插入电极。手术开始切皮，钻孔，然后是将硬脑膜切开一小口，将导管向下穿刺至靶点，放置 DBS 电极。然后取出导管。术中进行 CT 检查以确认电极放置的准确性。接下来术中刺激（脉冲宽度 120 ms，频率 180 Hz，幅度 0 ～ 6 mA），与清醒手术时的方法大致相同。由于患者处于麻醉状态，因此仅通过寻找面部、舌头、手臂或腿部的肌肉收缩以及眼球偏向来检查运动结果。最后将导线固定在颅骨上，并在患者的另一侧大脑重复上述过程。当双侧电极植入完成，脑深部刺激导线被穿到左耳后面的凹槽处。此时，患者处于全麻状态，可以立即将发生器放置在胸部，并通过延长导线将脑深部刺激导线连接到发生器上。术后在麻醉后恢复室（postanesthesia care unit，PACU）中，神经外科医生对患者进行运动阈值测试，以观察副作用。由于获得了最优的刺激参数，在随访中，患者状况非常好，僵硬、震颤和行走能力都有显著改善。

病例 3：复杂病例

一名 14 岁男孩在 3 个月时被诊断为甲基丙二酸血症（methylmalonic acidemia，MMA），病情控制良好，健康状况良好；直到感染了严重的 H1N1 流感，随后发展为胰腺炎、败血症和双侧基底节脑卒中。

由于脑卒中，患者呈现出痉挛型四肢瘫痪，应用巴氯芬泵治疗效果一般（痉挛的一种常用治疗方法）。本次入院是原因肌张力障碍加重，且对多种药物治疗抵抗。由于肌张力障碍的严重和恶化，包括固定姿势和肌肉痉挛，决定对患者采用双侧 GPi 刺激植入。在巴氯芬治疗至决定行 DBS 电极植入期间，患者的呼吸状况也有所恶化。

肌张力障碍

肌张力障碍是指由激动型和拮抗型肌肉同时收缩导致的、不自主的持续性或痉挛性肌肉收缩综合征[64-66]。这些收缩运动通常是缓慢而持久的，它们经常以重复和有规律的方式发生。然而，这些收缩运动不可预测，并且呈波动特点。频繁的姿势异常和扭曲会引起疼痛并导致功能障碍。无论病因如何，扭转痉挛具有慢性进展的过程，并可能导致严重持续的疼痛和残疾。由于每种类型的肌张力障碍的治疗方法不同，因此区分不同类型的肌张力障碍在治疗上很重要[67-72]。根据其临床分布，肌张力障碍分为局灶性肌张力障碍、节段性肌张力障碍、多灶性肌张力障碍、广泛性肌张力障碍和偏身性肌张力障碍。

全身药物治疗，可以使约1/3的患者得到控制，药物选择种类较多，包括胆碱能药、肉毒杆菌毒素、苯二氮䓬类药物、抗帕金森病药物、抗惊厥药、苯海索、丁苯那嗪、巴氯芬泵、卡马西平、肌肉松弛药和锂盐[73-76]。然而，这些药物对大部分肌张力障碍患者控制不佳[77]。对于症状严重的患者，可采用手术治疗，以减轻症状，改善功能。肌张力障碍常用的刺激靶点主要为GPi，GPi是迄今为止研究最透彻的刺激部位。

手术步骤和决策

这个特殊的病例是我们所经历过的最复杂的DBS手术之一。由于甲基丙二酸血症的影响，患者的新陈代谢非常不稳定，且由于过度运动而需要麻醉。麻醉药物本身不仅会导致电信号幅值下降，还可能引起不良的代谢影响。在这种情况下，外科医生、神经生理学家、麻醉科医师、重症监护医生、神经科医生和社会工作者共同计划患者的术前、术中和术后处理。每个小组讨论了他们在这个病例中的特殊需求以及对患者的影响。正如之前讨论的，大多数DBS手术中麻醉科医师面临的最常见问题是血压控制。研究制订了一个计划，首先使用Dex，观察患者是否能耐受；如果不能，将使用丙泊酚，再观察患者耐受程度。由于潜在的代谢问题，给予控制剂量的Dex是否足以确保患者的舒适度并保证电信号采集，这是一个难点。此外，Dex的一个主要问题是可能导致患者低血压。对于PD患者来说，这不是一个主要问题，因为这种影响通常是有帮助的，但对于儿童来说，这需要考虑。在手术前3天，计划试图逐渐减少患者的一些药物，包括高剂量的苯二氮䓬类药物，但未能成功。

手术当天早晨，患者直接被带到CT室并进行气管插管。麻醉药物包括3 mg的咪达唑仑，诱导给予10 mg依托咪酯，随后再加5 mg依托咪酯，同时12 mg的西沙必利，100 μg的芬太尼。放置框架期间和CT检查期间，以七氟烷（1.5%）吸入麻醉维持；将患者移至CT区前，Dex以0.7 μg/（kg・h）的剂量开始泵注，0.1 μg/（kg・min）瑞芬太尼泵注。5 min后，停止七氟烷使用。这种药物输注一直持续到第一侧颅骨钻孔。之后Dex的剂量降至0.1 μg/kg/h，并停用瑞芬太尼。此时减少Dex的目的是允许约10～15 min后缓慢唤醒患者进行电信号采集。

当完成钻孔并切开硬脑膜，血压为127/77 mmHg，首先将导管置入脑内，然后置入微电极。在这期间（患者仍然保持气管插管，但清醒并能够遵循简单指令），患者没有肌肉痉挛，甚至睁开了眼睛。一旦电极进入脑内，记录到了“爆发”细胞，表明：（a）电极尖端位于GPe，（b）镇静水平［Dex为0.1 μg/（kg・h）］允许记录单个神经元，同时防止运动过度。继续记录，穿过GPe，穿过分离两个结构的薄层，进入GPi。因为GPe和GPi的电信号放电频率是相似的，记录动觉细胞是区分两者的关键。

维持所有麻醉药物使用，对遇到的所有细胞进行动觉测试。在第一侧发现了8个明显的单个单位，其中3个显示了动觉活动。很可能是由于Dex镇静作用的持续消退和患者对周围环境更加警觉，患者血压升高至168/120 mmHg，因此电信号记录在GPi基底附近停止。停止电极推进，使用两次6 mg的肼屈嗪和1.5 μg/（kg・min）的硝普钠输注降压，血压最终稳定在114/50 mmHg。Dex增加至1 μg/（kg・h），瑞芬太尼增加至0.1 μg/（kg・min），继续电极植入，在出GPi时，可检测到边界细胞，再继续走2 mm深度可探测到视束。

由于在宏刺激（在植入永久性脑深部刺激导线后进行刺激测试以确保没有重大不良事件）期间，患者无法向团队描述肌肉活动，因此我们使用肌电图记录来评估肌肉刺激情况。在5 Hz时没有直接的驱动活动，而在130 Hz、7.0 V刺激时则有轻微的拇指收缩。之所以使用5 Hz，是因为它是测试刺激器的最低输出，可以使肌肉随着刺激而产生收缩。如果发生这种情况，提示肌肉活动与内囊的直接刺激相关，表明电极位置过于内侧和后方。如果没有观察到肌肉活动，则先前观察到的收缩很可能是由于对GPi的刺激。根据我们的经验，这是电极位置良好的指标，当刺激超过5.0 V时，还会出现鼻唇肌肉的收缩。

可以根据这些信息放置永久性电极。在第1侧颅骨钻孔关闭和第2侧颅骨钻孔打开期间，Dex增加到1.4 μg/（kg・h），将瑞芬太尼调整为0.07 μg/（kg・min）；当第2侧颅骨钻孔已完成，将Dex降至0.7 μg/（kg・h），停止使用瑞芬太尼。硝普钠持续以0.5 μg/（kg・min）的剂量给药。在记录或刺激过程中，不需要进一步改变麻醉给药方式和剂量。患者在手术过程中能够睁开眼睛。这次，我们记录到了12个明显的GPi细胞，并检测到了分隔GPi外部和内部分段的内部层小区域。在这12个细胞中，有5个细胞出现了动觉活动。距

GPi 内段底部约 1.7 mm 处也可见到视神经束。与第一侧类似，刺激测试在没有不良事件的情况下进行。之后的手术过程，包括植入和穿刺连接导线和植入式脉冲发生器，使用七氟烷剂量为 0.7%。

病例 4：复杂病例

29 岁男性患者，因行大网膜粘连松解术及大网膜部分切除术后出现轻度脑性瘫痪伴严重肌张力障碍。

在腹膜切除手术过程中没有并发症，但是手术醒来后，患者出现了难以控制的痉挛和抽搐动作，研究推测与患者在手术过程中接受的阿片类药物（芬太尼）或东莨菪碱有关。该患者在早期手术后出现了类似的反应。本次入院时，患者接受劳拉西泮（2 mg IV）和苯海拉明（50IV，每 6 h）治疗，在接下来的几天内患者症状没有明显变化，因此患者确诊为肌阵挛性肌张力障碍。由于受到严重而痛苦的肌张力障碍和扭转姿势的影响，患者进行气管插管治疗，并持续丙泊酚输注进行镇静［95 mg/h：25.13 μg/（kg · min）；患者体重为 63.1 kg］，同时给予丙戊酸（250 mg 每天 3 次），在术后第 5 天继续使用劳拉西泮和苯海拉明。我们试图将丙泊酚［40 mg/h：10.57 μg/（kg · min）］和劳拉西泮降低到患者能够沟通的水平；然而，痛苦的肌张力障碍痉挛会再次出现。术后 4 周，开始使用 Dex，并减少丙泊酚的使用，希望减少痉挛运动。其间，患者拔除气管插管，但因仍有痉挛运动，最终导致重新插管，重新丙泊酚输注（95 mg/h），并开始使用丁苯那嗪（50 mg IV 每 6 h）治疗。因此，患者转至我院行 GPi DBS 治疗肌张力障碍[9]。

肌张力障碍持续状态

肌张力障碍持续状态（status dystonicus，SD）最早由 Jankovic 和 Penn 于 1982 年首次报道，并被定义为“越来越频繁和严重的全身性扭转痉挛、肌张力障碍和强直发作，对标准药物治疗无效”[78]。这种情况被称为“肌张力障碍持续状态”或“肌张力障碍风暴”，肌张力障碍持续状态非常罕见，文献中报道的病例不到 50 例[79-80]。患有 SD 的患者通常会出现危及生命的并发症，如舌咽肌无力，影响上呼吸道通畅，有误吸的风险，呼吸功能逐渐受损导致呼吸困难、疲劳和疼痛，以及代谢紊乱。

有研究尝试药物和外科手术治疗 SD，包括口服活性药物[81]，但均没有令人满意的效果。在大部分情况下，现有的文献倾向于使用静脉注射药物进行深度镇静[82]。患有 SD 的患者通常会出现代谢并发症，如横纹肌溶解症，可能导致肾衰竭，以及舌咽和呼吸并发症，需要行气管插管。

其他常见的并发症包括高热、肌肉疲劳、疼痛和脱水。出于以上种种原因，患者需要在重症监护病房（intensive care unit，ICU）进行治疗。患者通常需要深度镇静，保持肌肉松弛并辅助通气[79]。静脉输注咪达唑仑和丙泊酚可用于治疗 SD。二线治疗策略（如 DBS 手术）取得了惊人的效果，尤其是对于处在进展状态患者[80]。

手术步骤和决策

考虑到缺乏“最佳药物治疗”的效果，患者在难以控制的痉挛和抽搐动作发作后 2 个月，进行了双侧 GPi DBS 手术，术后上述症状有所改善。在手术过程中，进行了 3 次 MER（2 次在右侧，1 次在左侧）。平均每个立体定向电极记录 3.3 个 GPi 细胞。这个数字略低于我们在 PD 和 DBS 治疗肌张力障碍的患者，之前电极植入 GPi 中通常发现 10 个以上的细胞。与 PD 患者相比，该患者的平均 GPi 放电频率也显著较低：34.3±16.5 Hz，而 PD 患者的放电频率通常在 60 ～ 80 Hz 范围内。在这个患者中，GPe 放电频率为 44.5±16.6 Hz，低于 PD 患者 GPe 的频率，但与自身 GPi 放电频率的差异并不显著。图 5.4a 显示了该患者在不同丙泊酚输注速率下 GPe 和 GPi 的尖峰活动，这种神经元活动的下降类似于在进行肌张力障碍手术时，患者在使用或不使用丙泊酚时观察到的结果（图 5.4b）。放电频率的变化似乎与丙泊酚的水平有关，如图 5.4a 所示。

值得注意的是，在手术前连续使用丙泊酚输注 2 个月后，与其他接受各种手术的患者相比，术中需要更高剂量的丙泊酚镇静，即使在高浓度的丙泊酚下，患者仍然能以有意识的方式进行交流。尽管患者能够与手术团队进行交流，但基底神经节活动仍然减少（通过 GPi 放电频率测量），这在临床上表现为异常运动的减少。在一篇综述中，Wilson 等[83]报道多个病例，患者在连续输注丙泊酚时表现出丙泊酚耐受，因此随着时间的推移需要越来越大剂量的丙泊酚用于镇静和减轻疼痛。丙泊酚直接激活 GABA 受体，由于 GABA 受体有抑制神经活性特点，使 GABA 受体的激活在 BG 中具有降低整体活性的作用。此外，丙泊酚已被证明可以影响

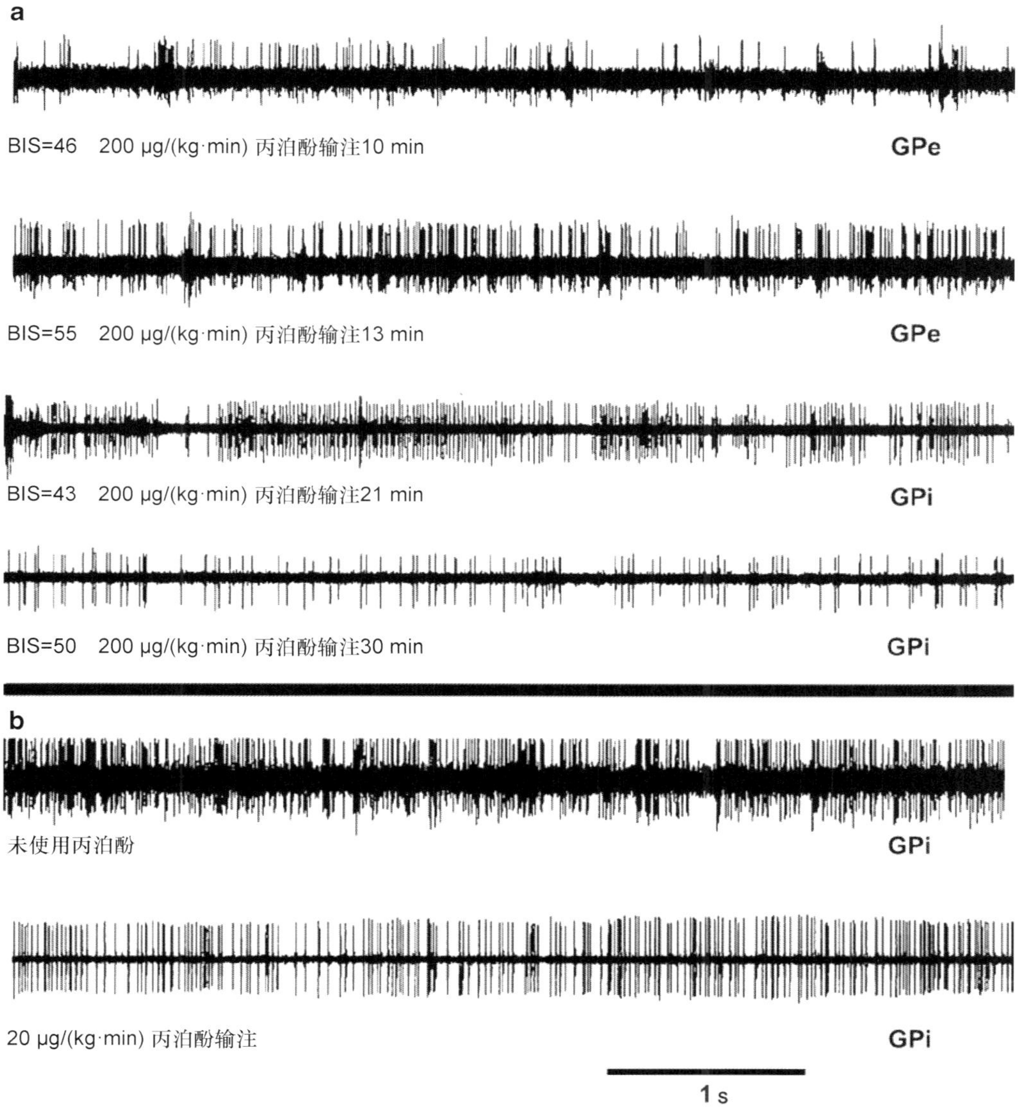

图 5.4 在本例肌张力障碍持续状态患者中，记录了不同丙泊酚输注浓度下的 GPe 和 GPi 的单细胞电信号（**a**）。丙泊酚输注和未输注时肌张力障碍患者 GPi 的单细胞放电信号（**b**）

其他神经递质和神经调节剂，特别是大麻素受体，这也是麻醉药物镇静作用部位[84]。这两种受体之间的适应性变化可能解释了在这位患者中观察到的临床差异（交流能力与 BG 活动减少）。

结论

与术中神经生理学在其他大多数领域相同，麻醉药物的应用与神经生理学数据收集之间的权衡是一个挑战。大多数运动障碍性疾病手术的一个优点是几乎不需要镇静药物或全身性镇痛药物，但由于组织的高度敏感性，血压控制和氧饱和度维持至关重要。最后，由于运动障碍性疾病的多样性，患者术中可能需要镇静甚至全身麻醉，在这些情况下，手术需要通过神经外科医生、麻醉科医师和神经生理学专家之间的密切合作来完成。

参考文献

请扫描目录后二维码，获取参考文献资源。

6 术中肌电图

Kent S. Rice 和 Stanley A. Skinner 著

王恬园 菅敏钰 译 刘海洋 校

学习要点

- 自发肌电图（electromyography，EMG）是一种灵敏的监测工具，可以快速检测到术中神经的机械性紊乱，但其预测神经功能较差，应结合触发或诱发模式使用。
- 触发 EMG 在脑神经、脊神经和周围神经的定位、毗邻和连续性方面有诸多有益的应用。
- 在 EMG 监测过程中，当手术可能损伤神经结构时，应避免神经肌肉阻滞药，并使用四个成串刺激（time-of-four，TOF）进行评估。
- 肌内电极记录优于皮下记录，皮下记录优于表面 EMG 记录。

肌电图（electromyography，EMG）是对肌肉电活动的记录。EMG 在术中神经生理监测（intraoperative neurophysiologic monitoring，IONM）中的应用，无论是电诱发还是机械诱发的 EMG 活动，已被广泛应用于各种手术过程中，起到保护神经功能的作用。EMG 的使用历史悠久，可以追溯到 20 世纪 60 年代，当时它首次用于保护面神经功能。自那时起，EMG 相关的技术便广泛发展起来，被用来标记及监测周围神经、脊神经和脑神经、脊髓、脑干和大脑的运动通路。

下运动神经元到肌肉的通路被认为是整个运动系统的“最终共同通路”。从根本上讲，EMG 是一种用于监测起源于脑干核团或脊髓灰质的下运动神经元功能的方式。然而，其他监测技术是通过刺激上运动神经元（如经颅刺激运动诱发电位和经脊髓刺激）或刺激周围传入神经（如瞬目反射、Hoffmann 反射、F 波和侧方扩散反应）来监测下运动神经元。在提及这些相关技术的同时，本章将主要集中于 EMG 在脑神经、脊神经和周围神经的监测及标记中的应用。

EMG 的原理

如上所述，EMG 是肌肉组织电活动的记录，这种电活动是由运动神经元驱动的。我们最终感兴趣的是神经发生了什么，并利用肌肉中的电活动来辅助我们解释神经损伤、完成神经识别并探查神经功能。自发 EMG 被动地记录来自肌肉的电活动，并揭示与手术操作、刺激或神经损伤相关的活动；而触发 EMG 则是电刺激引发的肌肉反应，可以揭示关于神经的身份及功能信息（图 6.1）。本节将回顾可能适用于 EMG 监测所有应用的一般概念，随后的章节将侧重于更具体的应用。

下运动神经元系统的解剖

下运动神经元是多极神经元，其胞体位于中枢神经系统内。脑干内的脑神经核团是下运动神经元的细胞体，这些下运动神经元产生运动神经。除了 CN Ⅳ（它在核后交叉），所有的颅运动神经都离开核同侧的脑干。意味着在脑干周围的手术中，EMG 电极将被放置在手术的同侧肌肉中，除非手术需要双侧监测。脑神经核团接受对侧皮质延髓束的输入，同时也有许多核团也接受同侧皮质延髓束的输入（如上面部运动功能）。

脊髓下运动神经元的胞体位于脊髓灰质前角，并以根的形式离开脊髓，连接形成腹根。脊髓的每一个功能节段在每一侧都产生一个腹根，腹根将在椎间孔处与相应的背根连接，形成混合脊神经。脊神经分为腹侧支和背侧支，腹侧支为四肢提供周围神经，背侧支为脊柱后侧的皮肤和肌肉提供感觉和运动功能。

运动单位

下运动神经元作为颅或脊髓外周神经的一部

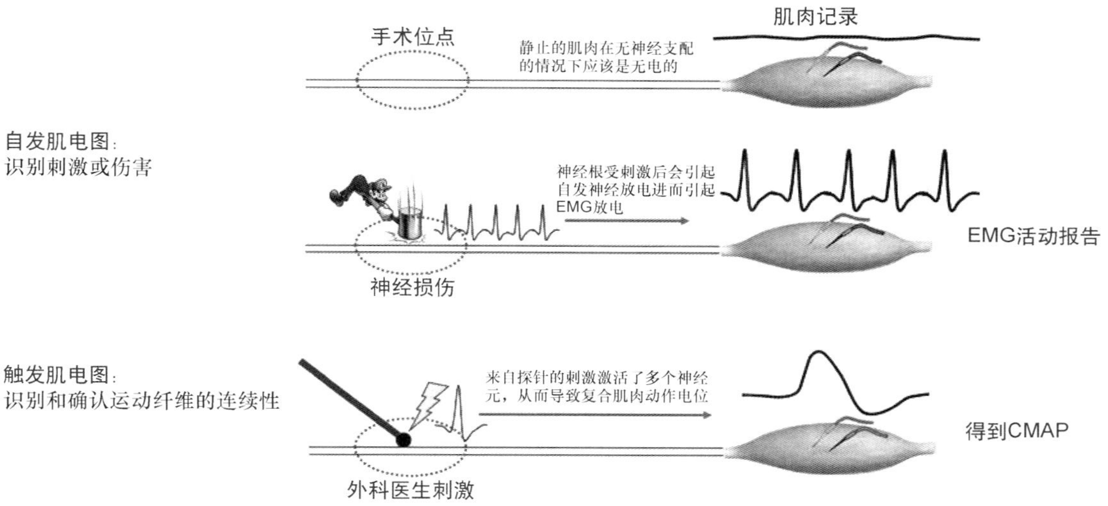

图 6.1 自发与触发 EMG 示意图

分，会沿着单条路径到达单个肌肉。每个运动神经元的轴突都会分化形成肌肉内许多肌纤维的突触（或神经肌肉连接）。**运动单位（motor unit）**的定义是下运动神经元及其支配的所有肌肉纤维。如果神经肌肉连接是开放且可用的，激活一个下运动神经元将导致整个运动单位的去极化，这是一个同步的过程，我们称之为运动单元电位（motor unit potential，MUP）。在肌肉内部或附近放置一个记录电极，可以记录 MUP 放电时的情况。MUP 本质上是外科手术中观察到的 EMG 活动的一个组成部分。

不同功能的肌肉有不同的神经支配比例（或运动单位大小）。四肢较大的肌肉，如腓肠肌，往往有较大的运动单位，每单位约有 2000 个肌纤维[1]。而需要控制精细运动的肌肉，如眼外直肌，每单位约有 13 个肌纤维[2]。肌肉内运动单位的大小对我们可以从肌肉中记录的 EMG 电位的相对大小有显著的影响。

神经肌肉连接

肌纤维的激活发生在神经肌肉连接所在的运动终板。运动终板通常位于肌肉的中心位置，是肌肉动作电位的起源，因此被认为是记录 EMG 的最佳位置。当神经动作电位到达神经肌肉接头时，下运动神经元末梢轴突处的钙通道打开，允许钙离子流入。钙离子促进乙酰胆碱（acetylcholine，Ach）从突触囊泡释放到突触连接处。然后乙酰胆碱与运动终板上的受体结合，导致去极化。在去极化足够的情况下，肌肉动作电位会从运动终板（或神经支配区）沿肌纤维向两个方向传播。

Ach 受体是神经肌肉阻滞剂的主要靶点，这些药物通常用于外科手术，以防止患者术中运动并降低肌肉的紧张。由于 EMG 模式依赖于神经肌肉的传导，因此必须限制这些药物的使用，以允许神经激活肌肉。

EMG 麻醉的注意事项

神经肌肉阻滞剂

使用自发和触发 EMG 监测脑神经或脊神经时，主要关注的是神经肌肉阻滞剂（neuromuscular blocking agent，NMBA）的使用；全身麻醉药一般不会影响 EMG 监测。神经肌肉接头必须对 Ach 有反应，才能使肌肉产生动作电位；因此在理想情况下，需要使用 EMG 监测时，插管时使用的 NMBA 必须已经代谢完全。残留的神经肌肉阻滞剂可能通过减少机械诱发电位的数量或降低触发的 EMG 反应幅度来干扰 EMG 监测。阈肌电反应需要更高的刺激强度，使椎弓根螺钉阈值的结果无效[3]，或是影响触发 EMG 对神经功能的评估。最好的解决办法是避免任何水平的肌肉阻滞剂。

NMBA 的完全恢复被认为是任何肌源性监测（如 EMG）的最佳选择。然而，由于外科医生或麻醉医生需要患者在术中放松，避免部分肌肉瘫痪并不总是可行的。EMG 监测时可以接受的神经肌肉阻滞程度目前尚存在争议。专家认为，即使被非去极化的 NMBA 减弱，在 TOF 监测中存在第四次颤搐，或者 TOF 值至少为 0.1[5]，可以记录自发 EMG 或获得阈值水平触发的 EMG 反应[4-5]。一项关于椎弓根螺钉刺激阈值的研究表明，拇展肌的单一颤搐（T1）相对于未阻滞颤搐（T0）减少率大于 80%，可以使椎弓根螺钉阈值升高[3]。然而这如何能转化为 TOF 尚不清楚。总之，对于任何 EMG 的监测模式来说，使用任何 NMBA 都会对准确监测 EMG 造成混杂，最好在神经处于风险期时避免使用。

在关键的手术过程中如放置椎弓根螺钉时，如何逆转神经肌肉阻滞，以触发 EMG 测试和 EMG 监测是可能的。传统的逆转方法是使用乙酰胆碱酯酶抑制剂，如新斯的明，这需要恢复部分阻滞才可成功。本质上，该药物减缓了 Ach 的分解，并允许更大浓度的 Ach 存在，以成功地与 NMBA 竞争。最新的拮抗药物舒更葡糖钠是另一种选择，它可以通过包裹及中和 NMBA 来逆转罗库溴铵或维库溴铵的阻断，并可根据需要重复发挥阻断作用，这一过程并不涉及乙酰胆碱酯酶。

局部麻醉药

某些情况下，若有意或无意应用局部麻醉药（如利多卡因）于被监测的神经，将会产生问题。例如，当通过喉内肌监测喉返神经时，建议避免在气管导管上使用利多卡因凝胶，以防止它导致神经传导阻滞，可能会导致假阴性结果的出现[6]。同样在颅脑手术中，若在面神经附近的切口部位注射利多卡因，也可能会出现问题：如果利多卡因扩散到面神经，则可造成传导阻滞，并阻止任何自发或触发的面部 EMG[7]。

其他肌源性监测的麻醉方式

任何依赖于突触传入激活到下运动神经元的肌源性记录方式，都将受到除 NMBA 以外其他因素的影响。例如，H 反射、球海绵体反射、经颅运动诱发电位或其他任何类型的脑或脊髓上运动神经元刺激，都对全身麻醉药敏感。因此，在多模式的方法中，为了与手术的每一种监测模式兼容，麻醉方案将需要做出调整。

TOF 监测

TOF 监测是一种评估 NMBA 对神经肌肉接头影响的方法。这是一种触发 EMG 的技术，我们以 2 Hz 的频率传递 4 次超大刺激来刺激混合周围神经，然后记录所得到的 4 个复合肌肉动作电位（compound muscle action potential，CMAP）或由神经支配的肌肉“颤搐”。四次颤搐被标记为 T1、T2、T3 和 T4。非去极化 NMBA（如罗库溴铵、维库溴铵和顺阿曲库铵）通过阻断运动终板上的 Ach 受体，发挥竞争性抑制作用，但是它们也会结合突触前膜上的烟碱 Ach 受体，抑制 Ach 的释放。因此，随着轴突被反复激活，越来越少的 Ach 被释放到连接处，从而导致颤搐幅度减小或我们称为“消退”。这可以在处于部分松弛状态期间的 TOF 监测中观察到。2 Hz 的刺激频率相当重要，因为它提供了轴突末端（在每个动作电位之后）清除钙离子和消耗 Ach 之间的平衡。过快刺激“四个成串”可能会高估肌肉放松的程度，过慢刺激则可能会低估肌肉放松的程度。同样重要的是，在连续 TOF 之间或在相同神经的躯体感觉诱发电位（somatosensory-evoked potential，SSEP）刺激和 TOF 测试之间需要至少 10 s 的恢复时间，否则测试将不准确。给予去极化的 NMBA（如琥珀胆碱）后，由于其在临床使用浓度下不与突触前 Ach 受体相互作用，TOF 将不会显示出任何消退[8]。

神经肌肉接头拥有强大的储备功能，因为 70% 的 Ach 受体可以在发生任何显著的阻断效应之前被阻断。超过这个会使颤搐的波幅逐渐减少并增加 TOF 消退的程度，直到约 75% 的 Ach 受体被阻滞时，第四次颤搐（T4）完全消失，约 80% 的受体被阻滞时 T3 消失，约 90% 的受体被阻滞时 T2 消失，最后在将近 100% 的受体被阻滞时 T1 消失[1]。

尽管给患者注射 NMBA 的麻醉科医师会评估阻滞水平，但负责 IONM 的神经电生理学专家应记录一系列任何涉及 EMG 或运动诱发电位情况下，神经肌肉接头的 TOF 监测。这其中有一些重要的原因，首先，麻醉团队用于评估神经肌肉接头的技术可能有很大差异，包括对主观且可能不准确的物理运动的视觉或触觉评估。其次，刺激方法和应用也可能不同，这可能导致出现误导性结果（例如，用高强度刺激去极化的肌肉组织会低估阻滞效果）。最后，被测试的肌肉可能与被用于 EMG 监测的肌肉有不相同的放松程度。患者的不同肌肉之间 NMBA 恢复的速度可能存在很大差异[9]，因此将同样的肌肉用于 TOF 监测并同时用于 EMG 是理想的。

用于 EMG 的 IONM 是通过在患者身上放置额外的一对刺激电极来适应 TOF，或在大多数已经监测 SSEP 的情况下，用于 SSEP 的相同刺激电极也可以用于 TOF 记录。表 6.1 概述了 TOF 参数和

表 6.1 TOF 总结：根据手术位置的刺激参数和建议位点测试 TOF

TOF 参数	最大限度地刺激；脉冲持续时间 0.2 ms，重复频率 2 Hz
脑神经 EMG	刺激茎乳孔附近的面神经，从口轮匝肌开始记录；或刺激腕部正中神经并从拇短展肌（APB）记录
颈椎手术	刺激正中神经或尺神经并从拇短展肌-小指展肌（APB-ADM）记录
腰椎手术	在腓骨头刺激腓总神经，从胫骨前肌（TA）开始记录
胸腰椎手术	在内踝刺激胫后神经，从拇展肌（AH）记录
周围神经 / 丛神经手术	使用正中神经或胫后神经刺激手术部位对侧肢体，并分别从 APB 或 AH 记录

建议的位点。注意，对于周围神经损伤的患者，建议通过未损伤的神经来记录，通常在手术部位的对侧。否则，通过刺激受损神经而获得 CMAP 的成功率可能非常低。

SSEP 刺激位点配置了正极放置在负极的近端，以避免“正极屏蔽”效应；因此，在使用同一对电极记录来自远端肌肉的 TOF 时，刺激的极性可在编程中颠倒，以再次避免正极屏蔽效应。然而在实践中，只要负极（在每种极性中）都位于恰当的神经上，你会发现正常极性或反极性对超临界 CMAP 反应的影响很小。事实上，有时转换刺激极性可以改变刺激伪迹来改善 TOF 数据。

为了解释 TOF，必须准确地测量从 CMAP 的最高点到最低点的颤搐波幅。这可以手动完成，也可以使用自动光标，以确保光标位于正确的峰值上。四个成串刺激比值（train-of-four ratio，TOF 比值）通过第四次颤搐和第一次颤搐的波幅之比（T4/T1）来计算。四个成串刺激的消退程度为 1-TOF 比值（图 6.2）。如果不存在第四次颤搐，那么 TOF 比值将为零，并且四个成串序列将通过颤搐计数（例如，4 个颤搐中的 3 个）来描述，该颤搐计数表示 4 个颤搐中存在多少个 CMAP。图 6.3 显示了使用 Cadwell 系统记录的一系列四次颤搐从 0 次到 4 次擅搐的例子，横坐标表示 CMAP。

TOF 常见故障排除问题

裁剪

TOF 的 CMAP 波幅在超大刺激的情况下可能相当大，经常超过 10 mV。IONM 系统中用于记录通道的模数（analog-to-digital，A/D）转换的动态范围必须设置得足够大，以捕获整个波形。如果 CMAP 或任何波形超出 A/D 转换器的范围，波形则会在范围的极值处被消退，导致轨迹在峰值或低谷所在的地方变平。这将导致测量波形的幅度不准确，并无法评估 TOF 的消退程度。图 6.4 是一个被严重裁剪过的 TOF 的例子，它可能会误导神经电生理学专家认为存在最小的消退。校正范围揭示了 CMAP 的真实波幅和消退的显著程度。

频道设置的范围取决于正在使用的系统软件。例如，Xltek 系统使用每个通道的实际范围值，而 Cadwell 系统使用控制范围的“通道增益”设置（无论通道增益设置为多少，总范围都是 10 倍）。对于神经电生理学家来说，充分理解控制记录的软件设置十分重要。当对可用于多种目的的 EMG 通道（自发和触发 EMG、MEP 和四个成串刺激）进行编程时，可能需要将四组 EMG 通道分为各自的通道，并使用适合大波幅的设置范围。

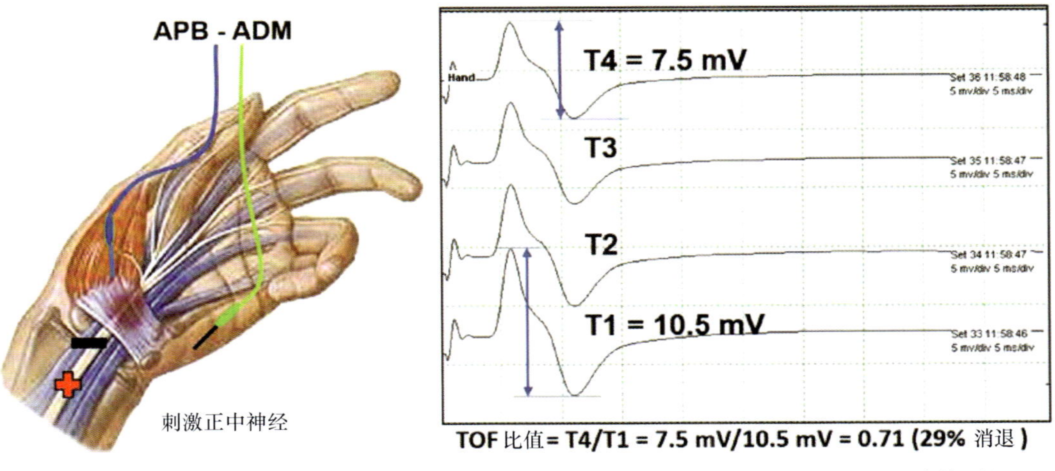

图 6.2 示例：TOF 刺激手与正中神经及计算 TOF 比值。APB，拇短展肌；ADM，小指展肌

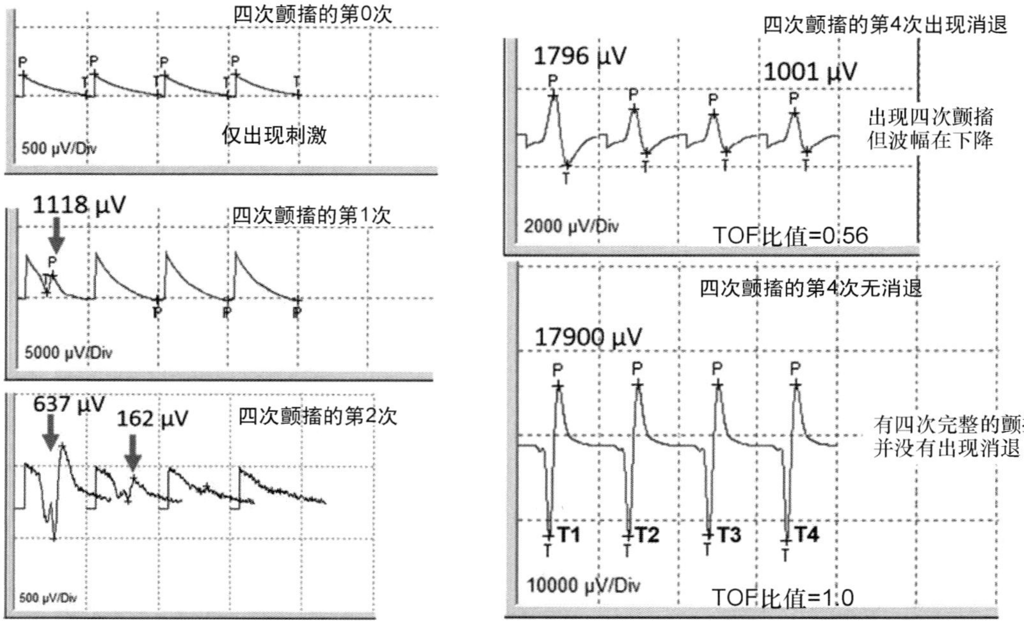

图 6.3 示例：没有出现消退的 TOF 刺激从第 0 次到第 4 次颤搐，图中显示了 CMAP 的波幅

图 6.4 示例：由于模数转换器的范围设置过低（±100 μV），四个成串刺激的波形（左面板）被裁剪。将范围增加到 ±5000 μV 后，波形不再被裁剪（右图）

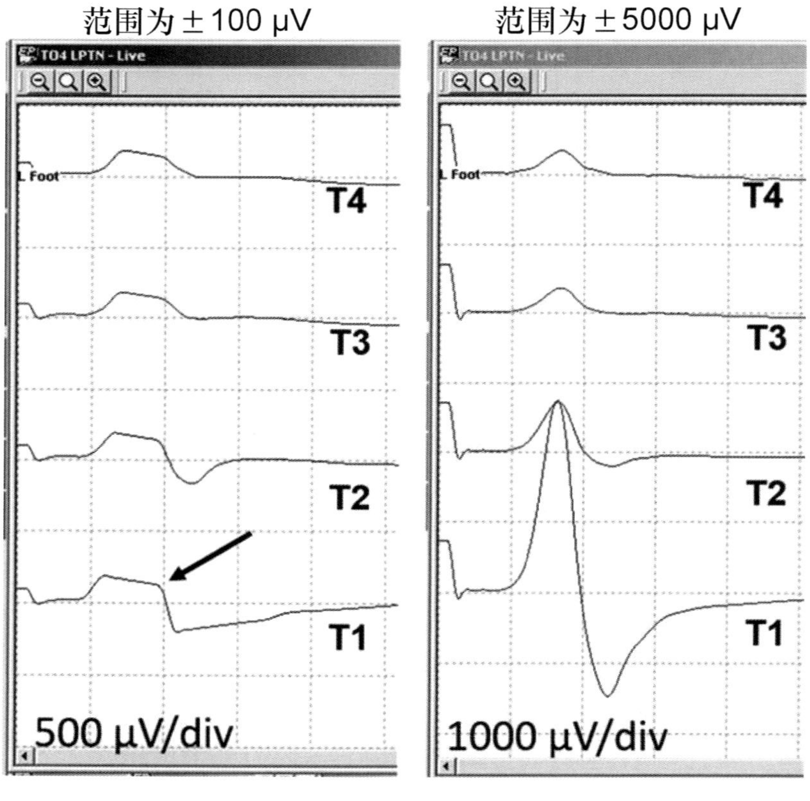

对 TOF 数据存在的曲解与刺激伪影

一些 TOF 程序利用直方图来说明相对颤搐大小，或自动计算 TOF 比值。这些数据同光标在实际 CMAP 波形上的位置一样准确。例如，刺激伪影有时可以被捕捉并表示为颤搐，这会导致错误的 TOF 结果。我们必须要评估真实的波形，以确认光标的准确性，并从刺激伪影中区分出 CMAP。图 6.5 显示了一个被自动游标的误导的直方图的例子，这些游标放置在刺激工件上，实际上并没有抽动。对于一些刺激位置靠近记录位置的 TOF 位点，大的刺激伪影并不罕见，这可能导致 CMAP 的失真。为了在 TOF 的故障排除过程中最大限度地减少刺激伪影，以下策略可能会有所帮助：

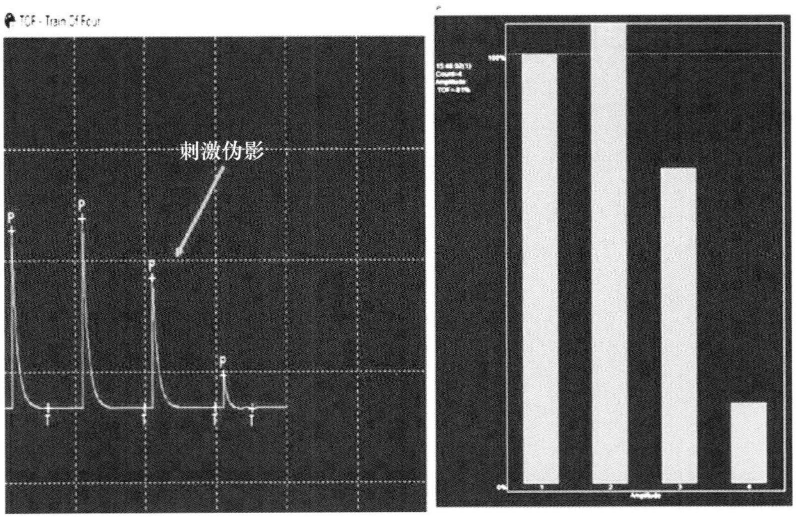

图 6.5 示例：自动光标拾取刺激伪影产生错误的 TOF 结果。尽管直方图可能会导致对四次颤搐及消退产生错误解释，但该数据中不存在 CMAP

1. 确定低数值且匹配的电极阻抗（< 5000 欧姆）——与表面电极相比，真皮下置针更容易。
2. 在刺激部位附近放置接地电极。
3. 如果可能的话，增加刺激与记录之间的距离（例如，你可以考虑刺激膝盖或肘部的近端神经，同时记录远端神经）。
4. 优化正极和负极之间的距离（2 ~ 3 cm 为宜；较大的距离往往会增加伪影）。
5. 优化有源电极和参考记录电极之间的距离；较大的距离可能会增加伪影。肌肉中距离为 2 ~ 4 cm 的双极对通常是足够的。
6. 测试不同极性的刺激（正常，反向和双相）。

自发 EMG- 基本原理

自发或“自由运行”的 EMG 只连续记录来自肌肉的电活动，它独立于任何同步刺激。EMG 活动（以运动单位电位的形式）通常作为运动神经元兴奋的结果而发生，运动神经元兴奋可以是自主的（例如，从麻醉中苏醒的患者）或医源性兴奋神经的结果（例如，机械或热刺激或损伤，或者电刺激）。因此，自发 EMG 是一种监测神经、神经根或脊髓手术操作的间接方法（超节段 EMG [10-11]）。它是一种被动的技术，可以快速反馈正在发生的某些类型的神经刺激或损伤。然而，并非所有神经损伤机制都可引起 EMG 活动。正常状态下，放松的肌肉没有电活动，但这并不是来自供应肌肉的神经元的功能指示。无论是由于药物阻滞、局部缺血，甚至是神经横断，麻痹的肌肉都可能类似地不存在 EMG。另外，EMG 活动的存在可能表明神经发生了某种程度的损伤，尽管它对临床结果的预测价值很差。如果术中 EMG 的诊断价值如此之小，那么监测自发 EMG 的意义何在?

监测自发 EMG 的优点是：它可以敏感检测到多种类型的神经机械性干扰；外科医生凭借相对瞬时的反馈可以调节施加的力（例如，牵开器放置）以对神经的伤害最小化，或检测到无意中的神经损伤（例如，内侧椎弓根壁破裂）。特别是在训练有素的神经电生理学专家的监督下，与手术操作相关的 EMG 事件的特殊模式可以提供神经的相对危险性，这可能对外科医生有用。然而，对于任何神经功能的预后评估，诱发电位如触发 EMG、经颅运动诱发电位或躯体感觉诱发电位应与自发 EMG 结合应用。对神经生理学专家和外科医生来说，意识到自发 EMG 的局限性并相应地使用它是十分重要的。

神经元轴突对机械刺激的反应

快速机械变化可以拉长神经元细胞膜，并改变其局部膜通透性，导致去极化 [12]。这可能导致恢复的 EMG 孤立爆发，也可能改变并维持在阈值以上的膜电位，导致重复或强直放电（训练 EMG 活动）。然而，尽管有缺血性损伤的可能，神经元轴突倾向于适应或适应缓慢的机械事件，可能无法发生去极化，导致无 EMG 活动。受伤但仍能存活的神经可能对机械刺激更敏感（丰富的 EMG 活动），而完全受伤的神经可能根本不产生 EMG，即便是神经尖锐的横断面也可能不会产生 EMG 活动。因此，需要了解 EMG 监测的某些局限性。

神经元轴突对热刺激的反应

在细胞膜附近烧灼或使用激光产生的过热会触发膜去极化并使 EMG 放电，冷灌有时也会触发 EMG 放电，尽管这可能部分是冷灌的化学反应。常见的例子是发生在后颅窝手术后冲洗时，暴露在室温溶液中的易激神经会产生大量的 EMG 活动，可能持续几分钟，直到液体被吸出或用温水冲洗代替。

记录电极注意事项

电极类型

运动单位电位的波幅从肌肉内起始位置起随距离迅速减小。因此，靠近肌肉将增加检测医源性 EMG 活动的可能性。最佳的是肌肉内电极，它将记录最大的波幅，并可能监测到在真皮下置针或表面电极检测不到的运动单元活动[13]。尽管如此，大多数术中 EMG 是使用放置在肌肉皮肤上的标准的半英寸皮下针电极来执行的。对于参考放置的表面电极诱发的 EMG 电位（触发 EMG，tcMEP 等）的波幅虽然可以与皮下记录相当[14]，但是皮肤上的表面电极将产生最低的波幅和最少量的自发 EMG 活动，因此是最不推荐的。在针轴底部绝缘的单极 EMG 针电极可以帮助减少表面伪影以及邻近肌肉的混杂活动，这一点尤其适用于脑神经中。

位置和间距

运动终板所在的肌肉神经支配区，通常位于肌肉纤维的中心位置，形成横跨肌肉腹部的终板线，这一点在不同个体和不同肌肉形态中有所不同[15]。肌肉动作电位起源于神经支配区，沿肌纤维双向传播。最大的肌肉动作电位波幅将在此位置外测量，并随着它们接近肌腱而减小。无须实际描绘肌肉表面的神经支配区，而是要将记录电极放置在肌肉腹部附近，并在活动电极和参考电极之间有足够的间距，以避免过度的共模排斥。差分放大器测量活动电极和参考记录之间的电压差；因此，近距离将通过共模抑制减小信号（尤其是更远的信号），远距离将放大周围的信号，包括来自其他邻近肌肉的潜在信号。活动和参考电极之间的最佳间隔将是一种平衡，它产生足够的记录特异性（排斥外来伪影和可能邻近的肌肉活动），但也产生所需的记录敏感性（足够的 EMG 波幅来检测活动）和触发反应[16]。由于肌肉内记录的波幅明显较大，可允许存在较小的间距。例如，在面神经监测过程中，面部肌肉记录的真皮下针很容易穿透肌肉，建议间隔 5 ～ 10 mm[7]。相反，监测四肢大肌肉时，考虑到皮肤较厚、脂肪覆盖以及较大的肌肉量，建议电极间距为 2 ～ 4 cm 或更大。

电极配置

上述的双极 EMG 记录包括放置在同一肌肉上的两个电极，通常应用于术中 EMG，因为它将传递一个肌肉的特定 EMG 活动，并排除相邻肌肉的活动。如果目标是最大限度地提高单个肌肉的信号幅度，且忽略外部电位，则可以使用一种参考记录，其活性点位于肌肉腹部附近，参考点位于肌腱或远处电中性的位置。电极配置的第三种选择是使用连接的肌肉记录（有时称为“主动-参考”记录），其中主动电极放置在一个肌肉上，参考电极放置在另一个肌肉上。因此，这两块肌肉在记录中被“连接”，EMG 活动或来自任何一块肌肉触发的 CMAP 将被放大。这种设置的局限性在于 EMG 反应无法区分肌肉的来源。虽然它对捕捉 EMG 很敏感，但在活动来源方面非常不特异。这适用于可用的记录通道有限，需要更多肌肉位点的情况。特异性可能被认为不如从更多肌肉中检测 EMG 的能力重要。这些来自神经生理学家的判断，他们必须平衡可用资源，以优化外科医生的监测目标。

EMG 记录参数

记录扫描（时基）

自发 EMG 可以记录连续的自由运动轨迹。可以依据个人选择记录扫描，范围可以从相对较短的 200 ms 扫描到较长的 10 s 扫描。时间更短可以扫描出更详细的 EMG 波形，从而用于识别伪迹；然而，除非数据被捕获并暂停查看，否则扫描更新速度会相当快（用 200 ms 扫描每秒 5 次），可能难以评估短暂的 EMG 事件。长时间扫描可以让我们有更多的时间来评估 EMG，这是因为 EMG 在屏幕消失之前就已经出现了；然而，EMG 的活动将被压缩，后续无法分析单独的波形，某些人为的波形可能更难从 EMG 中区分出来。1 s 的中间长度扫描（时基为 100 ms/div）在二者之间取得了的良好平衡。

不同的潜伏期会出现触发的 EMG 反应，这取决于被刺激的内容。大多数脑神经 CMAP 潜伏期范围为 2 ～ 10 ms，建议扫描 30 ms（范围为

20 ～ 50 ms）。涉及神经根相关的脊柱应用中，建议 50 ～ 100 ms 的长时间扫描。

滤波

建议 EMG（自发或触发）的带通为 10 ～ 3000 Hz。低截滤波器不应设置在 50 Hz 以上，高截滤波器不应设置在 3000 Hz 以下[17]。如果要捕捉肌内运动电位的精确多相形态，可以使用 10 kHz 或更高的高切割值，但这对于大多数术中 EMG 解释来说并不是必需的。

一般情况下，应避免使用消除 60 Hz 噪声的陷波滤波器，仅在彻底排除故障后作为最后手段使用。陷波滤波器绝不能取代电极阻抗和放置设置的适当管理，也不能取代警惕故障排除，以处理手术室中的电噪声源。60 Hz 陷波滤波器倾向于将非常短暂的脉冲，特别是刺激伪影，扭曲成被称为“振铃伪影”的阻尼振荡。振铃振荡波在触发的 EMG 中会造成问题，其中刺激伪影可能很大，并且 EMG 响应潜伏期可能很短。因此，识别失真或被振铃伪影掩盖的 CMAP 可能非常困难或不可能实现。考虑到振铃伪影也是高度可重复的，并且与伪影的大小成正比（因此也与刺激强度成正比），没有经验的神经生理学专家可能会把振铃波误解为触发反应。将 60 Hz 陷波滤波器应用于自发的 EMG 轨迹将比触发 EMG 具有更好的耐受性，因为通常没有刺激伪影产生，且 EMG 数据不太可能出现明显的失真。

灵敏度

对于观察范围为 20 ～ 200 μV/div 的自发 EMG，建议灵敏度为每分 50 微伏（μV/div）。这将足够灵敏以检测低波幅 EMG 放电，且大多数自发的尖峰和爆发电位将适合 500 μV 的垂直显示。

对于触发的 EMG，灵敏度将需要根据响应类型进行调整，因为 CMAP 波幅有一个巨大的值范围。例如，测量阈值 EMG 响应（如椎弓根螺钉触发的 EMG 阈值）时，20 ～ 50 μV/div 的灵敏度适合于检测低幅度的阈值响应。当记录超大反应应（如四个成串应）时，灵敏度可能需要调整到低至 2 ～ 5 mV/div。以基本触发 EMG 为目的的灵敏度，100 ～ 500 μV/div 是合适的。

使用音频反馈

音频反馈

术中监测系统通常允许以原始 EMG 数据的扬声器输出，允许使用音频表示 EMG 数据，当超过“捕获”阈值幅度的 EMG 轨迹出现时，相关联的某种类型的计算机则会生成“哔哔”声，以指示活动正在发生。后一种形式的音频输出在外科医生指导的监测系统中非常常见，该监测系统在有无神经生理学家的参与下均可运行。在当前的监测系统中，没有神经生理学家评估 EMG 波形及简单听觉音调反馈系统的缺点在于，听觉音调基于超过幅度阈值的 EMG 轨迹，且系统无法区分 EMG 电位和伪影。除此之外，神经生理学专家在外科手术中可以综合进行 EMG 模式的临床判断、麻醉变量和患者因素等原因，都是让专业神经生理学专家参与监测的令人信服的理由。

使用扬声器提供的自发 EMG 活动的听觉来表示术中 EMG 是脑神经监测的主要技术。在脊柱 EMG 监测中，使用音频反馈不太受重视，主要是因为存在干扰声音的外部伪影，如 SSEP 刺激，目前系统越来越能够忽略这些类型的伪影。听原始 EMG 的声音模式比视觉评估更有效，因为我们的听觉系统具有出色的频率辨别能力。有经验的耳朵可以区分伪影和 EMG，并判断 EMG 活动的严重程度。放电串可能听起来像“爆米花爆裂”或直升机的声音。高频神经紧张放电听起来像“轰炸机”。因此，原始 EMG 音频也优于将反馈减少为简单的“哔哔”声，“哔哔”声既容易受到伪影的影响，又可能无法提供精细的辨别。此外，如果外科医生可以听到活动，则反馈是即时的，并且不必等待神经生理学专家进行评估和报告。这绝不是对无人监护的 EMG 监测的认可，而是必须要有效地利用我们的听觉功能为外科医生提供有用的音频反馈。这也并不意味着我们设置好扬声器，然后放松下来，让机器做所有的工作。我们必须时刻与所发生的活动事件及相关设备保持紧密联系。

音频静噪或静音

音频反馈的一个重要特点是在扬声器上只呈现 EMG 活动而不呈现伪影。尤其是电灼的声音，这对于整个手术室的工作人员来说非常烦人，必须被压制。存在两种形式的音频静音能力。一种形式是使用烧灼检测或“静音检测”电缆。使用这种电缆时，末端的电感夹应被放置在电灼电缆周围（电刀或双极）。电缆的另一端连接到机器上。使用时，电感夹将感应电灼线中的电流，这将触发一个开关，使机器输出静音音频。另一种形式的音频静噪被称为“生理静噪”，其中与主要 EMG 通道无关的、来自患者单独的记录通道充当“静噪通道”。为静噪通道设置阈值，使得超过该阈值的任何活动将触发音频输出的静音。理论上，静噪通道（在颅骨手术中放置在患者的对侧面部上，并且在脊柱手术中放置到颈部或头皮通道）应当仅显示与手术诱导的 EMG 无关的活动。因此，包括电灼器在内的体积传导伪影将出现所有记录通道，并引起音频的压制，而医源性 EMG 活动不应被压制。如果管理得当，扬声器上不应听到大多无关的外来伪声。然而，这两种抑制方法都不是绝对可靠的，并且可能需要调整以防止过度静音或静音不足。这一点必须认真处理。

医源性 EMG 活动模式

在没有神经肌肉阻滞的情况下，“正常”基线的 EMG 记录是平静的，不是完全平坦的，具有小于 10 μV 的极低幅度噪声底限（图 6.6）。在一些患者中，先前存在的神经刺激可导致 EMG 电位存在于基线中（例如，半面痉挛）。术中自发 EMG 活动的组成部分是运动单位电位（motor unit potential，MUP），其通常在 EMG 迹线中表现为双相或三相“尖峰”。如果仔细检查，EMG 尖峰的持续时间通常为 5 ～ 10 ms，而某些类型的电伪影可能是单相的，持续时间短得多（图 6.7）。在 EMG 中观察到的单个孤立尖峰与临床无关，无相关报告。病理学上，机械引发的显著的 EMG 活动可以基本上分为两种类型的活动：

1. 相电位或“暴发”EMG 电位的特征是一个短暂的、非重复的、波幅变化的多相 EMG 事件，其表示手术部位许多轴突几乎同时去极化，从而在瞬时复杂爆发中引发重叠的 MUP（图 6.8）。这种类型的 EMG 活动通常与短暂的直接神经损伤相关，如撞击、刮擦、拉伸或大幅度骨操作带来的间接机械冲击。爆裂事件不太可能代表严重的神经纤维损伤，但为外科医生提供了关于神经操作效果（无论是否有意）的即时反馈。

2. 强直或“序列”EMG 电位的特征是单个或多组运动单元在序列中重复发射，持续时间从不到 1 s 到几分钟。序列活动的范围可以从相对较慢的 5 Hz 到非常高的频率 210 Hz，通常代表对神经持续的牵引或压迫神经的结果。随着序列 EMG 频率的增加，对与序列活动相关的损伤严重程度的关注也增加，而活动的幅度通常与损伤无关。特别是 Romstöck 等将 60 Hz 或更大的高频神经紧张性放电定义为“A 列”，与爆发放电或较慢的序列相比，A 列与在桥小脑角术后面神经麻痹的相关性最大[18]。事实上，A 列的发射频率远超过正常肌肉在自由收缩下的运动单元产生的频率，并且是最病态的。需要指出的是，这些 EMG 特征是面神经 EMG 的特征，可能不一定适用于周围脊神经根 EMG，因为还没有做出同样的特征。与术中监

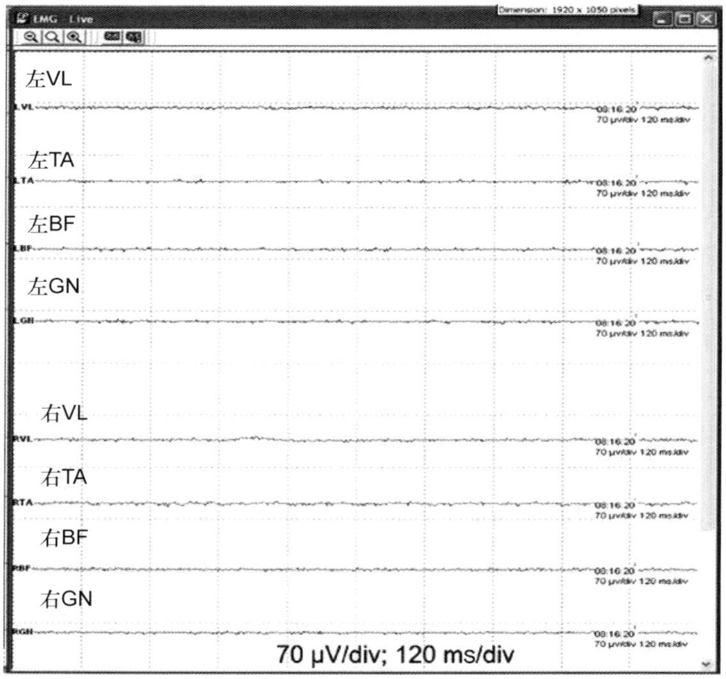

图 6.6 示例：腰椎手术期间的 EMG 基线。VL，股外侧肌；TA，胫骨前肌；BF，股二头肌；GN，腓肠肌

测中的其他模式类似，训练 EMG 活动的事件在损伤已经开始后发生，但是希望对外科医生的即时反馈可以允许快速调整以最大限度地减少损伤或逆转引起 EMG 活动的操作（例如，放置牵开器或激光过热）。脑神经和脊神经根应用的序列活动参见图 6.9。多个运动单元的异步激发可能导致重叠的 EMG 序列，有时可以通过观察以不同速率重复的不同波形来识别（图 6.10）。

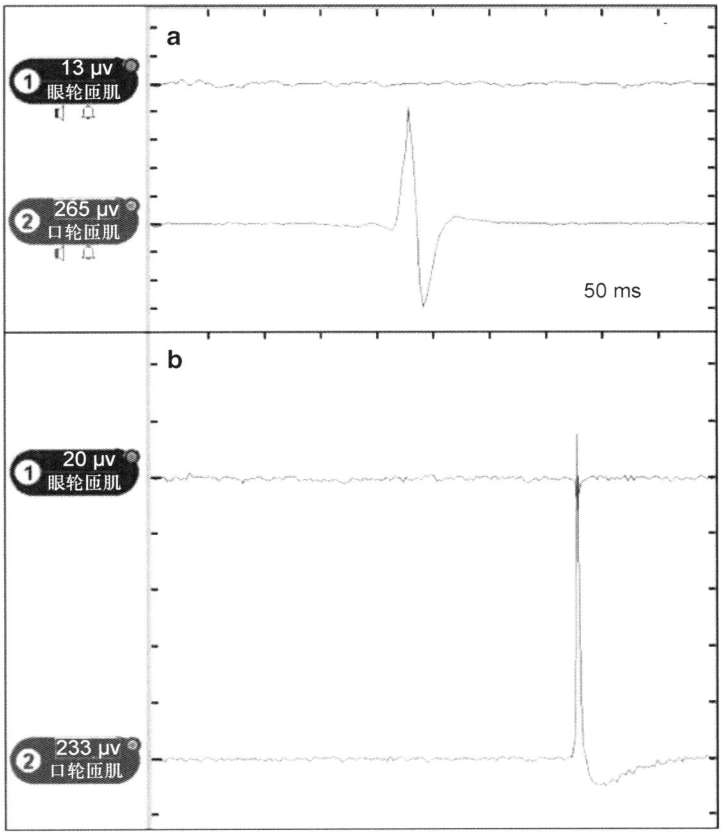

图 6.7 乳突切除术中眼轮匝肌和口轮匝肌的记录（50 ms 扫描）。这是与尖峰伪影（**b**）相比的运动单位尖峰（**a**）的示例。注意：EMG 峰值具有典型的双相形态，持续时间为 5 ～ 10 ms，而伪影持续时间要短得多，主要为单相，在眼道中同步存在，尽管波幅很低

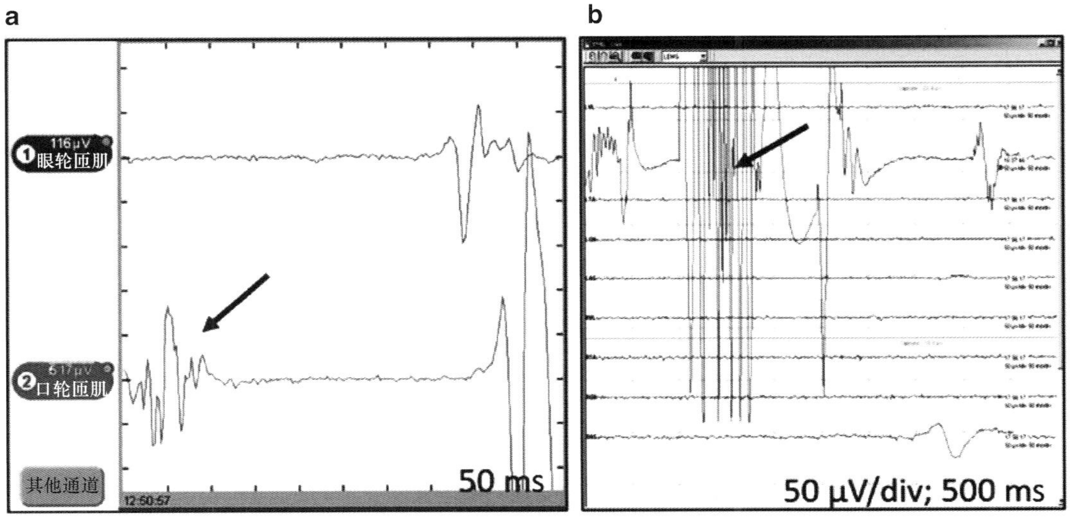

图 6.8 示例：面神经监测中爆发 EMG（**a**）从眼轮匝肌和口轮匝肌记录（From Kartush[7] with permission）。（**b**）从股外侧肌、胫骨前肌、腓肠肌内侧肌和肛门括约肌两侧进行脊神经根的监测记录

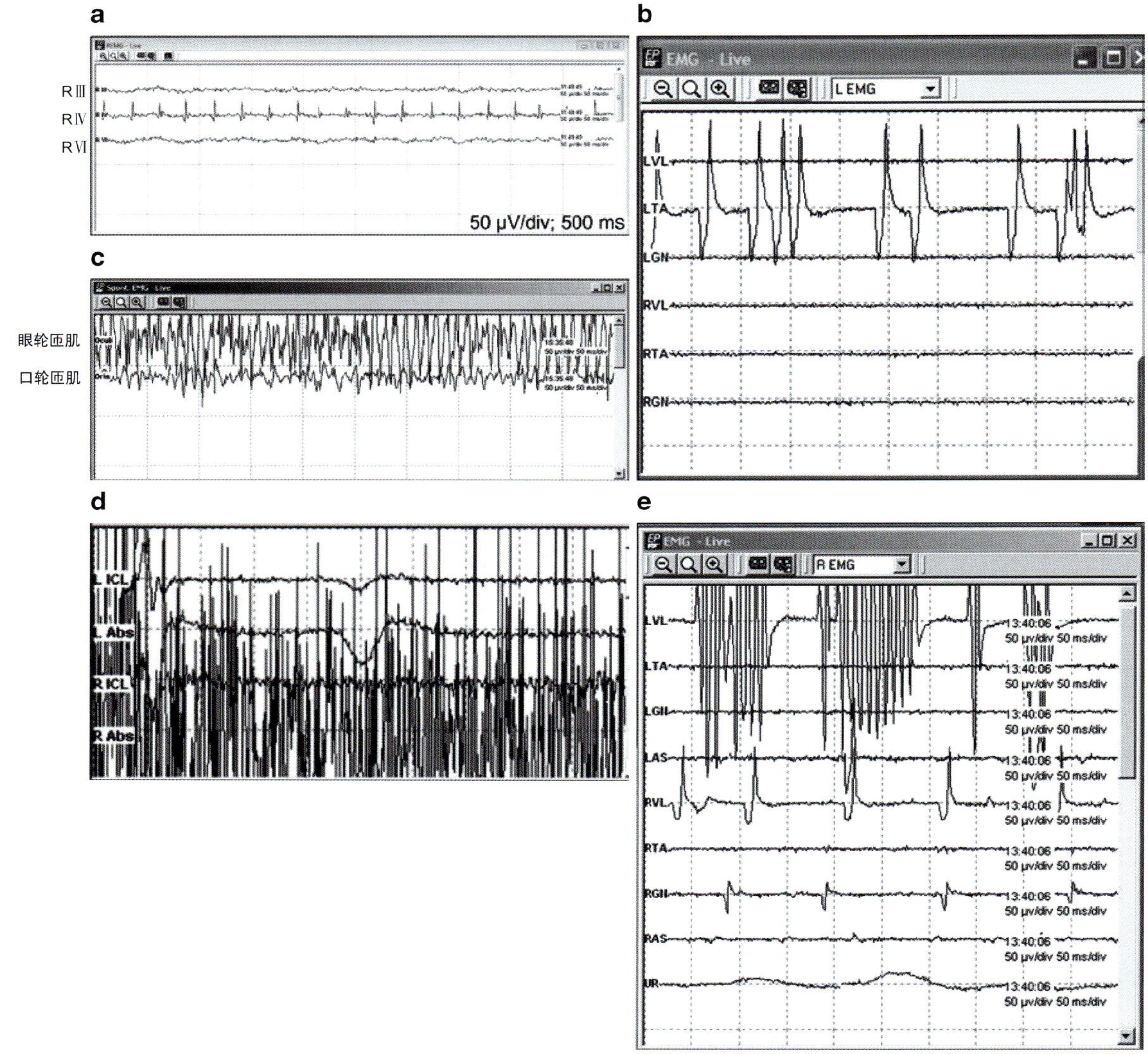

图 6.9 示例：颅和脊柱 EMG 序列活动应用。（**a**）来自上斜肌的 38 Hz 频率序列［痕迹标记为Ⅲ（下直肌）、Ⅳ（上斜肌）和Ⅵ（外直肌）］。（**b**）胫骨前肌 20 Hz 频率序列活动。记录标记为 VL（股外侧）、TA（胫骨前）、GN（腓肠肌）。（**c**）眼轮匝肌和口轮匝肌的高频 100 Hz 神经紧张性放电“A 列”活动。（**d**）胸肌根部切除术时右腹肌（R Abs）出现＞ 100 Hz 的高频神经紧张性放电；左肋间（L ICL），左腹（L Abs），右肋间（R ICL）。（**e**）左股外侧肌（LVL）短暂爆发＞ 100 Hz 神经紧张性放电。记录标记为 AS（肛门括约肌）和 UR（尿道括约肌）。所有窗口的灵敏度＝ 50 μV/div，扫描＝ 500 ms

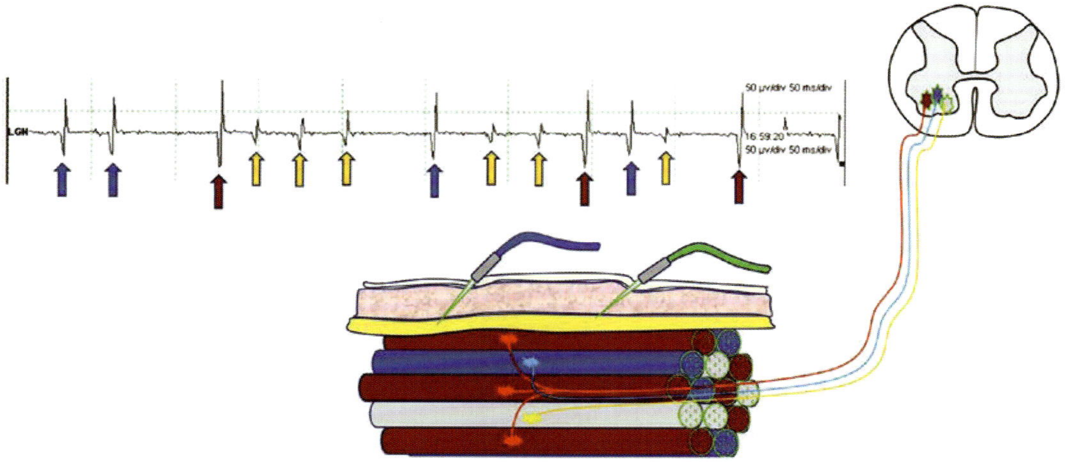

图 6.10 示例：多个运动单元以不同速率放电并以不同幅度（取决于与电极的距离）发生重复放电（序列活动）。这就产生了重叠序列的干涉图案

EMG 活动的鉴别诊断

除了如上所述的 EMG 的医源性形式之外，可能存在其他来源的 EMG 活动并可能误导神经生理学专家的伪影。

浅麻醉

在患者对疼痛产生反应或开始从麻醉中苏醒的情况下，监测肌群的肌张力可能增加，导致运动恢复，包括不规则的多态 EMG 扩散到多个（如果不是所有）EMG 通道（图 6.11）。这可能会在很长一段时间内发生，或者有时在几乎没有警告的情况下迅速发生。它可能与任何特定的手术步骤无关。在手术涉及的区域外有一个或多个 EMG 通道作为用于识别全身活动的对照是有益的。例如，在颅外科手术中，我们通常监测术侧的 EMG，但具有对侧 EMG 记录（例如，对侧口轮匝肌）时，可以识别双侧活动，其表示自主运动与手术刺激。类似地，对侧控制通道上发生的其他电事件将有助于识别伪影。

患者体位

EMG 活动的另一个不常见的原因是患者的体位，如肩膀或四肢的牵引，或患者脊柱的位置。这种活动可能在关键的手术开始之前就被识别出来。图 6.12 是颈椎后路手术中肩部牵引引起斜方 EMG 活动的例子。

冲洗热量介导的 EMG

暴露在外的神经，尤其是受刺激的神经，在用冷（相对于体温）盐水冲洗时，往往会产生大量的放电反应。放电模式类似于轻型患者的不规则运动恢复；然而，它只与冲洗相关，并不会泛化到所有的肌肉记录。图 6.13 说明了微血管减压后冲洗时，只有同侧 EMG 放电，而对侧的记录保持安静状态。这个例子还说明了一个受刺激的神经（面神经）如何比另一个更容易被激发。与来自附近的烧灼或激光造成的潜在破坏性过热效应相反，冷盐水冲洗似乎对神经没有任何有害影响，尽管有时 EMG 反应强烈且延长。在硬脑膜闭合前的颅内手

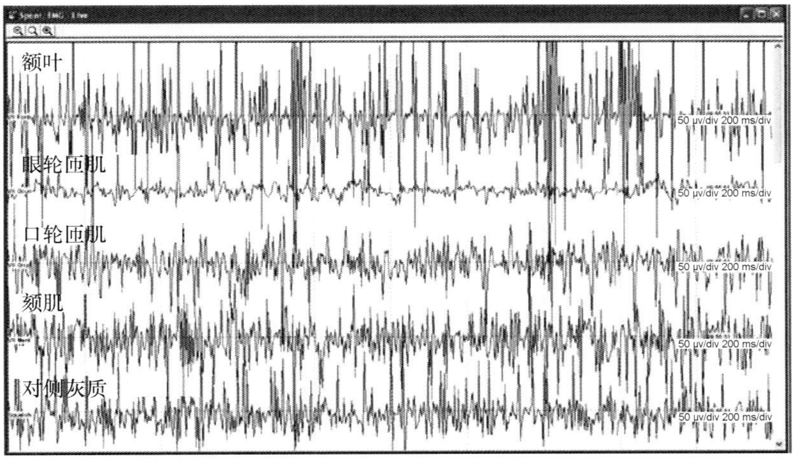

图 6.11 同侧面神经 EMG 和对侧口轮匝肌 EMG 均显示与浅麻醉一致的不规则运动恢复模式。对侧 EMG 活动的存在有助于确认这不是手术部位的 EMG（From Kartush[7]; with permission）

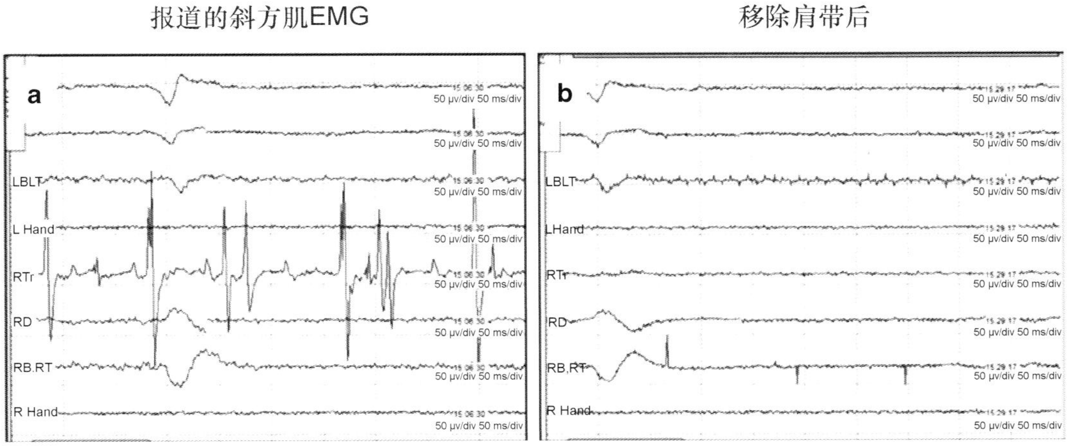

图 6.12 （**a**）颈椎后路手术中斜方肌 EMG 基线中存在持续性 EMG。（**b**）松开肩带后，该活动停止

术中经常观察到这种情况，并且可以通过温水冲洗来逆转，或者随着温度恢复正常而自发解决。

伪影和电噪声

当使用电刀时，电烧灼的确会产生伪影，术中EMG 图在所有通道中产生大幅高频噪声，排除了任何监测并使放大器饱和；然而，双极烧灼产生了一个更局部的伪影，这可能具有欺骗性。双极伪影是一种复杂的周期性信号，随着器械的位置和与患者接触的不同而消长，但它与外科医生使用器械有关，神经生理学专家只需注意外科医生的动作就能识别它。图 6.14 显示了烧灼噪声的示例。类似的周期性伪影可在其他手术设备中观察到（如超声吸引器或钻头），也可以在颅脑手术中靠近手术部位的 EMG 记录中观察到。

由不同金属在手术伤口内接触引起的器械伪影（例如，抽吸头和牵开器或器械）经常产生急剧的体积传导伪影，其包括非常短持续时间的单相尖

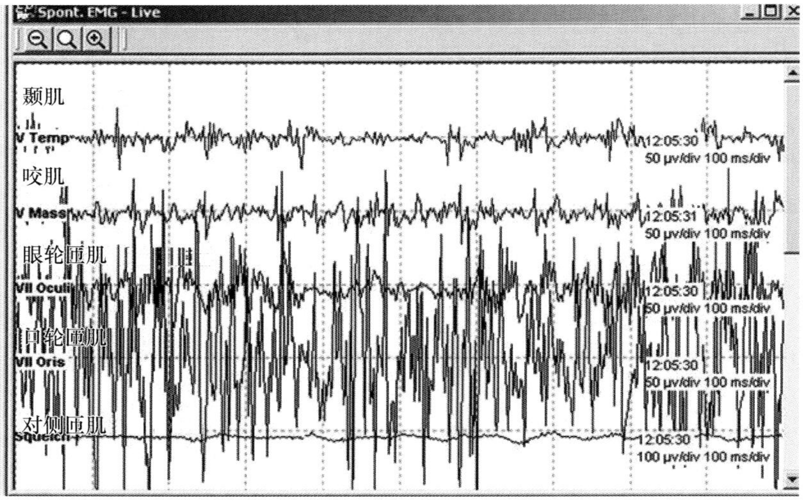

图 6.13 示例：在三叉神经微血管减压结束时，冷冲洗诱导活动。面神经可能对冲洗特别敏感。对侧 EMG 活动的缺乏有助于确认这是来自手术部位的 EMG，而不是全身 EMG

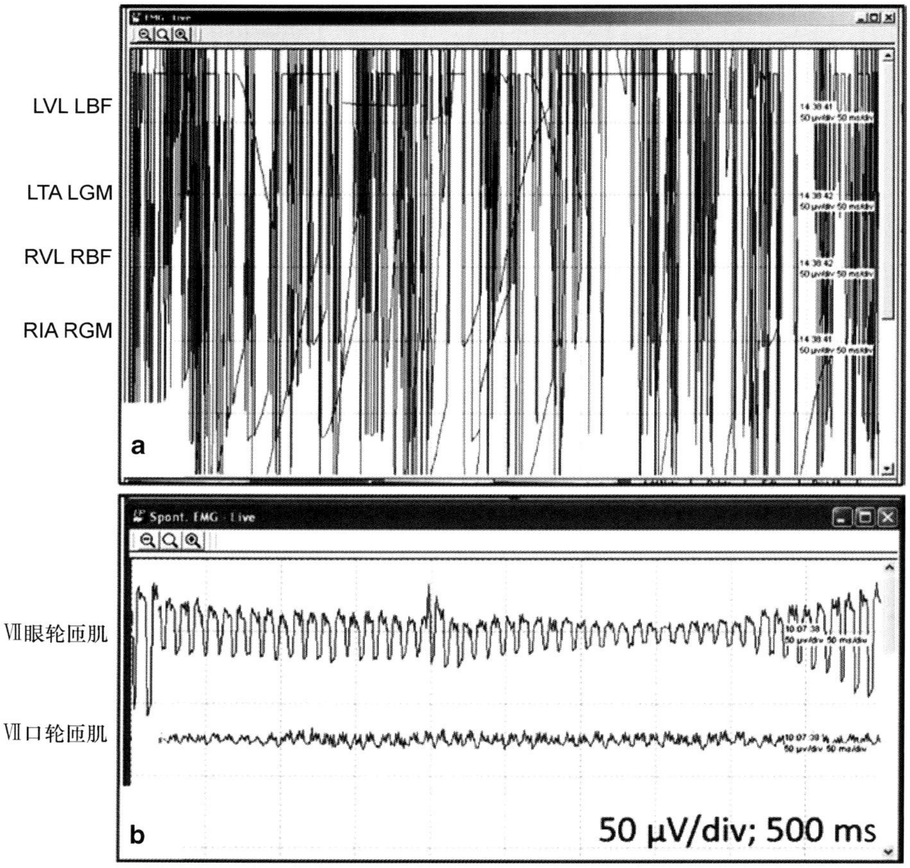

图 6.14 （**a**）单极烧灼（Bovie）产生的伪影。（**b**）从眼轮匝肌记录的双极烧灼伪影

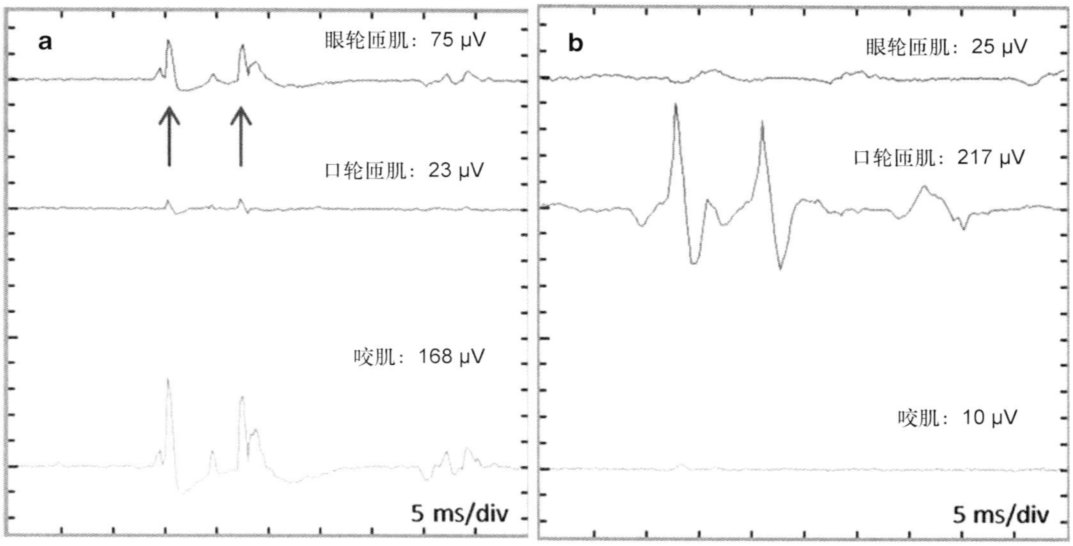

图 6.15 （**a**）这种仪器伪影类似于短暂的 EMG 爆发；然而，请注意所有通道电位的精确同步性，这表明这是来自一个源头的体积传导电位。咬肌由于更靠近手术部位（听神经瘤手术）而波幅更大。（**b**）口轮匝肌真 EMG 爆发，无传导至其他部位的容量，形态与 EMG 一致（From Kartush[7]；with permission）

峰。这些爆发会出现在靠近手术部位的 EMG 记录位点上。不幸的是，这种伪影与手术步骤相关，很容易被误认为是爆发 EMG。识别仪器伪影的关键在于注意波形的形态，这些波形往往相当尖锐，且识别出多通道上同步出现的表示体积传导伪影的波形。图 6.15 将听神经瘤手术中仪器伪影的实例与正常 EMG 事件进行了比较。该伪影同时出现在咬肌 EMG 记录和面部 EMG 位上，与真实 EMG 不一致，在不同的通道上是异步的。这证明了有额外的记录点位（如咬肌）帮助区分伪影的好处。

来自手术室供电设备的电气线路干扰或 60 Hz 噪声是常见的书中故障排除问题。通过确保接地电极和所有记录电极的低阻抗（＜ 5000 欧姆）和匹配（电极间阻抗差＜ 1000 欧姆）以及使用编织在一起的电极对，可以将其降至最小。并不是所有 60 Hz 噪声源都可产生一个很容易识别的经典纯正弦波形。有时，60 Hz 可能被扭曲，看起来类似于尖峰序列（图 6.16）。幸运的是，大多数 60 Hz 的干扰是持续的，与手术操作无关，因此易于检测。

触发 EMG——基本原理

触发 EMG 是自发 EMG 的一个非常重要的补充。它除了是电刺激器触发的 EMG 记录之外，还使用与自由运行通道相同的 EMG 记录导联触发 EMG。向外科医生提供刺激探针后，该探针可在外科手术的不同阶段刺激外科手术中的结构。被刺激的运动神经会产生复合肌肉动作电位（compound

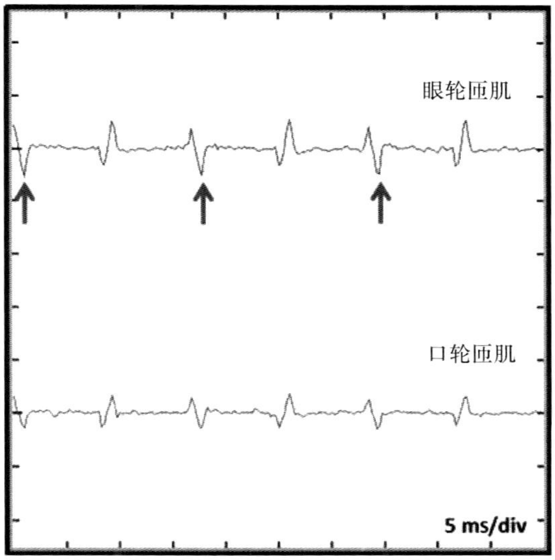

图 6.16 这种周期性波形类似于 EMG 的尖峰序列；然而，它有一个精确的 60 Hz 的重复模式（由箭头指示），并且在两个通道上也是同步的。记录电缆与电源线接触（From Kartush[7]；with permission）

muscle action potential，CMAP），它由许多（可能数百个）MUP 组成。因此，刺激可以用来识别手术领域中的运动纤维。通过调节刺激强度，简单地通过刺激穿过介入组织（例如，骨或肿瘤）来识别脑神经的位置，这可以在脑神经变得可见之前用刺激来识别脑神经的位置。最后，刺激脑干附近的近侧脑神经并记录 CMAP 证明了从刺激点到肌肉的运动纤维功能连续性。因此，触发 EMG 在监测中起到 3 个关键作用：

1. 运动神经纤维的阳性鉴定和与其他结构的分化。
2. 运动神经相对于其他结构的位置和路线的映射。
3. 建立神经的功能完整性。

强烈建议广泛使用触发 EMG；尤其是当脑神经的位置或身份可能存在问题或需要建立神经的完整性时。术中时刻了解神经的位置会增加神经的安全性。不应该完全依赖机械诱发的活动来表明医生正在接近神经。我们知道自发 EMG 的缺失可由以下原因引起：①缺乏神经机械性或其他刺激；②神经严重缺血或机械性损伤（包括完全横断）而不能发生去极化；或③技术故障；因此，“主动”询问神经或刺激它可以更好地保存神经功能。

在诸如微血管减压术或前庭神经切除术的颅内手术中，脑神经的解剖结构并不会被扭曲或模糊，神经的识别通常不存在问题。在这些情况下，可能会很少使用刺激。另外，肿瘤手术高度依赖于触发 EMG 的使用，这是一个极好的例子。肿瘤会扭曲脑神经的解剖结构，使它们变得脆弱和难以识别。刺激肿瘤表面而没有反应可以提示外科医生开始切除肿瘤。随着肿瘤切除的继续，用刺激器反复测试肿瘤将有助于识别靠近肿瘤的神经。一些外科手术，如乳突切除术，在暴露过程中可能会使面神经处于危险之中。在不知道面神经位置的情况下，在容纳面神经的面管上钻孔可能是非常危险的。将刺激强度调整得略高于直接刺激神经的强度，将扩散到骨骼并当探针靠近神经时引起反应。

去极化神经所需的刺激强度随神经距离的减小而非线性地减小。因此，间接刺激期间的阈值 EMG 响应可用于估计神经的接近程度。这确实假定了神经具有正常的兴奋性（例如，需要高于正常强度才能激活的病理神经可能给予错误的安全感），并假定流经组织的电流是均匀的。然而，评估阈值触发 EMG 的技术已经成功地应用于确定椎弓根螺钉放置的安全椎弓根轨迹，识别椎弓根螺钉破裂，以及脊柱微创入路（如外侧腰椎经腰肌入路）以识别邻近腰丛的不安全的区域。

刺激装置：单极型和双极型

通常，在 EMG 监测中使用两种配置的刺激探针：单极型和双极型。

单极型包括一个单阴极刺激探针，一个放置在手术部位之外远离负极的远阳极。对于脑神经手术，用于单极刺激的正极通常放置在手术侧对侧的肩部，也可以放置在胸骨上。在脊柱手术中，阳极可以放在背部、臀部或肩部，也可以由外科医生放在手术伤口处。由于阴极和阳极彼此距离较远，来自阴极的电流可向四周传播。其激活附近神经纤维的有效范围取决于刺激的强度和探针周围介质的相对阻抗。使用神经阈值附近的强度可以提供极好的特异性。较高的强度会扩散有效电流，从而增加灵敏度、降低特异性。寻找神经时，刺激通过骨、肿瘤或其他软组织，这是有利的且必要的。在大多数颅骨和脊柱外科手术中，只要根据情况调整刺激强度，在整个病例中使用单极刺激是完全合适的。刺激强度和其他参数将取决于手术过程，并将单独讨论。

当刺激装置的阳极和阴极放置非常接近时，就会发生双极刺激。这种配置的目的是尽量减少电流的传播，从而确保刺激的特异性。并排和同心双极刺激器（阴极被圆柱形阳极包围）都可以在市场上买到。同心圆结构是所有配置中最特殊的。图 6.17 说明了单极刺激以及这两种双极刺激器配置的电流流动模式。双极刺激器在任何特定强度下都更有针对性，**且只适用于可能发生直接神经刺激的地方**。不建议使用双极探针通过骨进行神经标测。一般来说，对于任何脑神经病例，建议默认采用单极刺激，而双极刺激则应在需要精确特异性的情况下使用（例如，从肿瘤包膜中区分精细分叉的神经纤维，或标测第四脑室底的脑神经核）。

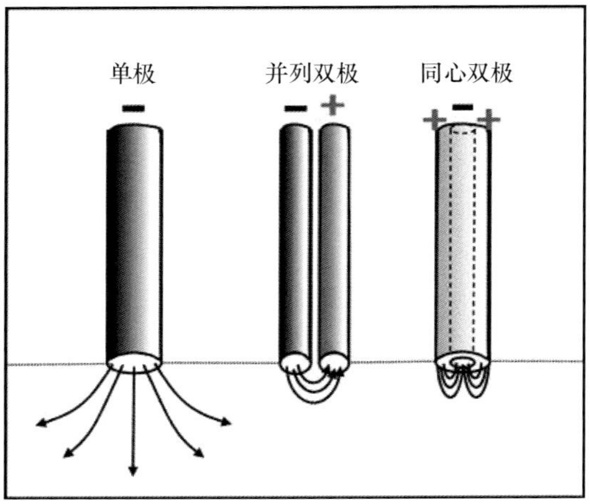

图 6.17 单极与双极刺激装置的比较：图中描述了电流流动的路径，随着正极和负极越来越近，电流流动的路径也越来越局域化。在任何给定的强度下，单极电流传播都将更大，但这可以根据各种目的进行滴定

触发 EMG 中的刺激伪影

触发 EMG 记录中的刺激伪影与故障排除讨论中提到的几个因素有关，包括：有源记录电极与参考记录电极之间的距离、阳极与阴极之间的距离、刺激电极与记录电极之间的距离。双极刺激总是会比单极刺激产生明显更少的刺激伪影。当使用单极刺激时，阳极位置的选择是重要的。最好选择在远离记录电极的位置，靠近阴极的位置可能比较合适。将一个接地电极放置在刺激附近也会有所帮助。

EMG 在脑神经的应用与技术

脑神经对机械刺激和电刺激都非常敏感，特别是在脑干出口处的脑神经，那里的神经髓鞘非常薄。脊髓的神经根不如脑神经敏感，而有较厚的神经外膜覆盖的外周神经则更不敏感。

脑神经的电极放置

以下部分将讨论在脑神经 EMG 中电极置入的位置，表 6.2 中总结了监测脑神经功能的相应肌群。在有些位置（例如，眼外肌）置入电极，需要经过专门的训练，并且要格外小心。对于大多数颅骨手术，电极应置入在术侧的肌肉，除非是中线位置的手术。虽然如前所述，电极在术侧置入，但是另外置入一个对侧面部通道，如口轮匝肌，对于在浅麻醉中和在与手术操作无关的伪影中，识别整体 EMG 是有益的。

第Ⅲ、第Ⅳ和第Ⅵ对脑神经

动眼神经（Ⅲ）、滑车神经（Ⅳ）和外展神经（Ⅵ）在进入眶上裂并支配眼外肌之前，都会穿过海绵窦。因此，这些神经常被用于监测海绵窦、眼眶周围以及上斜坡区域的肿瘤。第Ⅲ和第Ⅳ脑神经源自中脑，第Ⅵ脑神经源自脑桥。图 6.18 显示了眼外肌群的位置。

CN Ⅲ（动眼神经）：	**下直肌**	针放置在下眼眶中线，替代肌肉包括内直肌或上直肌
CN Ⅳ（滑车神经）：	**上斜肌**	针放在上眶内侧 1/3
CN Ⅵ（外展神经）：	**外直肌**	针放置在外侧眼眶内

因为眼外肌位于眼眶内，所以在置入电极时，必须非常小心，防止对患者的眼睛造成意外伤害。在眼睛用胶带封住后，用一只手指触诊眼球和眼眶

表 6.2　脑神经 EMG 记录的常用肌群

脑神经	肌群
Ⅲ：动眼神经	下直肌，内直肌
Ⅳ：滑车神经	上斜肌
Ⅴ：三叉神经	咬肌、颞肌
Ⅵ：外展神经	外直肌
Ⅶ：面神经	额肌、口轮匝肌、眼轮匝肌、颏肌
Ⅸ：舌咽神经	软腭
Ⅹ：迷走神经	声带和其他喉肌（ET 管电极）
Ⅺ：副神经	斜方肌或胸锁乳突
Ⅻ：舌下神经	舌

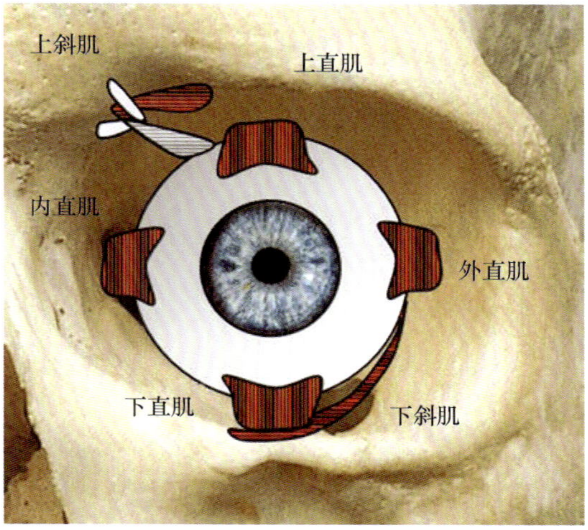

图 6.18　第Ⅲ、Ⅳ和Ⅵ对脑神经的眼外肌示意图

边缘的位置。将单根皮下针电极塑形为 90°，穿过眼睑向每一块肌肉插入，注意将针保持在眼眶和眼睛之间（图 6.19）。用止血钳或钳子等工具辅助，可能有助于控制电极针的插入。电极针的 90° 角度让针的底座和导线可以固定在皮肤上，而不用将针头压在眼睛上。如果要置入单个眼外电极针，则将这些针的公共参考电极置于对侧前额靠近中线处（图 6.20）。亦可以 5 mm 的间距，置入双极针电极。双极针电极的记录不易受到伪影的影响，并且在眼睛周围有额外针头的警告时，双极电极可以作为首选。

由于眼外肌的体积很小，它们的运动单位小，及其相对难以接近，在从眼外肌记录的 EMG 波幅往往较小。邻近的眼轮匝肌中，偶然诱发或自发的面神经活动，也可能被眼外肌电极捕获。

在眶颧入路的开颅手术中，眼眶是去顶的，为直接进入眼眶内的肌肉提供了可能性。应该鼓励外

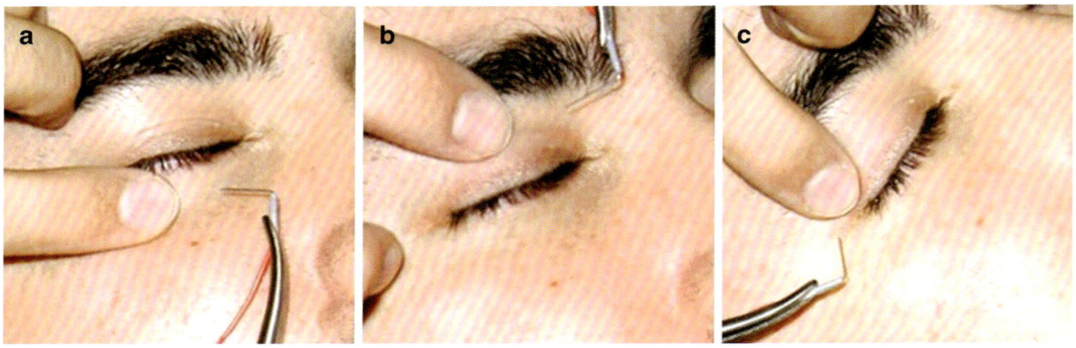

图 6.19 眼外肌 EMG 电极放置技术演示。用止血器拿着一根弯曲到 90 度的真皮下针，同时通过眼睑触诊眼眶和眼球，以确保沿着眼眶壁安全插入。该技术用于（**a**）下直肌，（**b**）上斜肌，（**c**）外直肌

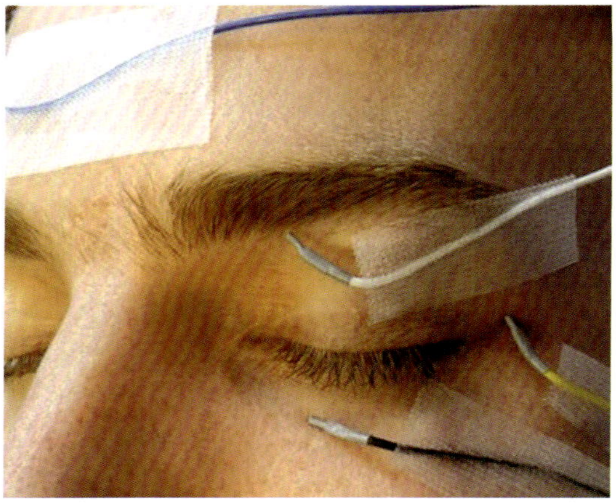

图 6.20 参考对侧前额单个眼外针的放置示例。双极电极的放置也可如此

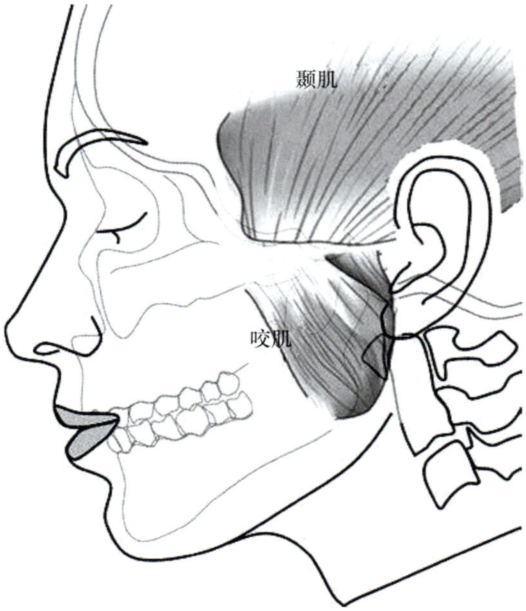

图 6.21 用于三叉神经 EMG 的肌肉（咬肌和颞肌）

科医生将皮下电极针直接置入眼外肌中，以获得最佳 EMG 记录。在本例中，上直肌应该被用于顶替第Ⅲ脑神经的监测。

诱发 EMG 在这些小神经的识别和频率测试中的重要性不可低估。眼外神经的平均直径范围在 0.27 ～ 0.67 mm。因此，它们很容易受到不经意的伤害。对机械诱发 EMG 的严重依赖，会降低预防外伤的监测效果。当从第Ⅲ、第Ⅳ和第Ⅵ脑神经诱发反应时，它们会有 2 ～ 3 ms 短潜伏期的 CMAP。

第Ⅴ和第Ⅶ脑神经

三叉神经（trigeminal nerve，CN Ⅴ）是脑干发出的最庞大的脑神经。它的主干从脑桥的外侧面离开，向前行进。其增厚的三叉神经节位于颅中窝内侧一个名为“美克氏腔”的骨凹陷内，三叉神经的三个分支（V1：眼支，V2：上颌支，V3：下颌支）在此处分离。三叉神经的主要功能是为整个头部前部提供感觉功能。三叉神经的唯一运动纤维成分包含在 V3（下颌支）内。运动纤维支配咀嚼肌，包括颞肌和咬肌等。

咬肌是用于监测三叉神经的主要肌肉，监测时会将一对双极皮下针电极（间隔 0.5 ～ 1 cm）放置在下颌基部耳垂前方约 2 cm 处（图 6.21）。除非在受到技术限制时，双极皮下针电极也可以置入颞肌这一次要部位。双极皮下针电极（间隔 0.5 ～ 1 cm）应放置在患者太阳穴后上方 1 ～ 2 cm。这可能会靠近术前准备的位置。向前偏离，远离术前准备的位置但靠近其边缘，是可以接受的。

面神经是迄今最常被监测的脑神经。面神经的走行使其在许多手术中处于危险之中，而面神经监测的好处已经得到了明确的证明，它被认为是听神经瘤手术等手术的治疗标准。大部分面神经的成分支配面部表情肌肉的运动功能。面神经的运动成分中还包括支配中耳镫骨肌的部分。面神经中的一个较小组成部分，称为中间神经，负责其他几

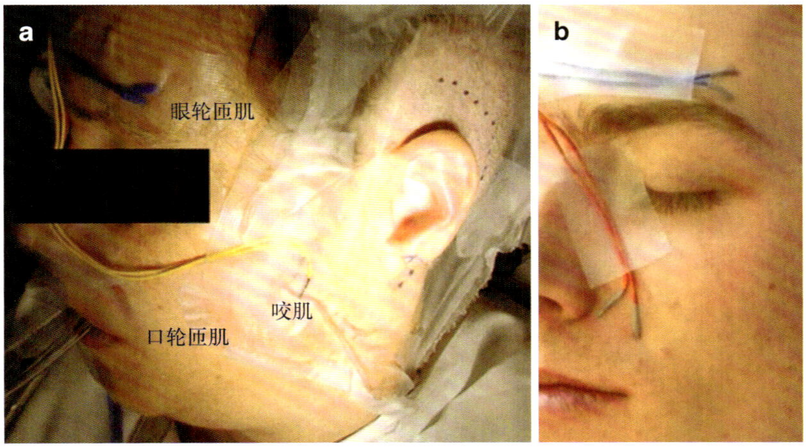

图 6.22 双通道面神经 EMG 的设置，使用易于记忆的颜色代码：“蓝眼睛，红唇。”眼轮匝肌（蓝色）和口轮匝肌（红色）。（**a**）听神经瘤手术的同侧设置，包括咬肌放置以监测三叉神经。（**b**）使用蓝色电极用于眼轮匝肌和红色电极用于口轮匝肌的基本双通道面部 EMG 设置的示例

种功能，包括舌头前 2/3 的味觉、耳朵的一些一般感觉，以及副交感神经成分支配的，除腮腺和牙龈外的头部大部分腺体（泪腺、舌下腺、下颌下腺和黏液腺）。尽管这里提到了中间神经的功能，但可以引发该神经产生低波幅、潜伏期更长的运动反应（～ 11 ms）的刺激，通常来自下面部[19-20]。

面神经核位于脑桥尾部内，接受来自两个面部运动皮质的皮质延髓纤维的信号输入。然后，面神经纤维向后侧和内侧行进，环绕展神经核，在脑桥背面形成面丘（凸起），然后横向行进，在听神经（第Ⅷ脑神经）正前方的脑桥-延髓交界处离开。面部和听神经从脑干到内耳道（多孔声道）行进一小段距离，内耳道是这些神经穿过颞骨的颅内开口。当面神经进入内耳道（internal auditory canal，IAC）时，面神经相对于听神经处于前上位置。面神经在耳蜗和前庭之间横向和向前穿过迷路的顶部。然后，面神经在膝状神经节处分开，并转动 90°。运动成分在中耳腔顶部向后和向外侧旋转，然后在中耳后壁后方向下旋转。大约 20% 的患者面神经裂开，部分延伸到中耳。因此，中耳镫骨切除联合听骨链重建（ossicular chain reconstruction，OCR）手术可以通过识别中耳内是否存在面神经来受益于面神经监测。面神经穿过中耳后的乳突骨后，经耳下的茎乳孔出颅，并广泛分支。耳后支从茎乳孔向后行进至枕肌。颈支向下进入颈部，支配颈阔肌。其余分支通过腮腺到达面部肌肉。

双极皮下针电极对以 5 ～ 10 mm 间隔，置入刚好在眉毛上方的眼轮匝肌，以及在嘴角上方的口轮匝肌（图 6.22）。用于面神经分支的特异性监测（推荐用于腮腺切除术）也可用于颅后窝手术中，其监测肌群包括如表 6.3 所示和图 6.23 所示的额肌和颏肌。

表 6.3　用于面神经分支的肌肉

面神经分支	肌肉
颞支	额肌
颧支	眼轮匝肌
颊支	口轮匝肌
下颌支	颏肌
颈支	颈阔肌

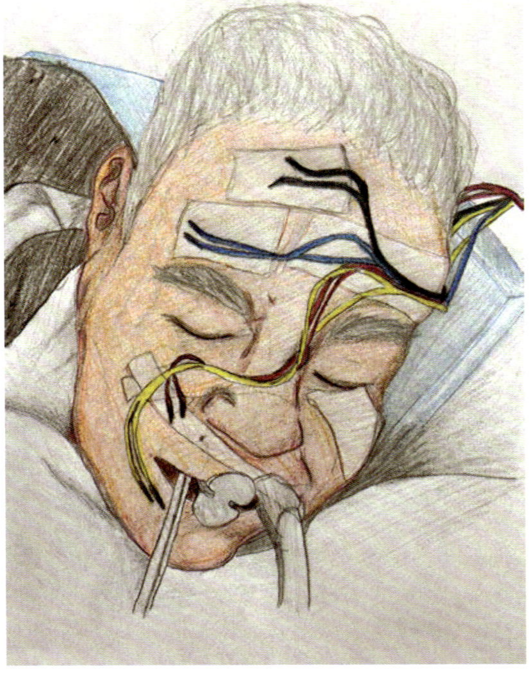

图 6.23 用于腮腺切除术的四通道面神经 EMG。从上到下依次为额肌、眼轮匝肌、口轮匝肌、面神经。可以在胸骨上放置接地电极和阳极（Drawing by Zoe Rice）

对于后颅窝的颅内手术，如桥小脑角肿瘤，面神经和三叉神经通常一起监测。这是可取的，因为一些三叉神经支配的肌肉位于面神经 EMG 记录位

置附近，在刺激过程中可能会对解释造成困惑。我们将对此作进一步讨论。

第Ⅸ、第Ⅹ、第Ⅺ和第Ⅻ对脑神经

舌咽神经——第Ⅸ对脑神经

舌咽神经（第Ⅸ对脑神经）的运动成分起源于延髓头端外侧至第Ⅹ对脑神经的疑核，出颈静脉孔后支配咽部的茎突咽肌。相应双极皮下针电极（间隔 5 ～ 10 mm）的置入位置应选在软腭外侧。使用直的真皮下针或使用预先弯曲塑形的针（制造的带有锐弯的针）都可以成功地置入（图 6.24）。然而，直针有容易脱落的倾向。弯曲的针头可以“钩”进软腭，会更牢固。对放置在喉罩气道上进行表面记录的黏附电极，我们也进行了描述[21]。患者插管后放置电极。为了置入这些电极，我们应该首先触诊上颚，以确定软腭位于硬腭的后侧。然后，用压舌板或喉镜将舌头压到一边，并用光源照亮患者的口腔。接着，用止血钳或镊子在同侧（术侧）的软腭外侧插入两根针。可以将一块纱布放在嘴内，帮助支撑电极线，防止牵拉针头，用一条胶带粘在纱布上，并将其延伸到嘴的一侧，以固定纱布和防止吞咽。电线应该用胶带粘在患者嘴巴外面的皮肤上。如果使用预弯针，在术后必须小心地将其从软腭中取出。图 6.25 显示了舌咽神经和舌下神经监测的位置。

迷走神经——第Ⅹ对脑神经

迷走神经起源于延髓疑核，伴行第Ⅸ对脑神经，经颈静脉孔伴行第Ⅸ和第Ⅺ对脑神经出颅，沿颈动脉鞘后侧走行于颈动脉与颈静脉之间。它发出三个神经分支，支配咽喉部位的运动功能。第一支是咽神经，支配大部分咽部的肌肉运动。第二支是喉上神经，支配包括环甲肌在内的喉外肌。第三支是喉返神经（recurrent laryngeal nerve，RLN），其为迷走神经从胸部发出的分支，沿着食管和气管的沟向上行进以支配喉内肌，如声带和甲杓肌。左右喉返神经折返的位置不同。左喉返神经绕行于主动脉弓下方，右喉返神经折返于右锁骨下动脉下方，而约有 0.7% 的患者不出现喉返神经的折返现象。

尽管对于颅内手术，环甲状腺的肌肉甚至咽部肌可作为监测迷走神经的替代方法，迷走神经或其喉返神经分支通常用声带处的喉内肌监测。

监测声带肌肉，如声带和甲杓肌的方法选择，包括由外科医生放置的肌内电极（真皮下针或带钩导线电极）（图 6.26），或麻醉科医师放置在气管导管上的表面电极或专用气管导管电极。后一种方法创伤较小，相对方便。图 6.27 显示了多种气管导管记录方法。放置气管导管电极时，导管的正确放置是至关重要的，最好使用可视喉镜将电极置于声带中心，并正确放置左右接触点（图 6.28）。必须将导管固定在中线位置，来防止导管旋转，应标记和记录导管深度，并在每次患者定位后或任何记录的技术充分性有问题时检查其移动。

有时，气管导管电极的套囊可能因意外或缓慢漏气而变瘪。漏气的套囊可能导致气管导管偏离

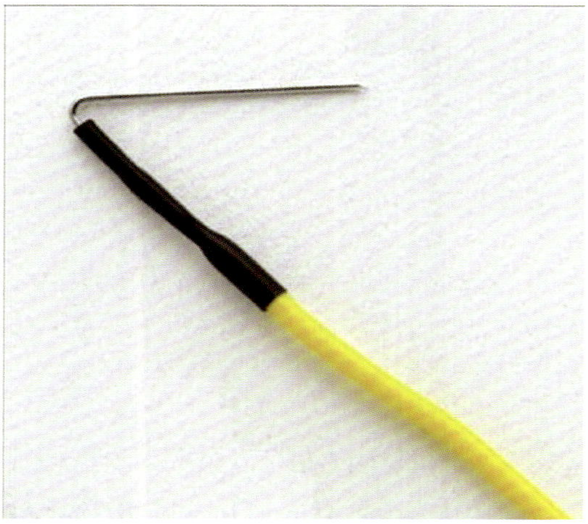

图 6.24 预弯针的图片，用于“钩”到软腭等位置

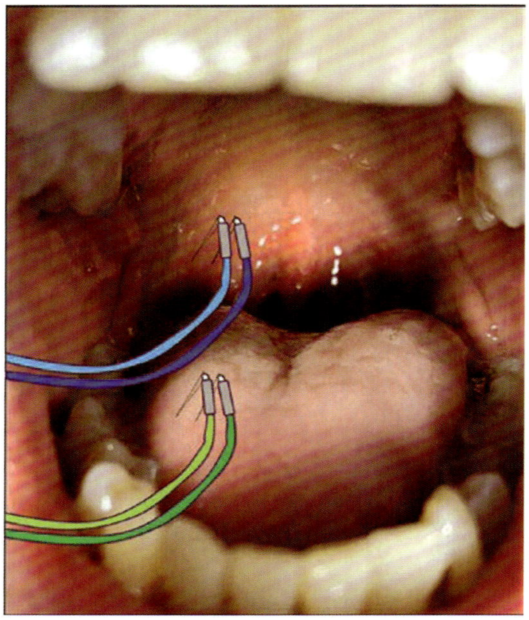

图 6.25 一侧软腭的茎突咽肌（CN Ⅸ）和舌（CN Ⅻ）的电极的放置

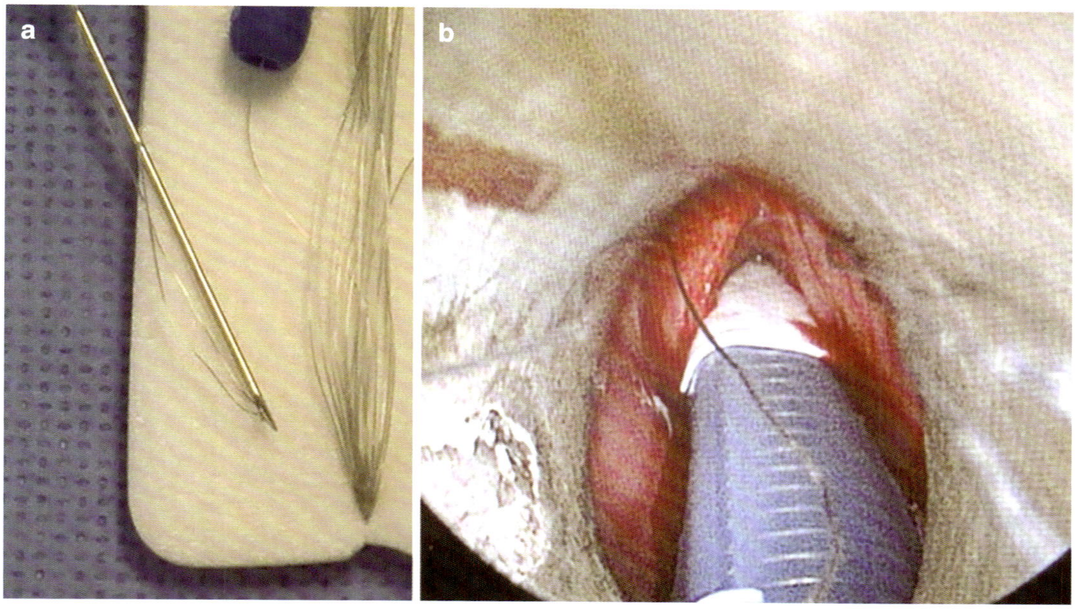

图 6.26 （a）成对钩线的例子。（b）双侧放置于声带肌内的钩线对

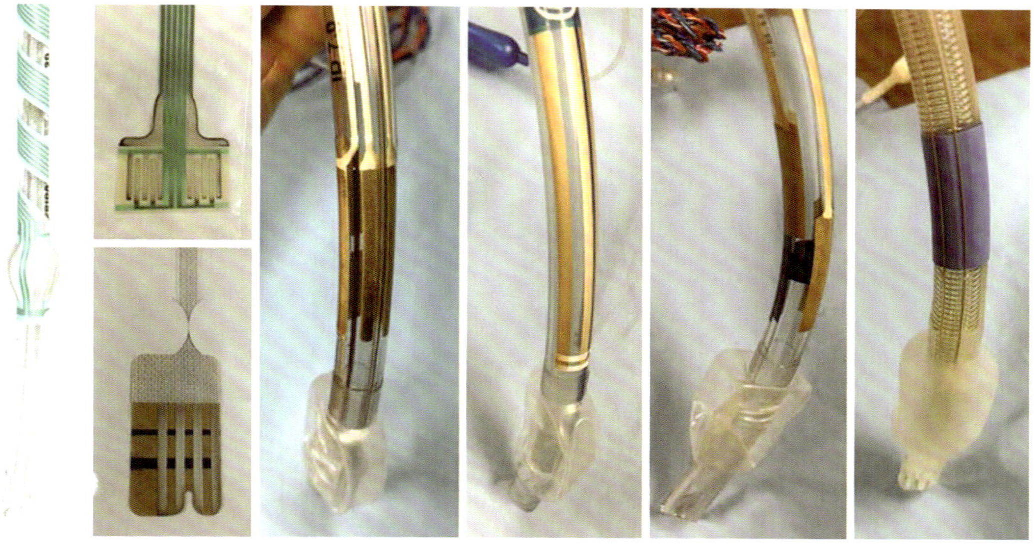

图 6.27 示例：喉 EMG 的气管内电极。左边的 3 个是安装在标准 ET 管上的表面电极，而其他 3 个是内置电极接触点的专用气管导管

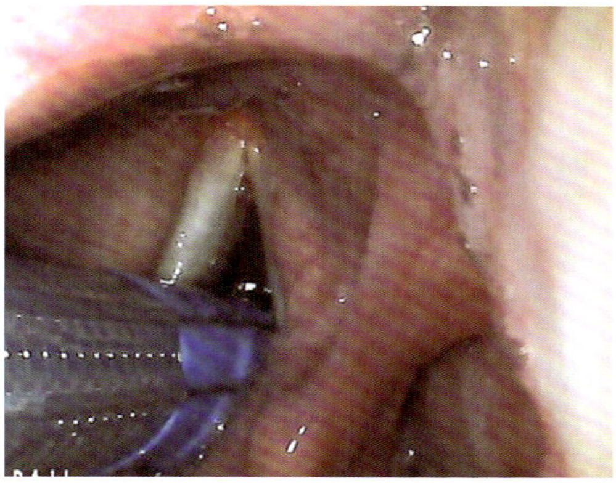

图 6.28 在可视喉镜下放置气管导管电极（glidescope）。电极接触位于声带中心。管的深度将被记录在案以保持正确的位置，管将被固定在中线以避免旋转

位置，进一步出现问题。此外，空气可能会在气管导管周围泄漏，并导致声带振动。这个振动会在喉 EMG 的轨迹线上产生可观察到的振动伪影。伪影会随着患者的通气而消长，并随着时间的推移而逐渐恶化。可以通过要求麻醉团队暂停呼吸机来明确识别伪影。解决办法将是给气管导管套囊重新充气，并确认导管深度与基线一致。图 6.29 显示了一个漏气的 ET 管产生振荡伪影的例子。

副神经——第Ⅺ对脑神经

副神经的颅根出自迷走神经下方的延髓，与来自颈段脊髓的脊髓根相连。脊髓根的成分由

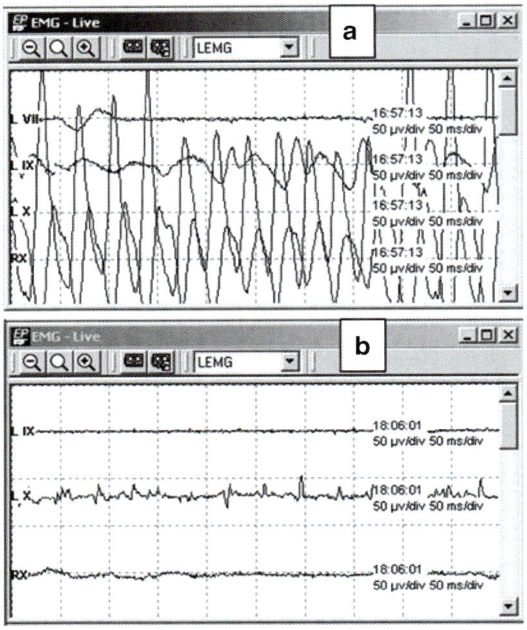

图 6.29 （**a**）在后颅窝手术期间，气管导管记录标记为“L X”和“R X”，显示双侧喉 EMG 通道有振荡伪影，随呼吸缓慢消长。这表明 ET 管套囊有泄漏，让空气从 ET 管外部逸出。（**b**）通过重新充气套囊使 EMG 轨迹正常化，证实并纠正了这一点

C1-C6 颈段脊髓外侧的背根和腹根之间的纤维组成，沿着脊髓上行，穿过枕骨大孔。这些纤维随后通过颈静脉孔与副神经的颅根和第Ⅹ、第Ⅸ脑神经一起离开颅骨。然后，副神经斜向下穿过颈部，支配胸锁乳突肌和斜方肌。虽然斜方肌主要由副神经支配，但它也接受来自 C2-C4 脊髓段运动纤维的不同神经的支配。因此，在脊柱手术中，有时会选择斜方肌作为监测这些颈段脊髓神经根的手段[23]。

可以在 2 ～ 4 cm 的间距下，在胸锁乳突肌或斜方肌（图 6.30）内置入一对双极真皮下针电极。

舌下神经——第Ⅻ脑神经

舌下神经在离开延髓腹侧后，经靠近枕骨大孔的舌下神经管出颅。然后，它支配着舌头的所有内在肌肉和除外腭舌肌的所有外在肌肉。腭舌肌是唯一不受舌下神经支配的舌肌。它由迷走神经支配。

可以在舌头前 1/3 的外侧放置一对双极真皮下针电极，以监测舌下神经（图 6.25，参考上文关于舌咽神经的描述）。或者，用一对 37 mm 的绝缘针，尖端露出几毫米，在颌下中线的外侧，大约在下巴后面 1 cm 的位置插入颏舌肌[24]。

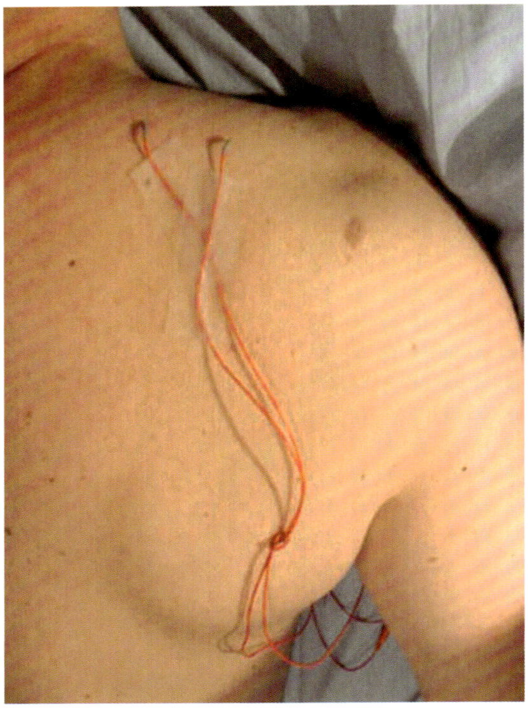

图 6.30 在斜方肌放置 EMG 电极监测 CN Ⅺ

触发脑神经 EMG 的刺激、记录参数和技术

以下是触发脑神经 EMG 的建议刺激和记录参数：

脉冲持续时间：0.1 ms	时间轴：3 ～ 5 ms/div
刺激频率：4 Hz	敏感度：50 ～ 500 μV/diV（必要时调整）

脑神经刺激可以成功地应用于恒定电流或恒定电压刺激。恒定电压在理论上有一个优点，即刺激探针周围脑脊液（cerebral spinal fluid，CSF）的存在可能会吸引一些电流，这将被由于 CSF 的存在而降低的阻抗引起的电流流动的增加所抵消。然而，当使用恒定电流时，使用与针尖绝缘的齐头探针似乎可以最大限度地减少电流损失。所有得出的强度值将以毫安为单位给出，尽管假设电极阻抗约为 1000 欧姆，1 mA 可以被认为相当于 1 V 的刺激。

脑神经刺激强度

刺激强度的需求取决于你是否在搜索神经，以及是通过刺激其他组织还是直接刺激神经的方法。一般，搜索神经需要较高的刺激强度；并且引起反应所需的电流量也将表明神经离刺激器的距离远近。一旦定位到神经，刺激强度可以降低到刚刚

高于阈值。脑神经在颅内的激活强度非常低（通常≤ 0.1 mA）。颅内直接神经刺激很少超过 1 mA，但如果通过其他组织间接刺激，可能需要更高的强度。然而，颅外部分的脑神经需要稍微高一点的强度才能激活。腮腺切除术（面神经）和甲状腺切除术（喉返神经）中的刺激值需要调整。

以下是各种程序和场景中单极刺激的推荐刺激值。当使用双极刺激直接刺激神经时，有时可能需要使用比单极刺激稍高的值。

颅内脑神经刺激

间接搜索强度：

- 通过骨（如面神经管）：0.5 ～ 1.5 mA，如果没有反应，增加到 2 mA
- 通过瘤体：0.3 ～ 0.6 mA，如有反应，向下滴定

直接颅内神经刺激；

- 0.05 ～ 0.3 mA（正常阈值≤ 0.1 mA）弱或无响应时增加到 0.5 mA

颅外脑神经刺激

腮腺切除术（面神经）刺激参数：

- 通过软组织间接搜索：0.5 mA（必要时增加到 1 mA）
- 直接刺激面神经：0.1 ～ 0.3 mA

甲状腺切除术（RLN）刺激参数：

- 通过软组织间接搜索：通常 1 ～ 2 mA 即可，必要时增加
- 直接刺激 RLN：0.4 ～ 0.8 mA

获得的刺激强度和 CMAP 波幅应向外科医生告知并记录在案。主动反馈波幅和强度，将提高神经生理学家和外科医生对神经相对位置和功能的察觉和舒适度。此外，将初始基线 CMAP 波幅和神经阈值进行记录，可以在术后神经测试中进行比较，并对术后功能进行大致的预后评估。例如，如果 CMAP 在肿瘤切除前为 1500 μV 和 0.1 mA，而手术结束时仅为 200 μV 和 0.5 mA，这可能表明轴突传导的明显丧失（可能是神经失用症或轴索断伤），从而导致术后虚弱。

刺激剥离器

外科刺激剥离器是一套绝缘的神经耳科解剖器械，通过电缆连接到刺激器输出端[7]。器械的尖端是暴露的，这样在解剖时可以在神经阈值附近进行连续刺激。因此，在从神经上剥离肿瘤的过程中，可以做到即时反馈，而不是用单独的探针进行断断续续的测试。如果你正在使用刺激剥离器监测一个手术，只需将从无菌区延伸出去的电缆插入阴极输出，并通过单极探针进行刺激。从神经上解剖肿瘤时，应使用接近神经阈值的低强度刺激（正常神经为 0.05 ～ 0.1 mA，虚弱的神经可能需要稍高的 0.2 ～ 0.3 mA）。

脑神经刺激的安全问题

心血管效应，如低血压、心动过缓，甚至心搏停止，与对三叉神经、舌咽神经和迷走神经的术中操作有关。因此，建议在刺激这些神经时要谨慎。刺激强度应尽可能保持在阈值附近，颅内应避免高强度刺激（＞ 1 mA）。确保麻醉科医师意识到低位脑神经刺激，以便他们对任何突然的变化都能保持警惕。当刺激髓副神经时，也建议保持在刺激阈值附近，因为它可以引发患者的剧烈运动。

触发 EMG 在脑神经识别中的应用

通过触发 EMG，人们可以很大程度上根据哪些肌肉被激活来识别被刺激的脑神经。然而，由于有些被不同神经支配的肌肉距离很近，远场肌肉反应可以从相邻肌肉的电极中捕捉，从而导致无意中的误判。例如，三叉神经支配的肌肉就在面神经支配的肌肉旁边。解决这个问题的一个可能方法是使用双极 EMG 记录。这将使共模抑制显著减少远场肌肉活动。然而，即使是双极记录也不一定能完全消除远场捕获。在尽可能多的潜在激活的肌肉中设置记录电极，可能会有所帮助。产生 CMAP 的肌肉将有最大的波幅反应。

区分不同脑神经反应的另一个重要手段是通过诱发反应的潜伏期。每条神经会在不同的潜伏期产生 CMAP，这主要取决于神经到肌肉的路径长度。面神经和三叉神经常用的助记词是，“七等于七，五小于五”，这意味着面神经 CMAP（到颅内刺激）的潜伏期约为 7 ms（6 ～ 8 ms），三叉神经更短（通常为 3 ～ 4 ms）。图 6.31 显示了面神经 CMAP 与三叉神经 CMAP 的比较。

对于受面神经支配的眼轮匝肌以及附近用于第Ⅲ、第Ⅳ或第Ⅵ对脑神经监测的眼外肌记录而言，肌肉记录之间的串扰也是一个潜在问题。如果监测

的是第Ⅲ至第Ⅶ对脑神经，眼轮匝肌活动很可能会被眼外肌记录所捕捉到。然而，由于眼外肌体积小且位置固定，相反的情况不太可能发生。

对于低位脑神经，第Ⅸ脑神经（舌咽神经）是从软腭中的茎突咽肌监测的，这是唯一可用的肌肉。同时，软腭区的其他肌肉大部分受第Ⅹ脑神经（迷走神经）支配。迷走神经也支配喉部肌肉。因此，当刺激舌咽神经时，应分离出软腭反应的记录，而刺激近端迷走神经应激活喉和软腭记录的反应。咽支远端不会发生这种重叠。图 6.32 显示了第Ⅹ、第Ⅸ和第Ⅻ脑神经刺激的比较。

在腮腺切除手术中，会监测面部的个别分支。刺激主干会激活所有记录的面部肌肉。刺激较低位的主干只会激活较低位的分支。图 6.33 显示了一个示例。对分离的远端分支进行更特异的定位刺激将引发更特异的肌肉反应。

表 6.4 列出了每个颅运动神经的大致 CMAP 潜伏期，并对反应进行了解释。

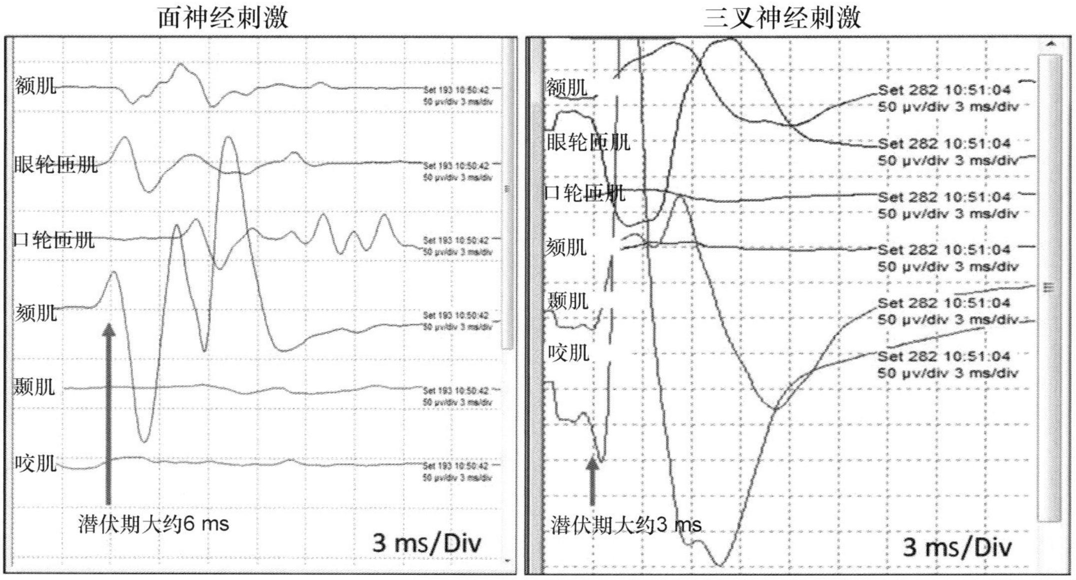

图 6.31　面神经与三叉神经在刺激潜伏期上有明显差异，尽管有明显的反应重叠，尤其是与三叉神经刺激

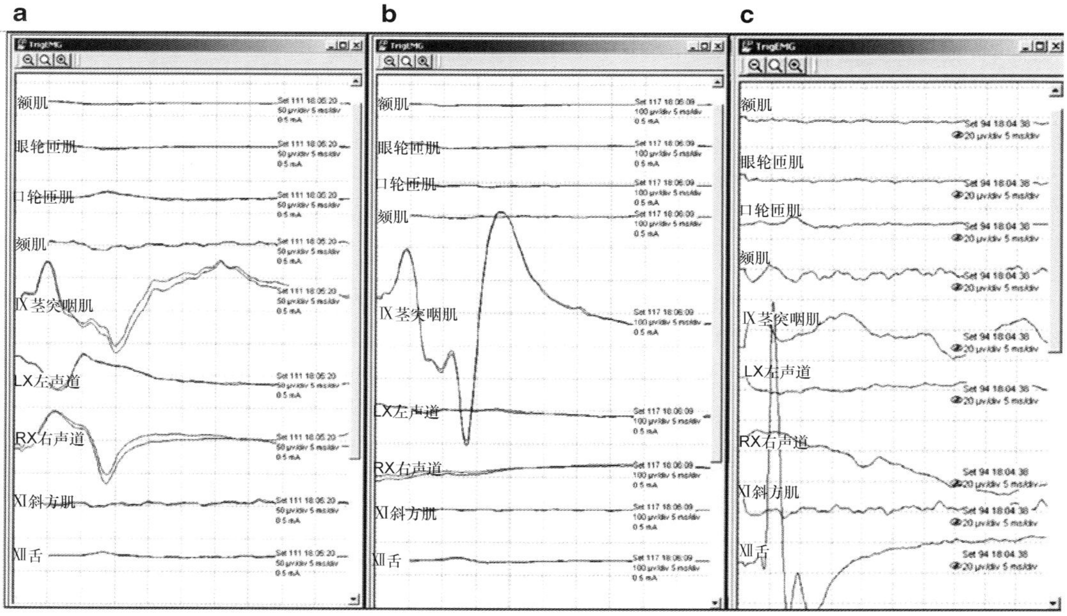

图 6.32　（**a**）刺激颈静脉孔处的 CN Ⅹ引起软腭记录位置和声带处喉肌的反应。（**b**）刺激 CN Ⅸ只引起茎突咽肌的 CMAP。（**c**）刺激 CN Ⅻ只产生舌的 CMAP。记录通道自上而下依次为额肌、眼轮匝肌、口轮匝肌、颏肌、Ⅸ茎突咽肌、LX 左声道、RX 右声道、Ⅺ斜方肌、Ⅻ舌

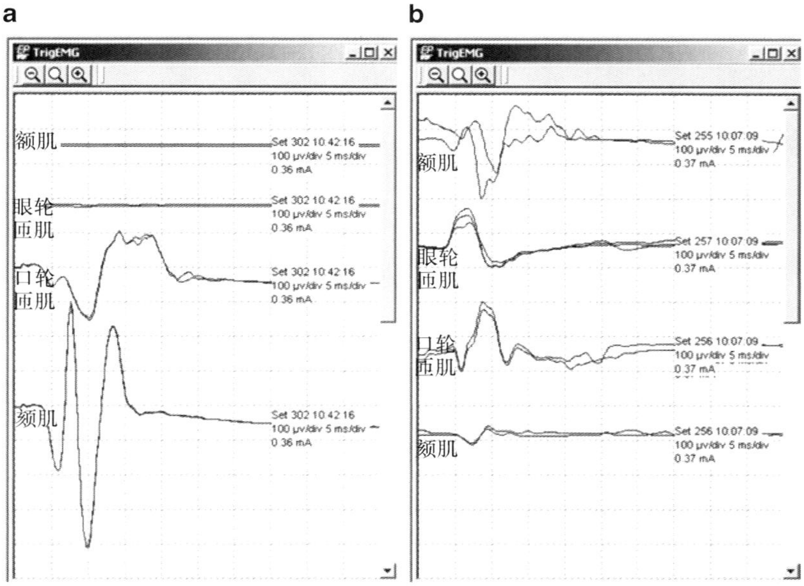

图 6.33 腮腺切除术中的刺激示例。（**a**）下位面神经分支刺激（From Kartush[7]；with permission）。（**b**）刺激茎乳孔附近的面神经主干

表 6.4 每个颅运动神经的 **CMAP** 潜伏期，并对反应进行解释

脑神经	潜伏期	解释
Ⅲ：动眼神经	2 ～ 3 ms	眼肌除上斜肌和外直肌外，均可与滑车神经记录重叠
Ⅳ：滑车神经	2 ～ 3 ms	上斜肌
Ⅴ：三叉神经	3 ～ 4 ms	咬肌 / 颞肌。可能重叠成面神经记录。提防过度刺激与三叉神经反射
Ⅵ：展神经	2 ～ 3 ms	外直肌
Ⅶ：面神经（颅内） 在腮腺的颅外部分	6 ～ 8 ms 2 ～ 3 ms	来自面部肌肉的反应可能重叠到咬肌 / 颞肌以及所有眼外记录
Ⅸ：舌咽神经	5 ～ 7 ms	只能在软腭记录中看到。运动伪影可能出现在Ⅹ和Ⅻ导联上。警惕心动过缓
Ⅹ：迷走神经（颅内） 喉返支	4 ～ 6 ms 2 ～ 3 ms	喉和咽部肌肉。会与软腭记录重叠。警惕高强度心动过缓 环甲肌以外的喉肌
Ⅺ：副神经	5 ～ 7 ms	斜方肌 / 胸锁乳突。小心患者过度运动
Ⅻ：舌下神经	4 ～ 6 ms	舌

应用触发 EMG 评估听神经瘤术后的面神经功能

在切除前庭耳蜗肿瘤的过程中，频繁地刺激面神经不仅可以定位面神经的位置，还可以评估面神经功能完整。肿瘤切除后，以≤ 0.25 mA 的低强度 CMAP 刺激面神经近端，可再从确认面神经的功能保留，术后即刻面神经功能也可能良好。根据近端与远端面神经的 CMAP 比值可以预测面神经的预后，方法为对近端和远端面神经施加 0.5 mA 并比较 CMAP 波幅[26]。比值大于 0.6 与面瘫的低风险有关，而比值小于 0.1 时，面瘫的风险增加到 75%。

定位第四脑室底

脑干定位是一种定位第四脑室底脑神经运动核团（cranial nerve motor nuclei，CMN）的神经生理学技术。在手术切除位于脑干及其周围的肿瘤和其他病理组织时，这项技术被证明有防止对 CMN 造成损害的价值[27-32]。偶尔，外科医生会遇到不得不决定选择何种方法可以最安全地到达脑干表面以下结构的情况。当这种方法涉及第四脑室底时，使用手持刺激探针在不同位置刺激第四脑室底，可引发来自由头部的颅运动神经支配的各肌群的 EMG 反应。这些肌肉反应可以提供关于各种 CMN 位置的信息，也可以提示进入脑干的安全入口点。运动核一般位于特定的解剖标志，如

面神经丘和延髓纹附近。然而，即使在正常患者中，这些定位并不总是明显的，当这些定位由于肿瘤的存在而变得扭曲时，定位这些核团的位置变得更加困难。这就是这项技术体现特殊价值的时候。然而，由于它仅在脑干切开前和肿瘤切除术中间歇性地用于定位和确认 CMN 的位置，因此它只是一种定位技术，而不是一种监测技术。皮质球束运动诱发电位应与触发 EMG 联合应用，以评估肿瘤切除时皮质球束、运动核团和脑神经的功能。最常见的需要定位的区域，包括面神经纤维包裹在外展神经（第Ⅵ对脑神经）核后的面神经丘，以及位于延髓纹下方的舌咽神经 / 迷走神经（第Ⅸ / 第Ⅹ对脑神经）核和舌下神经（第Ⅻ对脑神经）核（图 6.34）。在中线入路时，对这些 CMN 进行双侧 EMG 记录是必要的。三叉神经（第Ⅴ对脑神经）运动核团以及动眼神经（第Ⅲ对脑神经）和滑车神经（第Ⅳ对脑神经）核团的脑干定位在上脑干入路中也可类似地定位。

定位技术

第四脑室底部的刺激可以使用手持式单极刺激探针进行，该探针的尖端允许非常集中的刺激。阳极或回流电极一般放置在 Fz 或肩部。刺激由 0.2 ms 脉冲组成，频率为 3 Hz 或 4 Hz。刺激强度一般开始于 1.5 ～ 2.0 mA。为了建立刺激阈值，一旦获得肌肉反应，刺激强度就要降低，一般在 0.3 ～ 2.0 mA [32]，也可能在 0.1 ～ 0.3 mA [33]。

触发 EMG 在甲状腺手术中的应用

在甲状腺肿瘤手术中用触发 EMG 识别喉返神经（recurrent laryngeal nerve，RLN），非常有利于避免不经意的神经损伤 [6]。用于甲状腺手术的传统 IONM，如前所述，包括使用自发式 EMG 结合间歇触发 EMG，使用单极探针来识别和评估 RLN 的完整性，同时记录来自喉肌的 EMG。在“触发脑神经 EMG 的刺激、记录参数和技术”一节中提到了一些用于搜索和测试 RLN 的刺激参数。该技术要求频繁使用刺激来主动评估 RLN 功能，但当刺激在 RLN 损伤远端进行时，容易出现假阴性。只有当刺激损伤的近端时，才会发现触发反应的丧失。然而，用单极探针间歇性刺激迷走神经，同时测量声带肌肉产生的 CMAP 被描述为评估整个

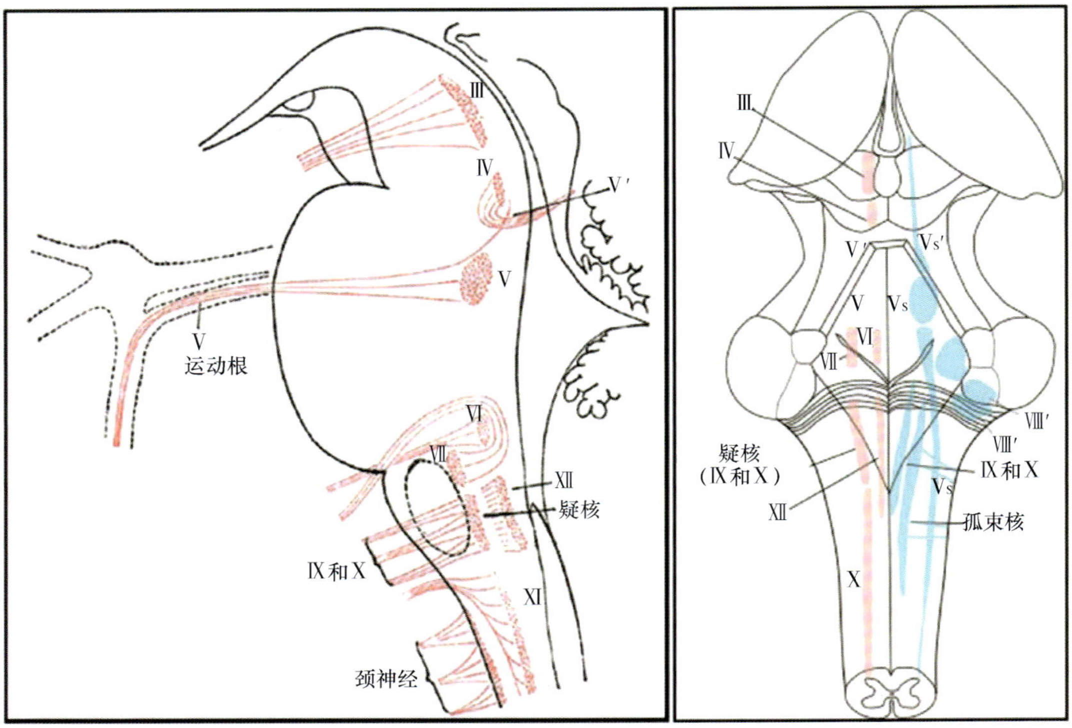

图 6.34 侧位（左图）和后位（右图）脑干图，详细显示脑神经运动核团的位置（粉红色阴影）[Lateral illustration By Henry Vandyke Carter—Henry Gray（1918）Anatomy of the Human Body（See “Book”；section below）Bartleby.com：Gray’s Anatomy，Plate 697，Public Domain，https://commons.wikimedia.org/w/index.php?curid = 541510. Posterior illustration by Gray696.png：User：mcstrotherderivative work：Mcstrother—Gray696.png，Public Domain，https://commons.wikimedia.org/w/index.php?curid = 15058610]

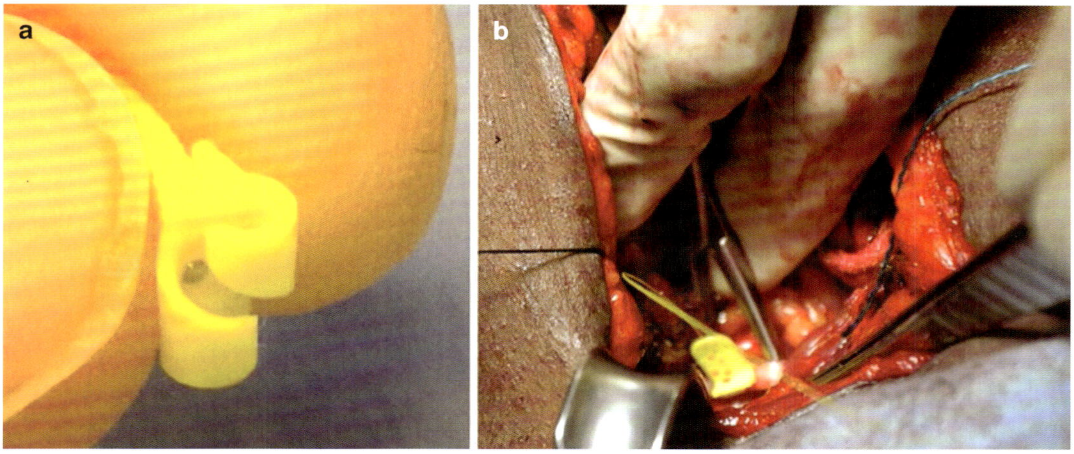

图 6.35 （a）自动周期性刺激（APS）电极的特写，显示了与迷走神经接触的电极表面。（b）位于迷走神经上的 APS 电极图片

RLN 功能的一种手段；从而消除了直接 RLN 刺激的潜在假阴性[34]。最近，几种可以直接放置在迷走神经上，允许连续测试的迷走神经刺激电极已经被设计出来并测试[35-38]。一种市售刺激电极是显示在图 6.35 中的 APS 电极（Medtronic），该电极需要在颈动脉鞘内解剖出一段迷走神经来放置电极。由于颈动脉鞘剥离可能耗时且不是没有风险，该连续刺激的替代方案是用 3.0 mA 刺激强度的单极球尖探针，通过颈动脉鞘间断间接刺激迷走神经[39]。这种方法尽管不是一个连续的措施，但它简单、方便、廉价。无论迷走神经刺激是连续还是间歇进行，仍建议使用频繁触发 RLN 的 EMG 探测。图 6.36 显示了刺激迷走神经和 RLN 的 CMAP 的比较。

迷走神经除了向喉和咽发出运动纤维外，还携带自主神经纤维分布到心脏、肺和消化系统。术中应注意避免过度刺激迷走神经，这可能导致心脏、肺或胃肠道的影响。Groves 和 Brown 证明 2.0 mA 或更高是引起迷走神经 C 纤维心肺反应的必要条件[40]。在用 5 mA 刺激迷走神经时，观察到心率变异性增加[41]。幸运的是，喉运动反应的最大波幅通常在 1 mA 内获得[37]。为了使用连续迷走神经刺激进行监测，应谨慎地将刺激强度增加到超临界水平，如果可能的话，使用 0.1 ms 脉冲持续时间，将刺激限制在 2.0 mA。波幅下降超过 50% 和潜伏期增加 10% 应被视为警告，并应及时检查可能导致此结果的技术、麻醉和手术操作原因。CMAP 的明确丢失可能是术后 RLN 麻痹的可靠预测指标，其中大多数是暂时性的[36, 38]。同样，用 1 mA 刺激 RLN 时，出现的绝对波幅小于 200 μV，对声带轻瘫有很高的预测作用[42]。

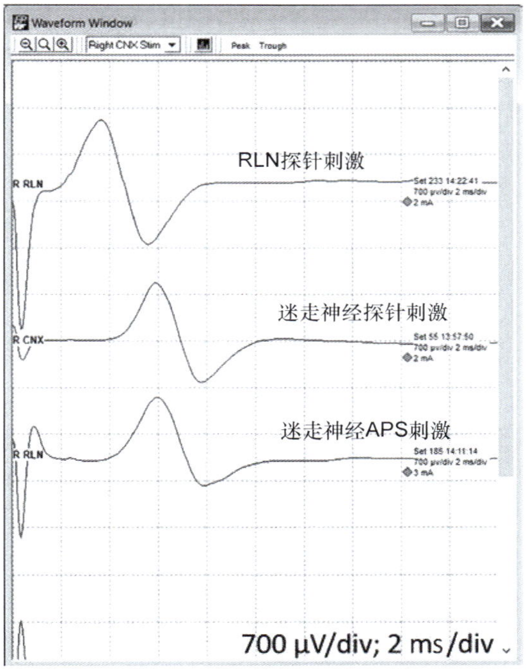

图 6.36 用气管导管电极刺激喉返神经（RLN）时以及用单极探针和自动周期刺激（APS）电极刺激迷走神经时的 CMAP 记录

引起迷走神经 CMAP 波幅和（或）潜伏期改变的因素

技术因素

- ET 管位置（深度或旋转）改变。
- 由于甲状腺牵拉或操作导致 ET 管电极接触松动。
- 电极部位黏液积聚。
- 刺激电极错位或其他刺激失败。
- 手术区冷冲洗。

麻醉因素/生理因素

- 无意中导致的神经肌肉阻滞。
- 体温降低（潜伏期效应）。

手术相关因素

- 无意中切断、结扎、夹闭或烧灼神经（立即失去反应）。
- 甲状腺牵拉可直接或间接牵拉 Berry 韧带处的 RLN。
- 气道回缩时 RLN 受压或拉伸。
- 烧灼造成的热损伤。

EMG 在脊柱脊髓手术中的应用和技术

EMG 监测在脊柱手术中的应用，解决了躯体感觉诱发电位（SSEP）和经颅运动电位在脊神经根监测方面的一些局限性。由于诱发电位是由多根介导的，其检测单个神经根损伤的敏感性有限。另一方面，自发 EMG 对个别神经根功能紊乱敏感，但不是很特异性。在 213 例胸腰椎疾病患者中，77.5% 的患者有明显的 EMG 活动，而术后缺损率仅为 6.6%[43]。与 SSEP 的敏感性和特异性分别为 28.6% 和 94.7% 相比，自发 EMG 对新发神经功能缺损的敏感性为 100%，特异性为 23.7%。这些结果呼应了上述自发 EMG 作为一种敏感性技术的局限性，它在手术操作中提供关于正在进行的神经刺激的反馈，但提供的关于神经完整性的信息很少。这也加强了 IONM 的需求，以提供关于主要神经通路的补充信息，特别是在脊柱手术中。

脊髓 EMG 的推荐记录和刺激参数

表 6.5 和 6.6 中的参数推荐用于脊柱手术中的自发和触发 EMG。虽然在 SSEP 和其他平均诱发电位信号中，我们被告知避免重复率为 60 Hz 的整数因子（即 60 除以重复率产生整数），以防止将 60 Hz 波同步到波形中，但对于触发式 EMG 的数据，方法则相反。4 Hz 的重复频率是 60 Hz 的一个因数，在存在 60 Hz 噪声的情况下，该噪声将在屏幕上被时间锁定，这意味着正弦噪声波形将是静止的，而不会来回移动。当试图识别具有固定延迟的 CMAP 时，这是有利的；如果噪音不在屏幕上移动，它将更容易看到噪音的顶部。

在椎弓根螺钉测试中，0.2 ms 的脉冲宽度的应用尤为重要，因为大多数的触发 EMG 研究都是采用 0.2 ms 的脉冲宽度，而这些研究得出的检测椎弓根破裂的标准只能在 0.2 ms 的脉冲宽度下有效。短时间的脉冲需要更高的强度来刺激神经。较长的持续时间会以较低的强度刺激神经。然而，在马尾神经外科手术中（如肿瘤、脊髓栓系和选择性背根切断术），由于运动纤维比感觉纤维对短持续时间的脉冲更敏感，使用 0.1 ms 的短脉冲时间可能有优势。运动纤维和感觉纤维之间的 EMG 阈值差异在 0.1 ms 时会更大，在测试中可以清楚地区分背根和腹根。

表 6.5　脊柱手术中 EMG 的记录参数

建议的记录参数			
	滤波器带通	时间基线	敏感度
自发 EMG	10～3000 Hz	10 ms/div（20～200 ms/div）	50 μV/div（20～200 μV/div）
触发 EMG	10～3000 Hz	5 ms/div（2～10 ms/div）	20 μV/div（椎弓根螺钉）

脊髓 EMG 的电极和导联注意事项

对于 EMG 监测，建议使用真皮下针或肌内电极。如果因情况限制使用侵入性针电极，可以使用表面电极。然而，与针头记录相比，表面记录预计会产生较低波幅的 EMG 信号，灵敏度较低，因此不鼓励使用。在一次记录中混用不同类型电极的情况也应该避免。电极阻抗应保持在 5000 欧姆以下，尽管对于放置在远端肢体上皮肤可能较厚的部位的表面电极来说，这几乎是不可能的。

在术中 EMG 使用多种记录导联是有可能的；它们各有利弊。实现神经根特异性（识别特定神经根活动的能力）通常是可行的，但并不总是必要的，或者在某些情况下是可能的。每个神经根会

表 6.6　椎弓根螺钉与马尾手术分别的脊柱手术刺激参数

建议刺激参数（触发 EMG）		
	椎弓根螺钉试验	马尾手术
脉冲持续时间	0.2 ms	0.1 ms（0.05～0.2 ms）
重复频率	4 Hz	4 Hz
强度	增加到 CMAP 阈值	阈上刺激

支配多块肌肉，而每块肌肉又由两三个神经根支配。此外，解剖变异和异常的神经支配造成了一些水平特异性神经根识别的不确定性[44]。然而，双极 EMG 记录，其中两个活性电极和参考电极放置在每个肌肉可提供最具体的记录。双极记录中的共模抑制消除或减少来自其他肌肉的远场 EMG 活动，并减少伪影。另一种类型的记录（有时被称为“主动参考”导联）是在每个肌肉中放置一根针，并用一个肌肉参考另一个肌肉。这种类型的 EMG 记录具有更敏感的优点（即更大的波幅活动和每个通道包含更多的肌肉），但也更容易受到噪声和远场伪影的影响。它也不特异性于个别神经根，因为 EMG 活动不能局限于单个肌肉，因此来自电极之间任何肌肉的任何神经根都可能被累及。

只要情况允许，应该优先使用神经根特异性的记录，但要根据技术限制。例如，在一个大型胸腰椎手术中，大部分胸根和一些腰根可能因椎弓根螺钉的放置而处于危险之中，而在记录系统中可能没有足够的输入或通道可用，以置入双极通道来处理所有希望监测的肌肉；另外，更重要的是，你必须用 SSEP 和经颅运动诱发电位（transcranial motor-evoked potential，tcMEP）监测脊髓功能，所以这些模式是第一优先考虑的。在这种情况下，在有限的可用通道中，放置连接的 EMG 对以覆盖足够肌肉的方法，是可行和必要的。然而，在马尾神经手术中，外科医生可能需要识别直接刺激的神经根。在这种情况下，神经根特异性将被高度优先考虑，因此双极记录是最合适的。

无论何时，在布置针头电极时，都要遵循合适的安全和控制感染的指南。针头应以适当的角度插入覆盖肌腹的皮肤，注意避免刺穿附近的重要血管、神经或肌腱。对于放置在大四肢肌肉（如股外侧肌）的脊柱 EMG 双极针电极，两根针应间隔约 2 ～ 4 cm。把针放在一起太近会降低记录的灵敏度，并可能通过共模抑制降低 EMG 信号的幅度。另外，如果使用长的肌内针电极，间距低至 1 cm 是可以接受的。

手术中根据椎体水平放置 EMG 电极

肌肉记录部位的选择应主要由手术过程中最危险的神经根水平决定。考虑到患者间根部神经支配的变异程度以及手术计划的可能改变，如果有足够的记录通道，谨慎的做法是，在手术中将根部神经支配的肌肉包括在假设的危险水平之上和之下。请记住，tcMEP 也可监测某些手术中相同或额外的肌肉部位。图 6.37 显示了脊柱手术中用

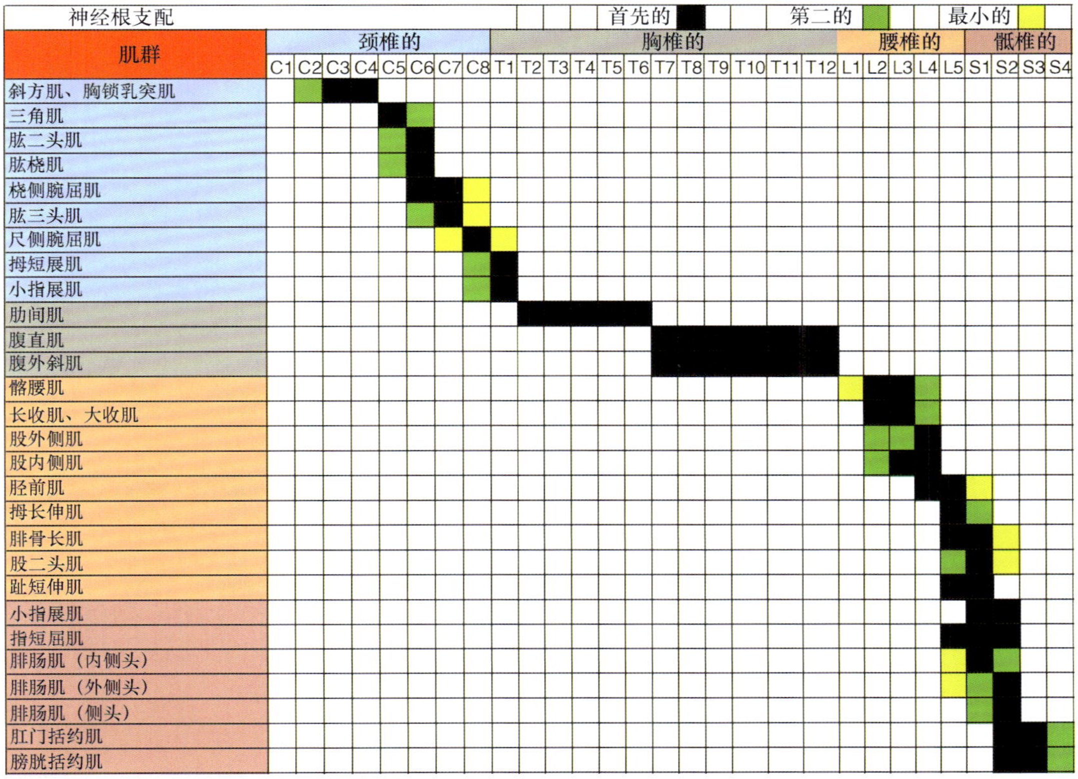

图 6.37 用于 EMG 监测的各种肌肉的神经根支配图

于 EMG 监测的一些常见肌肉部位及其假定的神经根支配的图表。图 6.38 展示了一些肌肉的双极电极放置示例。

胸根部的 EMG 监测是一个挑战，因为肋间和腹部放置肌电监测是非特异性的，并受到手术部位的显著伪影的影响。肋间部位最好沿腋线放置。对于有下垂的大腹部的患者，腹外斜肌可能比腹直肌更可取。

神经根功能评估与椎弓根螺钉置入

将椎弓根螺钉用于加强脊柱稳定变得越来越普遍。然而，为了正确地放置椎弓根螺钉，使其不刺激或伤害神经根，需要外科医生对螺钉的放置非常有经验，并且知道脊柱各方面的解剖特征。尽管外科医生会依靠解剖标志和透视来准确定位，但定位仍然很大程度上是靠摸索的。理想情况下，螺钉应放置在椎弓根的外侧壁和内侧壁之间约有 1 mm 的骨内，并且不破坏椎弓根壁。然而，当严重的畸形存在时，即使是熟练的外科医生也会把螺钉放错位置。当神经根通过脊髓孔离开椎管时，它们往往位于椎弓根的内侧和下部附近。如果螺钉放错位置，导致它们在这些区域中的任何一个从椎弓根壁突出，它们可能导致神经根刺激或损伤。目前的文献表明，因螺钉放置所致的椎弓根壁皮质穿孔的发生率在 5.4% ～ 40%[45]。这样的事件可能不会被发现，因为大多数外科医生在非必要情况下，不愿意设想和验证螺钉放置。要做到这一点，需要多次椎板切除，这是非常耗时的；此外，这些行为本身可能会影响手术结果。因此，检测错位的螺钉在很大程度上依赖于透视检查。据报道，螺钉与神经功能损害相关的发生率从 1% 到 11% 以上[46-49]。改进的成像技术，包括术中计算机轴向断层扫描（computed axial tomography，CAT）、立体定向成像技术和机器人技术，显著提

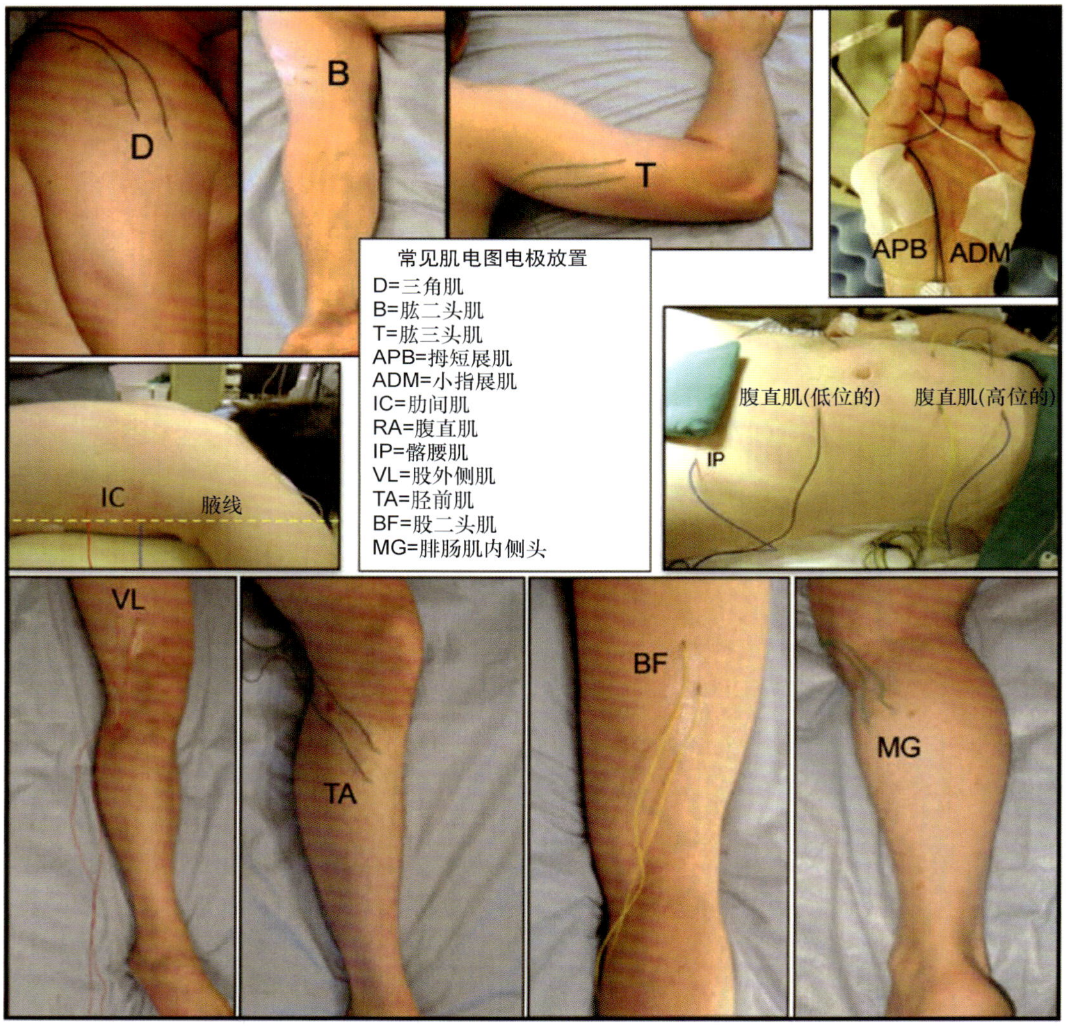

图 6.38 用于 EMG 监测的常用肌肉的双极电极放置

高了椎弓根螺钉放置的准确性[50-51]。然而，与此同时，依赖于使用自发和触发的EMG活动的、用于监测和评估螺钉放置的电生理学技术也在继续发展。

方法论 在大多数情况下，因为螺钉放置通常是在脊柱的腰骶部，那里腰椎或骶神经根处于危险之中，所以记录是从下肢肌肉进行的。然而，椎弓根固定的机械优势并不局限于腰骶椎。因此，椎弓根螺钉放置在胸椎[52-61]和颈椎[62-63]区域的应用越来越普及。尽管对这些区域的脊髓、神经根和的主要血管有已知的风险，但这种情况还是发生了。在这种情况下，可从颈和（或）胸神经根支配的肌肉记录肌源性活动。在2001年首次报道了使用这种方法，监测胸椎螺钉放置[64]。然而，这种类型的监测对胸椎螺钉放置的成功程度影响参差不齐[52，55-56，58-60，64]。特别是，检测胸椎螺钉内侧错位的能力一直很不稳定。与腰骶部的器械放置一样，下、上或外侧椎弓根螺钉的放置可导致神经根损伤。然而，一个胸椎螺钉放错太靠内可能会导致脊髓损伤。为了避免这种情况的发生，一种技术已经发展起来，它利用多脉冲刺激脊髓，特别是皮质脊髓束，在发生内侧损伤时从下肢肌肉组织诱发EMG反应[65]。这种技术已被证明能成功地检测到这种情况发生[66-67]。

当刺激发生时，并不是所有的神经根都以相同的方式反应。正常神经根和受刺激或再生的连续神经对机械力的反应不同。当这种机械力静态地或快速地作用于正常神经根时，它们不会引起活动，或只会引起短暂的CMAP活动[68]。然而，当类似的力作用于已经受到刺激或损伤的神经根时，它们会导致长时间的放电。在已有神经根刺激的情况下，记录的活动往往包括低波幅低频活动，甚至会在施加机械刺激之前出现。短的非周期性的活动爆发是常见的。虽然应该注意这些现象，但它们很少可以提示神经损伤。如前所述，它们通常与神经根减压有关，由牵引和移位、冲洗、电灼、金属对金属接触或使用浸泡过的棉条所致。然而，一长串的活动可能表明存在神经损伤，需要引起关注和警惕。它们通常与持续的牵引和压迫有关，活动越持续，神经根受损的可能性越大。当这种情况发生时，必须及时告知外科医生，以便他们立即采取纠正措施。有报道称，脊髓和颅内肿瘤切除手术中持续自发性活动与术后运动障碍相关[4，69]。持续性活动已被用作确定何处需要脊髓减压[70]，以及减压是否充分的一种手段[71]。然而，据报道，脊髓栓系综合征手术患者存在持续EMG活动是一个较差的预测术后结果的指标，因敏感性为100%，而特异性仅为19%，这表明持续EMG监测及对其意义的理解仍是一项不断发展的技术[72]。当EMG活动的意义存在疑问时，有报道称合并获取MEP和自发EMG活动是确证EMG活动意义的一种手段。EMG活动持续或突然丧失是获得MEP[10]的征象。这两种监测模式的互补使用已被证明是一种检测和减少神经根和脊髓损伤的手段[10-11，75-81]。

在涉及椎弓根螺钉的脊柱融合术中，触发的和自发的EMG被用作监测指标。触发式活动有两种方式：直接刺激存在风险的神经根达到阈值确定的目的[45]或经间接刺激神经根时以评估椎弓根刺激螺钉的放置[47，49，53-54]。理想情况下，这两个技术应结合使用。直接刺激用于确定神经根是否具有升高的刺激阈值；通常，当神经根病出现时，会有慢性神经根压迫的结果。间接刺激技术依赖于刺激健康且正常功能的神经根获得的数据，并用于评估椎弓根螺钉的放置[47]。这些数据表明，正常神经根的平均刺激阈值约为2 mA，在这种情况下，10 mA左右的间接刺激警告阈值就足以检测出错位的椎弓根螺钉[47]。然而，如果直接刺激阈值升高（超过2 mA），则间接刺激检测阈值也需要升高，以进行补偿。有报道称，某些慢性压迫神经根的直接刺激阈值高达20 mA[74]。如果不考虑到这一阈值的升高，可能会导致假阴性结果，例如，一个实际放置位置不正确的椎弓根螺钉被报告放置正确。导致假阴性结果的生理因素在很大程度上与所涉及神经根的健康状况有关，因为评估椎弓根螺钉放置的标准是基于涉及健康神经根的结果。此外，在评估代谢紊乱（如糖尿病）患者时，刺激阈值可能会升高。避免这种结果的明显方法是，在椎弓根螺钉刺激前，直接刺激每一根有风险的神经根，以确保其功能正常。如果已经进行了解压，这似乎是一件合理的事情。然而，如果不是这样，用常规椎板切开术探查每个神经根是很耗时的，并且有一定程度的风险。因此，在进行椎弓根螺钉刺激试验之前，大多数外科医生选择不直接刺激每根神经根。如果患者确实表现出神经根功能障碍的迹象，则强烈建议使用直接神经根刺激来确立刺激阈值。

虽然大多数外科医生倾向于使用间接刺激来测

试椎弓根螺钉的放置，但该技术也可以通过刺激放置在脊柱椎弓根中的标记来检测椎弓根壁的破裂。在螺钉放置之前，外科医生通常使用透视来识别椎弓根螺钉、丝锥和（或）椎弓根螺钉孔的可能轨迹。刺激通常使用球头探针进行，针状电极用作阳极，以完成返回电流路径（图 6.39）。同样的评估标准用于确定椎弓根壁是否已经被破坏，而不管是否有标志物、丝锥、螺钉或孔被刺激。尽管无论由谁提供监测服务，技术一般是相同的，但所使用的刺激参数有一定的可变性[5, 47-49, 52-54, 73, 75-79]。刺激速率为 1 ～ 5 Hz，脉冲持续时间为 50 ～ 300 μs，尽管最常见的是 200 μs。通常，刺激强度从零或接近零开始逐渐增加，直到 CMAP 从一个或多个被监测的肌肉群中被激发出来，或者达到预设的强度极限。在 20 ～ 30 mA 的强度下，缺乏 CMAP 反应可能充分表明，即使由于慢性神经根受压等因素，神经根刺激的阈值升高，神经根也没有发生断裂。如果在刺激强度低于预先设定的“警告阈值”时诱发 EMG 反应，则应建议外科医生检查椎弓根孔或椎弓根螺钉的放置。正如刺激参数可能因群体而异，“警告阈值”也是如此。一些人有 10 mA 或更高的刺激强度，而另一些人是 8 mA 或更低强度的“警告阈值”[77, 80-83]。如前所述，正常神经根的刺激阈值约为 2 mA[48]。这个阈值既取决于脉冲刺激的幅度，也取决于刺激的脉冲宽度。因此，不同的刺激参数可能会产生不同的“警告阈值”。如图 6.39 所示，刺激电流可以通过多种途径，但最终会遵循阻抗最小的途径。当椎弓根是完整的，通过骨的途径通常是取决于骨密度的一个高阻抗途径。然而，当椎弓根内壁或下壁破裂时，壁外的液体和组织很可能提供一条阻抗最小的路径。现在，与刺激探头或螺钉的距离也成为一个因素。刺激近端神经根的电流强度服从库仑定律［$E = K(Q/r^2)$］，其中 E 为在神经根上的刺激电流，K 为常数，Q 为施加刺激电流，r 为椎弓根螺钉到神经根的距离，这取决于神经根和椎弓根螺钉之间距离的平方倒数[84]。当测试螺钉的放置位置时，引起 CMAP 反应所需的电流强度可以简单地提示是否发生了断裂，如果发生了断裂，螺钉的位置是否可能导致神经根损伤。10 mA 的“警告阈值”通常被用来评估是否发生了断裂；然后通过目视、触诊或透视检查来证实[5, 47]。在一项研究[5]中，通过手术医生的目视检查发现，在无缺口、椎弓根断裂或一两个椎弓根螺钉螺纹轻微内侧暴露的情况下，需要超过 7 mA 的刺激才能引起 CMAP 反应。根据外科医生的判断，在大多数情况下，这些发现对神经根功能完整性或神经损伤没有构成威胁，螺钉一般保持在原位。只有那些刺激阈值小于或等于 5 mA 的螺钉被移除或重定向。刺激阈值在 5 ～ 7 mA 的螺钉同样有可能留在原位或被移除。值得注意的是，没有一颗螺钉（除了一个）被保留在原位而导致新的术后缺陷，包括两颗阈值为 4 mA 和 5 mA 的螺钉——这表明低刺激阈值，除非它们远低于“警告阈值”，否则不太可能与新的术后神经学发现有关。因此，“警告阈值”仅仅是指螺钉已经破坏了椎弓根壁，其位置不应被忽视。这一“警告阈值”设置得越低，刺激阈值越低的螺钉出现错位的可能性就越大，并应该考虑将其移除。其他研究的结果表明，“警告阈值”应该设置为至少 8 mA。然而，刺激阈值小于 5 mA 的螺钉更有可能对神经根损伤构成真正的风险[5, 81, 83, 85-86]。即使在 X 线片提示螺钉放置合适的情况下，低刺激阈值以及随后的目视检查或术后 CT 也显示螺钉放置需要修改（图 6.40）。最近一项包括 8584 枚腰骶螺钉测试的椎弓根螺钉触发 EMG 阈值的 meta 分析显示，小于或等于 8 mA 的阈值对预测术后神经功能缺损的敏感性和特异性分别为 0.32 和 0.90[87]。他们发现阈值为 8 mA 或更低的患者出现新的缺陷的可能性是正常人的 4.34 倍，这被确定为最佳的预警标准[88]。

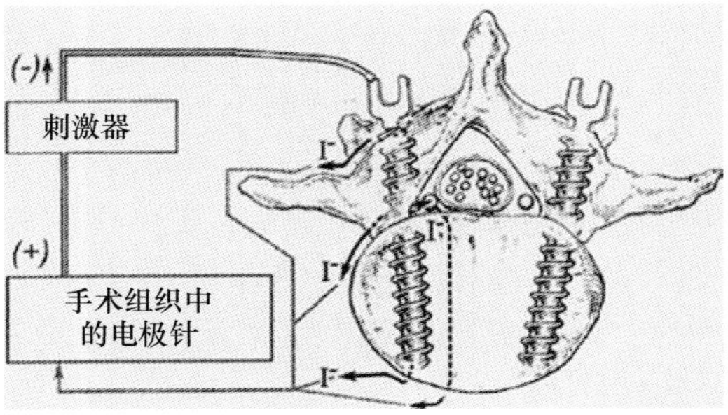

图 6.39 用于评估椎弓根螺钉放置的刺激技术，也可用于测试标志物、丝锥和椎弓根螺钉孔。当刺激电流返回到放置在肌肉组织中的逆电极时，它可以通过许多途径。电流会沿着阻抗最小的路径前进。在这种情况下，椎弓根螺钉已经突破了椎弓根的壁，并且位于非常靠近一个新出现的神经根的位置。电流沿着最小阻力的路径通过椎弓根螺钉和椎弓根壁的缺口，预期会兴奋神经根，导致从该神经根接受神经支配的肌肉被触发低刺激强度 EMG 反应。然而，如果螺钉与液体或组织接触，则电流可能发生分流，只有一小部分施加的刺激电流会通过螺钉，导致刺激阈值升高和可能的假阴性结果（Reprinted from Toleikis[74]；with permission）

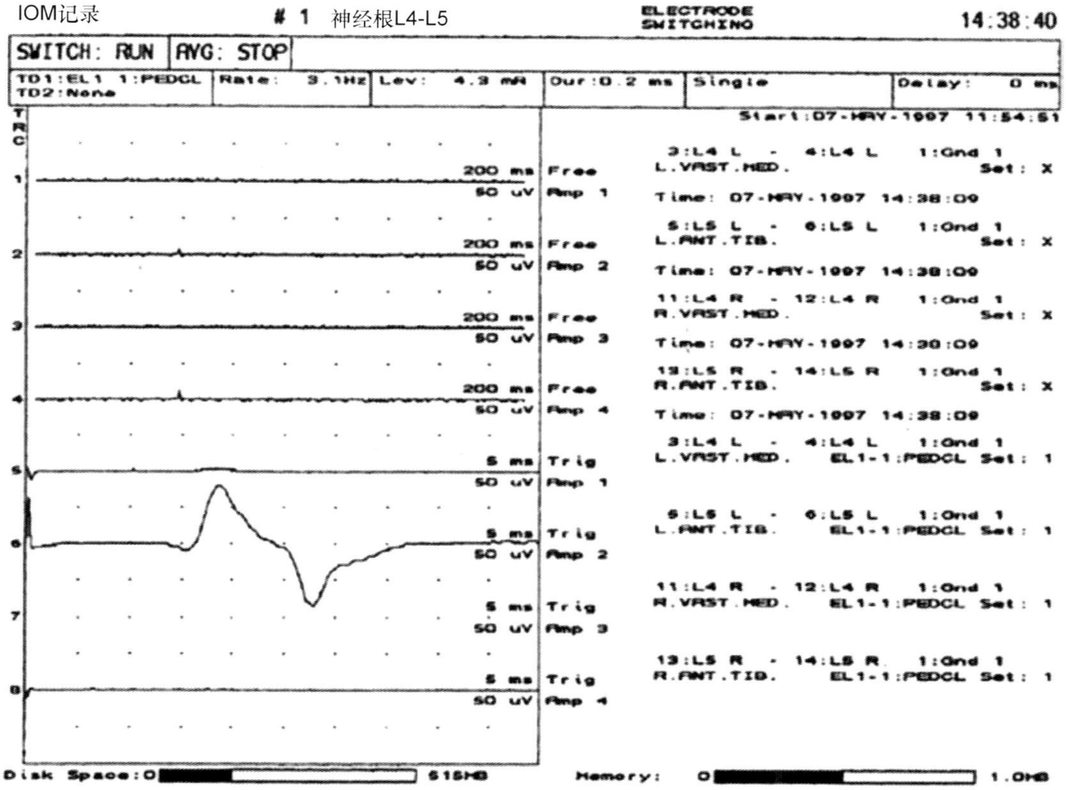

图 6.40 4.3 mA 刺激 L5 左侧螺钉，左胫前肌产生触发 EMG 反应。刺激强度低于 10 mA 的警告阈值，提示椎弓根壁可能破裂。在目视检查螺钉的位置时，发现它位于椎管内，因此将它移除。术后无并发症（From Toleikis[74]; with permission）

椎弓根螺钉刺激技术介绍

刺激装置

阴极：尽管任何单极电极或刺激器械都可以满足要求，但外科医生通常使用球形尖端的单极探针来刺激椎弓根螺钉。该探针插在刺激器的阴极上。

阳极：虽然外科医生放置在手术伤口（测试螺钉的对侧或中线处）的无菌针电极可能减少刺激伪影，但阳极可以是放置在患者肩部、背部或臀部的真皮下针或表面电极。这尤其适用于胸部记录。然而，迄今为止还没有研究表明阳极的位置会对 EMG 阈值产生显著差异。

刺激

1. 单极阴极探针尖端应接触椎弓根螺钉的轴（刺激万向头或“tulip”可能有可变的电接触），确保螺钉不与附近的软组织接触，并确保手术野干燥。

2. 手动快速增加刺激强度，直到观察到清晰的阈上 CMAP。然后，将强度降低到响应的阈值（生成可识别 CMAP 的最低强度）。图 6.41 展示了一个例子。

如果需要，强度可以增加到至少 50 mA 以搜索阈值。在这种强度下不存在 CMAP 可能意味着阈值更高，或者可能意味着存在技术问题。特别地，如果所有测试螺钉在筛选强度下未显示 CMAP，可能测试错误，这一点值得进一步调查。例如，无意的神经肌肉阻滞或电流分流可能导致测试失败。

如果检测到阈值较低，则应通过触诊或其他影像学检查来重新检查椎弓根螺钉。根据外科医生的判断，螺钉取出和椎弓根孔探查可以在新的轨迹上重新植入螺钉。在这种情况下，如果已经证实发生椎弓根破裂，尽管会出现新轨迹，但由于发生的骨损害，重新定位的螺钉可能会继续保持低阈值。

自动阈值化

一些 IONM 系统拥有可以用于自动阈值化触发的 EMG 响应的软件。当检测到这些装置超过预设幅度的 CMAP 时，可以增强刺激强度。这可以作为建立 CMAP 阈值的单个序列来完成（如单个

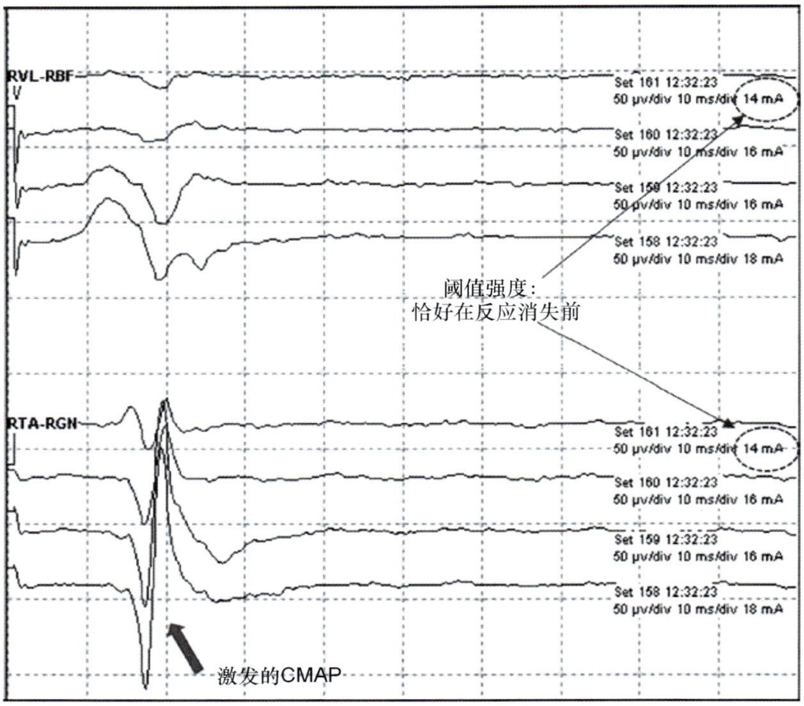

图 6.41 示例：椎弓根螺钉刺激期间，从刺激滴定下降至阈值 EMG 反应。强度从 18 mA 降至 14 mA。最新的轨迹位于每个堆栈的顶部。RVL-RBF，右股外侧肌-右股二头肌；RTA-RGN，右胫骨前肌-右腓肠肌

椎弓根螺钉测试），但是在其他情况下，阈值可以由软件动态跟踪（包括阈值且存在变化时快速重新评估阈值）。这种类型的动态自动阈值处理，对于在椎弓根轨迹形成过程中，检测椎弓根破裂十分有用。当锤子接近椎弓根内侧壁时，椎弓根内侧神经根触发的 EMG 阈值将降低到警告标准以下，从而向外科医生反馈即将发生破坏（图 6.42）。通常，这种自动化也会向外科医生提供听觉或视觉警告。虽然自动化 IONM 工具的概念在 IONM 社区内可能存在争议，但它们只是神经生理学家可以提供更高水平临床解释的工具。

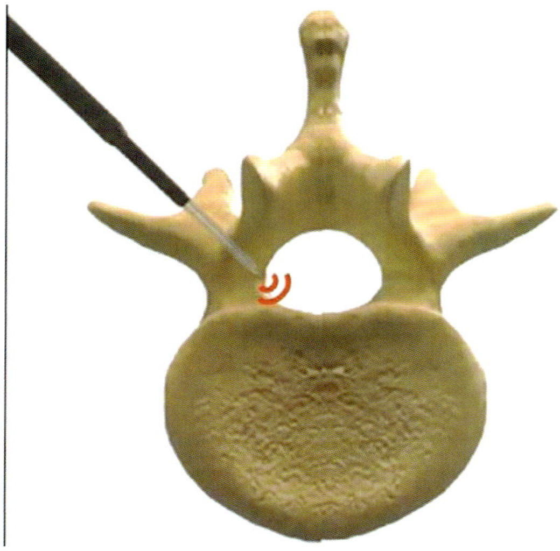

图 6.42 示例：椎弓根孔形成过程中动态阈值测试。在持续刺激期间，刺激椎弓根内侧壁产生低阈值警告，允许外科医生改变方向，以避免破裂

假阴性螺钉阈值的来源

与未阻断的颤搐相比，单次颤搐比正常颤搐减少 80% 以上的神经肌肉阻滞将导致椎弓根螺钉阈值升高[3]。刺激阈值被人为升高的另一个因素是电流分流，这是由于与螺钉接触的液体或组织引起的，因此当螺钉受到刺激时，电流可以通过另一种额外途径传导[74]。在这种情况下，如果螺钉的放置导致椎弓根壁破裂，则只有一小部分电流实际上通过螺钉，并且刺激神经根（图 6.39）。这是假阴性结果可能发生的另一种方式。此外，一些螺钉是由钛合金等材料制成的，这种材料具有可变的电阻；也可能是由羟基磷灰石涂层制成，这是一种不良导体，因此，刺激测试可能会出现假阴性结果[89-90]。有些螺丝的构造方式使它们不允许电流流动。有报道称，如果刺激万向椎弓根螺钉的顶部，而不是螺钉柄，则可能导致刺激阈值升高[91]。在这两种情况下，刺激会导致电流通过替代途径到达阳极，而不是通过螺钉到达，并可能导致假阴性结果。目前的电流分流也可能会对微创置入椎弓根螺钉造成问题。可以通过扩张器进入椎弓根，然而，如果扩张器是导电的，那么它可能会成为从椎弓根螺钉分流的电流的来源。

在这种情况下，使用绝缘或非导电的扩张器将解决这个问题。

可能错误地增加阈值的因素总结

- 神经肌肉阻滞过度
- 电流分流
  - 存在液体
  - 接触软组织（注意微创入路的导电扩张器）
  - 所连接的导电硬件（棒）
- 病理方面导致神经根阈值升高
- 刺激不当
  - 阳极对阴极
  - 脉冲持续时间缩短
  - 刺激可变的冠角
- 含涂层或绝缘或非导电螺钉（羟基磷灰石和骨蜡）
- 钛合金螺钉可能具有可变电阻特性。

假阳性螺钉阈值的来源

大多数评估触发 EMG 阈值准确性的椎弓根螺钉研究，都考虑了其相对于椎弓根破裂和术后神经功能缺损的检测准确性。然而，并不是所有的椎弓根破裂都有临床意义（如外侧破裂或高达 2 mm 的小内侧破裂）。这些可能代表了椎弓根螺钉测试中的一些假阳性结果。此外，椎弓根中的小裂缝可能会在螺钉放置时形成，处于闭合状态，在取出螺钉后可能无法通过触诊检测到。在骨质疏松的患者中也可以观察到无椎弓根破裂的低阈值。在这些情况下，相对于平均值评估每个椎弓根螺钉阈值，并考虑低于平均阈值的异常值，以便进一步检查。报警阈值越低，误报率越低；然而，这是以假阴性结果增加为代价的。

经外侧椎弓根入路微创进入脊柱

近年来，采用外侧经腰肌入路实现腰椎椎间融合的外科手术，如极外侧腰椎椎体间融合术（extreme lateral interbody fusion，XLIF）（Nu Varive）或直接外侧腰椎椎体间融合术（direct lateral interbody fusion，DLIF）（Medtronic Sofamor-Danek）的微创技术已成为治疗脊柱疾病的流行方法。然而，这项技术需要将腰大肌解剖和扩张，这将使腰丛处于受损伤的风险中。在扩张过程中，腰丛神经通常不可见。因此重点已经放在在术中监测的帮助下进行这些手术，以确定神经与肌肉解剖平面的接近程度。为了做到这一点，自发和触发 EMG 监测经常与其他监测模式结合使用，如 tcMEP 和 SSEP。EMG 记录到的活动，来自处于危险中的神经所支配的肌肉群。当肌肉扩张和解剖时，仪器被通电，从而通过应用库仑定律引起的触发 EMG 响应来识别神经结构的邻近性。仪器与神经结构的接近程度取决于激发触发 EMG 反应所需的刺激电流的强度。当仪器接近这些结构时，需要减少电流以引起 CMAP 响应。该技术的使用提供了当器械通过髂腰肌到达脊柱时避开神经结构的一种手段。然而，该技术的使用结果好坏参半[92-94]，尽管使用了该技术，但仍存在新的术后运动神经损伤的报道[92，94]。这些结果似乎与牵拉时间延长有关，这说明该技术在识别神经接近度方面优于牵拉诱导的神经失用症，使牵拉时间成为神经完整性被破坏的预测指标[94]。

这种结果可以根据自发 EMG 检测机械事件的局限性来解释，如可能导致延长回缩。触发 EMG 是检测腰丛不恰当轨迹的关键，但它是一种映射，而不是监测能力。多模态方法加上 tcMEP 可以通过检测不引起 EMG 的电活动的功能性神经改变，来改善患者的预后[95]。隐神经 SSEP 也被证明对经腰肌外侧入路进入腰椎过程中的股神经损伤敏感[96-98]。因此，建议将诱发电位与 EMG 相结合，以优化外侧经腰大肌手术的 IONM 结果。

经腰肌外侧入路触发 EMG 的实验研究

记录长收肌、股外侧肌和（或）内侧肌、胫骨前肌和腓肠肌的双极 EMG 可以覆盖闭孔神经、股神经以及腰骶神经丛。由外科医生主导和由传统的神经监测系统可以在扩张器放置期间完成手动或自动阈值跟踪；然而，并不是所有的扩张器系统在连接神经监测系统方面或输送电流方面都表现相同。对于有效地触发 EMG，除了刺激扩张器附近或末端的表面之外，扩张器必须绝缘，以确保电流正确输送。否则，非绝缘或非导电扩张器将无法被刺激。绘制附近神经的唯一方法是使用长单极刺激探针去扫描扩张器周围的区域或让它穿过扩张器。对于绝缘的刺激扩张器，通过夹子可将近端扩张器连接到神经监测刺激器，并且随着扩张器缓慢推进、通过腰大肌，持续进行刺激。刺激是持续时间为 0.2 ms 的重复脉冲，重复频率为 3 ～ 5 Hz。自动阈值测试通常会建议＞ 10 mA 作为神经的“安全距离”，5 ～ 10 mA 是“稍微接近神经”，＜ 5 mA 是

“非常接近”神经且可能不安全。如果要手动监测阈值，最简单的方法是设置 10 mA 的筛选刺激强度，并通过向下调整强度来跟踪阈值以快速响应任何出现的 CAMP，并向外科医生警告该值。

马尾神经手术

在马尾肿瘤、脊髓栓系综合征和复杂性脊髓闭合不全的手术过程中，自发和触发 EMG 对暴露的马尾神经根监测和标测中也发挥了重要作用[99-101]。EMG 记录的肌肉部位将扩展到包括肛门外括约肌，可能还包括膀胱外括约肌，以识别骶神经根，特别是与肠和膀胱功能相关的骶神经根。用双极刺激器触发 EMG，设置 0.2 ms 的脉冲持续时间、0.1 ～ 10 mA 的刺激强度，可以识别出脊髓脱栓过程中的终丝。刺激不含任何黏附神经组织的终丝，其刺激阈值约为正常运动根阈值的 100 倍，这意味着终丝反应是电流扩散的结果，并表明切断终丝是安全的[102]。大多数运动神经根的刺激阈值为 0.1 ～ 1.0 mA。结合其他方式，如球海绵体肌反射、阴部 SSEP、直接神经根 SSEP 和 tcMEP，触发 EMG 将有助于识别脊髓闭合障碍中的功能性神经根，以允许完全解开束缚并优化神经基板的复位[100]。

选择性背根切断术

EMG 在选择性背根切断术治疗痉挛中也起着关键作用。该手术包括识别和选择性切断马尾的腰骶感觉神经根，以减少脑瘫引起的痉挛。在手术时，神经外科医生识别并将每个背根分成小根，然后电刺激每个小根。通过检查下肢肌肉的 EMG 反应，手术团队确定了导致痉挛加剧的小根。选择性切断不正常的根，留下“正常”的小根，使之保持完整。这减少了感觉输入，导致脊髓中更好平衡神经细胞活动，从而减少痉挛的发生。

外科医生用一对单极钩进行刺激，并用单极钩将每个根或小根从其他根中抬起来而分离。以 0.5 ～ 1 Hz 和 0.1 ms 持续时间的重复单脉冲刺激来确定根阈值。这可以首先进行以确认哪些根是感觉根，哪些根是运动根。运动神经根的阈值非常低，通常在 0.1 ～ 0.3 mA（最多 1 mA）时引起反应。这个低阈值用来识别腹根。此外，与通过感觉根诱发的 CMAP 相比，对运动根刺激诱发的 CMAP 反应具有更短的潜伏期。感觉神经和小根有更高的阈值（＞ 1 mA，最高达 20 mA）。一旦每个感觉根被分成 3 ～ 8 个神经小根，每个小根将被阈上强度为 50 Hz 的刺激序列刺激 1 s。“异常” EMG 反应的确定通常基于持续或递增的活动[103]，以及刺激水平对应的预期肌群之外的肌肉激活的扩散程度。以下的分级量表已经被用来对异常程度进行分类[104]：

- 0 级：正常反应（对刺激序列的非持续性反应）。
- 1 级：根部肌节的持续反应。
- 2 级：活动向邻近根部支配的肌肉扩散。
- 3 级：活动向远处根部支配的肌肉扩散。
- 4 级：活动扩散到对侧肢体的肌肉。

外科医生决定根部横断，但通常 3 级和 4 级 EMG 反应意味着切断小根，0 级意味着保留小根，有时根据其他根部的相对反应而切断 1 级和 2 级[104]。

超节段产生的 EMG 放电（SED）

SED 在低位颈 / 胸髓内肿瘤切除时被首次报道[105]。这些放电记录于连接成对的肌内针，可在脊椎水平以下 ≥ 2 个节段的肌节内识别。SED 的产生依赖于无意中的机械或热椎管内轴突刺激 / 去极化[106]，并可在硬膜内或硬膜外受到撞击后观察到。传播的动作电位可以使大量下游运动神经元达到放电阈值，从而产生 SED。下行电位不一定沿皮质脊髓束走形；然而，在猪模型中，横断背柱并不能消除 SED[11]。SED 通常与直接的脊髓撞击 / 操作密切相关。SED 监测可以在颈椎和胸椎水平的硬膜内和硬膜外脊柱手术中，甚至还可能在神经轴的更高水平[107]通过 MEP 记录补充皮质脊髓束监测。在外周神经紧张性激活的情况下，放电的可能性与物理刺激 / 损伤的速度成比例；然而，不应该用“神经传导”（一种下运动神经元现象）来取代 SED。许多节段与畸形矫正相关的损伤更可能与缓慢的机械性或局部缺血应力相关。这种低速损伤可能最终产生运动传导阻滞，但不利于先兆性 SED。在动物实验中，SED 可以明显预测 MEP 的损失。临床上也是如此。SED 的类型已经被定义，并且它们与硬膜外脊柱手术中 MEP 丢失的关系已经被描述出来[10]。严重的放电等级（有序列的重复爆发或无爆发的高频序列）与 50% 的 MEP 损失风险有关（图 6.43）。

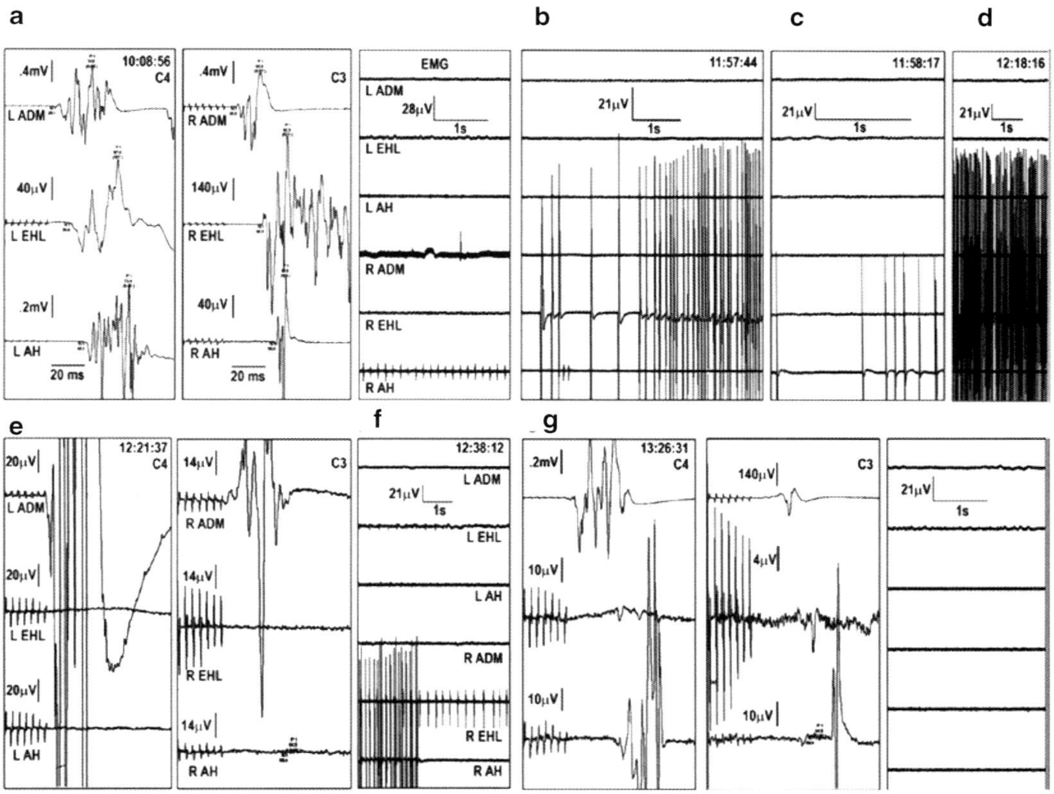

图 6.43 （**a**）基线 C4、C3 TCEMEP 和 EMG;（**b** ～ **d**）左 T3 半椎板切除术;（b 和 d）反复出现重度 SED;（**e**）双侧 EHL、AH 处损失 TCE MEP;（**f**）较少的 SED 被视为（**g**）TCEMEP 的部分恢复。C4、C3 TCE MEP，右、左侧中枢经颅运动诱发电位；SED、节段上产生的 EMG 放电；ADM、小指展肌；EHL、拇长伸肌；AH、拇展肌（From Skinner et al.[10]；with permission）

参考文献

请扫描目录后二维码，获取参考文献资源。

7 脊髓反射反应在术中监测的应用

Ronald Leppanen 著
李科 菅敏钰 译 刘海洋 校

引言

术中神经生理监测有三个目的：一是通过检测神经元结构的损伤，降低神经并发症的风险；二是为指导外科医生的操作，比如进行感觉或运动通路的定位；三是进行详尽的研究，以帮助人们更好地理解生理及病理状态下的神经功能。术中反射技术（intraoperative reflex technique）可以辅助实现这三个目标，它可以用来监测外周神经、神经丛、神经根、节段性或节段上神经功能。本章节我们主要讲述反射技术。

在脊髓水平，顺行的上行躯体感觉诱发电位（somatosensory-evoked potential，SSEP）监测脊髓的感觉功能。经颅电运动刺激（transcranial electrical motor stimulation，tcMEP）记录的运动诱发电位（motor-evoked potential，MEP）监测脊髓的运动功能，但支配肌肉的运动单位中只有 4% ～ 5% 可以被激活。因此，95% ～ 96% 的运动脊髓系统激活运动单位是无法监测的[1]。神经系统与外界的交互不仅需要完整的感觉和肌力，也需要复杂的协调运动行为。SSEP 和 MEP 可以监测负责感觉和肌力的系统，反射技术可用于监测复杂的协调运动行为。若与 SSEP、tcMEP、自由运行和电刺激肌电图联合使用，反射技术可用于多系统监测。术中反射技术监测神经损伤的优点是采用单扫描方法，使用平均 SSEP 时，可实现神经损伤的实时监测。在患者仅有轻微体动或无明显体动的情况下，可在整个手术过程中持续监测神经损伤，并迅速反馈给外科医生。对于合并神经功能异常、无法进行 SSEP 或 tcMEP 的患者，反射技术也是可行的[1-4]。

解剖学与神经生理学

可以认为反射过程是相对简单的，例如涉及简单脊髓信号处理的单突触或寡突触 H- 反射。也可以认为反射过程是复杂的，涉及多个脊髓水平处理的多突触反射。单突触反射肌肉记录具有潜伏期短、持续时间短、结构简单、波幅高的特点。这些参数是稳定的，从一个刺激到下一个刺激变化不大。多突触记录则潜伏期较长，持续时间较长，结构复杂和波幅较低。多突触记录的参数不稳定，从一个刺激到下一个刺激发生变化[5]。

在脊髓水平，理解复杂运动行为的一种方法是了解由紧密电耦合的中枢模式发生器（central pattern generator，CPG）系统控制的脊髓集成功能。这些脊髓 CPG 的整合活动负责控制步态的步伐机制和上下肢功能的协调[6-10]。

通常认为脊髓 CPG 由四个组成部分：节段性中间神经元、下行节段上系统、脊髓固有系统和外周传入输入。控制点是中间神经元的兴奋水平，这是由其他成分对中间神经元和运动神经元的突触兴奋及抑制作用之和决定的。中间神经元的兴奋水平决定了反射增益水平。周围神经刺激后的感觉传入和反向运动反应信号提供了系统的时间锁定同步化。脊髓下行系统，特别是皮质脊髓、红核脊髓、前庭脊髓和网状脊髓系统的活动之和有助于控制中间神经元的增益设定。

前庭脊髓束和网状脊髓束控制近端功能，而红核脊髓束和皮质脊髓束控制下肢远端功能[11]。增益也受控于短时程、中时程和长时程的脊髓固有系统，该系统控制同侧和对侧的多个脊髓水平的信号处理。颈椎和腰骶网络之间的相互作用是由脊髓固有神经元介导的[8]。脊髓固有系统的输出是通过运动神经，可通过肌肉反射记录进行测量。术中反射记录提供有关 CPG 之间的耦合程度的信息。外周传入系统、下行节段上系统、脊髓固有系统或节段性中间神经元的急性或慢性损伤都可能导致这些部分的解偶联。这改变了节段性中间神经元的兴奋性水平，导致节段性反射增益的改变。这些反射增益的改变可以通过记录肌肉的反射处理来监测。反射处理的改变可作为一种监测技术来检测脊髓节段上、节段性、神经根和周围神经的急性和慢性损害（图 7.1）。

脊髓病理生理学

急性脊髓横断引起脊髓休克，其特征是完全麻痹、反射减退、感觉丧失和病变尾侧肌肉张力低下。脊髓损伤（spinal cord injury，SCI）扰乱或解除对节段性中间神经元介导的突触前抑制的节段上影响。与脊髓休克相关的反射减退可能是由于突触前抑制作用的增加[12]。随着时间的推移，突触前活动减少，导致脊髓反射增强[13]。猫科动物实验表明，延髓急性 SCI 引起突触后尾部腰部运动神经元改变。在猫中，延髓急性 SCI 引起尾部腰段运动神经元的超极化[14-17]。延髓脊髓横断后，随即出现内侧和外侧腓肠肌、比目鱼肌、后肱二头肌和半腱肌的单突触反射幅度减小或完全消失。在横断的 6 h 内，反射活动有所恢复[18]。以低温作为急性可逆性脊髓横断模型时，横断 30 s 内尾部运动神经元出现超极化，单突触反射波幅逐渐降低。这些变化在应用低温的过程中持续存在。复温使得反射波幅在 30 s 内恢复到初始值，静息运动神经元膜电位在 1 min 内恢复到原始值[14-16]。

通常认为脊髓横断或低温时运动神经元的超极化继发于运动神经元节段上易化水平降低，通常使它们保持在轻度去极化状态[14-17]。急性脊髓损伤的早期，肌梭运动纤维驱动也被抑制，因为 γ 运动神经元也是超极化的[19]。H- 反射和 F- 应答反映了脊髓灰质中大部分运动神经元群的兴奋水平[20-21]。这些记录对于发现术中脊髓缺血性损伤是非常有帮助的，因为缺血后灰质兴奋性水平比后柱功能更易受抑制。在动物中，由突触后灰质活动产生的背角电位在停止脊髓灌注后 3 ～ 5 min 内消失。后柱电位持续 12 ～ 15 min[22]。

脊髓电生理信号过程的变化有助于了解急性 SCI 期间发生的电生理机制[23]，可以观察到连续、平行、震荡处理、超极化、抑制和去抑制的变化。

脊神经根病理生理学

脊神经根比周围神经更容易受到损伤[24]。脊神经根容易受到两种机制的损伤。首先是背侧和腹侧根部分裂成根和小根[25]。发生分裂的区域是中心-外周过渡区域，这是神经根更容易受到机械损伤的部位。此处的轴突被细根鞘、脑脊液和脑膜包围，缺乏在周围神经中存在的神经外膜和神经束膜的保护层[26]。第二种损伤机制是在背侧和腹侧根的近中 1/3 的交界处有一个少血管区域。这是中央脉管冠与周围节段血管之间的吻合点。在这一点

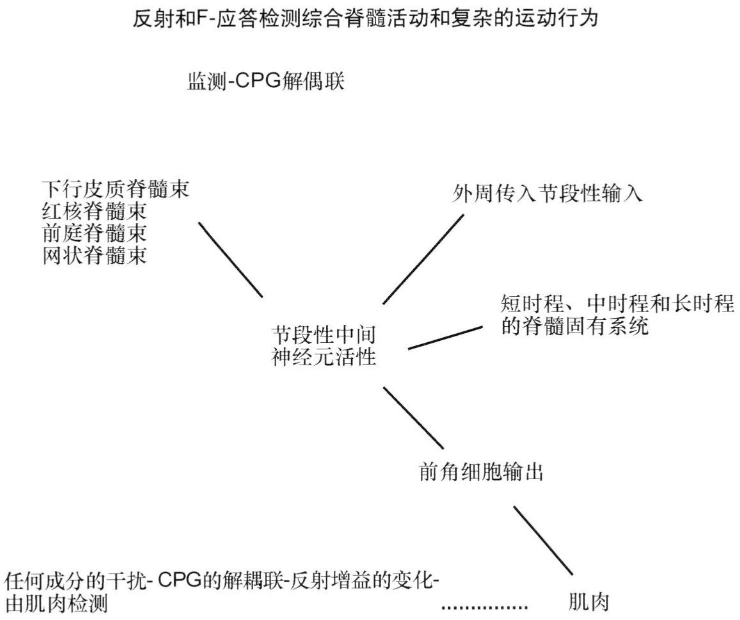

图 7.1 脊髓中枢模式发生器（CPG）组件。控制点是节段中间神经元的兴奋性水平，这是由其他成分的综合活动决定的。任何成分的干扰都会导致 CPG 解偶联，这是通过前角细胞输出的反射和 F- 应答来检测的

上，神经根更容易受到机械损伤[25]。

神经传导的压缩力和牵引力之间的关系，在末梢神经和神经根中被很好地描述[24, 27-28]。传导异常与神经根的灌注有关[24, 28]。一个 3 mm 的收缩距离（压力约 70 g/cm^2）引起神经内血流量减少至初始值的 20%[28]。如果在可逆期识别神经根功能障碍，则可以避免永久性损伤。除了损害神经的血液供应之外，压迫和牵引可能对神经组织产生机械作用。生理性阻滞是神经功能障碍的第一个征兆，可以在几秒钟内逆转。

当神经中更多的轴突被阻断时，平均神经动作电位的潜伏期可能增加，波幅可能减小。更强烈或更长时间的压迫或牵引可能会在压迫的边缘产生髓磷脂变形，并延长神经动作电位潜伏期[28]。进一步的机械负荷可能导致节段性脱髓鞘的传导阻滞，并降低动作电位波幅。伴有损伤的情况下，可逆性功能改变先于更严重的神经形态学改变，如机能性麻痹（节段性脱髓鞘）和轴索损伤（Wallerian 变性）。尽管这些形态学变化在数周至数月内可能是可逆的，但神经和神经内瘢痕形成可能会导致进一步的神经损伤[26-27, 29-30]。

在人和动物模型中已经定义了正常和异常的背根神经节和轴突的机械敏感性[24]。在猫模型中，快速施加的机械力会在正常神经根中引起短时间（200 ms）的神经冲动。静态机械力不会引起正常神经根的神经冲动。快速和静态应用的机械力会对兴奋的或再生的神经产生长时间（15 ～ 30 s）的连续重复脉冲。正常背根神经节的最小急性压迫引起神经反复放电延长（5 ～ 25 min）[31]。机械诱导的神经动作电位序列可以在 H- 反射记录过程中使 1a 传入神经动作电位去同步，并降低 H- 反射波幅。在解释术中对运动神经根的研究时，了解神经根损伤的病理生理机制，了解正常和病理性神经对不同类型的机械力和电刺激的反应是重要的。

延迟反应

电刺激混合感觉运动周围神经后，从外周神经支配的肌肉中可记录复合运动动作电位（compound motor action potential，CMAP）或 M 波。M 波是从刺激点到肌肉顺向运动传导的结果。除了短潜伏期的 M 波，还可以记录 3 个迟发反应：H- 反射、F- 应答和 A 波（轴突反射）。产生 F- 应答和 A 波的机制与 H- 反射不同[32]。当记录术中 H- 反射时，F- 应答和 A 波不应与 H- 反射混淆。

F- 应答

F- 应答不是一个反射。对混合外周神经进行超强刺激之后，逆向运动神经冲动在腹侧角近侧进行，先是运动神经元的 1% ～ 5% 激活。随后是通过运动纤维的正向传导，并且从肌肉记录 F- 应答。F- 应答的幅度较低，不同刺激之间的潜伏期、波形和持续时间也不同。发生这种改变是因为每次运动神经元群激活时，其他具有不同的传导特性的运动神经元群也被激活 1% ～ 5%[33]。F- 应答的传入和传出成分都是相同的运动神经元。由 F- 应答和 H- 反射激活的运动神经元群的亚群不相同[34]。F- 应答持久性是衡量运动神经元群兴奋性的量度。持续性是记录 F- 应答的数量除以刺激的数量。临床上，通常认为持续性小于 50% 是异常的[35]（图 7.2）。

F- 应答促进–交互技术

应用“F- 应答促进相互作用运动神经元监测”监测脊髓功能可能是一种检测急性 SCI 的灵敏手段。这项技术涉及最大限度上的 tcMEP 和胫骨踝关节刺激的 F- 反应的时间，因此这两个信号同时激活腰骶脊髓运动神经元，并从拇展肌记录汇总的 CMAP 和 F- 应答活动。当信号在兴奋性增强期间同时到达时，腰骶运动神经元的兴奋性增强导致拇展肌 CMAP 的促进。如果信号在激活后抑制期到达，则会发生抑制。在 7 例特发性脊柱侧凸矫正手术患者的 11 条肢体中观察到这一现象。拇展肌 CMAP 波幅的平均增加百分比是：左：324.9±50.9，范围：178% ～ 419%；右：456.5±198，范围：244% ～ 697.6%。使用这种促进运动神经元的方法，可以更灵敏地识别脊髓功能的细微变化[36-37]（图 7.3）。

A 波

A 波是一个运动后反应，有稳定的潜伏期、波形和幅度。在周围神经低强度的电刺激会引起 A 波，而通常会被更高强度的刺激阻断。A 波潜伏期介于 CMAP 和 F- 应答潜伏期之间或超过 F- 应答潜伏期。它也可能出现在 M 波和 H- 反射潜伏期之间，也可能超过 H- 反射潜伏期。A 波波幅小于 H- 反射波幅。不应将 A 波与 H- 反射或 F- 应答混淆。A 波由周围神经变化而不是中枢神经系统信号处理的变化产生。A 波的生理学特征是存在周围神经损

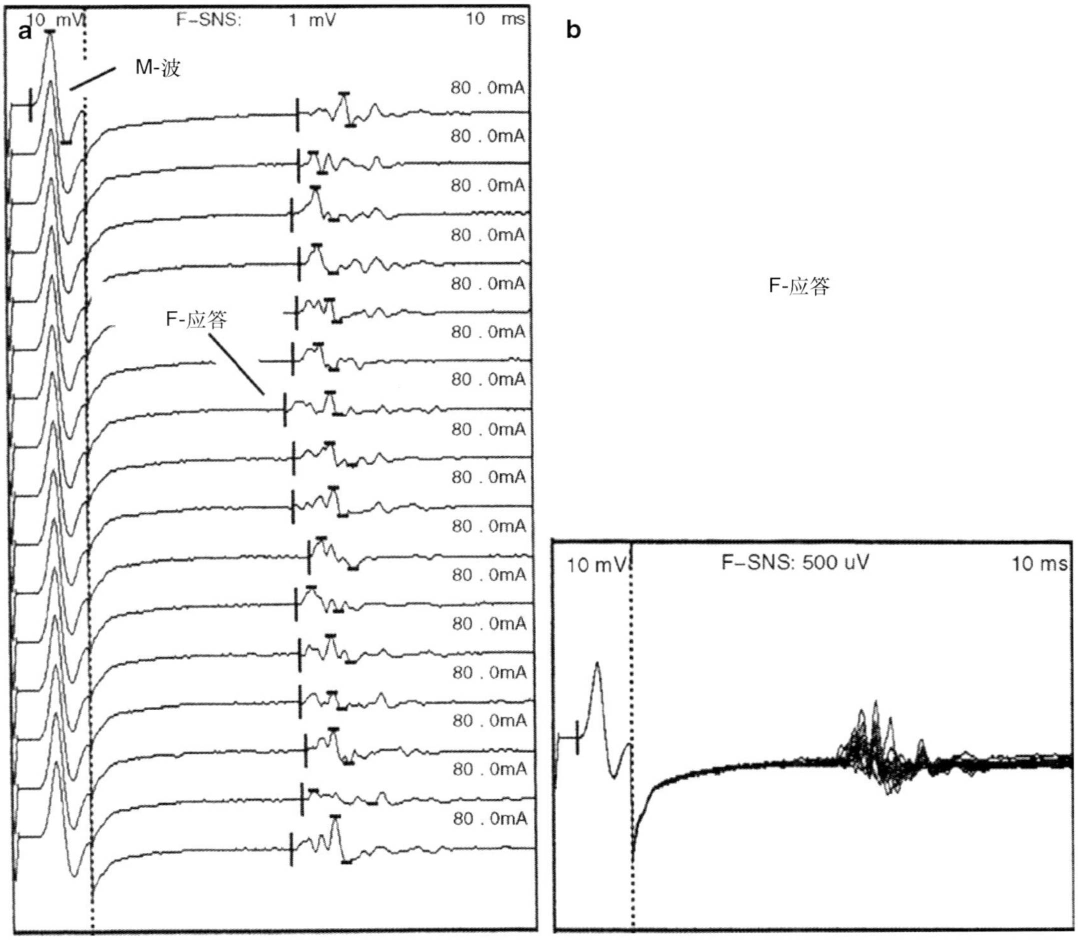

图 7.2 F-应答是通过激活运动神经元群的 1% ~ 5% 的逆向运动冲动产生的。波幅、潜伏期、持续时间和波形随着每个刺激而改变。从而产生拇展肌 F-应答（**a**）和随后与踝关节处胫神经刺激后的电刺激记录重叠（**b**）

伤，表现为受损的运动神经的近端侧枝生长。侧枝生长可促进肌肉活动。当逆向冲动达到损伤点时，电脉冲的一部分沿着侧枝向远侧进行，一小部分肌肉被激活。根据刺激的神经不同，A 波可能是正常的或异常的（图 7.4）[32]。

H-反射：单突触，少突触

H-反射的神经生理学基础

H-反射是单突触反射性电传入激活后的肌肉活动中采集的 CMAP。传入通路包括肌肉的大型 1a 神经纤维的电活化。进入脊髓背角后，1a 纤维与运动神经元形成突触。传出通路涉及顺向运动传导，通过相应脊髓节段运动传入通路的运动纤维进行传导[32]。在正常新生儿中，H-反射可以在许多广泛分布的肌肉中记录到。2 岁以后，它们主要存在于腓肠肌、比目鱼肌和桡侧肌。H-反射在成人中的分布更有限，反映了运动神经元群激活与中枢神经系统成熟的关系。成人中常见于股四头肌和足底肌肉[38-40]。

H-反射在 1918 年由霍夫曼首先提出[41]，并在 20 世纪 50 年代被广泛了解[42]。在腘窝刺激胫神经后，从腓肠肌最容易记录这一反射。快速传导的低阈值 1a 纤维被长时程（1 ms）、低强度的刺激激活，刺激频率为 0.5 Hz，强度缓慢增加。低强度刺激在激活运动纤维之前先激活 1a 纤维，因此在低强度的刺激下，H-反射出现在 M 波之前。H-反射的 CMAP 通常呈双相或三相。因为它们的阈值低于长时间刺激的运动纤维，或者因为它们解剖结构上比腘窝中的运动纤维位置更表浅[43]。

随着刺激强度的增加，运动神经元群更多地被激活，H-反射波幅增加[32]。在清醒的机体，当记录腓肠肌 H-反射时，运动神经元群的激活百分比平均为 50%（范围 24.0% ~ 100%）[20]。刺激强度增加，运动神经元遵循 Henneman 大小原则。低驱动力的运动神经元可以被低强度的刺激激活，而高驱动力的运动神经元则需要被高强度的刺激

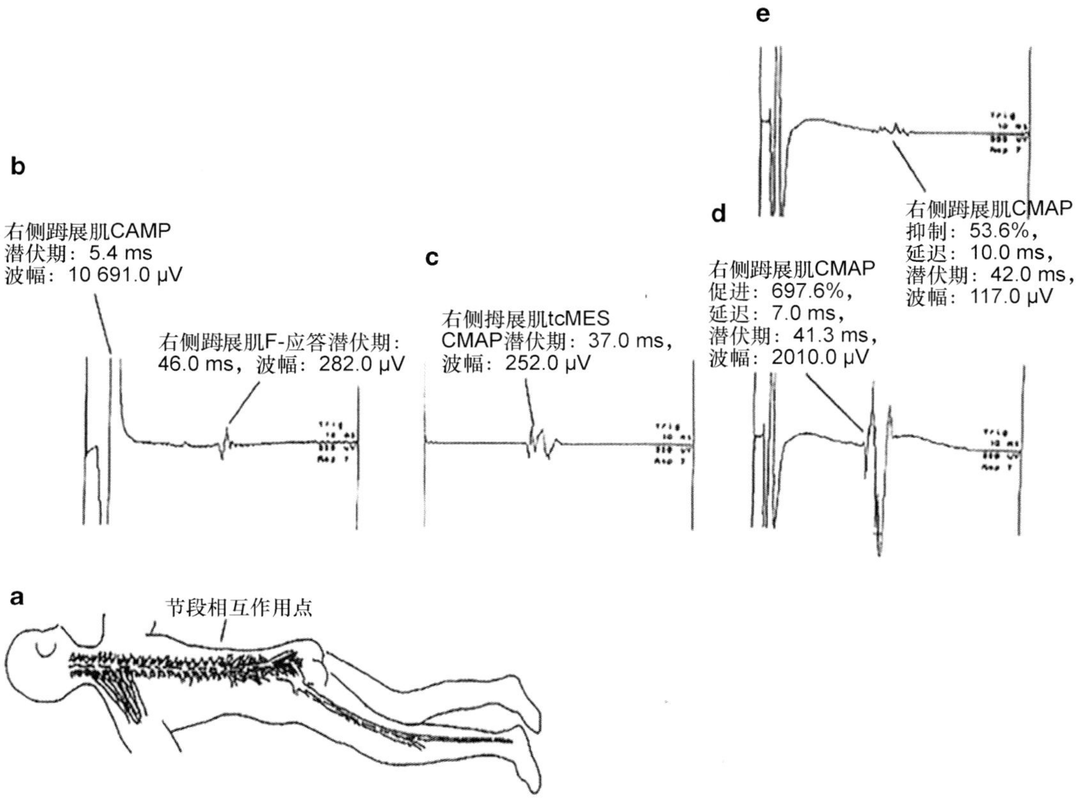

图 7.3 促进运动神经元监测：腰骶运动神经元的同时激活发生在（**a**）踝关节刺激的胫骨 F- 应答（**b**）与延迟的超极大量的上 eTCM（**c**）相结合时。这导致运动神经元的兴奋性增加，并促进拇展肌 CMAP。该患者当延迟为 7.0 ms 时，CMAP 增加 697.6%（**d**）。如果延迟增加到 10 ms，则发生抑制，CMAP 被抑制 53.6%（**e**）

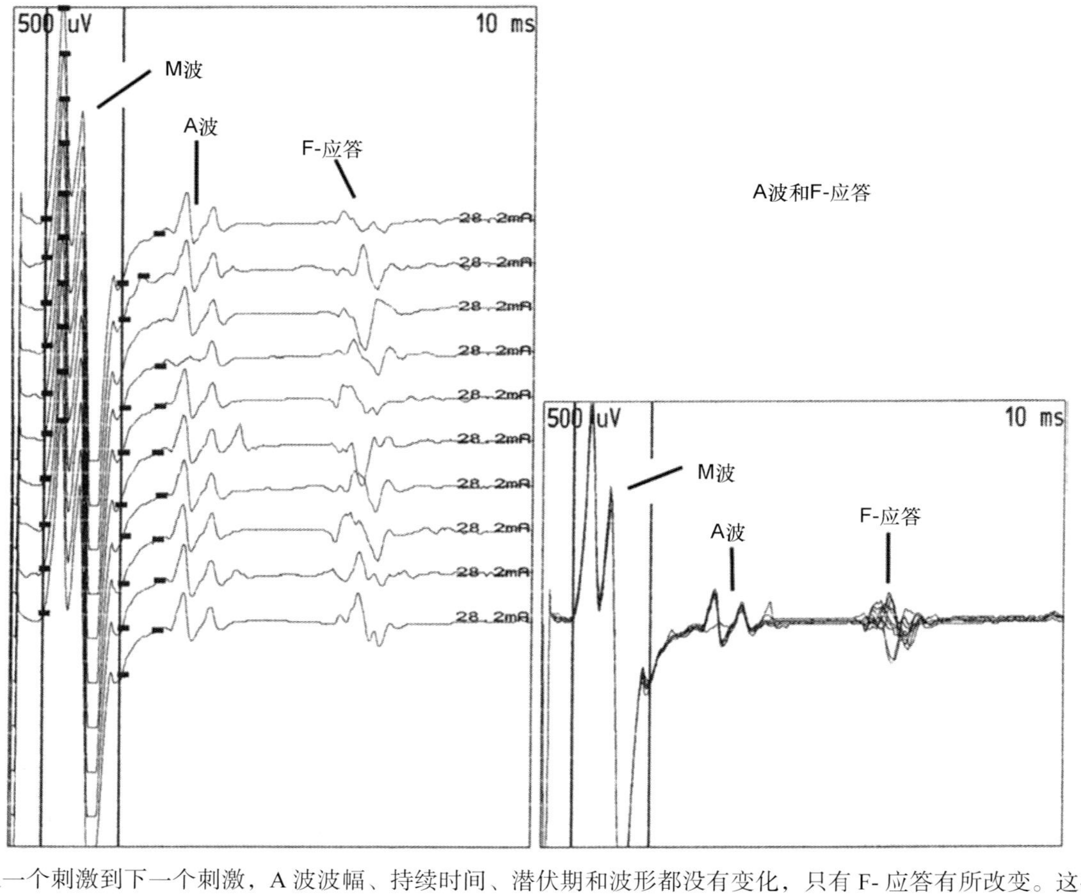

图 7.4 从一个刺激到下一个刺激，A 波波幅、持续时间、潜伏期和波形都没有变化，只有 F- 应答有所改变。这些是在脚踝处胫神经刺激后蹞展肌的 10 次记录

激活[44]。

H-反射波幅通常在M波出现同时或之前达到峰值。进一步增加刺激强度导致M波幅度的稳定增加。当M波幅度不再增加时，H-反射通常被F-应答代替（图7.5）。当刺激强度从一次刺激到下一次保持恒定时，H-反射具有潜伏期短、持续时间短、波形简单和波幅恒定的特点。为了确定CMAP是否是H-反射，波幅应该超过M波波幅，并且从一个刺激到下一个刺激的波形和潜伏期应该是相同的。中枢易化和抑制对脊髓中间神经元和运动神经元作用的改变可能会改变H-反射激活的模式。随着运动神经元的突触前抑制和超极化增加，M-波可以在H-反射之前出现，并且H-反射幅度可以小于M-波幅度。随着突触前抑制的减少，H-反射可能是稳定的，无法被抑制，也不能被F-应答取代。

H-反射被认为是单突触反射。背根与腹根之间的中心传导时间只需要一个突触的传导时间，即0.5～1.0 ms。也有证据表明H-反射是少突触反射。低阈值的运动神经元可能通过最快速的1a纤维传入、单突触来激活。较高阈值的运动神经元可通过几个突触（少突触）被最快速的1a传入纤维激活，并通过较慢的1a传入纤维激活单个突触[32]。

在人类下肢，有两种类型的预先连接的单突触1a H-反射连接：同源（homosynaptic）和异源（heterosynaptic）。它们都是功能协同脊髓CPG的一部分。这两种类型都可以在手术室里记录。同源单突触H-反射是同一根神经根支配的肌肉所记录的，都是1a激活的感觉纤维。同源单突触H-反射的例子是腓肠肌H-反射（图7.6）。1a的感觉动作电位也可能与运动神经元在脊髓水平以外的感觉节段水平进行单突触连接。由于这种激活，可以从具有节段性神经支配的肌肉记录H-反射，而不是1a节段性传入激活。这些H-反射被称为异源性单突触H-反射（图7.7）。

在人类中，踝关节和膝关节肌肉之间通常存在异源连接。功能上的异源连接在不同关节的肌肉之间提供耦合。这些跨关节单突触连接对于保持双足姿态和步态期间的平衡起到重要作用。术中，异源H-反射受到突触前抑制，当突触前抑制减少时，可能会出现异源H-反射[45]。

在通常不能记录到H-反射的肌肉中出现H-反射，可能提示节段上中枢神经系统的病变，该病变导致运动神经元突触前抑制作用减弱。成人H-反射的异常分布，如胫骨前部和手内部肌肉，可能反

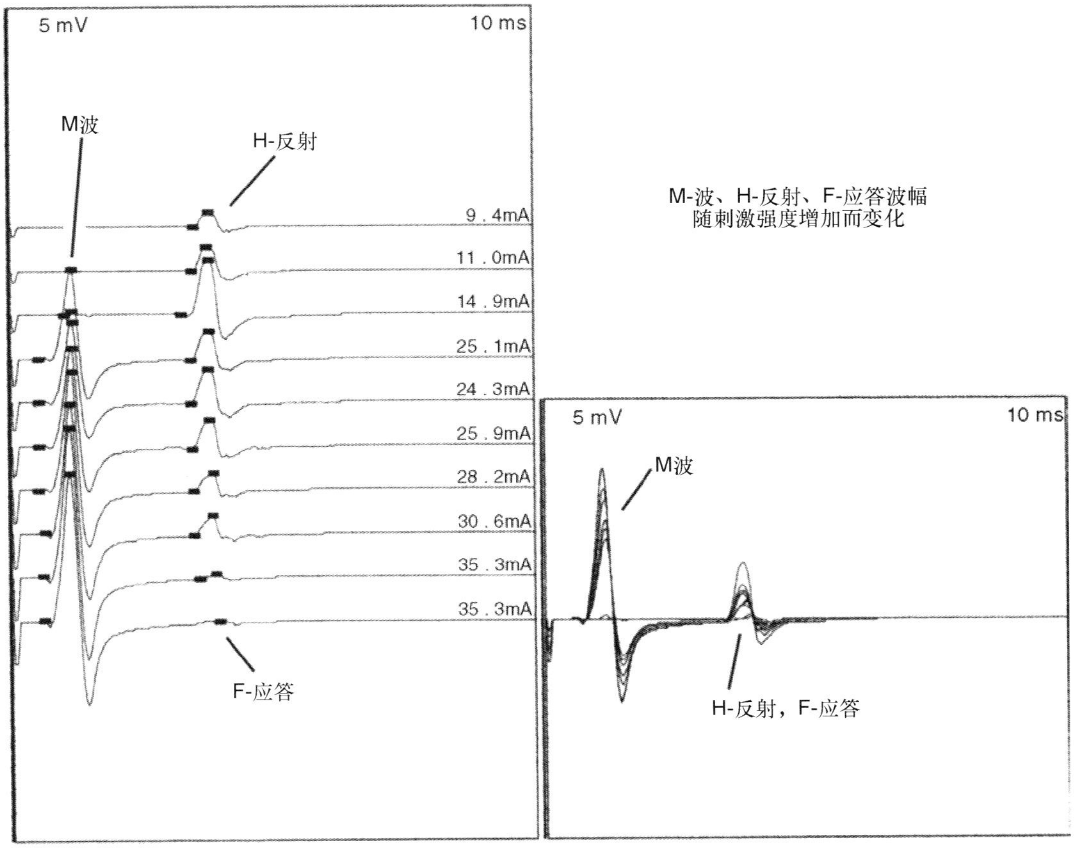

图7.5 H-反射是腘窝胫神经刺激强度增加时腓肠肌引起的第一成分。第二个是M波，第三个是F-应答

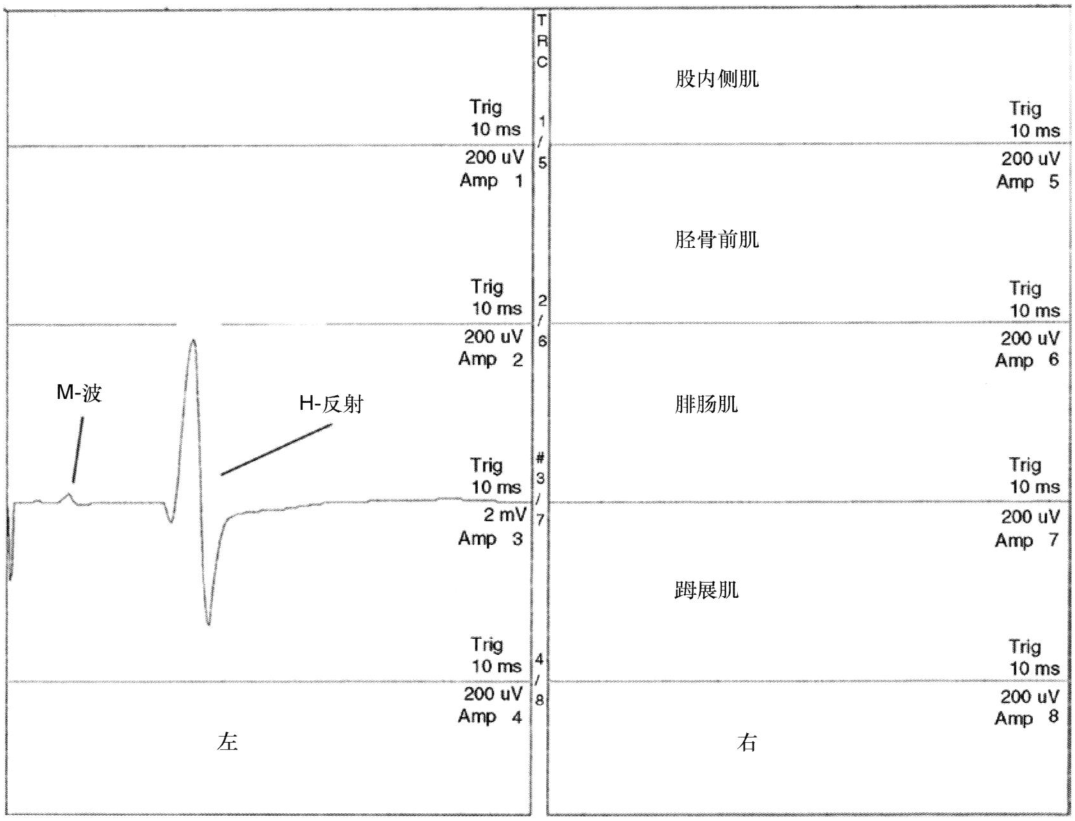

图 7.6 术中电刺激左侧腘窝胫神经后，记录左侧腓肠肌同源性单突触 H- 反射

图 7.7 术中右腘窝低强度电刺激后，脊髓突触前抑制的降低不仅可以记录腓肠肌的同源 H- 反射，而且可以记录来自股内侧肌、胫前肌和跗展肌的异源性 H- 反射。

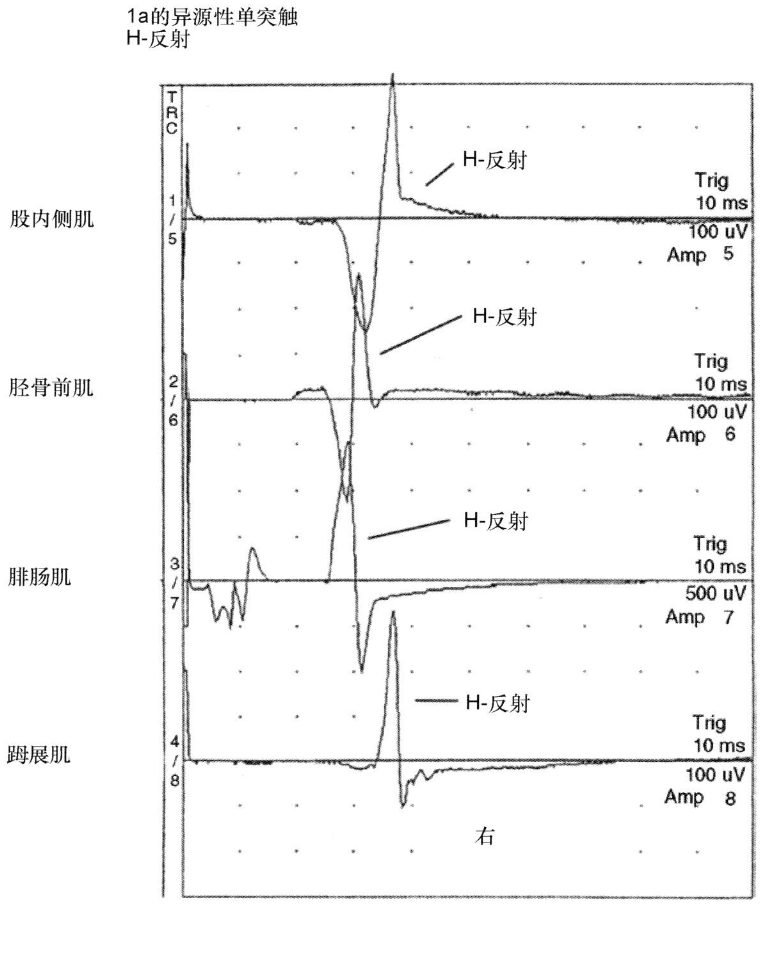

映中央运动系统状态紊乱。这些变化是由于CPG不同成分的解偶联而发生的[46-49]。

腓肠肌H-反射

腓肠肌H-反射的正常参数

在下肢，腘窝电刺激胫后神经后，可以记录到腓肠肌和比目鱼肌的H-反射[50]。这种反射由节段性S1传入和传出活动介导[47]。术中正常参数尚未建立。临床研究建立的正常参数可以作为术中研究的指导。临床上，腓肠肌H-反射潜伏期随着年龄和腿长而变化，在清醒的人体中平均潜伏期为28.9±2.7 ms。可以使用回归方程来计算每个个体的预期潜伏期：H-反射（以ms计）＝9.14＋0.46（以cm计的腿长）＋0.1（年龄）。基于这个方程的正态图可以作为参考[51]。临床上，21岁和67岁之间的正常侧–侧波幅差可能达到60%[52]。临床正常侧–侧潜伏期差异的上限是1.5 ms[39]。测量潜伏期时，记录电极置于运动触发点可以记录到最准确的偏离基线水平的活动。因此有必要了解腓肠肌运动点的位置[53]。H：M比值是H-反射运动神经元群的激活或兴奋性的量度。它是通过最大H-反射波幅除以最大M波波幅来计算的。通常小于0.7[39]。在术中，由于肢体温度降低，起始潜伏期可能更长。在手术室中，通过使用神经肌肉接头（neuromuscular junction，NMJ）阻断剂，可以减少临床设置中记录的H-反射和M波波幅。在术中，监测的腓肠肌H-反射参数是H-反射波幅、潜伏期和H：M比值。左右两侧的波幅和潜伏期差也被使用。

腓肠肌H-反射刺激与监测技术

腓肠肌刺激是通过针刺或表面电极给予的。阴极放置在腘窝近端内侧和外侧腘绳肌肌腱之间。阳极位于阴极末端2～4 cm处。刺激频率为0.5 Hz，刺激持续时间为1.0 ms。调整刺激强度使得H-反射波幅最大。选择最有效的刺激强度，使得刺激强度的任何增减都能造成H-反射波幅的改变。在手术开始前对麻醉患者进行基线记录。在基线记录中应注意潜伏期和波幅的任何变化。

为了记录，将皮下针电极插入腓肠肌的内侧头，也可以在小腿比目鱼肌记录到H-反射。比目鱼肌记录H-反射的技术与从腓肠肌记录的技术是相同的，只是记录电极放置不同，将记录电极置于小腿背中线上方，活动电极置于腓肠肌两个头与跟腱连接点上方4 cm处。参考电极置于活动电极远端3 cm处[50]。也可以使用单极肌电图（electromyographic，EMG）针电极和较长的无涂层的不锈钢针电极。

当皮下组织过厚时，可以用末端暴露的四氟乙烯包裹的银丝，并用脊椎细锥针插入并进行记录。将活动电极插入腓肠肌的运动点，将参考电极插入肌腱或骨骼，针用胶带固定。使用一系列不同的高频和低频滤波器。高频滤波10 kHz和低频滤波20 Hz是最常用的[32]。时间基数是100 ms。记录是单一的扫描。

除了从腓肠肌记录H-反射外，还可以同时从双侧股内侧肌、胫前肌和拇展肌记录。从这些肌肉记录可以用于检测异源H-反射。这也允许监测近端受前庭脊髓和网状脊髓支配的运动神经元及远端受红核脊髓和皮质脊髓支配的运动神经元[11]。腓肠肌H-反射可用于监测外周胫神经、近侧坐骨神经、感觉和运动S1神经根、S1节段性脊髓功能。这些反射还可以用来监测控制S1节段性中间神经元的各种节段上脊髓系统的功能[54]。异源突触H-反射存在时，也可以用于监测其他神经根功能。H-反射可能受先前存在的异常影响，如广泛性多神经病、神经丛病或神经根病。以上情况，H-反射可能无法获得，或可能出现潜伏期延长、波幅下降及CMAP结构改变。存在肌病时，波幅也可能会降低[1-2]。

桡侧腕屈肌的H-反射

桡侧腕屈肌的H-反射背景和正常参数

在上肢，桡侧腕屈肌的H-反射可以通过对上臂内侧远端或肘前内侧上方的正中神经电刺激获得。该反射由节段性C6/C7传入和传出活动介导（图7.8）。术中正常参数范围尚未确定。为临床研究建立的正常参数范围可以作为术中研究的指导。临床上，桡侧腕屈肌H-反射潜伏期随臂长而变化。测量潜伏期时，记录电极置于运动触发点可以记录到最准确的偏离基线水平的活动。因此有必要了解桡侧腕屈肌的运动点位置[53]。在清醒的人体，潜伏期的平均时间是17.07±1.77 ms。通过从H-反射潜伏期减去M波来计算内部潜伏期，内部潜伏期平均时间为14.5±1.8 ms。最大的跨边H-反射潜伏期差异是0.002±0.42 ms。最大的跨边内部潜伏期差异是0.11±0.44 ms。使用回归方程计算预期的H-反射潜伏期：H-反射（以ms计）＝0.29±0.195×臂长（以cm计）。内部潜伏期的公

图 7.8 术中记录右桡侧腕屈肌 M 波和 H-反射的基线。自由运动的肌电图活动也可以从斜方肌、三角肌和桡侧腕屈肌两侧记录。自由运行的 EMG 活动基线存在于左三角肌中，通过刺激左侧 C5 和（或）C6 神经根激发

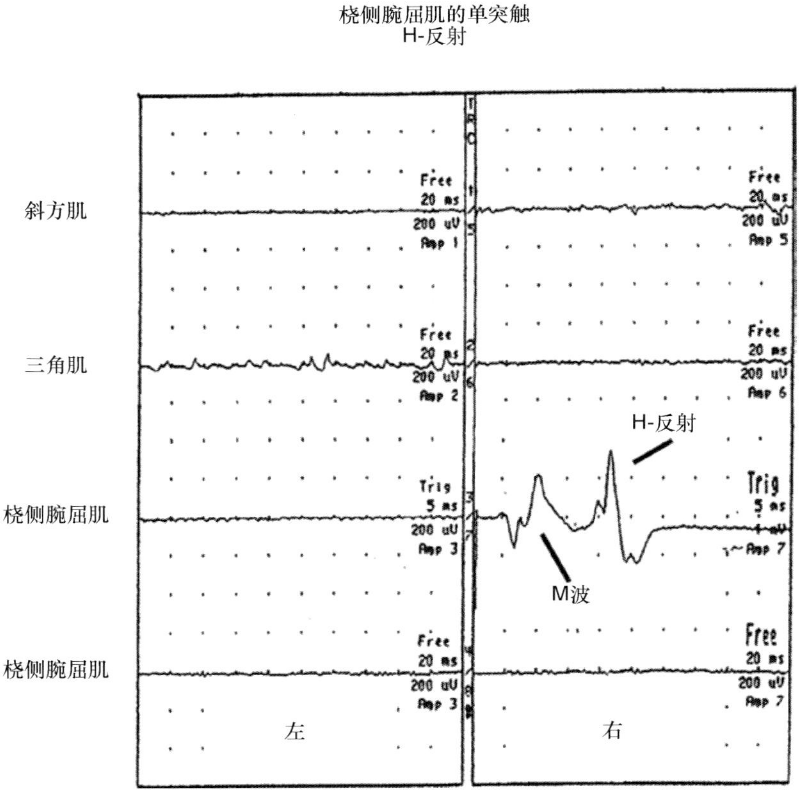

式是－2.08＋0.1878× 臂长（以 cm 计）。基于这些方程的正态分布图可作为参考。手臂长度是在臂旋转和肩部外展至 90°，从第三个手指尖到 C6 棘突的长度[55-56]。在术中，由于肢体温度降低，起始潜伏期可能更长。目前可获得桡侧腕屈肌 H-反射的参数有波幅、潜伏期和 H∶M 比值；还使用了左右两侧潜伏期和波幅的差异。

桡侧腕屈肌 H-反射的刺激和监测

此刺激在上臂远端内侧或肘前内侧使用真皮下电极获得，针电极间隔 2 cm 以上，强度为 0.5 Hz，持续时间为 1.0 ms。阴极靠近身体中线。调整刺激强度使得 H-反射的波幅最大。选择最有效的刺激强度，使得刺激强度的任何增减都可引起 H-反射幅度的降低。在手术开始前，记录麻醉患者的基线水平。在手术室中，通过使用 NMJ 阻断剂可以减少 H-反射波幅。在基线记录时应注意潜伏期和波幅的任何变化。

为了记录，将针电极插入桡侧腕屈肌内。针头类型和过滤器设置的考虑与上文讨论的腓肠肌 H-反射相同。将活动电极插入运动点，将参考电极插入肌腱或骨骼，针用胶带固定，使用一系列不同的高频和低频滤波器。10 kHz 高频滤波和 20 Hz 低频滤波是最常用的[32]。桡侧腕屈肌腱可用于监测正中周围神经、臂丛神经及节段性感觉和运动脊髓神经根和脊髓功能。这些反射还可以用来监测控制 C6/C7 节段中间神经元的各种节段上下行脊髓系统的功能。记录桡侧腕屈肌 H-反射的能力可能是受先前存在的异常影响，如广泛性多神经病、神经丛病或神经根病。H-反射可能无法获得，或者出现潜伏期延长、波幅下降和 CMAP 结构改变。存在肌病时，波幅也可能会减少[1-2]。

麻醉对脊髓 CPG 的影响

术中 H-反射和 F-应答的监测通常是在脊髓 CPG 功能多系统监测的情况下进行的。除了取决于手术的 H-反射和 F-应答外，通常还包括 SSEP、tcMEP、EEG、自发 EMG、多突触反射以及运动神经元激活后兴奋和抑制的记录。为了在术中记录这些信号，麻醉技术的关键是不能显著抑制皮质、上节段脊髓功能、脊髓中间神经元、节段性运动神经元、脊髓感觉和运动神经根、周围神经和肌肉功能的活动。同时，必须有足够的神经肌肉接头（neuromuscular junction，NMJ）传导。使用的麻醉技术必须允许以最高灵敏度记录所有这些信号（见第 17 章关于全身麻醉监测的讨论）[2，57-62]。

所使用的技术因手术操作、患者的年龄、病

史和预先存在的神经功能障碍而异。通常使用全凭静脉麻醉（total intravenous anesthesia，TIVA），持续输注丙泊酚和芬太尼和其他阿片类药物。应避免大量单次注射这些药物以防止抑制记录，如果使用氧化亚氮，其不应超过 50 vol.%[63]。静脉注射氯胺酮和利多卡因可辅助减少丙泊酚的使用，特别是在大剂量丙泊酚干扰监测的情况下[62]。大剂量氯胺酮可抑制 tcMEP 波幅[60]。氯胺酮是一种兴奋性药物，可增加 SSEP、tcMEP 和 H-反射波幅[64]。

右美托咪定已被用于在 TIVA 期间补充丙泊酚。建议的治疗水平［0.5 ～ 0.7 μg/（kg · h）］可抑制 MEP 波幅，但对 SSEP 波幅无影响[65-66]。有研究发现 0.6 μg/（kg · h）并不抑制 SSEP、tcMEP 和视觉诱发电位[67]。低于 0.5 μg/（kg · h）的亚治疗剂量联合丙泊酚不能抑制 tcMEP[68-69]。

作者研究了右美托咪定对 17 例矫正脊柱侧凸矫正患者术中 SSEP、tcMEP、EEG、H-反射和 F-应答的影响。完成分离和固定后，在芬太尼和丙泊酚中加入 1 μg/kg 的右美托咪定负荷剂量，随后以 0.5 μg/（kg · h）输注直到手术结束。没有使用肌肉松弛剂。右美托咪定的应用对 SSEP 或 EEG 没有影响，但对运动信号的影响是不固定的。下肢 tcMEP 幅度从 0% 下降到 100%（平均，86%±16.6%），F-应答幅度从 0% 下降到 100%（平均，58%±12.5%），H-反射波幅从 0% 下降到 100%（平均，71%±13.9%）。由于右美托咪定对运动信号的可变且有时有显著影响，建议右美托咪定不要用于监测 tcMEP、H-反射或 F-应答[70]。

除了使用短效药物进行气管插管外，应避免使用 NMJ 阻断剂。NMJ 功能需要仔细监测，最常见的技术是四个成串（train-of-four，TOF）刺激，另一种技术是 T1% 反应。T1% ＝第一个无阻断反应 / 控制反应 ×100。术中应该对可能受手术操作影响的肌肉进行 NMJ 监测。

有研究纳入了 33 例患者，探索丙泊酚对比目鱼肌 H-反射的影响。不使用 NMJ。分别于麻醉给药前和以 2 mg/kg 的初始剂量经 1 min 输注，然后以 167 μg/（kg · min）的速率持续输注 10 min 后记录 H-反射。输注丙泊酚至 6 μg/ml 和 9 μg/ml 的血药浓度后也进行了测量。记录最初的剂量 2 mg/kg 降低了 H-反射幅度和 H：M 比值。随后输注 10 min 不会降低这些参数值。6 μg/ml 不改变 H-反射幅度和 H：M 比值。9 μg/ml 注射剂量降低了波幅和 H：M 比值。因此建议丙泊酚的诱导剂量为 1.0 ～ 2.5 mg/kg，然后维持剂量为 100 ～ 200 μg/（kg · min）。研究认为丙泊酚麻醉期间的肌肉松弛不是由于脊髓运动神经元兴奋性的抑制所致。丙泊酚不会降低外周轴突传导，也不会降低神经肌肉接头的传导[71]。

比目鱼肌 H-反射可用来确定术中运动神经元兴奋性的水平。在 10 名正常的志愿者中，1.0% ～ 1.5% 恩氟烷使 H-反射波幅从基线值下降 35% ～ 100%[72]。

有研究探索了 25 例全身麻醉患者单独使用异氟烷或异氟烷复合氧化亚氮，对比目鱼肌 H-反射的作用。不使用 NMJ 阻断剂。其中 23 例患者具有持续可测量的稳定的 H-反射，基线幅度为 3.43 ～ 11.97 mV。加入 0.68% 的异氟烷使幅度降低至基线的 48%。异氟烷浓度增加至 1.37%，幅度降至基线的 33.8%。0.81% 异氟烷与 30% 氧化亚氮组合使波幅降低至基线的 66.2%。0.37% 异氟烷与 70% 氧化亚氮组合将幅度降低至基线的 30.4%。研究报告指出，增加异氟烷浓度会导致 H-反射波幅降低，增加氧化亚氮浓度也导致 H-反射幅度降低。研究结论是，异氟烷和氧化亚氮联用可用于 H-反射的监测。恰好达到手术制动的麻醉药物浓度范围内，H-反射的信号最稳定[58]。

在 8 名成年患者中，使用监测比目鱼肌 H-反射和外展肌的 F-应答，可以研究异氟烷和氧化亚氮对脊髓运动神经元兴奋性的作用。不使用 NMJ 阻断剂。最低肺泡浓度（minimum alveolar concentration，MAC）达 0.6 时，H-反射幅度下降为基线的 48.4%±18.6%，在 MAC 为 1.2 时，下降至基线的 33.8%±19.1%。MAC 是指吸入麻醉药使 50% 的患者在疼痛反应中不出现运动的肺泡浓度。异氟烷 MAC 为 0.6 时，F-应答幅度和持续时间分别下降到基线的 52.2%±22.8% 和 44.4%±26.0%，MAC 为 1.2 时分别下降到 33.8%±26.0% 和 21.7%±22.8%。1.0 MAC 的异氟烷与氧化亚氮连用，氧化亚氮的浓度为 30%、50% 和 70% 时，H-反射下降幅度分别为 32.5%±19.2%、33.3%±20.8% 和 30.4%±23.5%[73]。

有研究在 12 名成年患者中，比较了异氟烷对 tcMEP 和 F-应答的作用的比较。麻醉维持使用 60% 氧化亚氮、100 μg/（kg · min）丙泊酚和 0.5 ～ 1.0 μg/kg 芬太尼。加入 0.5% 异氟烷之前和之后记录。基线 tcMEP 幅度（中位数：205 μV；第 25 ～ 75 百分位数：120 μV ～ 338 μV），F-应答波幅（中位数：100 μV；第 25 ～ 75 百分位数：64.2 μV ～

137.5 μV）和 F-应答持续时间（59%±29%），0.5% 异氟烷使之降低至 0.0 μV（0 ～ 15 μV），49 μV（12.4 ～ 99.6 μV）和 30%±31%。tcMEP 比 F-应答受抑制程度更大。全程均没有使用 NMJ 阻断剂[74]。

有研究通过比目鱼肌 H-反射和拇展肌的 F-应答，确定异氟烷麻醉期间过度通气和通气不足对运动神经元兴奋性的影响。改变呼气末二氧化碳（end-tidal CO_2，$ETCO_2$）浓度之前和之后记录 H-反射和 F-应答。麻醉维持使用 0.8% 的异氟烷，不使用 NMJ 阻断剂。$ETCO_2$ 为 25 mmHg 时，H-反射幅度从麻醉前从 6.8 mV±2.7 mV 降低至 4.0 mV±2.0 mV，$ETCO_2$ 升高至 45 mmHg，H-反射降低至 2.0 mV±2.2 mV。当 $ETCO_2$ 为 25 mmHg 时，F-应答持续时间由 100% 的预测值下降至 77%±24%，$ETCO_2$ 为 45 mmHg 时，F-应答持续时间下降至 61%±19%。研究认为，过度通气和低通气会影响运动神经元的兴奋性，并可能影响手术期间患者运动的可能性[75]。

志愿者以恒定水平的丙泊酚（2 mg/L）和七氟烷（0.8%）进行镇静，用比目鱼肌的 H-反射研究这些药物各自的抑制效应。发现抑制的程度依赖于 H-反射的大小，并且在不同的刺激强度下是不同的，这表明丙泊酚和七氟烷对不同大小的运动神经元具有不同的作用。两种药物在较低刺激强度下的 H-反射抑制程度均大于在较高刺激强度下的 H-反射抑制程度，表明较小的运动神经元比较大的运动神经元更容易受到抑制。相反，由脊髓上效应引起的运动神经元兴奋性先影响较大的运动神经元，后影响较小的运动神经元[76]。从临床实践的角度来看，监测 H-反射过程中使用低强度刺激，会造成损伤，但只影响大运动神经元。这种损伤可能会被忽略，因为通常只监测小运动神经元的功能。较小运动神经元群已经被麻醉抑制，进一步降低了检测损伤的敏感性。更高强度的刺激可激活两种运动神经元，允许监测运动神经元群比例更大。

H-反射与 F-应答的临床相关性

对人类和动物机体脊髓 CPG 组成部分的正常和异常电生理的研究，已经使人类理解了急性完全 SCI 和部分 SCI 的相关机制。H-反射和 F-应答变化与患者术后状态的相关性讨论如下。

在脊髓手术期间记录 32 例患者的比目鱼肌 H-反射和拇展肌 F-应答。在 6 名患者中，H-反射波幅突然下降超过基线的 3 倍标准差或 F-应答持续时间的下降，与脊髓扰动或损伤相一致。4 例患者出现短暂性抑制，H-反射幅度下降不超过 50%，或者拇展肌 F-应答持续时间下降小于 50%。这些患者术后没有出现神经功能缺损。2 例患者的抑制超过基线值的 90%，并持续至手术结束。两名患者均有严重的术后神经功能障碍。研究得出结论，脊髓 SCI 抑制 H-反射和 F-应答，抑制程度反映了损伤的严重程度。造成这些变化的机制被认为是损伤发生的数秒钟内，尾部运动神经元发生超极化[77]。

在脊柱外科手术中，对 31 例患者记录下肢 H-反射。如果麻醉后反射幅度变化的平均值超过基线的 3 倍标准差，可定义为显著改变。在 6 名患者中，H-反射波幅下降显著。对于每个病例 H-反射抑制的出现与潜在的损伤事件的发生相一致。在一例颈椎骨髓切开术的病例中，一个大的空洞在减压过程中塌陷，导致 H-反射的波幅中立即产生波动，9 min 后恢复到基线水平。术后未见神经系统功能障碍。另一例涉及 T-8 脊柱骨折的机械性减压手术，在复位之前，脊柱部位的操作使 H-反射的波幅发生变化。第一次尝试复位导致了 H-反射波幅的短暂下降。第二次尝试复位使得波幅显著降低，低于基线的 10%。直到手术结束，H-反射仍在受抑制状态，术后患者双侧肢体严重运动和感觉缺陷，而术前没有这种状况。第三例是创伤后综合征颈椎骨髓减压术。手术过程中出现颈髓出血，随后出现 H-反射波幅降低。幅度稳步下降，H-反射消失后未再出现，术后患者出现双下肢深度无力。这些患者的变化表明，在脊髓损伤时 H-反射能立刻出现变化。H-反射的变化可能是可逆的，反映 SCI 的严重程度[4]。

H-反射可能指示脊髓功能完整与 SSEP 的变化。在 T7-T12 椎板切除术治疗椎管狭窄期间可监测患者比目鱼肌 H-反射和胫骨 SSEP。在椎板切除术中，左侧 SSEP 不存在，右侧的波幅短暂地显著减少，但 H-反射没有发生特别的变化，术后没有出现下肢运动障碍，也没有新的感觉障碍[78]。

通过腓肠肌 H-反射和 SSEP 对 278 例患儿进行脊柱功能监测。H-反射和 SSEP 联合检测相比单独使用两种方法，提高了检测脊髓损伤的可靠性。H-反射变化比 SSEP 多。这些变化反映了与酸中毒有关的脊髓灰质功能的改变以及血细胞比容和血压的变化[79]。

临床上，14 例 SCI 导致无脊髓休克的部分损伤或脊髓休克损伤的患者接受了比目鱼肌 H-反射和拇展肌 F-应答监测。通过敲击跟腱和髌腱来评估深腱反射的功能。损伤后 24 h 内和伤后第 10、20 和 30 天评估患者。脊髓休克患者无 F-应答，急性损伤但不合并脊髓休克者的 F-应答持续性减弱，慢性损伤患者则为正常值。SCI 后 F-应答的变化持续 2 周。脊髓休克患者伤后 24 h 内 H-反射消失或明显受抑制，但在伤后数天内恢复正常。在脊髓休克中，深部肌腱反射受抑制的程度比 H-反射要重。这表明在电刺激和机械刺激诱导的脊髓休克期间的反应是分离的。研究观察到伸展反射比 H-反射更受抑制，这与 SCI 中抑制性的肌梭运动神经驱动相一致[19]。

一名 63 岁女性患有 T8-9 椎间盘突出，导致椎管狭窄伴脊髓压缩，行双侧 T8-9 椎板切除术，左侧远端椎板暴露，以去除椎间盘。患者临床表现为右侧 T8 椎体附近及双下肢疼痛。术中基线胫骨 SSEP 双侧正常。下肢 tcMEP 基线存在，双侧 H-反射和 F-应答正常。在去除钙化的椎间盘时，下肢 tcMEP 消失。左侧股内侧肌 H-反射消失，左侧胫前肌、腓肠肌和踇展肌 H-反射波幅分别下降至 47%、61% 和 97%。右侧胫前肌、腓肠肌和踇展肌 H-反射波幅分别下降 75%、88% 和 97%。将左侧和右侧刺激强度分别降至 35% 和 30%，才能有 F-应答。无论刺激位于哪一侧，双侧基线 F-应答都存在，而胫骨 SSEP 没有变化。术后患者下肢感觉功能正常。下肢疼痛消失了，但是右侧 T8 分布区皮下仍然存在疼痛。下肢无力，无法站立，不能执行下肢协调动作。手术后 12 天，她的力量得到了改善，并能在协助下行走。经颅电刺激激活的运动神经元群丢失 1.9% ～ 8.4%[80-81]。由 H-反射激活的 24% ～ 100% 运动神经元群反应性从 47% 降至 100%[20]。由 F-应答激活的 1.0% ～ 5.0% 运动神经元群消失了 65% 和 70%[21]。这个患者运动系统的变化模式表明，这些技术可能会激活相同的、不同的或重叠的运动神经元群。由于 tcMEP 消失了，并且存在一些 H-反射和 F-应答功能，所以或许 H-反射和 F-应答变化对术后运动功能的预测能力比 tcMEP 更好。H-反射和 F-应答的变化与患者的术后运动功能相关，而 tcMEP 则没有相关性[82]。

对 12 例患者记录比目鱼肌 H-反射和同时记录的神经根动作电位，用于检测轻度 S1 神经根病患者进行椎间盘切除术中由于神经根操作导致的传导异常。在椎间盘压缩部位上方和下方可记录直接的神经根动作电位。在 8 例患者中，神经根动作电位从双相到多相的变化，以及 H-反射的波幅变化或消失，并与手术操作平行，被认为是神经根传导性受压的标志。术后跟腱功能的保留和 H-反射即时恢复可以作为手术疗效佳的标准，与之呈正相关的是刺激结束后 H-反射和神经根动作电位能否立即恢复，以及能否持续到手术结束[83]。

在 3 例脑瘫患者中记录双侧比目鱼肌 H-反射，以检测选择性切断神经根造成 S1 神经根传导阻滞能否缓解难治性痉挛。在牵拉和轻柔切开 S1 神经根时，所有同侧 H-反射波幅均从基线的 60% 突然下降至 100%，而对侧 H-反射没有变化。这反映了反射传入纤维传导阻滞过程。当操作停止时，其中 3 个神经根的波幅在 1.5 ～ 2 min 恢复，另外 3 个则持续被抑制。暂时性改变可能是继发于可逆性缺血，而持续性改变可能是由于背根神经节反射传入神经脱髓鞘受到压迫。这些监测有助于确定在这些类型的患者中神经根刺激无反应的原因。H-反射可能被用来确定神经根牵拉力是否安全[84]。

H-反射被用来监测手术期间的外周神经根功能，以减少和稳定骶髂关节脱位，分离淋巴管和耻骨后部骨折，以及马尾病患者。除了 H-反射之外，还可以使用 SSEP、tcMEP、自发 EMG 和 F-应答等多系统方法[58]。

用 H-反射、单次扫描的 SSEP 和自发 EMG 监测可用于脊柱侧凸、椎骨骨折和椎体肿瘤手术。H-反射和单次扫描的 SSEP 可从腘窝胫神经的同一刺激下同时记录。H-反射（0.1 Hz 时 1.0 ms 矩形脉冲刺激高达 150 V）可从比目鱼肌（62.5 ms 窗口，30 Hz ～ 3 kHz）记录。从 Cz′ 用耳廓参考（125 ms 窗口，1 Hz ～ 300 Hz）可记录单次扫描 SSEP。使用具有外源性输入（AutoRegressive filter with eXogenous input，ARX）的自回归滤波器，可从背景脑电图中提取单次扫描的 SSEP。参考基线 SSEP 需要不到 2 min 的时间进行计算，需要进行 50 次的扫描。完成单次扫描的 SSEP 提取所需的时间少于 1 s。在监测过程中，单次扫描的 SSEP 的提取时间不到 1 s，并拿来与基线进行比较。

从麻醉诱导持续进行直至意识完全恢复全程监测，研究者得出了以下结论：

1. 当脊髓损伤处于可逆阶段时，H-反射可能是一种非常敏感的监测方法。
2. 当信号发生改变，并进行正常的唤醒试验。由于患者出现术后功能障碍，在椎体分离和融合术后唤醒患者并不能保证随后不发生脊髓损伤。
3. 脊髓损伤患者 H-反射深部抑制可能是由于可逆的血管损伤，直接涉及脊髓再生中枢或较高的脊髓节段。
4. 术中应限制或避免用骨凿锤击椎骨，因为可能出现与之相关的脊髓震荡的迹象。由于手术髋部刺激引起的 H-反射的促进作用，应该在椎体分离后进行回骨移植。这种促进作用似乎是由涉及脊髓上再生中枢的长循环回路引起的。
5. 单次扫描的 SSEP 和 H-反射监测对检测手术相关脊髓功能变化非常敏感。这两个信号在解剖学和功能上是独立的，由单一的经皮刺激产生，都与脊髓功能有关，并且都受到脊髓损伤的影响。两个信号显示不同的行为。
6. 当手术因电生理信号明显改变而被中断时，H-反射的波幅迅速恢复到初始值，而 SSEP 波幅需要较长的恢复时间，并且不能完全恢复，全程呈现下降趋势[85-87]。

19 例转移性胸段脊髓肿瘤手术的患者在手术期间同时记录 H-反射和 SSEP。在整个监测过程中，19 例患者中的 10 名患者的双侧 H-反射和 SSEP 稳定。其中 5 例患者的 H-反射波幅短暂降低不到 50%，后来又恢复到基线。其中 2 名患者整个手术中没有 SSEP。在 3 个月和 6 个月的随访中，没有一个患者表现出新的术后神经功能缺陷。术中稳定的 H 波提示术后神经功能良好。术中 H-反射监测是一个合理的选择，特别是当运动诱发电位不能实现时。由于 H-反射对脊髓缺血具有较高的敏感性，成本效益比高且易于记录，所以在胸椎手术中 H-反射监测可以成为有用的辅助手段[88]。

92 例儿童患者在矫正性脊柱侧弯手术中监测 SSEP、tcMEP 和 H-反射。所有特发性患者均可获得基线 tcMEP、SSEP 和 H-反射。在先天性患者中，可获得 100% 的 tcMEP，87% 的 H-反射和 91% 的 SSEP。在神经肌肉患者中，可获得 91% 的 tcMEP，54% 的 H-反射和 77% 的 SSEP。在 18 例患者 tcMEP 出现警示，其中 17 例干预后波幅回到基线水平。6 名患者没有 H-反射。5 例患者干预后神经功能没有改善，且均无术后神经功能缺损。一名患者单侧 tcMEP 未发生 SSEP 或 H-反射的改变，但术后发生偏瘫。一例患者 SSEP 发生改变合并 tcMEP 警示，该患者没有获得基线 H-反射。研究结果不支持将 H-反射用作 tcMEP 的替代方法[89]。

60 例胸腹主动脉瘤修补术中使用 SSEP、tcMEP 和 H-反射监测脊髓缺血。交叉阻断后，SCI 组在 12 min 内和非 SCI 组在 25 min 内发生 H-反射消失。在 SCI 患者中 tcMEP 缺失时长为 10 min，而非 SCI 患者中则为 31 min。在 SCI 患者中 SEP 缺失时长在 27 min，而非 SCI 患者中是 44 min。H-反射、tcMEP 和 SSEP 消失时间越长，发生瘫痪的风险似乎越高。主动脉夹钳释放 10 min 后，SCI 患者中 100% 出现 H-反射、tcMEP 和 SSEP 缺失，而非 SCI 患者中为 65%。H-反射和 tcMEP 遵循类似的模式来检测脊髓缺血。与 SSEP 相比，H-反射检测到更轻微的缺血[90]。

临床相关性总结

1. 如果 H-反射波幅和 F-应答持续性下降不超过基线的 50%，则未观察到术后神经功能缺损[77]。
2. 持续 H-反射和 F-应答抑制大于 90%，与术后神经功能缺损存在相关性[77]。
3. 短暂的 H-反射改变，与术后神经功能缺损不相关[4]。
4. H-反射的缓慢抑制可能继发于缺血性脊髓损伤[4]。
5. H-反射和 F-应答的突然抑制，可能与脊髓的机械性损伤有关[4，77，82]。
6. H-反射和 F-应答的受抑制程度反映了 SCI 的严重程度[4，77]。
7. 与单独使用任何一种方法相比，联合 H-反射和 SSEP 监测提高了脊髓损伤监测的可靠性[79]。
8. 完整的 H-反射可能表明完整的脊髓功能，而 SSEP 可能发生变化[78]。
9. H-反射和 F-应答变化可能是术后运动功能更好的预测因子，比 tcMEP 更好[82]。
10. H-反射可用于手术中监测脊神经根和神经

从损伤，以减少和稳定骶髂关节脱位、耻骨联合分离和耻骨支骨折以及马尾病变[58]。

11. 由于 H-反射对脊髓缺血具有较高的敏感性，成本效益高且易于记录，所以在胸椎手术过程中 H-反射监测可成为有用的辅助手段[86]。

12. 单次扫描的 SSEP 和 H-反射监测对于监测手术过程中脊髓功能的变化非常敏感[85-87]。

H-反射促进-交互技术

术中运动神经元在条件刺激和测试刺激下的同源性和异源性条件兴奋性模型描述如下：

当条件刺激和测试刺激在同一位点时，即发生同源条件刺激（双序列 tcMEP，第一个序列为条件刺激，第二个序列为测试刺激）。当大的 MEPs 被第一个条件序列记录下来时，第二个刺激序列的促进作用可能不会发生，因为额外的运动单元可能无法被招募。麻醉诱导剂量为丙泊酚 3 mg/kg，瑞芬太尼 2 μg/kg。维持剂量为丙泊酚 1.5 ～ 2 mg/（kg · h），瑞芬太尼 15 μg/h[91]。

当条件刺激和测试刺激作用于不同的位点时，就会出现异源性条件反射（tcMEP 可能是条件刺激，H-反射可能是测试刺激）。条件刺激增加运动神经元群的兴奋性，从而增强运动神经元群对测试刺激的反应。条件刺激和测试刺激之间的刺激间隔决定了运动神经元群是否存在易化（H-反射幅度增加）或抑制（H-反射幅度降低）。刺激间隔是条件刺激和测试刺激之间的开始时间。条件刺激和测试刺激激活不同且重叠的运动神经元群。该群的重叠分数决定了易化程度。

当神经系统受损患者的 MEP 记录不同时，采用双列 tcMEP 的非选择性门控可用于促进所有四肢的 MEP 记录。

在阈下单列 tcMEP 水平的调节下，可以使用易化的测试 H-反射，从而实现手术野内无运动的连续监测。

选择性体感运动门控包括对腘窝胫神经进行电刺激，并使用阈下水平的单个序列 tcMAP 测试刺激，选择性记录同侧下肢肌肉，特别是腓肠肌和胫前肌。这可以用于在手术区内无运动的持续监测[92]。

在清醒的人体中，在刺激腘窝胫神经并记录比目鱼肌 H-反射后，随后同样纤维的刺激可导致比目鱼肌第二次 H-反射的波幅降低，其方式是在静息状态下激活后抑制或同突触抑制长达 10 s[93]，在以自主肌收缩为条件的情况下达到 100 ～ 200 ms[94]。经颅磁刺激调节激活后期，将抑制期缩短到 10 ～ 15 ms 或消除抑制，在清醒的人体中产生第二 H-反射的激活后易化作用[94]。经颅磁刺激与 H-反射激活后抑制相互作用并减少或消除，是皮质脊髓功能完整的证据[94]。

对 20 例小儿脊柱畸形矫形术中进行研究，以确定两件事。第一件是确定麻醉患者的低强度 tcMEP 皮质脊髓兴奋是否可以用于条件腓肠肌内侧 H-反射激活后的抑制，从而使一对 H-反射的第二件波幅不被抑制。第二是确定这种条件反射是否可以在脊柱手术期间在术野不运动的情况下同时监测脊髓运动通路的完整性[95]。18 例患者的麻醉维持方案采用丙泊酚、氯胺酮和瑞芬太尼，2 例采用七氟烷（0.2 ～ 0.5 MAC）。

对于每例患者，术中方案包括以下一组优化步骤，以确定一个个体化术中刺激范式：

1. 将 tcMEP 强度调整至有利于肌肉 MEP 术中监测的水平。

2. 记录胫神经腘窝电刺激后腓肠肌 H-反射基线值，H-反射强度为其最大波幅的 50% ～ 100%。

3. 在第 1 次 H-反射后 100 ms 记录第 2 次 H-反射，以诱发激活后抑制和第 2 次 H-反射波幅降低。

4. 确定阈下 tcMEP 和第二次 H-反射之间的延迟，通过减少激活后抑制来调节第二次 H-反射，以导致最大的第二次 H-反射波幅。

5. 改变第一次和第二次 H-反射之间的延迟，在 tcMEP 作用下产生最大的第二次 H-反射波幅。

6. 确定产生最佳 H-反射波幅（通常为 2）的 tcMEP 脉冲的数量。

在手术过程中，20 例患者中有 19 例的信号没有变化。1 例患者在放置第二根杆后下肢运动诱发电位丢失，在移除杆后迅速恢复。在运动诱发电位丧失后几分钟内，H-反射 tcMEP 条件激活后抑制恢复，H-反射波幅降低。这被认为是皮质脊髓束损伤的一个迹象。一旦杆被取出，完整的皮质脊髓功能恢复，抑制激活后抑制，H-反射恢复。患者没有任何术后缺陷。通过低强度 tcMEP 消除激活后的抑制，并维持 H-反射的波幅，从而允许在手术野很少或没有患者运动的情况下进行皮质脊髓束监测。这项工作表明，在麻醉患者中，低强度 tcMEP 皮质脊髓兴奋可用于内侧腓肠肌 H-反射的条件激活后抑制。这种 H-反射足够稳定，可以在脊柱手术矫正脊柱畸形时同时监测脊柱运动通路的完整性，而患者在手术野内几乎没有运动[95]。

多突触反射

骶反射

共有 3 种可记录的多突触骶反射［球海绵体肌（bulbocavernosus，BCR）、膀胱尿道和膀胱肛门］。在临床上，BCR 可以通过轻轻挤压阴茎或阴蒂，并通过肛管触诊球海绵体肌和肛门括约肌（external anal sphincter，EAS）的肌肉收缩来获得。BCR 证实了 S2、S3 和 S4 分节段传入和传出阴部和中间神经元活动的完整性[33]。在 1967 年，电刺激阴茎背神经后，用针电极记录球海绵体肌收缩的潜伏期。临床上，这对评价排尿、排便、勃起功能障碍和会阴疼痛的患者非常重要[96]。在术中，BCR 指的是刺激阴茎 / 阴蒂的背神经并记录 EAS 反射活动[97]。

1997 年首次报道了术中使用 BCR 的记录。电刺激背部阴茎或阴蒂神经，双侧记录 EAS 肌肉的反射活动，共 119 例患者（38 例，无骶神经风险的手术；81 例有马尾圆锥或神经根损伤风险的手术）。在男性中，阴极位于阴茎底部，阳极位于阴茎的腹侧。在女性中，将阴极放置在阴蒂上，将阳极放置在相邻的阴唇上。记录是用聚四氟乙烯涂层的裸露尖端钩的电极制成的，两个电极插入右侧和左侧半括约肌中。最好的刺激参数是双脉冲刺激（0.5 ms 持续时间，3.0 ms，2.3 Hz 的刺激间隔）和 20 mA。麻醉使用稳定浓度的丙泊酚、芬太尼和氧化亚氮。氧化亚氮（60% 吸入浓度）加异氟烷（1.5%）抑制 BCR，肌肉松弛剂将其消除。BCR 监测阴部躯体感觉和运动神经，S2、S3 和 S4 神经根马尾，以及脊髓圆锥（Onuf’s nucleus）节段活动的兴奋性。在清醒的非麻醉的正常受试者中，BCR 具有两个构成：具有 30 ms 潜伏期的早期构成和具有 50 ms 潜伏期的更长潜伏期构成。早期成分被认为有突触前性质，因为它不会产生易化。更长潜伏期成分则可通过更强的电刺激获得，且容易易化。术中可以记录到这两个构成，但早期构成更适合监测，因为它更稳定（图 7.9）。慢性上运动神经元异常的患者有更积极的反应[98]。

2007 年出现了一种双电刺激技术，指的是使用 75 ～ 250 ms 的交织潜伏期的电刺激。用两个连续的脉冲序列进行刺激导致波幅、转数（BCR 电势改变方向且不低于先前波幅的 50% 的次数）

球海绵体肌反射－阴部－肛门外括约肌

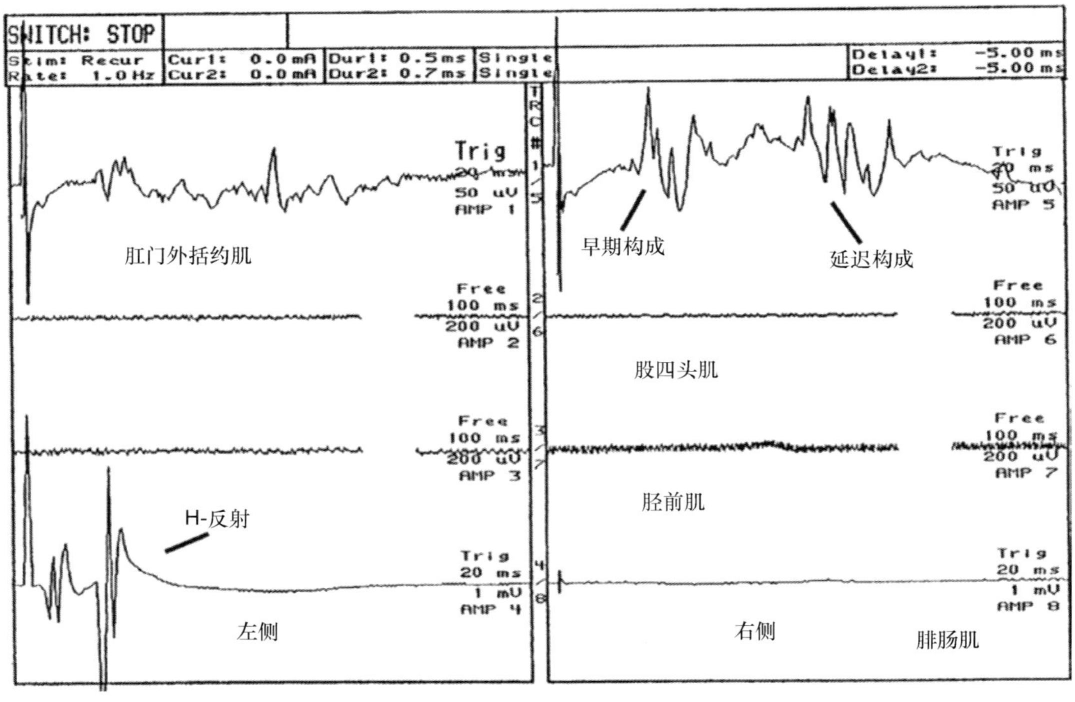

图 7.9 一名 17 岁男性患者，L1 压缩性骨折，电刺激右侧阴部神经，术中双侧 BCR 基线记录。腘窝内同时刺激左胫神经引起左侧腓肠肌 H- 反射，在左侧 S1 和双侧 S2 ～ S4 神经根也可以检测到

和第二次电刺激引发反应的持续时间均升高大于30%。麻醉维持使用丙泊酚、阿片类药物输注和低流量吸入麻醉药，未给予肌肉松弛药[99]。由于阴部感觉纤维激活困难，女性中很难检测到BCR[100]。

一些研究描述了不同麻醉方案的术中BCR监测率为59%～100%。46例患儿在松解手术中均能记录BCR，成功率为100%。麻醉维持使用丙泊酚170.7±29.84 μg/（kg·min），芬太尼1.87±0.91 μg/（kg·h），未使用肌肉松弛剂。电刺激阴蒂背神经和阴茎神经，采用4次脉冲，持续时间为0.5 ms，脉冲间隔为2 ms。刺激强度从5 mA开始，逐渐增加至最大40 mA。从双侧肛门外肌进行记录[101]。

回顾性分析163例圆锥脊髓脂肪瘤手术患者的临床资料，寻找临床可接受的BCR预警标准。根据手术结束时的残余波幅对患者进行分组。波幅大于50%的患者均未出现术后功能障碍。如果剩余波幅在50%～25%，11.1%发生泌尿系统并发症。如果剩余波幅小于25%，包括缺失，46.2%发生泌尿系统并发症。研究指出，可以在术中使用75%的临界值作为预警标准[102]。男性的阴部神经可以使用皮下脑电电极针作为阴极单点刺激，刺激阴茎底部位于2点和10点位置的中线外侧部位。参考阳极表面电极可以放置在阴茎的侧面。不应使用环形电极。刺激女性时，阴极针应在阴蒂外侧，阳极针在大阴唇侧和小阴唇侧褶皱之间的后面。一旦患者俯卧在手术台上，就会将刺激电极与记录电极一起使用[1]。

在正常清醒的志愿者中，单侧电刺激阴部神经导致了双侧早期和晚期球海绵体动脉的活动。单侧阻滞生殖神经后，电刺激神经阻滞侧未引起双侧R1反应。刺激未阻滞侧生殖神经均可诱发同侧和对侧R1反应。这表明双侧记录的早期R1成分是由交叉的脊髓通路介导的[103]。预先存在外周阴部神经病或尾神经病的患者，可能需要更高的刺激强度来引发BCR。这可能会导致阴部神经的传播和激活。正因如此，在手术室内单方面刺激可能会很困难。

EAS的阴部神经支配大部分没有交叉。在整个手术过程中，皮下EAS肌肉活动在一些患者中可能是活跃的。这确实干扰了异常活动的识别。EAS肌肉薄，皮下EEG电极应与肌肉接触。两个电极插在肛门边缘的每个半球括约肌上。不应该使用表面电极[97]。

在110例胸腰椎和骶椎硬膜外（退行性、创伤性和变形性）和骶骨硬膜内松解患者中，86%的患者记录到双侧基线BCR。只有一方出现反应的为8%，而完全没有反应的为6%[90]。早在10个月龄的时候，就已记录到可靠的BCR[104]。

参与该反射传入成分的骶神经根有一些变异性。尽管单侧双侧（18.0%）骶根或单侧单根（7.6%）也可能是起作用，S1（4.0%）、S2（60.5%）和S3（35.5%）支配大多数阴部传入活动[105-106]。这种反应的传出成分是通过肛门外括约肌的阴部神经供应。大多数阴部传出活动主要来源于第二骶神经根[107]。术中BCR记录时，需要考虑这些传入和传出的解剖变异。

BCR的术中应用

BCR反射可以用于手术过程中的实时监测，如脊柱骨折复位[54]、肿瘤切除、脊髓栓系切除[98]等，其中脊髓圆锥、骶神经在马尾和外周阴部神经根部有受损的危险[1]。很少有数据支持BCR在手术中用于脊髓栓系综合征[100]。在20例婴儿和儿童的栓系解除手术中，使用BCR监测来研究波幅持续显著下降与预测术后排便功能障碍之间的关系。预测功能障碍的灵敏度和特异度分别为100%和70.6%[108]。BCR已被用于监测控制S2、S3和S4节段中间神经元的各种节段上下行脊髓系统的功能[97, 105]。

在184名颈椎和胸椎减压术患者中，BCR记录是一种多模态方法，不仅包括BCR，还包括F-应答、自发EMG、胫骨SSEP和tcMEP。颈椎病例也可以用尺神经F-应答。F-应答和BCR被用来检测继发与皮质脊髓束传导阻滞的脊髓休克[109]。

同时，记录的H-反射和BCR被用来在L1爆裂性骨折的复位和稳定期间监测S1～S4感觉和运动神经根、圆锥和节段上功能，也记录阴部和胫骨SSEP[54]。

手术BCR记录没有标准的警戒范围。已经稳定的反应消失是神经受压的征兆，尤其是与外科操作有关时。这种变化可能会在波形形态上发生变化，并可能是即将发生信号缺失的预警[97]。在马尾神经疾病中，潜伏期的延长或BCR反应的缺失与神经源性膀胱和勃起功能障碍相关。在上运动神经元病变中可观察到引发BCR所需的低阈值变化[98]。在手术期间，BCR的存在与完整的括约肌控制相关。BCR缺失至少表现为括约肌功能的短暂丧失。仍然需要长期随访研究以确定 BCR 变化与功能的长期相关性[110]。

单突触与多突触反射：选择性脊神经背根和腹根切断术

背景

选择性脊神经背根切断术（selective dorsal root rhizotomy，SDR）是一种神经外科技术，旨在减轻痉挛性脑瘫患者痉挛和改善功能。1908 年首次在人类中描述的手术可有效减轻痉挛，但伴有明显的肌无力、感觉和本体感觉丧失以及膀胱去神经。8 例患者死于脑膜炎。由于并发症，该手术直到 20 世纪 60 年代被停用，此时人们才注意到仅切断部分的背根，可同时保持一些感觉和本体感觉[111-112]。1978 年和 1979 年，在电生理刺激指导下对脊髓背根进行部分切断术。腰神经根在刺激下引起持续的肌肉激活并异常扩散到躯干和上肢肌肉，被认为是导致痉挛的原因。在脊髓圆锥水平（T12 ～ L1），行椎板切除术，通过选择性切断马尾 25% ～ 50% 的脊神经背根，减少进入脊髓运动神经元的易化性输入，以减轻痉挛。术中通过电刺激和监测单突触和多突触反射，发现对脊髓去抑制和痉挛起最重要作用的感觉神经根过度活动，这些技术至今仍在使用[113-114]。

从 20 世纪 80 年代开始，发展了几种脊柱手术暴露技术。手术部位改为马尾（L2/L5 或 S1、L1/S2），以更清楚地确定背根与腹根的关系[115-116]。2006 年引入了圆锥体的单节段椎板切除术。2015 年引入了锁孔椎板间暴露。2016 年报道了圆锥水平的单节段椎管成形术。2020 年，基于圆锥处两节段椎管成形术的 2X3 入路被引入[117]。

2021 年报道了 7 例圆锥水平联合选择性腰脊神经根背侧和腹侧切断术治疗混合性肌张力增高的患者。在 T12 ～ L1 行椎板切除术。所使用的方案对那些有脊柱侧凸融合术史的患者特别有帮助[118]。2020 年对 86 例痉挛性四肢瘫或双瘫脑瘫患者进行了单水平改良 SDR 方案的报道。术前临床选取过度活动的下肢肌肉。术中仅对术前选定的肌肉神经支配进行处理。术中电生理技术不用于确定治疗哪块肌肉，而是用于神经根功能的常规评估。术后肌张力下降令人满意，这与术中使用常规电生理方案来帮助确定去神经支配的肌肉的结果一致[119]。1977 年和 2015 年有选择性颈脊神经背根切断术用于治疗上肢痉挛的报道[120-121]。所有这些入路中，没有一个单一的脊柱入路是明显的优势。所使用的技术取决于个体外科医生的偏好[117]。

其目标是在不干扰肠道和膀胱以及感觉和运动功能的情况下减少痉挛和改善功能。初步报告表明，SDR 可改善术后功能，80% 的患者行走功能改善，90% 的患者肌张力降低。腰骶脊神经背根切断术后，60% ～ 70% 的患者上肢肌张力改善，言语功能改善[122]。在 1 年的随访中，81% 行 SDR 的脑瘫患者的行走功能得到改善[123]。研究发现 SDR 在减轻痉挛程度和改善功能方面比鞘内注射巴氯芬有更好的效果[124]。

有证据表明，有和没有选择性电生理指导的 SDR 的功能结果可能没有差异[125]。对 22 例患者在选择性电生理指导下进行 SDR，22 例在临床指导下无电生理指导下进行 SDR。脊神经背根切断术后 1 年，两组在并发症或功能结局指标方面无差异[125]。

2020 年发表了对 318 例单水平 SDR 痉挛性脑瘫病例的综述。本研究旨在探讨术中肌电图判读对神经根部分切断术选择的指导作用。研究结论是，神经根切断术的标准完全依赖于肌电图的解读，因此在实施他们的单水平方案时，术中神经生理监测至关重要[126]。

术中神经生理学的作用有待进一步研究[117]。这一点最近已被彻底广泛地综述[112]。

近期对长期结果的综述表明，在适当选择的患者中，SDR 仍然是一种安全的和临床有用的手术治疗痉挛脑瘫的方法。研究表明，SDR 可产生长期效益[126-127]。

技术总结

目前尚没有被广泛接受的技术，但是这里介绍的基本方法是广泛用于电生理监测实践中的：

1. 麻醉由异氟烷、氧化亚氮和芬太尼进行，短效肌肉松弛剂仅用于诱导[128]。插管后可以使用不含肌肉松弛剂的静脉麻醉。麻醉深度应精细调整，以保持极低的肌电背景，但保留脊髓反射。

2. 可以从下肢、上肢、面部和颈部记录活动进行反射监测。记录电极可插入腰骶神经支配的肌肉。从 L2 ～ S4 所有的脊髓分段水平分为：长收肌（L2 ～ L4），股内侧肌（L2 ～ L4），胫前肌（L4 ～ S1），腓肠肌（S1 ～ S2），外展肌（S2 ～ S3）和肛门外括约肌（S2 ～ S4）[116]。

3. 通过监测马尾神经外肛门括约肌 EMG 和平

均阴部神经动作电位，来保护肠和膀胱功能。BCR已被记录[106]。

4.临床上最常见问题是节段上肢（三角肌，肱二头肌，桡侧腕屈肌，指伸肌共同肌，拇短展肌）、面部（口轮匝肌，眼轮匝肌）和颈部（胸锁乳突肌和斜方肌），必要时应进行监测。肌电图记录应采用两用的皮下EEG针电极。单极EMG针电极和更长的无涂层不锈钢针电极也可以使用。聚四氟乙烯涂层的银线电极保留裸露的尖端，插入脊髓穿刺针可用于深层肌肉的记录。将活动针插入每个肌肉的运动点，并将参考针从活动针头向远侧4.0 cm处插入。针用胶带固定。由于EMG信号的远场抑制，不应使用表面电极。高频滤波10 kHz和低频滤波20 Hz是最常用的[32]。有时候，至少需要16个通道的单次扫描记录才能检测到所有的节段上反射扩散。应当记录那些痉挛最严重、对临床功能影响最大的肌肉。

5.进行L2/L5或S1、L1/S2椎板切除术，须暴露马尾神经根。在暴露期间，可以记录在滑膜切除术和神经根操作过程中的自发EMG活动，以防止肌肉紧张导致神经受损。S1神经根在解剖结构上是稳定的。将背根和腹根分开，并对腹根进行电刺激以确定它是S1。向上计数在解剖学上易识别的L2神经根，并分成背侧和腹侧部分。其余的腹侧和背侧根也可以识别。

6.技术：感觉和运动神经根的鉴定。除了外科手术中的解剖标识之外，感觉和运动根可以通过电刺激参数来识别。背根和腹根是由引起肌肉收缩所需的电单脉冲（0.1 ms方波）阈值的差异来识别的。可使用恒定电流和恒定电压的刺激。在恒定电流刺激下，持续时间为0.1 ms，刺激速率为1 Hz（时基：100 ms），刺激每个脊髓水平的感觉和运动根束，并通过阈值差异来鉴定。当使用手持式双极钩状电极时，运动神经根的恒定电流阈值小于1.0 mA，感觉根阈值为2～10 mA或5～20 mA。使用双极刺激，电极间距离为0.5～1.0 cm[106]。恒压刺激的腹根阈值为200 mV，背根阈值为20 V[116]。S1根通常是第一个被识别的，也通常是第一个被测试的。在刺激过程中，外科医生在不接触脑脊液的情况下按住神经根，并保持根无张力[122]。阴极位于远端，强度增加直至达到阈值。记录的CMAP有助于确定哪个根被刺激。识别S2背根以防止膀胱感染的损害是非常重要的[106]。组成阴部神经的骶感觉神经根可以通过远端刺激阴部神经并以双极方式从外科手术的骶感觉根部记录到马尾神经[128]。用于鉴别感觉神经根和运动神经根的电生理技术可能阻断真实的反射反应。在电刺激过程中，应使用柔和的背根神经根压力来防止传入神经传导阻滞。如果使用太强的电刺激，可能会出现阻滞。这可能会使感觉和运动根的鉴定混淆，因为在传导阻滞远端的电刺激可能会刺激相邻的腹侧根部，记录到不需要的运动反应[84]。腰脊神经背侧和腹侧联合切断术时，应先进行双侧腰脊神经背侧切断术，再进行腰脊神经腹侧切断术。在电刺激时，如果在背根之前切断腹根，神经生理肌肉反馈就会受到影响[118]。

7.识别活动过度感觉根的技术：在确定了背根的神经支配模式和阈值之后，将根细分为2～7个较小的根[129]。每个感觉根的阈值可以再次确定。接下来每个小根在50 Hz下刺激1 s（时基2.0 s），以确定哪些感觉小根活动过度并需要切断。50 Hz序列中每个脉冲持续时间为0.1 ms。这种刺激强度要么处于单脉冲阈值，要么减小25%～30%。注意每个感觉神经根的EMG模式类型和分布。背角神经根的刺激源自L2到S2的背根刺激，双侧都是如此。除了记录CMAP之外，神经生理学家还观察和记录其模式。控制外括约肌并产生阴部神经动作电位的根管在S2水平上得以保留，通常于S1水平上分离。每个根的反应分级为：0-单次放电；1-持续的，同侧相同的肌节；2-持续的，同侧同一肌节和同侧相邻的肌节；3-持续的，同侧多层次；4-持续的，同侧和对侧和节段上传播。EMG放电类型记为递减、平方、递减平方、递增、多相、阵挛和持续。克隆、增量、多期和持续的排放被认为是根部切除的标准，通常切下3级或4级的根。从每个级别的25%～80%的根部被切开。根部切断的标准是基于临床和电学观察以及在电刺激过程中观察到的运动[129-130]。

下肢肢体内与肢体间多突触反射

在清醒[131-132]和术中[1, 133-137]的人体中可以记录到多相的多节段下肢肢体内和肢体间反射。这是屈肌传入反射，在脊柱和椎管上水平进行调节，在姿势和运动过程中参与复杂的运动控制。这是由一组中间神经元控制的，通过整合屈肌传入信号和下行运动指令，形成一个投射到运动神经元的多感觉反馈系统，从而控制运动输出。在清醒的人中，电刺激周围神经后，存在两个多相成分。早期潜伏期 RⅡ成分被认为是由大直径、低阈值的非伤害性 A-β 纤维介导的，晚期 RⅢ是由小直径、高阈值的 A-β 纤维介导的[131]。RⅡ的潜伏期在 50 ～ 60 ms，RⅢ在 110 ～ 400 ms 或更高[132]。屈肌反射介导受刺激肢体的屈肌激活和伸肌抑制，以及对侧肢体的屈肌抑制和伸肌激活[133]。术中单侧腘窝同时刺激胫神经和腓总神经后，从每侧下肢的 4 个肌群同时记录肢体内（同侧）和肢体间（对侧）的下肢反射。该技术不仅监测 L3、L4、L5 和 S1、S2 水平的节段传入和传出活动，以及 L3、L4、L5 和 S1、S2 间神经元功能，还监测复杂的脊髓多突触处理，这可能涉及多个超节段水平。这些反射不仅可以在同侧（肢体内）和对侧（肢体间）下肢肌肉中记录，而且反射活动的分布对近端和远端肌肉的影响也不同。对这种近远端分布的解释是，前庭脊髓和网状脊髓通路控制着下肢近端肌肉，而下肢近端术中变化可能代表了这些下行前庭脊髓和网状脊髓通路的节段上损害。红核脊髓通路和皮质脊髓通路控制远端下肢功能[11]，术中远端下肢反射的改变可能代表了红核脊髓通路和皮质脊髓通路下行的节段上损害。这些记录被用来帮助确定导致特发性脊柱侧凸的机制。基线时，37 例特发性脊柱侧凸患者均观察到下肢肢体内和肢体间反射活动，而 8 例非特发性脊柱侧凸患者和非脊柱侧凸患者均未观察到下肢反射活动。因此认为，特发性脊柱侧凸的存在要么是因为先天性脊髓信号处理异常，要么是因为脊柱弯曲对脊髓的影响。特发性脊柱侧凸患者的这些基线反射可能促进了脊柱弯曲的发展[136]。起始潜伏期为 20.8 ～ 243 ms，持续时间为 421 ～ 4095 ms[134-135]。反射活动是连续的，不分为 R Ⅱ期和 R Ⅲ期。本研究采用 50% 氧化亚氮，连续输注阿芬太尼 2 μg/（kg · min），0.2% ～ 0.5% 异氟烷和 50% 或更少的 NMJ 来维持麻醉。

在非脊柱侧凸患者中，由于预先存在的神经功能缺陷，基线时可能存在下肢肢体内和肢体间的多突触反射。慢性脊髓或神经根损伤由于去抑制导致脊髓 CPG 解耦联，在基线术中记录期间可能存在多突触反射[136]。当术中出现急性脊髓或神经根的损害时，脊髓 CPG 异常解偶联，先前缺乏的反射可能会再次出现[1]。在脊髓损伤的情况下，这些反射改变继发于急性或慢性脊髓损伤，是由于介导突触前抑制的节段中间神经元的上节段下行影响被破坏，从而导致节段中间神经元的去抑制和尾侧运动神经元的超极化。在脊髓 CPG 未解耦联的神经系统正常患者的术中基线记录中不存在这些反射[136]。

当存在慢性神经根损伤时，这些反射出现在术中基线记录中。慢性神经根损伤导致低强度刺激时，肢内和肢间反射的激活阈值降低。慢性神经根损伤改变了传入活动的模式并解耦联脊髓 CPG，导致术中基线的肢体内和肢体间反射活动的存在[1]。

伴下肢症状的脊髓型颈椎病患者行颈椎手术监测时，术中存在基线下肢肢体内和肢体间反射活动，而没有脊髓病变的患者无基线下肢多突触活动。在两组中，由于颈椎的操作，术中出现短暂的下肢肢体内和肢体间反射改变，但 SSEP 成分没有变化[135]。短暂的非同步多突触反射改变与术后神经功能缺损无关，而持续的高波幅同步反射改变与术后下肢功能缺损相关[1, 135-136]。对于上节段脊髓运动束损伤，监测这些反射可以提供与 2009 年描述的机械诱导的外周自由运动肌电记录相似的信息[99]。

在慢性颈髓损伤患者中，有临床记录显示上肢和下肢之间的多突触反射加工过程发生了变化[109]。这种上肢和下肢解耦联在术中尚未见报道。

结论

术中反射技术有助于完成术中神经生理监测的 3 个主要目标。监测结果为单次扫描的、实时发生的、开始后没有任何延迟的。它们为外科医生提供了即时的反馈信息，并且可以在整个手术过程中连续采集，没有体动或仅有极轻微的患者体动。对于既往存在神经功能缺损而无法记录 SSEP 和 tcMEP 的患者，可以监测反射。反射技术可与 SSEP、tcMEP、自发和诱发 EMG 结合使用，从而改善多系统的监测方法[1-2, 137-138]。可用于监测神经根、周围神经以及复杂的脊髓信号处理。了解控制运动神经元激活后兴奋和激活后抑制的脊髓间神经元节段信号处理的机制具有重要意义[91-95]。

参考文献

请扫描目录后二维码，获取参考文献资源。

全身麻醉下的脑干反射 8

Sedat Ulkatan，Maria J. Téllez 和 Jonathan Lesser　著

陈奕玮　菅敏钰　译　刘海洋　校

学习要点

- 随着特殊方法的发展，可以在全身麻醉下记录眨眼反射（blink reflex，BR）、H- 咬肌反射（H-masseter，H- 咬肌）和喉内收肌反射（laryngeal adductor reflex，LAR）。
- 监测这些脑干反射有助于在广泛的手术中发现三叉神经、面部、迷走神经和脑干网络即将发生的损伤。他们已被证明可以预测术后神经系统的预后。
- 在手术过程中，使用丙泊酚和瑞芬太尼的全凭静脉麻醉（total intravenous anesthetic，TIVA）维持麻醉，可以保留脑干反射功能。

引言

全身麻醉下脑干反射的记录在从后颅窝肿瘤切除到甲状腺切除的术中监测中提供了关于脑神经和脑干回路功能完整性的独特信息[1-4]。全身麻醉在神经结构对感觉输入（即神经兴奋性）的反应中起着至关重要的作用，可能在多突触系统中产生弥漫性抑制。麻醉诱导的反射回路以及皮质和超节段调节通路的兴奋性变化可能对脑干反射造成不同的影响。

开发在全身麻醉下诱发脑干反射的综合方法已经改变了我们在术中对脑神经和脑干结构进行持续监测的方式。在手术过程中，BR 和 H- 咬肌反射可以帮助发现三叉神经和面神经以及中上部脑干网络即将发生的损伤。LAR 可以监测到迷走神经、喉上神经、喉返神经和低位脑干网络即将发生的损伤。然而，每个反射都有独特的特征和对全麻药的敏感性。

BR 和 H-咬肌是一组基本的反射体，它们都被皮质结构高度调节。使用麻醉药物中断这些兴奋性和抑制性皮质影响可能在我们记录这些反射的能力中发挥关键作用。使用丙泊酚和瑞芬太尼进行全凭静脉麻醉（TIVA），可以在麻醉和手术过程中维持其功能的完整性。

与 BR 和 H-咬肌反射相比，LAR 是一个更稳健的反射，较少被核上的输入影响。如果短效肌肉松弛剂的作用显著，在插管期间观察可视喉镜视频显示上的 LAR 是可能的。当反射完好无损，气管导管机械地接触声门上黏膜（模仿异物试图穿透气道），声带反射性内收，关闭声门入口。如果避免吸入麻醉药，这种保护性脑干反射可以在数小时内不疲劳。最近的神经生理学研究导致了关于 LAR 的新见解，表明在 TIVA 下喉在一定程度上保留了其 LAR 反射，从而允许术中功能评估[5]。Tellez 等人[5]的研究似乎对减少接受镇静或全身麻醉的患者，特别是误吸高危患者的发病率有重要的意义。

在手术中评估脑干反射第一次提供了监测脑干内脑神经、通路和细胞核的感觉（除了运动）功能的能力，从而使我们能够在手术过程中功能性地监测这些基本结构。本章描述了在全身麻醉下诱发脑干反射的不同方法，并讨论了这些反射的生理和功能的见解。

全身麻醉对脑干中心的影响

丙泊酚、依托咪酯和巴比妥酸盐是最常用的诱导全身麻醉的 GABA 能药物[6-7]。诱导后，患者在 10 ~ 30 s 内失去意识。患者几乎同时失去眼头反射和角膜反射。麻醉科医师利用角膜反射和睫毛反射作为代替。接下来是患者的肌肉松弛和呼吸暂停。因为控制这些反射[8]的脑神经核以及觉醒[7]和呼

吸中枢[9]位于脑干，所以可以推断 GABA 能药物中断了位于脑干的突触。随着麻醉诱导的作用，催眠药物到达丘脑和大脑结构，中断了皮质下和皮质通路之间的交流。脑电图（electroencephalogram，EEG）记录的皮质活动从与意识相关的高频波（γ-β-α）模式变成了表明无意识的低频波（θ-δ）模式[10]。

维持全身麻醉应为患者提供足够的无意识和镇痛状态。如果镇痛的目标没有得到充分的实现，患者的心率和血压可能会由于给予疼痛刺激的外科手术而迅速上升。髓质上的伤害性感受自主神经回路将伤害性感受信息从身体和面部传递到孤束核（nucleus of the tractus solitarius，NTS）。NTS 介导了对血管和心脏的交感神经反应的增加，以及通过疑核和迷走神经对心脏窦房结的副交感神经输出的减少[6, 11]。值得注意的是，EEG 可以帮助区分只产生自主反应的伤害性刺激以及产生自主反应和觉醒反应的刺激。

在全身麻醉苏醒期间，可以通过评估与脑干髓质功能恢复相关的生理体征来跟踪患者的意识。如果脑循环的二氧化碳（由呼气末二氧化碳水平间接表示）足够，患者通常会开始自主呼吸[9]。吞咽和呕吐也会恢复，因为气管内管是对咽部和喉部的伤害性刺激。丘脑皮质和皮质内突触应恢复正常的功能状态，使患者恢复完全意识，并对言语命令做出正确反应[6, 12-13]。自发的睁开眼睛通常是患者从全身麻醉中苏醒时观察到的最后迹象之一。

全身麻醉下脑干反射的解剖学和生理学

眨眼反射

电刺激眶上神经［三叉神经第一分支的远端分支，（V1）］可引起 BR，一种保护性的皮肤三叉神经-面部脑干反射。在 TIVA 的全身麻醉下，只有 BR 的同侧短潜伏期 R1 反应，通过脑桥传导，并通过由一个或两个中间神经元组成的寡突触弧传递被观察到[14]，更复杂的多突触长潜伏期 R2 反应通过脑桥和延髓（三叉神经核）下传，再次通过外侧网状束上行到达脑桥的双侧面部核被消除[15-16]。考虑到 BR 的 R2 反应是导致眼睑闭合的主要力量，麻醉下患者的眼睑并不完全闭合，导致角膜保护能力降低。为了确保手术期间眼睑保持闭合和湿润，用胶带或透明薄膜敷料（Tegaderm™3M 医疗保健，MN，美国）将有助于避免角膜损伤（图 8.1）。

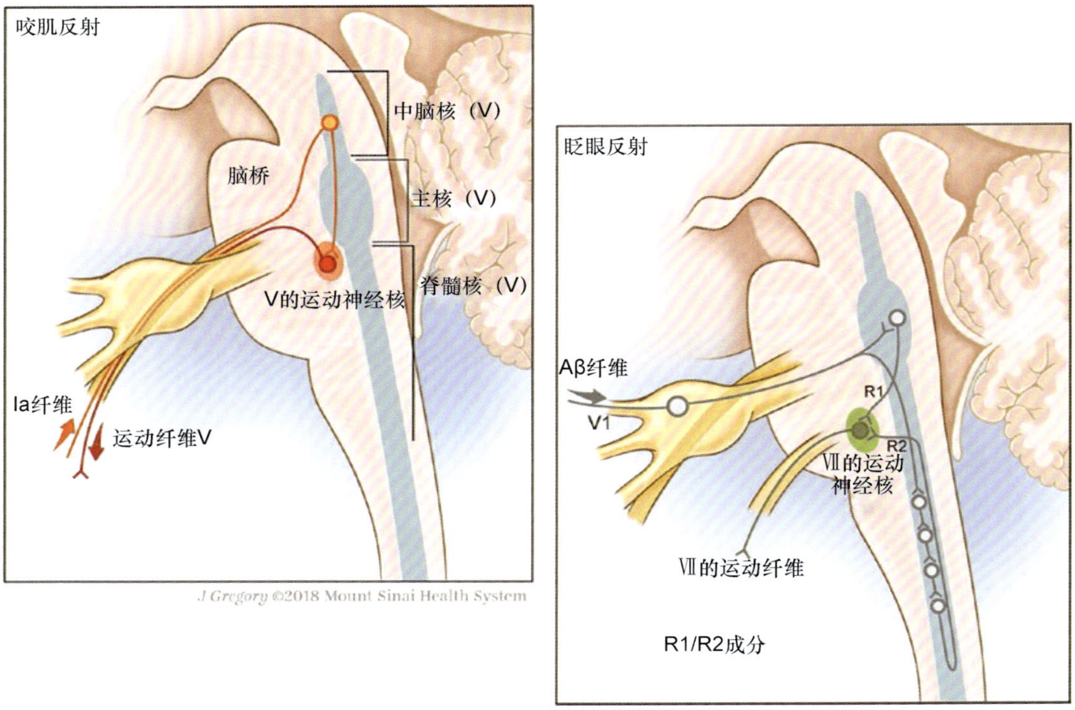

图 8.1 与眨眼反射相比，咬肌反射的脑干神经核和回路的图解。值得注意的是，H- 咬肌反射的传入本体感觉纤维的细胞体位于三叉神经的中脑核。相反，引起眨眼反射的皮肤传入纤维的细胞体位于三叉神经节（Modified from Deletis et al.[17]；with permission）

H-咬肌

电刺激来自咬肌纺锤体的在作为三叉神经第三分支（V3）远端分支的咬肌神经内运行的Ⅰa纤维，可以引出H-咬肌，这是一种本体感受性三叉神经-三叉神经脑干反射[18-19]。关于咀嚼肌状态的感觉信息会到达它们位于三叉神经中脑核的神经元体。从该纤维下传到脑桥，只激活同侧的单突触闭颌三叉神经运动神经元（图 8.1）

H-咬肌反射有助于调节咀嚼肌在口腔运动行为中，如咀嚼、吞咽、发声和呼吸。

喉内收肌反射（LAR）

声门上喉黏膜的电刺激激活了喉上神经的内部分支（迷走神经的一个分支）。它引起一种保护性的黏膜迷走-迷走脑干反射 LAR[20]。传入感觉传至孤束核。从这里开始，LAR 的同侧短潜伏期 R1 反应投射到同侧核，而对侧 R1 被认为通过网状结构投射到对侧核。LAR 的长潜伏期 R2 反应的脑干回路仍然主要是假设的，但是假设从髓质到网状结构内的上中脑[20]。神经核内的运动神经元通过迷走神经及其远端分支（喉返神经）提供喉肌内收的信号（图 8.2）。

全身麻醉下诱发脑干反射的方法

眨眼反射

一对皮下针经皮穿入眶上凹槽（阴极）和额头（阳极）上方 3 cm 处，以电刺激上眶神经（V1）并引发 BR。肌肉 R1 反应由一对独立的针专门插入同侧眼轮匝肌来记录，因为双侧 R2 反应在吸入和 TIVA 全身麻醉下被消除。

在眶上神经上施加 3 ～ 7 个矩形恒流刺激，刺激间隔为 2 ms，强度为 20 ～ 40 mA[14]。重复训练频率为 0.4 ～ 0.7 Hz，有 100 ms 的周期和 1 ～ 2133 Hz 的带通数字滤波器。

H- 咬肌

在颧弓（颞下颌关节前 0.5 cm）下经皮引入一

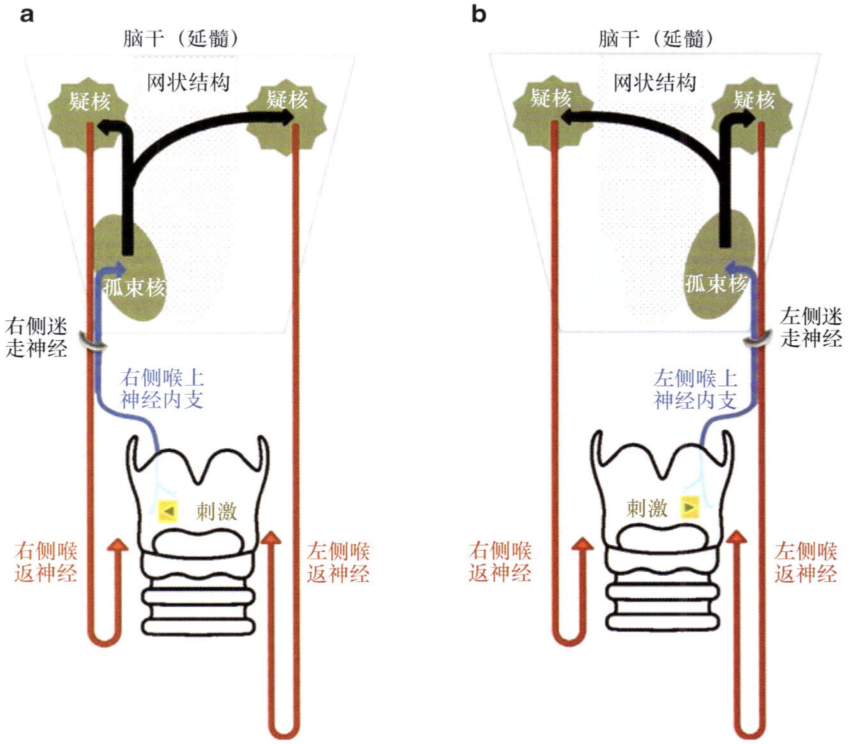

图 8.2　声门内收的喉反射弧根据分别来自右和左喉黏膜的右（a）和左（b）传入信息分为两种模式。LAR 是上呼吸道的一种保护性反射线，它是由声门上黏膜的机械或化学刺激引起的生理反应。为了使 LAR 有效地防止误吸，如果反射弧是完整的，它必须同时导致双侧声带内收。因此，无论喉黏膜是单侧还是双侧受到刺激，LAR 总是导致双侧喉内收肌的激活。来自喉黏膜的感觉信息通过喉上神经的内支（iSLN）和迷走神经传递到孤束核（NST）。纤维投射到同侧和对侧疑核（NA），这里是运动神经元的位置。从 NA 的传出运动神经元通过迷走神经及其喉返神经（RLN）分支到喉肌肉组织从而到达喉部，产生喉入口关闭和气道保护（Modified from Deletis et al.[17]；with permission）

对孤立的针，以电刺激嚼肌神经（V3）并引出 H-咬肌[21]。肌肉反应由一对在咬肌和颞肌同侧插入的真皮下电极记录。由于经颅电刺激用于引发运动诱发电位，监测 H-咬肌的手术通常需要放置咬合块以保护舌头免受损伤。最常用的咬合块是一对卷起的纱布或泡沫放置在磨牙之间，以防止牙齿闭合于舌头（图 8.3）。

一个持续时间为 0.2 ～ 0.5 ms 的单一刺激，其强度不断增加，直到在咬肌神经上引起反射。重复频率为 0.7 ～ 1 Hz，周期为 50 ms，带通数字滤波器为 1 ～ 2133 Hz。

喉内收肌反射（LAR）

无创 LAR 方法只需要使用肌电图气管插管用于插管并放置皮下针头于患者的胸骨或肩膀[22]。这种专用气管插管每侧有两个电极，用于刺激和记录 LAR（图 8.4）。为了使这种方法成功，这些电极必须与左右声带直接接触，须在可视喉镜的指导下进行确认[23]。术中导管移位是该技术的一个关键局限性。此外，由于术中颈部操作和引起 LAR 所需的特殊气管内深度，可能导致术中意外拔管。

在喉黏膜上施加一个持续时间为 0.5 ～ 1 ms 的单一刺激或 2 ～ 3 个刺激间隔为 1 ～ 2 ms 的短序列刺激，激活喉上神经内分支。重复频率为 0.4 ～ 1 Hz，周期为 100 ms，带通数字滤波器频率为 1 ～ 2133 Hz（图 8.4）。

麻醉学对成功监测脑干反射的贡献

患者可以接受标准的全身麻醉诱导。一种短效肌肉松弛剂（琥珀胆碱）用于诱导是优选的。然而，如果用舒更葡糖钠逆转，可以使用中间肌肉松弛剂，这是一种改良 γ- 环糊精，一种选择性肌肉松弛剂的逆转药物。全身肌肉松弛剂的逆转应通过颤搐监测仪来证实。对于那些在插管和手术切皮之间预期持续时间较短的手术，严格控制任何肌肉松弛剂都是必不可少的，比如在甲状腺切除术中。在全身麻醉诱导后，患者继续进行 TIVA，包括输注丙泊酚［100 ～ 300 μg/（kg · min）］和瑞芬太尼［0.1 ～ 0.3 μg/（kg · min）］，芬太尼［1 ～ 2 μg/（kg · h）］，或舒芬太尼［0.1 ～ 0.3 μg/（kg · h）］。

在 TIVA 下，BR 的 R1 反应更可靠，波幅更高，但也可以用平均肺泡浓度（mean alveolar concentration，MAC）＜ 1（七氟烷和地氟烷）的吸入药引起[14]。同样，TIVA 下 LAR 的 R1 响应波幅高、稳定、双侧。然而，在 MAC ＞ 1 的吸入药物作用下，同侧 R1 反应严重降低，对侧 R1 反应被消除[19, 24-26]。这种抑制可能发生在脑干、中间神经元连接孤束的同侧核和双侧核。对 LAR 的对侧 R1（与同侧相比）的不成比例的抑制使得吸入剂对这

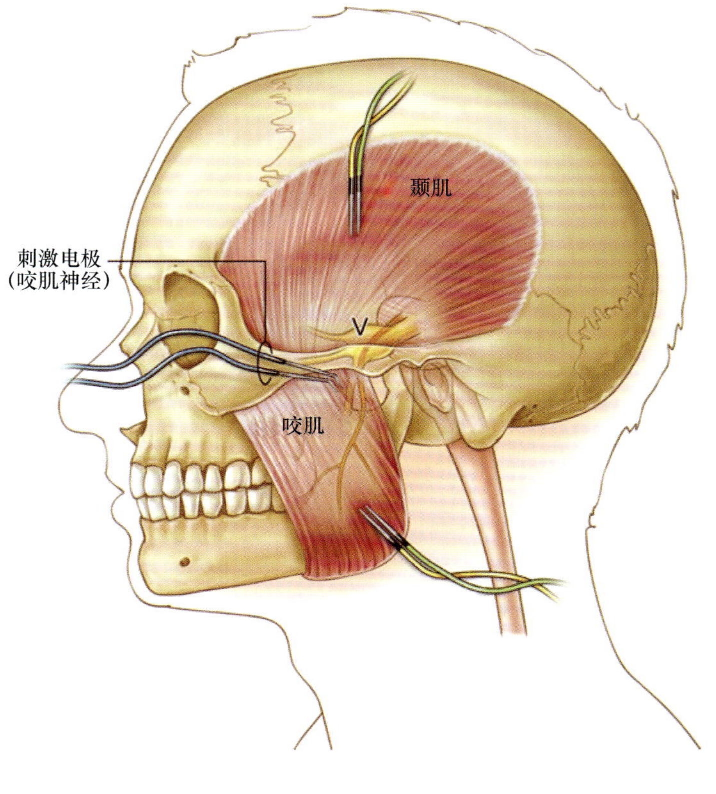

图 8.3 为了引起 H- 咬肌反射，通过一对单极肌电针或一对钩丝电极，直接放置在颞下颌关节（S）前 0.5 cm 的颧弓下，电刺激咬肌神经。记录来自同侧咬肌（Rm）和颞肌（Rt）的肌肉反应（From Ulkatan et al.[21]；with permission）

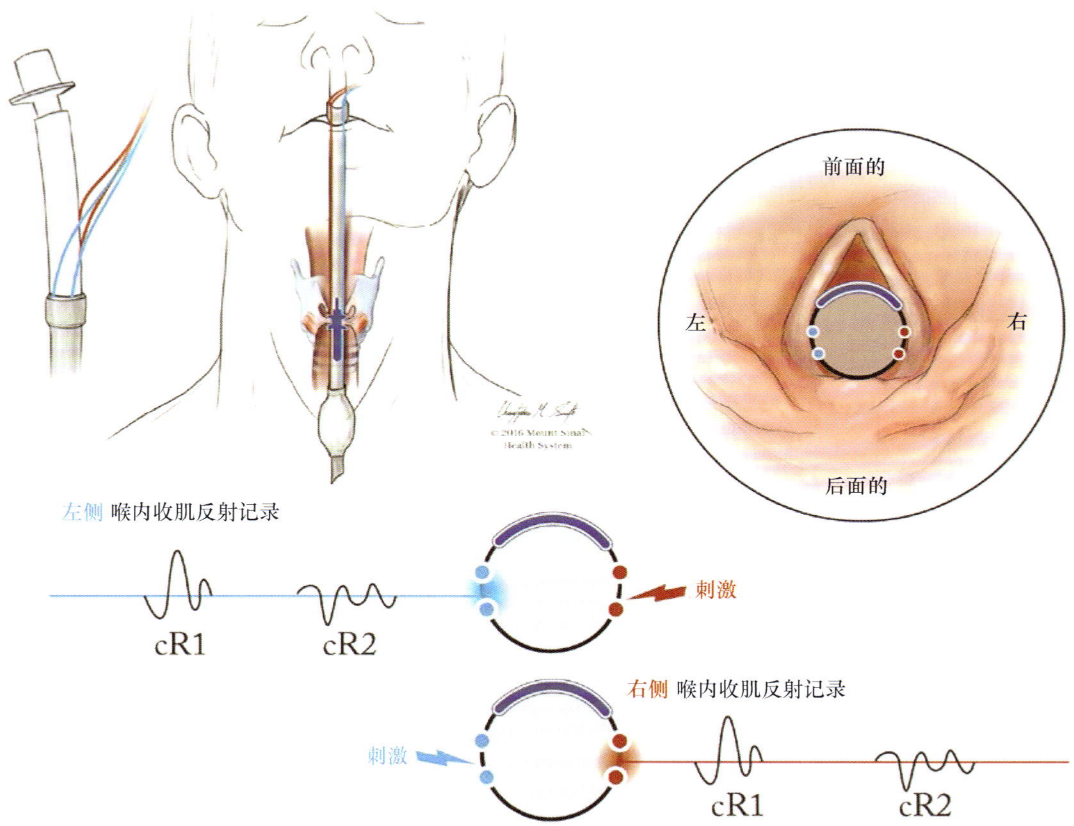

图 8.4 使用包含双侧嵌入表面电极进行刺激和记录的气管内导管引出喉内收肌反射的方法示意图。这些电极，右侧（红色）和左侧（蓝色），分别直接接触右侧和左侧声带。LAR 是由在导管一侧的电极电刺激喉部黏膜引起的。对侧 R1 和 R2 反应被记录在另一侧的电极上（From Sinclair et al.[22]；with permission）

种方法不利，应严格避免使用。

脑干反射监测与术后结果的相关性

BR 已被证明是一种有价值的术中神经监测方法，用于颅底手术可以实时评估面神经的完整性和预测预后。在一项研究中，如果 BR 在整个手术过程中被保留，患者的预后在正常和中度功能障碍之间。相反，如果反射永久失去，则观察到严重的功能障碍或完全瘫痪[24]。

在颈部和脑干手术中进行的几项 LAR 研究表明，LAR 对拉伸或压缩任何反射弧神经结构的手术操作高度敏感。这样的操作会导致 LAR 波幅的下降或信号损失。这些研究还表明，LAR 的下降可以通过纠正措施，如组织释放、手术暂停和盐水冲洗，能够很容易地被逆转[3-4]。

LAR 提供的一个主要的术中监测的突破是它能够评估喉部和迷走神经的感觉和运动功能的完整性，以及髓质内在脑干通路和核的完整性，并将术中 LAR 结果与术后喉部结果联系起来。

第一项观察性历史对照研究检测了甲状腺切除术期间由一名外科医生在单个中心实施 LAR 前后的喉返神经（recurrent laryngeal nerve，RLN）损伤率，该研究提供了证据，表明与单独进行 RLN 的间歇性标测相比，用 LAR 监测可改善术后短暂性声带麻痹或局部麻痹的发生率[4]。与间歇性标测组（130 根神经）中的 5 个相比，LAR 组（205 根神经）的 RLN 牵引相关损伤减少到零。永久性 RLN 瘫痪率较低，各组间具有可比性，并且由于烧灼突然发生。

后颅窝和脑干复杂病变的手术与高风险术后神经脱位相关，这取决于病变的位置和计划的切除范围。多模式术中监测技术支持手术团队最大限度地扩大肿瘤切除的范围，同时最大限度地减少术后神经缺损，并建议停止进一步手术切除的正确时机。已发表的后颅窝和脑干手术研究中的一个共同主题与术后低位脑神经功能障碍有关，特别是与迷走神经和髓质损伤有关。这些并发症会导致严重的发病率，包括术后误吸，这会增加共病的风险，并使术后死亡的威胁升级。

在一项包括 53 例接受后颅窝和脑干病变手术的患者的多中心研究中，LAR 成功监测了迷走神经及其脑干反射通路[1]。

在 30% 的患者中，LAR 在手术过程中出现了明显的变化或丢失，从而提高了术中监测警报。除 1 例（由于技术问题）之外，所有 LAR 丧失或关闭时与开放基线相比永久 LAR 波幅下降＞ 50% 的患者均显示术后喉部功能障碍。在这个系列中，严重的喉部功能障碍，如吸入性和永久性吞咽问题，仅发生在 5.6% 的患者中，与之前发表的研究中报告的患者百分比相比显著降低。出现 LAR 波幅下降，并在手术结束时恢复的患者没有出现神经缺损。本研究表明，用 LAR 监测 VN 的感觉成分有助于发现喉部黏膜感觉减退和预测可能的吞咽功能障碍。本研究无一例假阴性病例，提示如果手术过程中 LAR 波幅稳定，切除可安全进行，无迷走神经或下脑干损伤。

重要的是，LAR 允许揭示喉部行为的细微差别。例如，当患者在喉镜检查下说“eee”时，正常的术后声带运动并不排除喉部感觉减退，因此也不排除更高的误吸风险。感觉减退只能通过轻轻触摸声门上和证实缺乏临床 LAR 诱发来解释。

LAR 已被用于通过一种改进的方法来监测儿童患者在切除第四脑室肿瘤期间的迷走神经通路，使用钩线电极刺激和记录反射[25]。LAR 的保留与不存在迷走神经神经缺损相关。Costa 等人的报告对 LAR 的监测具有重大意义，如追求更可控的 TIVA 和为儿童开发 LAR 特异性气管插管。

结论

诱发眨眼反射、H-咬肌反射和喉内收肌反射的新方法促进了我们对三叉神经、面神经、迷走脑神经和脑干网络的手术监测。使用丙泊酚和瑞芬太尼的 TIVA 维持全身麻醉，能够使我们在各种手术过程中功能性地监测这些基本结构，如甲状腺切除术和后颅窝肿瘤，并改善神经系统预后。

参考文献

请扫描目录后二维码，获取参考文献资源。

全身麻醉与清醒开颅时的脑区定位

9

Mirela V. Simon，Tina N. Nguyen 和 Charles D. Yingling　著
王昕馨　译　于芸　校

学习要点

- 术前计划和多学科沟通对脑区定位的成功至关重要。
- 多模态的方法提高了脑区定位的可靠性和效率。
- 运动区定位的第一步是通过中位 SSEP 相位翻转确定中央沟。
- 对运动皮质的直接刺激可用于监测皮质脊髓束（corticospinal tract，CST）的功能。
- 通过 1 mA = 1 mm 的校准刻度，皮质下刺激可大致确定到 CST 的距离。
- 与彭菲尔德法相比，多脉冲串序列技术的致痫可能性较低，可在最低阈值下测定 M1，并在全身麻醉下进行连续运动监测；因此，它是运动区定位和监测的首选刺激范式。
- 在中央区的手术中，对丘脑皮质束的连续监测和定位是可以实现且有参考价值的。
- 在唤醒开颅术中，不同语言和顶叶功能区的定位和监测需根据病变位置定制，并可与电生理下运动区的标测和监测相结合。
- 在幕上手术中，皮质脑电监测可提供有用的信息。

引言

手术切除脑肿瘤或癫痫灶时，有损伤涉及感觉、运动、语言和顶叶功能脑皮质区的可能。即使有现代的解剖和功能影像学技术，如果术者希望在保留神经功能的同时获得最大限度的异常组织切除，术前研究也是不够的。因此，为了在手术过程中提供功能区域的详细描绘，术中定位技术已经使用了 80 多年。本章回顾了目前最先进的技术，并简要介绍正在开发的新技术。本章要点是全麻下开颅术中感觉和运动皮质区的定位技术，同时也会讨论清醒开颅术中的语言和顶叶功能定位。此外，本章还将讨论在皮质下白质中定位皮质脊髓束和丘脑皮质束的最新技术，以及可连续监测躯体感觉功能的直接皮质信号采集技术。

从 20 世纪 30 年代开始，神经外科先驱怀尔德·彭菲尔德（Wilder Penfield）开始对感觉、运动和语言皮质进行系统定位。彭菲尔德与神经生理学家赫伯特·贾斯珀（Herbert Jasper）合作，确定了人类大脑皮质的局部结构，并首次获得了人类感觉和运动的详细定位。使用 60 Hz（电源频率）的低压刺激，他们还在清醒开颅手术期间绘制了语言和记忆功能的辅助皮质区域。他们的观察结果在具有里程碑意义的期刊[1]和随后书籍[2]中进行了描述。这种方法在随后的近 50 年中一直处于先进水平。

20 世纪 70 年代，George Ojemann 与包括 Harry Whitaker[3]在内的神经心理学家合作进行了一系列精细的研究，开启了术中定位的新阶段。这些研究极大地增强了我们对语言和记忆功能皮质结构的理解，并促进了电池供能的专用皮质刺激刺激器的研发。这种由 Radionics 公司销售并称为 OCS-2 的刺激器目前仍在广泛使用，但下述的新进展可能将很快替代 Penfield-Ojemann 的方法。其他类似的刺激器有 Grass S12X［内特斯神经学公司-集成产品（Grass Products），沃里克，RI］和 Nicolet 皮质刺激器（内特斯神经学公司，米德尔顿，WI）。这些设备主要用于同步皮质脑电的刺激定位，内含一个装换矩阵，可以将电流输送到任意电极组合成的多电极网格中。然而，这些设备都不能从外部触发，这使得它们能够提供类似于直接皮质和经颅

运动诱发电位（transcranial motor-evoked potential，tcMEP）中使用的短暂高频序列。

最近的研究表明，无论是低级别还是高级别胶质瘤，最大限度的病灶切除与患者包括长期生存和生活质量在内的预后呈正相关[4-5]。虽然病灶全切始终是手术的目标，但也必须平衡器械或血管损伤导致的神经功能缺损风险。为此，最新的术中技术注重精确识别皮质功能区，监测其功能完整性，并提供与皮质脊髓束（corticospinal tract，CST）纤维距离的连续反馈（见下文）。

计划

术前定位

功能成像技术的发展，特别是功能磁共振成像（functional magnetic resonance imaging，fMRI）、脑磁图（magnetoencephalography，MEG）和经颅磁刺激（transcranial magnetic stimulation，TMS），使得在感觉、运动或语言任务中激活的皮质区域可视化成为可能。在叠加高分辨率解剖图像并与图像导航系统集成后，一般可在开颅手术中理想地呈现与功能或语言皮质相关的待切除部分。然而，无论使用何种方法，术前定位的准确性都会受到术中发生的脑移位以及神经导航系统潜在的配准、测量和校准误差的显著影响。此外，fMRI 往往不能精准定位基本的、重要的功能区且也依赖于相应的任务。最后，fMRI 无法绘制出白质束。但白质束可以通过另一种有潜力的技术实现可视化：即 MRI 扩散张量成像（MRI diffusion tensor imaging，DTI）。该技术根据水分子倾向于沿长轴突传播的特点，对这些纤维进行数学重建。然而，在脑水肿区域，例如在病灶周围，这种特征不再真实，即使此处纤维的连续性和功能没有被破坏，也可能不会被检测到。因此，考虑到重要功能区的意外损伤可能带来的毁灭性后果，电刺激信号采集仍然是术中脑区定位的“金标准”。

术中定位计划

可靠、详实且安全的定位需要操作者熟悉患者的临床表现、症状和神经系统检查，以及神经影像学检查（如 MRI）的结果。

患者的临床表现可提示可能病变的位置，以及这些症状是由肿瘤生长和（或）病灶周围水肿直接产生，还是与发作期症状有关。例如，轻微的刺痛感发作，沿手臂上行，突发突止，这高度提示局灶性顶叶癫痫发作。这种表现不同于在数周或数月内逐渐进展的上肢感觉障碍。虽然后者也累及顶叶，但更可能是病理组织逐渐累及上肢躯体感觉皮质的结果。

从皮质电刺激定位的角度来看，重要的是要知道患者的症状是否与发作性事件相关，因为在这些患者中，刺激诱发癫痫发作的风险增加。根据我们的经验，脑肿瘤患者术中皮质电刺激诱发癫痫的风险高于难治性癫痫患者。这是因为后者通常进行了充分的抗癫痫药物治疗并得到了很好的控制，而前者的癫痫往往未经诊断，因而治疗不足。据此，我们发现在手术当天术前给予抗癫痫药（antiepileptic drug，AED）可将癫痫发作风险降低近一半[6]。因此，对于尚未开始使用 AED，但计划通过电刺激进行术中功能定位的所有脑肿瘤患者，我们目前使用左乙拉西坦（开浦兰）20 mg/kg 的静脉负荷剂量。

为了更好地理解病变与功能区皮质或皮质下区域之间的拓扑关系，头部 MRI 检查是必不可少的。首先，它将有助于组合最佳的多模态定位方法，就语言和顶叶定位而言，还有助于选择适当的组合测试来评估这些功能（图 9.1）。其次，还可以评估水肿的程度和占位的大小。例如，在存在严重水肿和占位效应时，进行清醒开颅手术可能非常具有挑战性，因为通气不足会增加进一步脑肿胀的风险[7]。如果术中发生全身性癫痫，这种脑肿胀会更加令人担忧。水肿加重也可能使神经生理学家注意到皮质兴奋性增加，从而增加诱发癫痫发作的风险。

一般来说，我们习惯在全部的三个平面上查看 MRI 图像。矢状面可以更好地了解病变在前后轴向的位置，例如，与 CST 纤维潜在的前后位置关系；冠状面可以了解病变与皮质表面的“深度”及其与皮质脊髓束（corticospinal tract，CST）纤维的外侧 / 内侧关系。例如，切除位于额中回的深部病变时（该病变并非一直延伸至皮质表面，而是向后延伸至接近 CST）可能不需要阴性皮质定位（negative cortical mapping），但皮质下运动定位却对其大有助益。水平面序列可以更好地识别中央沟（central sulcus，CS）及其与病变的空间关系，特别是对于位于半球凸面内侧的病变。

确定理想的定位计划后，操作者需要与外科医生和麻醉科医师沟通，确保每个人都同意并接受该计划。例如，如果是再次手术，由于瘢痕和硬膜粘连，可能无法放置硬膜下条状电极进行 CS 定位和随后的运动监测。因此，我们需要与外科医生讨论是否需要放弃 SSEP 相位反转操作，或是否应尝试通过硬膜外信号采集来实现定位。以下几点需要与外科医生核实：开颅手术的大小和位置；是否需要阴性皮质定位，以确定皮质切除术的安全入路；是否需要进行持续的运动［和（或）感觉］监测；以及是否需要进行皮质下刺激。对于需要同时进行语言和运动定位的唤醒开颅手术，须与外科医生确认手术的先后顺序（例如，首先进行语言区定位，然后进行语言功能监测，以及在切除术接近尾声时进行皮质下运动定位）。

对于麻醉下开颅手术的感觉运动定位，建议使用丙泊酚复合阿片类药物进行全静脉麻醉，且不使用神经肌肉阻滞剂。

最后，必须提前制订好术中癫痫发作时的处理方案。所有的定位手术都要求在术野使用冰生理盐水进行皮质冲洗，此法可有效地及时终止可能的刺激触发后放电（after-discharge，AD），并事先使用 AED（通常是左乙拉西坦）。

唤醒开颅手术中语言功能区和顶叶的定位与监测

虽然现在已经可以在全身麻醉的情况下定位涉及感觉和运动功能的皮质区域，但准确定位语言皮质仍需要患者在局部麻醉下参与开颅手术。

脑区定位是基于电刺激会干扰皮质区域正常功能的假设进行的。在执行任务的过程中，对暴露的皮质区域进行短暂的连续刺激，刺激频率通常为 60 Hz。对刺激有阳性反应（破坏任务表现）的区域用无菌标志物标记，然后继续定位，直到确定需切除区域周围的整个区域。

通常情况下，阳性反应点位周边 1 cm 的区域会保持完整，以尽量减少对语言功能的干扰。这种定位方法称为“阳性定位（positive mapping）”，需要进行大面积的开颅手术，以暴露与计划切除区域相邻的完整皮质。Sanai 等[8]提出了一种不同的方法，即根据阴性定位（negative mapping）结果，仅在计划切除的区域进行局限性的开颅手术。这一方法的设想是，即使没有阳性定位，在刺激下没有出现语言功能破坏的阴性点位，也可以安全地切除。这种操作方法仍存在争议，事实上这也与同一位作者先前提出的建议相矛盾，但如果得到进一步验证，则有望实现小范围定制化的开颅手术，以最大限度地减少皮质暴露，减少术中定位的范围，并提高神经外科手术的速度。我们认为，要进行安全可靠的阴性皮质定位，必须①首先确定不同语言功能区的阳性定位阈值，然后使用该阈值“排除”可以进行皮质切除术的区域；或者②在足够强的电流下进行阴性定位。一般来说，布洛卡区的阈值低于韦尼克区[9]。因此，在没有阳性定位的情况下，如果能够以相对较强的电流（如额叶皮质 8 mA，则颞叶 / 顶叶后部皮质要高出几毫安）“排除”目标区域，这种阴性额叶和颞顶叶皮质语言区定位就能取得成功。同时，我们认为这种方法往往会导致过度刺激，从而增加诱发 AD 的风险。此外，即使我们破坏了语言功能，也很难明确这种破坏是否与电流扩散到距离受刺激区域较远的语言功能皮质相关[7]。

Hamberger 等[10]指出，包括海马切除术在内的手术与视觉命名缺陷有关，即使保留了视觉命名受刺激影响的所有皮质部位，患者也会说出图片上呈现的熟悉物体的名称（如房子、汽车、狗）。这一有趣的发现表明海马在视觉命名中的作用，同时也强调了在唤醒开颅手术中切除优势半球肿瘤时进行记忆测试、流畅性和视觉命名的重要性。

近期的研究证实了唤醒开颅手术的安全性和有效性。其围术期的并发症发生率为 10%，其中包括刺激诱发癫痫发作风险为 3%，且通常可通过使用冰生理盐水成功中止发作。其安全性与 ASA 分级、体重指数、吸烟史、精神疾病史、癫痫发作史及肿瘤类型和大小无关[11]。此外，在一项荟萃分析中，与全麻手术相比，唤醒开颅术后出现并发症的可能性降低，住院时间缩短，甚至手术时间也略有缩减[12]。

确定基线

我们建议在手术当天确定语言功能基线。这是因为患者的症状通常是波动的，但从入院到手术当天，由于使用类固醇药物使得脑水肿减轻，从总体上改善患者情况。

监测的方法是由病变的位置决定的（图 9.1）。例如，对于额叶下回的病变，我们建议进行以下测试：流利性，包括自动言语（例如，让患者说出一周的天数或一年的月份）以及自发言语；对可视对象以及行为动词的命名和重复；如果病变向额叶中回延伸，我们将包括行为测试（例如，让我看看你是如何握笔、如何使用锤子和口哨的）。对于位于

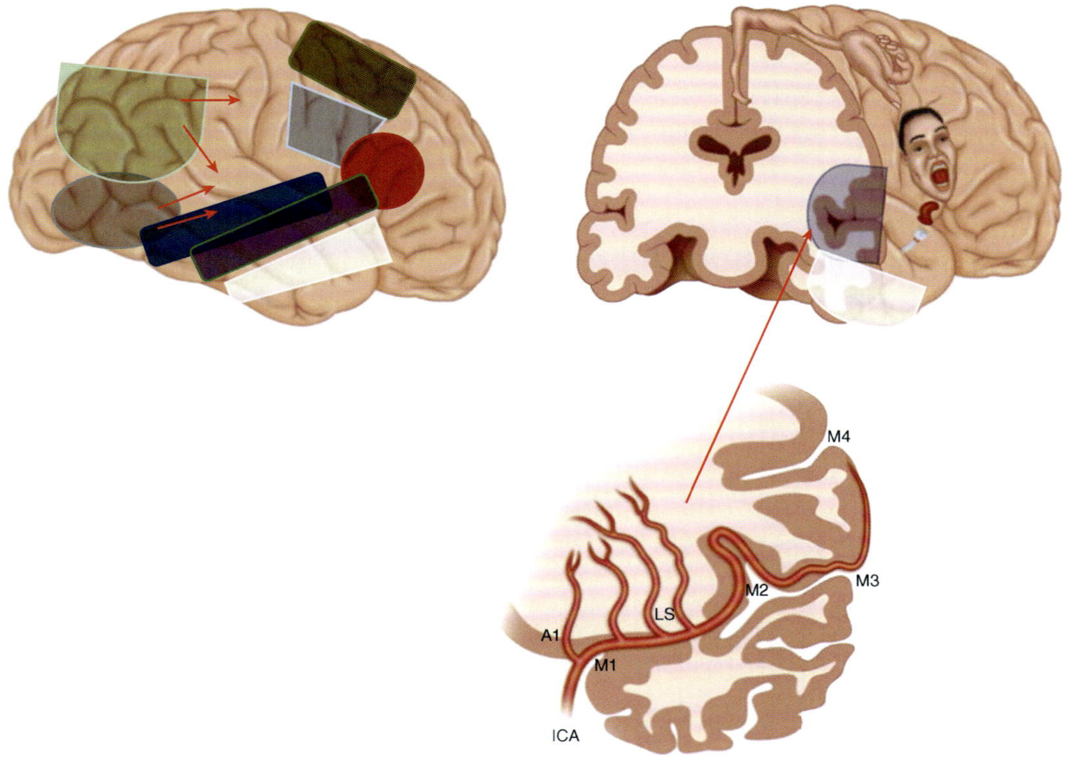

图 9.1 不同肿瘤位置示意图以及可能受益于术中定位监测的各类大脑功能的建议

颞上回 / 颞顶叶交界处后部的病变，我们将测试视觉和听觉命名、口头和书面理解、复述、写作、阅读和计算。对于位于基底颞区 / 颞下回的病变，阅读、符号和字母识别成为重要的测试。对于顶叶病变，我们纳入反应高级顶叶功能的测试，如立体认知和体表图形感觉，以及触觉和视觉消失。对于位于下顶叶的病变，计算测试应包括在一系列的测试中。患者有困难的所有项目都将被排除在外，只有可用的测试组合才能在术中进一步使用。

基线检测的时间也非常重要，因为这段时间可以与患者建立联系，其中包括解释术中定位的过程。

定位策略

一般建议首先阳性定位功能区，从而找到其刺激阈值。如果语言或顶叶功能的破坏与电刺激瑣时，且没有出现 AD 并在重复刺激同一区域时可复现，则视为阳性定位。对于语言和顶叶皮质以及皮质下定位，我们使用双极手持刺激器和改良的彭菲尔德范式：频率为 60 Hz、持续时间为 1 ms 的重复脉冲。这些参数也因医疗机构不同而异：频率也可以选择 50 Hz；脉冲持续时间也可以是 0.2 ～ 2 ms。我们通常从 1 mA 或 2 mA 开始，要求外科医生刺激所有感兴趣的区域，然后以 1 mA 为单位缓慢增加强度。诱发 AD 并不意味着终止对相应区域的刺激。我们的经验是，应暂停对相应区域的刺激，稍后再回到该区域，这样也许可以再进一步增加电流的同时避免诱发 AD。此外，已知刺激诱发 AD 不仅与电流强度相关，也与刺激时间的长短相关[13]。因此，必须优化刺激与任务呈现之间的同步性，并使用高效的任务，以最小的刺激来测定特定功能区[7]。

在进行皮质功能定位时，重要的是要测试相应区域所包含的所有功能（例如，Wernicke 区的命名和理解功能），因为常会在不同的区域检测出不同的功能。因此，在对双语患者进行语言定位时，有必要用两种语言进行定位，因为不同语言下大脑皮质的阳性定位区域可能不同，实际上甚至可能存在很大的差异。

语言或顶叶功能的持续监测

一旦完成皮质定位并划定了皮质切除的安全区域，在术中我们将通过循环进行全系列测试，对不同的语言和（或）顶叶功能区进行连续监测。根据手术平面推进的方向，我们可以将测试重点从一种功能转换到另一种功能（例如，在外侧裂附近进行切除时需要测试复述任务，而在颞底区域进行切除时则需要测试阅读任务）。如果发现失语症状，我们会及时通知外科医生，并首先确认患者表现出的变化不是突发或一过性的。在没有皮质电刺激定位的情况下，可通过在靠近切除区域放置硬膜下带状电极进行皮质脑电（electrocorticography，ECoG）记录来检测与语言表达中感知障碍相关的癫痫发作和（或）发作后语速迟缓。由于电凝刀在术中的频繁使用，加上手术本身、水肿和使用血制品引起的皮质兴奋性增加，上述情况时有发生，特别是当涉及颞叶和（或）岛叶的时候（图 9.2）。

皮质下定位

与语言和（或）顶叶功能有关的白质束也可以通过电刺激来识别。最常定位的神经束是弓状束，在切除位于外侧裂周围区域的病变时，弓状束有较高的损伤风险。其刺激方式与皮质定位所用的方式类似，即使用手持双极刺激器的彭菲尔德范式。然而，其使用的电流强度要小得多，通常只有几毫安。其检测的策略也与皮质定位中使用的策略类似，应根据切除区域和刺激部位谨慎地使用任务。例如，复述任务用于定位弓状束，而视觉处理任务（如阅读）用于定位颞枕连接。

癫痫突发情况

如果在定位过程中出现癫痫发作，无论是由刺激诱发还是自发，都应及时通知外科医生和麻醉科医师。用冷生理盐水冲洗皮质，停止定位和手术操作。对于更剧烈的癫痫发作，也可以静脉注射药物，如劳拉西泮或追加左乙拉西坦。在发作后一段时期，监测通常不可靠，因此多学科团队需要等到患者的表现恢复到基线后再重新开始监测。刺激引发的发作性失语可能导致语言区域的错误定位，因此不应被视为阳性定位。

中位 SSEP 相位反转技术定位中央沟

众所周知，中央沟（Central Sulcus，CS）是人类大脑中最重要的标志之一，初级体感皮质位于中央后回，初级运动皮质位于中央前回。感觉和运动皮质都是根据“功能人偶”分布的，其中面部占据了人偶最外侧的 1/3，手部占据了接下来的 1/3，身体的其余部分占据了剩下的 1/3，脚部位于每个半球的内侧面。这种功能失真反映了大脑皮质对语言、面部表情和用手操作物体所涉及的肌肉直接控制的相对重要性。在清醒开颅手术中最初进行的 Penfield 研究中，当相应的感觉皮质受到刺激时，患者会报告身体相应部位的感觉，而当初级运动皮质的相应区域被激活时，患者会报告运动。

目前已可以通过使用适当的电刺激和监测技术，在全身麻醉下定位和划分感觉和运动皮质区域。首先我们通过标定躯体感觉诱发电位（somatosensory-evoked potential，SSEP）原始皮质成分的极性反转来确定 CS 的位置，即中央后回负偏转成分 N20 以及中央前回的正向偏转成分 P22。这些波形是向上偏转还是向下偏转，取决于信号采集设备的型号。对于某些设备，在 G1-G2＋通道中，中央后回 N20 的波形将呈现出一个向下的峰值（图 9.3）；在其他机器中，对于相同输入方向的通道，N20 则会呈现出向上的峰值（图 9.4）。虽然有许多并行的途径介导各种躯体感觉模式（如触觉、本体感觉、痛觉、温觉），但 SSEP 完全是由脊髓背角 / 内侧丘系的活动

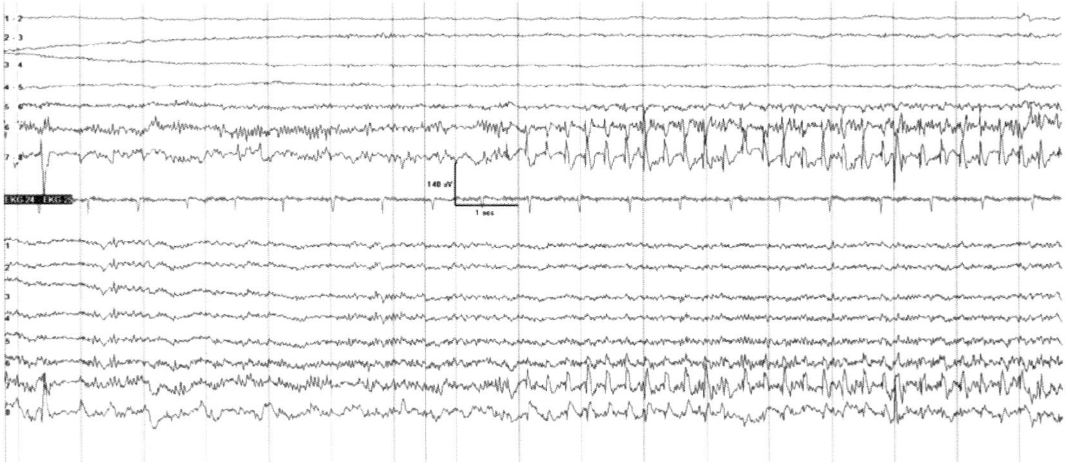

图 9.2 在清醒的开颅手术中进行语言定位时，皮质脑电呈现的自发电临床癫痫发作伴有发作性失语（ictal dysnomia）

产生的（见第一章“躯体感觉诱发电位”）。信号在脊髓背角传递，在颈髓交界处的脊髓背侧核（薄束和楔束）交叉，穿过内侧束中线，最后在丘脑腹后外侧核（VPLc 和 VPLo）中换元，然后投射到位于中央后回的初级躯体感觉皮质以及 M1 和前运动皮质。

虽然许多神经元细胞类型都能通过体外刺激被激活，但只有锥体细胞具有延展的几何形状，能产生足够的胞外电流，可以通过头皮电极或暴露的皮质电极进行记录。在刺激正中神经或尺神经产生 SSEP 时，大脑皮质的初始响应通常是在刺激后约 20 ms 时出现的负性成分，通常称为 N20。事实上，这种响应同样可以被称为 P20，因为它是由一个平行于皮质表面的皮质偶极子产生的，其负性成分在后方，相应的正性成分在前方[14-15]（图 9.3）。

N/P20 的极性反转易于观察。在 N/P20 达到峰值时，想象一个以非活动部位为基准的单电极，沿着垂直于中央沟的皮质表面移动。当此电极位于信号源后方（中央后回）时，将记录一个负值。在电极向前移动时，当电极与偶极子的正负极距离相等时，负值将达到最大，然后归为零。电极继续向前移动时则记录正值，当电极进一步向前移动远离偶极子区域时，正值将逐渐降低。如果不移动单个电极，而是想象在中央沟的后方和前方各有一个电极，我们就会发现，在前方电极记录到正值的同时，后方电极也会记录到负值。矛盾的是，直接接触偶极子信号源的电极虽然最靠近信号源，但其记录值却为零，这是因为偶极子负极和正极的作用会相互抵消。

延后几毫秒激活的第二个偶极子位于前中央回，这使得情况略显复杂。然而，这个偶极子是垂直于皮质表面的，当被激活时，会引起表面的正负性的变化，这种正负性只能由锥体细胞层下面的深层电极记录。该成分被称为 P22，仅在皮质表面记录可记录到正值，潜伏期比 N20 稍长。由于皮质表面的电极将记录这两个信号源活动的总和，中央前回的正性成分可能比后面看到的负性成分延迟稍长，这取决于信号源的确切方向与记录电极的位置关系。有一点需要说明，正中神经刺激所产生的 SSEP 极性反转很容易解读，并能准确界定中央沟的位置。条形电极可以很容易地记录到极性反转，通常有 4 个、6 个、或 8 个电极排列在间隔 1 cm 的，或与二维矩阵或网格电极。每个触点都可以参考对侧 CPc 的对侧乳突（例如，右开颅时的 A1 和 CP3）。极性反转可通过条状电极（通常有 4 个、6 个或 8 个以 1 cm 间隔排列的触点）或二维矩阵或网格电极轻松记录。每个触点都可以对侧 CPc 的对侧乳突

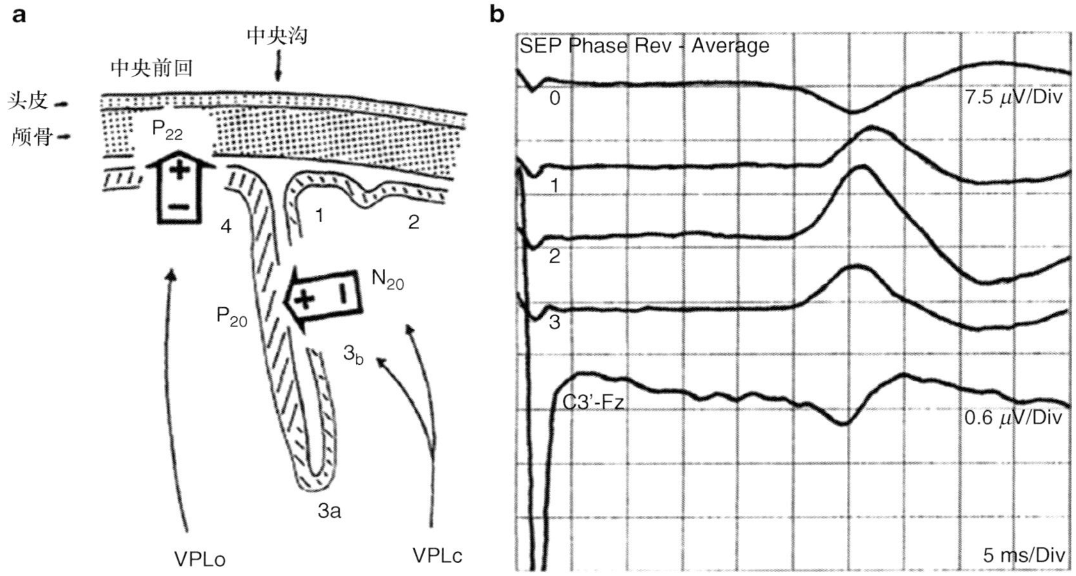

图 9.3 （**a**）感觉运动皮质手部区域中央沟的轴切面示意图，显示手指刺激后最早激活的皮质偶极。N/P20 的信号源位于中央后回，其方向与头皮平行，因此主要表现从后向前的极性反转，而 P22 的信号源位于中央前回，方向与头皮垂直，因此头皮电极只能看到该偶极子的正性部分，而它的激活稍晚。在头皮或皮质观察到的响应是这两个来源在时空上叠加后的复合成分（Adapted from Desmedt et al.[14]）。（**b**）从大脑皮质表面的 4 条条状电极（0 ～ 3 波形）和头皮电极（C3′ -Fz）记录到的对右侧（R）尺神经刺激的响应。上为正值；在头皮电极以及位于皮质中央后回的 0 号电极上呈现为 N20 成分（在这位身高较高的患者中潜伏期约为 30 ms），在位于中央前回的 1 ～ 3 号电极上则呈现出正性成分。在 1 号电极上正性成分的潜伏期更长，这是由于中央前回第二偶极（P22）的作用

为参考电极（例如，右侧开颅手术的 A1 和 CP3）。

要记录极性反转，必须将电极放置在躯体感觉皮质手部区域的上方，有些接触点在中央沟的前方，另一些接触点在中央沟的后方。这可能需要调整电极位置以获得最佳记录。例如，如果在所有触点处都记录了负值，则整个电极可能位于 CS 的后方，需要向前移动（图 9.4a，d 位置 1）。这种情况发生的频率比预期的要高，特别是在术前没有功能影像的情况下。这是因为划分初级感觉皮质和初级运动皮质的中央沟的位置可能因人而异，其与颅骨标志外部的标志可能相差几厘米。这种个体间的差异性是功能定位对于避免误伤初级感觉和运动区域至关重要的另一个原因。但是，根据我们的经验，只要条带电极跨过 CS，即使在皮质表面距离手部 M1/S1 的位置偏内侧或偏外侧和（或）与 CS 成锐角而不是垂直时，也会观察到极性的突然变化。如果出现这种情况，可通过将条带移至脑半球不同的“纬度”和（或）旋转条状电极来重新定位，将得到更清晰的相位反转（图 9.4a，d）。此外，即使没有发现相位反转，而仅发现了中央后回电位或中央前回电位（可能分别是中央前回或中央后回病变的情况），这项技术也仍然值得使用。这样就很容易识别极性反转。对于网格电极，情况则更为复杂，理想情况下，波形应以与电极上触点排列相对应的二维模式显示。或者，也可以将每个时间点的电位分布显示为彩色地形图，就像天气图中显示温度梯度一样。例如，如果负电位显示为深浅不同的蓝色，正电位显示为深浅不同的红色，那么红色和蓝色区域之间的边界将定义为 CS[17]。

最后值得注意的是，SSEP 极性反转既可以从皮质表面记录（如在切除该区域肿瘤之前），也可以从硬膜外记录（如在植入运动皮质刺激电极以控制慢性疼痛时）。

由于直接从皮质表面记录的 SSEP 信号比在头皮记录的信号大得多，因此信噪比明显优于头皮记录。尽管如此，头皮 SSEP（图 9.4c）仍然有应用价值，因为他可以鉴别 N20/P22 和（或）P37/N45 复合波的潜伏期和形态，从而提供有关这些成分是否存在、异常形态和（或）潜伏期延长的有用信息，尤其是当我们在处理顶叶或中央旁小叶病变（peri-rolandic lesion）且患者已经出现感觉症状时。

彭菲尔德范式下通过电刺激进行运动定位

SSEP 极性反转通常会被首先测定，因为这可

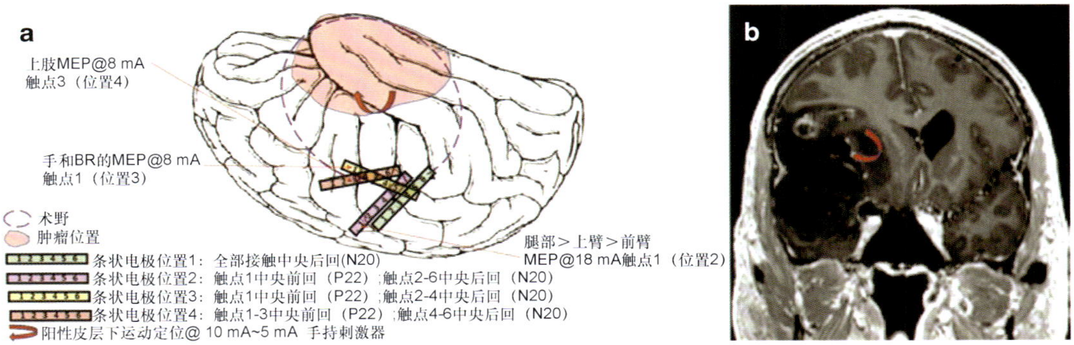

图 9.4　右侧开颅手术切除大面积额颞叶岛叶病变。（**a**）术中感觉运动定位和监测结果示意图。图像经过旋转，以反映外科医生的手术视野。图片未按比例绘制。（**b**）右侧额颞部巨大肿瘤，侵犯岛叶。右侧皮质脊髓束（CST）在病灶的后内侧消失。当外科医生将手术平面推进到更靠近 CST 的位置时，在切除腔的后内侧（红色箭头）刺激左半身肌肉会引发强烈的肌肉复合动作电位（CMAP），第一次为 10 mA，最后一次为 5 mA。（**c**）开颅手术前在头皮通道记录的双侧正中和胫骨后 SSEP 基线。请注意左侧 N20/P22 和 P37/N45 电位的波幅非常高，形态尖锐。（**d**）中位 SSEP 相位反转结果。硬膜下条状电极位于位置 1 时（另见图 9.4a），在所有条状电极触点上都记录到了稳健、波幅极高的 N20 电位，其中触点 1 ～ 3 的 N20 电位最高，因为这些触点最靠近手部 S1。条带尚未跨过中央沟。接下来，外科医生在右半球凸面上向前滑动条带。注意触点 1（即 P22）记录到的波形极性发生了变化，因为它现在位于中央前回。当条带位于第四个位置时，触点 1 和 3 现在位于中央前回，记录 P22 电位，而触点 4、5 和 6 则位于中央后回，记录 N20 电位。值得注意的是，这里没有显示触点 3，因为它被用作持续运动监测的刺激电极（见图 9.4f，图 B）。（**e**）连续监测左侧正中神经和胫后神经 SSEP 的片段。（**f**）图 A：切除术结束时的皮质下运动定位。在切除腔的后侧 / 后内侧（图 9.4a 中的红色箭头），通过手持式抽吸装置进行单阴极刺激（monopolar cathodal stimulation），在 5 mA 时在上肢、下肢和脸部肌肉中触发强烈的 CMAP。这些结果提示在此手术平面内完成切除。图 B：在切除术结束时，通过触点 3（图 9.4a 中的位置 4）以 8 mA 的电流刺激大脑皮质，可触发左臂运动诱发电位，这证实了控制这些肌肉的皮质脊髓束纤维的完整性

c

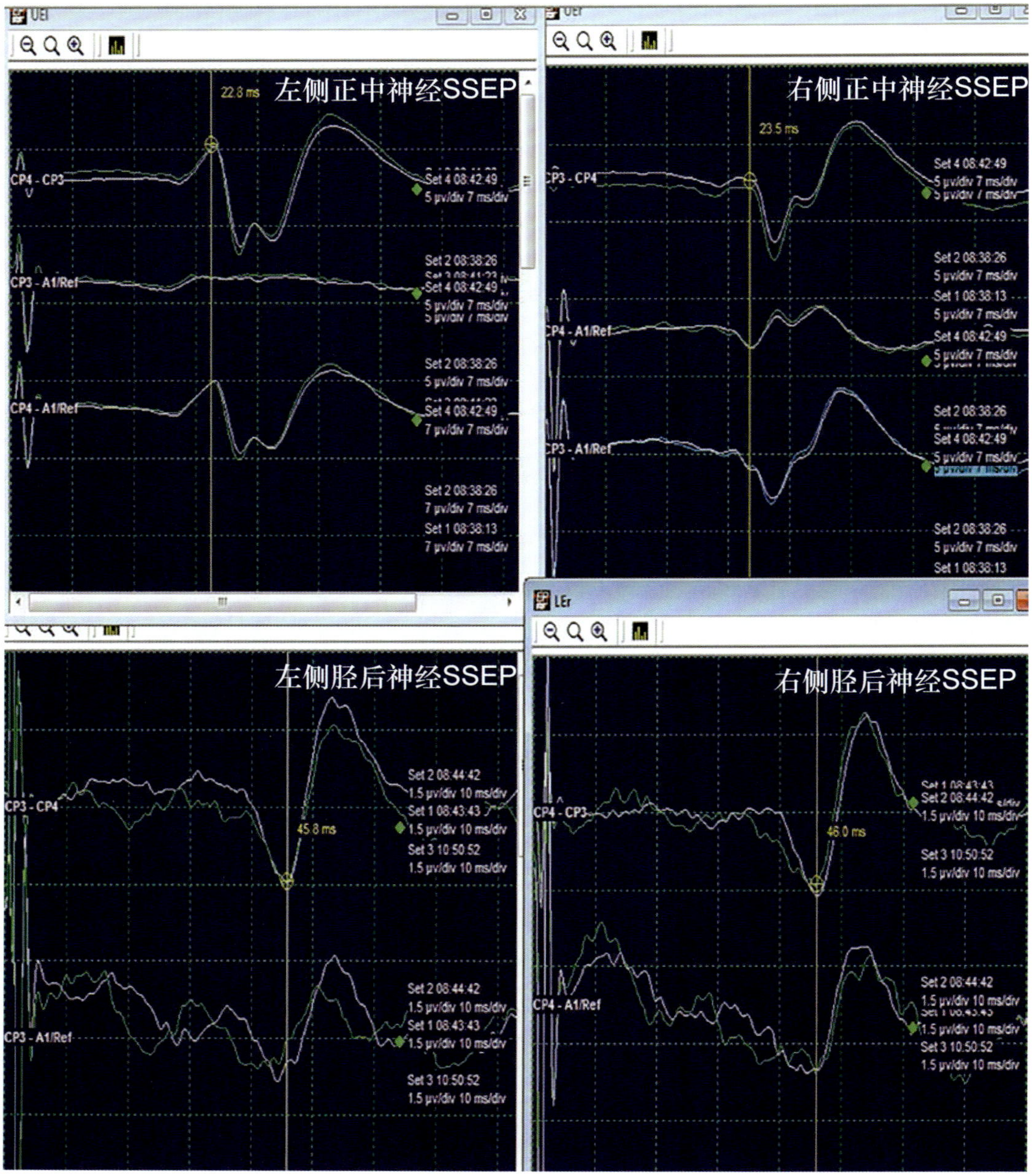

图 9.4（续）

以快速显示 CS 的位置和推测的初级运动皮质位置，从而缩短电刺激时间[16]。接下来，通常会通过电刺激定位运动皮质。这种辅助方法可以确认 SSEP 定位的结果，并进一步划分运动皮质的拓扑结构。这对 M1 的功能重组尤其有帮助。

不久前，运动功能的定位基本上还是采用彭菲尔德在 20 世纪 30 年代首创的技术。配合使用奥杰曼（Ojemann）OCS-2 皮质刺激器（英特格拉生命科学，普莱恩斯伯勒，新泽西州）与手持电极。使用的双极电脉冲持续时间为 1 ms，频率为 60 Hz，强度约为 3 mA，将电极放置在皮质表面约 1 s，并记录对侧的活动。Yingling 等[18]发现，通过同时记录刺激对侧多个肌群的肌电图，可以提高这种定位技术的灵敏度（图 9.5a）。这种方法有几个优点：通常诱发肌电的活动比产生明显体动所需的刺激强度低得多，且因其可以相对容易地在任意位置监测多通道肌电图，所以无须暴露和观测全部对侧肢体。清醒（即局部麻醉）的患者在出现明显的动作之前，可能会出现“抽动”或其他运动变化。如果在初始电流设置为 3 mA 时没有获得运动反应，则增加电流，通常每次 1 mA，并重复定位过程，直到获得确切的反应，并确认皮质功能区的组织结

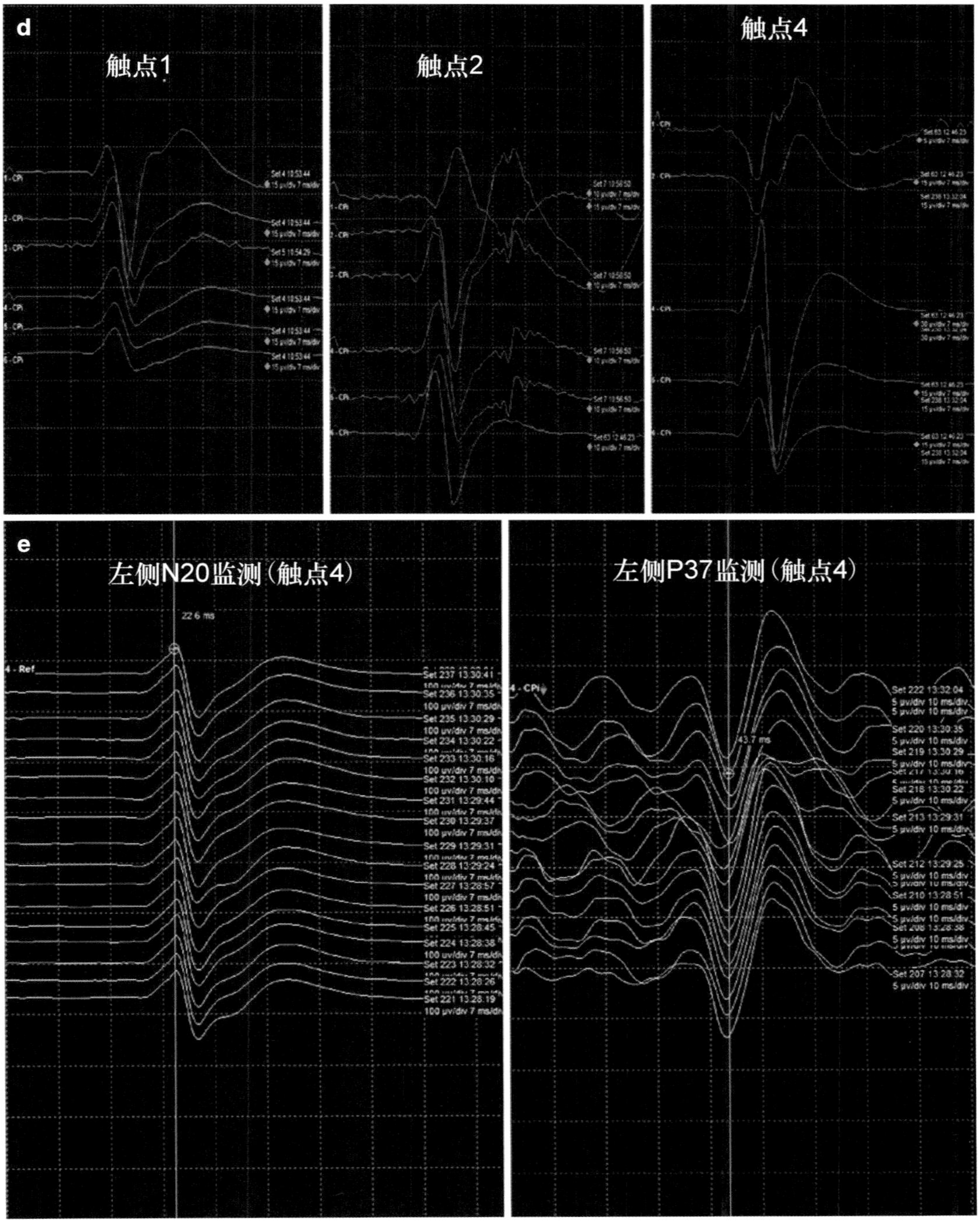

图 9.4（续）

构。然而，这种方法仍存在一些缺点。在 Yingling 等[18]的研究中，1 s 的刺激序列在 24% 的患者中诱发了运动癫痫发作（图 9.5b）。虽然其中许多症状轻微并可自行终止，但偶尔也会持续发作，甚至增加强度或扩展到身体其他部位，这就需要通过在皮质表面应用冷林格溶液来终止发作[19]。该定位方法的第二个缺陷是需要外科医生的积极参与，因此只能作为一种定位方法，但不能用于肿瘤切除术期间皮质脊髓束功能的连续监测。

通过多脉冲序列范式的电刺激（electrical stimulation with the multipulse train paradigm）进行运动定位和监测

经颅 MEP（transcranial MEP，tcMEP）监测在临床中常用于脊柱手术中的神经监测（见第 2 章“经颅运动诱发电位”）。不过，一些医院也将其用于脑肿瘤手术中运动功能的监测。我们认为这种方

f

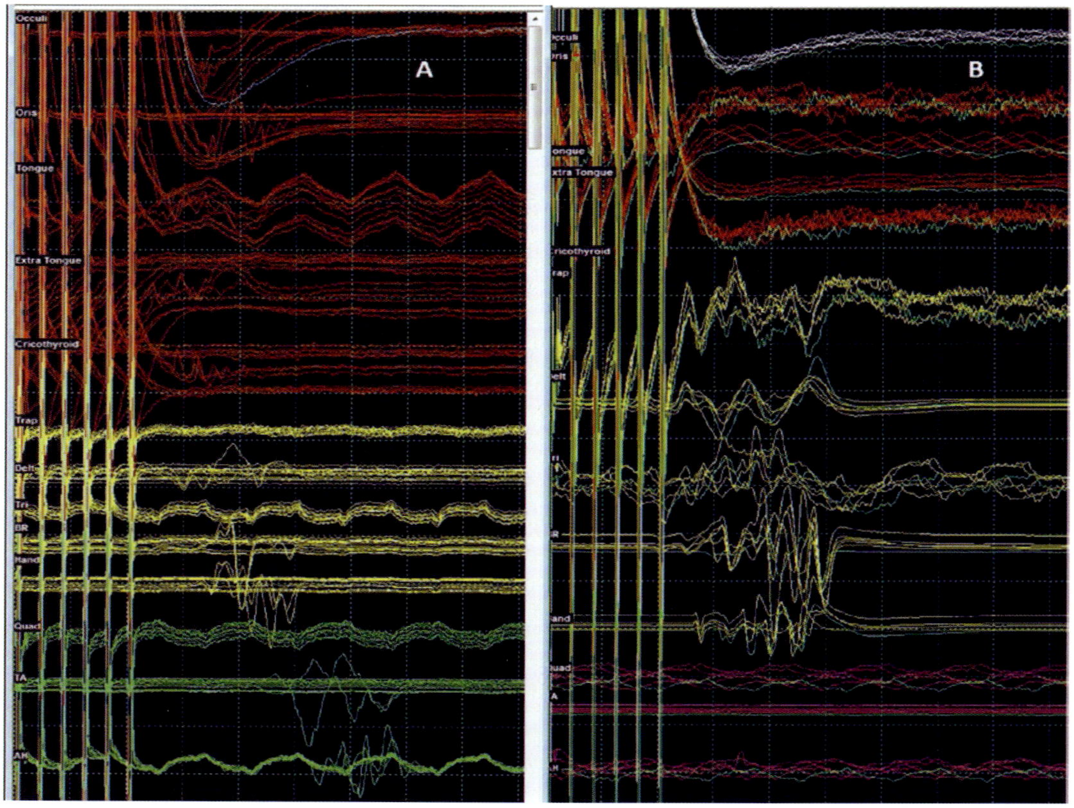

图 9.4（续）

法并不理想，可能会导致误判。一方面，经颅电刺激可能会导致手术平面远端的运动通路去极化[20]，从而误以为没有发生 CST 和（或）M1 损伤。另一方面，此类手术过程中经常会出现脑移位，可能会导致 tcMEP 突然下降，从而造成虚惊一场。最后，开颅手术的位置和大小在不同的病例中差别很大，很难对经颅刺激电极进行适当设置。

不过，研究表明，该方法使用的刺激范式诱发癫痫发作的概率极低[21]。这可能是由于其所使用的刺激序列持续时间较短，通常为 10 ms 左右，而 Penfield/Ojemann 技术所使用的刺激时间为 1 s。这促使我们开发出一种在全身麻醉状态下进行皮质定位的新方法，该方法使用与经颅 MEP 类似的短脉冲序列，但强度低得多，并直接作用于皮质表面（图 9.6）。这种模式也被称为多脉冲训练法或高频正电极刺激法，最早由 Taniguchi 等[22]提出，而第一个临床病例系列报告则由 Cedzich 等[23]和 Kombos 等[24]发表。这两项研究的综合数据显示，直接获取皮质 MEP（direct cortical MEP，dcMEP）的成功率为 96%，两项研究均未报告癫痫发作。

在过去 15 年，我们在 dcMEP 监测方面积累了丰富的经验[6，25-27]。

作为记录通道，我们目前的方法包括对对侧身体进行全面采样：眼轮匝肌、口轮匝肌、舌、咬肌、斜方肌、三角肌、肱桡肌、手、股四头肌、胫前肌和拇展肌。不过，如果病变部位更靠近运动功能区的特定区域，则可以额外增加相应肌肉的通道。例如，对于额下回 /M1 外侧的病变，我们可以增加舌、环甲肌和颏肌通道（图 9.4f）。通常情况下，包含 4 ～ 6 个脉冲的序列和 4 ms 的刺激间期（interstimulus internal，ISI）就足够了。更短的 ISI（0.2 ms）可能有助于对 M1 面部的定位。使用持续时间为 0.5 ms 的脉冲，阈值范围通常在大约 2 ～ 25 mA。在全身麻醉的情况下，阈值总体较高，在使用吸入麻醉药以及 ECoG 处于麻醉较深的爆发抑制模式时，阈值更高[28]。不过，与彭菲尔德范式相比，高频阳性刺激使锥体神经元主动去极化所需的电流密度较低。如前所述，有几项研究表明，后者的致痫性显著低于前者[6]。

与传统的 60 Hz 技术相比，多脉冲序列方法的第二大优势在于降低了刺激引起癫痫发作的风险，而且不会产生体动。此外，通过应用几个简短的脉冲，可有效使得脊髓 α 运动神经元去极化，因

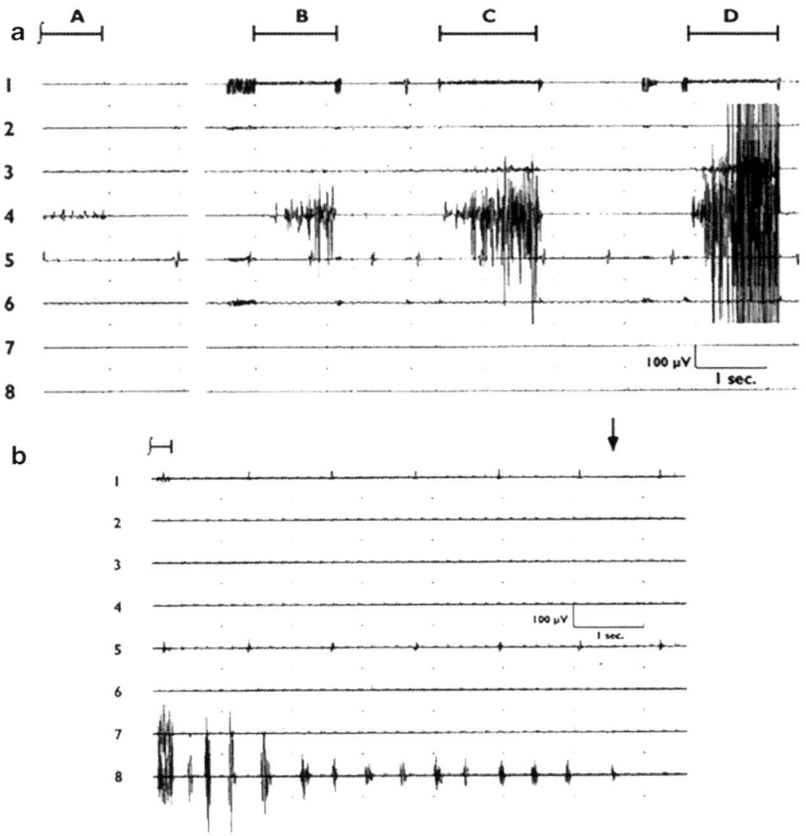

图 9.5 （**a**）分别以 3.6 mA（A 和 B）、5 mA（C）和 6.2 mA（D）刺激大脑皮质前臂区域时的肌电响应（时间以波形上方的图例注明）。波形（从上到下）分别代表面部、肩部、上臂、前臂、手部、大腿、小腿和足部肌肉。除接受最强刺激的波形 D 外，其他刺激下未观察到显著的活动（From Yingling et al.[18]；with permission）。（**b**）刺激感觉运动皮质内侧区域后，阵挛性癫痫发作表现为刺激感觉运动皮质内侧区域后，足部肌肉的节律性肌电活动。（如左上角的条图所示，在波形记录前开始刺激）。将冷乳酸林格液应用皮质表面则发作终止（右上方箭头表示时间）

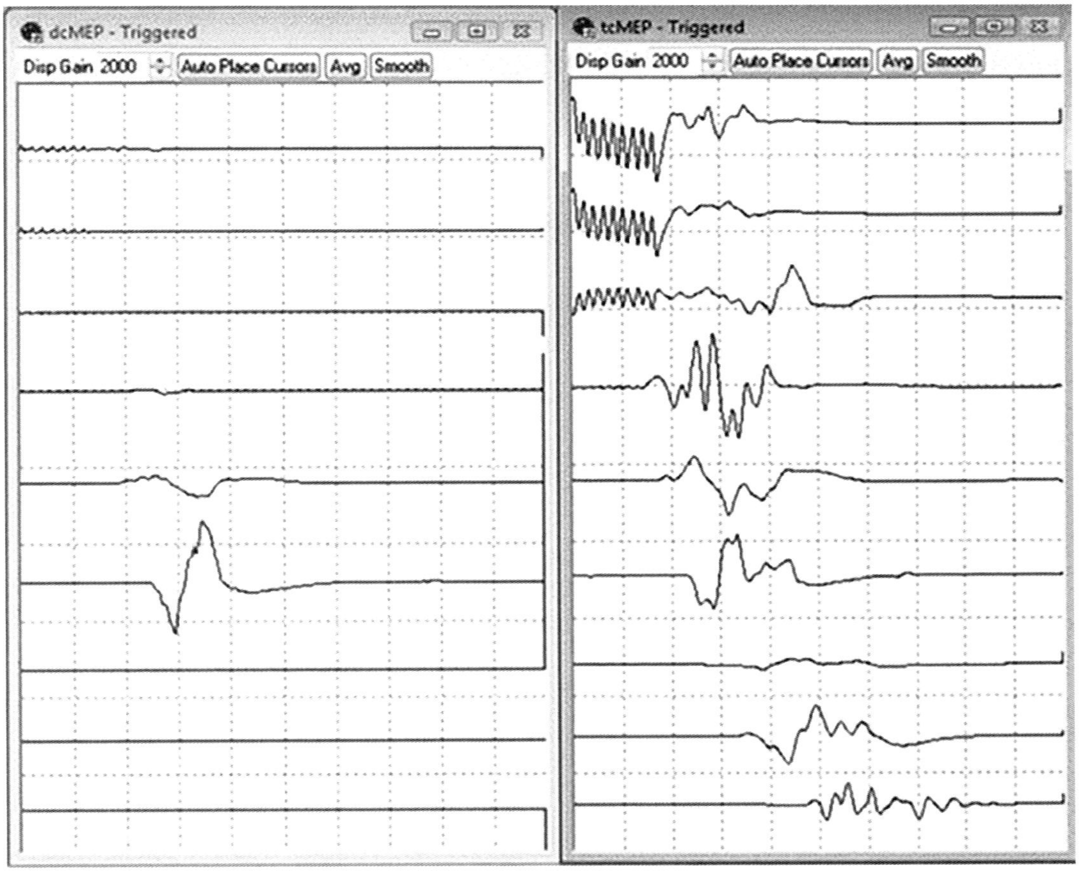

图 9.6 皮质直接电刺激（左）和经颅刺激（右）的 MEP 反应。波形（从上到下）分别为眼轮匝肌、斜方肌、三角肌、肱二头肌、尺侧屈肌、股内收肌、股直肌、腓肠肌和拇展肌。大脑皮质直接电刺激（40 V）后的响应是局灶性的，而经颅刺激（300 V）后所有通道都会出现响应，这是由于电流通过头皮 / 颅骨扩散和（或）皮质脊髓束的皮质下激活所致

此该范式可在全身麻醉的情况下进行可靠的电生理运动定位和连续监测。最后，阳极极性（anodal polarity）以径向方式优先使轴突处的锥体神经元去极化，从而可在最低电流阈值下定位 M1。中央前回定位后，会在运动皮质上留置一个条状电极，并在肿瘤切除过程中定期对其进行刺激（图 9.4a 和 f）。与经颅 MEP 不同的是，条状电极可以在肿瘤切除过程中反复激活，对皮质脊髓束功能进行连续监测，而经颅 MEP 可能会产生明显的体动，需要外科医生在 MEP 刺激过程中暂时停止手术操作。因此，用于运动定位的 dcMEP 方法也可用于提供连续监测。

虽然大多数研究人员都注意到了运动阈值（引起反应的最小刺激强度），并将阈值的增加作为一个警示信号，但对于强度增加多少才构成显著变化却没有达成共识。但如果出现 MEP 波幅突然下降、形态简化和变异性增加的情况，则应立即停止切除操作[26-27]。造成这种变化的最常见原因仍然是在术野中不经意间发生的条状电极移动，尤其是在大脑发生明显偏移时。因此，我们首先要提醒外科医生，由他检查条状电极的位置，必要时重新调整。通常情况下，当通过同一条电极直接同步连续监测皮质 SSEP 时，我们可以在电极位置发生变化时检测到相应的变化，如下面的部分所述（图 9.4e）。引起监测中 MEP 下降的其他原因可能包括用冰冷的生理盐水冲洗大脑皮质或注射丙泊酚。如果排除所有这些原因，我们建议中止切除以进行皮质下运动定位，提高平均动脉压，并使用温生理盐水冲洗[29]。

相反的是，在对大面积病灶进行清扫和切除后，确有病例显示出 dcMEP 的明显改善，尤其是在累及囊性成分（cystic component）时[27]。

皮质下运动定位

术中连续 dcMEP 监测可以发现皮质脊髓束的皮质下损伤，但最好采用皮质下定位来避免这种损伤。同样，对皮质下白质的刺激可以使用带有双极探针的 Ojemann 刺激器，也可以在短序列法（brief train technique）下使用双极或单极刺激器。也许因为不引起皮质网络的直接激活，皮质下刺激不太可能诱发癫痫发作，但短序列法正逐渐成为皮质下定位的首选方法。在这种情况下，单极刺激似乎优于双极刺激[30]。近期单阴极刺激比单阳极刺激更受青睐。理由是前者能更好地穿透组织，并能以较低的刺激强度激活皮质脊髓束[31]。

皮质下定位的关键问题是，刺激参数与皮质脊髓束的距离之间是否存在一致的关系。幸运的是，最近的几项研究得出了惊人相似的结果。使用与直接皮质 MEP 相似的刺激设置（脉冲宽度为 200 ～ 500 μs，刺激间隔为 2 ～ 4 ms 的 5 个脉冲组成的刺激串），发现了大约 1 mm/mA 的一致关联[32-34]。即 10 mA 的刺激阈值表示刺激探针尖端与皮质脊髓束间的距离为 1 cm。

皮质下定位与直接皮质刺激诱发的连续 MEP 结合已被证明是优化肿瘤切除的有效工具，同时可避免对运动束的意外损伤。此外，最近有论文提出了将单极刺激与常用手术器械相结合的方法，以便在切除肿瘤的同时评估与皮质脊髓束的距离。Raabe 等[35]将标准单极探针直接连接到吸引装置上，将其转变为“连续动态定位设备”。在瘤腔区域内，一手持单极吸引器，另一只手持双极镊子或超声波吸引器（图 9.7）。随着肿瘤的切除越来越靠近皮质脊髓束，诱发 MEP 所需的刺激强度也随之降低。通常在运动阈值为 3 mA 时停止切除。同样，Shiban 等[36]将超声波手术吸引器与神经监测刺激器通过装换线连接起来，使其既可作为肿瘤切除装置又可作为单极探针。在这项研究中，运动阈值≤ 3 mA 也被定义为肿瘤切除的终止点。与使用手持式单极探针进行测试相比，这两种方法都能让外科医生不间断地工作，从而减少了对外科医生暂停手术以评估与皮质脊髓束距离的依赖性。因此在使外科医生可有效地获得最大限度的肿瘤切除的同时，降低患者术后残障的风险。在我院，动态连续皮质下运动定位已被纳入临床实践，特别是对于深部病变，由于存在明显的周围水肿、弥漫浸润性病变和解剖结构的改变，以致肿瘤边缘与 CST 之间的关系不明确或难以辨认时，以及发生明显的脑移位时基于术前功能成像数据的神经导航可能不再准确（图 9.4f）。

中央旁小叶（peri-rolandic region）丘脑皮质输入的保护

虽然 CST 和 M1 的完整性对保持运动强度至关重要，但丘脑皮质输入及其皮质处理不仅是维持正常感知的必要条件，也是启动和调节运动的必要条件。因此，在中央旁小叶手术期间保护丘

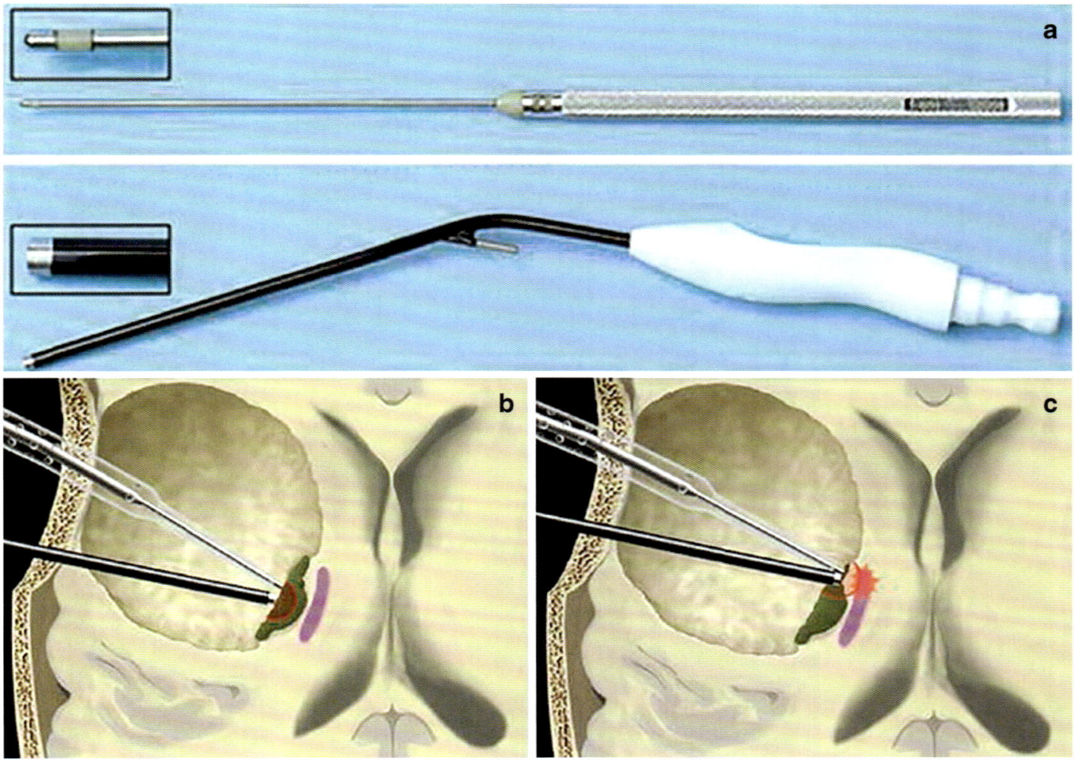

图 9.7 （a）吸引器-单极刺激器组合装置的照片；（b）瘤腔内器械示意图。应用持续刺激直到设定电流触发 MEP 反应，表明皮质脊髓束就在附近（已证明 1 mA 大致相当于距离皮质脊髓束 1 mm）。出现警报后，降低电流，以便更精确地确定与皮质脊髓束间的距离（c）

脑皮质投射及其皮质中继的电生理方法具有直接的临床意义。与 tcMEP 监测类似，头皮 SSEP 先前也曾用于幕上手术的监测。然而，在此类手术中，任何涉及头皮电极的监测都会受到限制，无论是刺激（如 tcMEP 监测）还是监测（如 SSEP 监测）。这些限制包括：①无菌术野对电极放置位置的限制；②切除过程中脑移位导致的神经电生理信号的突然变化。

我们最近的研究表明，丘脑皮质束的定位可以实现[37]，从而有助于重新引导手术平面以避免损伤。在过去几年中，通过用于 CS 定位和运动监测的同一条状电极，我们一直常规进行皮质正中以及胫骨后 SSEP 监测（图 9.4e）。该方法可行、可靠，并能影响手术管理。此外，我们还注意到，在校正条状电极位置后，SSEP 幅度降低 30% 可能是比 50% 截止更好的警戒阈值，可有助于避免术后出现新的感觉缺失[29]。

皮质脑电（electrocorticography，eCoG）在功能定位中的应用

ECoG 可以通过同一个硬膜下条状电极同时进行 CS 定位、刺激运动区以及直接监测皮质 SSEP。这样的记录可以为多学科团队提供有用的参考信息。它的首要作用仍然是识别刺激引发的 AD 和癫痫发作，这些情况不仅会导致定位错误，而且会对患者造成直接的安全风险，特别是在清醒的开颅手术中。尽管 Penfield 方法存在显著致痫性，但多脉冲序列模式也可以触发癫痫发作，包括在深度麻醉期间。因此，通过皮质脑电监测，可以及早发现 AD，并在其进一步进展和扩散之前及时进行人工干预[6]。但 ECoG 还有其他几个重要作用，如评估癫痫样活动的基线及其位置，作为皮质兴奋性异常增加的预警信号，从而提示刺激诱发的癫痫发作风险较高；评估清醒开颅手术中患者的状态，从而了解测试的可靠性；在语言监测过程中识别发作性失语；在全身麻醉下运动功能定位时，评估皮质的抑制程度，从而估算 M1 阈值；肿瘤周围皮质的病灶定位和划定；电生理生物标志物的监测可以帮助识别中央旁小叶皮质，如清醒患者的 mu 节律或异常的 SSEP。因此，我们建议在所有功能定位和（或）监测过程中使用连续 ECoG 监测，尤其是在需要电刺激的情况下，并且无论患者是清醒还是麻醉，也无论使用何种刺激范式[38]。

结论

总之，①识别主要功能皮质的定位技术，②持续监测特定功能的方法，③定位运动、感觉、语言和顶叶束的皮质下定位技术，以及④心电图记录，这些技术的结合为多学科团队提供了一套强大而实用的工具，有助于最大限度地降低幕上手术中出现新发神经功能障碍的风险。

参考文献

请扫描目录后二维码，获取参考文献资源。

术中脑电图监测及处理 10

Svenja Letz 和 Gerhard Schneider 著
杨宛凝 译 于芸 刘海洋 校

学习要点

- 头皮脑电主要是大脑皮质锥体细胞树突的突触后电位的总和。由于它们呈平行方向排列，相邻细胞的同步输入产生了足够强的电压，从而可以通过头皮电极进行记录。
- 脑电图信号可能会受到其他生物信号（如 EKG 或 EMG）以及电噪声的干扰。
- 全身麻醉表现出大脑皮质功能和有向连接减少的状态，导致局部脑电图波形的简化。
- 缺血导致的脑电图波形变化与深度麻醉类似，但仅限于受缺血影响的区域。
- 脑电图可在临床上用于监测麻醉药物效果、癫痫样或癫痫活动和缺血。
- 以爆发抑制为特征的脑电图表明脑代谢活动非特异性减少，这可能是由全身麻醉药物、创伤、缺血或低体温引起的。

引言

1933 年，Hans Berger 第一次在氯仿麻醉下进行了脑电图（electroencephalogram，EEG）记录。他利用麻醉引起的脑电图变化来证明脑电图反映了大脑活动。20 世纪 40 年代，Gibbs 和 Lennox 证明了随着乙醚和戊巴比妥剂量的改变，EEG 和患者觉醒水平会发生系统性的变化，并提出了“脑电图作为麻醉深度的衡量标准”[1]。在半个世纪前，人们认识到虽然脑电图的电压波形看起来是完全随机的，但描述脑电图的某些统计数据往往在不同的时刻，甚至在不同的时间段内保持大致相同。人们可以通过寻找基于脑电图参数的压缩图形趋势的变化来监测大脑，而不需要经验丰富的电生理学家持续、专心致志地工作。随后，微处理器的出现使人们有可能引入便携、相对经济的基于计算机的脑电图分析仪，这重新激发了临床工作者对脑电图监测的研究兴趣。

20 世纪 90 年代，第一台大脑监测设备问世，其使用数学算法计算的指数来跟踪“麻醉深度”[2]。

在手术和麻醉过程中，某些情况下，大脑或脊髓的功能及结构完整性可能会受到威胁。虽然大多数患者都是安全的，但有些患者会因手术产生损伤，早期预警可以防止对患者造成永久性损伤。其中，麻醉药物过少或过多都可能引发临床问题。

脑电图被广泛认为是对评估中枢神经系统（central nervous system，CNS）缺血或缺氧的具有高度敏感性、中度特异性的指标。因此，在颈动脉手术中，脑电图监测已得到普遍应用[3-5]。此外，脑电图对各种神经系统疾病具有诊断和预后价值，如癫痫[6]、卒中[7]、脑外伤[8]和脑死亡[9]。脑电图在药物作用监测中的应用主要有三个方面：①作为中枢神经系统活性物质药理学研究的定量工具[10-12]；②代谢抑制作用的评估（如硫喷妥钠的剂量对脑电图爆发抑制的影响[13-14]）；③以及对中枢神经系统功能抑制的评估（镇静或麻醉“深度”[15-16]）。

本章将概述脑电图的起源，介绍其处理过程，回顾麻醉对脑电图数据的影响，并讨论原始（“raw”）脑电图和处理后脑电图的围手术期应用。

脑电的产生

生物电是在人体表面记录到的由体内组织产生的离子电流。与心电图（electrocardiogram，ECG）类似，脑电图是在头皮记录到大量激活的神经元的膜电位的综合，而这种动态变化由大量神经元的个体电活动产生。

钠、钾、氯是主要的离子，其在细胞膜内外的 log 比构成了细胞的膜电位。根据细胞所处的微环境，相对于膜外，膜电压为－60 mV。像神经元一样的激活细胞通过消耗能量，维持中枢神经系统长距离的信息传递。突触后电位（postsynaptic potential，PSP）的产生是由于突触前膜神经递质的释放，改变了突触后膜对离子的通透性。神经递质在非常局限的区域内释放，因此所引起的静息膜电位的变化也是很局限的，膜电压的改变是随着突触和膜的距离常数 λ 呈指数衰减。λ 代表电压衰减到原来电压 37% 的膜的距离。λ 的变化范围在 0.1 ～ 1.0 mm。PSP 随着时间的变化而逐渐衰减，使膜电压恢复静息电位。PSP 的衰减时间在数十毫秒至数秒范围内不等。膜电位的去极化依赖于膜的电压阈值，但膜电压达到这一阈值，则神经细胞膜就产生一次动作电位（action potential，AP）。AP 依赖于电压敏感的钠离子和钾离子通道及这两种离子的跨膜浓度差来维持，并沿生物膜快速传播，幅度不减。通常，在膜上的特定位置，由 AP 引起的电压改变持续约 2 ms，并可能达到大约 100 mV 的幅度。

细胞构筑

皮质神经元可根据他们的形态进行分类[17]。本章主要涉及锥体细胞，锥体细胞胞体发出的长轴突穿过大脑的细胞层直接到达灰质表面。相邻锥体细胞的树突平行排列。锥体细胞的树突接受来自数千个神经元的信息传入，并且邻近的树突接受很多来源于突触前神经元同一部位的输入。当邻近的数百万个锥体细胞具有相似改变的膜电位的同步区域时，它们所产生的电流回路在细胞外液可相互叠加，产生更大的区域电流，这些电流可以通过记录头皮上的电压来检测，即 EEG 监测。

节律的调节与麻醉诱导的镇静和意识丧失

麻醉及其他抑制意识的干预会使锥体细胞的同步化增加。在解剖学上，同步性甚至意识水平，都受到涉及与脑干和丘脑的皮质连接的神经元环路的很大影响[18-19]。

在某些情况下，脑电信号的特殊波形可用于疾病的诊断。比如，明显突出于脑电背景活动的棘波或尖波，是由大量神经元的异常同步放电产生的。重复的棘波节律被用于癫痫的诊断。另一个例子就是暴发抑制现象：间歇性的电活动之间存在很少或几乎没有电活动。暴发抑制现象是由创伤、药物作用、低温等引起的脑代谢减低的非特异性活动。

几十年来，人们对麻醉药引起的意识丧失的潜在神经相关性进行了详细研究。尽管所有常用的麻醉药物都有不同的作用部位和作用方式，但它们在麻醉过程中都有一个共同的最终效果：可逆的剂量依赖性镇静和意识丧失（loss of consciousness，LOC）。由于麻醉药物结构的多样性，很明显，造成 LOC 的原因不是任何麻醉药物的单一、特定的细胞或分子效应，而是皮质和皮质下网络的连通性变化[20]。连通性代表着大脑信息的整合[21]。

目前对丙泊酚 LOC 及其神经机制的研究多采用功能磁共振成像（functional magnetic resonance imaging，fMRI）研究功能连通性，脑电图研究定向连通性（directional connectivity，DC）。似乎有越来越多的证据表明，丙泊酚诱导的无意识主要与默认模式网络（default-mode network，DMN）和执行控制网络（executive-control network，ECN）中重要部分的功能连通性的缺失有关[22]，同时保留了一些剩余的功能连通性[22]，这可能是由于固定的解剖连接[22]。同时进行 fMRI 和 EEG 监测也揭示了 FC 和 DC 之间的相关性，这可能反映了反馈信息流的减少[20]。

DMN 和 ECN 都是额顶叶网络的一部分[22]。

丙泊酚诱导的镇静和 LOC 降低了默认模式网络和双侧执行控制网络的丘脑皮质连通性[20, 22]。这些发现与在植物状态患者中观察到的丘脑皮质连通性受损一致[22]。

与此相反，有研究阐述了关于低级感觉皮质连通性的不同结果：在镇静阶段，听觉和视觉网络中的 FC 保持不变[22]，或 FC 增加[20]。然而，这些发现并不一定是相互矛盾的。FC 的减少和增加都可能代表丘脑-皮质或皮质-皮质脱节[20]。在初级感觉网络中，FC 的增加可能是同步增加的结果，是一种“自我雇佣（self-employment）”的表现[20]。

综上所述，高阶额叶过程的功能性自上而下脱节和定向反馈连接的连续中断可能在麻醉诱导的无意识过程中发挥了关键作用[20-21]。有证据表明，丙泊酚诱导 LOC 的神经机制也适用于七氟烷和氯胺酮[20-21]。

尽管如此，目前仍不确定大脑皮质网络间信息处理的变化是丘脑-皮质脱节的原因还是结果。但有证据表明，大脑皮质动力学的主要影响机制是丘脑-皮质脱节[20]。

脑电信号

在手术室中，我们通常在前额进行脑电图监测，因为前额无毛发，可以使用标准的生理盐水凝胶氯化银电极。通常脑电图的波幅为几微伏，其大部分能量在 0.5 ～ 40 Hz 的频率范围内。在清醒的受试者中，在相同的频率范围内至少还有 3 种由生理过程产生的电压信号：心电图（来自横扫颈部的 R 波矢量）、肌电图（electromyogram，EMG）（来自头皮肌肉的电活动）和眼电图（electrooculogram，EOG）（由眼球内的电偶极子运动产生）。此外，人体还会受到附近墙壁和天花板辐射出的 50 Hz 或 60 Hz 电力线载波的影响。最大的伪影是电力线载波，其具有两个便于识别的特征：人体表面的伪影相同，并且是单一的特征频率。脑电图电压是通过放置在头皮上的两个电极之间的电位差来测量的，因此两个电极将具有相同的电力线载波伪影（即，它是一个“共模”信号）。脑电图采集设备使用可连接 3 个电极的差分放大器几乎可以消除共模信号：“+”“−”和基准。

一些生理信号，如肌电图，其特征是它们大部分能量处于与脑电图不同的频率范围内。因此，放大器可以使用带通滤波留下可用的脑电信号，消除肌电信号。一些脑电图仪在带通滤波前会在显示屏上量化并单独报告肌电信号。

常见的伪影包括超出放大器动态范围的信号（由于放大器设置不当或电极在皮肤上移动导致电压过高）。Barlow 提供了脑电信号伪差检测和减少伪差的技术汇编[23]。

对脑电图信号进行量化的动机有三个方面：减轻临床医生分析术中脑电图的工作量，减少脑电图的专业培训水平，最后甚至可能开发出一种将来可用于麻醉或镇静药物自动闭环滴定的参数。从广义上讲，有必要将模拟信号转化为数字信号。

时域分析法

脑电图分析可通过记录其电压随时间的变化来完成。这种方法称为时域分析，可以使用严格的统计计算［即采样波形的均值和方差，或中位数功率频率（median power frequency，MPF）］，也可以使用基于波形形态的一些特别测量方法。有关信号处理统计方法的详细介绍，可参阅标准文献[24-26]。目前在围手术期监测系统中只使用了一类临时时域方法，即暴发抑制定量法。本章接下来将对暴发抑制模式本身进行更精确的讨论。

频域分析法

时域分析的另一种方法是将信号活动作为频率的函数进行分析。频域分析是把用时间函数表示电压大小的波形转化为用频率函数表示幅值大小的频谱。这种转换类似于一个三棱镜的作用，可以将白光转换为彩虹频。每种光的颜色代表一个特定频率的光子，每种颜色的相对亮度表示每个频率能量的幅值。这种转换的数学基础源于 Baron Jean Baptise Joseph Fourier 的研究。他发现任何随时间变化的波形都可以分解成一系列不同频率、波幅和相位的正弦波。Cooley 和 Tukey 发现的“快速傅立叶转换”（fast Fourier transform，FFT）这一数学方法，使频域分析方法实际应用于实时脑电信号处理中[27]。

将时域电压波形函数 $x(t)$ 转换为频率的正弦波函数 $X(f)$ 的过程称为傅立叶转换。功率谱为频谱波幅的平方值，是频域数据通用的表现形式。在实际应用中，往往不考虑相位谱。

另一种简化功率谱分析结果的方法是找到可以描述频谱特征的参数，而不是从以往的文献中推断。第一个参数即能量峰频率（peak power frequency，PPF），描述了一段时间中最高能量处的频率。能量中值频率（median power frequency，MPF）是均分频谱的频率，一半功率高于该频谱，一半低于该频谱。95% 频谱边缘频率（spectral edge frequency 95，SEF95）是指在此频率以下包含 95% 的脑电功率。

在临床监测应用中，脑电傅立叶转换的结果以功率–频率直方图的形式显示。来自连续时期内的频谱阵列数据堆叠在一起（像薄饼一样），随着时间的变化频率的分布也就十分明显。

原始和处理后脑电图

从标准位置的头皮电极采集的连续脑电数据可以检测到不同频率和几微伏波幅的皮质电位。这些尖峰被认为反映了锥体神经元突触后电压电位群被皮质和丘脑激活后产生的活动[28]。电压振荡频率通常分为 γ（26 ～ 80 Hz）、β（13 ～ 25 Hz）、α（9 ～ 12 Hz）、θ（5 ～ 8 Hz）、δ（1 ～ 4 Hz）和慢波（＜ 1 Hz）频段。在任何时间（在有意识和无意识状态下），多种带宽可能影响整个脑电图波形。可进行傅立叶变换将频率分解为单个成分[29]。

术中脑电图监测系统多种多样。双谱指数（bispectral index，BIS）和SedLine监测仪是两种最常用的便携式脑电图仪。“原始”和处理后脑电图数据都被捕获和显示。

正如我们将在下面看到的，在“原始”脑电图和相应的频谱图中，每种麻醉药物都与特定的模式相关联。虽然这些脑电图模式反映了麻醉药物类别之间的神经生理学差异，但它们并不一定能解答麻醉诱导LOC背后的机制。在这种情况下，处理过的脑电图是指采集、整合、分析“原始”脑电图数据，并将其转换为反映麻醉深度的无量纲数字。

目前使用的麻醉深度指数的设计遵循一个共同的原则：为了能够评估每位患者的模拟脑电信号并将其分配为一个数字编号，需要通过收集健康人在麻醉程度增加时的脑电信号和相关行为反应（如LOC、对增加的刺激失去反应或恢复清醒）来建立一个参考数据库[30]。通过数学方法对记录的信息进行分类后，在随后的研究中开发、测试、调整和验证麻醉深度指数[30]。

麻醉期间患者脑电信号的一般处理过程如下：第一步，对收集到的脑电信号进行放大和过滤，以消除噪音和干扰[30]。然后将信号分成预定义的固定时间间隔（时段），并转换成单个数据点[30]。在双频谱指数（bispectral index，BIS）中，每个时段持续2 s[31]。在将连续波形转换为数据点的过程中，不可避免损失保真度[30]。之后，数据会经过额外的滤波[30-31]。某些被无法去除的信号污染的时间点会被丢弃[30-31]。最后，每个监测系统从可用的时段中提取相关的脑电图特征，并定义最终的麻醉深度指数，通常是一个介于0和100之间的无量纲数字[30-31]。以BIS系统为例，40～60的数值反映了与全身麻醉一致的深度[32]，25～50的数值反映了SedLine监护仪的麻醉深度[33]。

肌电图数据可以整合到算法中，也可以单独显示[30]。

每种麻醉深度监测仪的特定完整算法大多是专利性的[30]。遗憾的是，目前还没有一种系统能无条件地对所有患者群体和所有麻醉药物都可靠，因为它们都是基于一种独立于药物和患者特征的概率方法[30]。

麻醉药物对脑电图的影响

下文将对不同麻醉药物对脑电频谱图和脑电波的影响分别进行概述，并在图10.1中进行总结。

丙泊酚和巴比妥酸盐

丙泊酚的作用是通过其突触后结合γ-氨基丁酸（γ-aminobutyric acid，$GABA_A$）受体介导的。

在丙泊酚镇静过程中，可以看到规律的β-γ和慢δ振荡模式[2]。它们的波幅比清醒时更大[2]。在反常性兴奋时也会出现β振荡[2]。丙泊酚诱导的LOC与α节律前化和慢波振荡的出现有关[2, 35]。在全身麻醉状态下，丙泊酚的脑电图特征是α、δ和慢波振荡[2]。α和δ振荡似乎在头前部是相对同步化的[2, 36]，而慢波振荡则不是[2, 36]。相干振荡被认为是大脑皮质和丘脑之间相互作用的体现[2, 36]。相反，不相对同步化的慢波振荡被认为起源于丘脑或皮质的不同区域[36]。α节律前化非常年轻或非常年长的人中并不常见[37-38]。

进一步增加丙泊酚剂量可导致慢波振荡增强并转化为暴发抑制[2]。老年患者在诱导用药后可直接进入暴发抑制，而不会从高频、低波幅逐渐转变为低频、高波幅模式[2]。

最后，如果进一步增加丙泊酚的剂量，暴发抑制期间的抑制期会延长，直到脑电图达到等电

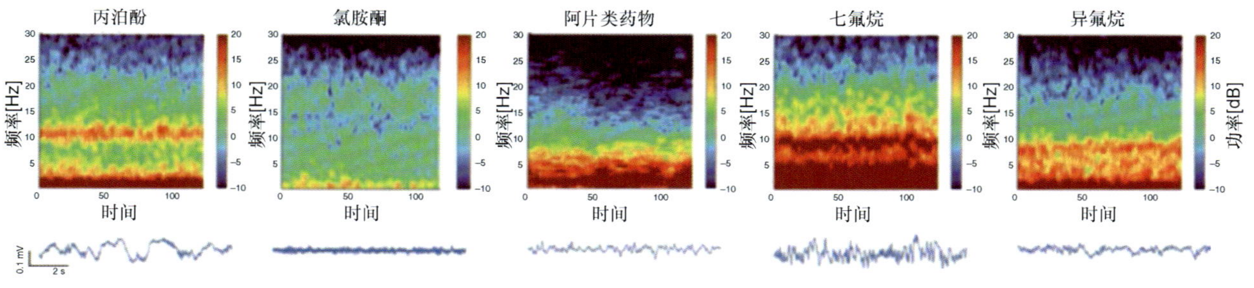

图10.1 丙泊酚、氯胺酮、阿片类药物、七氟烷和异氟烷作用下的脑电图。图中显示了一个特征性额叶脑电信号（下半部分）和其相应的频谱图（上半部分）。衷心感谢Odmara L. Barreto-Chang博士提供氯胺酮的脑电图数据（From Barreto-Chang et al.[34]；with permission）

位状态[2]。

巴比妥酸盐通过 $GABA_A$ 和 α-氨基-3 羟基-5-甲基-4-异唑丙酸（α-amino-3-hydroxy-5-methyl-4-isoxazolepropionic acid，AMPA）受体起作用，其脑电图模式与丙泊酚相似[39-40]：小剂量会引起药物诱导的快速活动，而高剂量会增加脑电图抑制，如果剂量足够高，最终导致暴发抑制和脑电沉默[41-42]。快速活动的出现与临床上明显的兴奋现象相对应，当大量的 δ 活动存在时，会导致无知觉[42]。

有趣的是，虽然美索比妥和其他巴比妥类药物一样是一种有效的抗惊厥药，但它实际上增强了易感患者的发作间期癫痫样活动。因此，它有助于在癫痫手术中定位癫痫发作灶[43-44]。

苯二氮䓬类药物

低剂量的苯二氮䓬类药物，如咪达唑仑或地西泮用作麻醉前用药或麻醉诱导药物时，会引起额叶显著的 β 活动[45]。增加药物剂量，会引起广泛性 θ/δ 活动，但不引起暴发抑制[46]。氟马西尼能迅速恢复苯并二氮䓬类药物引起的脑电活动的变化[46]。术前应用苯二氮䓬类药物，可以简化诱导和维持麻醉期间对脑电的分析，因为额外的麻醉只会引起脑电频率的减慢。

氯胺酮

氯胺酮是一种分离性麻醉药物，通过与脑和脊髓中的 N-甲基-D-天冬氨酸（N-methyl-D-aspartate，NMDA）受体结合而起作用[2，47]。

在低剂量氯胺酮下，脑代谢增加[2]，镇静开始时，会引起高幅节律性的 θ 活动，通常伴有 β/γ 活动的增加[2]。在首次使用氯胺酮约 2 min 后，可观察到 β-γ 振荡出现[2]。在全身麻醉期间，γ 振荡与慢波振荡相对同步化出现，这被描述为“γ 暴发模式”[47-48]。更大剂量的氯胺酮可引起慢 δ 振荡的发生[47]，但氯胺酮不会引起脑电图暴发抑制。

右美托咪定

右美托咪定通过结合 $α_2$ 肾上腺素能受体发挥作用。

在轻度镇静期间，频谱图上的低 β 波和 δ 波范围的功率增加，脑电图上的纺锤波模式与非快速眼动（non-rapid eye movement，NREM）睡眠Ⅱ期中观察到的相似[2，48]。这些纺锤波的频率范围与使用丙泊酚时看到的 α 振荡相似，但波幅较低[2]。随着右美托咪定镇静水平的加深，慢 δ 频段的功率增加，相应脑电图上的慢 δ 振荡波幅增加[2]。随着剂量的增加，纺锤波逐渐消失[2，48]。无纺锤波的慢 δ 振荡模式类似于 NREM 睡眠Ⅲ期[2，48]。右美托咪定不会引起暴发抑制。

阿片类药物

阿片类药物通过与特定的 μ-、κ-和 δ-阿片受体结合发挥作用，并引起棘上、脊髓和外周效应，如镇痛、镇静和呼吸抑制。

阿片类药物对脑电图的影响不同于全身麻醉药物。一般情况下，使用 μ 受体激动剂（吗啡、芬太尼、舒芬太尼、阿芬太尼、瑞芬太尼）时，仅有很短时间或几乎没有兴奋期，反而会导致脑电频率的稳定下降，直至出现稳定的 δ 活动[49-50]。随着剂量的进一步增加，并不会引起脑电的进一步变化。麻醉镇痛药并不会引起脑电的暴发抑制。外周肌强直与皮质的发作活动之间并没有关系[51]，而是麻醉镇痛药作用于脑干一些区域，特别是中缝核的直接效应[52]。给予正常剂量的麻醉镇痛药并不会诱发癫痫发作，但在狗的动物实验中，给予极高剂量（静脉注射 4 mg/kg）的芬太尼[53]和哌替啶的代谢产物去甲哌替啶会引发癫痫。即使在最大剂量下，阿片类药物也不会引起脑电图暴发抑制。

吸入麻醉药

吸入麻醉药在大脑和中枢神经系统中有多个靶点，如 $GABA_A$ 受体、钾和超极化激活的环核苷酸门控（hyperpolarization-activated cyclic nucleotide-gated，HCN）通道以及 NMDA 受体[2]。

使用氟烷[54]、异氟烷[55-56]、七氟烷[57]、地氟烷[12]或氙气[58]进行诱导麻醉时，都会产生枕区 α 节律的消失，转而额区 α 节律优势，以及相对同步化的 α-β 活动。这种波的波形上类似于睡眠纺锤波及快速的 α 节律。

在频谱图中显示为 α-β 频带的活动独立于少量的 δ 活动带之外。一旦麻醉诱导快波出现，其优势频率会随麻醉浓度的变化出现反转，并且在头皮脑电中广泛分布，浓度越高，频率越低[21]。

在最低肺泡浓度（minimal alveolar concentration，MAC）以下时，会出现强烈的 α 和慢 δ 振荡，与使用丙泊酚时的振荡相似[2]。如果增加七氟烷的浓度，则会出现 θ 振荡[2]。这导致在全身麻醉维持期间，从慢波振荡到 α 范围的振荡出现了一种功率大致相同的模式[2]。有人认为七氟烷易导致癫痫样活动[59]，尤其是在儿科患者中[60]，研究表明，过度通气和低浓度 CO_2 尤为可能导致癫痫样活动。

异氟烷和地氟烷显示出与七氟烷类似的模式[2]，但不容易导致癫痫样活动。

在足够高的浓度下，所有吸入麻醉药都能诱发暴发抑制。氟烷由于其严重的心血管副作用，临床实践中不会使用如此高的浓度。

氧化亚氮

氧化亚氮具有多种脊髓上和脊髓靶点：其麻醉作用是通过对一种亚型 NMDA 受体的非竞争性抑制产生的。镇痛效果则是通过激活阿片能神经元和释放内源性阿片类物质产生的[61]。

如今，阿片类药物很少单独使用，而是作为麻醉辅助药物使用。

当单独给予氧化亚氮，在亚麻醉浓度（70%）下，会引起额叶优势的快节律活动，以 α 和 γ 振荡为主[2, 62]，慢波和 δ 振荡波段的功率下降[2]。这种快节律活动可能在氧化亚氮暴露后持续长达 50 min[62]。

当与其他吸入麻醉药合用时，在狗[63]和兔子[64]中，氧化亚氮通常会增加麻醉诱导的快波活动的幅度和频率。

Avramov 等认为，当氧化亚氮复合氟烷以恒定浓度吸入时，在约 1 h 内，脑电以一种模式发生一系列改变，则提示对氧化亚氮的逐渐耐受[65]。但在从氟烷、丙泊酚或乙醚过渡到高浓度氧化亚氮麻醉（> 70%）的情况下，可以观察到缓慢的 δ 振荡[2]。这些慢 δ 振荡似乎是短暂的[2]，当它们消失时，之前描述的 β - γ 振荡又会重新出现[2]。

与丙泊酚或右美托咪定深度镇静时常见的慢 δ 振荡相比，氧化亚氮相关的慢 δ 振荡有所不同：10 Hz 以上的所有频率的频谱功率都明显减弱[2]。氧化亚氮不会产生暴发抑制。

肌松药

一般认为，琥珀胆碱并不作用于中枢神经系统，但静脉泵注时，会引起脑电活动和脑血流量的增加，持续时间远远长于 5 min，可能是来自于肌肉束颤的伪差[66]。Lanier 等推测这可能是由束颤肌肉的梭内肌神经传入的增加所致[66]。

神经肌肉阻滞对脑电本身的影响较小，但可能会对基于脑电图的指标产生重大影响。多项研究表明，无论使用去极化或非去极化肌松药，都会导致 BIS 下降[67]。肌肉活动恢复后，无论是自发恢复还是使用舒更葡糖或新斯的明，BIS 都会恢复到之前的值[67]。这些发现可能支持肌电图对 BIS 值有相关影响的假设[67]。在一项志愿者研究中，BIS 值显示了清醒镇静状态下的充分麻醉水平[68]。这表明，在使用基于脑电图的“麻醉深度”指数时，评估原始输入脑电图信号至关重要。

原始脑电图及处理后脑电图的临床应用

研究处理后脑电图的主要目的是为了预防术中知晓。对比试验并未证明处理后脑电图监测与呼气末麻醉浓度（end-tidal anesthetic concentration，ETAC）监测方案相比降低了术中知晓的风险[69-70]，但与常规护理和监测相比，处理后脑电图监测确实可降低术中知晓的发生率[70-72]。此外，在无法进行 ETAC 监测的全凭静脉麻醉（total intravenous anesthesia，TIVA）期间，此类监测更有价值[72-73]。此外，术中知晓风险高的患者可能会从脑电图监测中获益更多[72]。除简单的 ETAC 监测外，处理过的脑电图可能无法有效减少术中知晓，有以下几点原因。例如，在这些研究中，麻醉医生使用处理后脑电图数值而不是原始脑电图数据来衡量麻醉深度。因此，麻醉深度的评估来自处理算法，而非直接的神经生理学评估。这种方法可能存在问题，因为数值没有考虑到各种麻醉药物的不同神经生理学特性以及与年龄相关的脑电图改变。

特别对于老年患者和已知患有认知功能障碍的患者，脑电图会发生改变，处理后的数值也可能不准确[37, 74]。与年轻人相比，70 岁以上的患者所有频段的功率都会下降，脑电图波幅也会降低 2 ～ 3 倍[37]。丙泊酚和七氟烷均可导致这些变化，这可能与衰老过程中的解剖和物理变化有关，如脑容量减少、皮质变薄、锥体神经元树突棘数量减少等[37]。其他调查也显示，与注意力和意识相关的网络和频段的连接性下降[75]。然而，最近的一项研究并未显示老年患者的脑电图数值有升高或降低的一致趋势，而是取决于所使用的麻醉监测系统[74]。

临床工作中不仅要考虑处理后脑电数值，还要考虑原始脑电图，因为存在时间延迟性：处理后脑电数值并不代表当前的意识状态，而是代表大脑过去的状态[72]。延迟的确切持续时间是不确定的，可随监测系统和相应的指数值而变化[76]。

临床使用脑电图监测的另一个原因是，人们认为，通过优化麻醉给药从而减少麻醉暴露可降低术后谵妄（postoperative delirium，POD）风险。然而，到目前为止，还没有一致的证据表明 EEG 指导麻醉可直接降低 POD 风险[77]，但暴发抑制的出现与 POD 的发生相关[77]。特别是，暴发抑制的持续时间是 POD 的独立危险因素[77-79]，并且与 6 个月内较高的死亡率相关[80]。暴发抑制本身是一种非特异性的电爆发与电沉默穿插的模式（图 10.2）。它可能代表深度麻醉，但也可见于脑外伤、缺氧和脑代谢供应减少的患者，如低血压患者。因此，脑电图可用于检测意外的暴发抑制，适当调整麻醉深度，避免麻醉药物过量，减少其潜在的心血管、呼吸和免疫抑制副作用[72]。在一项回顾性分析中，低 BIS 值、低血压和低最小肺泡浓度（被称为“三低”状态[66]）的组合与死亡率相关，其死亡率是术中未出现“三低”状态的患者的 4 倍[81]。遗憾的是，在一项前瞻性研究中，这一点既无法验证，也无法复现[82]。

另一方面，在某些情况下，需要调控麻醉深度以实现暴发抑制，如在脑动脉瘤夹闭术中，暴发抑制可通过减少脑代谢来降低缺血性损伤的风险[83]。在巴比妥酸盐镇静期间，暴发抑制也可作为替代终点。暴发抑制比（burst suppression ratio，BSR）是一个时域脑电图参数，用于量化这种模式[84-85]。遗憾的是，暴发抑制并没有公认的定义。不同的监视器可能使用不同的算法。在大多设备中，抑制被认为是脑电图电压不超过约 ±5.0 μV 并持续 0.5 s 以上的时间段。测量处于抑制状态的总时间，并将 BSR 报告为 EEG 被抑制的时间长度的分数。

最后，原始连续脑电图（raw continuous EEG，cEEG）和定量脑电图（quantitative EEG，qEEG）监测可能有助于高危因素下的脑缺血的监测。一旦脑血流量（cerebral blood flow，CBF）下降到特定的缺血阈值以下，皮质电压振荡的频率就会开始下降[86-87]。神经元需要大量氧气和葡萄糖来维持细胞膜上的电化学梯度，而缺血损伤会导致神经元电压振荡减慢[88]。频率减慢通过特定的脑电图模式反映出来。例如，在颈动脉内膜剥脱术中（carotid endarterectomy，CEA）中出现了不对称的振荡减慢，特别是不规则的 δ 波[86, 89]。同样在颈动脉内膜剥脱术期间，qEEG 的边缘频谱频率和相对 δ 波段功率有助于客观识别颈动脉钳夹期间的缺血[90]。在某些病理情况下，术后 cEEG 和 qEEG 均可成功预测脑缺血。例如，cEEG 和 qEEG 的某些特征可预测蛛网膜下腔出血后血管痉挛引起的脑缺血。就 cEEG 而言，病理性 δ 波模式[91]和高频脑电频段衰减——尤其是不存在 δ 波的情况下——有助于诊断急性脑缺血[92]。qEEG 中总功率降低[93]和相对 α 频率变异性降低[94]已被证明可预测血管痉挛导致的脑缺血。这些脑电图定量指标很有价值，因为它们更容易解释，而且不需要持续的脑电图监测和评估原始脑电图的专业知识。

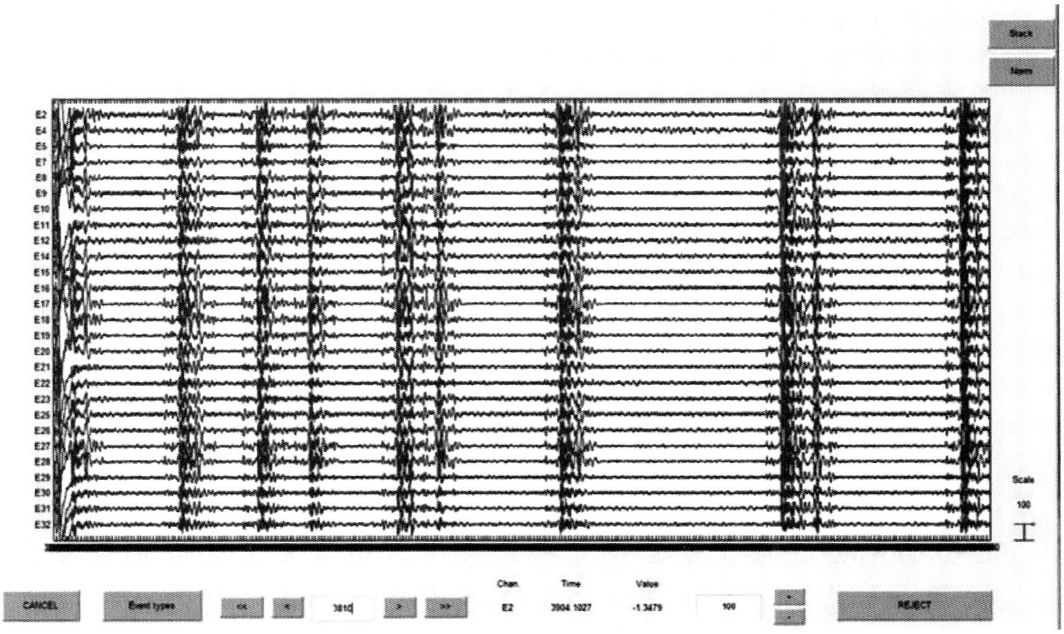

图 10.2 连续脑电图数据显示的暴发抑制

脑电图监测的未来发展方向

尽管自 1937 年首次提出可将脑电图用作术中监测方式以来，该技术已经取得了重大进展[95]，但使用其评估麻醉深度的潜力迄今仍尚未穷尽。

首先需要注意的是，最常用的麻醉深度指标——血流动力学和 MAC——都是非特异性的，可能反映的是副作用，而不是对麻醉的主要目标器官——大脑的特异性影响。就血流动力学而言，高血压与麻醉深度不足之间没有一致的关系，或许更重要的是，低血压与麻醉深度过深之间也没有一致的关系。血压和心率的决定因素很多（如血容量不足），与麻醉药物剂量或神经活动无关。已有许多在没有明显血流动力学变化的情况下出现术中知晓的病例报道[96]证明了这一点。就 MAC 而言，自 20 世纪 90 年代以来，我们已经知道 MAC 的功能终点（即对有害刺激的运动）主要通过麻醉药物对脊髓的影响而受到抑制[97-99]。因此，MAC 与麻醉药物对大脑的影响并无内在联系，也可能不是为患者达到理想麻醉水平的合适替代参数。

因此，我们应该更准确地了解意识的神经相关性和特定状态特征。尝试将潜在的麻醉脑电图机制与脑电图特征联系起来，以此确定药物的特异性改变。或许还可以发现一些模式有助于区分药物或血压等生理学因素导致的麻醉过深。随后，临床医生可以更个性化地决定患者在相应的麻醉状态下适合采取哪种干预措施[72]。

然而，以上所述都需要查看脑电图波形并且进行分析，因为数值可能并不代表当前的意识状态[72]，且数值容易出错，有时间延迟性[76]。此外，脑电监测还可辅以脑电频谱图监测。

利用脑电图特征[100]和算法[101]开发用于维持全身麻醉的闭环系统也日益受到关注，此类系统旨在计算每位患者的最佳麻醉药物使用情况。截至目前，此类系统在临床效果方面的明显优势尚未得到证实[101]。

结论

虽然目前没有明确证据表明处理后脑电图监测仪的使用可降低术中知晓或术后谵妄的发生率，但它们可以在镇静和全身麻醉期间在不同情况下以不同的方式为麻醉医生提供支持。

根据目前的指南，接受全凭静脉麻醉和肌松药的患者以及无法进行 ETAC 监测的患者应考虑使用脑电图监测仪[72]。此外，术中知晓风险较高的患者也可能从脑电图监测中获益[72]。并且，脑电图可用于监测和减少与术后谵妄相关的暴发抑制发作[72]。

脑电图监测更大面积的头皮区域也有可能发现脑缺血，并有助于预防围手术期卒中。在特殊情况下，脑电图监测有助于评估爆发抑制，如在动脉瘤夹闭术或巴比妥酸盐镇静治疗期间。

在脑电图监测时，临床医生不仅应关注处理后脑电图指数，还应熟悉脑电图波形，甚至脑电频谱图[72]。与其他监护装置类似，全面理解其使用潜力和局限性（如伪像）十分重要。因此，基于脑电图的监测首次为观察麻醉的主要目标器官——大脑——提供了一个窗口。作为对标准监测参数的补充，脑电图监测有助于全面了解麻醉患者的情况。

致谢

我们衷心地感谢 Ira J. Rampil、Phillip E. Vlisides 和 George A. Mashour 为我们提供的前几章内容，以及他们为修订版做出的巨大贡献。

参考文献

请扫描目录后二维码，获取参考文献资源。

中枢神经系统近红外光谱监测：技术和临床应用

11

Shirley Susana Cruz Beltran, Zasha Vazquez-Colon, Torrey D. Baines 和 Kevin J. Sullivan 著

梁发 译 菅敏钰 校

学习要点

- 局部脑氧饱和度（regional cerebral oxygen saturation, $rScO_2$）是一种反映大脑皮质内氧供应与需求的测量参数。$rScO_2$ 分别由比例较大的脑静脉血氧饱和度和比例较小的动脉血氧饱和度构成。在某些临床情况下，$rScO_2$ 降低意味着需要增加脑血流灌注和（或）改善脑保护措施。
- $rScO_2$ 数值既不统一，也未标准化，且因患者、疾病状态、手术 / 麻醉情况、生理状态和设备规格的不同而不同。
- 目前已上市的脑氧饱和度监护仪测定的 $rScO_2$ 是半定量测量而不是精确测量，因此床旁监测时需注意患者基线 $rScO_2$ 数值、变化趋势以及对干预措施的反应。
- $rScO_2$ 监测的潜在优点包括：
  - 检测脑组织的受损氧供需平衡；
  - 反映干预措施的效果。
- 通过 $rScO_2$ 测量可以反映治疗干预的效果，进一步了解脑氧供需失衡的生理紊乱的原因。当 $rScO_2$ 测量值下降时，应对以下方面进行评估：
  - 全身氧供
    - 心排血量（cardiac output，CO）
    - 动脉血氧含量（arterial oxygen content，CaO_2）
      - 血红蛋白浓度
      - 动脉血氧饱和度（arterial oxygen saturation，SaO_2）
      - 动脉血氧分压（partial pressure of arterial oxygen，PaO_2）
    - 脑氧耗（the determinants of cerebral oxygen consumption，$CMRO_2$）的决定因素
      - 癫痫发作麻醉深度
      - 体温
  - 全身的酸碱平衡状态和二氧化碳分压（systemic acid-base balance and partial pressure of carbon dioxide，$PaCO_2$）
  - 平均动脉压（adequacy of mean arterial pressure，MAP）的水平和脑血流自动调节能力的完整性
  - 脑循环障碍（流入与引流）
    - 流入道梗阻（头位、脑血管疾病和心肺转流管位置异常）
    - 颅内压（increased intracranial pressure，ICP）升高
    - 脑自动调节和血管舒缩反应性的完整性
    - 脑静脉回流受阻
- 局部脑氧饱和度监测的临床应用场景，包括：
  - 新生儿学科
  - 血管外科
  - 心脏外科
  - 神经重症监护治疗
  - 小儿麻醉与成人麻醉

近红外光谱应用简介

应用经颅或脊髓周围近红外光谱（near infrared spectroscopy，NIRS）技术可以连续无创性地评估神经元的氧合变化。1977 年，Jöbsis 首次描述了近红外线具有穿透生物组织的能力，并认识到其临床监测潜力[1]。事实上，NIRS 的临床应用是基于近

红外光穿透骨骼和生物组织的能力，并被组织中可测量的发色团（吸光物质）吸收，最明显的是血红蛋白[2]。

NIRS 测定组织氧饱和度的基本原理可通过改良 Lambert-Beer 定律进行解释：透射光和接收光强度的差值与生物组织中吸光物质浓度和传播路径距离相关。人体组织含有几种吸收不同波长的近红外光的发色团，包括黑色素、胆红素、细胞色素 C 氧化酶（cytochrome C oxidase，CCO）、水和血红蛋白。氧合血红蛋白和脱氧血红蛋白在近红外光谱范围内具有不同且独立的吸收波长，它们的光吸收曲线在 810 nm 处相遇，此波段是测量总血红蛋白浓度的等波长区域。组织氧饱和度是通过两波段或多波段近红外光谱测量的氧合血红蛋白和总血红蛋白的比值。已上市的局部脑氧饱和度监护仪的近红外光谱波段为 690 ～ 870 nm，能够优化血红蛋白的测量[3]。

应用 Lambert-Beer 定律测量组织氧饱和度的前提是获取光程距离，即透射光在取样容积中的路径长度。光程距离不能精确测量：其原因是生物组织厚度的变化及光在生物组织（颅外组织、脑膜、脑脊液和皮质）上的散射导致。尽管以上因素限制了应用 Lambert-Beer 定律测量组织氧饱和度的精确性，但脑氧水平依赖的功能磁共振成像（BOLD-fMRI）与 NIRS 测量的去脱氧血红蛋白浓度之间已经显示出了紧密的一致性[4]。目前，NIRS 测量的组织氧饱和度为半定量计算，不是精确测量[5-6]。因此，应用 $rScO_2$ 的变化趋势和 $\Delta rScO_2$ 的变化，而非绝对值指导临床工作。

测量氧合血红蛋白的相对浓度，不需要进行光程的测量和计算[2]。脉搏血氧饱和度监护仪仅能无创测量动脉血氧饱和度，而 $rScO_2$ 则结合了静脉血和动脉血饱和度的测量，此数值受脑内动脉和静脉比例的影响。

在 $rScO_2$ 的测量中，假定脑内静脉血比例为 70% ～ 85%，动脉血比例为 15% ～ 30%[5]，并按此动静脉容积比例，使用颈静脉球饱和度（jugular venous bulb saturations，$SjvO_2$）和动脉氧饱和度（arterial oxygen saturation，SaO_2）对 $rScO_2$ 的测量值进行验证[7]。临床应用中，需注意到：基于改良 Lambert-Beer 定律的连续波段的 $rScO_2$ 的测量值是在假定颅内动静脉容积比例不变的条件下获得，然而，由于全身血流动力学、脑血流自动调节、麻醉药物、低氧血症、二氧化碳分压、生理和病理性改变等因素不可避免地改变颅内动静脉容积比例。尽管存在上述不可避免的因素，$rScO_2$ 监测已经广泛应用于临床麻醉及重症治疗的实践中。

在本章中，我们将从以下几个方面进行回顾：① $rScO_2$ 监测的临床应用；②技术内涵；③ $rScO_2$ 监测的局限性；④影响 $rScO_2$ 监测的生理改变；⑤支持 $rScO_2$ 监测在临床麻醉和重症治疗中应用的证据；⑥ $rScO_2$ 监测技术的进步将指导和影响未来麻醉学和重症医学研究和临床应用。

仪器设备

在美国，有 7 种 $rScO_2$ 监护仪经 FDA 批准上市，包括：美敦力公司的 INVOS 5100C 和 7100 两种型号、爱德华公司的 ForeSight 系列、Nonin Medical 公司的 Equanox 3 和 4-wavelength models 两型、Massimo 公司的 O3 Regional Oximetry 及日本的 NIRO 200 NX model。以上 $rScO_2$ 监护仪在以下几个方面存在差异：波段选择、透射光光源及接收光探测器的排列、Lambert-Beer 定律的数学算法、软件的专有算法及颅内动静脉容积比例设定。然而，总体而言，已经上市的几种 $rScO_2$ 监护仪采用相似的技术，且也存在相似的技术缺陷，总结见图 11.1[8]。脑氧饱和度测定的方法是将含有近红外光（至少含有两种波段）和一个或多个传感器的胶布贴在前额的头皮上。二极管发射的光依次通过皮肤、脂肪、肌肉、骨、脑膜、脑脊液和大脑皮质。

光子的吸收和散射发生在每个组织层内和每个组织界面上。大多数发射的光被认为是遵循椭圆路径，其穿透深度与光源和光源探测器之间的距离成正比，其比例为 33% 的[3]。例如，发光二极管光源距离接收光探测器的距离为 3 cm 和 4.5 cm，则其测定的数据来源于距皮肤 1 cm 和 1.5 cm 处的组织，此深度称为“空间分辨率”。$rScO_2$ 测定值需通过计算，去除颅外组织的影响，确保 65% ～ 85% 数据来源于颅内血液用于计算 $rScO_2$ 测定值[3, 9-11]。

经颅近红外光谱技术

局部脑氧饱和度测量

已经应用于临床的近红外光谱技术可分为三种模式。连续波近红外光谱（continuous wave NIRS，CW-NIRS）技术是最早应用于临床的模式，且是

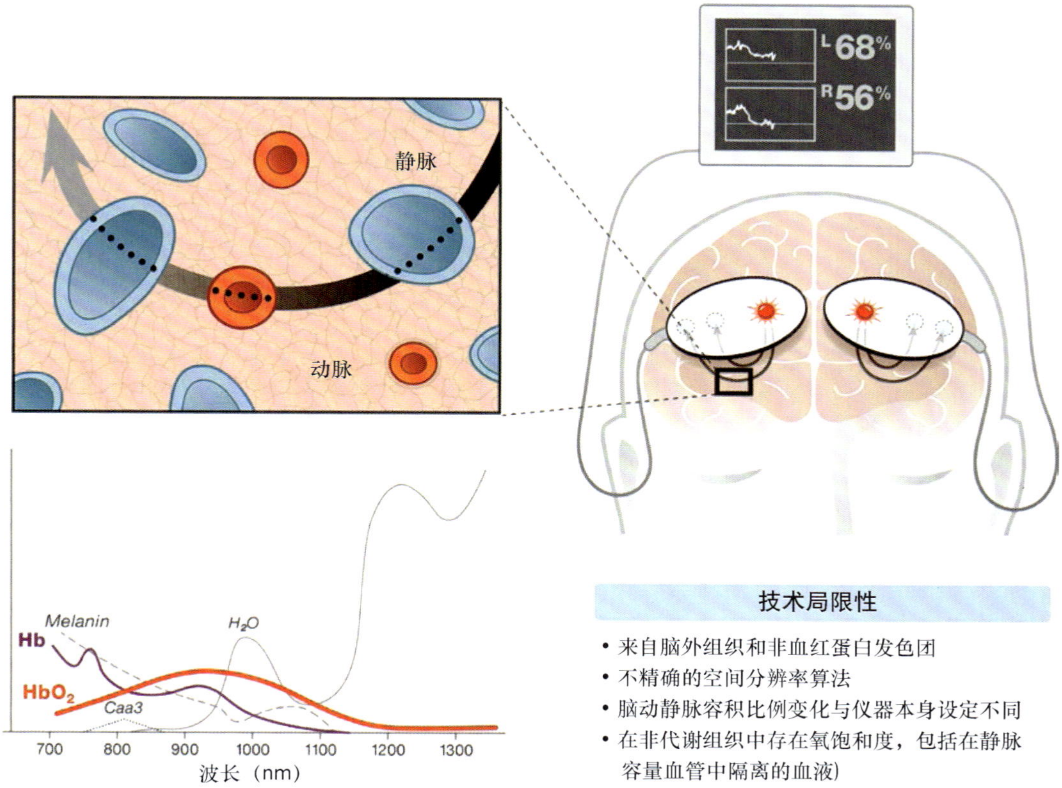

图 11.1 脑氧饱和度监测示意图。如图所示，将透射光光源和接收光探测器黏附在患者的前额部。贴片（透射光光源和接收光探测器）通过电缆线连接脑氧饱和度监护仪，分别监测右侧和左侧额浅叶皮质的 $rScO_2$。计算机建模显示：透射光光源到接收光探测器的光程路径为椭圆形，此图显示脑内微循环中，静脉和动脉的比例为 70∶30。每个贴片中有一个透射光光源和两个接收光探测器，且位置不同，以提供仪器的空间分辨率。示意图中 y 轴表示假定不同物质对近红外线吸收峰的波长。氧合血红蛋白和脱氧血红蛋白以粗红线和细紫线进行表示。已上市的脑氧监护仪关注的是那些低于水吸收峰值但仍在黑素吸收光范围内的波长。氧合血红蛋白和脱氧血红蛋白在 810 nm 的等吸收波长，该波长处的近红外光可用于测量总血红蛋白及相对脑氧饱和度，以及用于估计脑血容量以监测脑血管反应性。本文中将给出一个表格，进一步总结脑氧饱和度测定法的某些局限性（Reprinted from Hogue et al.[8]；with permission.）

目前临床医学中应用最多的一种模式，CW-NIRS 包含连续光的离散波长，不能区分光散射和光吸收。因此，无法测量单个发色细胞（氧合血红蛋白 -HbO_2 和脱氧血红蛋白 -HHb）的绝对浓度。HbO_2 与总血红蛋白的比值表示为 $rScO_2$，并不受血红蛋白基线值的限制来反映脑氧饱和度的变化。CW-NIRS 脑氧饱和度监护仪综合应用多距离传感器和空间分辨率算法进行血红蛋白浓度测定，以确定绝对组织氧饱和度。频域 NIRS（frequency domain NIRS，FD-NIRS）模式，对透射光光源的频率进行调节，并测量光的衰减和光的频率相移。相移观测值近似于组织中的光散射量，并能区分散射与组织吸收，从而能够测量绝对色素浓度。时域 NIRS（time domain NIRS，TD-NIRS）模式是最复杂的技术，它使用超短的光脉冲来测量光子通过组织的光程时间。这种模式还允许通过区分散射和吸收来测量色光团的绝对浓度。TD-NIRS 具有优异的深度穿透能力，但成本高且复杂[12]。

CW-NIRS 设备通过测量 HbO_2 和 HHb，计算血红蛋白总量（$THb = HbO_2 + HHb$）和血红蛋白差（$HbD = HbO_2 - HHb$）。THb 代表脑血容量，HbD 反映脑氧饱和度。此外，HbD 已被证明是脑血流量（cerebral blood flow，CBF）的合理指标[13-14]。上市的脑氧饱和度监护仪能够测定绝对组织氧饱和度，不同制造商有不同的表述方式，包括组织饱和度（tissue saturation，StO_2）、组织氧合指数（tissue oxygenation index，TOI）、局部氧饱和度（regional oxygen saturation，rSO_2）、局部脑氧饱和度（regional cerebral oxygen saturation，$rScO_2$&$CrSO_2$）和脑组织氧饱和度（cerebral tissue oxygen saturation，$SctO_2$）。通过厂家特定的算法，绝对组织氧饱和度为取样容积内 HbO_2 与 THb 的比值，测量值通过设定取样容积中动脉 / 静脉的容积比值加权所得。动脉血与静脉血在组织中的比例不能进行精确测定，它会随着疾病和生理变化而变化，因此由制造商使用他们的专有算法进行经验性假定。

局部脑氧监护仪的监测贴片由透射光光源（近红外线发射源）、接收光探测器（接收皮下组织的反射光）组成。贴片通常放置在仰卧位患者前额无毛的皮肤上。无毛发的前额是首选，因为它没有头发和毛囊，这两者可能会对脑氧饱和度的测量产生不利影响，并且便于放置在仰卧位的患者中。贴片的黏性边缘和厚度，可以隔绝环境中红外线对测量的干扰。贴片中含有导电材料，临床使用时，宜远离超声探头或电生理监测探针，以防止信号干扰。

在粘贴贴片时需要注意以下细节：避免将贴片直接放置在矢状窦上方，这可能导致取样容积中含有大量的静脉血。同样应考虑避免鼻窦炎、潜在的颅骨缺损、头皮水肿、颅内出血（即血肿）和缺血性脑损伤等部位，因为这些解剖因素会改变 $rScO_2$ 测量结果；针对婴儿、儿童或成人应选择大小合适的贴片。透射光光源和接收光探测器之间的间距与特定的穿透深度有关，以保证空间分辨率。儿童型贴片不应用于监测成人患者，同理，成人型贴片也不应用于监测儿童患者。

临床医师对手术患者和重症治疗患者的脑氧饱和度数据进行解释时，需了解脑氧监护设备的响应速度和数据输出的呈现方式。$rScO_2$ 是一个具有时间属性的指标，因此了解 $rScO_2$ 测定值是实时数据还是一段时间内的平均值非常具有临床意义。当脑灌注的生理状态急剧恶化时（如过度通气、心肺转流减少、心脏外科医生压迫跳动的心脏时），瞬时测定值有助于临床医师关注病情的急性变化。应用一段时间内的平均值，并以患者基线数据为参考，能够使临床医师更充分了解患者当前的脑氧状态。不管设备的制造商和数据计算模式如何，临床医师都有必要熟悉脑氧监测设备的数据显示的方式和意义。

安全因素

在临床麻醉及重症治疗中，脑氧饱和度监测具有安全和无创的特点。近红外线光谱脑氧监测设备应用低强度光源，与脉搏血氧饱和度监测仪应用的光源类似，不存在安全隐患[15]。临床应用过程中，需要注意粘贴含有光源电极贴片时，防止皮肤压伤或直接的机械刺激，尤其在婴幼儿、心排血量降低及皮肤血流较差的患者中，应更加注意压伤或机械损伤的风险。病例报告显示：重复应用脑氧监测贴片可能存在皮肤烧伤的风险[16-17]。因此，建议临床应用时，应遵循使用说明并经常评估贴片下皮肤状态。

脑氧饱和度监测的局限性

当前，NIRS 脑氧饱和度监测存在三个方面的局限性：①环境因素；②患者因素；③技术局限性。

环境因素

周围环境光污染能够严重影响 NIRS 脑氧饱和度测定的准确性，术中电灼对其影响相对较小。光污染的来源包括：术中婴幼儿加热灯、手术室内的红外线光源、放置在鼻梁或鼻翼上的血氧仪发出的光（此光可通过鼻窦导致光污染）等。此外，$rScO_2$ 测定还会受到待测量取样组织容积中光污染的影响：光污染源通过汗液、体液、头发或其他导光介质到达所测量的取样组织。保持贴片电极下皮肤干燥，并用不透光物品覆盖贴片是一种有效防止光污染的方法。其他可改变脑氧饱和度测定准确性的环境因素包括使用可注射血管染料，如亚甲基蓝和靛胭脂红，它们会吸收光子并降低信号强度，而吲哚菁绿则会人为地增加 $rScO_2$ 值[18-20]。

患者因素

取样组织或血管间隙中生化物质异常、颅骨及大脑结构异常可影响 NIRS 脑氧饱和度测定的准确性。内源性色素，尤其是胆红素和胆绿素［在严重溶血和（或）肝功能障碍时，积累到一定程度时］会影响 $rScO_2$ 的测定。即使是两光波长的 NIRS 脑氧监测设备也不能区分生理性血红蛋白（含氧血红蛋白和脱氧血红蛋白）和病理性血红蛋白，并可能产生虚假的结果。病理性血红蛋白（即碳氧血红蛋白和高铁血红蛋白）可以通过动脉或静脉血样，应用共氧分析来检测。取样组织容积中解剖结构异常也能导致 $rScO_2$ 测定结果的不确定性。头皮血肿、脑硬膜外血肿和（或）脑内血肿，导致局部血流停滞，以上因素可导致 $rScO_2$ 测定不准；当颅骨缺损、金属板及皮质脑梗死存在时，也能降低 $rScO_2$ 测定结果的精确性；贴片电极放置在矢状窦或额窦时，也会改变 $rScO_2$ 测定的结果。总之，在选择最佳监测位置时，需要考虑脑皮质组织损伤、病理性出血、颅骨解剖结构异常、副额窦及颅内静脉解剖等因素。

技术局限性

脑氧饱和度监测设备的局限性和缺点由以下因素导致：①设备内硬件的差异；②设备之间软件隐

含的数学建模差异；③ NIRS 血氧设备采样能力固有的物理限制。

如上所述，脑氧饱和度监测设备制造商已经在设备硬件方面进行了改进：早期的脑氧饱和度监测设备所采用的 NIRS 模型仅包含了两波段的近红外线和单个接收光探测器；后续的产品经过改进和发展，其透射光光源包含了多种波长的近红外线，这确保了仪器监测的准确性以及量化除氧合血红蛋白和脱氧血红蛋白外的发色团的能力。下文将讨论宽频 NIRS（broadband NIRS，B-NIRS）模型：其整合了多频波长近红外光，以优化线粒体电子传递链内的氧化和还原细胞色素 C 氧化酶（cytochrome C oxidase，CCO）的定量。与此相似，制造商已经结合了在透射光光源和接收光探测器之间具有可变间距的多个光检测器，以有利于改善空间分辨率（如上所述）。

颅内动静脉血的假设比例以及制造商基于改良 Lambert-Beer 定律专有的数学算法将对监测数据的解释和应用产生影响。

必须承认的一个现实是：目前还没有无创性技术用以验证基于 NIRS 的脑氧饱和度监测的准确性。高分辨率 MRI SvO_2 标测法是一种最接近于无创的验证技术，其能够使脑氧饱和度在皮质中不均一化分布可视化[21]。然而，FDA 批准应用区域的或参考的（假定的）血氧饱和度来验证 NIRS 脑氧饱和度监测设备的准确性。因为脑氧饱和度测定包含脑静脉血和动脉血两种成分，因此参考或区域血氧饱和度设定为静脉血平均贡献度为 70% ～ 75%，动脉血为 25% ～ 30%，参考氧饱和度公式如下（11.1）：

$$\text{参考血氧饱和度} = (0.7 \times SjbO_2) + (0.3 \times SaO_2) \quad (11.1)$$

然而，此公式存在两种错误假设：第一，生理状态下，脑动静脉比例不是恒定不变的；第二，应该用高分辨率 MRI SvO_2 标测法测定的局部脑氧饱和度表示全脑 $SjvO_2$。目前，这两种错误普遍存在于脑氧饱和度监测设备中。

基于 Lambert-Beer 定律，不同设备厂商间专有数学算法的差异。Lambert-Beer 定律如下：

$$A = \log\log \frac{I_o}{I} = \varepsilon * c * d \quad (11.2)$$

其中，A 是光衰减，I_o 为入射光，I 为出射光，ε 为溶液中发色团的消光系数，c 为溶液中发色团的浓度，d 表示光通过溶液的路径。Lambert-Beer 定律在生物组织中应用时，必须进行修正，因为生物组织会引起光的散射，这将导致可变的光程长度、光损耗以及水和黑色素的背景吸收。其公式如下：

$$A = \log\log \frac{I_o}{I} = [\varepsilon * c * d * DPF] + G + F + N \quad (11.3)$$

其中 A 为光衰减，I_o 为入射光，I 为出射光，ε 表示溶液中发色团的消光系数，c 为溶液中发色团的浓度，d 表示光通过溶液的路径，DPF 调整差分路径长度，G 调整散射光损失，F 调整背景吸收，N 调整仪器误差。设备制造商以专有的方式调整这些校正因子，这导致不同厂商间设备测量结果的可变性。例如，在一项对新生儿脑氧饱和度的研究中发现，INVOS 装置在低饱和度时测量值较低，在高饱和度时测量值高于 Fore-Sight 装置[22]。同样，在另一项比较 INVOS 与 NIRO 300 装置在麻醉下儿童中应用的研究显示，与 INVOS 相比，NIRO 300 装置的血氧饱和度测量值较低，这导致缺乏广泛的一致性[23]。脑氧饱和度监测设备所采用的不同模型对应用不同脑氧饱和度监测设备进行研究所获得的研究数据的通用性有明显的影响。

脑氧饱和度测定的最后一个局限性与透射光在监测区域所能达到的深度有关。当将监测贴片贴于无毛的前额时，其测定的区域是额叶的一小部分，也可能是顶叶的一部分。当监测区域位于前额部时，其反映的是由大脑中动脉和大脑前动脉供血区域（包括分水岭区）的脑氧饱和度，因此，其无法反映额叶和顶叶皮质的深层结构及后循环（基底动脉、大脑后动脉）供血区域的氧代谢情况。目前，脑氧饱和度监测并不能反映脑灌注情况：其不能反映严重缺血性或出血性脑卒中区域的血流灌注情况。由于无法降低透射光在传播过程中的衰减，导致光源与接收器之间的距离无法增加，进而引起探测深度无法进一步增加。

在脑灌注监测的技术中，并非只有局部脑氧饱和度监测技术存在缺陷，读者将在本书的其他章节了解到颈静脉球氧饱和度（jugular venous bulb saturation，$SjvO_2$）监测和脑组织氧分压（brain tissue partial pressure of oxygen，$PbtO_2$）监测技术的内容。$SjvO_2$ 监测技术测量来自大脑半球的静脉血氧饱和度，不含动脉血。静脉窦对双侧半球静脉引流的不对称性（可能存在对侧半球静脉的血液流入）将导致 $SjvO_2$ 测量的不准确，除此之外，如果监测导管尖端位置下移，可能引入同侧面静脉血流，可能导致 $SjvO_2$ 的测量数值增加。

有创性操作是 $PbtO_2$ 监测的一种弊端，其通过侵入性探针测量局限性区域的脑氧代谢情况。因此，其只能反映局部脑氧代谢情况的局限性与 $rScO_2$ 监测相似：不能反映远隔区域的血流灌注信息，且 $PbtO_2$ 监测数值还会受到侵入性探针引起周围脑组织坏死、缺血和（或）充血的影响。由此可见，除非侵入性探针插入的是正常脑组织，否则其不能反映整体脑血流灌注情况。

当前，尚无一种有创或无创的监测手段能够给临床医生提供准确脑灌注的整体评估的信息。维持脑功能正常的先决条件是充足的脑血流灌注，但即使有充足的脑血流灌注，并不能保证正常的脑功能。尽管设定了 $rScO_2$ 的正常值，但这个数值仅反映其监测区域的脑氧饱和度，并不能反映全脑或远隔区域的脑氧代谢情况。脑氧饱和度监测技术应用分光光度计原理，应用特定波段的光子进行测量，其可以在尸体、脑梗死患者、脑死亡患者，甚至含有足够发色团浓度的蔬菜和水果上测定正常值范围内的 $rScO_2$ [24-27]。$rScO_2$ 变化趋势比绝对值具有临床意义，临床医生可以根据趋势变化判断患者的脑氧耗及病情发展。

NIRS 监测的基本原理

鉴于上述的局限性，我们必须问，监测脑氧供需是否充分的临床原因有哪些？ $rScO_2$ 监测是基于具有共同原则的各种临床适应证进行的。$rScO_2$ 的趋势反映监测区域的脑氧供需是否充分，但需注意：大脑和冠脉循环的氧摄取非常高的属性，此外，还应知道脑和脊髓对缺血特别敏感的特点。无创监测中枢神经系统的氧合状态能够在以下情况时提示临床医生：①潜在的或严重的氧需失衡；②提示氧需失衡的性质；③确定潜在改善措施的选择；④允许观察临床治疗措施的临床效果；⑤检测或排除缺血是引起其他电生理监测信号恶化的原因。

在没有脑血管病变或其他脑病的情况下，$rScO_2$ 监测也能够反映全身氧供需平衡的状态。在休克状态下，自主神经系统趋于保持脑血流灌注，因此，当脑氧供减低到一定程度时（安全值边缘），其他器官的氧供也会降低到边缘。对 $rScO_2$ 的变化需要做出正确的解释，要求临床医生：①理解 NIRS 技术的局限性，②理解不同年龄患者 $rScO_2$ 的变化范围，③知道患者的疾病因素及生理变化对 $rScO_2$ 的影响。

$rScO_2$ 的正常值随着患者的年龄和疾病状态不同而变化。健康成人、儿童和新生儿的正常中位数分别为 65%、71% 和 78% [28-30]。随着年龄的增长，$rScO_2$ 降低，这可能反映了新生儿中枢神经系统发育不良及老年人器官获得性病理改变。处于疾病状态的患者脑氧饱和度降低的原因有：①降低脑血流（疾病显著影响中枢神经系统脉管系统或干扰脑血流自动调节）；②心排血量降低；③降低脉搏血氧饱和度；④心排血量分布不均。这些疾病的例子如下：镰状细胞病、扩张型心肌病、急慢性肺疾病、慢性高血压、动脉粥样硬化和糖尿病。这些疾病中，$rScO_2$ 降低的机制因患者和疾病状态的不同而异，且通常来讲是多因素引起的变化。临床医生必须明确 $rScO_2$ 降低的机制并采取适当的干预措施。

紫绀型先天性心脏病患者的 $rScO_2$ 处于正常值范围，是一个独特的患者群体。脑氧饱和度由脑氧代谢率（cerebral metabolic rate of oxygen consumption，$CMRO_2$）和脑氧供（cerebral oxygen delivery，DO_2）两方面决定，后两者受脑血流量（cerebral blood flow，CBF）和动脉血氧含量（arterial oxygen content，CaO_2）影响。麻醉科医师应如何考虑慢性动脉饱和度降低的先天性心脏病患者的 $rScO_2$ 值？在慢性低氧血症的状态下，患者的心排血量会增加及血红蛋白浓度升高，以此弥补动脉血氧饱和度的降低，并达到正常值范围。许多先天性心脏病患者达到的 $rScO_2$ 值能达到其动脉血氧饱和度的 65% ～ 80%。然而，并不是所有先天性心脏病患者的 $rScO_2$ 都能够达到正常范围，其随着心脏解剖结构的改变和动脉血氧饱和度的变化而不同 [31]。较低的 $rScO_2$ 基线值能够预测成年患者行心脏手术的病死率 [32]。

在进行给氧、镇静、麻醉及其他能够改变 $rScO_2$ 的干预处理前，获取每个患者的双侧大脑半球基线 $rScO_2$ 基线值非常重要。双侧大脑半球的 $rScO_2$ 可能由于正常的生理变异而存在很小程度的不同，但也可能因为单侧大脑半球病变而显著不同。这一点对在 ICU 进行纵向监测单侧监测策略是尤为重要的。在进行可能影响单侧脑血流灌注的手术时，必须进行双侧前额叶 $rScO_2$ 监测，如进行主动脉弓手术（动脉瘤修补术）、颈动脉手术（颈动脉内膜剥脱术）、所有需要体外循环（cardiopulmonary bypass，CPB）、体外膜肺氧合（ECMO）及心室辅助设备置入的手术。

通过了解患者的基线 $rScO_2$ 值，临床医生必须在临床诊断和治疗前明确患者能够耐受脑氧饱和度的程度和持续时间。文献报道显示：在心脏及血管外科手术中，当 $rScO_2$ 降低大于基线值 20% 或绝对值小于 50% 时，其可能与术后谵妄、认知功能障碍及肾功能不全相关[33-35]。当 $rScO_2$ 降低时，是否进行干预需要考虑：下降的严重程度、速度及可能的原因。如在主动脉弓手术中，$rScO_2$ 降低呈双侧、严重且无法获取有创动脉压时，需要立即和心脏外科医生沟通并解决问题。相反，如果 $rScO_2$ 降低在一个可以接受的范围内时，可以通过改变通气策略和纠正贫血进行干预。然而，在进行任何干预时，都需要考虑风险 / 获益比，考虑其对全身和 $rScO_2$ 的影响。

$rScO_2$ 降低持续时间和严重程度可以通过生存-时间阈值（viability-time threshold）进行描述。一项对新生仔猪低氧 / 缺血的研究，以确定脑损伤时脑氧饱和度的范围，显示脑氧饱和度降低 40 s 左右（轻度-中度降低）与脑电图波幅降低和脑乳酸升高相关。当 $rScO_2$ 下降持续 30 s 时，脑电图波幅进一步下降，脑电图逐渐减慢，脑 ATP 浓度下降[36]。在随后的一项研究中显示：脑氧饱和度维持在 30% ～ 40%，并持续 2 h 后，可以观察到神经损伤和组织学损伤[37]。还有研究显示：当脑氧饱和度维持在 30% ～ 40% 时，可以观察到完整的脑电活动，但出现线粒体功能障碍，然而，当 $rScO_2$ 降低到 30% 以下时，仅需要 30 min 就能观察到显著的脑电功率谱降低和组织学损伤[38]。由于类似研究，目前尚无法确定人类大脑对低氧饱和度的耐受程度（降低程度和持续时间）。值得注意的是，更加复杂的神经病学和认知功能测试能够探测到动物模型中无法验证的损伤或缺血。显著的个体间差异也是导致对缺血耐受程度不同的原因。

那么，如何计算生存-时间阈值，并确定何时需要进行诊断和治疗干预？正如 Barry Kussman 博士所述，可以考虑 $rScO_2$ 范围和变化的方向。当 $rScO_2$ 的范围在① 80% ～ 100% 时，提示大脑充血和（或）$CMRO_2$ 减少；② 60% ～ 80%，提示正常的脑氧需求 / 供应平衡；③ 45% ～ 60%，此时虽然 EEG、脑乳酸和脑 ATP 保持正常，但氧需求和供应之间的平衡变得脆弱；④< 45% 时，EEG 表现为波幅下降、脑乳酸升高及 ATP 逐渐耗尽；⑤< 30% ～ 40% 时，EEG 波幅变平，脑乳酸显著增加，ATP 降低，可能出现脑功能障碍和损伤[39]。在临床麻醉和重症治疗中，谨慎原则为先，需将 $rScO_2$ 的范围保持在安全范围之内。

虽然基于 NIRS 的 $rScO_2$ 监测具有敏感性，但特异性较差，因此很难提供一个全面的治疗性指导原则。$rScO_2$ 监测发现大脑皮质组织氧合状态显著改变，但并不是所有被认为需要治疗的 $rScO_2$ 下降都会导致不良结局。同样，并不是所有适当的干预措施都会导致 $rScO_2$ 改善。因此，我们认为有必要对 $rScO_2$ 下降进行系统的评估和治疗（如下文所述）。临床医生应该始终权衡治疗干预措施的风险-获益比，平衡 $rScO_2$ 改变所导致的生理学危害与所建议治疗措施导致的治疗花费之间的关系。

影响 NIRS 监测的生理学因素

脑氧饱和度监测广泛用于麻醉学和重症医学治疗中，它能够提供局部脑氧代谢的信息，并能够预警脑氧代谢失衡。一种监测手段只有在具备指导临床治疗时才能改善治疗效果。因此，必须充分理解脑氧代谢生理学才能够快速而有效地处理脑氧饱和度降低的情况。

氧供与氧输送的基本因素

中枢神经系统的氧输送（CNS oxygen delivery，DO_2）由脑血流量（cerebral blood flow，CBF）和动脉血氧含量（arterial oxygen content，CaO_2）决定，CBF 和 CaO_2 与心排血量（cardiac output，CO）相关。脑的氧输送与脑氧代谢率（cerebral oxygen consumption，$CMRO_2$）偶联，即氧输送量随着 $CMRO_2$ 的增加 / 降低而出现相应的变化。此外，在一个较宽的平均动脉压变化范围内，通过脑血流自动调节机制，维持脑血流量稳定。血压（BP）与 CO 和全身血管阻力（systemic vascular resistance，SVR）相关（11.4）。

$$BP = CO \times SVR \quad (11.4)$$

脑血流自动调节曲线受患者的年龄和疾病状态影响，但 MAP 在 50 ～ 150 mmHg 内波动时，脑血流量仍可以基本保持稳定。当 MAP 低于调节曲线下限时，脑灌注将会降低；而高于调节曲线上限时，将出现脑过度灌注状态。DO_2 由 CO 和 CaO_2 决定（11.5），CO 由心脏的每搏量（stoke volume，SV）和心率（heart rate，HR）决定（11.6）。

$$DO_2 = CO \times CaO_2 \quad (11.5)$$

$$CO = SV \times HR \quad (11.6)$$

SV与前负荷和心肌收缩力成正比，与后负荷呈反比。CaO_2与血红蛋白、SaO_2和PaO_2成正比。

充足的CaO_2由充分的血红蛋白和氧合决定。氧合由动脉血氧分压、吸入氧浓度、肺通气/血流比值及肺泡-毛细血管气体交换的完整性决定。因此，只有在具有足够的CO、MAP、CBF及完整的脑血流自动调节能力的条件下，脑DO_2才能得以充分的维持与保证。然而，在自动调节能力受损的情况下，即使血压在正常范围内，也可能发生脑DO_2不足的情况。因此，即使局部脑氧饱和度监测存在诸多不足，在脑血流自动调节能力受损和（或）心肺功能异常时，其也是一种能够有效提供脑氧供需状态的监测手段。

患者因素

任何与验证贫血、低心排血量（心功能不全、低血容量、高/低SVR）、低MAP（心排血量减低，脓毒症、脊髓损伤及药物引起的外周血管过度扩张）、肺泡-毛细血管气体交换功能受损及脑血管狭窄等相关疾病，都可以引起脑DO_2不足。此外，能够引起脑血流自动调节能力改变的因素（慢性高血压、糖尿病）可能导致脑灌注不足。最后，在全身麻醉状态下，一些手术体位（沙滩椅体位）也可能引起脑灌注不足。

体循环动脉压

在健康的个体中，只有严重的低血压才能导致脑DO_2不足。相反，因脑卒中、创伤性脑损伤、挥发性麻醉药及非脉动灌注等情况引起的脑血流自动调节能力降低或缺失时，即使血压在正常范围内，微小的变化也可能引起CBF减少及$rScO_2$降低。因此，NIRS监护能够提供脑血流自动调节能力受损或缺的信息。在全身麻醉下，行沙滩椅体位手术的患者中，$rScO_2$监测已表现出其有效性，在直立性心动过速综合征患者的监测中，当患者处于直立位时，$rScO_2$数值降低[40-41]。

如上所述，在较宽的血压波动范围内，脑血流自动调节能够保证CBF相对稳定。传统教学中的表述为：MAP在50～150 mmHg波动时，成年个体的CBF相对稳定。然而，有效维持CBF稳定的确切血压范围因患者的年龄和疾病情况的不同而不同。事实上，$rScO_2$监测已用于确定不同个体的脑血流自动调节曲线边界，确保以最优的血压维持自动调节能力。经典的脑血流自动调节能力的评估是通过比较CBF（通过经颅超声多普勒测量）与脑灌注压（cerebral perfusion pressure，CPP）获得。CPP是MAP与颅内压（intracranial pressure，ICP）或中心静脉压（central venous pressure）的差值（与两者中较大值的差值）(11.7)。

$$CPP = MAP - ICP（或 CVP，此时 ICP < CVP） \quad (11.7)$$

如何应用$rScO_2$监测评估脑血流自动调节？基于假设，在短时间内，$CMRO_2$保持不变，且假定$rScO_2$替代CBF，并与MAP/CPP建模，通过数学建模，建立$rScO_2$与MAP或CPP的相关关系，得到皮尔森（Pearson）相关系数，用以评估脑血流自动调节能力[42-44]。当相关系数接近0时，表述脑血流自动调节能力完整：CBF不受MAP/CPP的影响；而接近1时，则表示为脑血流自动调节能力受损：CBF的变化与MAP/CPP有关[8]。应用$rScO_2$与低频（$<$ 0.05 Hz）的MAP自发波，可以对危重患者构建连续的个体化的脑血流自动调节曲线。因此，在脑血流自动调节曲线向左/右移动及缺失的情况下，可以通过$rScO_2$的变化构建自动调节曲线，对患者的CBF进行个体化的评估[45]。

全身的氧输送

在正常的ICP及脑血流自动调节能力完整的情况下，$rScO_2$监测能够直接反映全身的氧输送情况。这就引出了一个问题：$rScO_2$是否可以替代混合静脉血氧饱和度（mixed venous oxygen saturation，SvO_2）或中心静脉血氧饱和度（central venous saturation，$ScvO_2$）？在接收心脏手术患儿的研究中显示：三者变化趋势相似，但相关系数太小，而一致性又太宽，因此不能相互替代[46-47]。

虽然$rScO_2$、SvO_2和$ScvO_2$三者不能相互替换，但$rScO_2$监测具有无创性，且作为监测CO指标时，与其他两个指标在很多时候具有相似性。此外，由于中枢神经系统耗氧量的增加，$rScO_2$可能是反映心排血量降低的主要指标。然而，在休克状态下，心排血量向中枢神经系统的代偿性分流可能会减少，将引起$rScO_2$的降低幅度相对于SvO_2减少较小，因此，在心排血量处于边缘状态时，最好同时监测rSO_2与SvO_2两个指标。不断恶化的$rScO_2$指标，能够促使临床医师检查患者的前负荷、后负荷、心肌收缩力、心率、心律及 CaO_2。对于正在进行体外循环（cardiopulmonary bypass，CPB）、体外膜肺（extracorporeal membrane oxygenation，ECMO）或心室辅助装置（ventricular assist device，VAD）支持的患者，临床医师应评估导管位置、机械装置与固有心排血量联合治疗的充分性。

动脉血氧分压和 PH

脑动脉对动脉血二氧化碳分压（partial pressure of arterial carbon dioxide，$PaCO_2$）及 pH 变化很敏感（pH 随着 $PaCO_2$ 增加而降低）。$PaCO_2$ 每增加 1 mmHg，CBF 增加近 4%，$rScO_2$ 升高 1% 左右[48-49]。在脑血管舒缩反应性受损时，$rScO_2$ 不随 $PaCO_2$ 的变化而变化。双侧半球 rSO_2 对 $PaCO_2$ 变化表现出不对称性时，可能提示单侧半球存在脑血管狭窄或卒中发生[49]。

过度通气或通气不足时，将分别引起 $rScO_2$ 的降低或升高。当 $rScO_2$ 出现异常时，临床医生应评估患者的动脉血气（或呼气末二氧化碳分压），以明确通气状态：过度通气或通气不足。在没有 ICP 升高、严重肺动脉高压及血流动力学不稳定的情况下（轻度的呼吸性酸中毒可以加剧以上情况），可以通过减少每分通气量、ECMO 的流量率、将二氧化碳注入 ECMO 或 CPB 加氧器中，以改善 $rScO_2$ 的降低。

脑血流流入与引流的梗阻

患者在具备充分的心排血量，血压、CaO_2 和完整自动调节能力的条件下，能够维持充分的 CBF。然而，脑血管闭塞可能导致局部脑灌注不足，引起 $rScO_2$ 降低。当一侧颈动脉闭塞时，在 Willis 环结构完整且功能正常时，椎-基底动脉可以通过侧支循环对颈动脉系统闭塞侧半球进行代偿性灌注。

$rScO_2$ 降低可以在多种情况下提示脑血管闭塞的可能。在进行颈动脉内膜剥脱手术时，临时阻断颈动脉，此时 $rScO_2$ 降低（联合 EEG 或 TCD 监测），其可作为实施临时分流管转流补充脑灌注的指标。同样的情况，当存在双侧颈动脉闭塞时，转动不当可能会影响椎基底动脉血流和进入 Willis 环的侧支血流。在 CPB 时，由于转流管放置不当（主动脉或无名动脉插管位置不正确）也会引起脑灌注不足，导致脑缺血。同样在进行单侧选择性顺行脑灌注时，因 Willis 环结构或功能缺陷，也可能引起脑缺血。在 CPB 期间，错误的静脉插管导致脑血流流出障碍。在 CPB、ECMO 及 VAD 期间，臂丛神经损伤及肋软骨脱位主要与强烈的胸骨回缩有关，但是，如果颈部过度伸展，理论上可损伤椎动脉的血流流入。当一侧 $rScO_2$ 降低时，临床医生需要考虑脑动脉流入和静脉的流出是否受阻、Willis 环是否完整、动静脉插管位置是否正确及头位是否存在过度伸展或旋转。

脑氧耗

在评估脑氧供需失衡时，必须考虑 $CMRO_2$。降低 $CMRO_2$ 有助于优化潜在脑氧供需失衡患者的 $rScO_2$：患者的体温、是否存在发作性癫痫及足够麻醉深度，以上因素影响 $CMRO_2$。在处理 $rScO_2$ 降低时，需要评估和优化 $CMRO_2$ 和脑 DO_2。

体温是 $CMRO_2$ 和脊髓神经元代谢的主要决定因素。治疗性低温通常在心脏外科中应用，以降低 $CMRO_2$，实现神经功能保护。在作者的临床实践中，当计划停止循环时，将患儿体温降至 18 ～ 20℃；当进行选择性脑灌注时，将患儿体温降至 20 ～ 24℃。在低温期间，尽管 CBF 也降低了，但仍能够观察到 $rScO_2$ 数值的非线性升高；当出现脑电活动停止时（暴发抑制），$rScO_2$ 数值维持在一个平台期。临床医师通过 $rScO_2$ 监测，能够决定进行低温神经保护的时机[50]。复温是一个谨慎和缓慢的过程，需避免血流-代谢失配的出现：低温引起的血管麻痹及损伤血管-偶联机制。对于实施 ECMO 的患者，可以通过加热或冷却循环管路内血液调节体温。

在未进行 CPB 或 ECMO 的患者，可以通过退热药物、外部物理降温（水毯、对流空气毯）及冷却的静脉输液进行体温控制。如果采用主动降温，必须对患者进行寒战的预防治疗：以防止颤抖引起的 $CMRO_2$ 增加及 ICP 升高。控制颤抖的主要方法有应用镇静药物、镁剂及神经肌肉阻滞剂。当出现 $rScO_2$ 降低、且具有合理理由解释神经组织损伤时，低温治疗是减轻缺血性损伤最有效的神经保护措施。

神经元突触活动的氧消耗大约占 $CMRO_2$ 的 60%，且能够被麻醉药物如挥发性麻醉药、丙泊酚及巴比妥类药物所抑制[51]。随着神经元突触活动性的降低，这些药物能够改善 $rScO_2$。相反，阿片类药物作用于皮质下区域，不抑制电活动，不改变 $rScO_2$。清醒脑的 $rScO_2$ 降低常与浅麻醉或进入麻醉状态时 $rScO_2$ 的变化相关，基于此原因，$rScO_2$ 监测有助于连续评估催眠效应，应用 EEG 监测（如 BIS 脑电双频指数监测），有助于麻醉医师优

化麻醉深度和改善 $rScO_2$。

癫痫发作是引起 $CMRO_2$ 增加的常见原因。在具有完整的血管-神经偶联机制下，癫痫时，神经电活动引起的 CBF 增加量往往大于神经元代谢所需[52]。间断性癫痫发作的过程中，$rScO_2$ 呈现一种振荡模式，其特征可揭示药物控制下患者的潜在癫痫发作及未进行药物控制患者的亚临床癫痫发作。事实上，在重症医学监护治疗中，亚临床癫痫发作在成人和儿童很常见。因此，通常在新生儿心脏旁路搭桥手术后，常需立即进行 EEG 监测。

补偿性脑灌注

在实施主动脉弓和脑血管手术时，通过 $rScO_2$ 监测向麻醉医师和手术团队提示是否需要转流操作，也许是其最有效的用途[53]。通过 $rScO_2$ 监测，外科医师团队能够确定氧合状态是否充分及转流操作是否有效。通过转流操作可进行顺行性或逆行性脑灌注，且可在颈动脉内膜剥脱术中临时进行转流，另外，通过额外的低温治疗，能够增强脑和脊髓神经保护效果[53]。应用 NIRS 监测，可以发现两种不常见的情况：在双侧半球 $rScO_2$ 不对称时，常意味着导管位置不正确及 Willis 环结构不完整[54-55]。

当考虑到手术可能会损伤主动脉或脑血管时，通过双侧 $rScO_2$ 监测能够发现脑氧供需失衡及确定转流操作是否有效。在主动脉弓瘤腔内操作时，可 NIRS 监测脊髓或脊髓周围组织的氧合情况反映脊髓灌注状态[56-57]。

脑氧饱和度降低的鉴别诊断与治疗

充足的脑 DO_2 取决于足够的心排血量、CaO_2、MAP、完整的脑血流自动调节能力、通畅的脑血管及适宜的每分通气量。当出现不断恶化的 $rScO_2$ 时，临床医师须辨别受哪些因素影响及每种影响因素的贡献程度。在临床麻醉和重症治疗中，一个能够指导临床医师做出准确诊断和制定治疗措施的流程是一个有价值的方案。然而，对脑氧测定原理和中枢神经系统生理学知识的全面了解，给临床医生提供了一个直观的诊断和治疗方法。在临床研究中不断纠正 $rScO_2$ 的算法，能够有效逆转脑氧饱和度的减低，代表性算法如图 11.2[33, 58]。

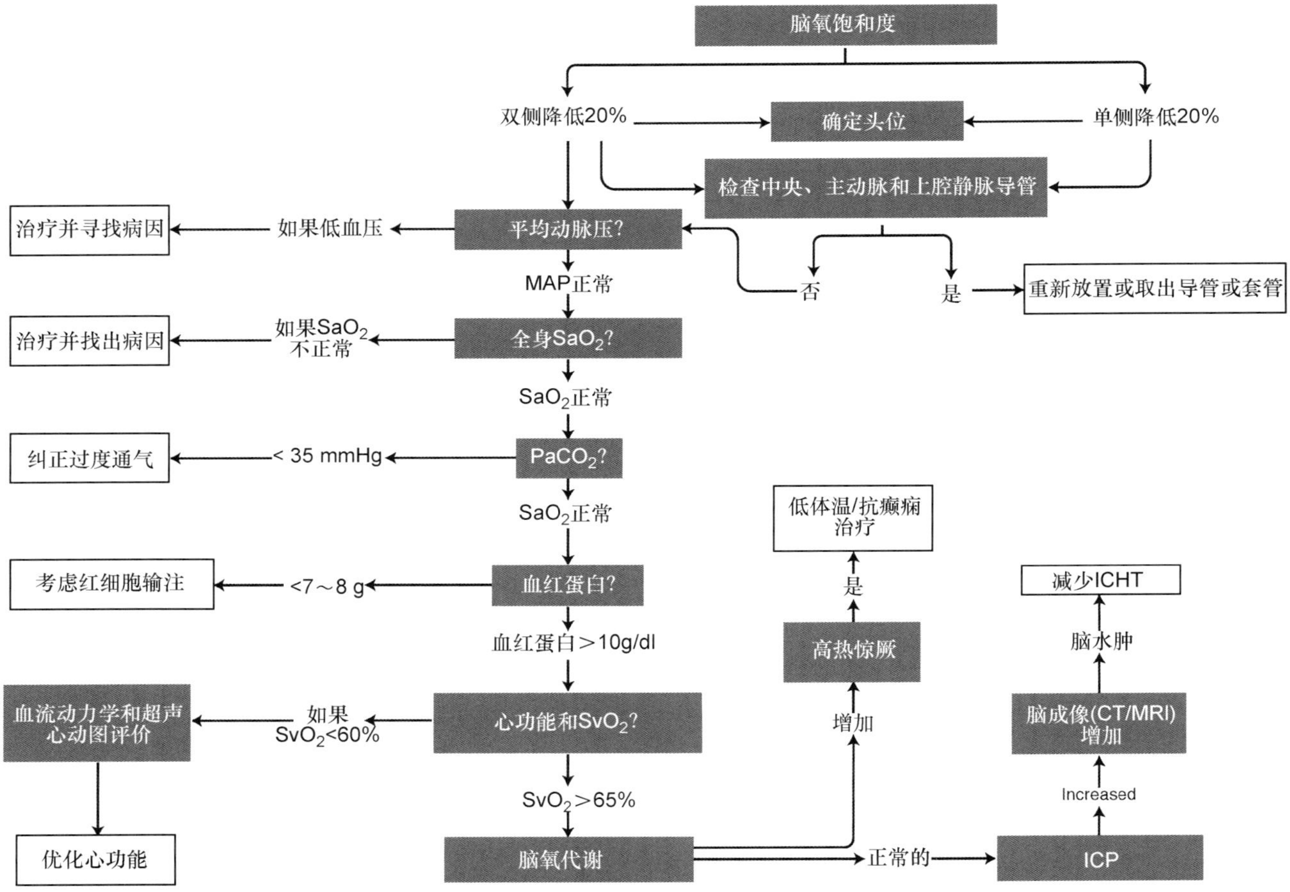

图 11.2 诊断脑氧饱和度的流程图（CT Computed tomography，ICHT Intracranial hypertension，MAP Mean arterial pressure，MRI Magnetic resonance imaging）

在分析 $rScO_2$ 降低原因时，应优先考虑容易测量和处理的因素。当在床旁时，应注意患者的头位是否正确，并观察是一侧还是双侧 $rScO_2$ 降低。双侧 $rScO_2$ 降低常提示是全身原因所导致，如低氧血症、严重的心排血量减少、严重的贫血或过度通气。然而，临床医师要做出一个 $rScO_2$ 降低程度的合理结论时，有必要了解患者近期 $rScO_2$ 的变化趋势。此趋势可以从 ICU 治疗呈现图或监护仪获取。

脉搏血氧饱和度用于评估氧合状态，二氧化碳曲线用于评价通气效果。动脉血气分析提供了精准的 PaO_2、$PaCO_2$、pH、乳酸、血红蛋白、红细胞压积和动脉血氧饱和度。血压、脉压、心率和节律提供了对心排血量状态的间接评估。直接测量 SvO_2 和心排血量可以从留置的肺动脉导管中获得。通过中心静脉导管可以测量右心房压和 $ScvO_2$。如果患者正在进行 CPB 或 ECMO，必须排除动脉插管的位置不当或故障、ECMO 流量率降低或不足及膜肺氧合功能故障。

急性单侧 $rScO_2$ 降低，可能表示同侧大脑半球血管急性异常或脑实质的潜在异常。通过 CT 灌注血管成像或 MRI 血管成像检查，能够快速识别脑实质病变或轴外异常，也能识别血栓栓塞的异常血管。在患者进行 CPB 或 ECMO 时，经颈动脉或主动脉进行动脉插管时，可能出现单侧 $rScO_2$ 降低，其可能原因是导管位置移动导致或因导管引起脑血管栓塞导致。在肺部疾病患者中应用 ECMO 时，由于左侧股动脉氧合程度较好的血液灌注入左臂和左侧颈动脉，而氧合程度欠佳的主动脉血灌注入右臂和右侧颈动脉，两侧血液的氧合程度不同，可导致双侧 $rScO_2$ 不对称的情况出现。

脑氧饱和度监测的临床应用

在新生儿医学中的应用

足月和早产儿的新生儿缺血缺氧性脑病（neonatal hypoxic ischemic encephalopathy，HIE）是一个具有重要意义的全球性健康问题[59]。HIE 占全球新生儿死亡原因的 1/4。尽管应用了治疗性低温（therapeutic hypothermia，TH）来减轻 HIE，但其仍是可预防的儿童致残的第二大常见原因[60-61]。新生儿学家应用 NIRS 监测，是试图改善新生儿神经功能预后的第一批医生。脑氧饱和度监测至今仍作为诊断和预测窒息新生儿临床转归的工具。在本文的这一节中，将简要介绍和讨论 NIRS 在新生儿 HIE 中的应用。

磁共振波谱学是新生儿诊断和判断 HIE 的金标准，但此项技术只代表了 HIE 损伤进展的一个静态指标。在围产期，缺血损伤期间和损伤后，一部分缺血细胞在耗尽胞内 ATP 后死亡，这一过程成为初次能量耗竭（primary energy failure）。几小时后，受损细胞恢复了一定程度的氧化能力，然后恶化为二次能量耗竭阶段，以线粒体损伤、ATP 消耗、乳酸积累、自动调节受损和脑充血为标志，TH 应用于能量衰竭的第二阶段，以减轻神经组织的损伤[12，62]。

几个团队已经在新生儿人群中调查了基于 NIRS 的组织血氧监护仪的精确度，并发现在新生儿队列中各种参数的精确度有高有低。最近的研究显示，通过保证测量组织的均匀性和纠正系统功能，提高了精度[22，63-67]。信号处理技术的改进，使新生儿学家能够查询动态参数，如大脑自动调节、血管-神经偶联和代谢反应性。下面，我们将阐述脑氧监护仪在以下方面的应用：① $rScO_2$ 监测，②大脑自动调节能力，③线粒体氧化代谢，④ $CMRO_2$ 及⑤患有 HIE 新生儿 CBF 监测。

HIE 新生儿的 $rScO_2$ 监测

在健康足月婴儿中，$rScO_2$ 在出生时最低（40% ～ 56%），并在生命的最初 24 h 内逐渐上升到 75% ～ 80%。在未接受 TH 治疗的窒息婴儿中，CBV 和 $rScO_2$ 在出生后的前 12 h 下降，并在 12 ～ 24 h 内趋于稳定[68]。更高的 CBV 和 CBF 值（出生后前 24 h）与更严重的神经系统预后相关[69]。在随后的研究中显示，在 6 ～ 24 h 时 CBV 升高以及 24 h $rScO_2$ 升高的婴儿，其 MRI 的影像学表现和神经系统预后差[70]。随着 TH 的临床应用和 $rScO_2$ 监测的出现，一些研究显示，在低温治疗的前 10 h（72 h 低温治疗）、24 h、36 h $rScO_2$ 的升高及 36 h 内上升的速度和复温期间较高的 $rScO_2$，以上指标预示着较差的神经功能转归[71-73]。综上所述，这些结果表明，$rScO_2$ 的增加可归因于二次能量耗竭过程中线粒体衰竭导致的耗氧量减少。在初次能量耗竭后，立刻血管麻痹和脑高灌注，导致出生最初的 24 h 内 CBV 的升高。

HIE 患儿大脑自动调节的测量

在 HIE 发病初期，脑血流自动调节能力受损，导致了脑小动脉麻痹和小动脉的被动压力调节[74-75]。在没有 ICP 监测的情况下进行婴儿的 CPP 的测量存在困难，因此，研究人员应用 MAP 替代 CPP。在脑病婴儿的大量研究中，通过应用 NIRS，试图将 MAP 与 CBF 的特征性标记进行关联，以此来描述脑血流自动调节障碍。CBF 与 MAP 之间是一种动态关系，TD-NIRS 和 FD-NIRS 两种信号处理技术的进步已用于以上动态关系的描述。

应用有创动脉压监测和连续 $rScO_2$ 监测，Massaro 等使用光谱一致性来比较 MAP 与 HbD（CBF 的一种特征性标记）的变化。这些参数之间一致性的增加，表明脑循环存在压力被动性。他们发现压力被动指数和增益的升高，与脑血流自动调节受损的持续时间和程度相关，并且与更严重的神经功能预后不良相关[76]。同样地，Howlett 等通过构建 CBV（以总 Hb 光谱吸收为标记）和 MAP 之间的反应性指数（reactivity index，HV_x）来确定脑灌注的最佳血压范围，以此表明反应性指数在脑血流自动调节能力受损中的核心作用。神经功能受损严重的患者，MAP 长时间低于最佳范围[77]。

使用该反应性指数进行的后续研究证实了脑血流自动调节改变的存在，并重申了脑血流自动调节范围内，维持 MAP 的重要性。MAP 低于最佳范围的时间与较差的神经预后、白质缺血性改变和弥散受限相关[78-80]。综上所述，这些研究表明，基于 NIRS 的反应性指数是一种可以反映脑血流自动调节损伤严重程度的指标，并可能为临床医生提供优化血流动力学的治疗机会，以此改善新生儿 HIE 时二次能量耗竭的脑血流自动调节能力。

线粒体氧化还原状态的测量

宽域 NIRS（Broadband NIRS，B-NIRS）是基于大多数市售连续波平台的脑氧饱和度监护仪。B-NIRS 测量电子传递链末端受体（细胞铬氧化酶）的氧化还原态。细胞铬氧化酶（cyto-chrome C oxidase，CCO）以前很难在显性血红蛋白发色团吸收波长内测量。B-NIRS 利用 780 ～ 900 nm 的数百个波长的光，排除了脱氧血红蛋白在 760 nm 处的大吸收峰，从而使 CCO 获得更大的信号[81-83]。

研究人员应用 B-NIRS 检测 HIE 患儿的 CCO 活性变化，发现在更严重的 HIE 患者（耗尽能量储备），尽管给予了充分的氧供，却表现出更大的 CCO 活性的变化：应对自发去氧合事件及更高的氧供应需求，以维持氧化代谢；恶化的 CCO 活性和乳酸升高，以应对复温的需要；不能最大限度地提高 CCO 和电子传递链活性[83-89]。其他研究人员构建了 CCO 和 MABP 之间的代谢反应性指数。研究显示，高小波相干性与转归不良结果相关，这表明，即使恢复充足的氧供，受损的线粒体易受到氧输送短暂中断的影响，且无法恢复[85]。

其他测量脑灌注的方法：组织氧摄取分数（fractional tissue oxygen extraction，FTOE）。具体计算方法见公式（11.8）：

$$FTOE = SaO_2 - rScO_2/SaO_2 \qquad (11.8)$$

FTOE 的增加表示 $CMRO_2$ 增加或脑 DO_2 减少。在新生儿 HIE 的研究中，使用该指标已经得出了一致的结果：在出生后 24 小时，高 $rScO_2$ 和低 FTOE 与线粒体衰竭和不良神经预后相关[90]。

CBF 的测量

以前，直接测量 CBF 的方法包括：正电子发射断层扫描（positron emission tomography，PET）、单光子计算机断层扫描（single photon computed tomography，SPECT），或氙气和动态计算机断层扫描。以上技术的不足包括：对患者转运的要求、检查时暴露在电离辐射的环境中及无法连续实时测量。

漫射相关光谱（diffuse correlation spectroscopy，DCS）是一种光学技术，用于测量组织内红细胞运动引起的散射光变化。发射光主要被大血管吸收，因此反射光和散射光主要反映微血管内的红细胞运动。测量的时间函数与组织中的散射速度成正比。DCS 可以利用散射速度来估计微血管的血流量。DCS 输出的数据被称为脑血流指数（cerebral blood flow index，CBFi）[91-92]，通过直接测量 CBF，能够发现脑血流自动调节和 $CMRO_2$ 的异常。

DCS 测量 CBF 的方法已通过应用各种公认的测量方法进行了验证（动态对比增强 TD-NIRS、B-NIRS、荧光树脂微球和 ASL-MR），并得到了良好的验证结果[93-95]。DCS 已与 FD-NIRS 联合用于早产儿，以检测绝对组织血氧饱和度、CBV 和 CBFi，以探索测量值与胎龄和实际年龄的关系[96]。同样，将 DCS 和 FD-NIRS 联合测量早产儿前 6 周内 $CMRO_2$ 的变化[97]。B-NIRS 和 DCS 的组合成功用于监测早产儿动脉导管封闭 CBF 增加后的 CBFi 和 $CMRO_2$ 的变化[93]，Dehaes 等人利用 FD-NIRS 和 DCS 直接测量 HIE 新生儿的 CBF 和 $CMRO_2$ 等参数[98]。综上所述，这些数据说明了混合光学监测设备具备直接测量中枢神经系统的关键决定因素：氧输送和消耗的潜力。

$CMRO_2$ 的测量

应用 NIRS 测量氧合血红蛋白和去氧血红蛋白的浓度，以此标记 CBF，并衍生出血氧饱和度。研究者以此评估了患有 HIE 新生儿的相对 $CMRO_2$（relative $CMRO_2$，$rCMRO_2$）。在一项应用 FD-NIRS 方法对预低温的研究中，Grant 等发现，$rScO_2$ 的变化不能区分新生儿有和没有脑损伤，但 CBV 增加和 $rCMRO_2$ 减低能够识别有风险的婴儿[90]。联合应用 FD-NIRS 和 DCS 技术测量相关参数，在低温治疗新生儿的队列研究中发现，与复温过程相比，低温治疗期间，患儿的 $CMRO_2$ 和 CBF 显著降低[98]。这种方法很有意义，因为它直接监测 CBF，而非其他间接指标。

研究人员已经创建了混合监护仪，提高了 HIE 的监测能力。例如，应用脑氧饱和度结合脑电图的波幅数据，以加强对 HIE 临床转归的预测能力[90，99]。类似地，Govindan 等使用脑氧饱和度和脑电图来证明神经-血管偶联，神经元激活偶联脑氧传递。通过计算信号之间的频谱相干性，量化脑电图和 $rScO_2$ 之间的偶联[100]。同样，Chalak 等对 EEG 和 $rScO_2$ 之间的动态相干性进行了小波分析，发现在更严重的脑病婴儿中，两者的相干性降低[101]。一些研究人员认为，联合应用脑氧饱和度监测和视频脑电图监测，可以获取关于癫痫发作引起代谢与脑血流动力学变化以外的信息，且两者联合应用是最佳的预测癫痫发作和验证癫痫抑制的一种新方法[102-103]。考虑到癫痫发作的生理学改变和频率，应将两者联合应用于 HIE 的诊疗中。

混合和新兴 NIRS 监测技术在新生儿学科中的应用

在 BabyLux 项目中，将 DCS 和时间解析 NIRS 技术混合应用，以测量早产儿的 CBF 和绝对氧饱和度[104]。在 OxyPrem 研究中，利用一种自动校准的算法，抵消 NIRS 光源发射器和接收器之间的异质信号，从而减少检测物质运动伪影的影响[66]。其他新兴的光学技术，如 MetaOx（一种 FD-NIRS ＋DCS 的集成技术），应用血红蛋白浓度（仪器本身直接测量）、SpO_2、组织氧饱和度（FD-NIRS 测量）及 CBF（DCS 测量），进而计算 $CMRO_2$ 指数（$CMRO_2$ index，$CMRO_{2i}$）[97，105]；漫射光学断层扫描（diffuse optical tomography，DOT）是功能性 NIRS（functional NIRS，f-NIRS）的扩展，它结合了光学传感器的阵列信息，依据输出信息重建图像，然后提供与功能性 MRI 类似的神经功能相关的血流动力学信息[106]。DOT 弥补了 CW-NIRS 技术仅监测浅表大脑皮质脑氧代谢的缺陷；最后一种新兴的光学技术集成了双光学平台技术：集成 B-NIRS 和 DCS 技术，可以直接测量线粒体氧化代谢、CBF 和脑组织氧合，并已用于临床前研究，用以评估猪脑创伤时的脑代谢和脑血流自动调节障碍[107-108]。

NIRS 监测在血管外科中的应用

目前，NIRS 技术监测脑氧饱和度是唯一一种能够持续监测脑氧代谢失衡和指导纠正干预的无创手段。NIRS 监测脑氧技术大约于 20 年前应用于血管和心脏外科，其价值也得到了肯定[50]，并且，从那时起，已发表的研究结论一致认为，在心脏和血管手术中应用 NIRS 技术监测脑氧代谢，能显著降低神经认知损伤。在颈动脉内膜剥脱术（carotid endarterectomy，CEA）和主动脉手术期间，实时监测脑血流动力状态，为降低夹闭血管引起的脑灌注不足 / 缺氧以及 CEA 术后脑高灌注综合征（cerebral hyperperfusion syndrome，CHS）的风险提供了必要的信息[109-110]。当前，用于 CEA 术中监测脑灌注的技术，只能间接提供 CBF 的信息（如 EEG，残端压，躯体感觉诱发电位、运动诱发电位及 NIRS）。经颅多普勒（transcranial Doppler，TCD）可用于 CEA 期间直接测量大脑中动脉血流速度，然而，① TCD 很难持续监测 CBF，且②不能监测颅内动脉近端部分脑血流，③有 10% ～ 15% 的患者由于缺乏颞窗而无法进行检测[111]。

已在清醒患者实施 CEA 手术的研究中获取了 NIRS 监测脑氧代谢最有临床价值的数据。这些患者，术中血流动力学稳定，神经功能保持完整，在解除阻断夹后，$rScO_2$ 得以改善。如果保持血流动力学稳定，即使 $rScO_2$ 降低，也具有良好的耐受性[112]。然而，当患者出现低血压性脑缺血时，$rScO_2$ 会表现为剧烈的下降。通过纠正患者血流动力学的不稳定，能够降低神经功能缺损和改善 $rScO_2$[113]。研究普遍认为，不能将 $rScO_2$ 作为 CEA 期间是否需要转流的唯一方法。然而，$rScO_2$ 可作为评估转流期间和之后脑灌注状态的指标。$rScO_2$ 降低且无法纠正时，应提醒外科医生检查转流操作的灌注功能。同样地，已行转流术，在 CEA 期间出现 $rScO_2$ 下降，应立即重新评估转流装置的位置、功能和血流动力学状态。在 CEA 解除阻断夹后，同侧出现 $rScO_2$ 显著升高时，则意味着脑过度灌注，导致脑充血。

NIRS 监测脑氧饱和度在心脏外科中的应用

$rScO_2$ 监测在心脏外科应用概述

在心脏手术期间，患者有发生低氧血症、高氧血症、脑缺血和再灌注损伤的风险，这些都会增加活性氧自由基的产生并引起氧化应激[114-115]。在心血管疾病的患者中，常伴发中枢神经系统小血管病，此病常与麻醉诱导后脑血流自动调节受损和微血管反应性下降有关[116]。因此，这些患者可能会在血压变化时，出现脑缺血或脑灌注不足的风险。

在手术室、重症监护治疗室及病房中，缺少特定脑灌注监测的情况下，不能确定脑灌注是否异常。已开展多项研究以评估脑氧饱和度监测作为心脏手术和身体其他部位（肌肉、肾、肠、肝）氧合状态和心排血量的监测指标。已发表的大多数基于 NIRS 的区域氧合度监测的研究都是在新生儿和婴儿群体中开展，主要监测部位都是相对较浅的肾、肠和肝血管[117]。

与其他神经监测模式（颈静脉球氧饱和度、经颅超声多普勒超声及脑电图）相比，基于 NIRS 的 $rScO_2$ 监测具有以下优点：无创、便携、能够连续监测，且易于使用和费用较低等特点[117]。然而，到目前为止，尚未确定边缘灌注状态的绝对下限[118]。同样重要的是，要意识到：$rScO_2$ 监测只代表脑氧供需平衡的指标，不是脑 DO_2 和 $CMRO_2$ 的指标。任何影响脑 DO_2 和 $CMRO_2$ 的生理、药理和病理因素都会影响 $rScO_2$ 的测量值[119]。

CPB 对 $rScO_2$ 的影响

在儿童心脏外科术中进行 CPB 时，已经进行了关于脑氧合变化相对值和绝对值的研究[120-123]。$rScO_2$ 会随着动脉血氧饱和度下降和血流动力学不稳定而降低，并且经常在心脏操作术中和冠状血管插管时出现[121]。在 CPB 时，一些条件的改变，特别是温度、流量和血液酸碱度改变时，会出现 $rScO_2$ 的变化。体外循环时，$rScO_2$ 的即刻变化是不确定的：在 CPB 环路应用冰盐水进行血液预冷时，可以减弱 $rScO_2$ 的降低程度。中度低温时，$rScO_2$ 会增加到 70% ～ 80%，而深低温时，$rScO_2$ 可达 85% ～ 90%。

在深低温停循环（deep hypothermic circulatory arrest，DHCA）期间，$rScO_2$ 以曲线形式下降，在约 35 ～ 40 min 的 DHCA 后达到最低点（约为停循环前 $rScO_2$ 值的 60% ～ 70%）[120]。去氧血红蛋白的半衰期与儿童的年龄呈反比关系，并且在停止循环时不受温度和红细胞压积的影响[122-123]。随着自主循环的恢复，$rScO_2$ 快速恢复到停循环前的水平，并随着复温过程的进行，逐渐降至开始体外循环时的水平。局部脑灌注充分时，能够获得较高的 $rScO_2$，但是由于通过无名动脉进行局部脑灌注时，左脑半球的数值可能会较低，所以监测两侧脑半球的数值非常重要[124-125]。

术后，脑部组织氧输送和氧消耗的生理变量会对 $rScO_2$ 值产生广泛的影响[47，123，126-128]。在新生儿复杂病变的手术中，在术后 9 ～ 12 h，心排血量减少至最低值时，$rScO_2$ 通常会降低[129]。Cioccari 等[130]进行的一项前瞻性观察研究中，研究人员发现，在接受心脏手术的成年患者中，术后第 7 天的脑氧合水平出现了显著的降低。而在接受非心脏手术的对照组患者中，并未观察到类似的下降现象。此项研究显示了在围手术期监测脑组织氧饱和度的重要性。

心脏手术后的 $rScO_2$、神经功能预后和器官功能不全

脑氧饱和度通常被视为手术期间的监测工具，一些研究人员已经证明其作为心脏手术患者术前风险分层工具的实用性。在一项研究中，评估了基线 $rScO_2$ 和 30 天死亡率之间的关系，观察到：欧洲心脏手术风险评估系统评分（European System for Cardiac Operative Risk Evaluation，EuroSCORE）和 rSO_2 基线之间存在关联（患者的年龄是 EuroSCORE 计算中使用的变量之一），且 $rScO_2$ 基线值已知随着年龄的增加而降低[131]。

关于手术期间的监测，已经开展了许多研究，以探索治疗手术期间低脑氧饱和度是否会对术后认知功能障碍、器官系统功能障碍（如肾功能、心功能等）、住院时间和资源利用产生有利影响，但结果不一。在英国的三个心脏手术中心开展了一项平行组、随机对照试验，以评估 $rScO_2$ 监测与干预治疗对手术后 3 个月认知功能的影响（主要结局指标）[132]。次要结局包括脑、肾和心肌损伤的生物标志物以及其他不良事件和整体资源使用情况[132]。此研究结果显示：在体外循环期间使用基于患者特定 NIRS

算法的 $rScO_2$ 监测并不会降低手术后 3 个月神经认知功能障碍的风险，也没有发现其使用会导致脑、肾或心肌损伤的风险降低或资源利用的减少。而 Fisher 等进行的一项前瞻性观察性研究发现，$rScO_2$ 值的降低与重大并发症、术后机械通气时间延长、ICU 和医院住院时间延长相关。该研究对 $rScO_2$ 的纠正，其算法标并未进行准化，因此无法确定纠正 $rScO_2$ 的干预手段是否会改善预后[133]。

Austin 等最早报道在儿童心脏手术使用 CPB 时，将 NIRS 监测纳入多模态神经生理学监测和治疗可以改善神经功能预后[134]。在 250 名患者中，使用脑电图、经颅多普勒超声（测量中脑动脉血流速）和经颅近红外监测（测量局部脑氧饱和度），采用干预算法来纠正 $rScO_2$ 值的降低和（或）增加脑对缺血 / 缺氧的耐受性。在这项研究中，基于神经生理学监测的干预似乎降低了术后神经并发症的发生率并降低了住院时长。然而，这项研究并不是一项随机试验，因此结果可能受到偏差的影响。

其他研究还比较了基于患者 NIRS 监测和标准化治疗方案进行干预对减少器官功能障碍、ICU 住院时间和医疗资源使用的影响。Murkin 等将 200 名接受冠状动脉搭桥手术的成年患者随机分为两组。在干预组中，$rScO_2$ 降至基线以下 30% 以上的患者接受逐步干预方案，而对照组仅收集 $rScO_2$ 数据，未对 $rScO_2$ 进行干预治疗[58]。与干预组相比，对照组中的患者具有更长的 $rScO_2$ 降幅，复合终点结局：死亡、机械通气＞ 48 h、卒中、心肌梗死后再入院的发生率更高，ICU 住院时间也更长。类似地，2004 年 Goldman 等发表的一项回顾性研究表明，优化脑氧饱和度监测，显著降低了成人心脏手术患者的卒中发生率和需要延长机械通气时间的患者比例。2009 年的一项随机前瞻性研究显示：手术期间 $rScO_2$ 降至基线以下 20% 以上的持续时间与术后认知功能下降和住院时间延长显著相关。该研究招募了 240 名患者（115 名对照组和 125 名干预组）接受冠状动脉搭桥手术，并未制定具体的纠正术中 $rScO_2$ 降低的干预方案，而是由麻醉医师根据情况自行决定[136]。

在心脏手术期间如何优化和调节 $rScO_2$ 也是一个研究的重点。在一个多中心的前瞻性观察研究中，Subramanian 等[137]在美国 8 个临床中心招募了 235 名接受冠状动脉搭桥手术和（或）瓣膜手术的患者开展了一项前瞻性研究，结果显示：①心脏手术中高达 50% ～ 75% 的患者经历了一次或多次 $rScO_2$ 降低，②有近 10% 的 $rScO_2$ 降低事件没有被临床医生识别，提示应采用适当的警报系统提醒临床医生注意此类事件，并采用标准化干预算法来纠正 $rScO_2$ 降低[33, 58]，而最有效的干预措施包括：①增加吸入氧气浓度，②避免因低二氧化碳分压引起的脑血管收缩现象，③确保 CPB 血流量适当，④通过输注红细胞增加氧携带能力。这些干预措施在 55% 通过常规干预措施而未能行纠正的 $rScO_2$ 降低事件中是有效的。以前的研究也表明，增加血压和增加 CPB 血流量是改善 CPB 期间 $rScO_2$ 的最有效干预措施[138]。

在一些研究中探索了 $rScO_2$ 与 CPB 期间 MAP、与术后 MRI 弥散受限的关系。在灌注压与脑梗死研究（Perfusion Pressure Cerebral Infarct, PPCI）中，对于接受心脏直视手术的患者，研究了不同的脑血流动力学目标对神经并发症的影响。该研究发现，在 CPB 期间，低 $rScO_2$ 与新的脑损伤病变［通过弥散加权成像（diffusion weighted MRI，DWI）评估］相关，但术中 $rScO_2$ 值并不能预测哪些患者在出院时或术后 3 个月内出现 post-operative cognitive dysfunction，POCD。此外，在心脏手术患者中，不能确定明确的 MAP 安全阈值[118]。类似地，Holmgaard 等人在 152 名接受心脏手术的患者中测量了 NIRS 所测得的 $rScO_2$，所有患者在手术前一天和术后 3 ～ 6 天接受了脑 DWI，研究显示，54% 的患者在 DWI 上有新的病变，且在新出现 DWI 病变的患者中，$rScO_2$ 值低于基线值的 10% 的时间更长[118]。

$rScO_2$ 作为心脏手术后心排血量和红细胞压积的监测指标

虽然一些研究已经评估了 NIRS 作为临床诊断低心排血量监测指标的实用性，但结果不一致。但使用脑部和肾 NIRS 监测 $rScO_2$ 来预测心脏手术中的心排血量尚未见报道[139]。

一项基于猪窒息模型的实验研究[140]采用股动脉经肺动脉热稀释技术（transpulmonary thermodilution，TPTD）发现，心指数（cardiac index，CI）与 $rScO_2$ 之间存在较弱的相关性（$r = 0.26$）。Buttha 等报道了在心脏移植后 29 名稳定患者中，使用肺动脉导管测得的 CI 与 $rScO_2$ 之间存在更好的相关性（$r = 0.45$）[141]。

相反地，在 Gil-Anton 等的前瞻性观察性预试验研究中，将 NIRS 光源发射器放置在额头和肾上，通过股动脉经肺动脉热量稀释法（femoral transpulmonary thermodilution，TPTD）在手术后的前24 h内进行连续的心脏输出量测量。在低心排血量情况下，使用TPTD测定的心排血量与NIRS光谱测量结果存在显著统计学差异[139]。同样，在一项针对22例接受心脏手术的婴儿的系列病例报告中，观察到手术后低心排血量综合征的发生与CI的降低相关：即NIRS将是预测婴儿先天性心脏病术后低心排血量综合征的有效工具[142]。

一些研究者提出将$rScO_2$监测与躯体氧饱和度监测相结合，以获取中枢神经系统高氧摄取率以及在低心排血量时脑血流相对稳定的信息[143]。混合静脉氧饱和度（SvO_2）和上腔静脉饱和度（$ScvO_2$）是测量心排血量和氧携带能力的一种有创性、间接性指标，需要放置中心静脉导管或肺动脉导管进行测量。许多研究已经进行了将$rScO_2$作为SvO_2替代指标评价研究：在CPB期间，$rScO_2$不能很好地预测SvO_2，并且SvO_2已被证明与$rScO_2$的相关性较差[144]。

综合来看，研究结果表明：①$rScO_2$不能与SvO_2互换使用，②$rScO_2$不是心排血量的完美监测指标。尽管存在这些限制，临床医生在遇到降低的$rScO_2$时应该及时检查$rScO_2$的所有相关因素，包括心排血量、动脉氧含量、MAP、脑自动调节和CNS血管的通畅性。SvO_2是心排血量是否充足的有效筛查工具，如果SvO_2正常，则低心排血量不太可能是导致脑灌注不足的原因。有人提出使用$rScO_2$来确定输血红细胞的时机，因为血红蛋白浓度是动脉氧含量的关键决定因素，并且对于$rScO_2$降低的患者，红细胞输注是一种有效的治疗方法，特别是对于心排血量较低的患者。

脑氧饱和度监测在心脏外科中应用总结

已有的研究假设认为，个体化地目标导向地对$rScO_2$降低事件进行干预，旨在增加CPB期间$rScO_2$值，可能减少脑损伤和（或）其他器官（包括心和肾）的损伤[146-147]，也可以应用脑氧饱和度监测对是否需要输血进行个体化决策，其中，输注红细胞是优化患者组织氧合特殊算法的一个组成部分[148]。到目前为止，一些研究报告显示：监测$rScO_2$与改善患者的临床转归相关，但这些研究结果的假阳性和应用复合结局来增强研究的检验功效限制了研究结论的普遍性[32，133-134，149]。当临床医生考虑对$rScO_2$降低事件进行干预处理时，应该始终进行风险-获益比分析，并对患者的生理状况进行个体化的总体分析。

目前缺乏基于脑氧饱和度监测治疗方法的大规模、精心设计的试验。对于过去20年中发表的文献进行回顾分析表明，有必要进行充分的、有足够样本量的临床试验，以检查NIRS监测$rScO_2$技术的价值。但目前的研究受到以下因素的限制：①需要确定脑氧饱和度临床临界阈值的持续时间和幅度；②需要标准化用于治疗$rScO_2$降低事件的干预措施。最后，如上所述，$rScO_2$监测在检测术中脑氧饱和度下降事件时虽然具有很好的敏感性，但在确定哪些患者会出现术后神经学后遗症方面却具有较差的特异性。

尽管关于$rScO_2$监测在心脏手术中改善患者预后的临床证据并不完美，但$rScO_2$监测已经成为麻醉和重症监护实践中临床监测措施中不可或缺的组成部分，与脉搏氧饱和度监测一起被广泛使用。

NIRS监测脑氧饱和度在神经重症治疗中的应用

$rScO_2$监测在神经重症治疗中的作用概述

经典的CW-NIRS和最近升级的$rScO_2$监测设备已应用于各类神经外科手术，包括脑肿瘤切除、动脉瘤/动静脉畸形、脑出血、硬膜下血肿、颅脑损伤及需要监测的神经重症监护治疗的患者，以评估：①脑氧合的充分性，②脑血流自动调节功能的失调程度，③脑血流的充分性/④癫痫发作的发生，⑤颅内出血的再发生，以及⑥颅内压的增加。在本节中，我们将对$rScO_2$监测在神经重症治疗中的应用进行综述。

脑氧合的充分性

在危重治疗实践中的一项基本职责是确保组织获得足够的氧供。目前的神经危重病治疗中有创监测中枢神经系统氧供的手段包括颈静脉球饱和度（jugular bulb venous oxygen saturation，$SjvO_2$）和脑组织氧气分压（partial pressure of brain tissue oxygen pressure，$PbtO_2$）监测。而使用NIRS监测脑氧合状态具有明显的优势：无创性及培训成本低，并可以快速应用。然而，由于神经外科手术导致的及创伤性脑损伤患者可能存在的解剖学变化，其可能减弱NIRS监测$rScO_2$的效果。解剖学变化包括：①头皮水肿，②颅外血肿，③头骨畸形或缺失，④颅内血肿和积液，⑤放置光源发射器的头皮面积有限（放置其他监测设备及手术敷料覆盖）及⑥硬膜下血肿。

与有创性脑组织氧合度测量相比，NIRS 监测的结果如何？一些研究发现，$rScO_2$ 和 $PbtO_2$ 测量值之间存在弱或不确定的相关性，且研究结果存在差异[150-151]，而其他研究发现在创伤性脑损伤患者中，$PbtO_2$ 和 $rScO_2$ 具有良好的相关性[152-153]。在比较 $rScO_2$（使用了两种基于 NIRS 的脑氧饱和度监测仪）和 $SjvO_2$ 时，发现两者之间有很高的相关性。此外，还观察到 $rScO_2$ 与中心静脉饱和度（$ScvO_2$）之间有很高的相关性，但与混合静脉饱和度（SvO_2）之间没有这种相关性[154]。这种发现并不出乎意料，因为 $ScvO_2$ 是脑和上肢静脉血液的复合饱和度。

应该如何看待这些结果之间的差异？首先 $PbtO_2$ 监测是有创性的，且是与 NIRS 监测 $rScO_2$ 基于完全不同的技术。此外，$PbtO_2$ 监测高度依赖于神经外科医生将探头插入大脑的区域选择。这两种监测技术都存在只能监测一小部分脑组织区域的缺陷，当损伤的脑组织中存在局部缺氧的情况时，$rScO_2$ 监测可能测量附近脑组织区域的脑氧合状态，而得到一个假阳性结果。相反，$SjvO_2$ 测量的是大脑半球平均氧饱和度，且与脑静脉血引流方向、静脉属支分布、来自对侧半球的静脉血在静脉窦的混合程度，以及导管放置是否受到来自颅外血液的掺杂等因素有关。因此，当氧合不充分的静脉血汇入氧合充分的脑静脉时被稀释，$SjvO_2$ 监测可有效弥补 $rScO_2$ 或 $PbtO_2$ 监测的缺陷。以上 3 种监测方法应互为补充，它们在技术、全脑监测程度和有创性方面存在差异。

脑血流自动调节能力

脑血流自动调节能力是维持脑内环境重要机制之一。脑血流自动调节可以在平均动脉压（mean arterial blood pressure，MAP）显著变化的情况下保持相对稳定的 CBF，且在显著的循环不稳定时，确保脑功能的连续性。创伤性脑损伤、危重疾病和药物干预（包括高浓度挥发性麻醉药的使用）等情况下，脑血流自动调节受损或丧失。在创伤性脑损伤的情况下，脑血流自动调节的损害会导致继发性脑损伤。

患者在低血压时，脑血流自动调节能力受损会增加脑组织缺血和缺氧的风险，而在高血压状态下，会增加脑充血和 ICP 升高的风险。此外，在脑血流自动调节能力受损的情况下，即使 MAP 50 ～ 150 mmHg 这个范围时，临床医生也无法确定脑灌注是否充足，这可能导致患者更差的临床预后[45, 155]。相反，临床医生必须尝试确定新的血压范围，以确保患者的脑灌注。实际上，基于个体化脑血流自动调节能力的评估，改变 MAP/CPP 靶点可能会改善神经功能预后[156-158]。

对脑血流自动调节能力的评估需要将 MAP/CPP 与 CBF 进行相关性分析。在缺乏直接 CBF 测量的情况下，可以使用组织氧饱和度等指标替代 CBF。可以将 MAP 与 TCD 测量脑血流速度 $rScO_2$ 进行相关性分析，进而无创性评估脑血流自动调节能力[159]。使用 $rScO_2$ 进行脑血流自动调节能力评估时，需要考虑以下方面的假定：① $rScO_2$ 受到 CBF、$CMRO_2$ 和 CaO_2 影响；② CaO_2 和 $CMRO_2$ 在短时间内是稳定的，因此在 MAP 不波动的情况下，$rScO_2$ 的变化与 CBF 的变化相关[42, 160]。

无创性分析脑血流自动调节可以通过将基于 NIRS 技术测量脑氧合状态的指标与 MAP/CPP 相关联来实现。根据制造商和技术的不同，不同的 NIRS 设备会输出不同的测量值，这些测量值包括局部脑氧饱和度（cerebral regional oxygen saturation，$rScO_2$）、局部脑血流量指数（regional cerebral blood flow index，rCBFi）、组织氧合度指数（tissue oxygenation index，TOI）和局部组织相对总血红蛋白浓度（relative total tissue hemoglobin concentration，rTHb）[161]。通过计算基于 NIRS 技术测量的脑氧合状态指标与 MAP/CPP 之间的相关系数分析脑血流自动调节能力。通过计算 $rScO_2$-CPP 相关性，得出的系数称为脑氧合指数（cerebral oximetry index，CO_x）。CO_x 反映了脑血流自动调节能力的完整性。当 CO_x 接近零时，表示 CPP 与 $rScO_2$ 无相关性，据此，临床医生可以判断脑血流自动调节能力完整性良好。相反，当 CO_x 接近 1 时，脑血流变化呈被动压力下，$rScO_2$ 高度依赖于 CPP，脑血流自动调节能力受损。Brady 等将 NIRS 衍生的脑血流自动调节系数与有创性激光测量的脑血管灌注指标——激光多普勒指数（laser Doppler index，LD_x）进行比较，结果显示 CO_x 与 LD_x 的一致性非常好，据此，作者认为基于 NIRS 测量脑氧合状态的指标是一种有价值的能够无创评估患者脑血流自动调节能力的方法。研究人员认为相关系数小于 0.3 ～ 0.4 时，表示脑血流自动调节能力完整性良好。c-FLOW 设备（Ornim Medical，LTD，以色列）是一种商业化的集成了多种技术的脑功能监测设备，将低功率超声波和近红外线激光整合，在组织微循环中连续监测血流变化，并依据有创血压的变化，提供实时的信息，以判断脑血流自动调节能力的完整性。通过此设备，医生可以检测患者是否有脑血流自动调节功能受损并避免患者血压处于自动调节曲线下限的风险[162]。

脑血流

应用基于 NIRS 技术量化测定脑血流量的研究未取得一致结果。在一项应用 NIRS 技术结合吲哚青绿造影剂进行无创性 CBF 测量的研究中，CBF 测量值低于传统的正电子发射断层扫描（positron emission tomography，PET）值[163-164]。此外，其他研究显示，使用 NIRS 技术结合吲哚青绿造影剂进行无创性 CBF 测量，其 CBF 测量值与基于 MRI 技术的 CBF 测量值具有良好的相关性[165-166]。使用传统的 NIRS 技术进行 CBF 量化测定的价值仍不清楚。

基于弥散相关光谱技术（diffuse correlation spectroscopy，DCS）的脑血流指数（cerebral blood flow index，CBF_i）可以评估微血管血流量[91-92]。DCS 测量结果经多种 CBF 测量方法（已得到公认）验证，结果一致性良好[93-95]。在一项应用 DCS 测量 TBI 的新生仔猪 CBF 的研究中，DCS 技术测定的 CBF 值与荧光微珠法测定的 CBF 值具有良好的一致性，且对血流动力学波动敏感[167]。在一项成人脑损伤患者的研究中，Baker 等将时域 NIRS（time-resolved NIRS，TR-NIRS）和 DCS 与有创性 ICP 监测和微透析进行了比较，尽管在测得的脑血流动力学参数绝对值之间相关性不足，但 TR-NIRS/DCS 能识别氧供需失衡状态，并能够连续评估脑血流自动调节能力[168]。临床医生可以通过基于 NIRS/DCS 的混合集成技术在床旁测量 CBF 和 $CRMO_2$。这些特征在深低温停循环（DHCA）和逆行性脑灌注（retrograde cerebral perfusion，RCP）的成年心脏手术患者的研究中得到了证实，通过监测 $rScO_2$、CBF 和 $CMRO_2$ 能够识别术中脑灌注状态——过度灌注和低灌注[169]。

癫痫发作

癫痫发作通常伴随着严重的神经系统疾病，在瘫痪、镇静或有先兆癫痫的患者中，无法检测和控制癫痫发作时，可能会产生不良后果。已有研究表明，在经皮脑电明显变化之前的很短时间内（癫痫发作前），可以发现通过血氧依赖性（blood oxygen level dependent，BOLD）MRI 技术测定的异常电活动神经区域的脑代谢出现改变，表现为 CBF 的改变及 $rScO_2$ 增加或降低[170-172]。Winslow 等注意到与重度脑损伤相关的周期性单侧性癫痫放电（periodic lateralized epileptic discharge，PLED）的发展过程中，对侧 $rScO_2$ 增加，PLED 是一种在大脑皮质严重损伤时出现的放电模式，与癫痫发作高度相关[173]。在神经血管偶联机制存在的情况下，癫痫发作开始时，CBF 和 CBV 可能会增加，与 $CMRO_2$ 的增加不成比例[52]。由神经元放电活动引起的 CBF 和 CBV 增加可能会导致 $rScO_2$ 的增加，随后随着癫痫发作处于持续状态，可引起氧消耗增加和全身缺氧症状，并出现 $rScO_2$ 下降。实际上，即使控制癫痫发作后，$rScO_2$ 的下降也可能会持续[102]。间歇性癫痫活动可能会产生一种振荡的 $rScO_2$ 值模式，其可以揭示潜在的癫痫发作。

综上所述，在没有生理学改变的情况下，$rScO_2$ 的变化可能表明存在临床或亚临床癫痫发作，这应该通过 EEG 来确认。此外，EEG 和 NIRS 监测的协同作用可以使临床医生预测、检测癫痫发作及确认癫痫发作得到控制，同时确保脑组织氧合状态处于可接受水平。

颅内出血

由于 NIRS 的穿透深度有限，限制了脑氧监护仪检测颅内异常的能力。但是，在正确的设置下，临床医生可能会发现颅内出血，表现为左右半球相应脑叶的不对称性。相对于分布于脑组织中血管的血液，血肿位于血管外且血液较为集中，在表浅颅内出血的情况下，将会增加红外光的吸收。

在 Salonia 等开展的一项预试验中，儿童因头部创伤接受了 CT 扫描，随后在双侧对称的头皮位置（额叶、顶叶、枕叶和颞叶）使用激光二极管红外光源进行检查，并将两侧检测结果进行比较。应用脑氧监护仪对 21 名脑外伤患儿进行检查，正确识别出 12 名患儿有颅内出血，并表现出高特异性、灵敏度、阳性预测值和阴性预测值[174]。在现代医院中，CT 和 MRI 的应用使得脑氧监护仪在检测颅内出血方面不再必要，但在院前、严峻的环境和住院患者的持续监测中，脑氧监护仪可以作为筛查工具，以检测原发性颅内出血的进展或发现次要颅内出血的发展。虽然临床应用脑氧监护仪的主要目的不是检测颅内出血，但若出血双侧显著不对称性时，医疗团队应考虑对患者进行高级别的影像学检查。

颅内压

通过在脑室内或硬膜下放置测压导管实现有创

性颅内压监测。颅内压（intracranial pressure，ICP）升高后，创伤性脑损伤（traumatic brain injury，TBI）患者有更高的死亡率和神经功能预后不良的风险[175]。NIRS 技术不能测量 ICP，但 $rScO_2$ 数值变化已被用于检测 ICP 升高和 ICP 波动的情况下氧供需失衡的变化。在一项依据 ICP（< 25 mmHg 或 > 25 mmHg）分层的成年 TBI 患者研究中，Kampfl 等注意到 ICP 升高的患者中，尽管 CBF（通过 TCD 测量）保持正常，且有适宜的血气分析结果时，但 $rScO_2$ 仍较低[176]。作者认为，应用 NIRS 监测脑氧代谢状态，可能有益于高 ICP 的患者脑微循环异常的治疗。Dias 的研究显示相似的结果：在 ICP 波幅增加的情况下，$rScO_2$ 降低且脑血流自动调节能力受损[177]。相反，Zuluaga 等在 ICP 升高的儿童患者的研究显示：由脑积水或脑肿瘤引起 ICP 升高时，$rScO_2$ 降低；而由颅内出血引起 ICP 升高时，$rScO_2$ 升高。$rScO_2$ 对 ICP 变化的反应非常微弱，且与 CPP 或 ICP 无关[178]。

脑氧监护仪并不是为测量 ICP 而设计的。以上数据表明，并不能通过 $rScO_2$ 的变化监测或预测 ICP 的变化，但进一步表明 ICP 升高、CPP 降低时可伴随 $rScO_2$ 降低。当 $rScO_2$ 降低时，临床医生应高度关注高危患者可能存在 ICP 升高的风险。

NIRS 研究的未来方向

随着光学技术的不断进步，NIRS 在临床应用和临床研究中的应用场景逐渐扩展。在过去 10 余年中，从 NIRS 作为监测脑氧代谢技术基础开始，现有商用设备不断升级、信号处理技术及临床应用得到了不断改进。

近 20 年来，临床应用和研究领域，主要应用脑氧监护仪测量线粒体细胞色素 C 氧化酶（cytochrome C oxidase，CCO）的组织活性和氧化还原状态。然而，很难区分 CCO 吸收光谱和血红蛋白吸收光谱，此项缺陷已经限制了其广泛的临床应用。B-NIRS 技术应用于临床，是一个令人兴奋的技术进步。通过添加和分离不同波长光谱，测量 CCO 的活性，让医生不仅可以检查中枢神经系统氧输送量，还可以检测线粒体电子传递链的完整性。通过检测线粒体电子传递氧化还原状态，临床医生可以确定边缘 $rScO_2$ 的水平及是否存在问题而需要治疗（例如，在边缘 $rScO_2$ 和脑血流自动调节功能受损的情况下），或者是否只需简单观察，这将给予临床医生很大便利，不需要再考虑 $rScO_2$ 边界阈值的问题。

DCS 技术主要关注微血管内运动的红细胞所产生的光散射。这使得临床医生能够无创性地测量（而不是推断或推算）局部脑血流。该 NIRS 技术使临床医生能够更直接地测量重要的脑血流动力学变量，如 $CMRO_2$、CBF 和脑血流自动调节功能。鉴于 NIRS 的这种特点，可能将局部组织氧监护仪扩展为全脑血流动力学监测仪，无论是单独使用还是联合其他设备共同使用。虽然功能性 NIRS（functional NIRS，f-NIRS）在重症治疗和麻醉学应用中无显著意义，但科学家用于研究婴儿在发育过程中对人类认知、情感和运动技能的获取和处理。

混合集成技术的监测仪器已经投入临床研究使用和医疗市场，将不同的技术进行结合和集成，用于直接测量和间接测量。例如，在新生儿学领域中，将 DCS 与时域 NIRS（time-resolved NIRS，TR-NIRS，是 CW-NIRS 技术的发展）结合使用，测量早产儿的 CBF 和绝对组织氧饱和度。类似地，功能域 NIRS（functional domain NIRS，FD-NIRS）与 DCS 进行技术结合，可间接计算脑代谢率指数（cerebral metabolic rate index，$CMRO_{2i}$）。最后，将低功率超声波和近红外线激光整合，在组织微循环中连续监测血流变化，并依据有创血压的变化，提供实时的信息，以判断脑血流自动调节能力的完整性。联合技术的应用，使临床医生能够在床旁获得患者关键的脑血流动力学参数信息。

结论

基于 NIRS 的脑氧饱和度监测技术已应用于临床医学中近 40 年。最初由神经学家和新生儿学家应用于成人、早产儿和新生儿的神经功能监测。随后其临床应用扩展至血管外科、心脏外科、神经外科以及重症治疗。

脑氧饱和度监测可以反映大脑的氧供失衡状态。中枢神经系统对氧的需求量极大，通过完整的脑血流自动调节能力及完善的 $CMRO_2$ 与 DO_2 偶联机制以维持脑氧的稳态环境。脑氧饱和度监测为临床医生提供了脑局部灌注的信息，且在无脑或脑血管病变的情况下，脑氧饱和度监测也能反映全身的灌注情况。此外，现已从单纯的组织氧监测指标衍生出多种脑血流动力学参数。

临床医生必须认识到一个现实：脑氧饱和度监测具有诸多局限性。临床医生须将脑氧饱和度监测信息与患者其他临床信息进行整合，以便综合分析。如果不进行综合分析脑氧饱和度信息，可能导致不必要甚至有害的干预处理。在分析 $rScO_2$ 数据时，至少考虑如下因素：血红蛋白浓度、心排血量、动脉氧含量、血压、脑血流自动调节能力完整性 $CMRO_2$、$pH/PaCO_2$ 以及脑血管通畅性。

我们未来面临的挑战包括研究的设计和实施，以证明基于NIRS技术监测 $rScO_2$ 是一种能够有效改善临床预后的监测手段。到目前为止，关于 $rScO_2$ 的临床研究结果并不一致，部分原因是可变 $rScO_2$ 的边界阈值及在纠正 $rScO_2$ 降低时应用不同的处理算法。尽管存在缺点，脑氧饱和度监测在检测严重的脑氧供需失衡方面具有明显的价值，并在麻醉和重症监护治疗医学中常规使用。脑氧饱和度监测是多模态监测的组成部分，尽管没有充足的临床数据支持，但脑氧饱和度监测和脉搏血氧饱和度监测仍然是临床主要的监测手段。

当监护仪能够提供及时、准确且可操作的信息时，有益于临床预后的改善。临床医生必须熟练掌握 $rScO_2$ 异常的鉴别与判断，并能够进行适当的治疗干预。临床医生必须能够整合数据，综合分析，评估其有效性，并依据监测信息进行识别和纠正危及神经系统或整个身体的生理紊乱。随着NIRS技术的不断进展，扩展了临床医生在测定、解读和应对脑氧供失衡的能力。

致谢

1. 感谢 Corey Astrom 女士提供的编辑协助和本章内容的准备。

2. 特此感谢 Harvey L. Edmonds Jr. 博士、Michael R. Isley D.A.B.N.M.、F.A.S.N.M. 以及 Jeffrey Balzer 博士，他们在本书上一版中的内容是本章的基础。

3. 感谢 Harvey Edmonds 博士对本章内容的审阅与指正。

作者贡献

Cruz Beltran 博士和 Sullivan 博士负责撰写关于近红外光谱（NIRS）在心脏和血管麻醉中应用的综述。Vazquez Colon 博士和 Sullivan 博士负责撰写关于 NIRS 在神经重症监护医学中应用的综述。Sullivan 博士负责撰写关于 NIRS 设计与使用技术方面、$rScO_2$ 的生理影响因素、新生儿科应用以及 NIRS 研发未来方向的章节。最后，Sullivan、Edmonds 和 Baines 博士对本章内容进行了审阅和编辑。

参考文献

请扫描目录后二维码，获取参考文献资源。

颅内压监测　12

David R. Wright，Abhijit V. Lele 和 Deepak Sharma　著
朱金磊　译　刘海洋　校

学习要点

- 优化脑灌注是避免继发性脑损伤的关键。颅内压监测允许有针对性的管理，以维持足够的脑灌注。
- 除了对 ICP 和 CPP 的数值评估，以及使用波形分析的大脑顺应性信息外，ICP 波形还可以通过计算脑压力反应性指数（pressure reactivity index，PRx）来评估大脑的自动调节能力。
- ICP 波形包含 2 个动脉脉冲，P1 和 P2，以及 1 个静脉波 P3。P2 波形的波幅高于 P1 可能是颅内顺应性降低的早期征象。
- 有几种监测 ICP 的方法，最常见的是脑室内导管。脑室导管放置的风险包括发生通道出血、感染、脑室炎和脑脊液过度引流引起的上行性小脑幕切迹疝。
- 脑创伤基金会建议在严重创伤性脑损伤（traumatic brain injury，TBI）患者中维持 ICP ＜ 22 mmHg，CPP 在 60 ～ 70 mmHg。
- 非侵入性的 ICP 检查方法，如视神经鞘直径（optic nerve sheath diameter，ONSD）可作为有用的筛查工具。

引言

颅内压（intracranial pressure，ICP）是指从颅骨腔内测量到的压力。按照惯例，ICP 最常被引用为平均值或静态测量。成人仰卧位正常 ICP 为 7 ～ 15 mmHg，儿童 3 ～ 6 mmHg，婴儿 1.5 ～ 6 mmHg[1]。颅骨腔包含 3 个部分组织：大脑、脑脊液和一定量的血液。这三个腔室中任何一个的体积增加，或增加一个新的腔室，如肿瘤或扩大的血肿，需要收缩或位移其他腔室以防止 ICP 增加。这就是门罗-凯利（Monroe-Kellie）学说原则[2]。一个脑容积增大的因素最初可以通过脑脊液或静脉血的颅外移位来调节代偿，或者慢性进展的脑积水可以通过脑实质重塑来代偿。然而，最终失代偿时（因为颅腔总体积本质上是不可压缩的），颅内顺应性（dV/dP）开始下降，ICP 开始升高（图 12.1）。最后，当体积的微小变化没有代偿而引起 ICP 的大幅增加时，达到零顺应状态。ICP 升高时，脑灌注压（cerebral perfusion pressure，CPP）降低（CPP ＝ ICP － MAP；MAP ＝平均动脉压），缺血可能随之而来。当颅内压严重升高时，可能发生危及生命的脑疝[3]。

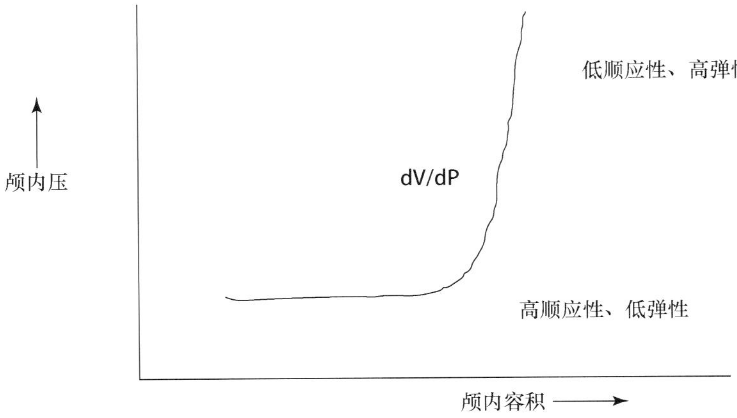

图 12.1　颅内容积与颅内压的关系。颅内容积的进行性增加导致由“高顺应性、低弹性”状态过渡到代偿机制耗竭、颅内压迅速升高的“低顺应性、高弹性”阶段

ICP 波形和压力反应性指数

ICP 波形反映了颅内压随时间的变化，以及 ICP 响应传递到颅骨腔内的其他生理隔室的压力变化。当脑脊液（cerebrospinal fluid，CSF）汞柱测量时，压力变化的典型特征是与心波对应的频率较高，与呼吸变化相关的频率较低，且 ICP 的每个心脏波有 3 个峰值（图 12.2）。虽然这些峰值的确切起源尚不清楚，但推测 P1（冲击波）是由动脉搏动引起的，P2（潮汐波）和 P3（双向波）是由颈静脉对皮质静脉的逆行静脉脉冲引起的[1]。值得注意的是，这些搏动信号在时域上与呼吸周期重叠，胸膜腔内压影响脑静脉搏动。在 P2 和 P3 之间发现重搏切迹，P2 形态的改变可以预测颅内顺应性的丧失。严重升高的 ICP 伴降低的 CPP 可导致 P2 升高，有时可导致 P1 掩盖。波形幅度增加，P2 升高，整体波形呈圆形，表明 ICP 增高前颅内顺应性降低。图 12.2a 为正常的 P1、P2 和 P3，图 12.2b 为异常波形，波幅为 P2 > P1 > P3。ICP 波形形态的典型模式通常被描述为伦德伯格（Lundberg）波[4]。伦德伯格波的“A”波（“稳定波”或“血管源性波”）是整体 ICP 波形中持续 5 ～ 20 min 的大波幅（50 ～ 100 mmHg）变化。它被认为是由脑血流不足引起的血管舒张期引起的，这会造成进一步加剧 ICP 和引发严重的全身缺血和脑死亡的有害影响。“B”波表示 ICP 在 1 ～ 2 min 的短时间内升高至 30 ～ 50 mmHg，并表明颅内顺应性降低，尽管它们也可在 ICP 正常的患者中看到[5]。“C”波表示 ICP 升高至 30 mmHg 的最高频率，每分钟发生 4 ～ 8 次，通常是心脏和呼吸周期相互作用的产物。

除了对 ICP 和 CPP 的数值评估和使用波形分析的大脑顺应性信息外，ICP 波形式可以通过计算脑压力反应指数（PRx）来评估大脑的自动调节能力。这包括评估 ICP 对动脉血压自发性变化的反应。在自我调节机制完好的情况下，动脉血压升高导致脑小动脉收缩，从而减少脑血容量，维持 ICP 正常。相反，在自我调节受损的情况下，平均动脉压升高导致脑血容量增加，从而导致 ICP 升高。PRx 显示了动脉压与 ICP 之间的关系，低或负值表明自我调节正常，PRx 阳性表明自我调节受损。高 PRx 与创伤性脑损伤（TBI）患者预后不良相关[6]。通过优化 PRx 来指导 CPP 管理可能与改善预后相关[7]。

ICP 监测的适应证

治疗 ICP 升高以优化脑灌注是急性脑损伤患者的一个重要管理目标，因为大量研究表明 ICP 升高与预后不良相关。根据脑外伤基金会（Brain Trauma Foundation，BTF）的指南，所有可抢救的 TBI 患者（复苏后 GCS 为 3 ～ 8），如果 CT 扫描异常显示血肿、挫伤、肿胀、脑疝或基底池受压，均应监测 ICP[8]。在 CT 扫描正常的严重 TBI 患者中，如果入院时出现以下两种或两种以上特征，也建议进行 ICP 监测：①年龄> 40 岁，②单侧或双侧运动功能障碍，或③收缩压< 90 mmHg[8]。建议在这类人群中进行 ICP 监测，以降低住院死亡率和伤后 2 周死亡率[8]。ICP 监测的其他适应证包括脑出血、蛛网膜下腔出血、脑积水、恶性脑梗死、脑水肿、中枢神经系统感染、肝性脑病等[9]。

ICP 监测技术

脑实质内 ICP 监测 / 微型传感器

微型传感器尖端（光纤电缆或半导体应变计）[9]的脑内 ICP 监测器最常用于 TBI 患者，尽管通常情况下，可能需要进行 ICP 监测的颅内顺应性受损患者可能适合使用该设备。市面上有多种脑实质内监测器选择。Codman® 微传感器（DePuy Synthes，Massachusetts，USA）是一种微型应变计，可以通过尖端的电阻变化来感知压力变化。Camino®

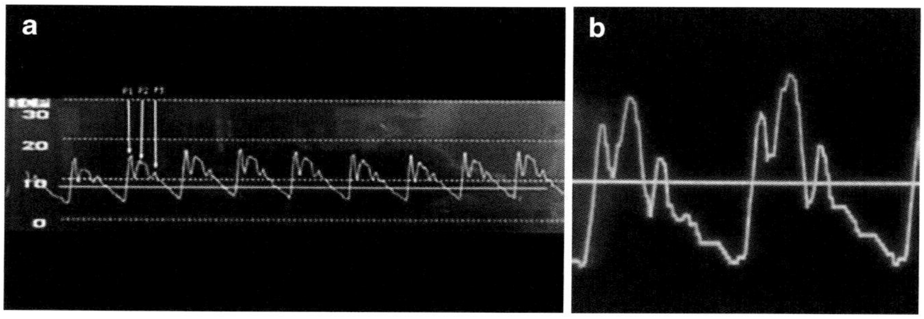

图 12.2 ICP 波形显示 P1、P2 和 P3 波。（**a**）P1、P2 和 P3 正常。（**b**）波幅为 P2 > P1 > P3 的异常波形

（Integra LifeSciences Corporation，New Jersey，USA）是一种光纤光学设备，可将压力变化感知为透射光束的变化。监视器通过穿刺骨孔放置（图12.3 a 和 b）。优点包括技术可靠，手术并发症发生率低，感染风险低。新型探针除了可以测量 ICP 外，还可以测量脑组织的氧分压和脑温。缺点包括随着时间的推移小的零漂移（体外漂移 5 天内 0.6±0.9 mmHg），缺乏体内校准，以及在需要时无法转移脑脊液。其他版本包括 LICOX® 系统（Integra LifeSciences Corporation，New Jersey，USA），除了 ICP 之外，该系统还可以连续监测脑氧分压（oxygen partial pressure，PtO_2）和颅内温度。

蛛网膜下腔 ICP 监测仪

蛛网膜下腔 ICP 监测仪可以螺栓或导管的形式放置。蛛网膜下腔导管已被证明是一种准确、可靠和安全的连续 ICP 测量方法，是脑室造口术的可接受替代方法[10]。值得注意的是，有时可能会得到有关压力读数准确性的相互矛盾的数据。

硬膜外 ICP 监测仪

硬膜外 ICP 监测仪已被发现高估了 ICP 值[11]。过高的估计被认为与硬膜外腔的特征有关，而不是与所插入导管的类型有关。虽然这种监测很容易植入，不会穿透硬脑膜，感染率很低。但是考虑到准确性问题，它们现在很少使用。

脑室内 ICP 监测仪

脑室内 ICP 监测仪［又名：脑室外引流 / 脑室造口术（external ventricular drain/ventriculostomy，EVD）］是临床使用中最常用的 ICP 监测仪。虽然它们的主要作用是临时性的脑脊液（cerebrospinal fluid，CSF）分流，但它们可以同时用于监测 ICP。EVD 放置的常见适应证包括：①自发性蛛网膜下腔出血[12]，②脑室内 / 脑实质内出血，③永久性 CSF 分流系统（又名分流系统）功能障碍或感染，以及④ TBI。前三个指征主要用于 CSF 分流，其次用于 ICP 监测，而在 TBI 中，指征是协助进行 ICP 监测，并以 CSF 分流爆发（EVD“burping”）的形式提供治疗干预，以管理 ICP 危机。图 12.4a 显示了一个浸透了抗生素的脑室导管，图 12.4b 显示了导管的引流系统，它处于人体模型的外耳道水平。EVD 的主要缺点是侵入性监测仪，这可能严重限制了它在凝血功能障碍患者或高风险患者中的使用。与 EVD 相关的并发症包括：

1. **出血性并发症（发生率为 0 ～ 50%）**：这些通常被视为沿着 EVD 轨迹的出血（“tractoma”）（图 12.5）。识别和及时治疗潜在的凝血功能障碍，逆转任何抗凝 / 抗血小板作用 / 功能障碍，并尽量减少尝试或“通过”的次数，有助于降低出血并发症的风险。
2. **感染性并发症（患病率 5% ～ 11%）**：在实

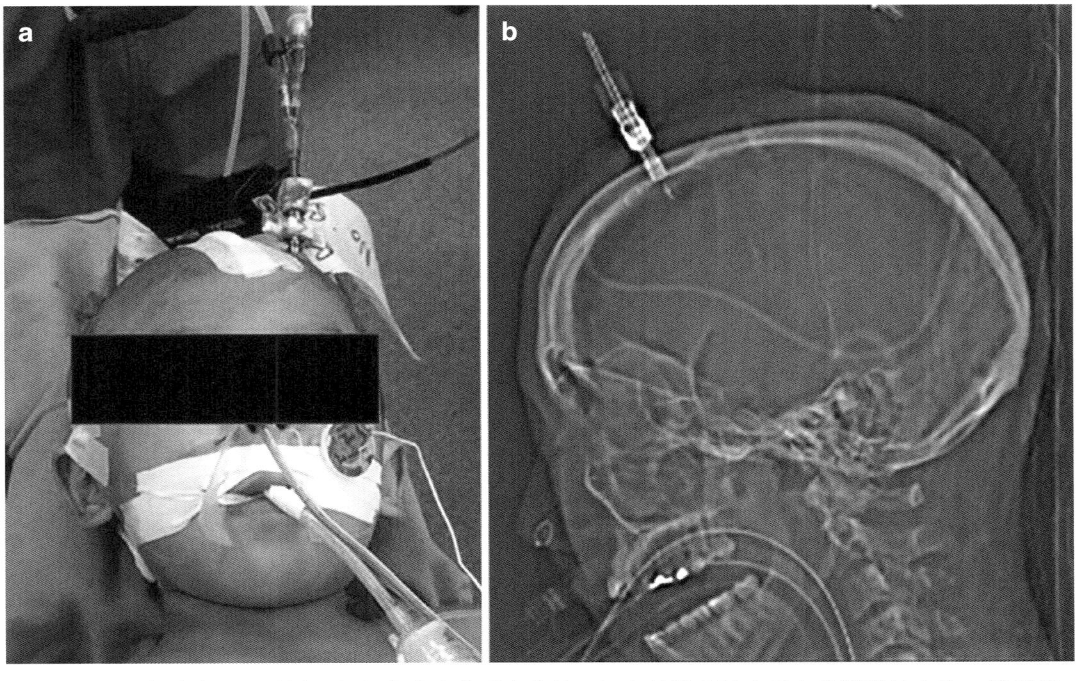

图 12.3 脑实质内 ICP 监测。（**a**）患者脑实质内监护。（**b**）钻孔和脑实质内监测器植入的 X 线影像

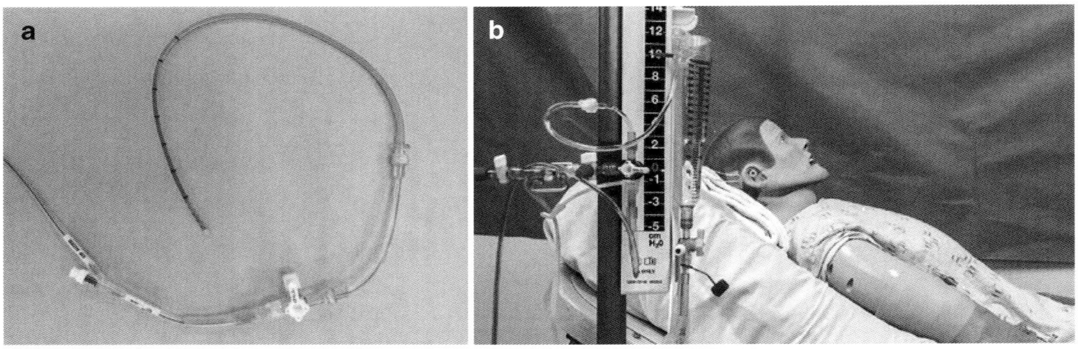

图 12.4 脑室内导管和脑室外引流（EVD）系统。（**a**）抗生素浸渍导管。（**b**）导管的引流系统。请注意，免冲洗传感器处于人体模型外耳道水平。

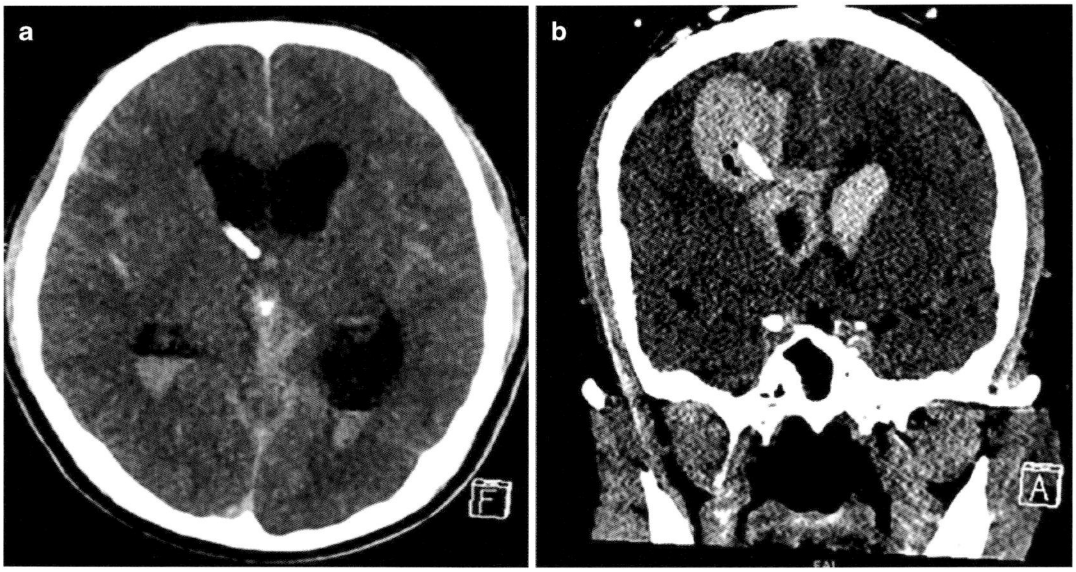

图 12.5 脑室内导管和导管周围血肿的影像（**a**）弥漫性动脉瘤性蛛网膜下腔出血患者经脑室导管进入第三脑室的脑轴向非对比计算机断层扫描（CT）。（**b**）冠状面无对比 CT 示导管周围血肿（沿导管道实质内出血）

施 EVD 插入和维护束之前，与脑室造瘘相关的感染曾经很常见。该维护束包括在放置时严格的无菌预防措施中使用抗菌 EVD 导管，围手术期使用抗生素，并限制进入 CSF。关键是要保持无菌，使用封闭系统，避免任何不必要的 CSF 取样，以尽量减少感染并发症。

3. **位置不正：**术后脑 CT 扫描是识别位置不正的常规做法，以确定错位位置，这往往需要更换 EVD。

麻醉和神经危重症科学学会（Society for Neuroscience in Anesthesiology and Critical Care，SNACC）[13] 和神经危重症护理学会（Neurocritical Care Society）[14] 为安全插入和管理 EVD 提供了循证建议。EVD 的实施通常在急诊科、重症监护病房或手术室的床边。通常通过明确解剖标志部位的钻孔后植入。插入部位通常为右额叶（非优势）或未损伤的脑，导管尖端位于侧脑室。需小心避免过度引流 CSF 造成的反向疝或破裂动脉瘤再出血。导管应平置于外耳道，不夹紧，并转换 ICP 波形。EVD 通常被认为是 ICP 监测的金标准，因为它们可以测量整体压力，允许治疗性脑脊液引流，并且可以进行体内校准。此外，它们可用于管理药物治疗，如抗生素或溶栓剂，以及为调查采集 CSF 样本。

无创 ICP 监测

非侵入性 ICP 监测在侵入性 ICP 监测不容易获得或不能立即执行的情况下是有用的（如凝血功能障碍、肝性脑病）。在放置侵入性监护仪之前，它也是一种有用的筛查方法。以下是一些流行的无创技术：

视神经鞘直径（ONSD）

视神经从颅脑进入眶内时仍被硬脑膜鞘包围，因此周围的蛛网膜下腔与颅内蛛网膜下腔相连，因此 ICP 增加时视神经鞘管扩张。随着 POCUS（点监护超声）的出现，人们对测量 ONSD 来检测 ICP 升高的水平越来越感兴趣。测量方法是将传感器探头（13 ～ 7.5 MHz）放置在闭合的眼睑上，对距眼球后极 3 mm 深度的视神经鞘进行成像（图 12.6）[15]。ONSD ＞ 5.6 mm 提示颅内高压，敏感性和特异性分别为 0.90 和 0.85[15-17]，但在 ICP 波动频繁的情况下，特异性可能存在问题。ONSD 的局限性包括观察者内部和观察者之间的可变性，以及在面部 / 眼眶损伤患者中缺乏可行性。它也不能用于测量可能混淆的共存疾病，如 Grave's 病。尽管如此，ONSD 可能作为一种易于使用、价格低廉的床边 ICP 升高筛查工具，其应用在不久的将来可能会迅速扩大。

经颅多普勒

经颅多普勒（transcranial Doppler，TCD）是一种检查脑血流速度和脑血管反应性的无创工具，通常用于神经危重症护理环境。基于波形分析的 TCD 衍生指标用于确定脑血管阻力，也用于估计 ICP 和 CPP。随着颅内压的逐渐增加，在心脏周期的舒张期，脑灌注最初减少，导致 TCD 波形的脉搏指数（pulsatility index，PI）增加，最终收缩期 CBF 也减少。基于 TCD 的半定量方法已被用于分析波形并进行数学建模，以无创地估计 ICP[18]，尽管这些方法的准确性存在显著差异。一些研究者已经证实 PI 与 ICP 之间存在显著相关性[19]，而另一些研究者则发现其相关性较弱[18, 20]，这可能是因为 PI 受到 $PaCO_2$ 和平均动脉压脉搏率等其他因素的影响。有人认为通过分析舒张期血流速度而不是 PI 可以更准确地评估颅内高压[18, 21]，尽管最近的研究发现这种方法不够准确[22]。鉴于目前的证据，TCD 似乎可以作为 ICP/CPP 的趋势监测，而不是对 ICP 和 CCP 的绝对估计。一项正在进行的大型国际前瞻性研究［有创与无创测量颅内压在脑损伤中的试验（Invasive vs. noninvasive Measurement of intracranial PRESSure in brain Injury Trial，IMPRESSIT），ClinicalTrials.gov 识别码：NCT02322970］有望阐明 TCD 在 ICP 测量中的作用。

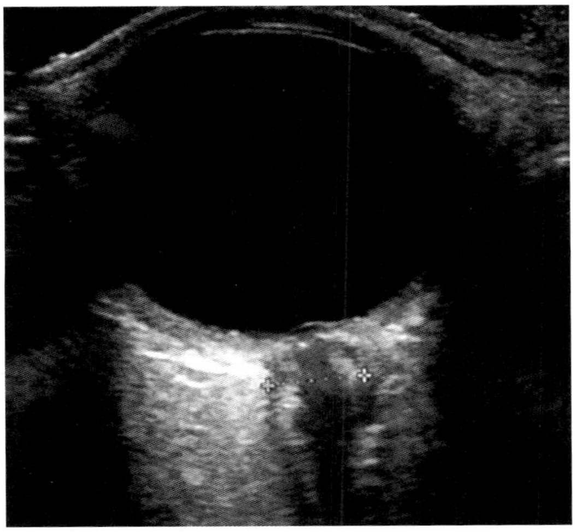

图 12.6 视神经鞘直径超声图像。测量方法是将传感器探头置于闭合的眼睑上，对距眼球后极 3 mm 深度的视神经鞘进行成像

其他 ICP 监测方法

耳蜗液压力是 ICP 的一个函数。考虑到镫骨和卵圆窗在解剖上的接近性，耳蜗液压力影响镫骨漂移。因此，在听觉刺激下测量鼓膜位移（tympanic membrane displacement，TMD）可以提供 ICP 的信息[23-24]。TMD 是一种有用的筛查工具，尽管它不能准确估计绝对 ICP[23-24]。镫骨反射完整，中耳压力正常，耳蜗导水管通畅是可靠使用 TMD 的必要条件。

静脉眼科测力法（中央视网膜静脉压测量）是有用的评估 ICP 的方法。视网膜中央静脉压力升高表明 ICP 升高的概率为 84.2%，尽管它不能用于连续监测[25]。目前该技术的临床应用非常有限。

高颅内压会影响瞳孔收缩，刺激后瞳孔缩小 10% 与颅内压＞ 20 mmHg 有关[26]。一种神经系统瞳孔指数使用算法的方法来预测 ICP 已被提出。虽然 ICP 与瞳孔反应性之间存在明显的负相关，但其与实际 ICP 值的相关性尚未得到阐明[27]。因此，瞳孔测量可用于筛查颅内高压患者。

人们对使用神经成像方法来识别颅内高压已经有了相当大的兴趣。几位调查人员曾试图将计算机断层扫描（computed tomography，CT）特征如灰质和白质分化丧失，中线移位和脑池 / 脑室消失，互相联系起来，但没有取得多大成功。值得注意的是，尽管 ICP 升高，CT 未见明显异常。

磁共振成像（magnetic resonance imaging，MRI）可用于测量颅内容积和压力的脉动差异，以预测颅内压。它也可用于测量 ONSD[28]。MRI 可用于测量颅内容积和压力的脉动差异，以预测 ICP。它也可用于测量 ONSD[28]。基于相位对比影像 MRI 参数的数学建模在无创诊断具有临床意义的交通性脑积水方面表现优异[29]。然而，在选择特发性常压脑积水患者进行手术分流时，相位对比影像 MRI 对脉搏压力梯度的评估不够准确，不足以取代有创性脉搏 ICP 监测[30]。最佳情况下，基于 MRI 的技术仅有可能提供颅内高压的快速影像，因此，对于急性脑损伤的危重患者实际上不是很有用，特别是考虑到运送患者的协调过程这一挑战。

ICP-Guided 疗法

ICP 和 CPP 是神经系统疾病患者的重要治疗靶点。有趣的是，2017 年更新的 BTF 指南将 ICP 的治疗阈值从 20 mmHg 更改为 22 mmHg[8]。该指南还建议将脑灌注压（CPP）控制在 60 ～ 70 mmHg，以提高生存率和良好的预后，避免因成人呼吸窘迫综合征（adult respiratory distress syndrome，ARDS）的相关风险而尝试增加液体和加压剂将 CPP 推至 70 mmHg 以上[8]。尽管对治疗目标提出了建议，但在最近版本的 BTF 指南中，严重 TBI 的管理方法被省略了，因为它们不是循证的。为了解决这一空白，西雅图国际严重创伤性脑损伤共识会议（Seattle International Severe Traumatic Brain Injury Consensus Conference，SIBICC）[30]提供了基于 ICP 监测的成人创伤性脑损伤管理的综合方法。共识确定 18 种基本干预措施以及 10 种不建议使用的治疗方法。它提供了一种治疗 ICP 升高的三层算法。一层内的治疗被认为是经验相等的，更高层涉及高风险的治疗。该共识还包括对严重神经恶化的层间考虑和建议，以帮助识别和治疗衰退患者[30]。一些研究已经调查了 ICP 管理对患者预后的影响。尽管这些研究受到几个因素的影响，但大多数研究都表明，至少部分基于 ICP 监测的管理方案具有显著的疗效[31-33]。最近，BEST TRIP 试验是一项多中心随机对照试验，包括 324 例＞ 13 岁的严重 TBI 患者，其中比较了 ICP 监护指导下的管理与 CT 和临床检查指导下的管理[34]。在两组中观察到相似的结果[34]。虽然 BEST TRIP 不是 ICP 监测或 ICP 管理的试验，也不一定会改变临床习惯，但它引发了更多关于 ICP 监测和治疗效用的问题。

高 ICP 和低 CPP 可引起动脉瘤性蛛网膜下腔出血后继发性脑损伤。早期避免颅内高压，并在压力自我调节最大干扰的血管痉挛期维持较高的 CPP，可改善此类患者的临床预后[35]。EVD 通常植入在动脉瘤破裂的患者身上，可用于监测颅内压，必要时可用于治疗性引流脑脊液。

对于留置 ICP 监测仪的患者，重要的是要确保在转运和手术（包括多发外伤患者的颅外手术）或血管内干预期间持续不间断地监测。颅内高压和低血压分别占 50% 和 45%，分别在 TBI 患者和骨科手术期间，并与术后护理升级相关[36]。同样，尽管进行了药物治疗或脑脊液引流，仍有 51.6% 的蛛网膜下腔出血后动脉瘤患者被报道称至少有一次颅内高压（ICP ＞ 20 mmHg），CPP 降低（CPP ＜ 60 mmHg）[37]。持续监测 ICP 并进行早期和适当的治疗可能有助于改善预后。

总结

ICP 监测是急性脑损伤患者围手术期和重症监护管理的基石。ICP 监测的目的是通过避免缺血（低 CPP）和充血（高 CPP）来避免继发性脑损伤，优化脑生理。尽管证据有限，但最终证明 ICP 监测指导的管理优于没有监测的管理，专家共识和 BTF 指南为监测 ICP 提供了具体建议。为了从监测中获得最大的好处，应该结合波形分析和大脑自动调节能力的评估。然而，ICP 监测只是大脑监测的一个方面，将 ICP 作为多模式监测方法的一部分可能会带来最大的好处，多模式监测方法还可能包括脑组织氧张力、颈静脉氧饱和度、微透析、经颅多普勒和高级成像。此外，循环系统的优化对于改善结果同样至关重要。无创颅内压床旁监护仪可能会越来越多，它们的使用可能为筛查和选择性放置有创监护仪提供一种新的治疗范例。

参考文献

请扫描目录后二维码，获取参考文献资源。

脑血流监测

13

W. Andrew Kofke 和 Andrea D. Creamer 著
吴侑煊 译 刘海洋 校

脑血流量（cerebral blood flow，CBF）是一项神经生理学参数，在 ICU 和术中神经状况评估中具有重要意义。在本章中，将回顾脑血流生理学原理，介绍标准及最新脑血流量监测方法，并对经颅多普勒（transcranial doppler，TCD）的应用进行详细的讨论。

生理学

CBF 调节机制的研究进展

流向大脑的血液被精细地调控，以提供神经组织代谢需要的原料。这些机制包括神经性、体液性和肌源性机制[1-3]。

脑血管系统广泛分布着各种神经递质，这些神经递质与血管内皮细胞和神经代谢密切相关。各种各样的神经支配脑血管，使脑血管收缩或扩张。支配脑血管的神经元来自许多区域，包括颅内神经节[4-5]、脊髓[6]、其他颅外神经[7]和脑内神经核团[8]。

神经代谢因素在局部脑血流量的调节中也起着重要作用。代谢产物如乳酸和二氧化碳会降低 pH，通过一氧化氮和其他因素引起血管扩张[2，9-12]。研究中观察到 CBF 与肢体运动或思维过程的耦合变化相关，印证了代谢产物对脑血流量的影响[2，10]。一氧化氮是局部 CBF 神经代谢微调的重要组成部分[9，11-12]。已有研究表明，高碳酸血症导致的 CBF 增加是通过一氧化氮介导的[9]。

脑血流自动调节除了受到神经支配和神经代谢控制外，还受血压和体液调节的影响。血压对脑循环的影响由来已久：血压的变化会导致脑血管阻力的变化，以保持脑血流量在生理血压范围内的一致性。经颅多普勒血流速度测量以动态的方式观察到了血压与脑血流量的相关性[13]。然而，在高血压或低血压的极端情况下，大脑的自动调节失效，血压的变化导致脑血流出现线性、压力依赖性的变化。这种变化被慢性高血压影响，使这种关系向更高的压力转变。

众所周知，CBF 对 $PaCO_2$ 的变化非常敏感，CBF 的变化与 $PaCO_2$ 的变化呈线性关系[14-18]。CBF 对 $PaCO_2$ 的敏感性是支持使用控制二氧化碳水平来有效改变 CBF 的生理学基础，方法是用乙酰唑胺抑制碳酸氢酶[19-22]，或通过诱导微小通气量或死腔改变 $PaCO_2$[23]。

血氧水平也是维持脑血流量的一个重要方面。正常情况下，当动脉血氧饱和度大于 95% 时，脑血流量随动脉血氧分压的变化而保持相对恒定。然而，随着 PaO_2 下降到约 60 mmHg 以下，CBF 以代偿的方式大幅增加以维持氧气供应[24]。相反，高氧血症可以起到中度脑血管收缩作用[25]。

自动调节与体液反应

许多报告记录了慢性高血压患者血压自动调节下限的变化[26]。这种变化的解剖学基础是血管肥大和微循环重塑[26]。据报道，脑血流自动调节对二氧化碳的反应性在慢性高血压时保持不变[17]。然而，由于内皮反应降低，慢性高血压患者对体液效应物的反应发生改变[27-28]。由于自动调节曲线向高压方向移动，正常偏低的血压可能会导致缺血缺氧[29]。

应该指出的是，脑血流量在大约 50～150 mmHg 的脑灌注压范围内保持恒定的脑部自动调节的传统观念并非没有挑战[30]。Drummond 认为，这个普遍的概念源于 Lassen[31]发表的一篇综述文章中的一个数字，该数字是基于 McCall 在 1953 年发表的数据[32]，该数据是对服用肼屈嗪和藜芦碱控制血压的怀孕志愿者计算得出的。尽管使用了潜在的脑血管活性药物，但这些观察结果在人类身上仍未得到证实。Drummond 提出，1953 年以来发表的大多数人类数据支持自动调节（lower limit of autoregulation，LLA）的下限为 70 mmHg，一位研究人员提出，正常人类的脑缺血症状出现在平均动脉压为 55 mmHg 时[33]。此外，他对已发表数据的仔细审查发现，LLA 存在很大的个体间差异。Drummond 建议，对单个患者来说，唯一安全的方法是假设他 / 她的静息 MAP 中不少于 75% 应该被假设为 LLA。临床上，当 MAP 降至静止值的 50% 左右时，往往会出现脑灌流不足的症状。在颅脑损伤的背景下，个体化血压调控理论越来越得到支持，最近的研究使用动态自动调节评估来确定特定患者的最佳血压[34-37]。

同样有趣的是，LLA 可能会随着颅内压和颈静脉压的变化而变化。McPherson 等在犬类模型中发现，颈静脉压升高时，LLA 较高。然而，这可能反映出对大脑灌注压的正确定义缺乏了解，因为它可能会根据静脉斯特林电阻器的影响而变化[38-39]。Brady 等人[40]在无创性未成熟仔猪颅内高压模型中发现，LLA 与颅内压呈正相关。也就是说，颅内压越高，LLA 越高。他们提出，用动脉血压（Arterial blood pressure，ABP）的相应增加来补偿颅内压的增加，可能不足以防止 CBF 的减少和脑缺血。Cremer 等观察到成人创伤合并颅内高压患者的 LLA 增加[41]。

临床上可以使用压力反应性指数（pressure reactivity index，PRx）或平均血流指数（mean flow index，Mx）来评估脑血流自动调节的完整性，这需要使用有创的颅内压监测（PRx）或经颅多普勒（transcranial Doppler，TCD）来评估 Mx。这两种方法还需要连续测量 ABP 来进行比较。这两种方法涉及 ABP 或 CPP 的波动与颅内压或 TCD 测量的平均血流速度有关[42-43]。在任何一种情况下，更大的相关性意味着当 ABP 增加时，CBF 增加，即自我调节受损，这与较差的神经结果相关[44]。在特发性脑损伤的情况下，可以专门使用 PRx 来确定自动调节机制最可行的 CPP[45]。

综上所述，有必要进行个体化动态自动调节评估，以确定每个患者的最佳 CPP[34-37]。事实上，这是日益提倡的多模式监测，即所谓的综合神经监测的一个组成部分[46]。本章后面将更详细地讨论自动调节评估方法。

脑血管储备

闭塞性脑血管疾病导致 CBF 减少，神经元缺氧，导致神经元功能下降、神经元损伤或死亡。然而，闭塞性脑血管疾病的一个更微妙的表现是脑血管储备的减少。也就是说，血管内血流的减少导致代偿性血管扩张，因此，在给定的全身血压下，微血管扩张的程度将超过正常血压下血管扩张的程度。生理性的血管扩张可以代偿一定程度的氧供减少，但是已经处于扩张状态的血管无法实现进一步的血管扩张。因此，血压或氧供的减少可能是无法代偿的，反而导致脑缺血。闭塞性脑血管疾病中二氧化碳反应性的异常已经在几个研究中被记录下来[23, 47-50]。持续自我调节评估的新方法可以反应患者脑血管储备水平的情况，因为储备的丧失应转化为 ABP 和 CBF 相关性的增加或最佳 CPP 的改变[44]。

另一种反映大脑自身调节的方法已经得到了 Dewey 等[51]、Earhy 等[52]和 Burton 等[53]的证实。通过对依赖起搏器的狗的观察和对脑血流量的逐跳测量，他们观察到，尽管灌流压不为零，心脏活动的突然停止会导致脑血流量的终止。他们报告称，血流停止时的压力称为临界关闭压（critical closing pressure，CCP），随静息 MAP 而变化，一般低于 MAP 约 40 ～ 50 mmHg。他们的结论是，正常的脑循环呈现一种紧张性收缩状态，这种收缩状态随着 MAP 和 ICP 的变化而变化，在血压较高或颅压较低的情况下，张力较高，而在较低的血压或较高的颅内压时较小，因此，真正的动态脑灌流压为 MAP－CCP，CBF ＝（MAP－CCP）/CVR。Burton 的模型可以用来描述 CCP：CCP ＝ ICP＋动脉壁张力[51]。CCP 被各种药物和疾病状态改变从而导致 CBF 的变化，尽管传统的 CPP（MAP－ICP）在其他方面没有变化。因此，CPP 的真正定义和衡量可能比通常理解的要动态和复杂得多。

最近，Chiosnyko 等[54]在患有创伤性脑损伤的人类中进一步研究了 CCP。如果自身调节相对完整，CCP－ICP 值仍然较高，但损伤程度足以产生自身调节障碍时，CCP－ICP 值降低，表明动脉壁张力降低。几位作者建议将经颅多普勒波形分析作为测量和监测人类 CCP 的一种潜在手段[55-57]。最近，非侵入性光学技术，如漫相关光谱（Diffuse Correlation Spectroscopy，DCS），已被证明可以准确地测量（在健康志愿者中）CCP，与 TCD 相比结果一致[58]。

围手术期脑血流量测定及特殊技术的临床应用

多年来，已经发展了几种测量技术来评估 CBF。通常，这些方法需要对示踪物质的冲入和（或）冲出或散装流量进行评估。已描述的方法包括稳定氙气 CTCBF[59-61]、技术标记 RBC 技术[62]、热稀释技术[63]、^{133}Xe CT 技术[64-65]、超声体积流动[66]、正电子发射断层扫描（positron emission tomography，PET）[67-68]、单光子发射计算机断层扫描（single photon emission computed tomography，SPECT）[15，69-72]、AVO_2 鉴别评估[73-74]、脑血液周转的放射性同位素测量[75]、额头温度成像[76]、热扩散流量测量[77]、平面伽马相机图像 CBF/CBV 测定[78]、激光多普勒流量计[79]、超快 CT 加碘对比剂[80]、弥散相关光谱和动脉自旋标记灌注功能性磁共振成像[81]。最近的研究越来越多地提倡使用 TCD[82]、ICP[35-37]、近红外光谱分析[83-84]或脑 PO_2[85]进行持续的自动调节评估。

下面介绍最常用的方法。

稳定的氙气 CTCBF（XeCTCBF）

受试者吸入 26% ～ 33% 的稳定氙气。氙迅速被血液吸收，随血液循环被脑组织摄取。连续记录呼气末氙，并假定它是动脉氙。氙是不透射线的，连续 CT 扫描的放射密度变化可以用来计算整个大脑的脑血流。该方法计算整个大脑的溶解度（λ），然后将调整后的 λ 用于所有 CBF 计算。这将为 λ 在整个大脑中可能不均匀的疾病状态的患者提供更有价值的数据。由于氙的药理作用，包括减少 CO_2 和增加 CBF，该技术的应用存在争议[86]。然而，使用多个早期图像和加权计算来完成冲洗曲线的早期部分，已经消除了流动激活对 CBF 计算的影响[59-61，87]。此外，在评估正常患者的 CBF 时，XeCTCBF 获得的流量值与其他方法获得的流量值一致，表明氙气吸入引起的潜在偏差不会显著影响结果。

由于 XeCTCBF 技术可以每隔 20 min 重复一次，因此可以方便地进行治疗的反应性测试。事实上，血管反应性测试或 CVR 测试可以在患者进行 CT 扫描时轻松完成，这是一个主要优势，因为它可以在常规 CT 扫描期间获得结构信息。便携式 CT 扫描的出现在理论上使得术中进行 XeCTCBF 研究成为可能[88]。值得注意的是，虽然这种技术在医学文献中被广泛描述，但由于监管问题，现在在美国很少使用，但在其他国家中存在应用。

^{133}Xe 脑血流量测试

放射性 ^{133}Xe 方法最先在美国使用，利用放置在头皮上的伽马计数器来测定吸入或血管内注射后的 CBF 值[64-65，89-90]。与 XeCTCBF 相比，给药的氙量可以减少，但在低流量状态下，数据有时会被穿透现象所混淆[91]。虽然理论上可以作为床旁技术或术中使用[92-98]，但由于监管限制，目前仅用于实验室报告简要提及该方法。

颈静脉球 AVO_2 差值

AVO_2 差值测量是基于“菲克（Fick）”方程，使用颈静脉球囊导管。在脑代谢率（cerebral metabolic rate，CMR）稳定的情况下，AVO_2 差异的变化代表 CBF 的变化。因此，它不能用于提供定量或局部脑血流，并且这项技术要求于导管精准插入颈静脉球。然而，它可以在床旁与连续血氧饱和度监测一起使用，以提供相对于脑代谢率的 CBF 信息，并推断 CBF 随时间的变化[73-74]。用 AVO_2 差值技术获得的数据的主要问题出现在不同 CBF 或脑代谢率的情况下。这项技术是一种全局测量，当局部充血区和局部缺血区共存时，其信息可能会产生误导。

热调节局部 CBF

热调节局部 CBF 使用连续的热调节技术以及直接放置在脑实质中的探针。它已在动物实验和人类 Xe CTCBF 试验中得到验证[99]，从而提供有关该区域 CBF 的连续秒对秒信息。就其性质而言，热调节局部 CBF 仅提供区域信息。临床已将其用于评估脑血管扩张剂的作用[100]、评估 CO_2 反应性[101]、血管痉挛时的血压滴定[102]以及评估术中动脉闭塞对局部 CBF 的影响[103]。

经颅多普勒

经颅多普勒超声（transcranial Doppler ultrasonography，TCD）利用脑动脉反射的超声波和多普勒原理来确定每条动脉的血流速度（厘米 / 秒）。它提供关于血流速度（blood flow velocity，BFV）的实时动态信息，提供与动脉内血压监测类似的连续波形。Kofke 等[104-107]和 Eng 等[108]发表了使用 TCD 技术的病例报道，报告了麻醉诱导和气管插管时动态状态下的 TCD 记录。超声动脉取决于患者的解剖结构，通常包括 Willis 环的近端动脉。

使用者需要通过多次训练来获取和识别来自特定动脉的足够信号。此外，一旦采集到良好的信号，为了监测目的而保持采集是具有挑战性的。超声角度的微小变化可导致信号丢失或退化，10% ～ 20% 的患者缺乏通过颞骨的足够的声窗[109]。因此，训练有素的技术人员需要一些运气，才能成功地对神经 ICU 的特定患者使用 TCD。对于持续监测，如在手术室中，TCD 可以使用头带系统定位，该系统可以在整个过程中将探头保持在相对恒定的位置。

TCD 记录的再现性取决于换能器对给定容器进行超声的恒定角度。这是一个重要的操作依赖因素，当超声角度与被检查的血管更加平行时，可以将其最小化。解释 BFV 测量结果的另一个重要因素是血管直径：根据伯努利原理，在 CBF 减少的情况下，血管直径的减少可以增加 BFV，特别是在血管痉挛时的 MCA[109]。此外，红细胞压积、PCO_2 和血压的变化均可影响 BFV 和 CBF[110-111]。

值得注意的是，TCD 不是定量的脑血流监测仪。它提供了关于平均流速和波形的有用信息，特别是在动脉流入突然变化的情况下[112]。这些用途包括持续评估血管痉挛、血管反应性、颅内压升高、脑死亡（筛查）[113]、动脉通畅、血流方向、栓塞和充血[114]。Eng 等[108]在麻醉诱导过程中使用 TCD 作为监测手段，证明了 TCD 作为监测动脉瘤破裂的潜在价值，并指导了他们对这种紧急情况的治疗。图 13.1 显示一段颅内循环骤停，这是脑死亡时的波形。在这个图中，还有一个与颅内高压相关的搏动性增加或“尖尖”波形出现（图 13.1）。

血管痉挛

据报道，在 SAH 后临床上明显的延迟性脑缺血（delayed cerebral ischemia，DCI）发作之前，TCD 是血管痉挛存在的早期指标。随着大脑中动脉变窄，即使脑血流量减少，血流速度也会增加[115]。TCD 作为一种无创、方便的筛查工具，已经成为 ICU 监测脑血流的常规手段[116-119]。使用 TCD 检测血管痉挛的一些主要优点是其便携性和相对经济

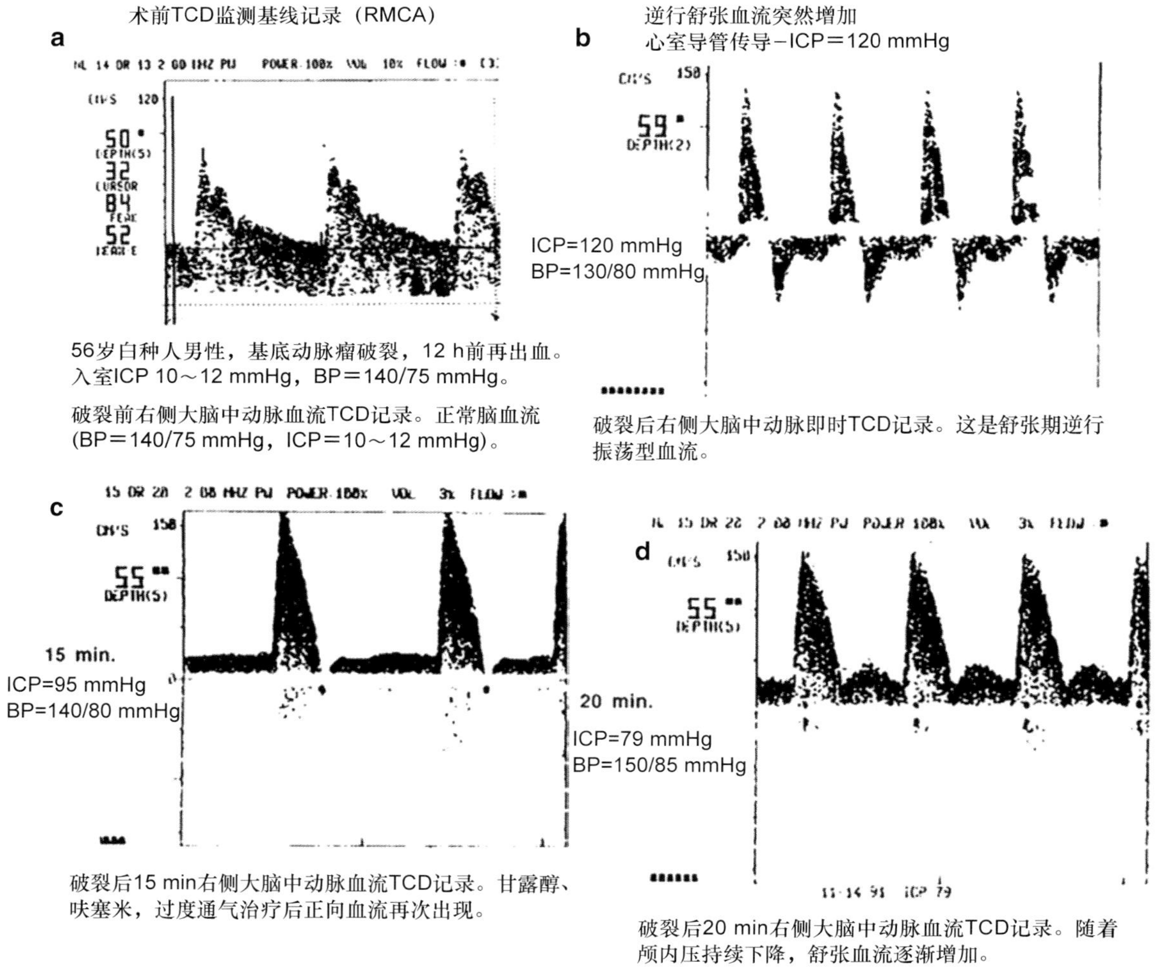

图 13.1　手术室中动脉瘤破裂时 TCD 监测（From Eng et al.[110]; with permission.）

性。在 SAH 后由于镇静需要和呼吸机依赖而无法进行体格检查的患者中，可以通过脑血管造影检测临床上有意义的血管痉挛。然而，在这种情况下，可能病情不稳定的患者必须被转移出 ICU，并接受静脉造影剂和电离辐射。TCD 作为一种床旁监测技术更容易获得，也更容易重复监测。

在这种情况下使用 TCD 的一个潜在缺点是，这种方式可能会错过远端声窗的血管痉挛。2018 年的一项 meta 分析比较了 TCD 在这种情况下与血管造影的敏感性、特异性和预测值，令人印象深刻的是，在声窗充足的患者中，TCD 的表现优于血管造影：TCD 的敏感性为 90%，阴性预测值为 92%，而血管造影的敏感性为 57%，阴性预测值为 90%[115]。TCD 用于这一适应证是一项典型的趋势研究，并根据血管痉挛高风险患者的需要进行重复测量。它很少单独使用，而是用于推断血管痉挛存在的几种评估之一。

脑血管储备

血管储备的程度也可以用 TCD 来确定，并可以提供目标血管床损伤严重程度的半定量指标。反应性评估可以通过控制灌注压力或二氧化碳并分析平均血流速度的变化来进行。在正常的自我调节范围内，对于给定的平均动脉压变化，血流速度不发生变化，血流速度的变化表明自我调节异常。血流速度变化与血压变化的匹配程度已发展成为基于 TCD 的自动调节指数 *Mx*[82]。

二氧化碳反应性可通过增加吸入 CO_2 或通过使用乙酰唑胺增加组织 CO_2 来评估。$PaCO_2$ 每升高 1 mmHg，血流速度应增加 3% ～ 4%。CBF 未能增加意味着 CVR 的缺乏，因此大脑可能无法耐受氧气输送的轻度缺乏。CO_2 反应性指数可以用 CO_2 吸入来定义[120]：CO_2 反应性指数＝（V_2-V_1）/（$\Delta etCO_2$）。

正常 CO_2 反应性指数为 1.78±0.48（SD）。在脑血管疾病患者中，该指数在 0.15 ～ 2.6 之间变化[121]。如果 CBF 速度不能随 CO_2 增加而正常增加，意味着存在最大的血管舒张或非反应性血管痉挛。

颅内压

颅内压升高至 20 ～ 30 mmHg，虽然具有流行病学意义，但在 CBF 下降方面，尚未显示出实质性的生理学意义（尽管桥静脉半闭塞性变窄可能会产生重要的负面影响）[122-124]。随着颅内压升高，代偿性脑血管舒张发生，实际 CBF 往往不在缺血范围内[125]。然而，随着 ICP 进一步升高，接近舒张动脉压[126]，并侵犯脑微血管的临界关闭压[51-52]，通常在整个心动周期内血流变得不连续，并在舒张期降至零。这与 Giulioni 等[125]的理论结论一致，他们认为，基于颅内弹性和血管舒缩张力的考虑，当 ICP 达到“断点”值时，会出现 BFV 的收缩期升高和舒张期降低。他们认为 Gosling 脉搏指数（Pulsatility Index，PI）应该是高 ICP 的一个有用的指标。在这种零舒张血流的情况下，理论上 ICP 应在 40 ～ 60 mmHg[51-52]。事实上，在进展为脑死亡的患者中，在平均 ICP 为 48 mmHg 时观察到持续的高 ICP、收缩期“尖峰”模式，随后在 ICP 为 62.5 mmHg 时观察到振荡模式[127]。Hassler 等[126]清楚地显示了 ICP 与血压之间的关系，以及当 ICP 超过舒张压时，TCD 波形如何反映 ICP 对舒张血流的侵犯。这种模式如图 13.1b 所示。

随着 ICP 升高或脑灌注压降低，TCD 波形特征随之改变，随着脉搏的增加，其外观变得更加“尖”（图 13.1c）[125-126]。这是 PI［（收缩期血流速度－舒张末期速度）/（平均舒张期速度）］定义的基础[128]。随着舒张期血流灌注的日益受损，脑循环呈现出更多的高阻力外周循环和低舒张期血流速度的特征。最终，脑灌注不连续，舒张期血流速度为零。基于这样的观察，TCD 可能有助于对脑灌注压进行一般性推断，特别是了解 ICP 是否超过舒张压[129-130]。

TCD 的 ICP 评估主要基于回顾性报告，尚未在许多患者中进行前瞻性评估，以确定 TCD 是否可用于可靠且无创地确定特定患者的 CPP。尽管如此，在因凝血功能障碍而禁止进行侵入性 ICP 监测的情况下，使用 TCD 来推断 ICP 的情况越来越受到关注[131-132]。考虑到直接测量 ICP 的困难，TCD 波形分析在后颅窝颅高压的病例中也应该有价值，尽管这还没有得到证实。

脑死亡

随着脑灌注压逐渐降低到与颅内循环骤停相关的持续水平（图 13.1），脑死亡随之而来。对于 TCD，这表现为血流舒张逆转，可能是由于血液从水肿的大脑向 TCD 换能器“反弹”，如 Hassler 等[126]所证明的那样。因此，TCD 仍然是一种有用的脑死亡筛查工具。然而，在进行这样的评估时，考虑舒张压是很重要的。在主动脉功能不全且舒张压低至正常颅内压范围内的意识清楚的患者中，可产生惊人相似的 TCD 波形。值得注意的是，正常的 TCD 波形有助于排除脑死亡，这在临床实践中非常有用。

血管开放

偶尔，患者可能在进行涉及大脑中动脉或颈内动脉的手术后入住神经 ICU。在这种情况下，TCD 在手术中或手术后用于确认血管持续通畅[133]。由于临床症状可能在血管完全闭塞才出现或由于麻醉残留而不明显，TCD 可用于指示被监测血管中的血流。

栓塞

TCD 可以很容易地检测到血栓。这是心脏或颈动脉手术后最常见的相关问题（图 13.2）[135]。在 ICU，TCD 可以帮助确定人工心脏瓣膜患者或近端血管狭窄患者的抗凝充分性[136-137]。然而，据观察，血栓在某些情况下是非常常见的，没有明显的神经后遗症。因此，确定每个患者的栓塞情况是否需要对治疗进行重大改变需要基于临床情况进行判断。

充血

在某些临床情况下，充血可能是主要问题，如动静脉畸形切除术后、颈动脉终动脉切除术后（图 13.2）、肝衰竭和全身性高血压。TCD 可用于确定脑灌流综合征的存在。Stieger 等[138-139]和 Lindegaard 等[139]在颈动脉内膜切除术后报道了这一现象。这些综合征有发生正常灌注压突破的风险，尽管血压正常，但仍可能发生脑水肿和 / 或出血。颈动脉内膜切除术后，脑充血被认为是术后脑出血的易感因素，可能是由于大脑自身调节功能受损[140]。因此，TCD 可能有助于判断脑充血风险，并确定是否需要积极预防和（或）治疗全身性高血压。

无创、基于光谱的脑血流监测仪

工作重点集中在获得一种不需要侵入性颅内通路或去放射科的 CBF 评估方法。虽然 TCD 仍然是治疗某些适应证的有力工具，但其准确性依赖训练有素的技术人员。

光学监测，即近红外光谱（near infrared spectroscopy，NIRS）和漫射相关光谱（diffuse correlation spectroscopy，DCS）是两个活跃的研究领域，它们使用基于皮肤的光学探针来帮助获取有关患者相对脑血流的信息，并有可能评估绝对脑血流值[141]。

目前，在大多数机构的心肺转流术（cardiopulmonary bypass，CPB）中，NIRS 探针通常被用作脑血氧仪，其信号来自血红蛋白的光吸收。DCS 探头是一种基于光的黏接剂传感器，其信号来自运动中的红细胞散射的反射光的衰减[142]。由于颅外组

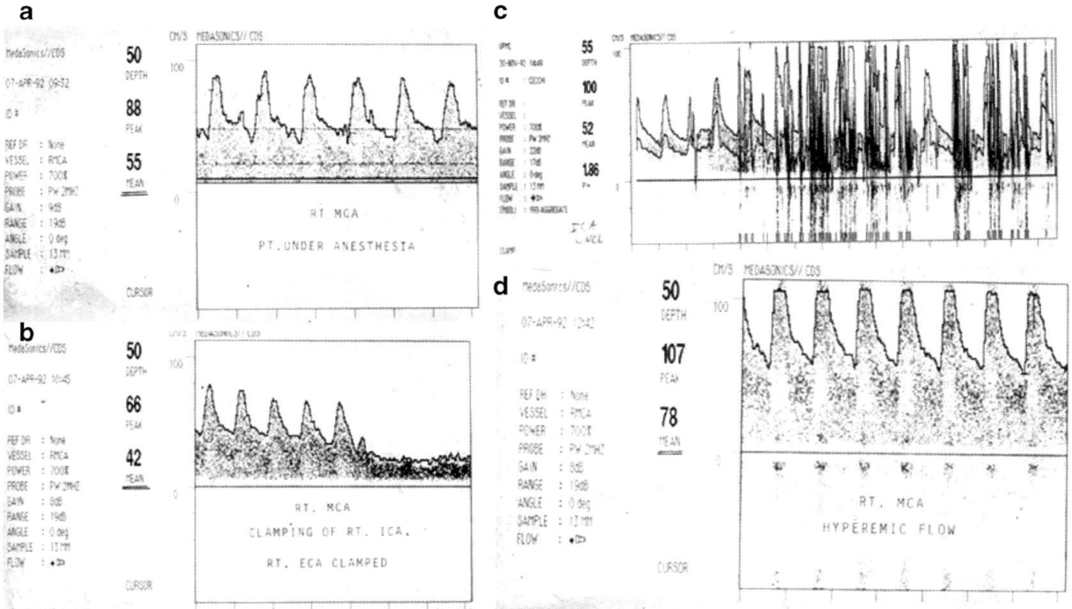

图 13.2 颈动脉内膜切除术中 TCD 测量的血流速度。（**a**）手术开始前的。（**b**）内、外颈动脉夹紧。随着动脉搏动性的丧失，BFV 显著降低。（**c**）血管开放后，大脑中动脉内可见明显血栓。（**d**）检测到缺血后充血（From Kofke[134]；with permission.）

织（头皮）的血流，这些探针存在显著的问题，并且当患者出血覆盖了相关的大脑区域时，无法收集数据。

Kim 等[143]在 2010 年描述了一种基于 NIRS 的系统，该系统结合 DCS 的实时评估，得出 rCBF 变化的无创、连续定量指标。该研究小组在动物实验[144]及在与 CBF 变化相关的各种生理条件下进行序贯 XeCTCBF 研究的患者的初步研究中验证了这一点[143]。DCS 测量贴片下的血流与 XeCT 方法评估的 rCBF 具有良好的相关性。该研究小组还通过动脉自旋标记 MRI 验证了注射吲哚菁绿在健康人中的绝对 CBF[145]，并证明了在婴儿、动物[141-142]和危重患者[141]中使用他们的技术同时连续测量 CMRO2 的可行性。

将 DCS 与连续区域脑氧饱和度（regional brain O_2 saturation，RSO_2）和氧萃取分数（oxygen extraction fraction，OEF）信息相结合，可以评估血流-代谢耦合。因此，这些监测器理论上可以提供完整的大脑自动调节存在的连续区域信息。

该领域的一个新兴研究领域涉及在急性缺血性卒中的机械取栓术中使用 DCS 技术。Forti 等[146]于 2017 年发表了一项概念验证研究，利用 DCS 和类似的漫射光谱技术，在 ICA 血块去除过程中实时评估 CBF。DCS 探头的无创特性便于在可能接受抗血栓治疗的患者中测量 CBF，并且由于其更大的组织穿透性，DCS 探头比近红外光谱仪更适合于这种应用。虽然这项研究的规模很小，但数据表明实时评估 CBF 对于评估患者对再通治疗的反应是有用的。这一信息极大地帮助滴定 MAP，以保证充分的脑灌注[146]。

成像模式

CBF 定义为每单位体积组织的灌注，CBF 的最佳测量方法是使用可在血液和大脑之间交换的扩散示踪剂。目前建立的脑血流成像模式包括单光子发射计算机断层扫描（single photon emission computed tomography，SPECT）、正电子发射断层扫描（positron emission tomography，PET）和稳定的氙增强 CT，它们都使用扩散示踪剂。由于后勤或财政限制，这些技术都不能常规应用，新开发的技术，如血氧水平依赖（blood oxygenation level-dependent，BOLD）MRI，CT 灌注（CT perfusion，CTP）和动脉自旋标记（arterial spin labeling，ASL）MRI 正在成为 CBF 评估和监测的替代标准成像方式。

血氧水平依赖（BOLD）MRI

在 20 世纪 90 年代早期发展起来的一项技术是 BOLD MRI，它可用于评估 CBF 和血管储备能力。该技术涉及利用 fMRI 技术在提供控制剂量的氧气或二氧化碳的情况下，氧合血红蛋白和脱氧血红蛋白的不同磁性能[147-151]。在充分的神经活动后，大脑某一特定区域的血流将显示出相对较低的氧气水平，并具有相对较高的脱氧血红蛋白水平，这可以通过 BOLD MRI 来解决。这项技术在无创定位神经活动方面是有用的，但使用 BOLD 成像定量评估 CBF 的能力在很大程度上需要与另一种测量 CBF 的方法相关联，如动脉自旋标记（ASL）。神经活动与 BOLD 信号增加之间的联系目前尚不清楚[152]，但最近的研究发现，BOLD MRI 可作为辅助手段预测迟发性缺血风险[148，153-154]。

动脉自旋标记（ASL）

通过电磁铁的脉冲，磁性标签可以应用于血液中的水分子，然后可以作为扩散示踪剂。这些被标记的血液在流经大脑时，会被 MRI 评估。这项技术被称为动脉自旋标记，可提供定量的脑血流数据，无需造影剂或电离辐射即可常规重复进行。从历史上看，这种成像方式的信噪比较差，但随着标记和成像策略的不断改进，以及 3T MRI 的普及应用，ASL 技术已经成为 CBF 评估和监测的标准 MR 序列[155]。最近的研究表明，ASL 与其他标准 MRI 图像相结合可提高亚急性卒中患者预后的预测能力[156]。另一组研究表明，在急性缺血性卒中中，使用机器学习结合 ASL 可以估计半影组织的面积，这可能对未来急性卒中的治疗有影响[157]。随着提高信噪比技术不断进步，ASL 技术可能会继续发展得更加强大。

计算机断层扫描灌注（CTP）

CTP 使用一种非扩散造影剂，作为快速静脉注射。CTP 通过序列成像同时记录造影剂浓度随时间的变化，生成的数据集主要包括脑血容量（cerebral blood volume，CBV）、平均传递时间（mean transit time，MTT）、脑血流量（cerebral blood flow，CBF）和峰值时间（time to peak，TTP）[158-159]。通过 CT 血管造影同时评估脑动脉，可以快速获得 CTP，并且不需要任何特别昂贵的设备，使其成为急性卒中评估的首选成像方式。

由于采用了数学模型并使用了非扩散造影剂，CTP-CBF 数据目前被认为是定性的而不是定量的；然而，对侧参考实质产生的相对灌注值已被证明具有实际的临床应用价值，特别是在急性卒中成像中[160]。积极的 CTP 研究工作正在进行中，以减少先天辐射暴露，限制肾毒性，并增强其定量能力（图 13.3）[161-162]。

术中脑血流监测

术中评估血管通畅的常规方法包括数字减影血

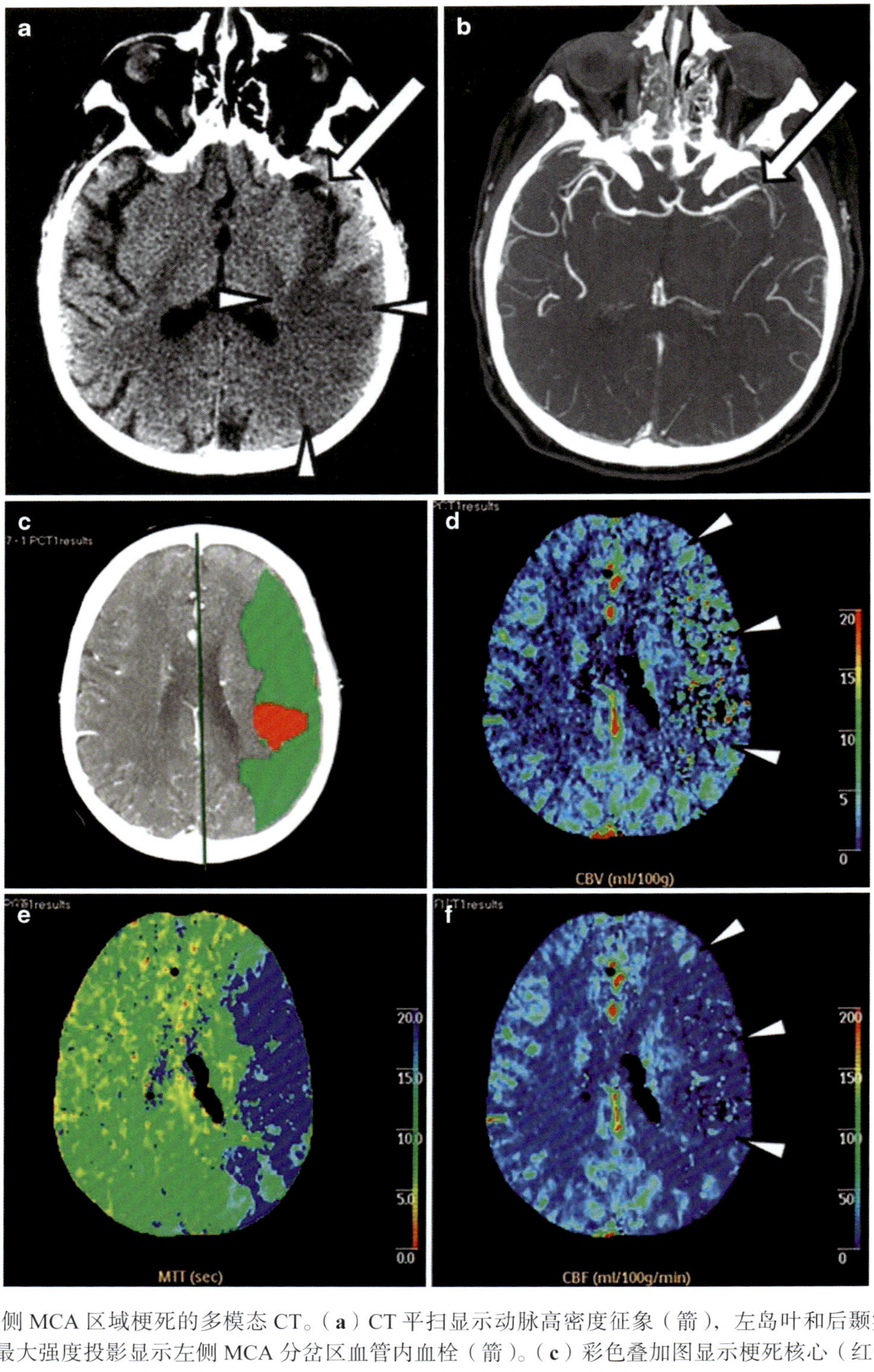

图 13.3 急性左侧 MCA 区域梗死的多模态 CT。（**a**）CT 平扫显示动脉高密度征象（箭），左岛叶和后颞实质低密度（箭头）。（**b**）CTA 最大强度投影显示左侧 MCA 分岔区血管内血栓（箭）。（**c**）彩色叠加图显示梗死核心（红色）和缺血半暗带（绿色）。（**d** ～ **f**）CBV、CBF 和 MTT 图显示血容量和运输时间增加，血流量相应减少（Reproduced from Donahue and Wintermark[162]；with permission.）

管造影（digital subtraction angiography，DSA）、多普勒超声和血流仪。尽管DSA已被确立为术中血管成像的金标准，但它需要大量的资源、额外的手术时间和具有特定专业知识的工作人员来执行该程序。多普勒超声和血流仪作为评估血管管腔损伤的工具准确度不高[162]。由于后勤和财政方面的限制，现有的无创脑血流成像模式，如PET，目前在术中应用是不切实际的。

目前，尚未建立一种经过良好验证的无创术中技术，既可以在足够高的时空分辨率下可视化，又可以定量测量皮质微循环灌注。利用各种内在和外在造影剂，光学成像模式已成为最有前途的术中CBF监测技术。在这些发展中的技术中，吲哚菁绿血管造影（indocyanine green videoangiography，ICG-VA）是最广泛应用的术中血流成像工具。

吲哚菁绿血管造影

荧光血管造影早在50多年前就被引入神经血管手术中[163-164]，目前已发展成为一种相对成熟且常规使用的工具，用于简单、可靠、快速、无创的术中血流评估。吲哚菁绿（indocyanine green，ICG）是一种注入血液的染料，随后用红外光源激发，用检测荧光强度的照相机成像。由于大多数现代手术显微镜系统都集成了ICG测量能力，这项技术不需要额外的术中设备，只需要静脉注射的ICG荧光染料。常用于脑动脉瘤夹闭、颅外搭桥、颈动脉内膜切除术、动静脉畸形和硬脑膜动静脉瘘切除术[165]。

ICG-VA使用荧光强度作为血流成像的主要对比机制；因此，该技术主要提供关于血流的定性信息，通常被认为缺乏定量测量。目前的ICG-VA技术将荧光强度显示为黑色背景上的白色信号，使监视器上看不到手术场。这代表了该技术的另一个重大限制。较新的技术，如荧光血管造影增强显微镜（fluorescence angiography with augmented microscopy enhancement，FAAME），已经被开发出来，将ICG信号覆盖到手术视野上，这样在解剖学真实的背景下，可以通过显微镜直接看到血流动力学的实时成像[166]。

激光散斑对比成像

相关的血管造影成像技术，如激光散斑对比成像（laser speckle contrast imaging，LSCI）也被证明可以提供更多实时、定量的血流信息[167-168]。在LSCI中，使用激光照明从运动的血液中产生斑点图案，其方差允许计算连续的脑血流量值[169-170]。使用LSCI时不需要使用ICG，但大多数作者建议将LSCI与ICG-VA技术结合使用[169，171]。该技术已成功上传到外科显微镜目镜可视化中，并在许多啮齿动物模型中显示出前景[172]。

自动调节监测仪

当大脑自动调节健全时，血压的微小变化通常不会引起CBF、血流速度、ICP或脑氧合的变化。通过不断计算和监测ABP与这些大脑参数之间的数学相关性程度，这些特性在创造几种连续监测大脑自动调节状态的方法中发挥了优势。使用TCD、ICP、PbO_2或基于NIRS的区域氧饱和度进行脑血管自动调节的动态时域分析是当前研究的一个主题，有报道称其具有潜在的床旁应用前景[35，82-83，173-174]。

基于TCD的自动调节

TCD技术的进步使人们能够对危重患者的大脑自动调节进行动态的、实时的评估。该方法在床旁实时测定血流速度（大脑中动脉）与动脉血压的相关系数，对自动调节进行推断。血流速度增加与血压的高度相关表明自我调节不良或受损。Czosnyka等[34]观察到TBI患者血流速度与ABP呈U型曲线关系，当ABP＜75 mmHg和ABP＞125 mmHg时，血流自动调节较差。在另一种情况下，Joshi等[82]在心脏手术患者中使用基于TCD的自动调节评估（Mx），报告了Mx紊乱与术后卒中的关联（图13.4）[83-84]。

压力–反应性指数

在正常的自我调节范围内，ICP通常不随血压的变化而变化。然而，对于损伤引起的大脑自动调节障碍，ICP会随着ABP的变化而变化，因此可以推断出大脑自动调节状态的信息。ICP压力–反应性指数（pressure-reactivity index，PRx）量化相对于波动ABP的ICP变化，并动态评估自动调节[35-37，175]。报告表明，PRx与其他自调节指标有良好的相关性[36-37，176-177]。与基于TCD的自动调节研究类似，当与CPP绘制时，PRx似乎也经历了U形曲线关系。多项研究[35]报告了在TBI患者中使用PRx监测来确定最佳CPP，在最佳范围内自动调节较好的患者预后较好。此外，自我调节障碍患者的预后更差，这表明应常规进行和重复自我调节监测。进一步补充PRx实用性的是在这些各自的ABP极值处观察

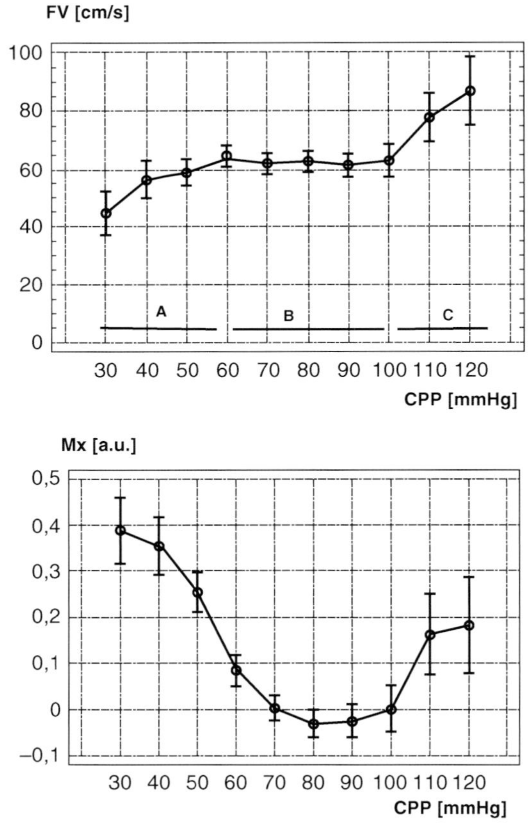

图 13.4 TCD（上图）和相关系数 Mx（下图）对平均流速与 CPP 的经验回归结果曲线图。标示出三个不同的 CPP 区：A 区低于下限，B 区在范围内，C 区高于自动调节上限。垂直线表示 CPP 箱内的标准误差。a.u ＝一个单位；s ＝秒

到异常高 OEF 和低 OEF。有报道称，TBI 患者存在明显的缺血性脑损伤[178-181]，这表明低血压相关的灌注不足和高血压相关的水肿 /ICP 加重之间存在微妙的平衡，两者都会加重局部缺血。综上所述，这些自我调节研究引入了一个概念，即在 TBI 患者中存在个体化的最佳 ABP[36]，这应该是一个治疗目标。

PRx 的数值是一个简单的相关系数，时间分辨率较差。近年来，人们在提高信噪比方面做了大量的工作。Riemann 和 CENTER-TBI HR ICU 的研究人员在 2020 年通过对时间数据的低分辨率分析得出了最佳 CPP，尽管其精度低于 PRx 模型[182]。X. Liu 等还研究了另一种分析 PRx 数据的方法，其中使用"小波变换"来确定 ICP 与产生局部延迟图的 ABP 之间的相关性。该小波变换压力反应性指数（wavelet transform pressure reactivity index，wPRx）于 2018 年通过动物模型进行了验证，wPRx 的结果更加稳定[183]。

脑氧饱和度指数

自动调节监测也被报道使用脑近红外光谱来得出脑氧饱和度指数（cerebral oximetry index，COx），这是区域氧饱和度和 MAP 与时间的相关性。Joshi 等[82]报道了 Mx 紊乱与心脏手术患者术后卒中的关联，Mx 和 COx 之间的一致性良好，从而证明了用近红外光谱评估 COx 的可行性[83-84]。他们后来表明，可以在体外循环期间确定与 TCD 相关的平均流速指数（Mx）相关的最佳 MAP，作者指出，市售的 NIRS 血氧仪比 TCD 换能器具有优势[184]。尽管围手术期质量倡议工作组于 2020 年发表声明[185]，指出没有足够的证据推荐术中脑氧饱和度监测来改善非心脏手术后的预后，但在 ICU 中使用 COx 仍在积极研究中。Lee 等[186]研究表明，COx 测定的脑自动调节功能障碍可帮助预测 ICU 谵妄的发生，Rosenblatt 等[187]使用 COx 测定败血症相关脑病患者的最佳 MAP 目标。有趣的是，Rosenblatt 的研究小组发现，在他们的患者群体中，理想的自动调节 MAP 接近 85 mmHg，而个体患者的最佳 MAP 随着时间的推移而变化。

所有这些自动调节指标似乎都是可行的，用于监测和个体化的 CBF 在手术室。心脏[82，84]和坐式骨科手术[188]的初步研究支持脑自动调节监测在神经外科和其他手术环境中的潜在作用，这可能有助于指导和个体化血压管理。

总结

总之，现在有许多不同的技术可用于提供危重患者手术期间和手术后脑血流的监测信息。现有的技术在定量、解剖分辨率、可移植性和信息获取速度方面提供了一系列选择。不幸的是，目前还没有一种完美的监视器可以提供所有需要的属性，并使 ICU 或手术室在床旁轻松获得数据。尽管如此，现有的方法已经为我们思考和管理危重患者脑血流的方法提供了重大进展。

参考文献

请扫描目录后二维码，获取参考文献资源。

经颅多普勒超声 14

Deepak Sharma 和 David R. Wright 著
吴侑煊 译 刘海洋 校

学习要点

- 经颅多普勒超声（transcranial Doppler ultrasonography，TCD）可被用来测量颅内动脉血流速度（cerebral blood flow velocity，CBFV）。假设在血管直径没有发生变化的情况下，CBFV 的变化则可反映脑血流量（cerebral blood flow，CBF）的变化。
- TCD 可在床旁评估患者的脑血流动力学，而无需使用放射线，且可连续监测脑血流的动态变化。
- TCD 可评估脑血管的自动调节能力、血管舒缩运动反应性以及检测脑血管微血栓。
- TCD 实施者需要经过专门的培训并具备专业知识。不同实施者之间存在的差异会对结果判读带来影响，是其使用过程中的一个重要限制因素。
- 尽管有充分的临床证据支持，但由于缺乏经验丰富的专业人员，所以 TCD 的实际临床应用受到一定限制。未来，机器人辅助 TCD 可能有望改善其临床使用现状。

背景

对于神经重症患者和存在围手术期神经损伤风险的患者，保证其脑灌注充足对预后至关重要。但在实际临床工作中，如何维持充足脑灌注是充满挑战的。TCD 检查可在患者床旁提供有关脑循环状态的实时信息，而无须使用放射线。其工作原理是使用范围门控的脉冲多普勒超声波束来照射颅底动脉，并计算出 CBFV。虽然 TCD 无法直接计算出实时的 CBF，但是当假设被监测的血管直径保持不变时，CBFV 的动态变化反映了 CBF 的动态变化[1]。解释 TCD 的结果数据时，需要结合 CBVF、频谱波形的形态、全身血流动力学以及临床背景等多种因素进行综合判断。目前 TCD 的实际应用场景包括：诊断和监测蛛网膜下出血（subarachnoid hemorrhage，SAH）后的脑血管痉挛、监测和随访颅内大血管的狭窄 / 闭塞、评估脑卒中患者对溶栓治疗的反应、检测脑部微血栓、颈动脉重建手术的围手术期监测、右至左的心脏分流的诊断、镰状细胞病患者的卒中风险测定、脑血管舒缩运动反应性和自动调节能力测定，以及用于确认患者脑死亡时脑循环是否停止。

技术原理

TCD 主要采用 2 MHz 的范围门控脉冲多普勒超声波。配备的超声探头是一种压电晶体探头（转换器），既充当超声信号发射装置，又作为信号接收器，接收脑血管中移动的红细胞反射回来的超声信号。反射的超声波信号经过快速傅里叶变换后，结果以实时移动波形的形式显示，展现了在心脏周期的各个阶段被声波照射的动脉中的 CBFV[2]。这些波形频谱信号是由操作者定义取样容积后从指定的颅内深度获取。现在大多数 TCD 仪器都内置功率 M- 模式（动态模式），该模式采用了间隔为 2 mm 的多个取样门。多重闸门频谱的重叠创建了一个覆盖广泛深度范围的声波信号显示，这有助于操作者随时调整参数，更容易定位目标血管。在计算 CBFV 时，会生成一个与心脏周期内最大流速相对应的“频谱包络”。利用多普勒方程（$Fd = 2fv\cos\theta/c$），其中“f”和“c”已知，而“Fd”是计算得到的，计算机假设检测角度（θ）为 0° 或 180°，因为在这些 θ 值时，频率变化是最大的（cos0 = 1 和 cos180 = −1）。

因此，在检测 CBF 的连续变化时，最关键的一点就是不能改变声波照射角度[4]。使用固定装置将探头固定在相同位置是可取的。尽管 TCD 主要依靠频谱形态和固定标准来“盲目”地识别颅内血管，但经颅彩色多普勒双联超声（transcranial color Doppler duplex ultrasound，TCCD）则结合了彩色多普勒血管成像和双向脉冲波多普勒超声成像，实现了对大脑动脉的直接可视化识别[5]。由于 CBFV 与血管口径呈反比关系，因此当血管口径稳定时，CBFV 的连续变化可被解释为 CBF 的变化。但在颅底动脉狭窄时，如脑血管痉挛或狭窄时，产生的湍流和升高的 CBFV 实际上反映 CBF 的减少。

脑血管的解剖学

在进行 TCD 检查时，必须对三维脑血管的解剖学有深刻了解。颅底动脉的解剖学最早由托马斯·威利斯爵士（Willis）在 1664 年进行了描述。因此，颅底动脉相对圆形的吻合排列被称为“Willis 环”。Willis 环连接沟通了大脑前后两个动脉血管分支系统（图 14.1）。颈内动脉（internal carotid artery，ICA）通过颅底破裂孔进入颅腔，延伸为大脑前动脉（anterior cerebral artery，ACA）和大脑中动脉（middle cerebral artery，MCA）。ACA 的 A1 段从 ICA 的分叉部位沿内侧向上延伸，直至与位于半球前裂内的前交通（anterior communicating，ACom）动脉相连接。两条 ACA 由 ACom 动脉相连。

在颅底后部，左右侧椎动脉（vertebral artery，VA）汇合形成基底动脉（basilar artery，BA），BA 沿着脑桥腹面走行，最终分为左右两侧的大脑后动脉（posterior cerebral artery，PCA）。两侧的 ICA 通过后交通（posterior communicating，PCom）动脉与 PCA 相连接，组成了 willis 环的后部。当近端血管出现堵塞时，便可能会通过 willis 环的侧支循环进行血液再分配。然而，仅有 18% ～ 20% 的人拥有完整对称的 Willis 环。在进行 TCD 检查时，需要记住颅底动脉通常呈蜿蜒状，而非呈线性排列，因此，获取信号可能需要适当地调整探头位置。

检查操作

TCD 检查是通过颅骨“声窗”进行的，声窗是指天然存在的孔、裂缝或颅骨中相对较薄的区域，允许超声波穿透[6-7]。颞窗位于颧弓正上方（从耳屏到眼外眦的连线），可用于检查颅内颈内动脉的末端段（terminal segment of the internal carotid artery，TICA）（分叉前），MCA 的 M1 段、ACA 的 A1 段以及 PCA 的 P1 和 P2 段（图 14.2）。枕下窗通过枕骨大孔用于检查 VA 和 BA 的远端。眼窗用于检查眼动脉（ophthalmic artery，OA）和 ICA 虹吸段（又称 ICA 海绵部分）。在通过眼窗进行检查时，输出功率应降低到 10%（或小于 17 mW/cm^2）。最后，颏下窗（下颌角以下区域）用于检查颅外 ICA 的远端。值得注意的是，大约有 8% ～ 10% 的人缺乏足够的“声窗”，会导致 TCD 检查失败。对特定

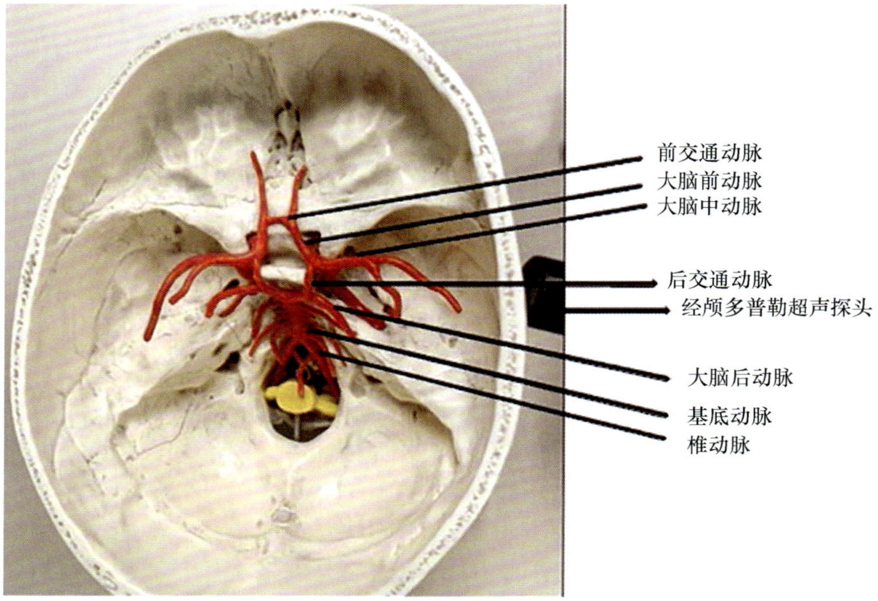

图 14.1 Willis 环示意图，包括颅底各大动脉以及沟通前后两大动脉系统（颈动脉系统和椎基底系统）的交通段。以及经颅多普勒超声探头经颞窗与颅底各大动脉之间的位置关系

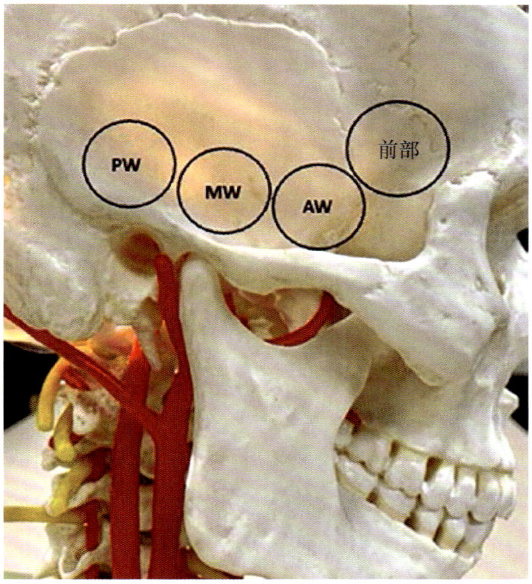

图 14.2 颅骨上颞窗位置。颅骨某些部分在内置光源下被照亮，表明这个区域的骨头相对较薄，因此可以使用超声波进行经颅检查。颞窗通常被分为四个部分（如图所示），包括前部、前窗（AW）、中窗（MW）和后窗（PW）

脑动脉的识别取决于声窗、检查深度、探头方向和血流方向（表 14.1）。

TCD 的结果解读

颅内动脉血流速度（CBFV）的解读

CBFV 会受到多种生理因素的影响，如年龄、性别、妊娠、血细胞比容、二氧化碳分压（partial pressure of carbon dioxide，$PaCO_2$）、氧分压（oxygen partial pressure，PaO_2）、血液黏度和脑灌注压（cerebral perfusion pressure，CPP）等[8-9]。CBFV 的增加可以是由 CBF 的实际增加引起（如高动力循环、充血、动静脉畸形、镰状细胞贫血和先兆子痫），也可由所检查的血管段变窄（如脑血管痉挛、动脉狭窄）引起。CBFV 的降低通常表示 CBF 减少（如低碳酸血症、颅内高压）。CBFV 的波形频谱可以用收缩期峰值流速（FVs）、舒张末期峰值流速（FVd）以及时间平均最大流速（FVm）进行描述。在临床上，通常习惯使用 FVm。此外，TCD 还可以显示反应脑血管阻力的指标，包括搏动指数［PI =（FVs－FVd）/FVm］和阻力指数［RI =（FVs－FVd）/FVs］。高 PI 与 ICP 升高有关，尽管从 PI 值准确计算绝对 ICP 值的能力有限。当下游小动脉扩张或动静脉畸形时，近端狭窄或闭塞会导致 PI 降低，而远端闭塞或狭窄可能会增加 PI。值得注意的是，PI 和 RI 都是比值，因此它们不会受超声波的入射角度的影响，仅依赖自身的血流动力学状态和 $PaCO_2$ 水平。

由于脑血管痉挛和脑充血都会引起 CBFV 增加，因此仅依据 CBFV 的变化是无法准确区分二者的。Lindegaard 比值（半球比值）是指 MCA 的 FVm 与同侧颅外 ICA 的 FVm 之比。在 MCA FVm 升高的情况下，Lindegaard 比值小于 3 表示充血，比值在 3 ～ 6 表示轻度痉挛，比值大于 6 表示血管严重痉挛[10]。同样，BA/EVA 比值（Sviri 指数）＞ 2 对于检测 BA 痉挛具有 100% 的敏感性和 95% 的特异性，而 BA/EVA 比值＞ 2.5 和＞ 3 则分别表示中度和重度的脑血管痉挛[11]。

表 14.1 TCD 血管识别标准

动脉	探头位置	检测深度（mm）	血流方向	平均流速（cm/s）
MCA（M1）	经颞窗	30 ～ 65	朝向探头	43 ～ 67
ACA/MCA 分叉处	经颞窗	55 ～ 65	双向血流	同 MCA 及 ACA
ACA（A1）	经颞窗	60 ～ 80	背离探头	39 ～ 61
PCA（P1）	经颞窗	60 ～ 80	朝向探头	29 ～ 49
PCA（P2）	经颞窗	60 ～ 80	背离探头	30 ～ 50
TICA	经颞窗	55 ～ 66	朝向探头	30 ～ 48
OA	经眶窗	40 ～ 60	朝向探头	16 ～ 26
VA	经枕窗	60 ～ 90	背离探头	28 ～ 48
BA	经枕窗	80 ～ 120	背离探头	31 ～ 51
EC-ICA	颌下窗	30 ～ 60	背离探头	28 ～ 46

MCA，大脑中动脉；ACA，大脑前动脉；PCA，大脑后动脉；TICA，颈内动脉末端；OA，眼动脉；EC-VA，椎动脉颅外段；VA，椎动脉；BA，基底动脉；EC-ICA，颈内动脉颅外段。

脑血管对二氧化碳的反应性（血管舒缩反应）

CO_2 引起的脑动脉扩张会降低脑血管阻力，从而通过 TCD 检查识别为 CBF 增加，即 CBFV 的增加。相反，CO_2 浓度降低会导致小动脉收缩，增加脑血管阻力，从而导致 TCD 测得的颅底动脉 CBF 减少，认为 CBFV 降低。高龄、合并高血压和慢性阻塞性肺疾病（chronic obstructive pulmonary disease，COPD）的患者脑血管反应性降低，睡眠呼吸暂停患者的脑血管反应性增加。TCD 可以通过下列方法诱导 $PaCO_2$ 的变化来评估脑血管反应性：如吸入 CO_2，改变呼吸模式（低通气 / 过度通气）或服用乙酰唑胺。屏气和 CO_2 诱导的高碳酸血症通常用于检测脑血管舒缩储备（cerebral vasomotor reserve，VMR）是否受损，评估发生脑缺血或脑卒中的风险。屏气指数（breath-holding index，BHI）的计算公式如下[12]：

$$BHI = [(FV_{max} - FV_{min}) / (\text{屏气时间})] \times 100$$

BHI ＞ 0.6 被认为是正常的；BHI 在 0.21 ～ 0.60 表示 VMR 受损，≤ 0.20 表示 VMR 显著受损[13]。

VMR 指数[11]是在基线、高碳酸血症和低碳酸血症期间测量 CBFV，并由以下公式计算而来：

$$VMR = (FV_{Hypercapnia} - FV_{Hypocapnia}) / (FV_{Baseline}) \times 100$$

VMR 数值＞ 70% 为正常值，39% ～ 69% 为轻度至中度，16% ～ 38% 为严重降低，≤ 15% 为功能丧失[13]。

CO_2 反应性（血管运动反应性）的临床应用主要包括以下几个方面：评估颈动脉 / 椎动脉狭窄 / 闭塞的血流动力学相关性、无症状的颅外狭窄、颅内血流动力学在颈动脉内膜剥脱术前后的变化，以及评估有卒中 /TIA 风险患者的脑储备能力。在评估严重创伤性脑损伤（traumatic brain injury，TBI）患者的预后中也有一定的预测价值。

测试脑血管自主调节能力

脑血管自主调节能够在 CPP 变化的情况下保持稳定的 CBF。自主调节功能可能会在多种神经疾病中受损，包括 TBI、脑卒中、SAH 和颅内肿瘤。在糖尿病、高血压和败血症等全身系统性疾病中，脑血管自主调节功能也可能受损。自主调节功能受损可能与不良预后有关，并意味着需要更严格的血液动力学管理以避免脑缺血。TCD 检查可以在床旁连续评估患者的脑血管自主调节能力。使用 TCD 进行脑血管自主调节能力测试的一些常用方法如下：

1. **静态自主调节能力测试：**在通过药物诱导使 CPP 或平均动脉压（mean arterial pressure，MAP）上升 20 ～ 30 mmHg，测量 CBFV。自主调节指数（autoregulatory index，ARI）被计算为 MAP 每百分比变化对应 CVR 每百分比变化的比值。ARI ＜ 0.4 表示自主调节能力受损[14]。
2. **动态自主调节能力测试（股带测试）：**持续测量 CBFV 的同时，通过放气单侧或双侧大腿的止血带来降低 MAP。虽然 CBFV 和 MAP 一开始都下降，但自主调节机制会导致 CBFV 迅速恢复正常，而 MAP 恢复的时间比较滞后。因此自主调节功能受损的迹象是 CBFV 完全依赖于 MAP 的变化。自主调节指数（ARI）是基于观察到的实际 CBFV 变化值和预测值之间的拟合程度计算得到的[15]。诱导压力变化还可以使用其他非药物方法，如 Valsalva 动作、头倾斜和下半身负压。
3. **瞬时高血流反应（transient hyperemic response，THR）测试：**这一测试需压迫一侧颈总动脉 5 ～ 8 s，并观察解除压迫后同侧 MCA 的 CBFV 变化。颈动脉压迫引起的灌注压力下降会引起远端血管床扩张，MCA 会出现短暂的充血，表明自主调节机制正常[16]。
4. **CBFV 的自发性波动：**危重症患者（如 TBI、SAH）可能需要评估脑血管自主调节能力。但为了评估自主调节能力，将大脑暴露于血流动力学波动的风险可能是不可取的。相反，可以分析血压和 CBFV 的自发振荡来评估自主调节能力，而无须引起明显的全身血流动力学变化。用于评估自发性波动的分析方法通常使用频域分析和时域分析。使用时域分析时，特别是通过 Mx 函数分析，可以较好地预测 CBFV 的变化。Mx 指数是 CPP 和 MCACBFV 之间的相关系数；正相关表明血流依赖于压力的变化，自我调节能力受损；无相关则表明自主调节能力完好[17-18]。

微血栓监测

TCD 检查是唯一可用于监测微血栓的非侵入性

的床旁技术。微血栓与TIA、卒中以及无症状脑梗死有关。因此通过TCD检查，可协助制定治疗决策，管理栓来源，预防随后潜在的临床或亚临床卒中[19]。微血栓的检测是基于其回声信号与血管内移动的红细胞不同。血栓会引起短暂的信号强度相对增加，超过周围红细胞的信号强度，被称为高强度瞬态信号（high-intensity transient signals，HITS），代表气体或颗粒栓子。微血栓信号（microembolic signal，MES）具有单向、高强度尖波、持续时间短、随机发生和"哨声"声音等特征。这些信号可以在多种临床情况下被检测到，如合并颈动脉狭窄、主动脉弓斑块、心房颤动、人工瓣膜置换术、卵圆孔未闭以及相关手术（颈动脉手术、心肺旁路手术、骨科手术等）进程中[20]。

以下是TCD监测栓子信号的典型特征：

1. 瞬时特征（持续时间< 300 ms）。
2. 持续时间取决于血栓通过取样体积时间。
3. 高强度（波幅>背景噪音并高出3 dB）。
4. 单向性。
5. 声学特征类似于"啪啪声、音调鸣叫或呻吟声"。

需要注意的是，TCD区分气体栓子和颗粒栓子的能力有限。此外，应当仔细将HITS与伪影区分开来。尽管存在这些限制，TCD也仍被用于监测诊断心脏[21]、颈动脉[22]、腹腔镜[23]以及髋膝部位[24]等手术相关的脑栓塞。此外，通过TCD指导的抗血小板治疗可减轻颈动脉或心脏手术后血栓性并发症的影响[25]。

非侵入性的颅内压（intracranial pressure，ICP）估测

在合并颅内高压的患者中，监测ICP以指导临床治疗非常有价值。然而，标准ICP监测的侵入性特点限制了其在某些情况下的实际应用，比如肝衰竭、子痫前期等情况。此外，由于成本或后勤原因（例如，在农村地区和发展中国家，合格的神经外科医生有限），在某些情况下可能无法实施侵入性监测。

Aaslid等最先展示了TCD估算CPP的能力。随后，多位研究者采用基于TCD半定量方法来研究脑血流动力学与ICP之间的关系[26]。这些方法涉及对TCD波形频谱分析和数学建模，以无创地估算ICP。然而，这些方法的准确性却存在相当大的差异。通常情况下，升高的ICP会导致PI增加，随后引起平均流速（mean flow velocity，MFV）和舒张末期流速（end-diastolic velocity，EDV）下降。一些研究发现PI与ICP之间存在显著的相关性[27]，但其他一些研究却认为相关性较弱[26, 28]。这可能是因为PI会受到$PaCO_2$、MAP等其他因素的影响[29]。有人认为，分析舒张期流速比PI能更准确地评估颅内高压[26, 30]，尽管近期一些研究发现这种方法可能不够精确[31]。根据当前证据，TCD似乎更适用于ICP和CPP的变化趋势监测，而不是ICP和CPP的绝对值估算。一项正在进行中的大型国际前瞻性研究［颅内压监测试验（IMPRESSIT），ClinicalTrials.gov标识号：NCT02322970］有望澄清TCD在ICP测量中的作用。

TCD的临床应用

脑血管痉挛的监测和诊断

监测和诊断脑血管痉挛是TCD最常见的临床应用。在患有动脉瘤性蛛网膜下腔出血（aneurysmal subarachnoid hemorrhage，SAH）的患者中，每日进行TCD检查，可检测血管痉挛的发生情况并评估干预治疗的效果。当CBFV > 120 cm/s时，提示MCA可能存在痉挛，而CBFV ≥ 200 cm/s则高度怀疑中度/重度痉挛[25]（图14.3）。由于高CBFV也与充血有关，因此常会使用Lindegaard比值来确诊MCA血管痉挛[10]，使用Sviri比值诊断后循环血管痉挛[11]。一项Meta分析结果显示，TCD用于诊断MCA痉挛的敏感性和特异性分别为67%和99%，诊断ACA痉挛的敏感性和特异性仅为42%和76%[32]。

监测颈动脉手术

与颈动脉内膜剥脱术（carotid endarterectomy，CEA）相关的神经系统并发症可能是由于术中缺血（由于颈动脉夹闭引起）、术中和术后血栓栓塞，以及术后血栓形成/高灌注引起。TCD可以有效监测此类并发症的发生。手术过程中，颈动脉夹闭后，同侧MCA的平均流速降低超过50%通常被认为是CEA手术期间使用血流分流导管的指征[33-34]。TCD还可进一步检测分流导管纽结或血栓形成而出现的分流故障。监测微血栓是TCD的独特优势（图14.4）。已有报道称使用微血栓监测来指导

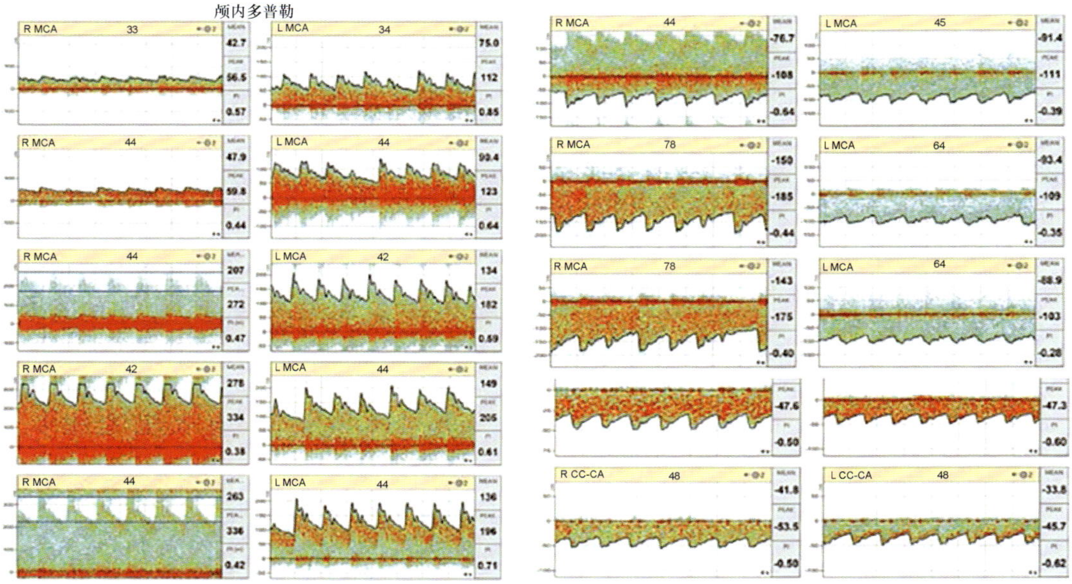

图 14.3 动脉瘤性蛛网膜下腔出血患者，TCD 发现其双侧大脑中动脉（MCA）血流速度（CBFV）增快。双侧颈总动脉血流速度正常，表明 Lindegarrd 比值增大，因此可诊断双侧 MLA 血管痉挛。双侧 MLA 的波动指数降低。双侧大脑前动脉（ACA）的 CBFV 也升高，表明可能也存在血管痉挛

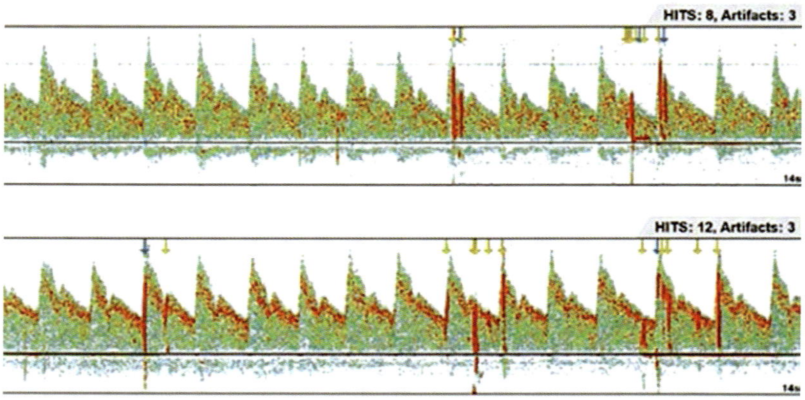

图 14.4 TCD 监测示双侧大脑中动脉存在微血栓。蓝色箭头表示高强度瞬时信号（HITS），提示真实存在微血栓。黄色箭头表示伪影或人工干扰

Dextran-40 抗栓治疗，可以有效降低术后卒中的发生率[35]。当颈动脉夹松开后，峰值血流速度持续升高≥ 100% 或 PI 增加≥ 100%，提示可能存在高灌注的情况，颅内出血风险增加，因此需要加强术后监测和血压管理[36]。然而，尽管 TCD 具有独特的优势，但在颈动脉狭窄的人群中，较高比例的患者，尤其是高龄患者，由于声窗不佳等原因，实施 TCD 监测存在困难[34]。此外，在颈动脉支架置入术中，监测 TCD 对诊断脑血栓和评估脑血流动力学也同样具有帮助。

包括烟雾病在内的脑血管狭窄 / 闭塞患者的侧支循环评估

在有症状的脑卒中或 TIA 发作人群中，TCD 能够可靠地检测与颈内动脉闭塞相关的脑血流动力学变化，虽然其不能完全替代对颈内动脉进行直接评估的方法，但仍具有重要诊断意义[37-38]。颈内动脉闭塞的 TCD 特征包括侧支血流信号的存在、异常的颈内动脉虹吸段或末端信号、MCA 延迟的收缩期流速增快并伴随单侧 PI 值降低，以及眼动脉补偿性流速增加或甚至出现血流逆转[37-39]。对于烟雾病患者，TCD 有助于精细化磁共振成像（magnetic resonance imaging，MRI）发现，通过疾病阶段区分严重程度。通常情况下，第 2 阶段 FVm 较高，PI 较低，而第 3 阶段 FVm 较低，PI 较高[40]。在 TCD 上，BHI ≤ 0.3 并伴有“颅内窃血”（intracranial steal），与使用乙酰唑胺（acetazolamide）进行 HMPAO-SPECT 检查结果之间有异常强相关性。因此，通过量化 BHI 或 VMR 评估脑血管储备，可以指导选择合适的患者进行再灌注手术治疗[41]。

检测心腔内右至左的血液分流以及卵圆孔未闭（patent foramen ovale，PFO）

通过经食管超声心动图（transesophageal echocardiography，TEE）进行发泡试验被认为是诊断PFO和心脏内血液分流的重要参考标准，但其是半侵入性的，且成本相对较高。使用TCD进行发泡实验可以减少侵入性操作且更方便。TCD诊断PFO的敏感性为95%，特异性为92%，因此目前被推荐为首选筛查方法[42]。对于患有隐源性脑缺血事件的成年患者，可以在TEE确认后使用TCD来筛选潜在适合进行封堵手术的患者[43-44]。与TEE相比，对于隐源性脑缺血患者的PFO检测，TCD更为敏感但特异性较低，但整体诊断效果更佳[45]。

检测脑卒中或短暂性脑缺血发作后的微血栓

TCD检查能有效地检测并提供卒中和短暂性脑缺血发作后微血栓的连续随访[46-48]。

监测急性缺血性脑卒中的溶栓治疗

在急性缺血性脑卒中后，我们可以通过非侵入性的TCD监测来评估溶栓治疗的效果[49-50]。

评估镰状细胞病患儿脑卒中风险

镰状细胞病患儿可能会因脑动脉狭窄/闭塞而面临脑卒中的风险，这是由变形的镰状细胞不可逆地附着于血管内皮所引起的。在患有镰状细胞病的无症状患儿中，最大脑血流速度超过200 cm/s与卒中风险增加相关[51]。对此类患儿进行输血治疗可降低90%的卒中风险[52]。因此，TCD被推荐用于2～6岁镰状细胞病患儿的筛查[53]。

监测冠状动脉搭桥手术和心脏瓣膜置入手术

在进行冠状动脉搭桥手术和心脏瓣膜置入手术时，可以通过TCD检测微血栓（如在主动脉插管期间），来降低这类手术的总体栓塞负担[54]。

创伤性脑损伤（traumatic brain injuries，TBI）

对于TBI患者，TCD能提供关于CBF、血管痉挛、非侵入性ICP评估以及自主调节能力等信息。血管痉挛的发生率可高达40%，通常是由于创伤性SAH所致[55]。在具有凝血障碍的患者中，无法进行标准侵入性颅内压监测（EVD），或者没有这种监测装置可用时，使用TCD来估算ICP和CPP具有临床价值。然而，目前没有确切的、可以准确估算ICP的方法。自主调节能力的丧失与死亡率增加有关。TCD检查了解自主调节能力状态有助于评估患者预后以及实施个体化血流动力学管理[56]。

判断脑循环中止

脑死亡是指包括脑干在内的大脑功能不可逆地丧失。在一些情况下，如严重的面部创伤、瞳孔功能的先天异常、严重肺部疾病或相关肺部创伤等情况下，无法可靠地进行脑干功能测试，需要进行确诊脑死亡的确认性测试。这些确认性测试包括脑电图、脑血管造影、经颅多普勒超声和同位素灌注扫描。TCD能在床旁通过识别特征性模式来诊断大脑循环停止，这些特征性模式包括振荡性血流（回响或双相流动）、短暂的收缩期峰或之前能观察到血流信号的个体突然失去血流信号[57]。振荡性血流模式是指在一个心动周期内存在前向和反向流动，且波形包络下的面积几乎相同。收缩期峰是指在收缩期早期内的锐利单向信号，持续时间＜200 ms，峰值收缩速度＜50 cm/s，并且在剩余心脏周期内没有血流信号。TCD诊断脑死亡的特异性为100%，但灵敏度仅为91%～99%[58]。图14.5展示了一名大脑循环停止患者的TCD波形，尽管双侧颅外循环存在足够的血流速度，但双侧MCA、ACA以及后循环系统却显示为振荡血流模式。

局限性

尽管TCD具有无创等多项优势，但也存在一些局限性。首先，它测量的是CBFV，而不是CBF。其次，不同操作者之间存在一定的可变性。精确的血管识别和速度测量取决于操作医生的经验和培训[59]。此外，不是所有患者都适合经颞窗进行超声检查。8%～10%的人会因为颅骨骨质增生而无法进行TCD检查，通常是高龄、亚洲人和女性患者[60]。最后，CBFV的评估依赖于超声波束和血管间的夹角保持稳定，因此需要使用探头固定装置来保持监测探头的稳定。目前，商用机器人辅助TCD已经能够克服这一限制。

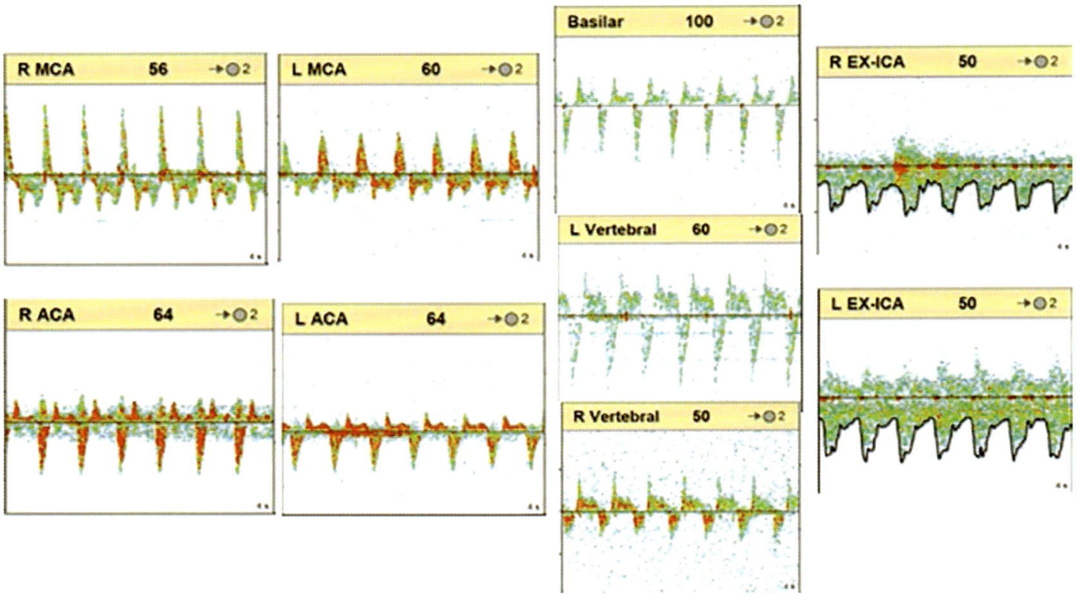

图 14.5 已确认脑死亡患者大脑循环停止后的 TCD 特征波形。在双侧大脑中动脉（MCA）、大脑前动脉（ACA）以及基底动脉（Basilar）、椎动脉（Vertebral）（左侧三面板）中为振荡性双向血流，虽然双侧颅外血管（EX-ICA）（最右边的面板）有足够的血流

总结

TCD 检查是一种无创、无辐射的床旁技术，可用于评估脑血流动力学。有充分的临床证据支持其在多种临床情境下应用。然而，进行 TCD 检查需要特殊培训和操作经验，实际临床运用仍然不多。需要明确限制脑部超声广泛应用的原因，并推动其广泛临床应用[61]。

参考文献

请扫描目录后二维码，获取参考文献资源。

第二部分

从技术到临床

术中监测的设备布局和电干扰

15

Brett Netherton 和 Andrew Goldstein 著

谢玉海 王学军 译 菅敏钰 校

学习要点

- 由于电磁耦合、手术室（operating room，OR）中存在的相对较大的电磁场和皮肤的大电导所形成的电干扰，对记录微小的神经生理信号提出了挑战。
- 执行术中神经监测（intraoperative neuromonitoring，IOM）的团队，包括麻醉医生和其他专业人员，有许多设备可以有效地对抗电干扰。

引言

术中神经监测（IOM）通常需要多达 50 个甚至更多的患者附着电极，并将患者连接到 IOM 仪器，使用电刺激并记录生理信号。识别患者皮肤位置来应用多个电极并布置导线，是麻醉医生和 IOM 团队面临的挑战之一。

- **相对于附近的其他电源，生理信号很小**，有时记录在低微伏范围内。如果我们指定 1 英寸，对于 1 μV，在 120 V 的墙壁电压下找到感觉诱发电位就像在佛罗里达州的迈阿密和阿拉斯加的安克雷奇之间找一张笔记本纸一样。
- **IOM 记录电路充当天线**，连接 OR 中大量附近的电子噪声源，潜在地使 IOM 无效。
- **皮肤的大电容**有助于将不需要的电噪声耦合到 IOM 记录电路中。
- 除了在 IOM 记录中引入电干扰外，**高能电器设备**如高频电刀（ESU 或“Bovie”），还可能在没有充分注意布线布局的情况下，造成电极灼伤。

本章讨论了在手术室的电环境中进行神经监测时发生的电器和电磁相互作用的物理基础。目的是证明电干扰是如何影响 IOM 记录的，并阐明布置 IOM 仪器设备、引线和电极的方法，以实现最佳和安全的电生理记录。电学和物理学并不能进行详细的解释。相反，希望 OR 专业人员保留有用的图片和检查表，用于 IOM 的日常监测。

基本的电子元件和定义

虽然电子器件领域很复杂，但理解电干扰如何进入记录的基本概念并不难理解。图 15.1 显示了一个电路，它是记录电路的简化，具有一个源和三个阻抗。

定义 1

电路是电流流动的闭环路径。在电路的每个点上流动的电流量都是相同的。电路必须是连续的和完整的；沿着该通路的开口停止电流流动。电压根据欧姆定律驱动电流通过电路阻抗。在电子元件中，有许多类型的电压源，包括恒定（或直流的 DC）或交流（或交流的 AC）。如图 15.1 所示，我们的 IOM 记录电路具有与一系列频率分量交替的生理电压源，称为 $V_{组织}$。

定义 2

阻抗（通常表示为“Z”）是指抵抗电流流动的设备。阻抗有三种基本类型，如下所述。

定义 3

欧姆定律是一个非常简单的关系。它需要电压（V）驱动电流通过阻抗（Z）实现电流流动（I）。

电流：电流＝电压 / 阻抗（$I = V/Z$）。另一种说法是，通过阻抗的电流会在阻抗上产生电压。

关键点：当电流由于某些电压源（如物理信号）而在电路中流动时，电流会在电路中有阻抗的每个位置上产生电压。

定义 4

分压器解释了源电压在电路中阻抗之间的分压。较大的阻抗在电压老化中所占比例较大，但建立在电路阻抗上的电压总和为源电压的精确值。

关键点：其目的是使生理信号在放大器输入阻抗上建立电压，使其能够被放大。因此，我们需要确保电极阻抗相对于放大器输入阻抗很小，如图 15.1 所示。

定义 5

放大器是一种电子电路，通过增益因子对输入电压进行多层处理以提供输出电压。IOM 设备通常使用差动放大器，其中输入电压是两个输入端之间的电压差。

技术说明：理想的差动放大器的输出等于其输入端的电压差（或差分电压）乘以增益。尽管放大程度要小得多，现实情况下的放大器也放大两个输入的公共电压（或共模电压）。iso 接地用作该共模电压的参考点。衡量放大器抑制共模电压能力的指标是共模抑制比（common mode rejection ratio，CMRR），它是其差分增益与共模增益的比值。现代 IOM 设备的 CMRR 可以超过 100 dB 或 100 000：1。

关键点：等地线位置的选择影响共模电压。此外，电极阻抗之间的不平衡导致一个电极阻抗具有更多的电压积累，并对放大器的 CMRR 产生负面影响。

图 15.2 中的简化记录电路增加了电器干扰源和更多细节。值得注意的是，$Z_{电极2}$ 现在显示为一个由三个不同部分平行组成的复合体。这是因为电阻抗有三个分量，包括电阻分量 R、电容分量 C 和电感分量 L。为了简单起见，阻抗子分量仅显示在 $Z_{电极2}$ 中，但存在于所有电路阻抗中，即使只是处于最小的水平。

电阻抗是测量交流电阻力的指标。它是由电阻、电容和电感产生的三个不同阻抗分量的矢量总和。电阻通常以欧姆（Ω）为单位。

电阻是衡量直流电阻力的指标。阻抗的电阻分量不随频率变化。

电容是一种衡量可以保持多少电荷的指标。阻

图 15.1 组织电压源 $V_{组织}$的简化记录电路图，表示电极 $Z_{电极1}$ 和 $Z_{电极2}$ 的两个阻抗，以及放大器 $Z_{放大器}$的输入阻抗

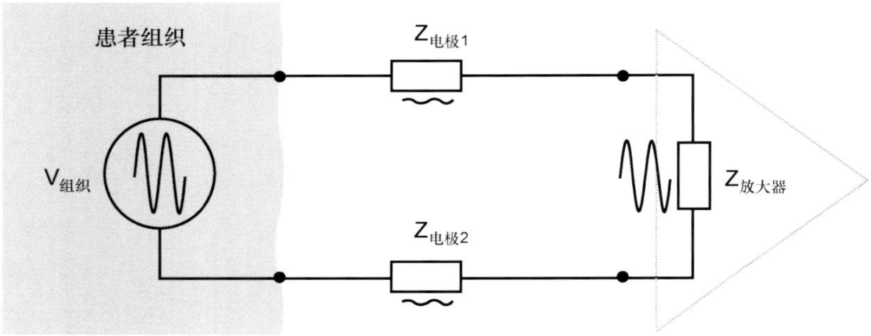

图 15.2 具有潜在电器干扰源的简化记录电路

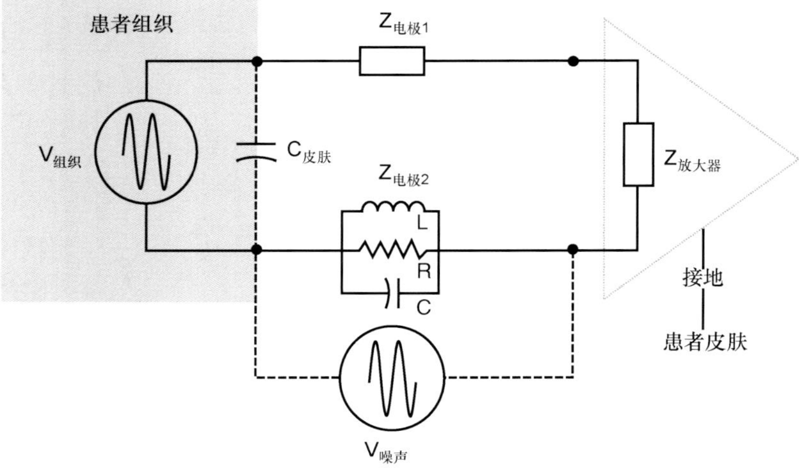

抗的电容分量随着流动电流（或施加电压）的频率增加而减小。

电感是对不断变化的电流的抵抗力。阻抗的电感分量随着流动电流（或施加电压）的频率增加而增加。

关键点：阻抗的电容和电感分量允许附近的电器干扰源通过空气与记录电路耦合。正是图 15.2 中突出显示的电感和电容组件允许电器干扰进入记录电路的两种最常见的途径。

途径 1：患者的皮肤 $C_{皮肤}$

患者的皮肤具有大电容（保持电荷的能力）。正是这种电容使皮肤产生了大的静态电压，当放电时，这种电压会很痛苦。这种电容使得患者皮肤成为附近电器干扰的有吸引力的天线。在填充患者皮肤的电容时，电荷分布在患者的整个体表，将这种噪声固有的带到与皮肤接触的记录电极和记录电路中。

路径 2：环境电噪声源 $V_{噪声}$

环境电器干扰源显示为 $V_{噪声}$。为了简单起见，其仅表示出为与引线 2 的阻抗耦合。然而，电路的每个部分都可能受到影响。导线和患者的皮肤都特别脆弱。

了解这两种途径如何使噪声进入记录电路将有助于我们思考后续讨论的电磁耦合机制。

技术说明：数据采集中的一个基本概念是信噪比。我们可以把记录过程看作两个元素的结合。第一个是我们感兴趣的信号，其余是我们认为的噪声。噪声也被称为干扰或伪影，这些术语通常可互换使用。信号功率与噪声功率的比值就是信噪比。信噪比越高，我们就越有可能记录到有用的信息。为了达到这些目标，我们可以增加信号或减少噪声。

信号平均通常在信噪比较低时使用（例如，听觉脑干反应信号电压很低时）。平均化通过降低噪声幅度来提高信噪比，而每个试验刺激中的信号保持不变，但噪声以随机方式变化，使得平均化试验降低了平均噪声，信噪比提高了平均化试验次数的平方根。

虽然平均是提高信噪比的一种重要方法，但它对降低实际噪声没有任何作用。本章中介绍的大部分内容都倾向于如何减少到达放大器的噪声，或者使噪声更常见从而被拒绝。

基本 IOM 记录电路

连接到患者身上的许多记录电极只是同一基本记录电路的多次重复。图 15.3 显示了基本记录电路，包括仪器放大器、两个记录电极、放大器等地和生理信号源（$V_{组织}$）。尽管所示的三个电极是皮下针电极，但在 IOM 设置中也可以使用其他类型的电极，如水凝胶表面垫、脑电图（electroencephalography，EEG）杯和较长的针。无论使用何种电极类型或 IOM 设备，此处讨论的概念都是相关的。

如果去除覆盖电极的绝缘层，则很明显可以看到电极包含许多材料，甚至包括看似简单的针状电极，如图 15.4 所示。

图 15.4 显示了等效电路，其中显示了电极内

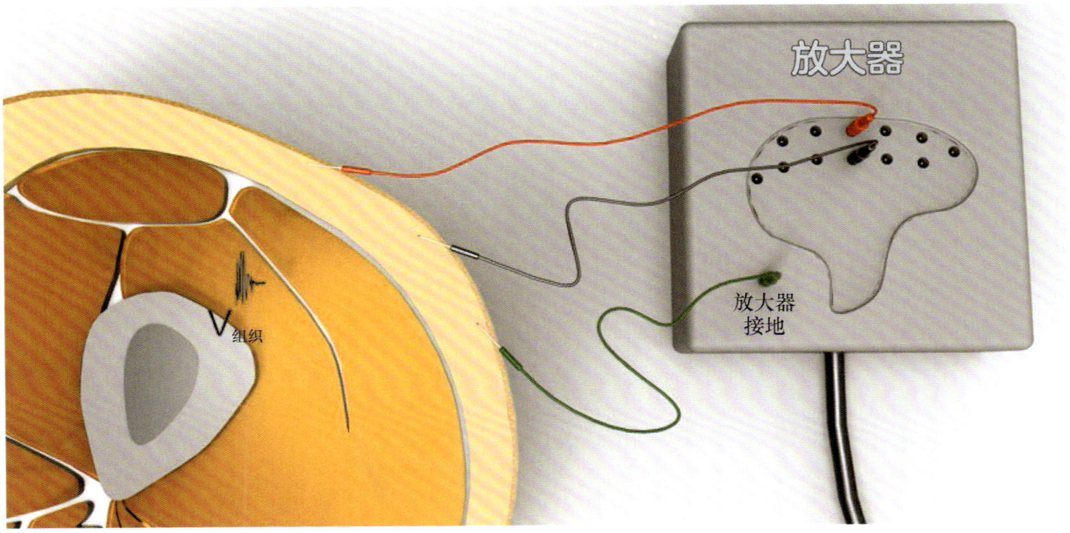

图 15.3 基本 IOM 记录电路的记录场景示例图

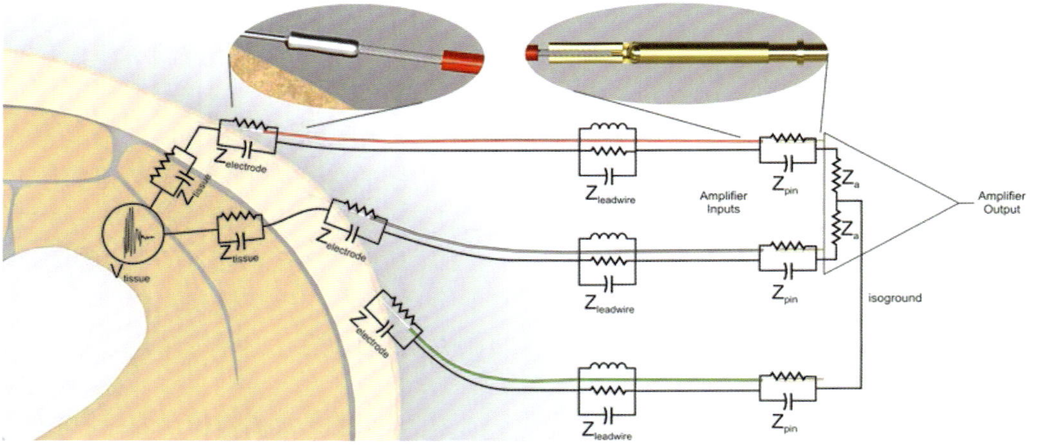

图 15.4 电路中所有电器连接的基本记录电路，包括阻抗的电阻、电容和电感组成部分。注意许多不同的金属对金属连接（插入件中突出显示）

的暴露连接。当考虑电极阻抗时，通常会考虑电极附着在皮肤上的阻抗。然而如图 15.4 所示，在电路的许多点上，我们发现了阻抗。基本记录电路的部件列在以下小标题下。

组织生理发生器（$V_{组织}$）

生理信号量从神经源或肌源通过组织阵列向周围传导，随着向外迁移，波幅呈指数级下降。体积传导信号电场通过无数条路径传导到每个记录电极，如图 15.5 中的白色轮廓线所示。由于体积传导损失以及通过高阻抗组织（如脂肪）传播的信号衰减，当生理信号到达记录电极时，波幅比源处低。

电路组件：发生器和电极之间的组织（$Z_{组织}$）

信号路径遵循通过不同组织阵列从源头到记录电极的最小阻抗路径。肌肉、血管、毛细血管床和黏膜等组织具有低阻抗（低于 1 kΩ）[1]。皮肤的阻抗范围取决于身体的部位、厚度以及汗液和皮脂腺的分布（通常超过 40 kΩ）[1]。肌腱、脂肪和骨骼的阻抗最高，尽管使用表面或皮下针头，这些组织代表着电流流动的无效路径。值得注意的是，从源头到记录电极的许多路径令人惊讶，因为它们可能遵循图 15.5 中最右侧信号路径所示的意外路径。这些多个等位基因通路可以被视为等效阻抗，如图中黑色轮廓所示（通路），并标记为 $Z_{组织}$。由于患者的脂肪层厚度变化很大，因此没有典型的 $Z_{组织}$值。

关键点：由于组织阻抗与频率有关，我们可以假设，当通过组织传导时，生理信号的不同基频分量将不同地衰减，事实确实如此。与低频信号分量相比，高频信号分量通过组织的体积传导平均具有更多的波幅损失。注意，这种组织过滤效应发生在

图 15.5 从发生器到记录电极几乎无限的组织路径。电流从源发生器流向记录电极，使用了几乎无限数量的组织通路，这取决于每个通路的导电性

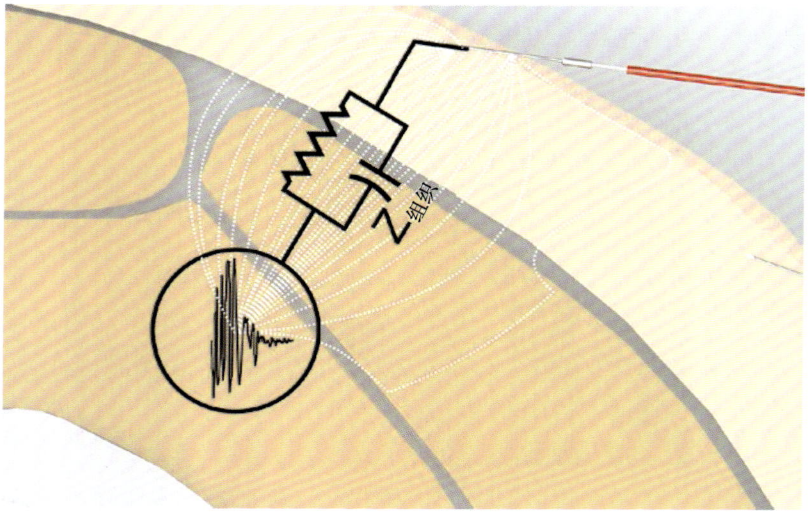

信号到达记录电极之前。

电路组件：与患者的电极连接和电极组件（$Z_{电极}$）

与患者的电极连接：这部分阻抗是由于电极与患者组织的连接。这通常是许多IOM临床医生在被问及他们的阻抗是什么以及为什么通常通过注意皮肤准备和电极放置来降低阻抗时首先想到的是阻抗。

由于表皮，特别是角质层的高阻抗，需要通过某种方法降低皮肤表面的阻抗，或者使用绕过该高阻抗层的电极，如针电极。阻抗的精确水平取决于备皮和所用电极的表面积，但可能在几百欧姆到10 kΩ之间或更大。与患者接触的电极导体可以保持电荷；因此，重要的是将阻抗的这一部分视为与电容并联的电阻。最好在一个放大器电路中避免不同的电极类型，以最大限度地减少电极之间的阻抗不平衡。

电极患者端的电极组件：已经有了大量详细的患者连接电极，用于记录和刺激生理信号[2]。有必要提及与讨论有关的一些细节。

电极-患者连接可能包含许多不同的材料，无论是生物相容性金属、导电塑料、富含离子的水凝胶、碳或金属箔、胶水、焊料，还是大量其他可能的材料。在所示的皮下针头中，一根医用级不锈钢针头被焊接到一根19股镀锡铜线上，因此在这个微小的连接处存在许多不同的金属。当放置在一起形成电极的患者连接端时，对阻抗的贡献非常低，通常小于几欧姆。然而，在存在不相似金属的情况下，有可能通过电流腐蚀机制产生电压，这与许多电池中产生电压的反应相同。所需要的是离子液体来水浴金属-金属结。像汗液这样的离子液体很容易出现在手术室的床周围。任何产生的这种电流电压都作为电干扰加到记录电路中。

关键点： 为了避免金属对金属的电流腐蚀电压，损害记录电路，应注意避免电极和集线器意外浸入液体中。

电路组件：电极患者端和连接器端之间的导线（$Z_{导线}$）

导线可能有许多不同类型的导体，由电绝缘材料覆盖。导体的一些例子包括多股镀锡铜、铜、碳纤维和金属丝。尽管引线的阻抗通常小于几欧姆，但记录电路的这一部分通过阻抗的电感和电容分量在电磁干扰中发挥着重要作用。

注： 尽管基本记录电路的所有部分都有阻抗的电感分量，但为了简单起见，图15.4中只显示了引线的阻抗电感分量。

电路组件：引线连接至安全连接器和电极连接至放大器（$Z_{连接器}$）

防触摸插座的引线连接通常是接到引线导体的金属套圈上的模制塑料。虽然夹持引线导体的机械压接中使用的金属可以是锡、铜、黄铜、镀金黄铜或其他金属，但电极的这一端几乎普遍包含两种不同的金属，如图15.4的插入件所示，其中镀金黄铜套圈压接在19股镀锡铜引线上。由于模制塑料覆盖物使离子流体远离不同的金属接头，因此这种连接很少是电流电压的来源。放大器通过一个直径1.5 mm的引脚进行连接，引线的防接触插座安装在该引脚上。这种金属引脚通常是镀金黄铜，但也可以是其他导电金属。作为电器故障排除的一部分，考虑此连接非常重要。松动的连接可能是间歇性阻抗的来源。虽然这种情况非常罕见，但塑料覆盖物可能会在1.5 mm的开口内有塑料碎片，阻碍1.5 mm引脚和防触摸插座导体之间电器的连接。

关键点： 作为故障排除的一部分，IOM团队应记住，电极应当开箱即用，但这种情况很少发生。

电路元件：放大器阻抗（$Z_{放大器}$）

IOM放大器的输入阻抗是标记为Z_a的两个阻抗的组合。现代IOM放大器使用更小、更强大的电子器件，尤其是集成电路。其结果是更小的电路占地面积，产生更灵敏的放大器，其输入阻抗越来越高，超过100 kΩ。本章末尾包含一份技术说明，强调放大器特性对IOM团队理解至关重要。

电路组件：放大器接地

对于IOM团队来说，接地位置与其他电路组件一样令人困惑。它有一个连接到患者的电极，如图15.4所示，因此它具有与任何其他电极位置相同的阻抗变量和电势，以拾取环境电器干扰。因此，等地放置的位置可能会影响记录中的噪声量。本章末尾的技术说明重点介绍了更多关于等地内容。

基本电路总结

- 生理信号在体积传导到记录电极时，其波幅通常非常小。

- 相对于低得多的电极阻抗（< 10 kΩ），现代 IOM 设备的输入阻抗非常高（> 100 MΩ），确保大部分信号出现在放大器输入端。
- 引线和患者皮肤通过电磁干扰引起耦合。

了解电干扰的来源

将电干扰引入记录电路的主要方法是通过电磁耦合，电磁耦合包括三个部分：电感耦合、电容耦合，以及辐射耦合[3]。

当记录电路中通过记录导线相对于磁场的移动产生电流时，就会发生电感耦合，无论是通过导线在磁场中移动还是通过导线附近移动的磁场。除了偶尔的术中磁共振成像外，手术室设置的固定磁铁相对较少。然而，电磁波的磁性成分可以与记录电路产生电感耦合。由于阻抗的电感分量随着频率的增加而增加，这主要发生在低频下，如 60 Hz 的壁电压。

当射频（radio frequency，RF）能量源足够靠近记录电路，通过阻抗的电容性分量与之耦合时，就会发生电容性耦合。由于阻抗的电容分量随频率而减小，电容性耦合在高频下的记录电路中发挥作用。

电磁辐射耦合是一种原理，通过这种原理，来自无线电台的射频能量可以传播数英里，由天线与收音机听到的声音一起接收。尽管记录引线对在技术上是一个简单的偶极天线，如图 15.6 所示，射频辐射信号的频率通常过高，但由于使用的筛选器设置，无法在记录电路中产生可见的电器干扰。IOM 临床医生在听到肌电图（electromyography，EMG）声音时，可能会听到 AM 广播电台通过扬声器放大。

IOM 从业者可以通过创建一对引线用作放置在 IOM 放大器的一个记录输入中的搜索线圈来利用电磁耦合。这方面的一个例子如本章后面的图 15.8 所示。当试图减轻源处的电噪声或移动源设备以重定向方向场远离记录引线或患者皮肤时，该线环在试图定位电磁源时可能是有价值的。

对于 IOM 临床医生来说，采用现成的导线管理方法来降低发生的电磁耦合量是至关重要的。图 15.7 突出显示了三种常用的典型引线布局，包括双绞线、带状线对和松散线对。

出于图 15.7 中的演示目的，三种引线配置中的每一种都有一个聚焦射频源。无线电频率场强度随着距离源的距离呈指数级下降，因此最近的引线将耦合指数级更高的场。

关键点：电磁场的消散与距离的平方成反比。与这些区域保持距离可以大大减少它们对 IOM 记录的影响。

在双绞线引线组中，红色和黑色引线平均与 RF 源的距离完全相同，因此即使两条引线耦合的电磁干扰量完全相同，放大器也不会放大干扰，因为这是共模。

在带状对引线组中，红色引线虽然非常靠近黑色引线，但更靠近射频源，因此耦合的干扰量略大。色带的红色和黑色引线之间的这种小的耦合差异虽然很小，但不是共模，因此作为干扰被包括在记录中。在松动的成对引线组中，黑线明显比红线离源更远，导致记录的干扰呈指数差变化，在记录中会被放大为干扰。

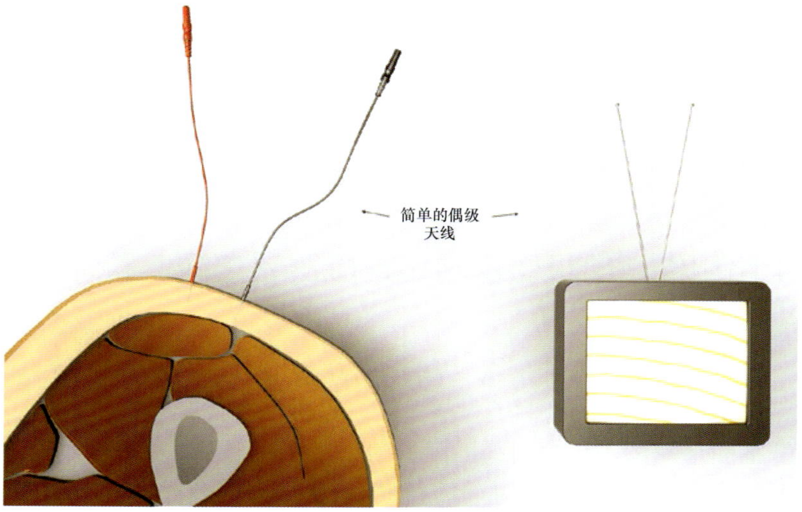

图 15.6 记录电极的作用类似于无线电的偶极天线，可以接收电磁信号，例如来自无线电台的电磁信号。幸运的是，这些信号由高频组成，在生理 IOM 信号中通常不被视为噪声

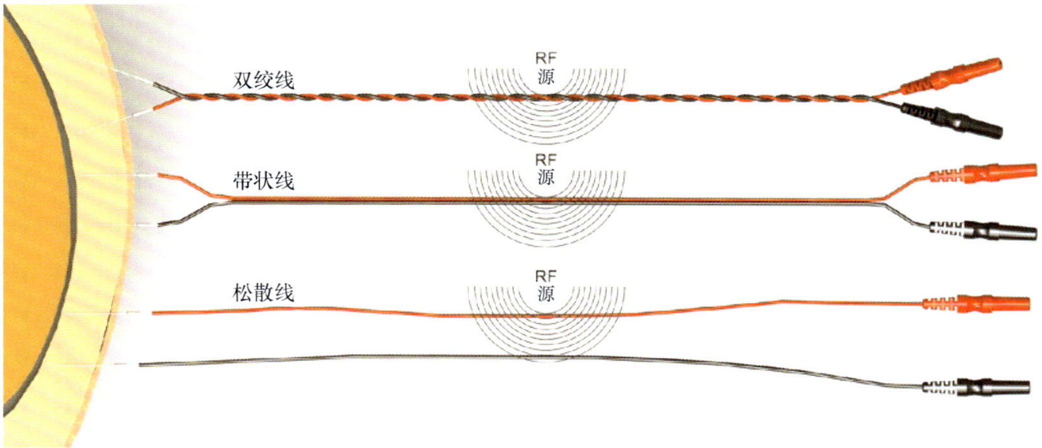

图 15.7 IOM 中用于管理记录导线的方法。如前所述，双绞线方法比带状线减少了更多的电磁噪声，带状线比松散的电线减少了更多电磁噪声

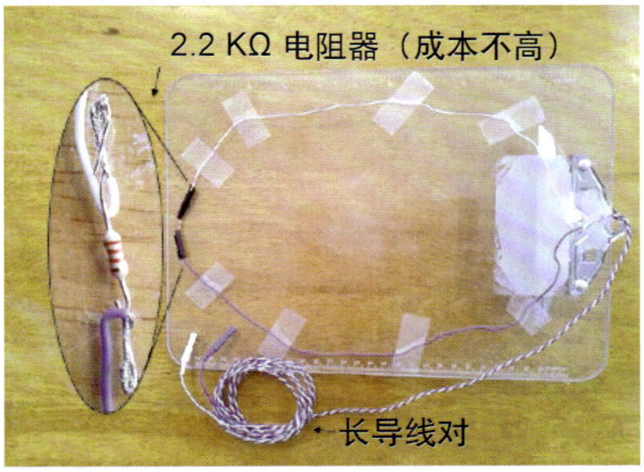

图 15.8 制造简单的噪声传感器示例。这本质上是一个用来拾取电磁噪声的线圈，可以连接到放大器上以定位源

有趣的是，这种双绞线方法也用于减少电力线的电磁辐射发射。在这种情况下，扭曲会导致每条电线抵消其成对的效果。这通常被称为一种古老的“水手把戏”，以减少附近电源线对磁罗盘的影响。不幸的是，OR 中的大多数电源线都不是双绞线。

关键点：通过使耦合到每条引线的干扰比分离的记录引线更为常见，将记录引线对放在一起可以减少放大的电磁干扰量。

正如 IOM 临床医生所知，手术室中有大量的电磁干扰源。电噪声设备包括墙壁电压、风扇、泵、加热元件和一些灯泡。一旦被识别，可以通过将这些源移动得更远（或相对于记录线向上或向下）距离的平方来减少噪声信号。此外，有时发射电磁信号的设备以相对单向的方式发射电磁信号，这样，如果它可以相对于记录线旋转，则可以降低记录的噪声。

此外，识别由于电磁耦合而在患者连接引线中建立的电流是至关重要的，因为它们可能导致患者在患者连接电极处烧伤。诸如与高频电刀和 MRI RF 脉冲线圈相关联的强场尤其令人关注。电极烧伤的风险已在前面记录[4-7]。

实用建议

对于麻醉医生

麻醉团队处于能够识别可能困扰 IOM 团队的问题的理想位置。

- 注意观察已移位或部分移位的内脏神经监测电极。当电极发生移位时，无论是针状电极还是表面电极，其阻抗都会显著增加。
- 如有可能，请尽量将麻醉设备和电源线远离监测电极。
- 当手术室新增麻醉设备（如血液加热器、输液泵）时，请留意，以便在需要寻找干扰源时，可以将新增设备作为一个潜在的新干扰源进行评估（图 15.8）。

对于 IOM 专业人员

- 请确保所有使用水凝胶型患者附着电极（如心电图电极等“粘贴式”电极）都是新的并在使用期限内。对于患者安全至关重要的电外科装置回路（“接地”）垫尤其更应该如此。
- 准备电磁方向感应线圈，以定位电磁干扰源（图 15.8）。可以在电子零售店或在线购买几分钱的 2.2 kΩ 电阻器。从两根长引线上取下电极后，去掉末端的绝缘层，将一根引线接到电阻器线的每一端。通过将带有电阻器的引线用胶带固定在一个平整的移动表面上，使引线间距尽可能地分开，将多余的引线扭在一起，并将两根引线插入 IOM 系统的通道中，即可得到一个方向性传感器。监测 IOM 系统上的自由运行信号并可查看脂肪表面的电磁场。

- 善于识别电磁干扰。练习使用不同的自由运行灵敏度和时间基础监测 60 Hz 的干扰。记住，60 Hz 正弦波的峰到峰时间是 15.67 ms。

在患者放置电极期间

- 将所有记录电极引线捆成一束（如果可能的话，将其捻或编结），包括等地线。
- 将所有引线与患者皮肤分开。
- 监督电外科装置（electrosurgery unit，ESU）返回垫的放置，并与设置 ESU 的团队进行沟通。熟悉手术室护士协会（Association of Operating Room Nurses，AORN）关于电外科手术的指南[8]。
- 手术者可能不知道 ESU 是如何与心电监护仪器的电线连接的。因而确保 ESU 的活动和回流线与患者的皮肤和引线保持一定距离。

排除电噪音

- 插入放大器的引线末端的安全连接器松动可能引起间歇性噪声。要注意这一点，因为尽管这种情况很少发生，但确实会发生。可通过晃动安全连接器进行判断。
- 监测自由运行信号，识别电磁干扰频率。这是一种简单的方法来排除 60 Hz 的干扰是否干扰记录。
- 如果 IOM 仪器允许被使用，可从放大器输入端拔出接地电极，看看是否接地电极增加了噪声（见视频 15.2）。
- 一定要使用正确数量的接地。许多 32 通道 IOM 系统由两个 16 通道放大器组成。每个放大器应该有一个单一的接地，不同放大器的接地不应该连接。可通过检查系统文件以确定这种情况。
- 在手术团队同意后，物理旋转、升高或降低有问题的电器设备。
- 在手术团队同意后，有选择地拔掉有故障的电器设备，以确定它是否来自于该设备。如果拔插时 60 Hz 噪声明显降低，则可能需要由医院生物医学部门检查设备是否有漏电流或接地不良（类似于对 IOM 设备进行的定期设备检查）。除了增加 IOM 记录中的噪音外，设备上的不良接地可能会使危险电流传递给患者或手术医生。

技术说明：现代 IOM 设备与接地

曾经有一段时间，要操作 IOM 系统几乎必须要有工程学学位。各种设置和调整由许多物理旋钮和表盘控制。有时要改变记录需要移动插头或电缆。虽然现代的 IOM 系统已经从最前沿的电子数据采集中获取了许多技术细节，并将它们隐藏在图形界面之后，但有效的故障排除仍然需要了解幕后发生的事情。没有这些知识，故障排除可能是随意和无效的，导致时间损失和患者护理不足。

为了有效定位和减少记录中的噪声，了解数据采集中涉及的电子器件的一些基本特征是很重要的。图 15.9 给出了信号从患者到显示器的路径简化模型。本节将重点介绍蓝色部分的基本原理。

记录路径：输入切换

现代的 IOM 监测设备是很灵活的，具有很多刺激和记录模式，由于允许电极切换的电子学的进步，这些模式转换也很容易进行，不再需要将电极连接到与特定放大器通道相关的输入端。电极可以通过方便的方式连接到头盒或其他输入端，既可以是物理布局，也可以简单地记住电极插入的位置。这有效地消除了分束器和跳线将单个电极连接到多个输入端的需要。

但是这种技术进步也带来了新的担忧。设备内部的信号通路在物理上变得更加紧密，对于几种不同的信号，在短时间内可能会使用相同的电路路

图 15.9 患者信号采集到 IOM 设备显示的信号途径

径。这会导致电极或通道之间的干扰或串扰。一些制造商建议关闭或禁用未使用的电极，因为电极可以通过充当天线来传递不需要的信号。这种耦合既可以发生在设备内部，也可以发生在患者周围环境中。

记录路径：放大器

数据采集系统的核心是放大器。IOM 设备中使用的基本放大器被称为仪表放大器。这个放大器有三个输入端。这些输入端以各种方式命名。前两个输入端可以称为有源输入和基准输入或者称为反相输入和非反相输入；第三个输入端通常称为接地、信号地或简称地。

首先要说明一点，这个接地输入与接地、墙壁电源插座上的接地，甚至是 IOM 设备上的机箱接地是不一样的。为了讨论的目的，我们将地输入称为等地输入。

等地是放大器电路的有源部分。它可以提高放大电路的共模抑制比（common mode rejection ratio，CMRR）。理想放大器电路的输出是两个有源输入的信号之差乘以放大器增益，而实际放大器也会放大两个输入的共同信号，这是共模信号。基于共模增益和差分增益的输出计算为：

$$V_{out} = A_D（V_1 - V_2）+ 1/2Ac（V_1 + V_2）$$

V_{out} 为放大器的输出，V_1 和 V_2 为放大器的输入，A_D 为差模增益，Ac 为共模增益。

接地对于减少与设备接触引起的触电危险是很重要的。在现代设备中，接地与患者连接是电隔离的，包括等地连接。旧的教材教导患者接地的重要性，以确保安全，并避免接地回路，因为在各种接地连接之间流动的电流可能引起干扰。这对于使用挥发性麻醉药（如乙醚）尤其重要，因为由于火花放电而产生的电压积聚可能会点燃麻醉药。现代手术室的设计注重将患者与墙上的电源隔离[9-11]。由于隔离，等地引线不再受这些考虑的影响。在医疗设备上用图 15.10 中的符号标记隔离患者连接。

为了患者的安全，可以流入等地的电流是有限的。由于这一点以及它与地面的隔离，等地线不能作为一个汇聚通道将大的干扰信号从患者身上传导出去。由于这个原因，等地不能像地面那样“吸收”大的信号。

由于接地点与地表的隔离，通过接地来干扰信号的噪声的可能性远远小于旧设备。接地确实仍然

图 15.10 用于表示隔离患者的符号应用部件：BF 型

有能力吸收噪声信号，因此接地更常见的问题是设备的老旧或裸漏的接地使其产生过多的噪声。

记录路径：抗混叠滤波器

现代 IOM 设备具有抗混叠滤波器，以降低超出系统适当采样能力（Nyquist 频率）的高频成分的幅度。这些滤波器在模拟-数字（analog to digital，A/D）转换阶段之前应用于信号，并且独立于用户可用的高截止 / 低通滤波器设置，不应该成为担心的内容。

记录路径：A/D 转换器

模拟-数字（A/D）转换是将模拟生理信号转换为数字数据的过程。

A/D 转换器的分辨率和量程影响记录信号的质量。分辨率是转换器在其最高和最低水平（其范围或刻度）之间可以辨别的步数。由于计算机数据的二进制格式，分辨率以位表示，步数为分辨率位的 2 次方。现代 IOM 设备的分辨率可以超过 16 位（2^{16} 或 65526）。由于最小步进的舍入误差，理想 A/D 转换器的信噪比计算为 20 $\log_{10}$（2^N），其中 N 是分辨率的位数。

放大器增益用于将被记录的信号的幅度与 A/D 转换器的范围相匹配。如果幅度太低，那么 A/D 转换器的全分辨率没有被利用，放大器的有效分辨率降低。有效分辨率每降低 1 位，信噪比降低 6 dB。在极端情况下，这会导致信号呈现出起伏或楼梯状。如果幅度太高，则结果是“削波”，其中信号的元件处于比 A/D 转换器可以处理的最大电压更高的电压，都表示为最大值。

关键点： 通常认为现代 A/D 转换分辨率比旧设备有很大提高。虽然这是事实，但 IOM 团队必须意识到，为了充分利用 IOM 系统的功能，有必要选择一个利用 A/D 转换器输入全量程（或量程）的增益设置。

记录路径：数字信号和计算机处理

数字信号处理（digital signal processing，DSP）曾经是大型计算机系统的领域，现在通常由专门的"芯片"电路来处理。这些电路的速度和能力已经发展到大多数系统不再使用除抗混叠和直流阻塞滤波器外的离散模拟滤波器的程度。相反，通常被称为模拟高通量（低截止）和低通量（高截止）滤波器实际上是由 DSP 电路实现的数学模型，并实时应用于传入数据流。在软件中更改滤波器会导致模型中参数的更改，而不是更改滤波器电路中的电阻或电容。即使过滤器不再由离散的组件组成，它们仍然以相同的方式运行。数字实现的 4 极 100 Hz 低通量巴特沃斯（Butterworth）滤波器仍然具有与模拟滤波器相同的相位和幅度效果。无论何时进行更改，都必须考虑这些影响。同样的考虑也适用于 60 Hz 陷波滤波器（某些国家为 50 Hz）。使用它们来减少手术室中普遍存在的电源线噪音是很普遍的。这些曾经是独立的过滤器，如抗混叠过滤器，但可以切换打开和关闭。现在与 DSP 中的其他滤波器一起合并，陷波滤波器仍然会产生信号失真。这被认为是不可取的，不建议使用它们。

结论

IOM 信号的记录是基于基本的电学原理。虽然这些通常属于 IOM 记录团队的职责范围，但麻醉医生在帮助减少不必要的噪音和识别电极连接的物理问题方面发挥着重要作用。

参考文献

请扫描目录后二维码，获取参考文献资源。

术中神经监测信号的优化 16

Robert E. Minahan 和 Allen S. Mandir 著
方婧涵 译 菅敏钰 校

学习要点

- 神经监测信号不佳的根本原因可以追溯到患者相关的、麻醉 / 系统相关的和（或）技术问题。
- 识别潜在原因和应用解决方案的系统方法可以实现高效的信号优化。

引言

优化神经监测信号可以通过提高监测可靠性、还原神经功能的真实状态和变化，从而提高神经监测的灵敏度和特异性。这一过程取决于对不良信号的正确识别、分析其根本原因，以及对已识别出的原因采取最佳应对措施。对这一过程采取循序渐进、符合逻辑的方法，可以有效地解决术中时间紧迫的问题。

术中神经监测（intraoperative neuromonitoring，IONM）通过一系列神经生理学测试提供有意义的神经系统状态信息。如果在手术过程中出现了新发神经功能下降，我们希望能够通过监测电信号的改变来随时识别这种改变。但是这个看似简单的过程有时会变得非常复杂，因为除了神经功能改变本身，有些其他因素也可能会改变神经电生理信号。信号优化就是减少这些无关因素的过程，从而提高评估神经功能状态的一致性和准确性。

实现信号优化的第一步是良好的神经监测实践基础。IONM 信号获取和正确识别的基本技术是一个庞大的主题，我们将假定这些实践已经到位（见第 15 章）。因此，我们把重点放在后续步骤上，以求改进那些尽管使用了良好的基本技术但仍未达到预期效果的信号。

下一步是评估测试结果的质量，这体现在所产生的响应的信噪比（signal-to-noise ratio，SNR）上。区分目标信号和噪声的能力对于了解神经系统的状态至关重要，因为噪声可能会掩盖或模仿 IONM 应该识别的变化。此外，任何初始质量差（信噪比差）的信号都更容易受到手术室中无法避免的因素（如麻醉药浓度、血压或氧合的变化）或其他非手术因素（如新的电子干扰）的额外影响和变化。如果采用典型的解释标准，信号差的内在可变性会增加出现假阳性结果的可能性。临床实践中通常以牺牲灵敏度为代价改变判读标准，以防止不可避免的假阳性结果。因此，为了提高监测的灵敏度和特异性，优化信号就显得尤为重要。

接下来，我们将设法寻找信号不良的原因。在某些情况下，对于有经验的神经监测人员来说，原因是很容易立即识别的，成功找到原因通常就能找到解决方案。为了加深理解，我们首先尝试将原因分为患者相关因素、麻醉药物或系统性因素以及信号采集技术相关因素（“技术因素”）。这三个因素涵盖了导致信号不佳的所有原因，下文将详细讨论每个因素以及建议的补救措施，这也是本章的重点。在处理问题时，我们要广泛思考，力求考虑到每一个因素，逐渐缩小可能性范围，从而帮助我们有效地解决问题。

信号优化的最后一步是纠正导致不良测试结果的因素。其中有些因素是可以直接避免的，如电子设备产生的噪音。其他因素，如监测通路中预先存在的神经功能障碍，则无法直接解决，必须“绕开”，要么避免非功能性元素，要么选择其他测试，或者在无法进一步优化的情况下，接受并理解现有神经监测的局限性。

顾名思义，信号优化是指尽可能产生最好的神经监测信号。高质量信号的特点是信噪比高，这使得目标信号的识别更加清晰，减少了非目标电噪声的干扰，并且在重复测试中减少监测反应的差异。

重要的是，这些特点结合在一起，可以更精确地确定提示新神经功能障碍的信号。

信号优化过程与通常所说的故障诊断密切相关。我们倾向于将故障排除视为信号优化的一个子集，更侧重于对发现的问题做出反应，而信号优化既包括这些步骤，也包括确保最佳反应的更常规的努力。无论如何，许多人似乎认为故障排除与我们使用的信号优化本质上是一样的，我们认为没有必要做硬性区分。

患者相关因素

即使技术问题被消除或最小化，患者原先就存在的病理生理学改变可能会使基线数据不可靠。对于某些患者，做手术的原因正是患者术前的神经功能缺陷。此外，患者术前就已经出现神经功能障碍，这可能与正在监测的手术操作无关，但会妨碍正在监测的神经生理途径。例如，经历髓内肿瘤切除术的患者可能术前就存在周围神经病变。尽管在这种情况下外周神经病理学与脊髓中枢神经系统肿瘤无关，但是监测标准形式如躯体感觉诱发电位，运动诱发电位（motor-evoked potential，MEP）和（或）肌电图都可能受到原有神经病变的影响。

患者本身存在的神经功能障碍的程度差异很大，导致对神经监测的影响程度不尽相同。术中监测团队不应该认为原先存在的病理特征是信号不好的唯一原因，而应该综合考虑本章讨论的其他可能因素。我们将在这里讨论几种当术前神经功能已有缺陷时，最大化信号的方式。

躯体感觉诱发电位

周围神经病变

神经根病变常见于进行术中神经监测的患者，其对躯体感觉诱发电位（somatosensory-evoked potential，SSEP）的影响根据神经根受累程度和水平的不同而存在较大差异，从无影响到信号消失都有可能。对于标准的 SSEP 监测，上行的传导需要至少两个神经根［例如，胫后神经（L4，L5，S1）；尺神经（C8，T1）；正中神经（C6，C7，±C8/T1）］。如果神经根病变是局限的（例如 C5 神经根病），则所有标准 SSEP 可能不受影响。鉴于至少两个神经根的共同作用，即使单一神经根损害直接影响所刺激的神经的近端，也经常可以达到令人满意的 SSEP。

神经病变在手术室中也很常见，通常对监测 SSEP 有很大的影响。与神经根病不同，多发性神经病更广泛地影响周围神经，因此 SSEP 可能受到影响。对于长度依赖性多发性神经病，SSEP 信号受到的影响呈现出典型的左右对称表现，更长的路径受到更大程度的影响（后胫神经≫股神经＞正中神经）。解决这类问题的有效办法是刺激更近侧的神经（图 16.1），从而绕过显示出最大功能障碍的远端神经节段。另外，局灶性神经病变可能在 SSEP 中显示出很大的不对称性，在获取和优化基线记录时，需要认识到这种两侧不对称的原因。当患者患有周围神经病变，其对刺激的需求往往增

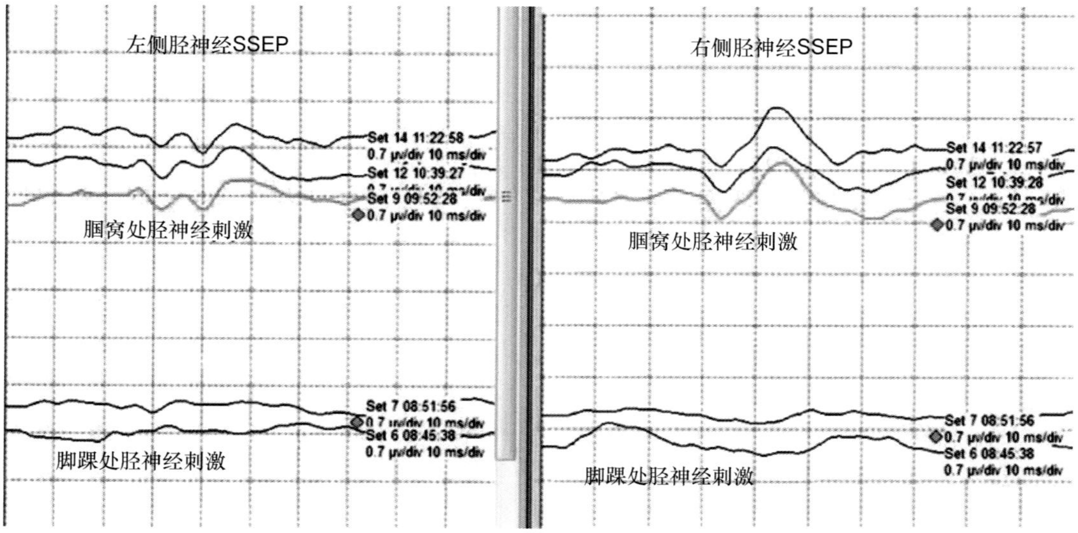

图 16.1 近端刺激与长度依赖性神经病变。近端刺激（腘窝）引起胫神经 SSEP，而在已知糖尿病但没有神经病变的患者中，远端刺激（脚踝）却未引出 SSEP。这种模式表明存在长度依赖性糖尿病性神经病变

加，并且通常 SSEP 采集的最大周围神经刺激提高了反应的一致性。这使得在存在神经病变时，建立超神经水平刺激变得更加重要（关于超最大刺激水平的方法会在“技术问题”部分进一步讨论）。最后，潜伏期延长在神经病变患者的 SSEP 监测中更为明显，此时可能需要调整显示的时间尺度以避免遗漏稍晚出现的 SSEP 波形成分。

患者的不同身体特性可能会给术中神经监测团队带来不同的挑战。对于那些肌肉量小的人来说，周围神经可能有受压迫的倾向，需要额外的填充物来降低这种风险。相反，肥胖患者由于体重和肢体重量增加而受到外周压迫的增加，因此在评估 SSEP 时必须平衡这些因素。此外，随着脂肪组织或外周水肿增加，刺激部位到目标神经的距离增加，使得超大刺激更加困难。对于大多数刺激部位，假设神经解剖正常，则可以通过简单地增加刺激强度来克服从部位到神经距离的增加。然而，目前越来越多的人发现，与肥胖或水肿相关的潜在病理状况（如糖尿病、心力衰竭、肝衰竭）与周围神经功能障碍也呈现相关趋势。所以，肥胖或水肿可能使监测和近端刺激部位复杂化，针刺电极的使用与表面刺激相反，有时甚至需要使用长于标准的刺激针。

中枢神经系统功能障碍

中枢神经系统病理生理改变也给 SSEP 监测带来了挑战。脑卒中、中枢脱髓鞘病变如多发性硬化症，以及其他中枢性疾病可能会影响 SSEP，影响的大小取决于中枢受损的位置和程度。最终可能导致中枢传导延迟，诱发波形不良或无诱发波形。在脱髓鞘疾病（如多发性硬化症）的患者中，温度管理变得尤为重要，因为升高的温度可能会损害神经传导，并降低这些患者的反应信号（Uhthoff 现象）。因此，术中记录核心温度，避免相对高热的内环境至关重要。

SSEP 的头皮记录位置反映的是深部脑组织的电极位置，任何改变这种关系的因素都可能改变记录。头皮血肿可能会抑制皮质反应的幅度；特别对于出血性疾病的患者，监测信号可能会因为头皮记录针导致的血肿而受到影响。同样，手术时可能还没明确的一些情况如硬膜下积气、血肿或积液或其他肿瘤，对 SSEP 的影响则更为深远。当 SSEP 记录指示在特定记录电极而不是在所有记录位置时，除了电极本身的问题之外，还应该考虑大脑和头皮之间通路的影响。类似地，在切除大肿瘤或改变患者的位置（仰卧至俯卧，仰卧至坐姿或相反）之后，脑组织可能发生移位。鉴于 SSEP 记录电极可能停留在头皮上完全相同的位置，下面的大脑可能会稍微移动，因此大脑和头皮之间的相对位置可能会改变，从而影响 SSEP 信号。

在开颅术过程中，无菌原则的实施可能会改变标准 SSEP 针的位置，因此应根据标准电极可能的位移程度预先调整电极的放置位置。在某些情况下，如果外科医生铺单后自行在手术区放置无菌的头皮针，这种改变可能会减少。皮质组织的神经元迁移障碍（正在发育中的脑部的胎儿异常移行）或正常变异也可能产生非典型的 SSEP 皮质反应。例如，一些患者在下肢 SSEP 刺激后会出现皮质波形，其具有比典型波形分布更宽的 N37[1] 和更小或不存在的 P37，与上肢类型的头皮分布（“N37”形态）非常相似。尽管可以通过使用足够的记录通道来识别，但是对于大多数非典型模式（也参考本章“技术问题”部分），正确放置刺激电极和记录电极十分重要。

运动诱发电位

影响 SSEP 的患者病理生理改变都可能类似地影响 MEP。然而，考虑到介导这些监测方式的中枢神经通路的差异性和可变性，SSEP 和 MEP 之间存在互补性，当患者有术前神经功能障碍时，其中一个可能比另一个更可靠。

周围神经系统病变

与 SSEP 一样，神经根病变可能会影响 MEP 信号，其表现程度取决于受影响肌节介导目标运动信号的程度。由于 MEP 所选择的肌肉所支配的神经根 / 神经可能与介导 SSEP 的神经根 / 神经不同，因此 MEP 和 SSEP 可能会受到不同程度的影响（图 16.2）。神经病变还可能影响运动信号，由于常见的长度依赖形式，MEP 常用的远端肌肉（即腓肠肌、拇展肌）可能受到不成比例的影响。此外，神经病变可能以运动或感觉为主，这也可能导致 MEP 和 SSEP 基线之间的差异。

与 SSEP 一样，MEP 反应通常由一个以上的神经根介导，因此用于 MEP 监测的常规肌肉即使在神经根病变中也能保持可靠，尽管可能会增加不受肌群薄弱影响的肌肉。同样，如果存在显著的远端运动神经病变，则可以选择近端的肌肉进行监测，

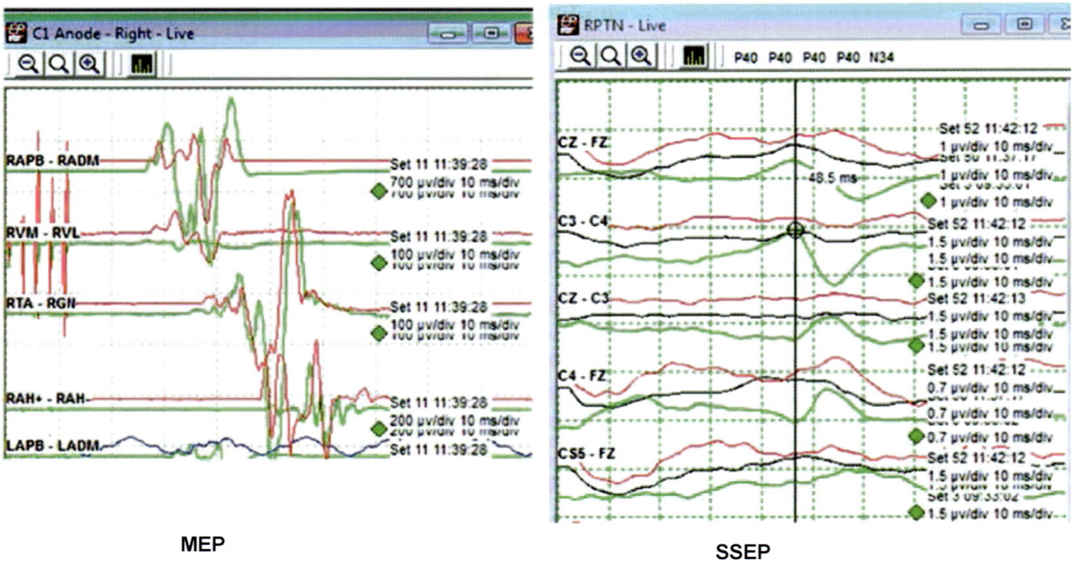

图 16.2 影响 SSEP 的新发 L5 神经根病比 MEP 更多。右侧 MEP（左侧）和 SSEP（右侧）在腰椎手术中发生疑似根部损伤的时间相似。注意，包括胫后神经支配的拇展肌（abductor hallucis muscle，“AH”）在内的 MEP 在基线水平显示可重复性，而在右后胫神经刺激之后的 SSEP 显示明显的和持续的下降（红色和黑色的痕迹）的基线（绿色痕迹）

尽管通常近端肌肉不能像 MEP 一样可靠地监测。如果手术涉及高的颈椎水平（如 C3-4），即使存在严重的神经病，排除或限制远端肌肉中的 MEP，三角肌（C5 根）也可以在监测中起重要作用。由于他们依靠传导限制到中央白质，D 波记录完全避免了周围神经问题，这与他们处理麻醉和神经肌肉接头问题的方式大同小异。

中枢神经系统功能障碍

运动诱发电位对手术过程中出现的新的脊髓病变高度敏感，这也是其在神经监测中被广泛应用的原因。可是，MEP 对先前存在的脊髓病的敏感性同样高，在该情况下进行 MEP 是一个特别的挑战，常常导致边缘信号或信号缺失。当出现这种情况时，可能需要调整麻醉条件以及刺激电极的位置来监测 MEP。另外，技术的改进也可以增加引起应答的机会，或在手术过程中面对变化的状况或麻醉药物失效时持续监测。这些技术在“不良信号”小标题下的“技术问题”部分进一步讨论。

肌电图和神经传导研究

肌电图（electromyography，EMG）监测和椎弓根螺钉刺激试验有赖于完整的运动单元，任何破坏运动神经元、神经根、神经、神经肌肉接头或肌肉的东西都可能影响 EMG。已知疾病状态的存在，特别是目标肌肉的无力，则提醒神经生理学团队使用这些模式可能存在局限性（有关神经传导和诱发 EMG 研究的更多信息，请参见第 34 章）。

已有的神经根病和（或）神经病变可能会大大降低 EMG 监测的灵敏度，神经激活的常规监测指标在功能障碍的分布区可能会减弱或消失。预先存在的功能障碍还可能影响依赖刺激阈值确定的测试，如椎弓根螺钉电测试。在正常情况下，高刺激阈值表明螺钉与骨骼充分绝缘，因此位置适当。然而，在神经根病 / 神经病变的椎弓根螺钉试验过程中，由于神经功能障碍导致阈值错误地升高，因此，应该谨慎解释涉及薄弱肌层的测试结果。如果可能的话，直接近根刺激可帮助确定神经根在正常范围内是否具有刺激阈值（例如，使用典型刺激参数＜ 4 mA）。如果评估多个螺钉并且发现比伴随螺钉低得多的阈值，则应该谨慎参考外科医生多个位点的额外评估，这也可能有助于检查相对阈值。

如果在手术过程中出现新的急性病变，但远端神经功能完好无损，则在刺激病变远端神经时可能会产生误导，因为由此产生的强大复合肌肉动作电位（compound muscle action potential，CMAP）会给人以神经功能完好无损的印象（如在面神经测试中）。因此，在 EMG 研究中，尽可能选择近端测试，以更好地确保神经功能的完整性。对于慢性轴索损伤，Wallerian 退化会在 1 周内发生，远端神经也会出现功能障碍。在轴索完整性得以保持的较轻损伤中，远端神经尽管会出现临床瘫痪（如神经毒性传导阻滞），但仍可保持功能。

已存在的神经肌肉接头疾病也可能影响 EMG

检测。这取决于疾病的类型，神经肌肉阻滞措施，对药物性神经肌肉阻滞的反应可能被高度夸大和延长。

脑电图

脑电图（electroencephalography，EEG）通常通过头皮电极和（或）在术中神经监测期间通过直接皮质记录（脑电图）来监测。EEG 可用于颅内手术如动脉瘤或其他血管修复、脑肿瘤切除和癫痫病灶切除。对于颈动脉内膜切除术等颅外手术来评估半球缺血也是十分有用的。

未经处理的 EEG 也可用于识别呈现暴发抑制模式的深度麻醉状态（图 16.3）。这种状态很容易识别，可能作为影响神经监测信号的其他突触抑制（例如，与 MEP 有关的）的替代标记是有用的，并且深层皮质麻醉状态可以向麻醉团队提供可用于输注麻醉药物的信息。另外，如果目的是评估整个麻醉深度范围，EEG 需要数字处理技术，如双频谱指数（bispectral index，BIS），这些技术通常是不完善的，并且不属于神经监测团队的常规领域（参见第 10 章“术中脑电图监测及应用”部分）

对于已经存在皮质功能障碍的患者，经常会遇到麻醉药物对 EEG 记录影响增强的情况（例如，脑动脉瘤破裂患者对麻醉药物的抑制和减慢增强）。那些改变 SSEP 记录电极的解剖学障碍（如前所述）可以对获得 EEG 轨迹具有相同的抑制作用。尤其是硬膜下积液、硬膜下血肿和头皮血肿是流体存在的一个例子，这些改变将使头皮针与 EEG 下面的脑发生器绝缘。术前或术前异常如局灶性减弱、癫痫样放电或节律减慢可能在手术前出现，保留术前的 EEG 有助于区分这些是原先存在的病变还是新的改变。

麻醉药物及系统性影响

麻醉、镇痛和遗忘的目标有时可能与获得最佳的神经生理学数据相悖。需要更多突触的那些神经生理学功能通常首先被麻醉抑制（例如，有意识的行为），并且麻醉药物可能在常见的神经监测试验（例如，受到比 SSEP 更高程度影响的 MEP）所使用的神经通路内有着不同的效应。尽管一般情况下，患者平均麻醉效果可能存在一个钟形曲线，但个别患者的反应有很大的差异（图 16.4）。

许多系统性参数可能直接影响神经监测数据，也可能通过患者对麻醉药物的反应来影响数据。温度、pH、血压、血细胞比容、血氧饱和度、二氧化碳含量、失血量、液体状态等因素均可影响监测信号，这些术中可发生显著变化[2]。麻醉和系统参数的稳定性提高了神经监测数据的稳定性。然而在术中，一定程度的变化是不可避免的。了解麻醉药物 / 系统性变化对神经监测数据的影响以及区分新神经功能障碍的能力是术中神经监测技术的一部分。有关更多详细信息，请参见第 17 章。

躯体感觉诱发电位

由于麻醉药物对突触数目最多的通路产生最大的影响，从皮质发生器记录的 SSEP 受到的影响大于来自皮质下的记录。如图 16.5 所示，即使皮质通道记录随着麻醉药物的增加而大大减少，A1-Fpz 皮质下通道记录相对于基线也不变。因为我们举的是一个脊柱外科的病例，皮质下反应的稳定性可以保证，即使麻醉的变化很大，整个手术水平的传导也是正常进行的。通常在颈 5-Fpz 通道中产生最大的皮质下反应，其在 Fpz 电极中记录的主要为阳性髓质活性（P13，P14）增加小的 N13 颈部组分。

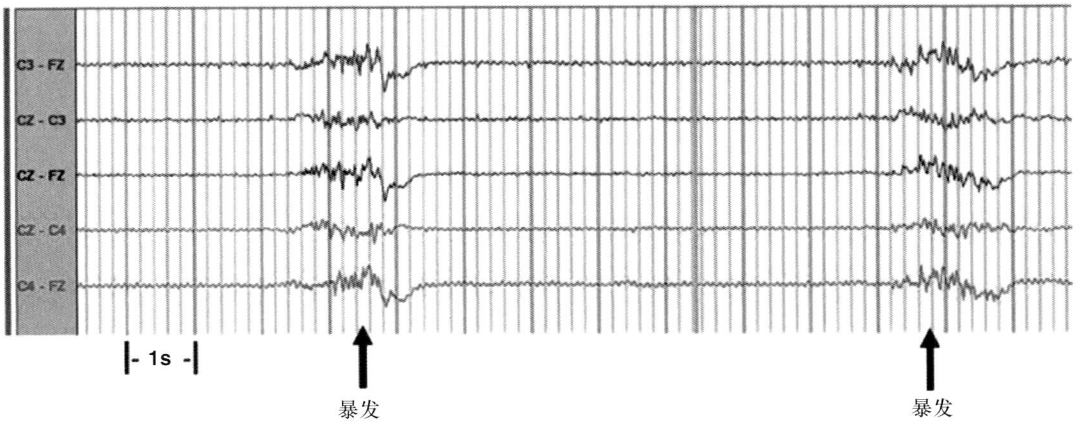

图 16.3 EEG 上的暴发抑制模式。这个截取的 EEG 记录显示一次性给予大剂量丙泊酚后的暴发抑制

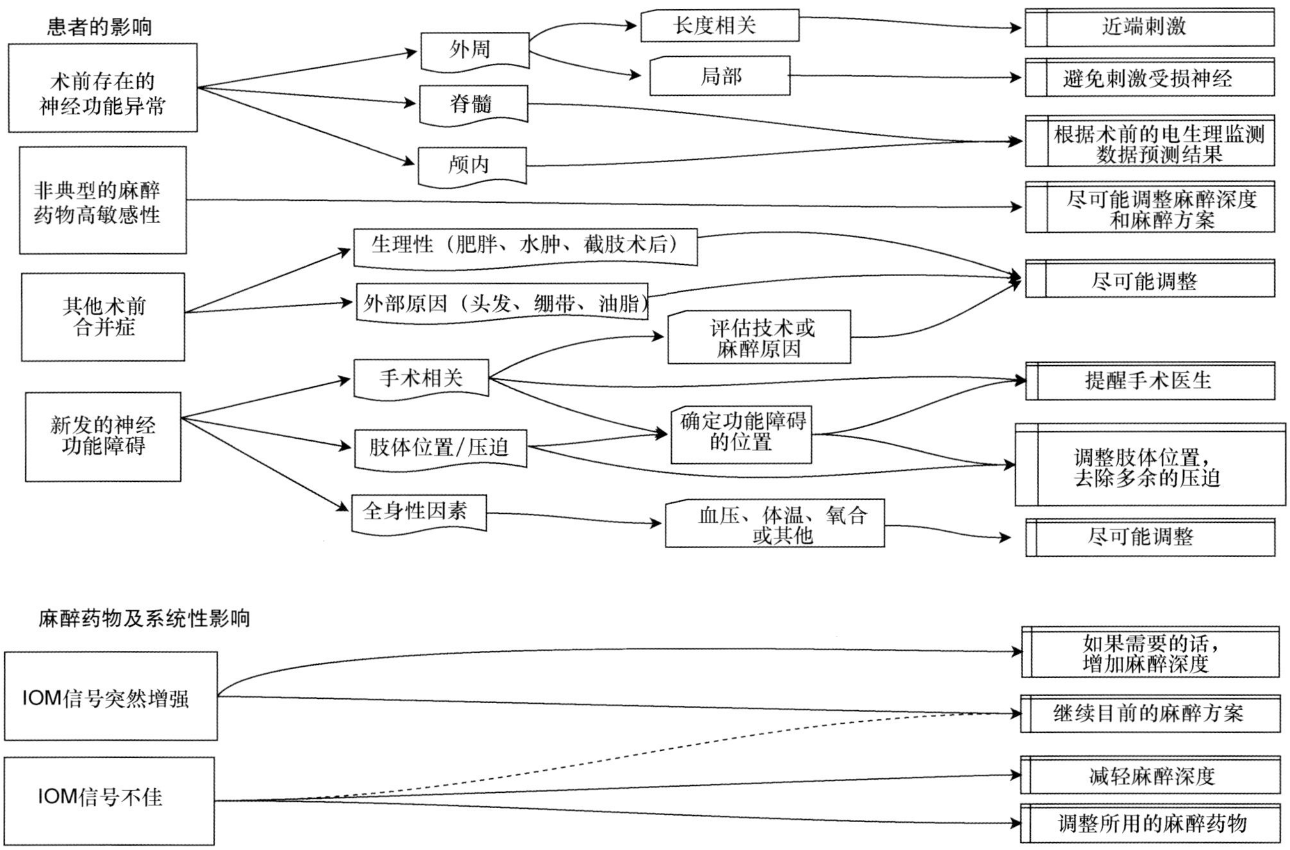

图 16.4 患者和麻醉问题处理流程图

另外，在颈椎手术中，放弃观察颈 5 电极而使用颈部上方（如耳部）的电极（图 16.5 中的 A1）可记录纯粹的延髓反应。

使用皮质下反应来鉴定下肢 SSEP 的麻醉效果可能出现问题，因为这些皮质下信号与上肢相比是非常难以获得的。因此，对于胸腰段手术，当不能用皮质下的反应解释时，可能不得不依赖皮质反应，其本质上更受麻醉药物的影响。在这种情况下，上下肢皮质下信号下降的上肢皮质下信号的稳定性仍然可以得出麻醉 / 全身效应的结论。

获得皮质下反应的其他限制因素是由于电极间距离长以及由于记录电极与肌肉的接近导致的肌原性伪差的存在，其对电噪声有特别的敏感性。当患者处于相对较浅的麻醉状态并且不受神经肌肉阻滞时，这些信号通常会退化。如果是这些原因，噪音可能会随着麻醉药物的增加和（或）神经肌肉阻滞的传递而减弱，尽管由于其他原因，这些噪音往往是不理想的。或者说，麻醉药物和其他静脉药物通常对信号的皮质和皮质下组分的影响较小，同时仍然有效地减轻 EMG 导致的伪差。

虽然稳定的皮质下反应可能证实脊柱外科手术时患者有足够的背柱功能，但仍可能出现颅内神经功能障碍。在颈前路手术中，牵开器的位置可能会影响颈动脉，这是一个不常见的例子。如果不存在足够的侧支血流，则半球缺血可能会影响对侧上肢的皮质反应，同时不影响相关的皮质下反应。因此，在皮质反应减弱且仅依靠皮质下 SSEP 反应的情况下，由于颈动脉回缩引起的改变很容易被忽略。

麻醉药物的增加、脉氧饱和度或血细胞比容减少、灌注压降低以及 pH 变化都可能影响皮质 SSEP 的优先效应。虽然人们可能会期望麻醉药物增加时，两个脑半球出现相似或至少对称的双侧皮质反应的影响，但实际却经常地表现出非常不对称的变化。当基线不对称已经存在，这大大增加了将变化错误地解释为由外科原因引起的可能性。

运动诱发电位

麻醉药物和系统性改变可能对 MEP 有深远的影响。吸入麻醉药有效抑制激活运动神经元的能力。因此，丙泊酚、氯胺酮和（或）镇痛药已经成为广泛使用的药物，与在类似的麻醉深度下使用吸

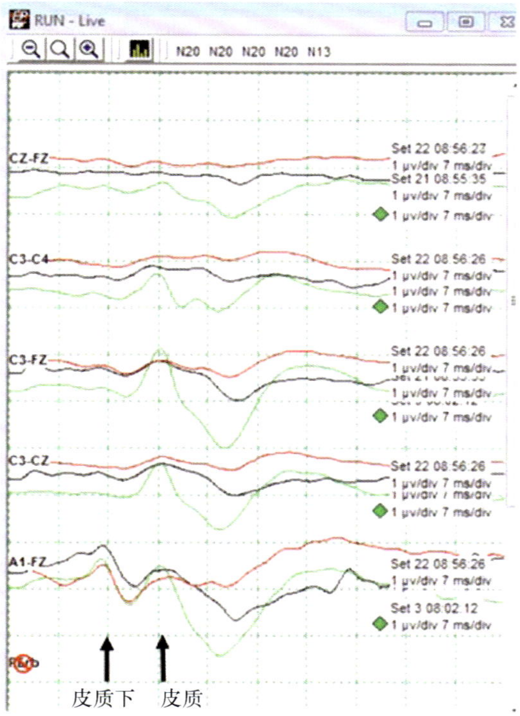

图 16.5 麻醉抑制皮质 SSEP 反应。在使用四个皮质（Cz-Fz，C3-C4，C3-Fz，C3-Cz）和一个皮质下通道（A1-Fz）的颈椎融合期间获得了右尺侧 SSEP 记录。绿色的曲线是基线的反应，红色的曲线是当前的曲线，黑色的曲线是以前的设置。麻醉气体增加后，皮质下反应是稳定的，而所有的皮质痕迹都比基线平缓和延迟（当时在左尺侧记录中存在类似的模式）

入药物相比，前者更有利于获得 MEP。然而，应该记住的是，任何麻醉药物，无论是静脉注射还是吸入，都能够抑制 MEP，大剂量丙泊酚也可以显著抑制 MEP[3]。测量静脉（intravenous，IV）药物的血液浓度是不实际的，并且诸如使用 BIS EEG 型监测器的生理学测量也不完全可靠。如前所述（图 16.3），更简单的 EEG 测量可以确定暴发抑制，表明深度皮质麻醉水平。这可以作为麻醉团队的一个指南，麻醉药物过多会导致暴发抑制状态。在这一点上，可考虑减少麻醉药物的量，麻醉药物的过量会进一步抑制神经生理学反应，增加丙泊酚输注综合征的发生率[4]，并增加术后苏醒延长的可能性。此外，静脉注射丙泊酚可能会引起 MEP 抑制的巨大波动，从而导致监测团队难以解读监测结果。

现在，常使用吸入＋静脉麻醉药物复合来进行需要监测 MEP 的手术。然而，就抑制其 MEP 而言，患者对吸入麻醉药物具有不同的敏感性。对于特别敏感的患者，或者对于脊髓病变或其他神经功能障碍的患者，MEP 信号可能仍然无法记录。当在静吸复合麻醉中发生这种情况时，减少吸入药物的浓度可以提高在这些情况下获得有用的 MEP 的可能性[5-8]。

当遇到较差或根本无法诱发的 MEP 时，可以在改善麻醉方法的同时并行地采取一些集中于改善刺激传递的措施。这些在之前的讨论中以及在“不良信号”标题下面的“技术问题”部分中也进行了讨论。

神经肌肉阻滞水平显然是获得 MEP 的重要附加因素。然而，与已经难以激活中枢突触的麻醉药物不同，神经肌肉阻滞的作用对于 MEP 的幅度呈现可预测线性。这就是说，了解阻滞的状态是很重要的，高水平的阻滞将会阻碍 MEP 的获取。我们发现利用每一个肢体的四个成串刺激方法是有帮助的，可以提供最准确的阻滞水平和局灶性变异性的评估。MEP 对其他系统参数如血压、pH、氧合水平和血细胞比容也是敏感的[9]。MEP 在手术过程中的反应慢慢减弱并不少见，这可能是麻醉效果和手术过程中血液成分不可避免的变化（如失血）相结合的结果。红细胞压积降低，氧合伴随着 pH 浮动，都是阻碍 MEP 获得的因素。试图获得 MEP 时经常被忽视的另一个不利的系统性因素是核心温度升高。轻度低体温实际上可以改善 MEP[10]，而极端的温度会影响 MEP 的监测。与 SSEP 一样，所有这些系统参数都可能加剧麻醉药物的作用，而且随着时间的推移，这种效应是最常见的，尤其是在较长的手术过程中。

肌电图

麻醉药物一般不会对 EMG 监测产生影响，通常只需要神经肌肉连接功能完好就可以进行监测。在临床上，用于麻醉的吸入和静脉药物对神经肌肉接头处没有明显的效果。然而，根据定义，肌肉松弛药物可能会对 EMG 的活动有深远的影响。这些药物对神经肌肉接头功能的恢复，因患者的敏感性差异很大。因此，这种剂量的效果不能够精确预测，而是必须直接在肌肉上测量临床效果。对于椎弓根螺钉试验，超过 20% 的 T1%（与麻醉前基线相比，诱发拇短展肌超大的肌肉反应幅度超过 20%）对阈值测试的影响很小[11]，这意味着在腓肠肌中测得的四个成串刺激的比例为 35%（未公布的数据）。目测评估尺神经“抽搐”的机械测量具有较宽的评估者间变异性，但是如果使用的话，这种水平的阻滞通常对应于四个成串刺激中的三个或四个。不影响自由运行EMG灵敏度的部分阻断水平尚未明确。我们希望看到部分阻断的腰肌肌电图活动能达到之前讨论的参数；但是，运动单位电位波幅的减弱可能会导致运动单位密度的降低。此外，对持续刺激的影响仍未确定。因此，EMG监测最好在没有神经肌肉阻滞的情况下进行，当存在残余阻滞时，必须考虑到灵敏度受损和信号模式改变的可能性。

脑电图

在较低剂量下，一些静脉注射麻醉药可能会增加EEG活动（每种麻醉药物影响的频段不同）。随着药物剂量的增加，可能逐渐引起全面的EEG抑制（丙泊酚）。吸入性气体也会抑制EEG，但与丙泊酚相比，吸入性气体在通常给药水平下对原始EEG的影响较小。突然的、对称的全面EEG抑制通常是由于静脉注射药物所致，特别是如果当时SSEP保持对称且受影响相对较小（图16.3）。

如果脑灌注压下降到足够低的程度，全身性低血压也可能引起整体EEG变化；如果存在颅内病变（如局灶性动脉粥样硬化或脑组织因手术操作而受损），则可能观察到局灶性EEG抑制。因此，区分全身因素和新的神经功能障碍对我们信号的影响并不总是一目了然的。我们往往需要同时采取与可能出现的新神经功能障碍相关的措施，同时处理可能加重功能障碍或掩盖正确识别潜在新神经生理功能障碍能力的全身性因素。

技术问题

“技术问题”是涉及用于获取信号的技术的广义术语。正如引言所述，这些问题的根源在于良好的基础技术，以及神经监测方面扎实的工作知识。除了基本技术之外，我们希望针对之前讨论的患者和麻醉挑战，有时存在电环境恶劣的手术室，设备故障以及意想不到的偏离常规方法的问题，采取进一步的应对策略。

正如在信号优化的所有领域一样，理解、定位和解决当前具体问题的合理分步方法将为实现及时有效的优化提供最佳途径。相比之下，缺乏经验的人可能会尝试“因为他们以前工作过”（通常是针对不同的问题），或者采取其他不合逻辑的方式。在这些情况下，思考一下，往往会节省宝贵的时间，从而可以将注意力转向其他优化方法，甚至是监测本身。一个极端的例子就是有人在遇到高波幅噪音问题时想“更换所有的电极”，而相反，通过一些快速调查，发现这是一个外部噪音源（拔下手术床电源来解决问题）。一旦发现问题与技术相关（与患者/麻醉有关的问题相反或除此之外），我们的目标是进一步细化问题，直到我们得出具体答案（图16.6）。

对于技术问题，我们首先要确定问题是否符合以下三个领域之一：电噪声增加、信号幅度差或非典型的信号响应模式。人们很快就会意识到，前两类是SNR的两个组成部分，信号不好的根本原因通常是噪声的增加、信号的减少，或是两者均存在。这种区分取决于对通常的背景噪声水平的理解以及目标信号的通常响应特性。如果我们遇到信噪比差，电噪声的幅度超过了我们对典型大小信号的预期，那么预计电噪声是我们的首要问题。另外，如果电噪声的水平低于典型信号的范围，那么过低的预期信号可能是主要原因。这可能看起来微不足道，但是一些常见的错误表明这种思维过程并不普遍适用。例如，我们大多数人可能遇到这样一种情况，当记录的灵敏度增加到可以显著的显示固有噪声，缺少的信号被描述为“噪声”。相反，在高噪声水平下，当实际信号不可识别时，灵敏度可能会降低，使得基线表面上看起来具有合理的噪声水平。避免这些错误的关键是要了解目标信号的预期幅度和延迟。如果一个人知道他们的目标值，他们会把他们的设置调整到这些值，而不仅仅是“看”，这样噪声和信号问题之间的区别可以变得更容易。

技术问题的第三个类别主要涉及监测系统或电极配置中的错误。这可能是由于未能正确配置或连接组件，或者由于设备损坏造成的。当这些“错误”发生时，信号可能以意想不到的模式/形态存在，但可能具有合理的记录保真度。在其他时候，选择信号将不存在于不具有生理意义的模式中，或者完全且意外地缺失，但可能留下诸如缺乏刺激伪差的线索。

显而易见，“不良信号”类别与信号采集错误类别之间存在重叠。事实上，从逻辑上讲，可以把这个第三类看作是对不良信号类别的细分。关于信号采集错误类别的讨论和思想组织目的，我们将重点放在直接的错误或破坏，而在以前的类别中，我们将重点放在刺激或记录系统的合理但可能不太理想的方面。

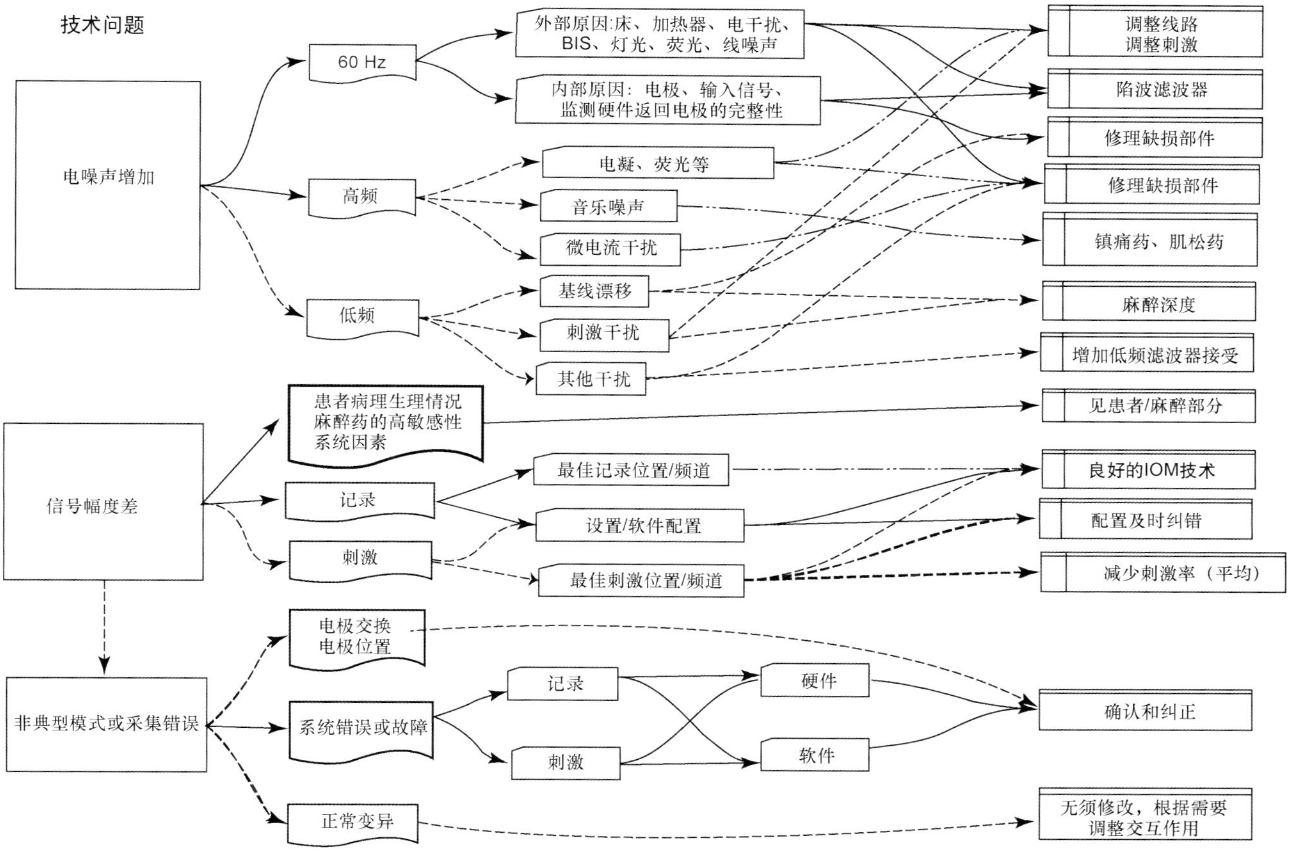

图 16.6 技术因素解决流程图

电噪声增加

电噪声在神经监测中不可避免，一定程度的背景噪声是无所不在的，我们能做的只有忽视它。然而，许多常规策略被用来限制无处不在的噪声，如共模抑制放大器、信号平均技术和电子滤波。尽管采取了这些措施，如果电噪声的幅度增加到抑制记录信号的程度，它就可能干扰神经监测数据的识别和解释。

在可行的情况下，处理噪声的最佳和最常见的策略是消除或减轻（通过改变源的位置或记录设备 / 电线的位置）有害噪声发生器。为了消除噪音，首先必须确定来源。一个可能的策略是注意噪声幅度最大的地方，如果我们的信号指向身体的特定区域，我们可以首先在那个地方查看。但是，噪声的清晰度并不总是明显的，所以我们描述了入侵噪声的频率，这可能会产生线索（表 16.1）。

表 16.1 电噪声的一般来源

60 Hz 噪声的外部来源	60 Hz 噪声的内部来源	高频噪声	低频噪声
1. 手术床	1. 电极与身体连接不稳定	1. 肌肉伪差	1. 刺激伪差
2. 液体加温器	2. 电极损坏	2. 微电流伪差	2. 动作伪差
3. 身体加温器	3. 电极与记录系统连接问题	3. 电刀的使用	3. 高幅噪声瞬间“入侵”
4. 电岛、延长线	4. 功能不全的插座，相关电缆或其连接	4. 电刀的返回垫（恒定阻抗测试）	4. 不良电极接触的“基线漂移”
5. BIS 监测仪	5. 放大器损坏	5. 手术显微镜	5. 心搏 / 脉搏伪差
6. 荧光灯	6. 电流泄漏	6. 透视单元	6. 呼吸 / 呼吸机伪差
7. 透视单元		7. 其他点设备	7. 压缩设备的激活
8. 附近的其他电器			
9. 电源线噪声（附近的大型设备）			

电噪声：60 Hz

最常见的噪声类型是由于我们的电源中的交流电而产生的正弦 60 Hz 波形（在美国为 60 Hz，在世界大部分地区为 50 Hz）。这个噪声很容易被 16.67 ms 的周期和典型的正弦波形态识别（图 16.7）。对于周期不易观察的自由运行数据，当 60 Hz 陷波滤波器开启时，衰减或消除噪声应有助于验证其存在。一旦噪声被识别为表现出 60 Hz 的频率，下一步就是识别噪声源，噪声的分布可能会产生线索。如果噪声在人体某一特定区域内是最大的，则这更可能指向外部（房间噪声）源。另一方面，如果噪声限于与记录系统的给定分量对应的记录，则这将指向内部（在记录系统内）源。如果我们能够缩小可能性，那么寻找声源的工作将会更有效率（表 16.1）。

一般来说 60 Hz 的噪声源很容易识别，但是干扰装置对于手术至关重要，不能被消除或减轻。在这些情况下，可以采取措施来减轻干扰；其中最常见的是 60 Hz 陷波滤波器。此滤波器通常适用于减少录音中的电子噪音。但是，必须牢记一些潜在的隐患。陷波滤波器与任何电子滤波器一样，可能会被电子噪声淹没，如果超过滤波器限值，噪声可能仍会破坏生理数据。此外，这个过程可能会将电子噪音转换成可能模仿生理数据的波形。例如，图 16.8 显示了具有陷波滤波的高幅度 60 Hz 噪声的 EEG，对经验不足的 EEG 判读者可能会认为是脑电波活动。显而易见的是，在一些临床情况下，这种将噪音误解为脑电活动可能是灾难性的。

使用陷波滤波器的另一个缺陷是我们的一些记录信号包含 60 Hz 作为分量频率，因此陷波滤波器可能导致这些记录的衰减。最后，对于平均信号，陷波滤波器可能会引起振铃伪差，并引入新的噪声，有时甚至比原来的 60 Hz 的噪声更差，或者可能产生模拟生理反应的波形。鉴于上述潜在的缺陷，我们应避免陷波滤波器的反射或常规使用，推荐消除噪声源。但是，一些噪声源不能被识别，或者如果被识别，也不能被消除或减轻。因此，在考虑到上述预防措施的许多情况下，合理地使用陷波滤波器是合适的。此外，有些系统还提供 60 Hz 以外的陷波滤波器，在分析噪声的主要频带之后，可根据需要调整特定频率。类似的注意事项适用于信号衰减、渗透和振铃，但如果考虑到这些潜在的问

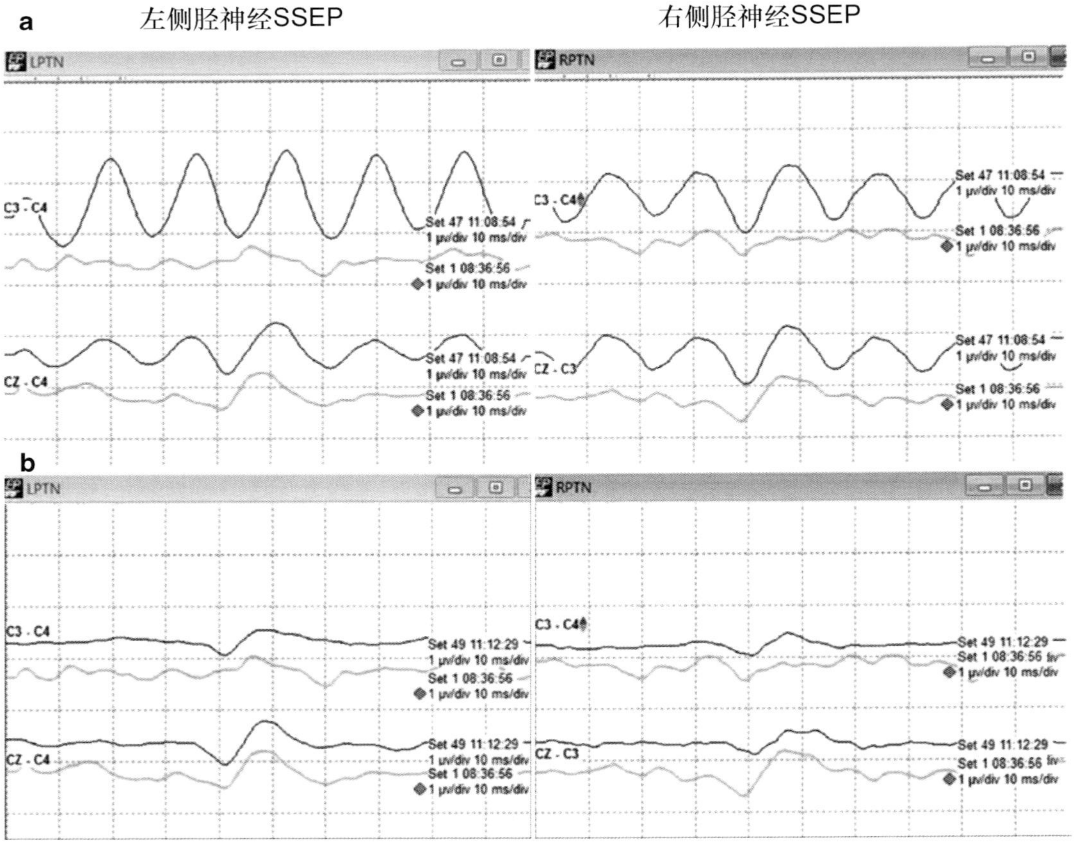

图 16.7 60 Hz 的电子噪声。60 Hz 的噪声与特征性部分遮蔽 16.67 ms 期间胫神经的 SSEP（**a**）。移除电气设备可解决 60 Hz 的噪声（**b**）

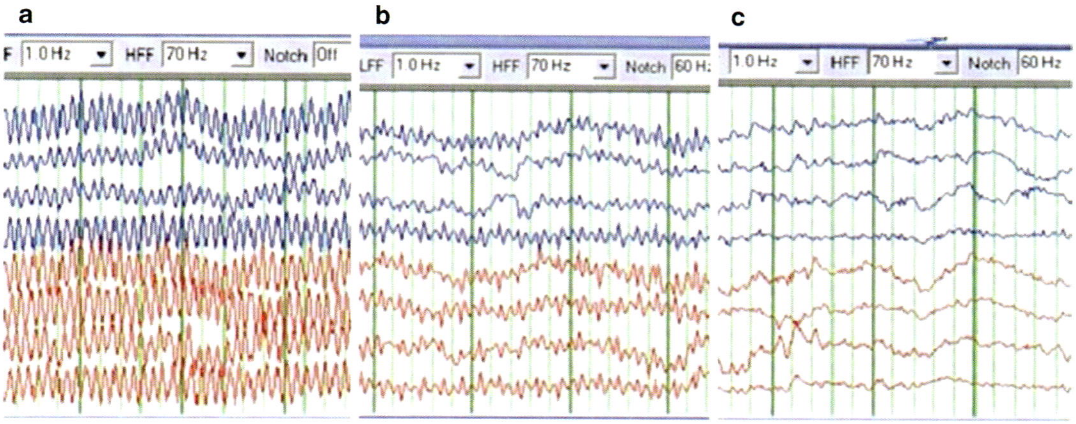

图 16.8 尽管使用了陷波滤波器，但 60 Hz 噪声的脑电图依然受到影响。从左半球（蓝色）和右半球（红色）的纵向通道录制的脑电图显示高波幅 60 Hz 噪声（a）。使用 60 Hz 陷波滤波器可以显著衰减和改变原始噪声，但是残留的噪声仍然存在（b），并且掩盖了去除有害噪声源之后揭示的相对低波幅的真实潜在脑电活动（c）

题，这些滤波器将会是有用的工具。

电噪声：高频

高频噪声往往最具破坏性，难以消除。与任何噪声一样，对信号源的识别对于找到合适的手段来优化信号至关重要。表 16.1 列出了最常见的高频噪声源；每个都有独特的临床功能，可以进行识别和信号优化。当神经肌肉阻滞降低并且麻醉深度相对较轻时，随着背景音向肌肉返回，倾向于发生肌源性伪差。尽管额外的神经肌肉阻滞剂通常是非常有效的，但在许多情况下，由于临床原因，通常不重复给予该种药物。替代的具体步骤可以包括给予麻醉药物（大剂量短效麻醉药的输注是有效的，对监测影响不大），或者加深麻醉水平。

当不同类型的金属置于电解质溶液（通常为手术区内的冲洗液或体液）中时，会出现微电流噪声伪差[12]。在大多数情况下，当手术器械可能与植入的器械或金属牵开器接触时（例如，在椎间盘切除术和融合之后放置螺钉以固定椎板），可以怀疑微电流伪差。在某些情况下，微电流噪声可能难以与肌肉伪差区分开，但临床情况通常指向正确的来源。

单极电刀的噪音通常很明显（特别是如果电刀装置的警报是可听见的），并且除了最高波幅的电信号之外将消除所有的噪音。双极的电凝同样明显，但通常与中等幅度和远程产生的信号的采集兼容。对于所有电灼烧，在其活动期间应暂停信号采集。一个相关的噪音来源于单极电刀返回垫的阻抗的自动测试（图 16.9），这种高频噪音可能会影响返回垫周围的电极。在返回垫和记录电极之间获得尽可能多的距离是为了最小化这种噪声，也是出于安全角度考虑，如同第 15 章“术中神经监测设备布局和电干扰”所述。电灼频率通常远远超出我们系统的典型滤波范围，因此滤波可能是毫无用处的。

其他电子设备也可能引入高频噪声，并且可能需要紧邻患者的一些手术显微镜或荧光透视单元，并且在手术的特定部分期间不能关闭。如果这些不能移到更有利的位置，那么以后提出的处理电气噪声的一般策略通常是唯一的选择。

电噪声：低频或间歇

一般来说，低频噪音比高频噪音破坏性小，但仍然很麻烦。低频噪声的一种常见类型是刺激伪差；与我们提供的电刺激相关，有时产生很大的电噪声。有时，如果记录或刺激电极与身体接触不良，则可能导致夸大的刺激伪差。另外，记录电极与产生正被传送的电荷的刺激成分（“刺激盒”）的接近可能引入伪差。

即使所有组件配置正确，刺激伪差仍可能发生，并可以影响刺激和记录系统。在刺激方面，应该使用最小的有效刺激水平，并且阳极应该靠近阴极但远离记录目标。假设不会不适当地降低信号，记录参数改变应包括增加低频滤波器的阈值。一个例子是当从腹部肌肉记录（刺激伪差是非常普遍的）时，在胸部神经根的运动神经传导测试期间低频滤波器设置的增加。在这种情况下，一个高达 100 Hz 的低频滤波器对复合动作电位波幅影响不大，在正常情况下对测量的阈值没有明显的影响。在许多系统中可用的另一种策略是在记录被触发之

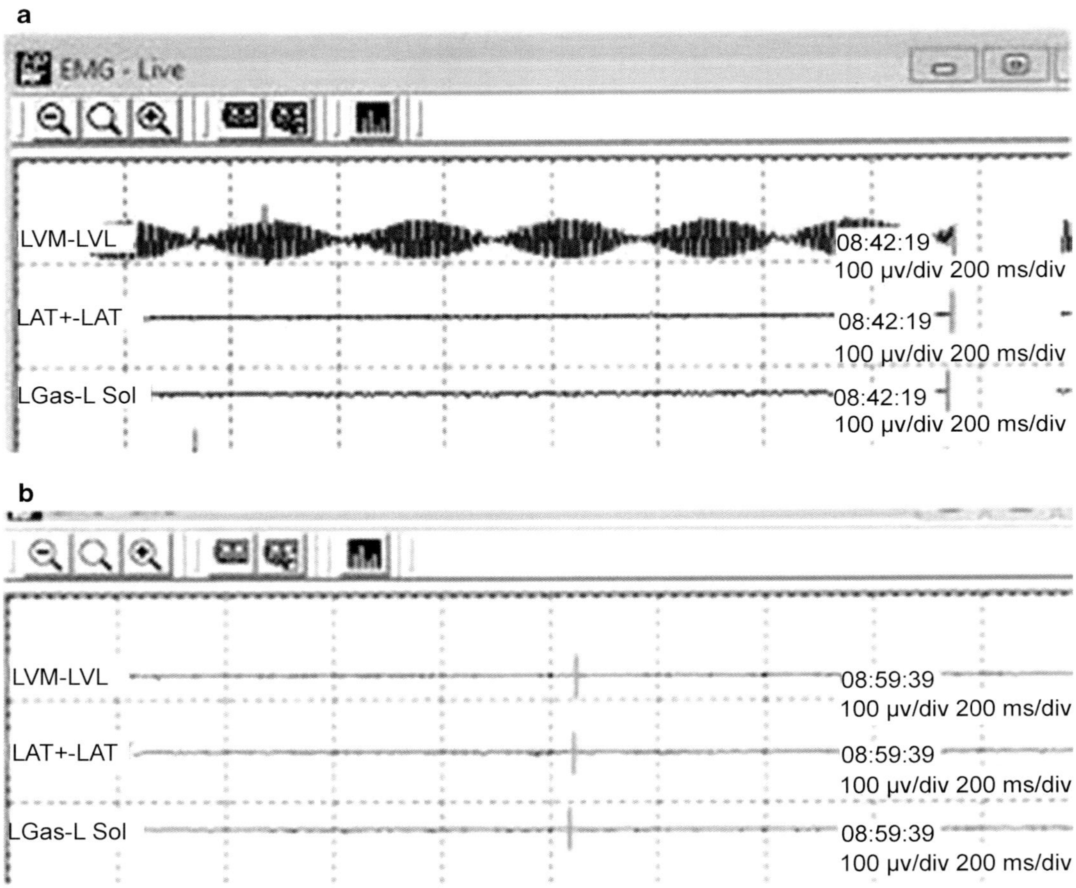

图 16.9　电灼高频噪声。左侧股四头肌（“LVM-LVL”）中的肌电图监测在 L3-L4 后融合过程中受到电刀返回垫（**a**）的噪声干扰。从记录电极移开电刀解决了这个问题（**b**）

前在刺激之后引入延迟。这将阻止来自刺激的最大能量影响放大器，并且因此将大大地减少随后的电容放电伪差。尽管触发的生理反应必须具有超过触发延迟的起始潜伏期，这可能仍然是非常有效的。最后，在某些情况下，刺激伪影可能会通过记录系统上的电极进入记录系统，而这些电极当时据称是不活动的。例如，在测试经颅运动诱发电位时，大量伪影通过头皮上的非活动躯体感觉电位记录电极进入（图 16.10）。在这种情况下，增加刺激电极和非活动记录电极之间的距离可能会有帮助，如果没有帮助，可能需要在刺激过程中暂时物理断开非活动电极。

手术活动或患者周围的其他设备都可能造成记录中的运动伪影。手术活动产生的噪音取决于外科医生的动作，但通常可以在 EEG 中看到 δ 活动。即使手术活动不直接在记录电极上进行，铺巾也可能与这些电极接触，从而集中传递手术动作的能量。血压袖带启动、呼吸机、连续加压装置或脉搏伪影也可能带来相对运动。这些运动的周期性以及与手术事件的不相关性是这些噪声源的特点。如果没有意识到这些可能的噪声源，就会将其误认为是生理活动，如在 EEG 中被识别为“局灶性 δ”的脉冲伪影，或者将气管导管袖带泄漏产生的噪声被误认为是周期性的脑神经 EEG 活动。

更令人沮丧的噪声形式之一是突发的高波幅活动，使其更难以识别和对付。这些噪音有时可能与手术活动有关，但有时可能仍然很神秘。对于平均信号，降低刺激率或增加试验中的平均次数等常见的噪声策略可能只会增加这些干扰破坏目标生理活动的可能性。在这种情况下，即使信号采集不完美，短时间的平均也可能是最好的策略，因为在短时间内无法捕捉到干扰信号。此外，降低剔除阈值（如下文所述）可能特别有用。

电噪声：一般策略

以前关于噪声的讨论侧重于识别和消除噪声源。然而，消除噪音在手术室（operating room，OR）中不一定行得通，随后的策略转而研究如何使噪音最小化，同时改善底层信号，从而可以进行信号评估。一如往常，这是一个关注 SNR 的问题。

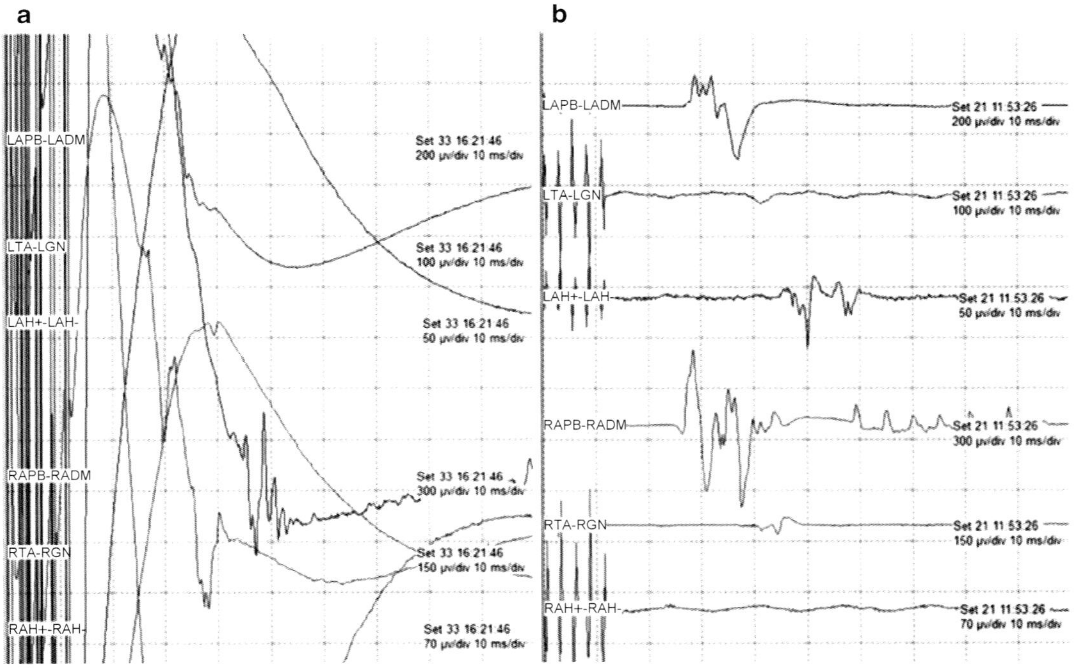

图 16.10 刺激伪差通过不活动的记录电极进入。刺激伪差模糊 MEP，而不活跃的 SEP 电极连接到记录系统（**a**）。在测试期间断开 SEP 电极去除刺激伪差（**b**）。L，左；APB，拇短展肌；ADM，小指展肌；AH，拇展肌；TA，胫骨前肌

增加信号的策略很少，却是有效的。可能的办法包括记录系统的优化、避免预先存在的神经功能障碍和优化刺激。在后一类中，刺激率的降低使许多平均中央诱发电位信号的响应幅度增加。最后，减少或改变麻醉方案的尝试可能允许出现较大的信号，尽管存在噪声，但信号已变得足够。

降噪的策略包括配置和选择记录通道。一般来说，使用小的电极间距离可降低噪声，但是如果记录电极非常接近以至于它们“看到”相同的信号，则这必须与相位消除相平衡。这些因素的具体平衡方法可能取决于任何噪声问题的具体情况，但是通常将一个记录电极放置在目标信号预期具有最大活性的位置，并且将参考电极放置在尽可能靠近最小（或反极性）活动。这样的配置允许电极之间的电势（信号）的最大差异，同时保持电极彼此靠近，使得它们“看到”大致相似的噪声水平（由此将相互抵消），从而允许最大化 SNR。

理想的记录通道对于给定的患者不一定都可以预测，最好的记录通道可能在手术过程中改变。例如，当记录躯体感觉诱发电位时，不同的麻醉效应可能会改变皮质反应的分布，从而改善或降低特定通道中的反应，并改变可能被认为是“最好的”通道。同样，使用多个皮质记录通道在处理电子噪音时通常很重要。相比于其他渠道，我们经常看到噪声更多地影响某些渠道，而当渠道不能被消除时，至少有一个渠道保持充足的可能性，从而确保继续监测的能力。使用覆盖体感皮质并参考 Fpz 的电极的更传统的记录通道在良好记录条件下是可行的，但是考虑到相对较长的电极间距离以及 Fpz 处的电极接近潜在电位，它们通常对来自额肌的额外肌肉的电噪声最敏感。在这些情况下，Cz′ -C3′或 Cz′ -C4′（或它们的反向）通常是最具抗噪性的通道（图 16.7）[13]。还可以对其他类型的信号进行记录调整。当记录听觉诱发电位时，由于常用的 Cz′位点与过度噪声相关联，C3′或 C4′位点可能提供一个替代记录位点。

电极线的管理将有助于避免电子噪音。记录线应紧密分组 / 编织。然后这些分组的电线应该从他们的患者端一起走行到插座箱输入端。在这一过程中，电线应尽可能与其他电线或电气设备（特别是电刀电线）分开，并且多余的电线长度绝对不能缠绕，如同第 15 章所述。当噪声源无法移动时，有时可能将患者的电极移动到远离源的新位置，以便继续进行监测，同时将噪音降到最低。

平均信号以提高其信噪比是许多神经监测测试中常规使用的策略，其中目标信号与典型背景噪声相比较小。信噪比提高了平均数的平方根的一个因子，所以提高信噪比的最简单方法之一就是简单地取平均值。另外，一些不是常规的平均信号可以通过平均值以更好地描述。

采集（刺激）率对平均信号也起着重要的作用。刺激速率的任何变化都可能会改善信号，这取决于存在的噪声频率，并且可以发现另一个速率更适合衰减存在的噪声。如果主要噪声是以正弦波形式和已知频率存在，则甚至可以改变刺激速率以试图以相隔半个波的间隔“击中”正弦波的方式启动刺激（通过使用具有为噪声周期+0.5*噪声周期的整数倍的刺激周期的速率）。换句话说，如果对刺激1，3，5……的目标响应的等待时间对应于正弦波峰值的存在，则对刺激2，4，6……的响应将与谷值一起到达的正弦波。奇数和偶数响应的组合在理论上将允许更有效地消除噪声。满足这些标准的刺激率可以很容易地计算出任何噪声频率。60 Hz噪声的例子包括13.333，10.909，4.8，4.444，3.636，2.105和1.101。因此这种刺激率被描述为60 Hz噪声的“理想值”[14-15]。与上述策略完全相反的是，在每个响应（例如，每次都是峰值）的情况下，使用在相同的正弦波位置处击中60 Hz正弦波的刺激率。这样的“共振频率”将大大削弱平均的功效。大多数人会认识到这一点，我们试图避免遵守这个规则，从来不使用甚至60除数的刺激率。然而，许多人认为这只是整个数字，而忘记了如1.2 Hz，1.25 Hz，1.5 Hz，2.4 Hz，2.5 Hz，3.75 Hz和7.5 Hz也是因数，当乘以整数时，它们等于60，因此它们与整数除数一样对于平均信号也是共振的和有害的。最后，为了进一步使这种情况复杂化，我们注意到，有时使用“理想”的速率并不是最有效的噪声消除速率，这可能反映60 Hz谐波频率也存在的时间。事实证明，对于60 Hz的“理想”的每一个刺激率是120 Hz（和选择的其他谐波）共振的，因此在某些情况下，使用理想的速率不是那么有效。总之，尝试理想的利率可能会有所帮助，但是我们需要灵活一些，而且可能需要一定的尝试和错误以及一定范围的利率。

大多数现代神经监测系统会自动屏蔽含有太多噪声的试验，因此这些试验并未纳入完成的平均值。对于这个函数，包含波幅超过设定水平的活动的单个响应由于在并入平均响应之前被过度噪声填充而被拒绝。在通常的条件下，默认水平通常是足够的，但通常忽略的是可以调整拒绝的截值幅度，减少截断值幅度（更多的反应被拒绝）可以降低最终平均值中的噪声。相反，当平均值有效但平均值过多时，截断值可能会增加。

带通电滤波是所有现代监测信号采集的标准部分，并增加了针对特定频率的陷波滤波。通常使用的默认带通范围可以被改变，只要理解对记录信号的影响是什么以及如何影响与任何基线数据的比较。考虑到除了衰减噪声之外还可能削弱信号，当其他步骤失败时，这通常是获取信号的延迟尝试。除了简单的带通滤波之外，自适应滤波方法可能被纳入未来的系统[16-17]。

应对电噪声最重要的方面可能是区分生理信号中的噪声。如果将噪声误认为信号，可能会导致灾难性的结果，如果这会产生一个虚假的建议，即神经系统仍然按照预期运行（图16.8）。一个案例被公布为假阴性MEP监测，其中一个自动系统在脊柱侧凸手术中将脊柱矫正后的噪音识别为持续运动信号[18]。如果存在的话，对脊柱矫正前的左腿运动信号可能会出现极小的可能性，而在右腿只能看到正弦波噪声。在手术过程中进行脊柱矫正术后，虽然清晰的右腿正弦波噪声持续存在，但双侧无法辨认腿部信号。尽管如此，由计算机自动记录和测量的噪声的幅度在数值上与前面两条腿获得的数据相当，因此信号被认为是“在正常范围内”。具有这种类型的误差的灾难严重程度是显而易见的。

信号幅度差

当信号幅度较低时，通常认为是由患者的生理机能或麻醉抑制引起的。除了试图解决这些可能的问题之外，还应该对技术原因进行评估。在其他时候，神经正常的患者可能意外地具有较差的信号幅度，并且怀疑有技术原因。对于这两种情况，通过将考虑因素分成记录或刺激因素，使得评估的逻辑方法变得更简单。

记录技术

记录电极在标准位置的细致放置和设计良好的基本采集参数将允许在最多的情况下获得高质量的初始信号。当严格遵循标准技术，但信号仍然不足时，对于小记录调整（SSEP、ABR或肌源性电位）敏感的信号，某些情况下可能会进一步改善。调整可以通过反复试验来进行，也可以采用系统的方法[1]。不言而喻，为了改善信号，必须正确识别它们的启动，为此必须充分了解它们的期望极性、等待时间、波幅以及与其他信号或信号成分的关系。这些因素以及对预期的最有效的电极的理解在识别出现错误的情况下是非常有价值的，下文将会详细讨论。

刺激技术

躯体感觉诱发电位、四个成串刺激测试以及其他几种类型的测试最好以超最大刺激水平进行。这是一个相当于激活的目标神经内的所有轴突的刺激水平，有助于引发反应。如名称所示，刺激强度的进一步增加也不会使响应幅度进一步增加。对于适当的测试，使用超最大水平是重要的，原因有两个。首先，产生最大的响应可以有利于信噪比。其次，超最大水平取决于功能测量而不是特定的刺激器输出数量。因此，即使刺激电极被改变，也能够可靠地重新建立这种刺激水平，从而使得比较基线结果有效。达到最小超最大水平的刺激的具体水平将因患者而异，并将取决于刺激针对目标神经的接近程度以及这些神经的功能。这些因素意味着，即使在特定的患者中，如果左右电极位置变化、解剖学变化或神经功能变化，则刺激中显示左至右不对称可能是适当的。

通常，超最大水平可以通过从“最小超最大水平”直到系统的最大刺激输出的相对宽范围的刺激强度来实现。尽管在大多数情况下这种全范围的刺激可能是安全的，但是为了最小化不必要的电能输送并防止刺激扩散到目标神经之外，通常优选接近最小超最大水平的设置。如果对平均和有时可变的信号进行评估，如用皮质 SSEP 反应来评估最小超最大水平，则可能是耗时的，但是通常可获得更稳定的候补。SSEP 周围神经反应通常是稳定的，需要很少的平均，因此允许在短时间内以不同的刺激水平进行多次试验。类似地，考虑到产生大的幅度和未平均的肌肉电势，确定四个成串刺激测试的超最大水平十分简单。然而，如果存在部分神经肌肉阻滞，则应该给予单一刺激，并且应该允许刺激之间间隔至少 7 s，以便可以比较试验波幅而不引入由于非去极化神经肌肉阻滞而引起的递减响应。对于 SSEP 而言，通常使用与四个成串刺激相同的神经，并且在四个成串刺激中发现的超最大水平可以提示 SSEP 的超最大水平，因为较大的纤维感觉轴突通常在略小的电动机之前轴突去极化。如果刺激是单极的（如腘窝），则直接转换结果，而如果使用双极刺激（典型的是在腕部和脚踝处），则由于这两个测试之间的刺激极性的逆转，可能引入较小的变化（SSEP 的近端阴极和四个成串刺激的远端）。如果肢体被可视化，则具有刺激的强劲运动的存在类似地实现了这个目标。

对于生理学正常的表面神经，只要标准刺激水平足够高，超过最大值，不需要精确确定最小超最大水平，而又不会过高，以致附近神经意外激活。当靶向尺神经时，扩散到附近的神经最常出现在腕部，但高刺激水平也会激活附近的正中神经。作为一般规则，我们将尺神经的刺激限制在 35 mA 或更低（脉冲宽度为 0.3 ms），对于正常神经和正常位置的刺激电极的典型大小患者，刺激远高于最小超最大水平，但仍低于我们预期激活附近正中神经的点。对于 SSEP，尺神经的选择性刺激是重要的，因为它代表脊髓（C8-T1）上行活动的较低的入口，从而评估大部分的颈髓功能。在评估周围神经功能障碍时，选择性刺激尺神经与正中神经进行区分也同样重要。

通常希望限制对单个神经的刺激；然而，可能有时有目的的刺激扩散到正中神经是有用的，例如当尺神经反应降低并且随后需要正中神经评估。尺神经信号丢失可能是由于其病程中任何一点的功能障碍引起的，而如果正中神经同时受到影响，则定位最有可能是这些神经一起行进的位置（手腕、腋窝或臂丛），神经问题是临床期望。对于大多数患者，可以在 0.3 ms 的脉冲宽度下用 65 mA 的刺激实现从尺神经上的电极向正中神经的稳健传播。刺激扩散可能发生的另一个部位是在胫窝和腓总神经都存在的腘窝处。然而，这些神经的深层过程和较高的刺激强度通常需要使得仅仅隔离这些神经中的一个更加困难。

在某些情况下，刺激伪差或过度的患者运动力量使用次最大刺激水平，其中通常可以选择超大的刺激水平。这可能导致在试验到试验基础上激活的轴突比例的一致性重复性较差，但是如果理解这个因素则可以使用。假设可以视觉评估目标肌肉，并且神经肌肉阻滞不是影响因素，抽动阈值是可重复次最大刺激水平的一种选择。

次最大刺激水平也被用于各种测试。运动和听觉诱发电位可以在阈值或更高的刺激水平下引起，尽管在大多数情况下超最大水平的刺激不是必需的，而在其他情况下不需要。H 反应测试需要次最大刺激。用于评估与神经结构接近的各种刺激技术（例如，椎弓根螺钉测试）在阈值处或接近阈值处执行。

经颅电刺激电位的综合获取方法可以在别处找到[19]。运动诱发电位本质上比我们评估的大多数其他信号变化更大，对麻醉药物高度敏感，并且根据刺激方法而显著变化。有效刺激取决于刺激电极的位置，脉冲刺激序列中的每个脉冲的强度，刺激序列中的脉冲数量，脉冲间隔以及使用的任何可能的引发技术。上述每个参数的具体策略超出了本章的范围，但刺激的主要目标是成功激活脊髓前角细胞，当运动信号较差时，可以使用一些操作改善这种激活。由于信号不好，只有少数投射到用于记录的肌肉的前角细胞被激活，但这可以通过增加接受突触输入的前角细胞的数量或增加前角细胞被成功去极化回应这个突触输入。接受突触前输入的前角细胞数量的增加可以通过更高的刺激强度来实现，所述刺激强度能够激活大脑的更广泛的区域并且因此具有更多的轴突。然而，单凭这一策略，人们可能会很快用完刺激器的能力，或者面临进一步刺激的收益递减。此外，更广泛的刺激区域也会激活大脑中更深的结构，这对于颅内手术可能是有问题的。改善运动信号的另一个主要方法是增加接收突触前输入的前角细胞响应与该输入实际去极化的可能性。后者的重点可能涉及刺激参数和药理 / 麻醉环境。刺激参数的改变可以改善任何给定的前角细胞去极化的可能性，包括刺激间隔的优化，刺激序列中脉冲数量的增加，或者使用“启动”技术，如两个成串刺激[20]周围神经刺激[14, 16, 21]。在参考材料中可以看出，初步周围神经刺激的具体方法各不相同，但是我们优选的技术使用双侧胫神经刺激，其与 SSEP（超最大刺激 2.1 ～ 4.7 Hz）一样被交错并重复激活。紧接着激活 MEP，重复性的胫神经刺激维持 15 s 或更长时间。改善前角细胞去极化的可能性的主要药理学操作是通过减少麻醉深度和（或）通过向不太有效抑制这一过程的麻醉药转移来减少麻醉药的抑制作用。用于改善运动信号的机动动作的选择应取决于手术中剩余的时间，并注意“麻醉药物衰退”的可能性[22]。一般而言，在手术开始时，我们将重点放在刺激电极的位置和麻醉方案，同时保持启动技术的准备，以抵消可能在手术后期出现的“衰落”效应。

先前曾就改变刺激率提出多项意见，以减少电噪音。与噪声问题无关，放慢刺激速率改善了平均中央诱发电位信号的同步性。这可能是一个非常有用的技术，表明当麻醉药物需求增加或其他系统性因素已经损害了与基线信号的比较，信号一直持续存在。如果噪声是一个问题，不能消除，较大的波幅将提高信噪比，虽然这种情况下的焦点在信噪比的信号部分。对平均信号中包含的噪声的影响将不太可预测，并取决于所选择的具体速率。但是，请注意，较慢的采集可能会降低时间保真度，并将监控注意力从其他重要模式转移。另外，由此产生的增加的信号幅度可能会损害与基线信号的比较，并且可能在理论上降低识别新的神经学损伤的能力。虽然我们在降低平均速率的同时牢记这一可能性，但是我们很少会把信号“固定”为较慢的速率，因为首先发生“显著”的变化。而且，平均速度的降低通常用在基线比较已经有所降低的情况下（如麻醉抑制或噪声增加）（图 16.11）。

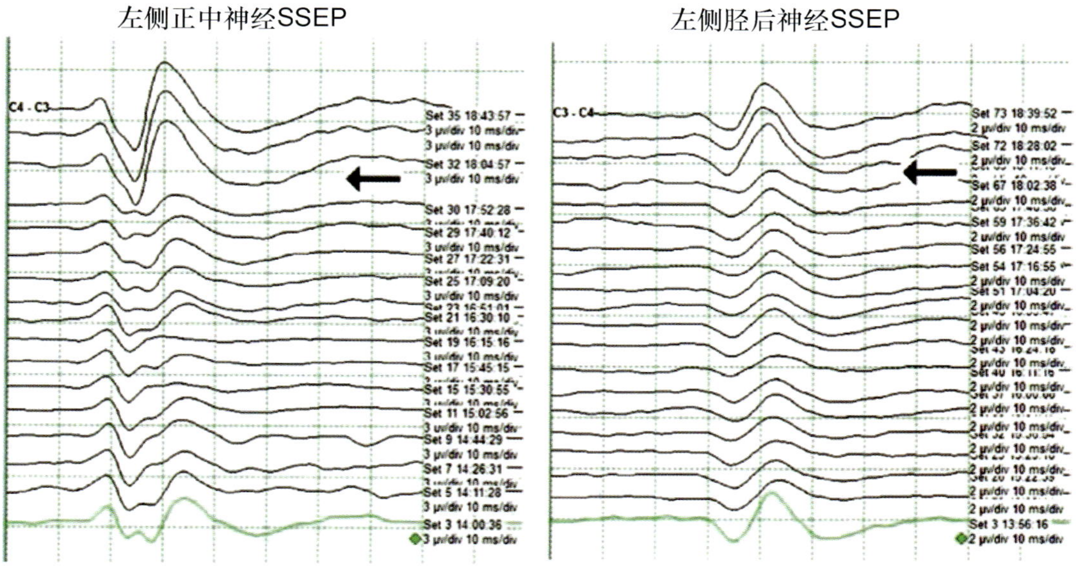

图 16.11 SSEP 幅度随着刺激率的降低而增加。显示左侧正中神经和左侧胫后神经 SSEP 的瀑布显示，基线反应在底部（绿色）。在麻醉 / 全身效应的情况下，信号幅度逐渐减小。刺激率从 4.7 Hz 降低到 1.1 Hz（箭）导致波幅增加。在右侧正中神经和胫后神经反应以及双侧尺骨反应中也观察到类似的改善

信号采集错误

前面的讨论集中在改善信号，当面临的挑战主要在标准的神经监测技术之外时。然而，对于神经监测系统的配置错误或其组件之一的故障，必须保持不变的警惕。

电极插件错误

多模态神经监测包括放置几十个电极，每个电极必须进入其指定的插孔箱或刺激输出槽。更糟糕的是，电极通常连接到患者，电线都聚集在一起，患者重新定位，然后覆盖电线（窗帘，压缩设备，加温器等），只有一端可以被操作。只有这样，电线末端才能插入各自的插槽。鉴于正确配置的相关挑战，每个神经监测小组必须有一个系统，当他们不能够直接将其直接追踪到身体的位置时，需要正确识别每个电极。通常，这些系统利用识别身体的位置和侧面的颜色编码系统、电极的配对/分组、电线中的结的数量、标签或这些的组合。当通常的程序中断时，如当一个监测者在最初设置期间或之后接替另一个监测者，当电极放置期间患者不在正常位置时，或者针稀疏性改变时，必须特别注意颜色或分组方案错误。

更好的系统、记忆和细心的检查都可以减少电极插入系统的错误率；不幸的是，内在的复杂性和相关的错误机会意味着在某些时候会出现错误。当这些错误发生时，我们依靠对测试和目标信号的理解，从所产生数据的线索中找出这些问题。如果发生电极交换，它可以改变对信号变化的解释，并且我们可以将注意力集中在身体的错侧或错误的肢体上，这个问题没有被发现。一个特别悲惨的例子是当上肢肌肉与下肢肌肉交换时，在脊柱侧弯手术中的“假阴性 MEP”之一。在这种情况下，下肢信号似乎通过手术持续存在，但由于这些信号实际上是来自上肢的信号，他们坚持进行手术。另外，错误标记的上肢信号与脊柱矫正失去联系，患者术后瘫痪[23-26]。在这种情况下所遗漏的数据的线索包括与“手”相比较的“脚”中较早的潜伏期以及与“脊柱矫正”相关的时间中的“手”中不明原因的信号丢失。

可能最常见的插件错误类型是电极的左/右交换，这可能会影响几乎任何类型的神经监测测试，具体取决于特定的测试。对于自由运动的活动，如脑电图或肌电图，识别通常取决于相关的人为因素。来自手术的运动伪差，来自其他测试的刺激伪差以及心脏伪差应该都是正确的偏侧性，或者应该重新检查电极。当有目的地引起生肌电位（例如椎弓根螺钉试验）时，刺激侧应该匹配，如果不匹配，则应检查电极（图 16.12）。

利用诱发电位测试，当信号反映“错误”方面的模式时，预期左/右交换，问题可能在于刺激或记录系统。当刺激电极在每个半球上方并记录身体的两侧时，识别“错误”侧对于运动诱发电位相对容易。在这种情况下，如果左侧身体激活是有意的，但只有正确的身体反应被观察到，交换的存在是相当明显的，虽然原因是否是刺激交换与记录仍有待解决。建议进行常规的双侧肌肉记录，因为如果只记录身体的目标侧，则在交换存在的情况下，信号可能被解释为小或不存在，实际上与被评估者相对的对侧可被记录到更好的信号。对于任何类型的肌源性潜能，在预期肌肉上存在四个成串刺激的反应是一个很好的指标，至少该肌肉与刺激正确匹配，并且如果那些刺激电极是正确的，则表明记录的肌肉是正确的。相反，在没有刺激伪差的四个成串刺激测试中，表明刺激和记录位点的不匹配以及可能的电极错误。最后，来自患者的线索可以是非常有用的，当（单独地）刺激任何周围神经时，相应肌肉组织的运动立即证实刺激偏侧是正确的。

通过听觉诱发电位测试，波Ⅰ的存在是偏侧性的一个很好的指标，其他典型的偏侧差异（同侧较大的波Ⅲ，对侧较小的波Ⅱ～Ⅲ间期，对侧较大的Ⅳ/Ⅴ间隔）可能是有帮助的。当信号不佳或者这些典型的差异不明显时，如果是侧位入路，则记录偏侧性可以由具有最大外科手术伪差的侧面指示。当然希望在早期阶段能够纠正错误，但是如果信号退化发生在手术风险的预期方面的对侧，那么除了对刺激器的常规故障排除以外，还指示搜索左侧/右侧刺激交换。如果可能的话，刺激的评估应该从耳朵到计算机的输入来确定，如果疑问仍然存在或作为主要方法，使用听诊器来确定刺激的方向是一种有用的替代技术。记录电极的失调（通常是 A1 和 A2）可能在复查时感到尴尬，但对解释的影响较小。

识别具有躯体感觉诱发电位的电极交换需要理解在头皮上的皮质信号响应的预期模式。例如，左侧尺神经 N19 皮质反应通常在 C4′电极处或附近具有其最大负性。如果我们使用 C4′-Fpz 通道进行记录（在我们的系统中输入 1 为负数），那么我们预计记录的 N19 将大于 Cz′ -Fpz 或 C3′ -Fpz 记录的数值，并且被评估。如果我们使用 C4′ -C3′通道，这个评估对我们来说更容易，因为它直接比较了这些位置的相对活动。如果配置正确，我们可以预期在这个通道中 N19（负）的偏移会上升，而如果 C3′ / C4′电极交换或者左 / 右尺侧刺激电极被交换，那么我们会很惊讶地看到相对于通常的预期，C3′电极与 C4′电极相比表现出更大的消极性。在这种情况下，无论患者是否具有极其罕见的变体解剖结构（非交叉的体感通路）。N19 被误认了；或者最有可能的是交换。这个现象及其修正见图 16.12。对于下肢躯体感觉诱发电位，当然必须包括目标皮质信号通常为正（如 P37 用于胫神经反应），并且最有效的电极是中线或同侧。一旦理解了这一点，就可以采用类似的过程来识别左 / 右交换。

由于测试的必要整合，多模式监控的复杂性帮助识别电极交换。例如，如果使用尺神经刺激器来测试躯体感觉诱发电位和四个成串刺激，但是存在左 / 右交换，那么除了上述的皮质反应改变之外，我们还期望在四个成串刺激中看到一个刺激无伪现象的反应。因此，我们从四个成串刺激中获得另一个设置错误的指示。当然，这是假设那些手部肌肉电极也不交换（如果在插入之前将手 / 腕电极分组），但是如果是这样的话，则运动诱发电位应当显示在“错误”侧。因此，除非每个侧面的电极与对侧的电极交换（确实是令人遗憾的情况），否则应该在我们的信号中有迹可循。

无数可能的电极交换不仅仅是左 / 右交换，并且识别任何“不正确”的信号模式都应该进行评估。显然，所有这些模式都不能被专门讨论，但是对期望响应的侧面，极性和延迟的理解，加上从所有测试模式中综合的信息，应该能够在几乎所有情况下确定问题。

系统错误

神经监测装置可以因多种原因变化，并且在试图确定错误的来源时，首先通过确定问题是在刺激或记录系统中再次开始。对于记录系统，主要的工具是阻抗的测量（在前面的章节中有更详细的解释）。特定电极的高阻抗引发对原因的搜索。最普遍的原因和大多数人的反应是“我的电极脱落”。但是，如果电极看起来位于正确的位置，那么必须继续进行排除法，并且考虑到最中心部分的最远端监控系统。从大多数外围设备到大多数中央设备，我们可以考虑以下因素：电极断开，电极断裂（可能是内部的而不是明显的），延长线 / 延长器系统（如果使用的话），导线 / 延长器电缆，采集箱或放大器。识别这些组件中的

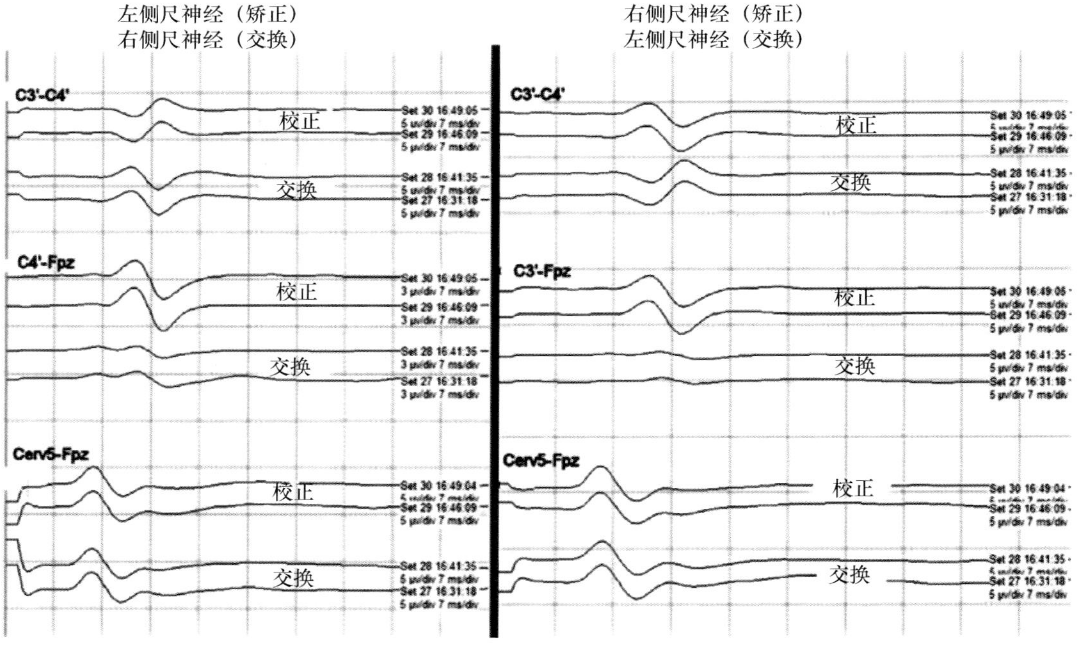

图 16.12 左 / 右侧尺神经 SSEP 刺激交换的矫正。显示四个连续的尺侧 SSEP 平均值跨越左 / 右侧尺侧刺激交换的校正。双方均在约 19 ms 注意到 N19 活动。左侧的左侧尺侧刺激显示 C4′ -Fpz 通道中最初的活性较差，而 C3′ -C4′通道中最初的上行响应（“交换”）反映了 C3′电极与 C4′相比，与 C4′最大负值的预期相冲突。在右侧的“交换”响应中注意到类似的改变，并且之后通过典型的信号形态来识别和校正刺激误差

哪一个是罪魁祸首是“故障排除”的一个更为基本的过程。

通常对这些组件的简单检查将不会得出答案，一种简单的方法是更换有故障的电子链内的组件，然后在每次更换后重新评估。尽管更换新元件是一种选择（例如，取出电极并更换新电极），但更换已知可能存在故障的正在工作的组件也许更方便且更有效（特别是在患者通路受限或受损的情况下）。例如，如果工作电极的输入与高阻抗的输入交换，那么应快速确定问题是在针内还是在监视设置的更中心位置。如果高阻抗“原因在针上”，即在先前不良的电极中出现，但在之前显示为工作的更中心的输入中，则我们知道问题在于该电极中。相反，如果已知的“良好”电极现在显示出高阻抗，那么我们知道一些更中心的组件出现故障。在后一种情况下，更换中心组件可以继续沿着同一脉络进行，直到找出具体问题。

当人们观察到可能损坏的放大器或其投影的水平时，我们预计在预选的通道中会发生功能失调，而不是与特定的电极相关联。从物理上“交换”个别放大器很少发生；但是，如果有空闲系统可用，整个放大器盒可能会被换掉。如果不选择新的放大器，测试通常需要重新配置，以避免放大器发生故障。然而，一些系统自动将放大器分配给预定的记录通道，并且删除“坏”通道可能导致功能失常的放大器重新分配到先前良好的通道。如果放大器不能被单独选择，并倾向于重新分配，我们通常选择复制通道（从而强制使用新的放大器）而不移除旧的通道（所以坏的放大器不被重新分配）。另外，多模式监控在多种不同的测试中可能存在不良通道，从而使图像更加复杂。补救措施将取决于使用的设备和可用部件。

这个讨论的重点是硬件问题，但是我们可能会认为我们系统的“最核心”部分是软件。软件或特定患者数据可能会损坏，并且在某些情况下不允许进行监测。有很多系统特定的设置，监测团队应学会区分。然而，如果这些不起作用，监测人员（假设她是电脑中的非专业人员）通常将只能进行补救操作，例如重新启动软件、重新启动计算机、启动新的患者测试流程，或者干脆换一台监测电脑。

软件最常见的问题可能是监控团队编程错误。无数的设置可能会被误用，因此需要熟悉一个特定的软件系统，了解适当的设置以及怀疑这个问题。如果系统最近被更新，被他人使用，或者如果使用一个陌生的系统，这变得更加重要。如果将电极连接到“正确”位置的插座上，但计算机被编程为不同的位置，则显然会出现错误。如果编程的电极输入保持为空，那么它将显示高阻抗，从某种意义上说，这是我们上面“坏电极”问题的最核心的方面。如果错误地将不同的电极放置在目标输入槽中，则如上所述，这成为电极交换问题，并且编程错误也应该记住作为电极交换的潜在原因。

刺激系统中的系统错误也是一个挑战。当大多数神经监测系统无法提供规定的电刺激输出时，会给使用者一个警告。当发生这样的警告时，我们可以执行类似于前面所述的记录系统评估的刺激系统的中央评估的外围设备。然而，当对刺激的预期反应不存在时，人们不应该假设系统中这些警告的缺失是一种无所不能的指示，即所有的刺激组件都正常运行，并且刺激确实是按照希望传递的。在这种情况下，电流可能流入，而不能正确地输送到刺激电极（电短路）或目标组织（电流分流）。这些情况可能难以识别，并且在目标信号不一致的情况下，通常必须同时考虑神经功能障碍。

刺激因素评估通常取决于所涉及的测试。对于神经根，周围神经或脑神经刺激，使用阳性对照是最有用的。例如，在脑桥小脑角监测时，我们通常从斜方肌获得记录，以便即使神经不常见地处于显著风险下，也可以根据需要刺激副神经。类似地，直接刺激肌肉（通常具有较高的刺激输出）可以产生直接的肌肉收缩，并显示出至少一定水平的电流。如果不能进入正向控制，改变刺激探针（阴极）和阳极都是合理的步骤，如果刺激失败的问题依然存在，那么将这些新的电极移动到已知有效的刺激输出也是可行的。对于MEP而言，几乎总是能观察到一定程度的运动反应，若未引发任何反应，则应立即进行评估。当然，在这种情况下，神经肌肉阻滞程度也是必须考虑的因素。另外，如果使用直针进行刺激，则经常确认它们完全插入，以防止部分刺激。对于躯体感觉诱发电位，使用周围神经记录位点有助于证明刺激传递，如果神经肌肉阻滞不充分，那么对移动或相关的四个成串刺激测试的评估可以确定完整的刺激。对于听觉诱发电位，Ⅰ波的存在证实了有效的刺激，而当预期不存在耳蜗功能丧失的Ⅰ波时，表明丧失了有效的刺激。点击刺激器可以显示刺激传递，但是伪差的存在不应被认为是足够的点击刺激传递的确切证据。

一般原则

优化的时机

在手术过程中的任何时候都可能需要进行信号优化，但是最常见的需求是在手术开始时首先获取信号，并且根据患者对其生理学，麻醉方案和信号的特定需求进行分类采集技术。通常，从初始信号采集到暴露手术部位之间的时间是优化信号的适当时间。这代表了主要手术风险之前的时间，但是（理想地）在初始麻醉和系统变量的平衡之后允许当时选择具有代表性的基线信号，这将作为通过该病例的其余部分进行比较的基础。不幸的是，在大多数情况下，最初的切口之后是接近不间断的电凝器，使得进一步的信号评估难以或不可能直到暴露完成。因此，初始信号采集和优化的最佳时间大多局限于切口之前的时间。

在手术后期，手术室环境（如新的噪声源）和患者生理状况都可能发生变化，因此可能需要进行进一步优化。患者生理状况、新的神经功能障碍以及麻醉方案改变都会影响监测信号，即便是稳定的麻醉方案也会发生信号减弱[22]，生理因素具体包括血压改变、体温改变、贫血、体液转移/水肿以及许多其他不易察觉的因素。此外，在手术过程中，神经监测系统或技术可能会出现新问题。监测过程中需要持续关注所有这些可能存在的问题。

优先级

复杂的病例、复杂的患者以及频繁使用多模态监测都会导致多重检测需要一定程度的优化关注。与往常一样，这个时间窗很有限，因此在这个过程中必须都是有效的，并且优先考虑哪个信号先接近。通常情况下，只要发现问题，信号优化过程就会开始。然而，如果还有其他可能还未被发现的问题，这可能是一个问题，这个问题更加紧迫，或者如果这个优化过程偏离了对其他更关键测试的持续评估。在这方面，优先级不佳的一个微不足道的例子可能与监测即将切开的脊柱侧弯程序有关。即使在尝试第一次运动测试或下肢体感信号之前，反复采集，超过平均值并标记尺骨躯体感觉诱发电位也是没有意义的。

每一种情况都将呈现出一套独特的情况，因此没有给出具体的优先排序方式，但是如果存在时间压力，决定将取决于一些直截了当的考虑。第一，一般应在控制信号或辅助测试之前解决对危险区域监测最重要的信号。第二，优化的一些步骤可能需要访问患者，并且访问将只能用于有限的窗口。利用访问将是一个优先事项。类似地，一种类型的优化过程可能需要长时间的无噪声时段，而另一些类型可能在电噪声时间期间或之间被寻址，诸如在电灼经常使用的手术步骤（如初始暴露）期间。第三，对影响最大的那些测试优先考虑次优信号可能影响解释的程度。第四，即使某些需要优化的信号的重要性可能不太重要，但是正确采集可能会增加对其他信号问题的了解，因此可能需要提前引起重视，特别是在步骤简单快捷的情况下。

优先级也超出了神经监测信号的范围。例如，来自手术显微镜的电噪声可能会消除目标信号。如果一切努力克服这种噪音均失败，并且无法更换手术显微镜，必须决定是神经监测信号还是显微镜对患者的幸福更重要，几乎在所有情况下，显微镜是最高优先级（至少在一段时间内）。不太清楚的情况经常出现，其中手术、麻醉和神经监测的目标似乎是在冲突。再一次，除了关注患者的最大利益外，没有公式可以给出解决这些问题的最佳方法。由于优先级跨越了这些领域，外科医生、麻醉医生和神经监测医生可能最初并不了解他们自己领域以外的问题。当发生这种情况时，沟通、灵活性和创造性的解决方案对于以患者为中心的优化是至关重要的。

结论

从“信号不好”的确定转向改进它们的实施步骤的过程是一个复杂的过程，但是合理的方法将产生改善信号的最有效途径。当遇到多个问题时，这个过程的复杂性急剧增加，但是通过认识到所有这些问题可以被归类为与患者相关的、与麻醉/系统相关的或者技术性的，这种分类会帮助我们进一步思考并减少复杂性。

最后，我们都希望能在每一份病例中看到完美的神经监测信号。卓越的技术和监测方法终会有助于我们实现这一目标，但有时候一些超出我们控制范围的因素会干扰信号。我们必须记住，优化信号意味着我们应该已经充分利用了我们所掌握的知识，这才是应对神经监测技术真正困难情况的能力。

参考文献

请扫描目录后二维码，获取参考文献资源。

通过麻醉管理优化术中神经生理监测 17

Ferenc Rabai，Tod B. Sloan 和 Christoph N. Seubert 著
李桂宇 译 刘海洋 校

学习要点

- 按照是否依赖于肌肉反应而对神经肌肉阻滞剂（neuromuscular blocking agents，NMBA）敏感，以及是否会被卤族类吸入麻醉药显著抑制，术中神经生理监测（intraoperative neurophysiological monitoring，IONM）技术可以分为四类。
- 麻醉药物主要通过与特异性受体相互作用影响突触的功能。
- 由于脑电图（electroencephalography，EEG）是由大脑皮质突触介导产生的，麻醉药物会改变 EEG 监测。许多麻醉药物的典型变化顺序是首先激活，随后是平均频率的下降和波幅的初步增加，然后是暴发抑制，最终出现电静默。
- 对于每一种 IONM 模式，可以通过了解麻醉药物对神经通路突触的影响位置和数量来预测麻醉药物对监测的影响。
- 通过了解麻醉药物对神经系统的影响，如导致遗忘、意识消失、制动、阻断伤害性刺激（抗伤害感受）和肌松，可以进一步了解麻醉药对诱发电位的影响。
- 制动，即对伤害性刺激没有运动反应，是麻醉药阻断伤害性刺激和抑制脊髓反射通路的结果。
- 运动诱发电位（motor-evoked potential，MEP）和综合反射反应是全身麻醉下最难进行记录的电生理监测方式，全凭静脉麻醉（total intravenous anesthesia，TIVA）可能是比较理想的麻醉方法。
- 部分患者可以使用 TIVA 联合 0.5 最低肺泡有效浓度（minimum alveolar concentration，MAC）地氟烷或七氟烷进行 MEP 监测。

引言

在手术过程中麻醉药物的选择和内环境稳态的管理对术中电生理监测（IONM）具有重要影响。虽然监测诱发电位需要通过电刺激来激活特定的神经元通路，但大多数麻醉药物通过降低神经元之间的网络活动以及升高诱发电位的阈值而起作用。一些 IONM 模式［如运动诱发电位（MEP）］对麻醉药物的起效非常灵敏。全身麻醉不仅会改变神经元和通路的电特性，还会影响局部、区域以及大脑之间的神经网络功能。这种神经网络功能的改变是麻醉药物引起意识消失的主要机制。脑电图（EEG）在临床和研究中提供了对麻醉深度和药物机制的重要见解。患者和术中相关因素可能会进一步影响神经生理功能。因此，IONM 的成功取决于对麻醉方式、麻醉药物选择和维持机体内环境稳态的最优方案，以及麻醉、神经监测和手术计划的协同整合。本章将讨论麻醉的一般机制和麻醉药物机制，特别是关注它们对 EEG 和其他 IONM 模式的已知影响，并提出优化策略。

IONM 与麻醉技术的相互作用

IONM 中麻醉药物的选择取决于监测的模式。根据监测是否依赖于肌肉反应，对 NMBA 的使用是否敏感，以及是否被吸入麻醉药抑制可以分为四类（图 17.1）。如果一种特定的监测仅对 NMBA 敏感，便可自由使用吸入麻醉，只需避免使用 NMBA。如果仅对吸入麻醉药敏感，则必须严格限制或避免使用吸入麻醉药（如 TIVA），但是可以使用 NMBA。遗憾的是，很多手术需要进行多模式 IONM，通常对吸入麻醉药和 NMBA 都很敏感，应限制或避免

吸入麻醉药的使用 \ NMBA的使用	可以使用	限制使用
限制使用	皮质SSEP听觉脑电、视觉EP D波（硬膜外）	经颅MEP（记录肌肉反应）
可以使用	ABR、硬膜外SSEP、皮质下SSEP	颅神经运动监测、EMG、脊髓反射反应

图 17.1 术中神经生理监测方式可根据其对肌肉松弛药和卤族类麻醉药的敏感性分为四组。ABR，听觉脑干反应；EEG，脑电图；EMG，肌电图；MEP，运动诱发电位；SSEP，躯体感觉诱发电位

这两种方式。因此，麻醉方案通常需要对最典型的“平衡麻醉”进行一定程度的修改。

患者自身因素对 IONM 的影响

第二个需要考虑的问题是特定患者实施 IONM 的困难程度，通常见于患者年龄小、神经发育不成熟或老年患者神经系统衰退导致（图 17.2）。成年患者可能存在外周和中枢神经系统缺陷，如来源于血管疾病、糖尿病或内分泌系统紊乱，以及原发性或继发性神经系统病变，如脊髓病变、感染、创伤和恶性肿瘤。因此，在老人和儿童以及有合并症的患者中，IONM 的获得可能较为困难并且麻醉药物的影响也更显著。此外，由于慢性使用阿片类药物的患者限制了阿片类药物的药效，阿片类药物通常是最小限度干扰 IONM 的麻醉策略的关键药物。选择的麻醉药物必须考虑到患者的生理稳态和有利于手术进程。

药物的作用机制

虽然目前认为麻醉药物必须具有渗透入神经组织的脂溶性，但这些药物的作用主要是通过与神经组织中的特定受体的相互作用改变突触功能来介导的[1-4]。药物之间的差异取决于各自的突触受体、这些受体的分布位置以及受体的特定亚型。

例如，许多药物是通过促进 γ-氨基丁酸（γ-amino-butyric acid，GABA）对 GABA-A 受体的作用来增强抑制性突触的抑制活动[4]。还有些药物会抑制谷氨酸能 N-甲基-D-天冬氨酸（N-methyl-d-aspartate，NMDA）受体上兴奋性突触的兴奋性而发挥作用[4]。其他目标突触包括神经型乙酰胆碱受体（neuronal acetylcholine，nACh）、μ 阿片受体、中枢 α_2 受体、钾通道、钙通道和甘氨酸受体（脊髓中的主要抑制性递质）[4]。肌松药主要作用于位

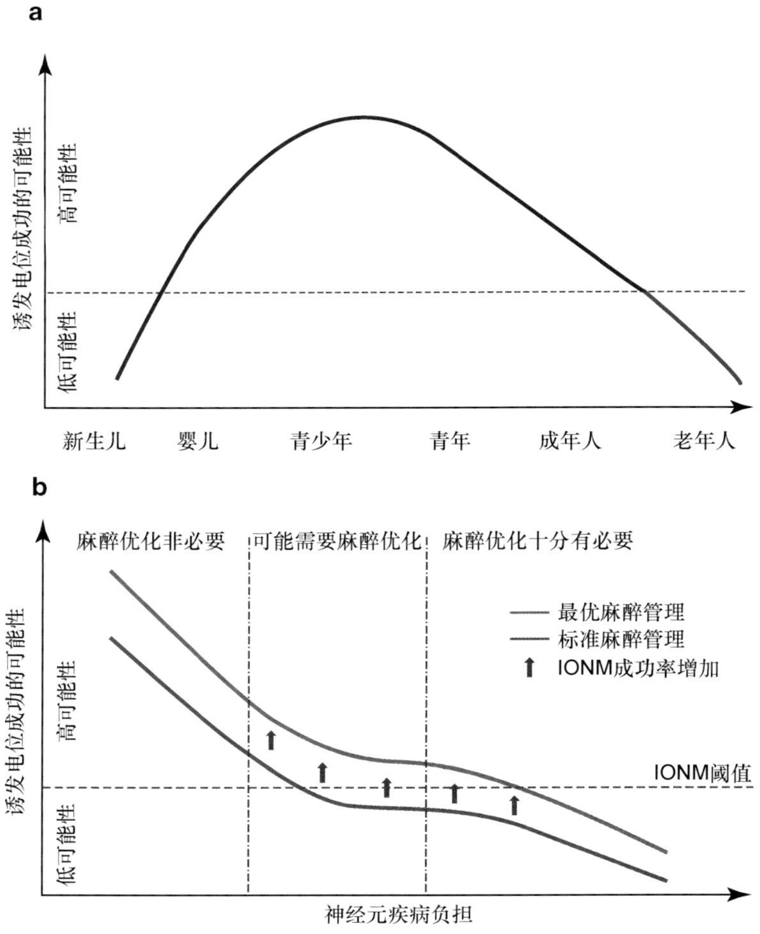

图 17.2 （**a**）在非常年轻和非常年老的患者中，成功获得诱发电位监测信号更加困难。（**b**）较高的神经元疾病负担降低了诱发电位监测的成功率，需要优化麻醉管理，以促进术中神经生理监测

于神经肌肉接头的 nACh 受体[4]。这些受体对单个神经元的影响以及协同作用表现为麻醉作用，也是影响 EEG 和诱发电位的基础。

麻醉药物对 EEG 的影响

EEG 是临床与科研中重要的监测工具，可以很好地将麻醉药物与大脑活动联系起来。麻醉药物是如何引起意识消失的机制目前还不完全清楚。在过去 20 年的研究中，越来越多的证据表明，通过作用于特定的分子靶点来调节神经回路是这种现象的基础。值得注意的是，麻醉药物可作用于不同分子靶点来使意识消失。了解意识是如何产生的以及麻醉药物对神经网络系统的影响是研究麻醉药物机制的先决条件，这些机制汇聚在一起都指向麻醉药物使意识消失的机制。

麻醉药物对神经代谢的影响

大多数麻醉药物能导致神经元和突触活动的全面减少，一些药物（例如，GABA 能药物）甚至能产生暴发抑制和电静默。完全抑制与大约 50% 的相关代谢活动降低有关（图 17.3）。这种抑制效应已被用于治疗癫痫持续状态，以及有意抑制代谢以改善营养供需平衡，这在中枢神经系统供血血管临时阻断等情况下可能很重要。由于暴发抑制与接近最大代谢抑制有关，因此可以将其作为监测药物给药以抑制代谢的终点。

意识产生与消失的机制

麻醉的一个基本目标是通过使大脑对环境刺激不敏感来创造一种无意识状态。为了理解如何实现

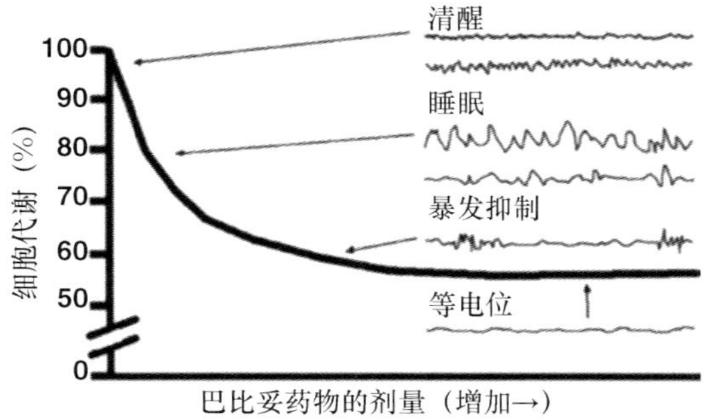

图 17.3　随着巴比妥药物的增加，脑代谢逐渐减少，直到只剩下维持与神经元结构相关的代谢活动。图中还显示了增加 GABA 能麻醉剂量时的典型脑电图。值得注意的是，脑电沉默与最大代谢抑制有关；当在脑电图上看到暴发抑制时，会出现接近最大抑制

这一点，首先我们需要学习导致意识和无意识的机制。从脑干和皮质下结构到皮质的上行兴奋性输入是意识的重要决定因素。在清醒状态下，大脑能够通过调节专门的皮质网络来处理和响应内部和外部信号，这些网络连接局部和更远的大脑区域（例如，默认模式网络、执行控制网络和显著性网络）。这种协调调节建立了连续的意识，即清醒状态[5]。相反，在自然睡眠的开始阶段，起源于脑干的促睡眠网络的增加活动抑制了这一上行兴奋性输入，从而导致觉醒水平降低以及对外部和内部刺激的显著性降低。在自然睡眠期间，大脑通过不同水平的活动周期变化，这些活动水平由一系列 EEG 频率和相应的觉醒水平表示。因此，可以看到 EEG 较低频率的第三阶段代表深度睡眠类似于无意识和全身麻醉。快速眼动（rapid eye movement，REM）睡眠阶段，以增加的平均 EEG 频率和快速眼动为特征，其特点是觉醒水平提高和内部处理增强，这些内部处理可能被回忆为梦境。REM 睡眠期间的大脑状态也被描述为断开的意识，这指的是一种意识状态，不是通过感知和整合大脑外部的刺激产生的，而是通过神经元活动的独特模式出现和处理存储的信息[5-6]。有趣的是，这样的大脑状态也可能出现在由氯胺酮引起的全身麻醉期间。更进一步说，当觉醒水平足够让大脑与外部环境连接时，就建立了连续意识。当在麻醉下出现连续意识时，这被描述为术中知晓。尽管在术中 EEG 监测技术方面取得了进步，这一现象在麻醉学中仍是一个未解决的问题[7]。

睡眠与全身麻醉

睡眠和麻醉有共同的神经网络和 EEG 特征，但它们有截然不同的神经生物学机制[8]。例如，在自然睡眠和丙泊酚诱导的麻醉中，当意识丧失时 α 活动从枕颞区转移到额区时，可观察到类似的皮质连续性中断[9]。此外，一些麻醉药物（如右美托咪定）可在一定程度上可以调节睡眠促进网络，并与某些自然睡眠阶段具有相似的 EEG 特征[10]。然而，大多数麻醉药物对神经元和网络活动的影响与自然睡眠不同[8, 11]。例如，大多数主要通过 GABA-A 受体发挥作用的麻醉药物（如七氟烷和丙泊酚）实现了进行性神经元抑制。在足够高的剂量下，它们会引起深度的神经元抑制，并诱发在自然睡眠中从未见过的等电 EEG 或暴发抑制模式[8]。此外，与自然睡眠不同，个体对麻醉药物会产生独特的神经网络反应和 EEG 特征（图 17.4）。

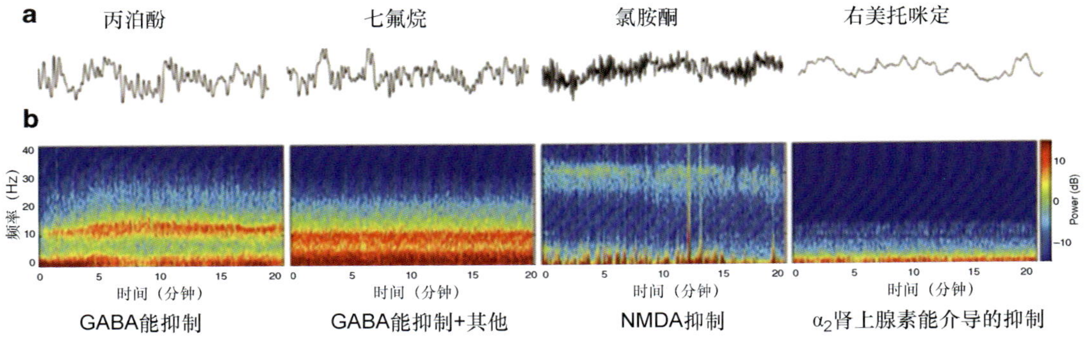

图 17.4 不同麻醉药物的代表性原始脑电图（a）和典型波谱图（b）。主要具有 GABA 能作用的麻醉药物（丙泊酚和七氟烷）在 α 频率（8 ～ 12 Hz）和 δ 频率（1 ～ 4 Hz）波段产生更高的功率。相比之下，NMDA 抑制剂氯胺酮在不同的 γ 频率（25 ～ 40 Hz）产生增加的功率，而 α_2 拮抗剂右美托咪定在低 δ 频段（0.1 ～ 4 Hz）产生增加的功率（From Purdon et al.[12]；with permission.）

麻醉药物引起的意识消失

麻醉药物对神经元活动的影响以及局部和远隔神经网络连接的变化都可通过 EEG 显示[12]。额顶联合和丘脑皮质连接是处理外部信息和支撑意识的关键网络。麻醉药物通过干扰有效的网络连接和抑制这些网络中的信息流动来产生无意识，从而阻断外部刺激产生的信息的整合[13-14]。例如，丘脑和皮质神经元的局部群体活动变得高度相关且孤立，导致更远距离连接的功能性碎片化和全局信息传输的丧失。支持这一机制的证据来自对丙泊酚诱导麻醉的研究[15-16]（图 17.5）。

其他机制包括丘脑皮质和皮质间信号传递的中断，这可能是意识消失的重要中介，并且可能是在受体水平上具有不同作用机制的麻醉药物的共同途径[17]。这种中断要么通过直接抑制神经元活动，要么通过增加对这些网络的抑制性输入来介导。

衡量神经元连接程度以及底层信息整合的一个指标被称为神经元复杂性。在比较两种具有截然不同作用机制的药物（丙泊酚 vs. 氯胺酮）诱导无意识的研究中，两者的神经元复杂性都降低了[18]。

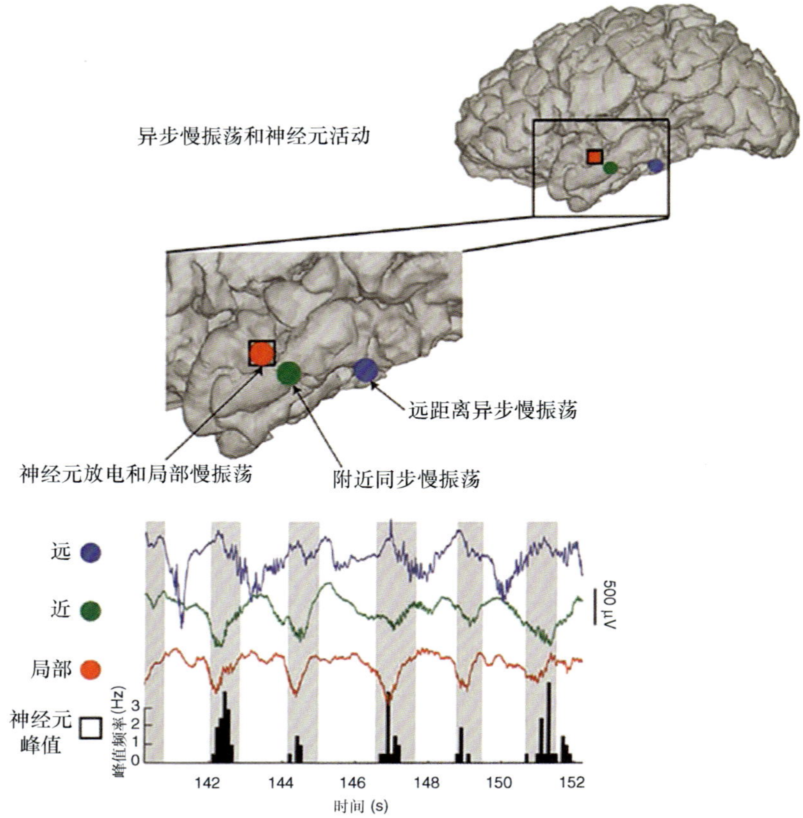

图 17.5 从植入癫痫患者体内的网格电极记录的神经元振荡。注射丙泊酚 30 s 后，网格电极记录显示，附近两个电极（橙色和绿色）的同步慢波振荡与局部神经元峰值的阶段相关（记录位置用方形表示）。相比之下，距离 2 cm 的记录电极显示出与其他两个位置（蓝色）不一致的活动（From Purdon et al.[12]；with permission.）

丙泊酚

丙泊酚可以产生前述的典型的EEG麻醉抑制，包括暴发抑制和更高剂量下的电静默[19]。因此，丙泊酚可以用于癫痫持续状态的治疗和诱导代谢抑制。

丙泊酚镇静可引起不同脑区之间通信的同步模式的改变[20]。2017年的研究发现丙泊酚镇静导致额顶叶部位的低频波段同步减少，而与基线相比，高频段的额顶叶同步增加[21]。Numan等发现，在轻度镇静期间，丙泊酚引起δ功率增加和α功率降低，并显著降低功能连通性，主要表现为α频段的网络整合程度较低[22]。此外在丙泊酚诱导过程中，大脑额叶、前额叶后部和内侧方向的信息流突然丢失与无反应性的发生相关[23]。观察到从顶枕区到额叶区α活动的前化是意识消失的一种假定标志[24]。同样，在丙泊酚麻醉下经颅磁刺激时，枕骨、顶叶和额叶区域的连通性受损。同样，丙泊酚引起的意识消失与听觉相关联的皮质活动减少有关，初级听觉皮质的反应大部分保留下来[25]。

尽管丙泊酚具有抑制癫痫发作的活性，但由于其快速的代谢性能，可以在需要唤醒测试和皮质脑电图（electrocorticography，ECoG）时迅速排除，因此在手术中进行意识镇静以识别和消除癫痫灶时，它可以被认为是一个合理的选择。

依托咪酯

依托咪酯产生前文描述的典型麻醉EEG抑制模式。与丙泊酚相似，它被用于产生EEG静默和代谢抑制，并且在进行脑皮质定位癫痫灶期间应避免使用较大剂量。与丙泊酚不同的是，低剂量下（0.1 mg/kg），它可能通过诱发患者的原发性癫痫发作，增强癫痫灶的检测[26]。

巴比妥类

巴比妥类药物遵循前文描述的典型剂量依赖性EEG发展模式，导致电活动静默（图17.3）。由于它们较早用于临床，通常被认为是产生代谢抑制的经典药物（“巴比妥昏迷”）。并非所有巴比妥类药物都具有这种特性，低剂量的甲氧巴比妥（0.5 mg/kg）已被用于像依托咪酯一样在手术中的ECoG过程中增强癫痫棘波活动，以识别癫痫灶[26]。因此，它也是电休克疗法首选的麻醉药物。

氯胺酮

氯胺酮是一种NMDA拮抗剂，它产生一种称为分离性麻醉的独特无意识状态，同时还提供强效镇痛作用。氯胺酮还具有其他多效性质，包括通过其对兴奋毒性和神经炎症的影响介导神经保护作用[27]。在亚麻醉剂量下，氯胺酮可导致低频功率下降，其中顶叶和枕叶区域的α波（8～12 Hz）范围降幅最大[28]。麻醉剂量的氯胺酮增加快速β/γ振荡功率[29]。与GABA能药物（如丙泊酚）不同，后者在EEG状态突然转变时标志着意识的丧失或恢复，氯胺酮引起的EEG变化是渐进的，并且与意识丧失和恢复期间行为反应的渐进变化相对应[29]。在麻醉剂量下，氯胺酮产生交替的慢速δ波（0.1～4 Hz）和γ波（27～40 Hz）振荡，被称为γ暴发模式，同时θ波（4～8 Hz）增加和α/β振荡减少[30]（图17.4）。慢波活动的增加似乎与行为反应的丧失最为相关[31]。氯胺酮通常具有抗惊厥作用，其使用通常不会出现癫痫发作[32]。

右美托咪定

右美托咪定具有类似于非REM生理睡眠的EEG特征[10]。在非REM睡眠和右美托咪定引起的无反应状态期间，与使用丙泊酚相比，丘脑与关键唤醒和显著性检测网络的连通性相对保留[17]。这可能有助于解释为什么在使用右美托咪定作为镇静药时，对外部刺激有定向反应的快速恢复，以及推测的运动-心理保护效果[17]。右美托咪定不会抑制癫痫灶；因此，它经常被用于清醒时的ECoG检查和癫痫程序中[33]。

苯二氮䓬类

大多数苯二氮䓬类药物会产生典型的EEG麻醉抑制模式，但效果较不明显，通常在高剂量时导致EEG波形普遍减慢至θ波和δ波范围，而不会进展至暴发抑制状态。它们具有强大的抗惊厥效果，如果计划进行皮质映射以确定癫痫灶，则应避免使用。在与程序性镇静相一致的剂量范围内使用时，咪达唑仑与丙泊酚镇静相比，对功能性连接的干扰较小[22]。

阿片类药物

在EEG上，阿片类药物似乎不会产生初始兴奋阶段，并且不会产生暴发抑制或电静止。然而，它们确实会导致与剂量相关的EEG频率下降，同时保持频率在δ波范围的EEG波幅。阿片类药物在手术中常用于 ECoG，用于癫痫灶消融。一些临床医生发现芬太尼和阿芬太尼在手术中有助于增强癫痫棘波和定位癫痫源[34]。

吸入麻醉药

吸入麻醉药在 1.5 MAC 或更高浓度时会产生暴发抑制现象[35]。吸入麻醉药的效力可通过其 MAC 值来表征，1 MAC 的吸入药是指该药物作为唯一麻醉药时的肺泡浓度，在这个浓度下有 50% 的受试者对痛觉刺激不产生体动反应。随着年龄的增长，大脑对卤素麻醉药的敏感性增加，因此较低浓度的特定卤素麻醉药就可以产生暴发抑制现象[36-37]。

七氟烷是一种广泛使用的现代吸入麻醉药。根据功能性磁共振成像（fMRI）的发现，在从镇静过渡到全身麻醉的过程中，七氟烷降低了某些大脑皮质（前额叶和顶叶）与丘脑区域在清醒时共享一致性的信号相关性（例如，默认模式网络和腹侧注意力网络）[38]。此外，七氟烷在前额叶、顶叶和丘脑部位产生了一致的缓慢 δ 波振荡，这些振荡通过局部场电位测量得出[39]。在中等剂量下（例如，0.5 ～ 1.3 MAC），七氟烷明显增加了 α 波和 δ 波频段的能量，但在足够高的剂量下，这两个频段逐渐减弱并转变为暴发抑制。七氟烷与癫痫患者 EEG 活动的增加有关，以及其他癫痫发作特征的 EEG 特性（例如，棘波和波活动的增加）[40-42]。在合并过度通气的情况下，较高浓度的七氟烷可以产生癫痫样棘波或甚至电性癫痫发作[43]。异氟烷是另一种广泛使用的吸入麻醉药，它产生的剂量相关脑电图变化与七氟烷在频谱图上的效果相似。然而，异氟烷的癫痫诱发性尚未被描述。

氧化亚氮

单独使用氧化亚氮（N_2O）会减少 α 波的频率和波幅，这是在安静、清醒状态下观察到的节律。接着，它会产生前额区域主导的高频活动（> 30 Hz），这与镇痛和意识抑制相一致。当与卤素类吸入麻醉药结合使用时，N_2O 可能具有相加或拮抗作用，这取决于具体情况和使用的神经生理测量方法。因此，N_2O 可能是“情境敏感”的。例如，N_2O 具有促进癫痫的特性，或者在使用 ECoG 时，根据使用的其他药物，可能会抑制癫痫尖刺活动[42]。从挥发性麻醉药过渡到 N_2O 时，α 波振荡通常会转变为高度一致的、大波幅的 δ 波振荡（0.1 ～ 4 Hz）[44-45]（图 17.6）。

EEG 与麻醉深度的监测

EEG 作为监测麻醉深度的替代手段，已经成为麻醉管理的重要组成部分并得到了广泛的认可。经过处理的 EEG 监测算法可以解释 EEG 剖面、测量麻醉深度，并有助于预防术中知晓。它们通常为用户提供了友好的界面和简单的应用程序（图 17.7）。然而，经过处理的 EEG 技术及算法存在诸多局限性[46-48]。确实存在着许多技术限制，这些限制影响信号的采集和解释，包括电信号干扰和肌电图伪迹，以及前额叶 EEG 电极覆盖范围有限。其次，导致大脑整体失去意识或无意识的生物学终点仍然理解得不够充分；因此，从处理过的 EEG 推断出无意识状态本质上是有限的。最后，不同类别的麻醉药物产生的可变 EEG 特征（图 17.4）在 pEEG 算法中并不是同等有效地被考虑在内[47]。

这种“麻醉深度”指数可能会受到年龄的影响，年龄会导致频谱边缘频率、状态 / 响应熵和脑电双频指数（bispectral index，BIS）（0.19 ～ 0.26 指数点 / 年）向更高值偏移[49-50]。虽然 EEG 和麻醉深度监测仪广泛适用，但将这些工具整合到实践中仍需要对医生进行培训[51]。新的研究工具主要用于评估大脑的连续性变化，包括 Granger 因果关系、部分定向相关方法和传递熵[52]。

伤害感觉可导致 α 带活性降低或丧失，这提示丘脑皮质激活[53]。因此，对有害刺激引起的 EEG 进行分析可能有助于优化抗伤害感受性的管理，并为术中监测技术的进步提供了机会[54]。

尽管来自前额叶的处理过的 EEG 越来越多地被推广用于监测麻醉深度，但需要小心谨慎，因为一些前额 EEG 参数（例如，功率频谱、麻醉深度指数、排列熵、慢波活动饱和度、α - δ 波幅相位耦合）在区分麻醉下的连续意识和无意识状态时可能不可靠[55]。这是一个神经生理学家可以通过记录不受发际线位置限制的额外 EEG 通道来补充麻醉团队工作的领域。

麻醉苏醒时的 EEG

麻醉苏醒是一个与药物消除的药代动力学相关的被动过程，但这种观点过度简化了意识和中枢神经系统功能的恢复。此外，理解大脑如何重新连接并整合到意识状态可能会为研究麻醉机制提供新的线索。一些研究提供了发生在神经网络及其麻醉苏醒时 EEG 模式的影响。例如，选择性地刺激位于脑

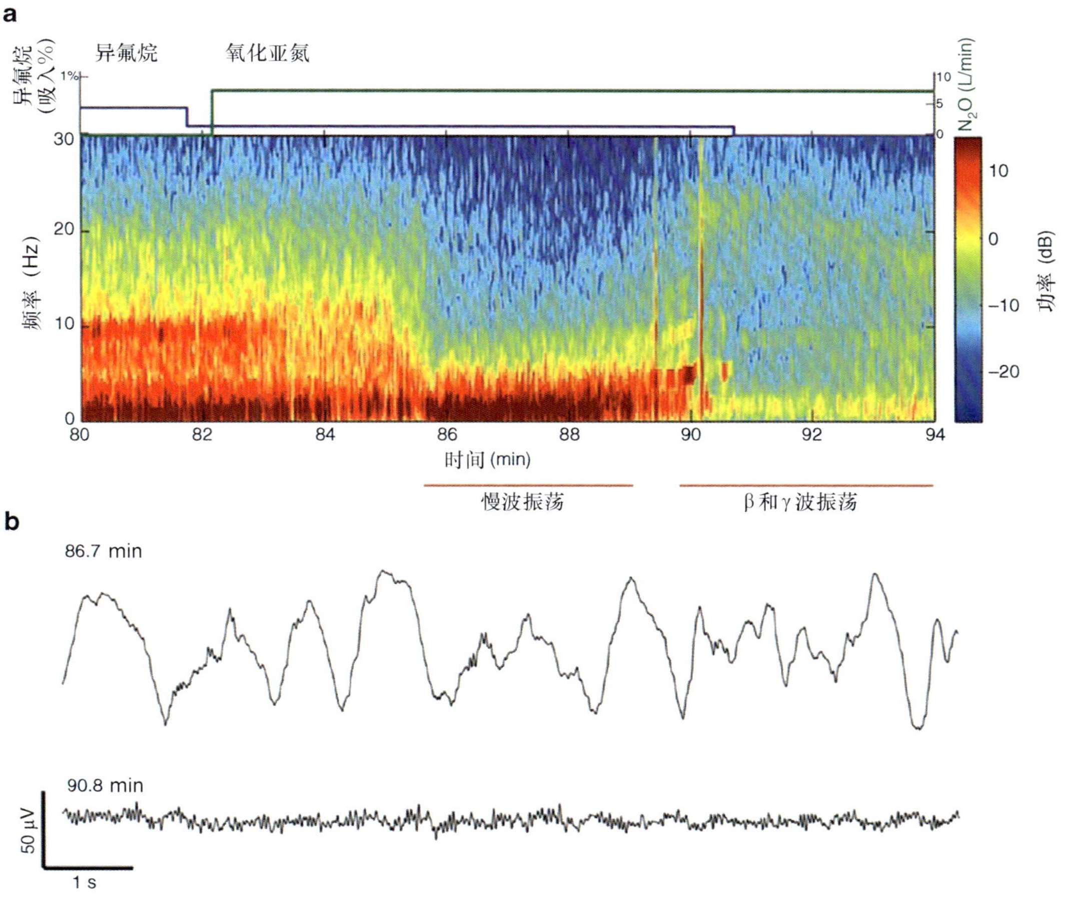

图 17.6 （a）在停用异氟烷并添加氧化亚氮（一种药代动力学更快、有助于意识恢复的药物）期间，频谱图的变化。（b）在 86.7 min 和 90.8 min 记录的代表性原始脑电图（EEG）。氧化亚氮通过产生高波幅 δ 波改变脑电图，取代了异氟烷的 α、δ 波模式。β 波和 γ 波的出现标志着意识恢复（From Purdon et al.[12]；with permission.）

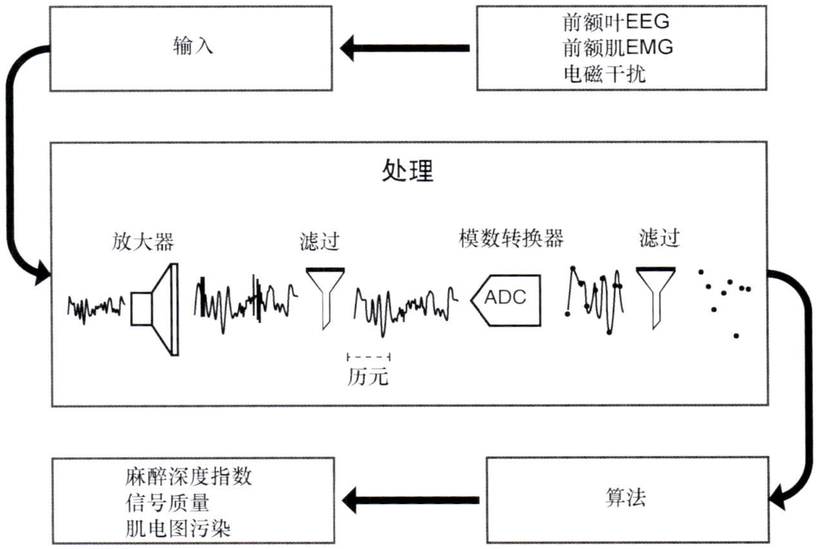

图 17.7　用于麻醉深度监测处理脑电图的采集原理。来自前额电极的信号，包括额叶的脑电图被采集、放大和过滤。模拟到数字转换器产生脑电图时间间隔或数字信号，进一步滤过。使用复杂数学处理的算法分析产生反映麻醉深度的无量纲指数。数据的过滤元素通过提供污染信号的估值来估算输入信号的脑电图内容

干的臂旁核可引起觉醒并同时降低小鼠 EEG 中的 δ 波功率[56]。电生理学研究表明，不同的大脑区域以不同的动态重新整合，这些研究显示在患者苏醒过程中皮质和皮质下结构之间存在解离[57]，而苏醒期

谵妄可能与各个大脑区域的活动短暂性失衡有关。

在实践中，从无意识状态向有意识状态的过渡可以通过苏醒期间 EEG 活动的轨迹来相关联。EEG 从低频向高频模式的转变可以提供对网络恢复力和术后谵妄的见解。在出现非慢波活动之前，若 EEG 轨迹经历了一段 α 波尖刺活动的期间，这与术后早期疼痛和谵妄的较低发生率相关联[58-59]。使用相对功率谱密度（δ 波、θ 波、α 波、β 波和 γ 波段）进行苏醒模式分类也可能在预测术后脑状态方面具有实际应用价值[60]。

麻醉选择与 EEG

麻醉药物的选择取决于 EEG 的具体应用[61]。进行脑缺血的监测时，需要保证 EEG 的活性。对于终止持续性癫痫发作或脑代谢活动抑制时，可以选用静脉麻醉药（如丙泊酚）。使用吸入麻醉药的全身麻醉方法可以治疗癫痫持续状态。在清醒开颅术中癫痫病灶定位和切除时，需要使用短效的麻醉药物（开颅和头架放置时使用局部麻醉药）。在全身麻醉下切除癫痫病灶后，ECoG 监测时应该使用抑制效果最小的药物。例如，右美托咪定已成功用于癫痫手术期间的清醒皮质电图[33]。

当 EEG 作为多模态监测装置中的一种模式时，原始 EEG 和 EEG 谱图中编码的麻醉效果信息可用于优化其他监测模式。例如，通常不需要暴发抑制作为麻醉深度水平来实现充分的麻醉。因此，暴发抑制模式的持续存在可用于减少全身麻醉药的用量，从而优化诱发电位的记录（我们将在下文讨论）以及手术结束时的镇痛和出现[62]。

麻醉药物对诱发电位的影响

由于同样经过突触介导，麻醉药物对皮质诱发电位的作用与它们对 EEG 的作用一致。与 EEG 相似，绝大多数麻醉药物会导致皮质诱发电位的进行性抑制[63]，尽管一些药物（如依托咪酯、氯胺酮）会增强诱发电位反应。有些药物（如阿片类药物）不会引起诱发电位的剧烈变化，使得这些药物可以在 IONM 中使用。由于全麻主要影响突触功能而非神经传导，所以大多数麻醉作用是波幅变化，对潜伏期的影响较小[64]。

基于突触位置的效应

在 IONM 的每种模式下，通过关注突触在神经通路中的丰富部位，可以在某种程度上预测麻醉药物的效果。例如，躯体感觉诱发电位（somatosensory-evoked potential，SSEP）通路直到颈髓交界处（近薄束核与楔束核）前没有突触。因此，在外周神经（例如，腘窝、Erb 点）、脊髓（例如，硬膜外）或者在颈脊上记录的皮质下反应显示出最小的麻醉效果。主要的麻醉效果出现在位于丘脑的第二个突触处或以上，即大脑皮质反应处，那里有大量的丘脑和皮质神经元负责信号处理，容易受到麻醉药物的抑制效果影响。这些效应在使用异氟烷的情况下显示在图 17.8 中，对于大多数具有抑制作用的麻醉药物（对 EEG 和诱发电位有抑制作用）来说是典型的。

尽管听觉通路在脑干中存在多处突触连接，但麻醉药物对听觉脑干反应（ABR）的影响相对较小。挥发性麻醉药和静脉麻醉药均会使 V 波的潜伏期略有延长，但不影响波幅[65]。麻醉下 ABR 的持续存在表明，听觉输入的初步处理并未受到麻醉药网络效应的抑制，这些效应会影响刺激的显著性或意识状态。感觉通路的皮质下部分被认为是重要的中继站，负责编码和传输快速且精确同步的信号，以供更高皮质水平处理[66]。由于皮质中潜伏期听觉诱发电位（MLAEP）高度依赖于高级网络的突触功能，因此麻醉药对其的影响更为显著，表现为潜伏期延长和波降低[65]。

运动诱发电位（MEP）在多个突触位置易受麻醉药影响。第一个易感位置是运动皮质，麻醉药对中间神经元的抑制会减少“I”波的产生。由于“D”波是直接刺激锥体细胞的结果，因此它们相对不受麻醉药的影响[66-67]。在狒狒中，随着异氟烷浓度的增加，D 波保持不变，而 I 波则消失。

第二个位置是脊髓，此处皮质脊髓束的锥体细胞与支配骨骼肌纤维的 α 运动神经元形成突触。α 运动神经元对麻醉药抑制作用极为敏感。就支配四肢远端肌肉的锥体细胞和 α 运动神经元的数量而言，四肢远端肌肉在中枢神经系统中的代表性更强。因此，在经颅 MEP 刺激期间，与四肢近端肌肉或躯干肌肉相比，手和脚中可能激活更多的神经元，并更有可能诱发复合肌肉动作电位（CMAP）。

前角细胞的麻醉作用也可能通过突触抑制影响肌肉反应的产生。由于 D 波和 I 波必须在时间上叠加才能激活前角中的 α 运动神经元，因此 I 波的缺失增加了通过单次经颅脉冲刺激获得 CMAP 的难度[68-69]。此外，其他下行束［下行超节段系统

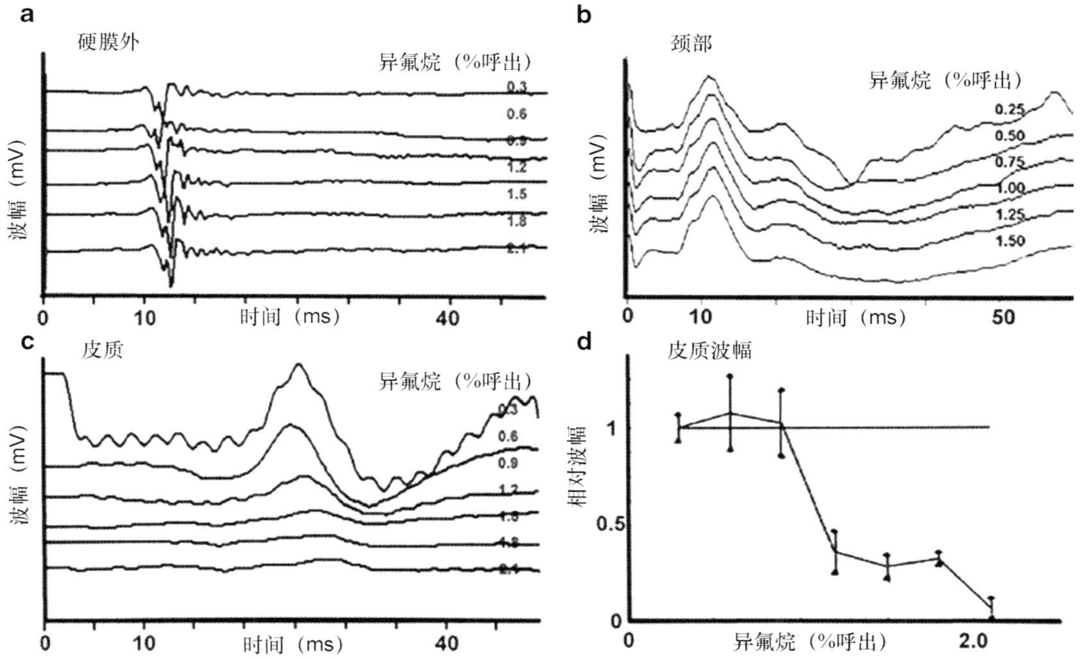

图 17.8 随着异氟烷浓度的增加，在几个部位记录了下肢体感诱发电位的变化。(**a**) 显示对硬膜外腔记录到的反应影响很小。(**b**) 对颈椎记录到的反应影响同样很小。(**c**) 显示对感觉皮质反应的影响显著。(**d**) 显示随着异氟烷浓度的增加，皮质反应波幅表现出非线性抑制

(红核脊髓束、前庭脊髓束）和网状脊髓束系统］和脊髓固有系统的脊髓中间神经元会影响前角细胞的兴奋性，因此这些途径中的麻醉作用可能会进一步降低肌源性 MEP。

这种对时间累加的需求和 I 波的丧失解释了多脉冲刺激技术部分成功的原因，这些技术产生一串 D 波[69]。在更高的麻醉药物剂量下，前角细胞可能出现更为深刻的突触阻断，无论下行脊髓活动的波动组成如何，都可能阻止突触传输。脊髓被认为是对肌源性 MEP 反应影响最显著的麻醉效应位置[70]。

另一个可能受麻醉影响的运动通路中的突触是神经肌肉接头。除了 NMBA 外，麻醉药物在神经肌肉接头几乎没有影响。

基于麻醉目标的效应

通过研究麻醉药物的神经机制可以进一步了解麻醉药物对诱发电位的作用，可以导致遗忘、意识消失、对伤害性刺激没有反应（制动）和阻断伤害性细节传入（抗伤害作用）。

遗忘

遗忘被认为是很多麻醉药物最重要的功能。可能涉及海马、杏仁核、嗅状皮质和（或）皮质内皮质的 GABA-A 受体（NMDA 和 nACh 突触也可能有作用）。在通常剂量或低于意识消失的麻醉药剂量下，就可以阻断记忆的形成[4, 71]。

意识消失

意识的形成是由包括丘脑皮质，皮质丘脑，网状丘脑神经元介导的[72]。麻醉所产生的意识消失是由 GABA-A 和中枢 α_2 受体介导的，NMDA、钾离子通道和 nACh 受体也参与其中。麻醉药物导致意识消失的机制包括：①通过脑干作用减少对大脑皮质的唤醒刺激（中脑网状结构），②干扰信息的皮质处理，③阻断感觉信息被皮质通过丘脑（“丘脑门控”）和脊髓背角传入[73]。这就表明麻醉药物导致意识消失主要是通过皮质感觉反应的抑制［SSEP、MLEAP 和视觉诱发电位（visual-evoked potential，VEP）］完成的。

参与到意识消失效应中的神经功能的变化不是线性的，而是全或无的改变，麻醉药物的少量增加就会引起意识的突然丧失[4]。这种现象被称为“清醒转换”，取决于两种核团之间的相互作用。麻醉药的非线性皮质效应表明，麻醉对皮质诱发感觉反应的影响也可能是非线性的，主要波幅变化发生在一个狭窄的麻醉剂量范围内。考虑到诱发电位在较小的皮质区域被处理，产生非线性诱发反应的

麻醉剂量范围可能高于产生无意识的麻醉剂量范围。这种转换的“阈值”具有个体化差异，与所使用的麻醉药相关，在接近意识消失的状态下，可能决定了麻醉药物的浓度。

制动

制动（对有害感觉刺激缺乏运动）是麻醉作用直接抑制脊髓反射通路和（或）促进反射通路下行抑制的结果。该反射途径的部分包括传入感觉刺激，其可以在脊髓的外周和背角中实现。第二部分是脊髓内的神经反射通路，包括反射的中间神经元和前角细胞。最后一个部分是从前角到肌肉的传出通路，包括通过神经肌肉接头的传导。因此，制动是麻醉药阻断感觉传入、脊髓反射通路和运动传出的结果。通过麻醉药物对脊髓反射的影响来表示吸入麻醉药物“MAC”的效价，吸入麻醉药在 MAC 浓度下可以有效阻断体动反应[3]。大多数吸入麻醉药是通过甘氨酸通道及 GABA-A[74]（依托咪酯和丙泊酚的作用机制）介导而发挥这一效能的[71，75]。

这个途径的效应是麻醉药物对不同部位的作用导致了其制动效果。因此，可以通过减少传入感觉刺激的药物，干扰脊髓反射的药物和降低传出活性的药物达到平衡。这可以允许在使用这些药物的同时不干扰 IONM 记录，即使使用较高剂量的药物也可以进行记录。

抗伤害作用

麻醉药物除了阻断感觉传递到大脑（如上文中提到的丘脑），也干扰大脑和脊髓的感觉传导通路（抗伤害作用）。传入脊髓的感觉刺激在脊髓后角经过调整后才会上传至丘脑，NMDA 和阿片类突触在伤害性感觉刺激的最初传导过程中至关重要。除了对中脑和脑干下行通路的影响，还会对脊髓背角的传导产生抑制或兴奋性作用。α_2 受体激动剂直接作用于疼痛的下行传导通路或增强阿片类效应介导镇痛作用[76]。阿片类药物、去甲肾上腺素和 5- 羟色胺在这些下行抑制通路中具有重要作用[77]。

特定麻醉药物

不同的受体类型（如 GABA、NMDA 等）特性，不同的作用位点（如突触前或突触后），受体亚型的不同效应谱以及受体的不同解剖分布或许可以解释药物之间的区别。因此，麻醉方法的选择需要在所需的药物浓度和为神经监测提供支持之间寻找平衡。部分药物可能更有利于神经监测，因此更受欢迎。

卤族类吸入麻醉药

临床麻醉中对诱发电位影响最大的是卤族类吸入麻醉药（如异氟烷、七氟烷和地氟烷）。这些药物广泛影响神经结构，它们作用于 GABA-A 受体产生意识消失和遗忘作用，它们作用于甘氨酸受体产生制动作用，作用于 NMDA 受体、nACh 受体和钾通道产生抗伤害刺激作用。

对于 SSEP 监测，卤族类吸入麻醉药主要影响丘脑以上神经系统的电位反应[78-79]（图 17.8）。在 0.3 ～ 0.5 MAC 下开始减少丘脑中继核的自发和诱发输出，产生丘脑感觉阻断[73，78-79]。这就解释了为什么当浓度高于 0.5 ～ 1 MAC 时，就无法记录皮质感觉诱发反应。因此，在监测皮质 SSEP 时，大多数患者必须限制吸入性药物的用量。不同患者的记录阈值基于神经病理的存在（图 17.2）。在一些患者中，如反应非常差的患者（如神经退行性变），如果想要获得反应就必须严格限制吸入麻醉药的使用（如小于 0.5 MAC）或根本不使用。

通过周围神经、颈脊髓、硬膜外间隙或椎管电极记录的反应通常只受到最小的麻醉抑制[80]。同样，在没有明显麻醉的情况下也可以记录 ABR。然而，皮质听觉反应［中潜伏期听觉诱发电位（MLAEP）］与皮质 SSEP 相似，具有明显的麻醉抑制作用。例如，七氟烷诱导的镇静状态已被证明可以降低听觉刺激的 300 ms 潜伏期事件相关电位的波幅，表明负责听觉处理的网络活动减少[25，81]。

吸入麻醉药可以降低 VEP 的波幅并延长潜伏期[82-84]。对视网膜电图的 a 波和 b 波研究表明，吸入麻醉药（和镇静药）可以降低波幅，有些药物还可以延长潜伏期[85-86]。一项研究表明在使用七氟烷诱导时反应消失[87]。

吸入麻醉药对脊髓反射可以引起制动效应，它的制动效果可以用于定义 MAC。值得注意的是，其浓度-效应曲线相当陡峭，脊髓反射通路在相对较窄的浓度范围内发生变化[88]。这似乎可以解释很难寻找到合适的进行 MEP 记录的吸入麻醉药浓度。

由于麻醉药对脊髓反射的影响，卤族类吸入麻醉药全麻期间 MEP 的记录受到了巨大挑战，可能需要在 MEP 监测期间不使用吸入麻醉药（图 17.9）。在可以进行记录时，麻醉药在浓度很低时就可能发挥效应（＜ 0.2% ～ 0.5% 异氟烷），在

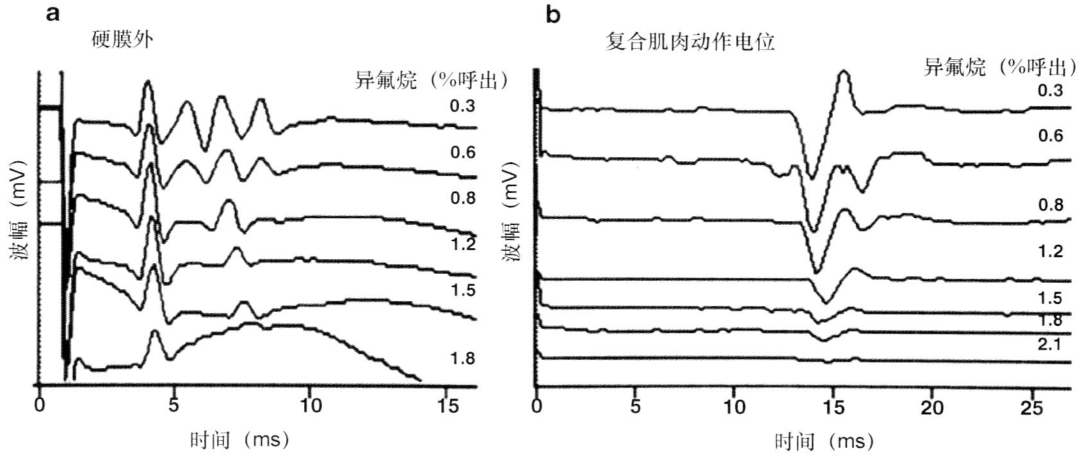

图 17.9 硬膜外记录到的经颅运动诱发电位变化（a）以及在狒狒手部记录到的复合肌肉动作电位（b）。显示，硬膜外记录点单个 D 波的维持和多重 I 波的消失以及随着异氟烷浓度升高，复合肌肉动作电位的消失

0.3 ～ 0.5 MAC 时可能所有的反应消失[89]。与吸入麻醉药对脊髓反射的抑制一致，吸入麻醉药也可以抑制 Hoffmann 反射（H 反射）[90-91]。研究显示吸入麻醉药对肌源性 MEP 的抑制超过其对 H 反射的抑制（使用七氟烷抑制 50% vs. 22%）[92-93]。

很多近期的研究显示在某些患者中，0.5 MAC 的地氟烷或七氟烷麻醉可以记录到肌源性反应[89, 94-97]。对于这些患者，与使用 TIVA 相比，MEP 波幅降低，但是监测记录仍然可以进行。少数患者使用吸入麻醉无法进行 MEP 记录，必须改用 TIVA；1 例患者无论使用何种麻醉方法都无法记录 MEP。这表明对于反应强烈（即神经病变小）的患者，可以使用 0.5 MAC 的吸入麻醉；对于无法获得基线数值的患者，应该做好转为 TIVA 的准备。目前，在同等剂量下，新型地氟烷似乎比七氟烷更有抑制作用[98-99]。

由于通常情况下麻醉不影响 D 波，吸入全麻时通常监测硬膜外和椎管内记录。

氧化亚氮

作为一种非卤族吸入麻醉药，氧化亚氮（nitrous oxide，N_2O）具有不同的作用机制，其镇痛作用主要依赖于 NMDA 受体以及 μ 阿片类受体，nACh 受体和钾通道。另外，N_2O 作用于 GABA-A 和中枢 α_2 受体发挥轻微的镇静遗忘作用，通过甘氨酸受体产生微弱的制动作用[100]。

N_2O 对 SSEP 的影响与其他吸入麻醉药类似，尽管其影响因使用的其他麻醉药而异。N_2O 单独使用时，可以剂量依赖性地影响波幅和潜伏期[101-102]，而对皮质下反应的影响很小或没有。与异氟烷相比，在同样的 MAC 浓度下，N_2O 对 SSEP 的 P15-N20 抑制更明显[103]。由于 N_2O 不溶于血液，CNS 的变化会迅速发生。N_2O 在较高的浓度下可以降低 VEP 的波幅，延长潜伏期。当 N_2O 与其他吸入麻醉药一起使用时，VEP 消失。

当 N_2O 与其他吸入麻醉药一起使用时，N_2O 对潜伏期和波幅可能产生额外的影响，或者没有明显的叠加效应[104]。研究显示，相同 MAC 的异氟烷和 N_2O 混合，与单独使用两种药物的叠加效应相比，对皮质 SSEP 的影响更明显，表明不同作用机制的药物有相互协同的作用[105]。

对 MEP 的研究显示，N_2O 与吸入麻醉药相比对肌源性 MEP 的抑制效应相类似[106]。在相当的 MAC 麻醉药物浓度下，与卤族类吸入麻醉药相比，N_2O 对 MEP 的影响更大[103]。与低剂量的吸入麻醉药麻醉类似，当使用低于 50% ～ 60% 的 N_2O 麻醉时，部分患者仍可记录到 MEP[106]。而与其他吸入麻醉药合用时，N_2O 的效果主要取决于有明显抑制效果的药物[77, 107]。N_2O 与卤族类药物相似，对硬膜外记录到的 MEP 的影响轻微。

丙泊酚

丙泊酚是目前应用最为广泛的药物。丙泊酚通过 GABA-A 受体的作用产生意识消失和遗忘作用。这一作用和其作用于甘氨酸受体的次要作用共同引起了麻醉过程中的制动效应。最后，丙泊酚的微弱镇痛作用主要是通过甘氨酸和 nACh 受体产生的。

丙泊酚诱导会导致皮质 SSEP、VEP 和 MLAEP 的波幅抑制，停止输注后会迅速恢复，（长时间输注的效果取决于输注时间、时量相关半衰期的效果）[108-109]。丙泊酚不增强皮质电位，在硬膜外进行记录时，丙泊酚对其也没有影响。在镇静剂量下，SSEP只在皮质受影响。在更高的剂量下（催眠），会影响丘脑的反应[110]。在麻醉剂量下，皮质SSEP的波幅减小，更高剂量会消失[91，111-113]。

丙泊酚诱导会导致皮质反应的波幅降低，而在硬膜外记录的肌源性MEP的D波则受到的影响很小，停止输注后很快可以恢复[70，111-113]。与吸入麻醉药类似，丙泊酚麻醉期间I波消失，这与EEG抑制和突触效应相一致。当丙泊酚与其他药物一起使用时（没有手术刺激），暴发抑制时可以记录到MEP，剂量较小时波幅较低[114]。

与吸入麻醉药很陡峭的浓度-制动效应曲线不同，丙泊酚的制动剂量-效应曲线比较平坦，浓度变化范围比较宽泛[88]。因此，与吸入麻醉药相比，更有可能确定丙泊酚提供足够的麻醉作用和可接受的H-反射和肌源性MEP抑制的浓度[91，111-113，115]。

在维持适当的麻醉深度的药物浓度下，神经系统病变患者和反应不佳的患者或年龄极小的患者，使用丙泊酚麻醉可能也无法记录到MEP[88]。如果需要更高剂量的丙泊酚，例如患者长期使用慢性GABA-A药物（如乙醇和苯二氮䓬），或者阿片类药物耐受需要增加丙泊酚的剂量，也会出现类似的情况[88]。当需要更高剂量的丙泊酚时，部分TIVA方案可以加入氯胺酮或利多卡因，使丙泊酚的浓度降低到可以接受的范围内[116]。

尽管上述存在局限性，丙泊酚仍然比吸入性药物更受青睐，并被国际神经生理监测学会推荐为SSEP监测的首选麻醉药物[117]。以丙泊酚为基础的TIVA也被国际专家神经监测团队认可为MEP监测的首选，必要时可配合氯胺酮、利多卡因、右美托咪定等辅助药物减少丙泊酚剂量[118]。

依托咪酯

作为丙泊酚的替代药物，依托咪酯作用于GABA-A受体，也具有很强的意识消失和遗忘作用。依托咪酯通过GABA-A受体和甘氨酸受体而发挥抑制体动的作用，与钾通道的作用也是其产生意识消失作用的一个机制。值得注意的是，很多医院在TIVA中对依托咪酯的使用在减少，因为依托咪酯会抑制皮质醇的产生，尤其是在败血症的患者中[119-120]。

较低剂量时，依托咪酯可以增强皮质SSEP的波幅[121-123]。此时的剂量刚好是TIVA中产生意识消失和遗忘作用的剂量。这种幅度增加似乎与药物所见的肌阵挛一致，表明皮质兴奋性增加（然而没有发现癫痫发作的证据）[124]。药物输注持续增加已被用于增强皮质SSEP监测，否则无法记录[121-123]。一项针对猫的研究显示，增加的部位是皮质[124]，这与临床所观察到的皮质反应增加而皮质下反应不增加相一致[121]。更高剂量的依托咪酯可以引起诱发电位的抑制（与EEG类似），表明其有双相作用（先增加后抑制）。

针对肌源性MEP的研究显示，依托咪酯用于诱导和监测是一种非常好的药物。在众多进行研究的静脉麻醉药中，依托咪酯在诱导和持续输注期间对波幅抑制的影响最小[111-112，125-128]。在低剂量时，依托咪酯可以增加MEP的波幅[121-123，128]。这与药物所见的肌阵挛一致，提示皮质兴奋性增加[124]。依托咪酯同时也增加H反射，表明脊髓α运动神经元的兴奋性改变[129]。这一改变可能参与了MEP波幅的增加[111-112，125-128]。

苯二氮䓬类

苯二氮䓬类的经典药物是咪达唑仑，也作用于GABA-A受体，由于其完美的镇静（尤其可以减少氯胺酮致幻作用的发生）和遗忘作用，已被推荐为TIVA补充用药。咪达唑仑用于麻醉诱导时有剂量依赖性，单独使用时轻度抑制皮质SSEP[113，122，130-131]。可以用于TIVA，在丙泊酚诱导前使用，可以达到合适的麻醉深度，实施皮质SSEP监测[121]。作为术前用药或麻醉中临时用药时可以进行有效的MEP监测。但是在较大剂量时，苯二氮䓬（尤其是咪达唑仑）对MEP会产生快速和持久的抑制效应[111-112，123，130-131]。

苯二氮䓬类除了作用于皮质，还作用于脊髓背侧角Ⅰ和Ⅱ层中的GABA受体而产生镇痛作用[132]。这可能与地西泮对H反射的抑制作用有关[132]。瑞马唑仑是一种超短效苯二氮䓬类药物，可通过血浆酯酶代谢。瑞马唑仑已被成功地用作脊柱手术中伴有MEP监测的全身麻醉药物[133]。鉴于其良好的药代动力学特征，它有望成为IONM优化和癫痫手术的辅助药物。

右美托咪定

另一种镇静药物是作用于中枢的右美托咪定，是一种选择性α_2肾上腺素受体抑制剂。右美托咪定可以减少麻醉过程中丙泊酚、阿片类药物和卤族类吸入麻醉药的用量[134]。但是它不产生遗忘作用。其副作用是与交感特性相关的低血压和心动过缓，这也限制了右美托咪定作为其他麻醉药物补充用药的应用。右美托咪定对SSEP的影响很小，可能是由于在蓝斑的选择性脑干作用，对丘脑阻断作用最小。但是与丙泊酚一样，较高血药浓度的右美托咪定会抑制MEP监测。当作为异氟烷或丙泊酚-芬太尼-N_2O麻醉的辅助用药时，没有观察到对皮质SSEP有额外的抑制作用[135]。

当使用低剂量右美托咪定时并且不存在其他药物的情况下，与肌源性MEP相容[136]。然而，右美托咪定血药浓度较高（或与右美托咪定同时使用中等剂量的丙泊酚等其他药物）会抑制肌源性MEP监测[137-140]。

巴比妥类

一般来说，巴比妥类对皮质SSEP的影响很小[141]，但是硫喷妥钠的影响较大，较大剂量时对MEP的影响持续时间长[107, 112, 125]。美索巴比妥已被用作替代丙泊酚的TIVA，可进行皮质SSEP和肌源性MEP监测[141-142]。美索巴比妥的超短药代动力学特性，为其在利用IONM进行CNS血管畸形的药理激发测试中的应用提供了机会[143-144]。

阿片类药物

静脉麻醉为了达到麻醉的4个目标，阿片类药物或氯胺酮通常用于镇痛。值得注意的是，这类药物可以终止部分反射传入，同时也可以起到制动的作用。阿片类药物对SSEP和MEP影响轻微，这与其对EEG的影响相似，尤其是在脊髓和皮质下记录时[66-67, 111-112, 126, 145-153]。纳洛酮可以逆转其对SSEP的作用，表明这些作用是由μ受体介导的[154]。在冲击剂量下可观察到一些暂时的波幅抑制和皮质反应潜伏期增加，并且在较高剂量下皮质峰（超过100 ms）偶然消失[111, 125, 155]。在脊髓应用吗啡或芬太尼对皮质SSEP产生很小的变化。部分研究显示，临床剂量的阿片类药物对MEP影响很小[66-67, 111-112, 126, 146-153]。

阿片类药物增强丙泊酚的作用。此外，大剂量的阿片类药物会暂时性抑制诱发电位，较高浓度时则会产生显著的持续抑制作用。因此，麻醉维持阶段，阿片类药物的持续输注很重要[155]。阿片类药物对VEP的影响很小，除非其缩瞳作用可以减少刺激的效果，波幅降低，而且冲击剂量也可以暂时性使波幅降低[156]。

阿片类药物纳入IONM的麻醉管理优化是有利的，因为阿片类药物具有抗痛觉、制动和减少其他麻醉药物剂量的作用。此外，如果需要术中唤醒试验，它们可以轻易地被高度特异性的逆转剂（如纳洛酮）逆转。

氯胺酮

氯胺酮是一种可供选择的药物或阿片类药物的补充（尤其是对于阿片类药物耐受的患者），作用于NMDA受体发挥很强的镇痛作用，另外还通过GABA-A受体的作用产生意识消失和遗忘的次要作用。正如在EEG中所见，氯胺酮是一种兴奋性药物，增加SSEP的波幅[157]，增强肌肉和脊柱记录到的MEP反应。氯胺酮还可增强H反射，表明α运动神经元兴奋性的改变可能参与了MEP的增强[112, 125, 129, 158-160]。

在高剂量时，对肌源性反应呈抑制作用，这与其脊髓轴索传导阻滞的特性相一致[161-162]。因此，氯胺酮可用于TIVA，既可增强镇痛效应减少其他药物的用量，又可纠正一些药物对诱发电位的抑制作用（如丙泊酚）[163]。已经证实改善诱发电位的反应更利于术中血流动力学。然而，氯胺酮可以增加皮质异常患者的颅内压。使用咪达唑仑和避免在清醒前使用可以减少其致幻作用。值得注意的是，氯胺酮可以通过其对NMDA受体的作用减少阿片类药物的耐受[164]。

利多卡因、镁剂和局部麻醉

利多卡因低剂量下静脉输注时，可以在TIVA中减少丙泊酚和阿片类药物的用量，维持皮质SSEP和肌源性MEP[165]。利多卡因对GABA、NMDA和钠离子通道的作用引起了意识消失、制动和抗伤害刺激的作用。可以用于阿片类耐受的患者，减轻术后疼痛。与此类似，镁剂的输注也可以有类似的效果，但是在IONM中尚未大规模应用[166]。它的作用机制与氯胺酮对NMDA受体的作用机制类似。

当使用局部麻醉时，局部麻醉药阻断神经通路的传导，导致感觉和运动反应的缺失。这在椎管内麻醉[167-169]、静脉局部麻醉[170]、神经阻滞[171]、胸椎椎旁阻滞[172]和局部麻醉[173]中有报道。

神经肌肉阻滞剂

尽管使用神经肌肉阻断剂（NMBA）进行IONM

存在争议，但已有大量关于这一主题的文献发表。在手术过程中的特定阶段，经常需要应用神经肌肉阻滞（neuromuscular blockade，NMB），除了插管外，腹腔前路进入前腰椎时，早期胸椎后部手术减少旁椎肌肉活动时，以及介入手术室中减去放射背景“掩蔽”时，通常会使用 NMB。此外，有时也会要求使用 NMB 来防止在显微手术期间患者的移动[174]。同样，调节 TOF 比值在 26% ～ 50% 的部分 NMB 似乎在维持 MEP 波幅的同时减少了在特发性脊柱侧弯手术中不必要的患者移动[175]。应该注意的是，一个精心平衡的麻醉方案可能在减少或防止移动方面比 NMB 更有效。

一些 IONM 技术不依赖于肌肉反应，因此如果只测量这些反应，可以使用 NMB。这些包括脊髓 SSEP、VEP 或 ABR[176]。在减少记录中的肌电图噪声方面，它们可能会提高信噪比，并加快信号平均和记录的速度[176]。

使用 NMBA 时，协调其与 IONM 的使用非常重要。如果用于诱导，关键是让其效果减弱（或被逆转），以获得基线记录（特别是如果需要预置位值时）。同样地，如果手术过程中 IONM 至关重要，NMBA 需要通过精心调整的输注给药，TOF 需要被监测，以防止反应的意外丧失引起假警报，或更糟糕的是，使手术中的重要部分未受监测[177-178]。

因为部分（partial，p）NMB 会减少反应波幅，所以能否在 pNMB 下记录，取决于初始波幅、麻醉管理（特别是含氟吸入麻醉药）的影响以及被监测路径中的神经病理。此外，由于肌肉和神经对刺激和 NMBA 的反应可能不同，pNMB 的影响也可能随着被监测的特定神经和肌肉而变化[178]。因此，IONM 监测肌肉中的 TOF 非常重要[179]。还应注意的是，含氟吸入药在神经肌肉接头乙酰胆碱受体上的效应将增强 NMBA 的效果，因此含氟药的变化可能会改变 pNMB 的程度[178]。总的来说，鉴于 IONM 的复杂性和重要性，建议在可能的情况下避免使用 NMBA。在考虑特定监测方式使用 pNMB 时，一些数据和考虑因素如下所述。

NMB 与 MEP

因为肌源性 MEP 反应和 H 反射依赖于通过神经肌肉接头的神经传导，NMB 将会减少反应的波幅，完全的 NMB 将阻止对肌源性 MEP 的监测[176-177]。然而，在脊柱管内（D 波）监测 MEP 是可能的，且由于减少了刺激来源的旁椎肌肉伪迹，松弛可能会改善记录[67，180]。

人体和动物研究表明，外周神经刺激引起的肌肉（muscle，M）反应比经颅 MEP 刺激引起的肌源性反应减少得更多（例如，在这些研究中，当 M 反应减少到 20% 时，肌源性 MEP 波幅为未阻断值的 50% ～ 60%[176-177，181]）。这可能是由于脊髓运动神经元的重复激活引起的肌肉激活的差异所导致的非线性反应，其由于空间和时间的总和效益而引起中心刺激的发生[182]。有意思的是，很多研究都表明在缺乏机械系反应时仍可以记录到肌源性 MEP[176-177]。由于 M 波和肌源性 MEP 在使用 NMB 后呈平行式减少，有人提出，如果关注来自 NMBA 的波幅波动，那么可以使用单个抽搐反应来“校准”MEP 反应[177]。

很多临床研究都发表，部分 NMB（pNMB）仍然可以记录到 MEP 的肌肉反应。成功监测的 5% ～ 15%[130，152，183]、10% ～ 25%[151，184-185]、30% ～ 50%[66，126，183]、80% ～ 90%[151，181]的非阻滞基线时可以成功地监测到一个单一的抽搐反应。当使用 TOF 进行 NMB 程度监测时，四个刺激中仅能监测到 1 个[181，186]或 2 个[90，150]刺激即可进行 MEP 监测。

由于波幅降低，进行 pNMB 监测的可行性取决于其他因素，如麻醉和神经系统疾病。一项临床研究表明，如果肌源性 MEP 的波幅超过 150 μV，则可以进行 MEP 监测，表明 pNMB 可能被滴定到 MEP 幅度以便于监测[181]。因此，如果存在神经系统疾病导致起始的 MEP 反应很低，pNMB 的波幅降低可能使其难以与背景波形区别开来。与此类似，可以降低波幅或增加刺激阈值的麻醉药也可能会出现这一问题，尤其是神经系统疾病导致麻醉药敏感性或 NMBA 效应增加时。这种麻醉药的效应对神经系统发育不完全年轻的儿童和神经系统退化的老年人可能更明显。

应该注意的是，pNMB 与皮质刺激阈值增高相关[187]。因此，在脑皮质手术（如颅内动脉瘤夹闭术）中进行 pNMB 也可能存在困难，这类手术中 MEP 用于监测皮质运动区的功能，如果刺激电压过高可能造成刺激发生在内囊或脑干深处，并且使得监测皮质病理学效果变差（如临时阻断夹和永久阻断夹放置所导致的缺血）[188]。

由于 NMB 可以降低肌源性 MEP 反应，进行 pNMB 监测时可能需要一些增加波幅的方法。由于已知事先的破伤风刺激会增强神经肌肉连接处的传递，因此已经对这种效应进行了探讨[172，174，189]。MEP 肌源性波幅增强可见于受刺激的周围神经肌肉以及其他肌肉，提示中枢增强以及神经肌肉连接处的调节[190]。通过给予外周感觉刺激也可以增强肌源性 MEP（在胫前肌的撤回反射的感受野给予一系列刺激）[191-192]。

NMB 和面神经监测

关于面神经 pNMB 监测的研究可以使用刺激识别手术区域中神经的位置并监测其完整性[193]。在肿瘤床的近端和远端进行刺激时，都可以成功地记录到。持续的面神经刺激对面部肌肉（眼轮匝肌、口轮匝肌）的影响要小于尺神经刺激对小鱼际肌的影响（如当小鱼际肌为基线的 25% 时，面肌反应为 50% ～ 53%）[194-195]。当尺神经的反应下降至基线的 50% 时，94% 的患者仍存在面部肌肉的反应。尺神经的反应下降至 25% 时，面部肌肉的反应下降至 90%[194]。目前还没有研究发现 pNMB 对非电刺激引起反应的作用，或者与经颅刺激 MEP(即皮质延髓反应）激活的脑神经有关。然而，应该可以预测到经颅刺激的波幅会下降或刺激阈值增高。

NMB 与喉返神经监测

甲状腺手术中可以通过 pNMB 监测喉返神经的功能，当加速度测量计反应在 10% 或比尺神经刺激的基线值要好时，记录的数据是可靠的。在 pNMB 的这个水平下，不适用肌松药时声带的平均 EMG 反应大约是 32%[196]。这与另一项研究认为 NMBA 对鱼际肌肉的影响大于声带的结论是一致的[197]。

周围神经监测和椎弓根螺钉测试

对 pNMB 对周围神经监测影响的研究已经评估了它对植入脊柱的椎弓根螺钉刺激的影响。一项研究指出，pNMB 与更高的刺激阈值有关[198]。当尺神经刺激导致的小鱼际反应降至未阻断反应的 20% ～ 25% 以下时，周围神经的刺激阈值的增加可能导致在 L4-S1 神经根部位的椎弓根螺钉阈值虚高[199]。作者指出，这一效果在慢性压迫神经上可能更加明显，这些神经已知对 NMBA 更为敏感。

麻醉方法的优化

选择合适的麻醉方法用于涉及 IONM 的病例，关键取决于两个考虑因素：①在任务关键的 IONM 模式中获得和维持响应的预期难度（图 17.2）；②通过 IONM 获得的信息将如何被使用。如果预期 IONM 数据的主要用途是为了预测损伤并允许早期预后，所需的 IONM 信息的细节程度远远少于如果 IONM 的目的是为了通知术中决策。因此，使用经颅（transcranial，tc）MEP 指导脊髓肿瘤切除将需要对麻醉技术进行相当的优化，不仅是因为高可能性的预存在神经缺陷，也因为质量较差的 IONM 数据很可能促成切除不完全。从一开始就规划合适的方法比在手术过程中改变麻醉计划更可取，因为药物动力学在患者之间差异很大，药理动力学遵循非线性剂量-反应关系，尤其是在面对神经系统疾病或损伤时。

鉴于麻醉药物的影响，当监测肌源性 MEP 反应时，通常选择不使用 NMBA 的 TIVA。目前最常见的静脉麻醉通常包括使用阿片类药物和镇静剂（如丙泊酚）通过输液给药。这样可以保持稳定状态的麻醉效果，最小化可能与迫在眉睫的神经损害相混淆的麻醉相关变化。如果静脉用药的效果过强或在对阿片类药物耐受性的患者中效果减弱，补充麻醉药物也可能有所帮助。在这方面，常用的药物包括氯胺酮和利多卡因[200]。维持一个尽可能恒定的麻醉效果很重要，以便信号的逐渐漂移不会降低或增加对神经损害的敏感性。基线值的下降和上升都有观察到，并归因于麻醉，尽管许多其他变量（包括生理条件如体温）也可以导致这样的变化[201-202]。长时间输注丙泊酚可能导致药物在富含脂肪的组织中积聚，包括中枢神经系统，这可能导致诱发电位，特别是 MEP 的逐渐减少。这种“麻醉衰减”可能导致误报警[203]。输注速率的逐渐减少或针对长时间手术设计的目标控制输注协议和图表可能有助于减轻这种现象。

通过强调阿片类药物成分而不是麻醉药物成分或利用具有不同作用机制的药物之间的协同作用，可以进一步优化 TIVA 方案。目的是达到足够的麻醉深度和镇痛，以尽量减少术中知晓的风险和手术刺激引起的不良反应［如心动过速和（或）高血压和呛咳］。同时，避免不必要的深度麻醉有助于减少其对 IONM 模式的影响。实现这些目标需要麻醉团队的周密计划、警觉性和经验。如前所述，阿片类药物耐受患者可能受益于氯胺酮或利多卡因，以减少丙泊酚的剂量。同样，婴儿可能需要丙泊酚 / 氯胺酮组合来获得稳定的 tcMEP 记录。这种优化策略成功的关键是减少每一种药物的剂量。例如，在不减少丙泊酚剂量的情况下，在丙泊酚 / 阿片类药物的 TIVA 中简单地添加氯胺酮“因为它能促进 tcMEP”，可能会使监测 IONM 困难。

最后，应精心设计麻醉方案，以便在手术结束或术中唤醒试验和神经学检查时，术中 IONM 警报时及时进行神经学检查。这应该通过麻醉深度监测的指导下持续药物滴定来实现。通过利用不同类别药物之间的协同作用来平衡麻醉技术，同时使用较小的剂量，并尽量减少对药代动力学特性缓慢药物（例如，高剂量氯胺酮或右美托咪定）的使用。

麻醉管理中的生理学因素

麻醉医生除了实施麻醉外，还需要管理术中由麻醉药物和外科手术引起的生理学改变。有些生理学改变会引起诱发反应的变化，有些则有助于减轻导致神经损伤的不利事件。例如，在某些情况下，控制性降压以减少手术出血，但过度的低血压可能会导致缺血。在手术过程中，甚至在正常情况下与神经缺血无关的血压水平（例如，收缩压＞90 mmHg）也观察到了 SSEP 的变化，这表明在某些患者中自动调节的下限和可接受的血压可能比预期的要高[204]。这被认为是由于个体差异[205]，或者是由于手术操作的机械压力与降低血压相结合，导致比单独血压预测的影响更为显著[206]。在几名这样的患者中，血压的提高恢复了反应[207-208]。

因此，在很多情况下，当诱发电位变化发出可能存在神经损伤信号时，经常升高血压以治疗可能存在的缺血。除了全身性低血压，局部低灌注、缺氧、严重贫血、严重的过度通气和神经系统灌注压降低（例如，颅内压或脑脊液压力升高）均会导致缺血。在这些情况下，除了升高血压外，有必要采取其他对应措施。

低温通过改变神经去极化（延长动作电位持续时间[209]，降低传导速度[210]，降低突触功能[211]）会引起诱发反应的改变，导致潜伏期延长和波幅降低[212]。低温还可能是局部性的（例如四肢冰冷或输注较冷的液体）。由于低温还有其他一些不良后果（例如，增加术中出血、术后感染和心血管并发症），因此维持正常体温是术中麻醉管理的目标之一，除非以神经系统保护为目的的适当低温。

其他一些生理学变量的变化也会引起外科手术中诱发电位监测的变化。例如，显著的血容量减少，除了出现血压显著变化外，还会引起血流分布的改变，从而引起诱发电位的改变（例如，中枢器官血流不足时，极度的缺血会改变 SSEP）。急性失血不仅会引起预负荷下降，还会引起药代动力学的改变，从而引起诱发电位的降低。出血时，血浆丙泊酚浓度因分布容积改变和肝代谢降低而显著升高[213]。其他一些生理学事件发生缓慢，与诱发电位的改变不一定相关。例如，血糖、钠、钾和其他一些神经化学环境中的重要电解质会影响神经去极化和传导，可能也会导致诱发反应的变化[214]。

总结

常用麻醉药物对诱发电位、EMG 和 EEG 的重要影响，以及麻醉和生理变化在手术过程中可能对 IONM 的潜在影响，使得麻醉医生成为神经生理监测团队的关键成员。为了提供最佳监测，麻醉医生应选择一种麻醉技术，既要满足患者的需求，又要促进手术的成功实施，并且最大限度地支持正在监测的电生理信号。此外，由于所有麻醉药物都有一定的影响，手术过程中保持麻醉水平恒定将减少麻醉变化与潜在的神经损害混淆的机会。同样，通过精心管理，确保一个稳定的生理和内环境状态是 IONM 成功进行的另一个重要的先决条件。此外，在监测提示神经损害时调整生理状态（例如，提高血压、液体复苏或输血）可能有助于手术决策，并可能对神经结局产生有利影响。

参考文献

请扫描目录后二维码，获取参考文献资源。

术中监测信号变化的基本评估与有效沟通

18

Christoph N. Seubert，Antoun Koht，Tod B. Sloan，
J. Richard Toleikis 和 Robert N. Holdefer 著
李桂宇 译 刘海洋 校

排除术中监测的改变

术中监测（intraoperative monitoring，IOM）电生理信号发生变化时可能提示存在神经损伤，要提醒术者或进行手术的专业人员（如介入放射学医生），但不能只归咎于手术操作，因为有时术者确实没有特殊操作，电信号变化也不是手术引起的。如果怀疑某个因素可能影响监测结果，所有小组成员都应检查各自负责范围，查找可能的原因。以下5个方面中的一种或几种发生变化，均有可能引起监测信号异常，包括手术、麻醉、生理、体位及监测技术相关的操作。

为了协助更好地评估，图18.1列出了一些可以帮助麻醉医生及其他成员查找电生理信号异常变化原因的基本步骤。但这些尚不够清晰详尽，还需要整个手术团队通力合作，认真排查，找出可能出现问题的环节，并做出相应的改进。

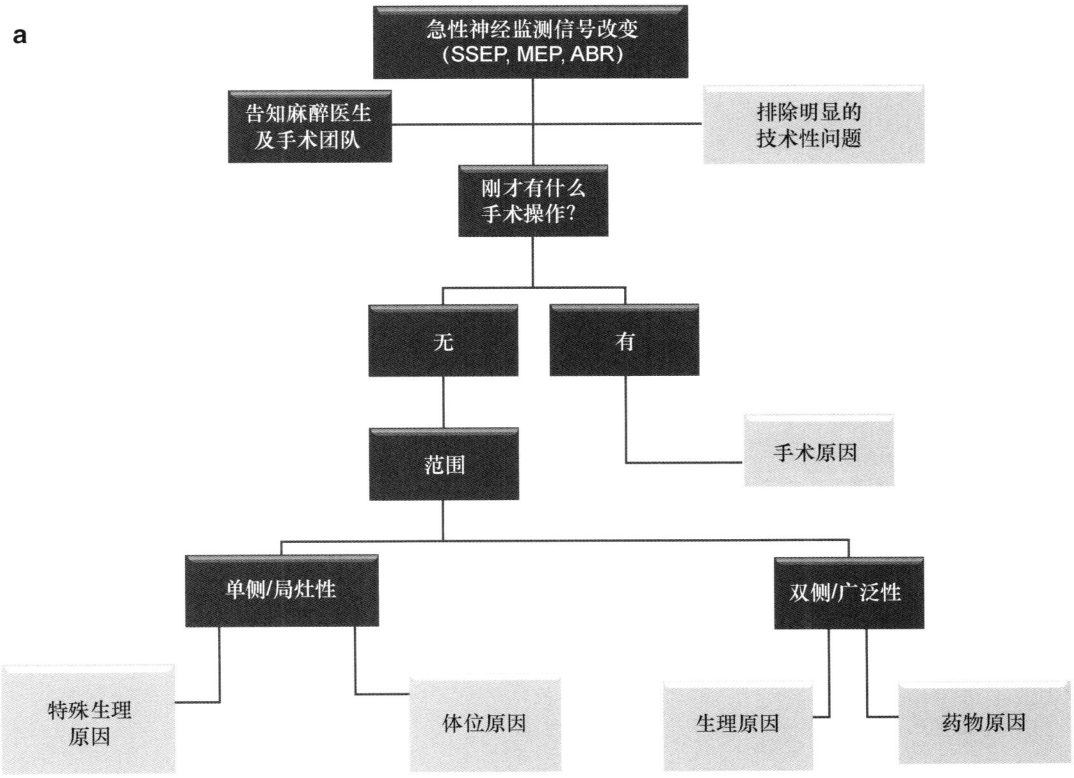

图 18.1 （a ~ g）麻醉医生及监测团队其他成员查找术中信号变化原因的基本步骤

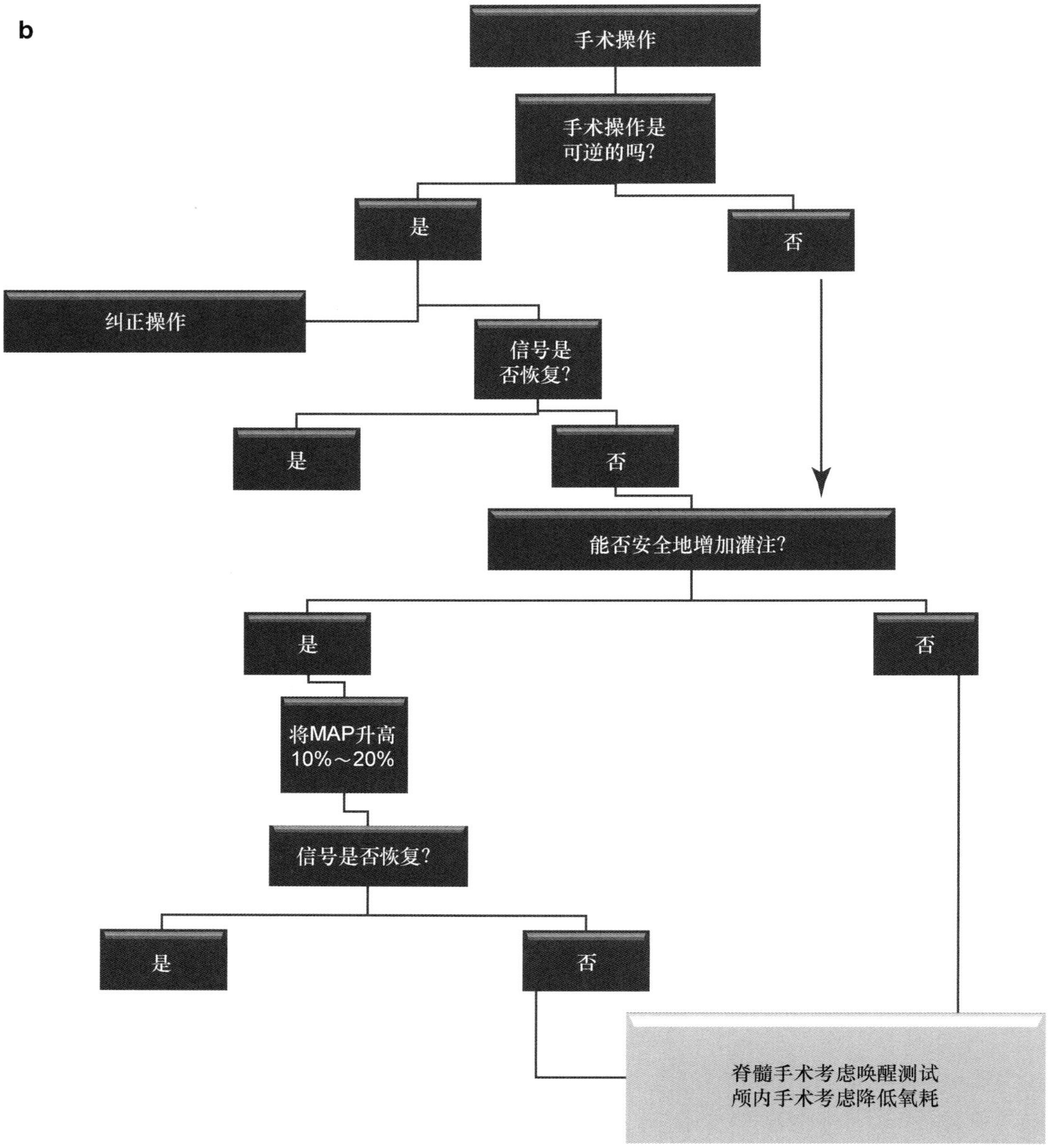
b
手术操作
手术操作是
可逆的吗?
是
否
纠正操作
信号是
否恢复?
是
否
能否安全地增加灌注?
是
否
将MAP升高
10%～20%
信号是否恢复?
是
否
脊髓手术考虑唤醒测试
颅内手术考虑降低氧耗

图 18.1（续）

c

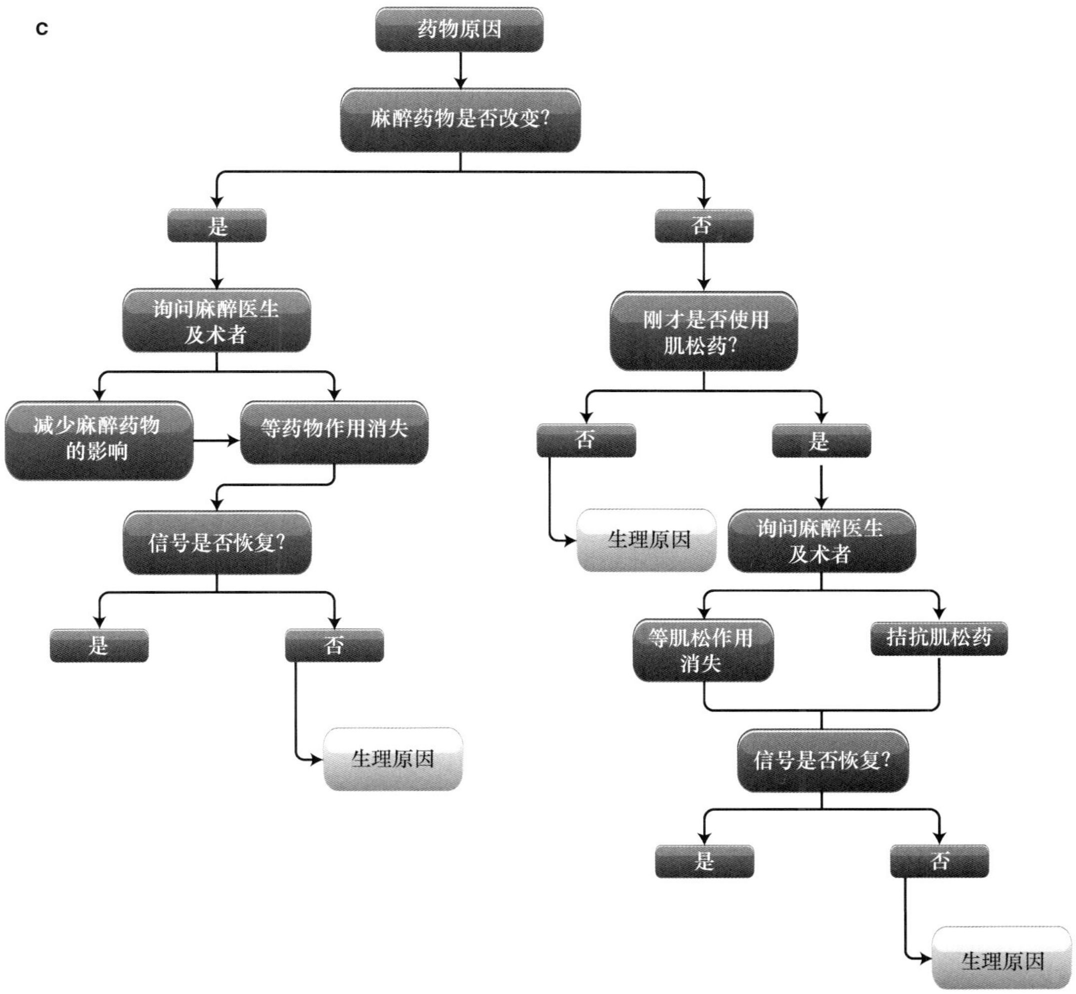
药物原因
麻醉药物是否改变?
是
否
询问麻醉医生及术者
刚才是否使用肌松药?
减少麻醉药物的影响
等药物作用消失
否
是
生理原因
询问麻醉医生及术者
信号是否恢复?
是
否
生理原因
等肌松作用消失
拮抗肌松药
信号是否恢复?
是
否
生理原因

图 18.1（续）

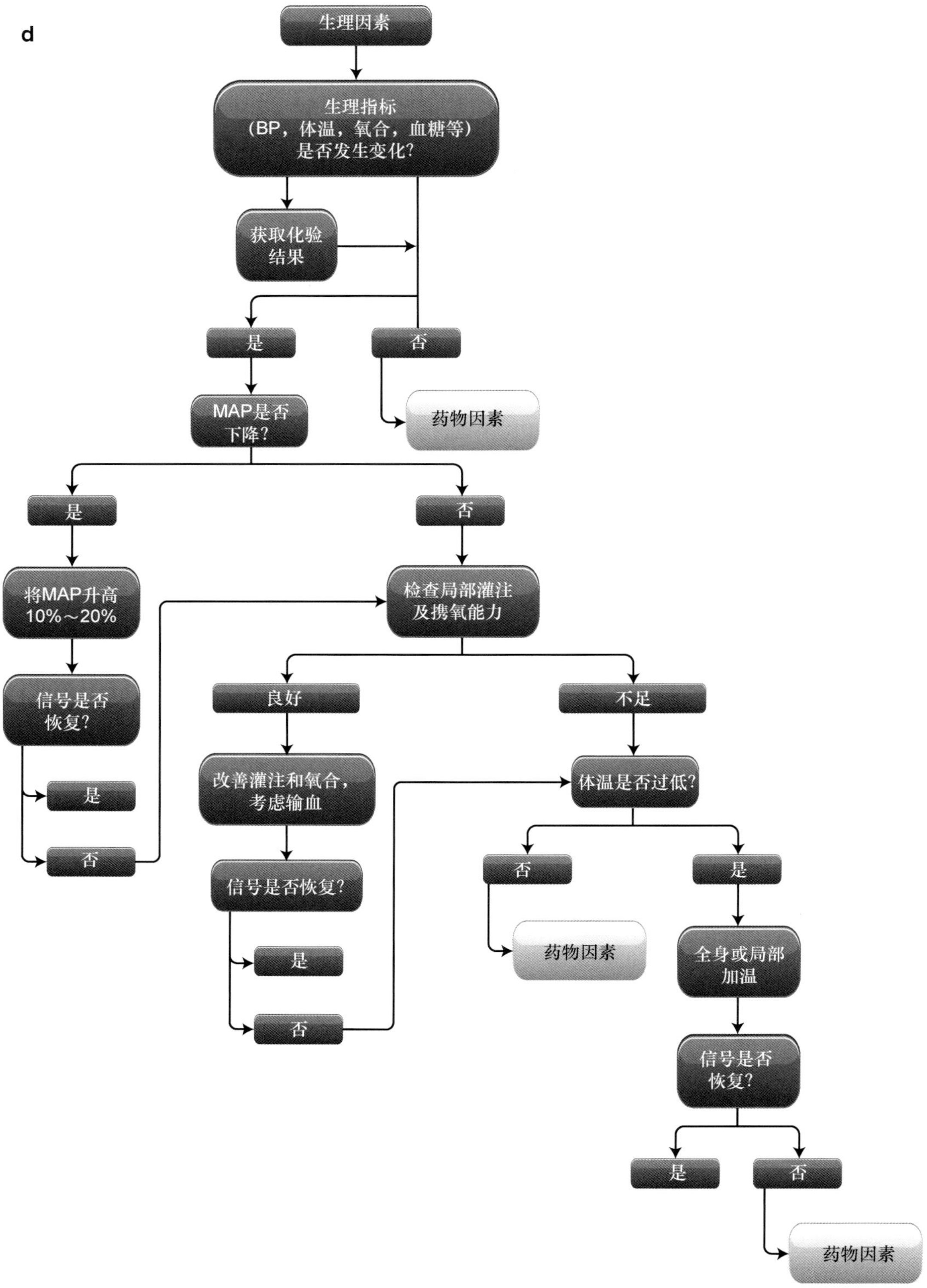
d
生理因素
生理指标
（BP，体温，氧合，血糖等）
是否发生变化？
获取化验
结果
是
否
药物因素
MAP是否
下降？
是
否
将MAP升高
10%～20%
检查局部灌注
及携氧能力
信号是否
恢复？
是
否
良好
不足
改善灌注和氧合，
考虑输血
体温是否过低？
信号是否恢复？
是
否
否
是
药物因素
全身或局部
加温
信号是否
恢复？
是
否
药物因素

图 18.1（续）

e

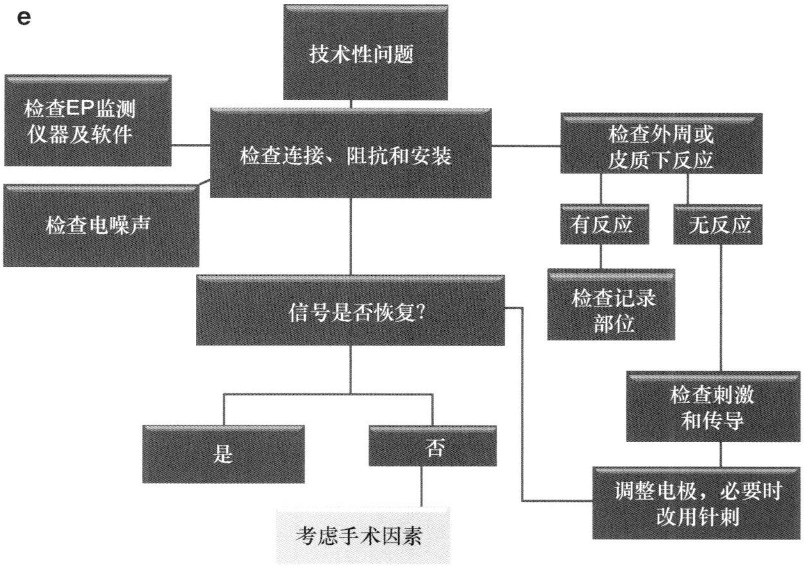
技术性问题
检查EP监测仪器及软件
检查连接、阻抗和安装
检查外周或皮质下反应
检查电噪声
有反应
无反应
检查记录部位
信号是否恢复?
检查刺激和传导
是
否
调整电极，必要时改用针刺
考虑手术因素

f

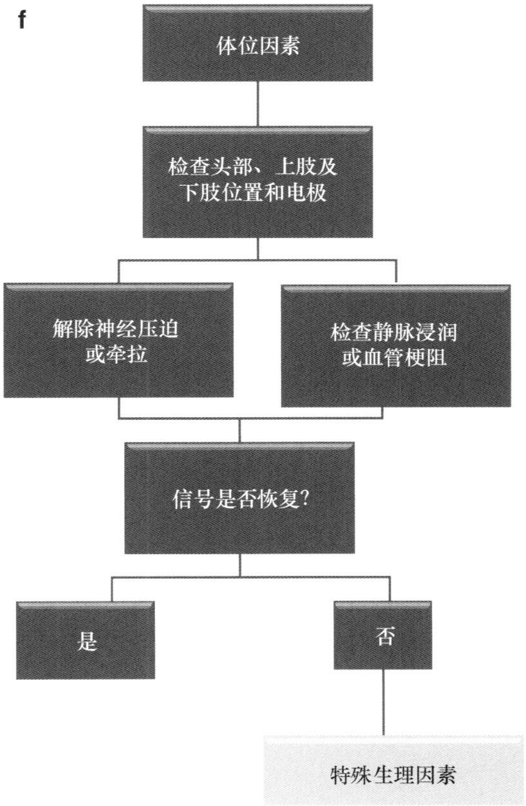
体位因素
检查头部、上肢及下肢位置和电极
解除神经压迫或牵拉
检查静脉浸润或血管梗阻
信号是否恢复?
是
否
特殊生理因素

图 18.1（续）

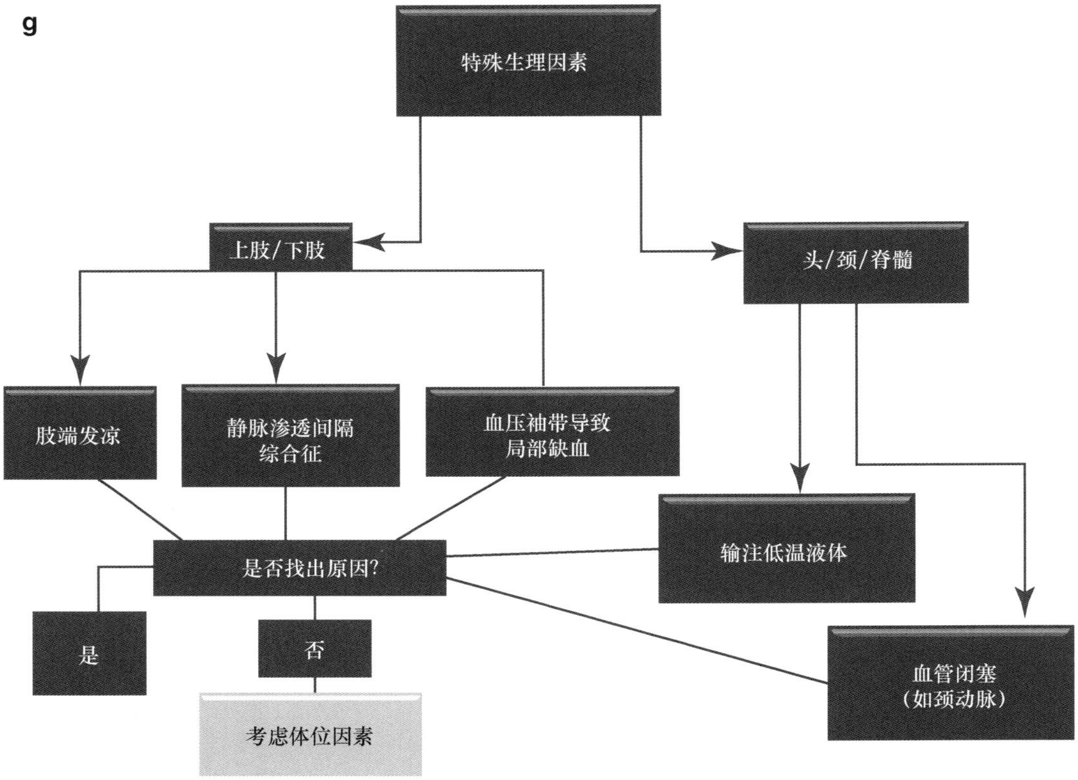

图 18.1（续）

麻醉术中监测的变化

麻醉医生在评估麻醉、患者生理和体位的影响方面处于关键位置，因此在寻找病因方面起着重要作用。一般来说，认真观察电信号变化的细节特点有助于确定可能的原因，例如，麻醉因素常常引起广泛而非局灶性信号改变。尽管某些监测项目的确对麻醉药物比较敏感［如皮质躯体感觉诱发电位（somatosensory-evoked potential，SSEP）或运动诱发电位（motor-evoked potential，MEP）］（见第 17 章），但麻醉药物很少只引起身体一侧或单一肢体的信号改变。其他监测项目则基本不会受麻醉因素的影响［如短潜伏期脑干听觉诱发电位（brainstem auditory-evoked potential）、皮质下 SSEP，肌电图反应（除肌松剂的影响外），以及脊髓记录到的 SSEP 和 MEP］。

因此，如果 IOM 改变是由麻醉引起的，快速找到病因是至关重要的。稳定的麻醉维持一般不会引起异常信号，用药的变化可能会导致血药水平改变，也可能是信号变化的原因。有一种电生理信号波幅变化称为“衰减”，多被认为是由麻醉药物引起，但是具体机制尚不清楚[1]。一般来讲，麻醉药物引起的广泛性信号改变多发生于麻醉用药改变后的很短时间内（1 ～ 15 min）。

术中监测的生理性改变

与麻醉因素一样，生理因素引起的电信号改变也是广泛性的（即，会影响到双侧肢体）。此外，与麻醉一样，不良的生理反应对皮质反应的影响大于皮质下，在脊髓中对灰质的影响大于白质（见第 36 章）。针对这一点，可以快速检查一下血压、心率、通气 / 氧合等生理参数。以上因素对电生理信号的影响也可能是局灶性的。生理因素也可能是引起电信号变化的主要因素。例如，颈动脉闭塞可导致脑血流减少，快速输注低温液体引起的体温降低可能会率先影响一侧上肢的监测信号。如果出现这种情况，首先应该根据 IOM 反应判断相应区域的解剖定位，分析可能影响神经通路的生理因素是什么。

一般来说，生理因素变化的常见原因是缺血，比较容易纠正，从而改善神经系统的血供。此外，一些手术操作也可能造成缺血。例如，使用脑组织或血管牵拉器、动脉夹放置不当、髂动脉内置管、髓内填塞纱布止血等均可能导致血压灌注相对不足。因此，当 IOM 变化提示可能存在缺血时，许多麻醉医生可能会选择提高平均动脉压来改善血供。

体位因素与术中监测的变化

麻醉医生需考虑的范围还包括患者的体位。与体位相关的诱发电位（evoked potential，EP）变化往往与区域解剖部位相关联。一些体位变化可能与最初的体位有关，如使用 Mayfield 头钉时的头部位置，而其他变化可能与身体部位的非故意移动有关。一些体位变化可能很明显（例如，被放射学设备或助手推动到不利位置的手臂），但其他变化可能更微妙（例如，由于椎间韧带释放导致的脊柱下垂）。在这种情况下，对血管和神经解剖学的良好了解以及对患者体位（及任何可能的变化，如颈部或手臂移动）的复查可以揭示可能的病因。与麻醉和生理学一样，复查功能发生变化的特定神经通路，有助于指出不良体位所致的重点区域的度化。手臂和肩部的体位经常是关注的焦点，颈部体位在颈部和皮质手术中也是如此。

术中监测的技术变化

最后，寻找技术问题通常是大家共同的责任，由于 IOM 电极和设备是“共享区域”，因此需要各科人员共同检查排查技术性问题。尽管 IOM 技师常需负责排查技术问题，但是麻醉医生也可以通过寻找电极和设备的改变来提供帮助（如经颅多普勒超声探头），此外还需要注意，同时使用的其他设备是否改变了 IOM 设备的位置，或产生信号干扰。

麻醉医生可以协助 IOM 技师查找的技术性问题有两类。第一类是电噪音，可能会干扰或削弱 IOM 信号。电干扰会通过电源插座或电磁波来影响监测信号，通常电噪音来源于新增加使用的电气设备，如输血加热器或其电源线过于靠近 IOM 记录电极或记录放大器产生的。这时可以把连接患者导联移开，尽量远离头盒或放大器，可以有助于减少电噪音的干扰。一旦确定存在这种信号干扰，换一个电源插座、旋转设备的方向，或移至远离记录电极的位置（辐射信号的降低与距辐射源的距离平方成正比）。如果某个机器持续干扰监测信号，则需要生物工程部门检查其背景噪声。另外，任意记录电极（尤其是地线）贴附不良均可能产生噪音信号。此外，刺激电极移位也可影响 IOM 信号。最后，有一些用于检查各项监测连接是否良好的仪器，也会产生电噪声，可以换用其他有相似作用的设备，目前已发现脑电图（electroencephalographic，EEG）的记录仪（检查电极电阻）和电刀（检查负极板）存在这个问题。更多电信号问题及优化内容，见第 16 章和第 17 章。

技术性问题引起的电信号改变一般是单侧的，但如果累及总导联线时也会出现双侧信号变化。与麻醉、生理及体位因素一样，技术性问题也与“解剖”有关，但这里的“解剖”指的是 IOM 设备及刺激和记录仪 / 电极。

IOM 的应对策略应从一开始就整合到患者的手术护理中。虽然第三部分的章节提供了具体示例，但这种整合影响到参与手术的所有团队。从技术角度看，这可能需要一个冗余的设置，以便于故障排查和技术问题的积极管理。从麻醉角度看，这可能意味着在没有脊髓病变的患者进行脊柱暴露手术时，管理血压使之保持在较低正常范围内，以减少血液丢失，并在矫正操作前使其恢复到正常，以促进良好的外科手术结果。这可能意味着在手术的关键阶段通过药代动力学方法降低药物输注速率，保持静脉麻醉药在血浆中的稳定浓度。从程序角度看，这意味着在关键时刻主动共享手术伤口的问题和多余的操作，例如，在定位不稳定的颈部时进行透视，因为在此时麻醉水平倾向于波动，移动患者增加了获取 IOM 信号的技术问题的概率。通过从一开始就有效地将 IOM 方法整合到患者的程序性护理中，团队可以更有效地工作，以便在发生 IONM 变化时，识别可能的病因和管理变化。效果的关键组成部分是良好的沟通能力。

术中监测的有效沟通和改变

在最新的文献中认为沟通是术中监测的关键[2-5]。良好的沟通是源于个人责任和促进、鼓励和加强沟通体系的结合。对等级制度的过分服从、习惯性的“礼貌”或毫不关心的冷漠会阻碍有效的沟通。提高有效沟通可以由团队的每个成员发起，如果由手术团队内的高年资医生领导和协调会更加有效。

为了使沟通顺畅需在 IOM 变化之前就做好基础工作。这个基础的关键要素是：

- 了解患者、其神经状态以及所监测的方式。对于麻醉医生来说，这种知识决定了麻醉方案的选择以及对患者生理基线偏差的预期耐受性。对监测团队来说，这种知识使得他们能够胜任基线信号的解读。

- 对手术程序及其关键步骤共享的心智模型。世界卫生组织的手术安全清单提供了一个非常通用的例子，说明如何明确程序的心智模型的某些方面并在整个手术室团队中进行共享[6]。显著的 IOM 变化发生时，是商议共享心智模型以解读变化并制定行动方案最不合适的时候。这应该总是提前完成。
- 在适当“扁平”的团队层级结构中信任和问责。如果神经监测团队仅仅在场记录所发生的情况，而麻醉医生只关注于让患者活着度过手术，那么外科医生将承担过多的最终患者结果责任，因此在危机时更不可能接受投入。
- 培训有效沟通的方法，以及在沟通失败时如何化解的方法。

这些基础的存在只是有效沟通的开始。在整个手术中持续参与和态势感知是额外的要求。

报告患者的状况和 IOM 信号符合预期且未发生变化，是良好沟通中一个常被低估的方面。这样的沟通应该从在患者神经状态背景下对基线记录的解读开始。在手术过程中不发生事件的部分重复沟通，展现了在风险较低时的参与，并使手术执行者能够集中精力执行手术计划。

IOM 信号可能以不符合常见警报标准的方式发生变化。有经验的团队将启动围绕此类信号变化的沟通，并采用上述步骤中讨论的故障排除步骤。这样的沟通可能会导致麻醉深度的调整，以防止患者体动，或最小化血流动力学和神经生理学抑制，或调整肢体位置以减少神经伸展。解决这类“通知”建立了信任，并允许在患者结果的风险仍相对较低时调整沟通。

相反，IOM 响起警报时要求团队协调应对。首要任务是引起大家的注意。最好通过对 IOM 的变化进行初步的判断，而不是简单地报告数据。“我担心最后一颗椎弓根螺钉在内侧错位”远比“左腿的诱发电位下降”更可行。使用批判性语言可以进一步增加传达 IOM 变化的影响[7]。一个例子是 CUSS 框架，其中关键信息以“我很担心（concerned）……”的形式呈现，重复为“我很不舒服（comfortable）……”，最后以“这是一个安全（Safety）问题……”呈现，然后报给上级医生“我会通知我的主管医生（Supervisor）……”。为这种高风险沟通做准备的其他方法可能是使用检查清单——就像为脊椎手术设计的一样[8]——或者结合这些步骤的算法[9]。

良好的沟通在长期高效合作的团队中更容易实现，但在其他组织中也可以实现。由于可能对个别患者的关注减少，例如，一名外科医生“管理”两个房间，一名麻醉医生在多个地方工作，或者一名远程工作的神经生理学家，不能进行有效的沟通。远程的数据传输可能限制了对情况的感知、独立技术故障排除和面对面沟通的手段[10]。因此，在 IOM 监控的程序开始之前，每个 IOM 案例中的团队成员都有责任确保为有效沟通打下基础。其对患者结果的影响大体上是间接的，并通过响应 IOM 报告和警报中的患者管理变化而中介。本章中的流程图有助于评估 IOM 变化。当 IOM 变化需要采取改变患者管理的行动时，所有团队成员的有效沟通将影响那些参与患者手术的人对 IOM 信息的考虑。

参考文献

请扫描目录后二维码，获取参考文献资源。

第三部分

临床应用

神经外科唤醒麻醉

19

Natalie Moreland，Susana Vacas 和 Barbara M. Van de Wiele 著
王朔 译 菅敏钰 校

学习要点

- 邻近脑功能区的癫痫、颅内肿瘤、脑血管病变等开颅手术治疗过程中，患者保持清醒状态下进行术中脑功能监测有助于最大化切除病变，同时尽可能减少神经功能障碍的发生。
- 清醒开颅就是指患者在开颅、神经功能监测定位、病变切除及关颅过程中保留意识。
- 神经外科唤醒麻醉的实施包括很多的步骤，如进行头皮神经阻滞以降低头钉刺入及手术刺激引起的血流动力学波动，以及唤醒及镇静期间的疼痛管理等。
- 采用局麻联合颈浅丛和（或）颈深丛阻滞，可以进行清醒颈动脉内膜剥脱手术，以便颈动脉阻断阶段进行神经功能测试。
- 尽管磁共振成像（magnetic resonance imaging，MRI）引导激光间质热疗大多数是全麻下进行的，但是多个病例系列分析报道了其可以在局麻监测下进行。
- 脊柱的清醒手术通常采用的是硬膜外麻醉的方法，相关的大部分研究集中在腰椎椎板切除术和椎间盘切除术。
- 进行神经外科唤醒麻醉要求手术医生、麻醉医生及患者之间保持良好的合作和密切的沟通。

引言

神经外科唤醒麻醉是指在神经外科手术的全程或者部分步骤中患者保留意识，以便进行一些特定的监测，例如，邻近脑功能区的肿瘤切除术中进行脑功能区监测定位，颈动脉内膜剥脱手术中颈动脉阻断阶段进行神经功能评估，脑深部刺激电极植入过程中的评估、脊柱手术中患者的反馈以及热消融术中的功能监测。神经外科唤醒麻醉的管理技术包括局麻及区域阻滞镇痛、适当的镇静、气道保护及维持血流动力学稳定。同时还包括与手术相关特定的术前评估、参与患者术前准备和围术期心理支持，熟悉复杂的手术流程，选择适合神经生理监测的麻醉药物，识别并处理随时可能发生的不良事件，并与团队中各个学科人员密切沟通合作。在这一章节，我们将讨论脑肿瘤、功能神经外科、脑血管病及脊柱外科手术中唤醒麻醉管理技术及相关注意事项。

神经外科唤醒麻醉

临近脑功能区的癫痫、颅内肿瘤、脑血管病变等开颅手术治疗过程中，患者保持清醒状态下进行术中脑功能监测有助于最大化切除病变，同时尽可能减少神经功能障碍的发生。唤醒麻醉方法，在手术过程中可以帮助辨别功能影像检查无法识别的大脑皮质功能区，并且对患者个体化功能表达及病变解剖的变异性更有优势及针对性，并且可以影响手术计划及病变的切除范围。整个过程需要患者的参与。唤醒麻醉的管理目标是在保证患者安全的情况下，使患者能够耐受清醒状态以配合进行功能区定位及神经监测。

清醒开颅与神经外科唤醒麻醉两个概念是相似的，但是在某种意义上又有一定差异（定义引自牛津语言）。清醒开颅指的是手术过程中患者是完全清醒的状态，能够配合完成任务并进行测试以定位脑功能区。两者采用的麻醉技术有所不同。均使用局部麻醉，但是不同的是手术过程中是否采用无镇静、轻度镇静、中度镇静、深度镇静或全麻（表 19.1）[1]。

神经外科唤醒麻醉的**麻醉管理方案**是指在开颅、神经功能定位、病变切除及关颅四个阶段时

表 19.1　不同的镇静深度

	轻度镇静	中度镇静	深度镇静	全麻
患者反应	对语言指令反应正常	对语言或触觉刺激有反应	对重复刺激或疼痛刺激有反应	对疼痛刺激无反应
气道	不受影响	不需要干预	可能需要给予干预	多需要给予干预
自主呼吸	不受影响	充足	可能不充足	多数不充足
循环功能	不受影响	常维持稳定	常维持稳定	可能不稳定

患者的意识状态情况。神经功能定位阶段需要患者的配合，患者要清醒，能够遵守指令、说话、配合完成动作、表述自己的感觉。病变切除阶段可能仍然需要患者的配合，以便确定病变切除的范围。

第一种麻醉管理方案是全程清醒（Awake-Awake-Awake），在开颅、神经功能定位、病变切除及关颅四个阶段中轻度镇静或者不使用镇静药。第二种麻醉管理方案是指持续使用镇静药使患者处于清醒或者很容易被唤醒的镇静状态，该方法通常被称为持续镇静镇痛（conscious sedation analgesia，CSA）或监测麻醉（monitored anesthesia care，MAC）。第三种麻醉管理方案为睡眠-清醒-睡眠（Asleep-Awake-Asleep）技术，即在开颅、关颅以及不需要持续监测的病变切除阶段采用全身麻醉，神经功能定位时唤醒患者配合测试（表 19.2）。

表 19.2 列出的不同麻醉管理技术均需要联合使用局部麻醉，使患者能够在开颅手术过程中保持清醒且舒适。局部麻醉药进行头皮神经阻滞可以减轻上头架时头钉刺入和手术刺激引起的疼痛，维持循环稳定，减轻术后疼痛，减少镇痛药的使用[2-6]。头皮神经分布丰富，每侧有 6 组神经（图 19.1），其中有 4 组神经是三叉神经的分支，分别是滑车上神经、框上神经、颧颞神经和耳颞神经。另外枕大神经和枕小神经起源于第二和第三颈神经根[7]。可以进行逐个神经的阻滞，也可以连续环形阻滞。逐个神经阻滞麻醉作用持续时间较长，局麻药需要量小，从而降低不良反应的发生风险。

头皮神经阻滞应使用起效快、作用时间长的局麻药物。常用的药物包括布比卡因、利多卡因、罗哌卡因。局部麻醉药物中添加 1：200 000 浓度的肾上腺素可以延长作用时间，并减少头皮出血[7]。如果术中需要使用头架则应在头钉刺入部位进行局部浸润。

开颅后进行神经功能定位时患者可能会感到疼痛，这时补充进行颧颞神经阻滞可能会对颞肌操作引起的疼痛有所帮助。此外剪开硬脑膜也会引起疼痛，神经阻滞不能解决这部分疼痛[7]。

头皮神经阻滞的风险与其他类型神经阻滞的相似，包括吸收入血、血管内注射、神经内注射或误入蛛网膜下腔等引起的局麻药毒性反应[8]。头皮血供丰富，因此与其他部位神经阻滞相比吸收入血的速度更快[7]。血管内注射多发生在颞浅动脉和枕大动脉。如前所述，选择性的进行逐个神经阻滞可减少局麻药的需要量，降低局麻药中毒的发生风险。

不同手术阶段采用的镇静深度不同，因此**气道管理**的方法也不同，包括常规自主呼吸、通气道辅助以及睡眠-清醒-睡眠（Asleep-Awake-Asleep）技术中全麻时采用的控制通气。

唤醒麻醉过程中最常用的**麻醉药**有丙泊酚、瑞芬太尼、右美托咪定等，提供镇静、麻醉、镇痛作用。麻醉深度监测联合或不联合药代动力学监测下，丙泊酚联合瑞芬太尼可以提供有效且平稳的术中唤醒[9-10]。右美托咪定单独用于脑功能定位[11-13]，可以提供与丙泊酚和瑞芬太尼类似的镇静效果[12-13]。

表 19.2　唤醒麻醉的麻醉管理技术

	开颅	神经功能定位	病变切除	关颅
睡眠-清醒-睡眠（Asleep-Awake-Asleep）	全身麻醉	清醒	清醒或全身麻醉	全身麻醉
睡眠-清醒（Asleep-Awake）	全身麻醉	清醒	清醒或镇静	镇静
监测麻醉 持续镇静	镇静	清醒	清醒或镇静	镇静
全程清醒（Awake-Awake-Awake）	清醒或轻度镇静	清醒	清醒或轻度镇静	清醒或轻度镇静

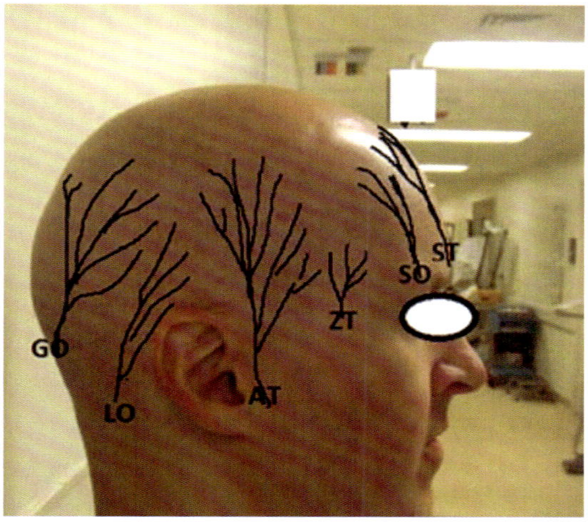

图 19.1 头皮的 6 组支配神经图示。GO 枕大神经；LO 枕小神经；AT 耳颞神经；ZT 颧颞神经；SO 框上神经；ST 滑车上神经

也可以与丙泊酚和瑞芬太尼联合应用，或者作为补救用药[14]。右美托咪定的优势是提供镇静及镇痛作用，同时不会引起呼吸抑制，特别适合术中气道管理困难又需要制动的患者。由于咪达唑仑镇静作用时间长，去抑制作用，影响清醒状态神经功能测试，并且可能会增强部分脆弱患者的神经功能缺陷，因此咪达唑仑作为术前用药缓解焦虑存在争议[13, 15-16]。此外，咪达唑仑会影响发作间期癫痫样活动和皮质脑电图监测，因此唤醒麻醉下癫痫手术中如果术中计划使用皮质脑电图监测，应避免使用咪达唑仑[17]。有文献报道在全程清醒管理技术中，使用包括催眠疗法在内的治疗性沟通，联合应用局部麻醉、间断静脉给予镇痛药，可以减少镇静药的使用[18]。

患者选择及术前准备

神经外科唤醒麻醉绝对禁忌证极少，包括患者拒绝、意识状态改变、感觉性失语、重度智力迟钝、俯卧位。另外出于围手术期管理的特殊考虑，有些情况可能会增加风险，需要权衡利弊，包括病态肥胖、阻塞性睡眠呼吸暂停、胃食管反流、肿瘤巨大、患者心理成熟度、幽闭恐惧症、慢性咳嗽、运动障碍、创伤后应激障碍、全麻苏醒期谵妄病史、困难气道和癫痫频繁发作[13]。神经外科唤醒麻醉已经成功应用于儿童和青少年患者的手术中，包括小于 10 岁的患者[19-20]。儿童和青少年患者选择进行唤醒麻醉还是其他神经功能定位的方法时，年龄本身不是决定因素，而应该考虑患者的成熟度、认知发展、社会和家庭的支持情况等[19-20]。此外，推荐强化心理支持，和儿童及家长进行充分的术前准备。

患者无法配合完成神经外科唤醒麻醉的预测因素尚未确定。但是有些信息可以给出一定的提示，帮助我们更好地准备应对可能出现的合作问题，并且在进行风险 / 受益分析时作为重要的考量因素。一项关于唤醒麻醉下癫痫手术的研究发型，较高的抑郁量表评分是患者配合不佳的预测因素，而年龄、性别、利手、癫痫病灶部位和精神病史均不是[21]。另一项心理剖析研究发现，术前恐惧疼痛、焦虑、测试表明自制力差是清醒神经功能测试期间不配合的预测因素[22]。

拟行唤醒开颅的患者术前准备是需要多学科合作完成的。神经外科医生需要向患者介绍唤醒开颅的概念，告知为什么要进行唤醒开颅，解答患者的疑问并给予一定的安慰。一些实践报告表明，术前准备应包括视频宣讲，并在进行唤醒开颅前向患者介绍手术室的情况。实际上麻醉团队经常是在手术当天早上第一次见到患者，因此需要在非常短的时间内建立融洽的关系、告知麻醉相关要点并取得患者的信任。需要明确告知患者手术过程中他会经历什么事情，需要他如何配合，包括介绍术中的体位，术中需要进行局麻，患者的头部会被固定，会听到钻的声音，患者需要保持不动，整个过程中有一个强大的团队在保障支持等。告知过程要实事求是，但是应着重强调积极的观点，研究表明患者的经历感受和疼痛评分会受到负面信息的影响。框架支撑手术单可以有助于唤醒开颅过程中与患者的沟通交流[23-24]。与患者保持良好的沟通，了解患者的实时感受状态是清醒开颅手术的关键[25]。举个例子，患者专注于手术及测试过程可以有效地预防术后神经功能障碍的发生。当患者明确地表达出对自己参与配合能力的担忧时，包括外科医生在内的人，术中给予的鼓励和安慰非常重要。上述重要的建议有助于指导术前讨论和术中管理。

术中管理

如前所述，气道管理已经形成了一套惯用流程，如睡眠-清醒-睡眠技术中全麻阶段最常使用的是喉罩，极偶尔使用气管插管。很多证据表明这种情况下置入喉罩可以进行良好的控制通气，降低气道梗阻、高碳酸血症的发生风险，并有助于患者的平稳苏醒[26]。另外，有些临床中心采用的策略是尽可能少地使用气道干预措施，仅在需要的时候给予气道支持。根据文献报道和临床上严重呼吸事件的发生情况分析，唤醒麻醉采用清醒镇静镇痛和监测麻醉 MAC 技术时支持这种气道管理方法。短暂的呼吸暂停、瞬时的低氧血症、气道梗阻等容易处理纠正，视为非严重呼吸事件[9，27-28]。极少数情况下需要面罩通气和气管插管。一篇临床系列研究报道，BMI 与呼吸事件的发生风险相关，另一项研究认为熟悉镇静疗法可降低呼吸事件的发生风险[28-29]。也有报道使用利多卡因局部喷洒气道，气管插管情况下进行改良清醒测试的方法[30]。本章的作者来自不同的医疗中心，其中一个中心十余年来进行睡眠-清醒-睡眠技术时均采用经鼻气管插管，使用的气管导管是改良气管导管或 Sheridan LITA 气管导管（现在已经没有），清醒测试阶段气管内置入改进型换管器，拔除气管导管，测试完成后，通过换管器重现置入气管插管[31]，该方法近期也有所改进，根据患者的具体情况来决定唤醒后患者的意识水平和气道管理方法。其他气道管理方法已经由本章的作者描述介绍过了，如一种是睡眠-清醒-睡眠技术时全麻睡眠阶段采用经鼻气管插管，唤醒阶段将经鼻气管导管拔至咽部。另一种是深度镇静阶段使用纤支镜引导经鼻气管置入咽上水平，整个手术过程中气管导管保持于该水平。多种多样的气道辅助装置和通气支持策略已经成功应用于神经外科唤醒麻醉，包括改良双侧鼻咽通气道[32]、持续气道正压[33]、无创正压通气[34]、经鼻高流量吸氧等[35]。

患者描述的术中最不舒适和痛苦的阶段是注射局麻药、上头架头钉刺入、钻孔开颅、血管附近操作、牵拉硬脑膜和关颅[36]。缓解上述阶段的痛苦感受是优化并安全的实施麻醉管理的关键。如果清醒镇静的麻醉管理方法，连接完标准监护后就可以开始使用镇静药了，同时进行 CO_2 监测和吸氧。术前患者会感到不舒适的阶段，如深静脉穿刺置管、动脉穿刺置管、导尿、上头架头钉刺入、头皮注射局麻药等时，可以加深镇静并适当使用镇痛药。有文献报道头皮神经阻滞前使用利多卡因 / 丙胺卡因乳膏覆盖穿刺点进行表面麻醉[37]。同样，在需要的情况下开颅和关颅阶段也可以加深镇静和适当应用镇痛药。进行睡眠-清醒-睡眠技术时，应全麻后进行局麻和头皮神经阻滞。上述两种麻醉方案中，如个别患者术中疼痛，可根据情况来决定清醒神经功能测试后的麻醉管理策略。

患者体位

患者体位是手术成功与否的关键。术中清醒阶段患者体位不舒适是导致患者焦虑不安的常见原因[36]。这就需要精心使用填充物和辅助物来提高舒适度，比如泡沫和凝胶床垫。术中应保障患者能够看到影像，与神经-心理学家交流且不会感到极度的幽闭恐惧（图 19.2）。这就需要仔细整理手术单，合适的话可以选择透明的手术单，并借助一些设备（如麻醉机等）支撑起手术单以便与患者交流。头架固定患者的头位，使下颌、颈部与身体中

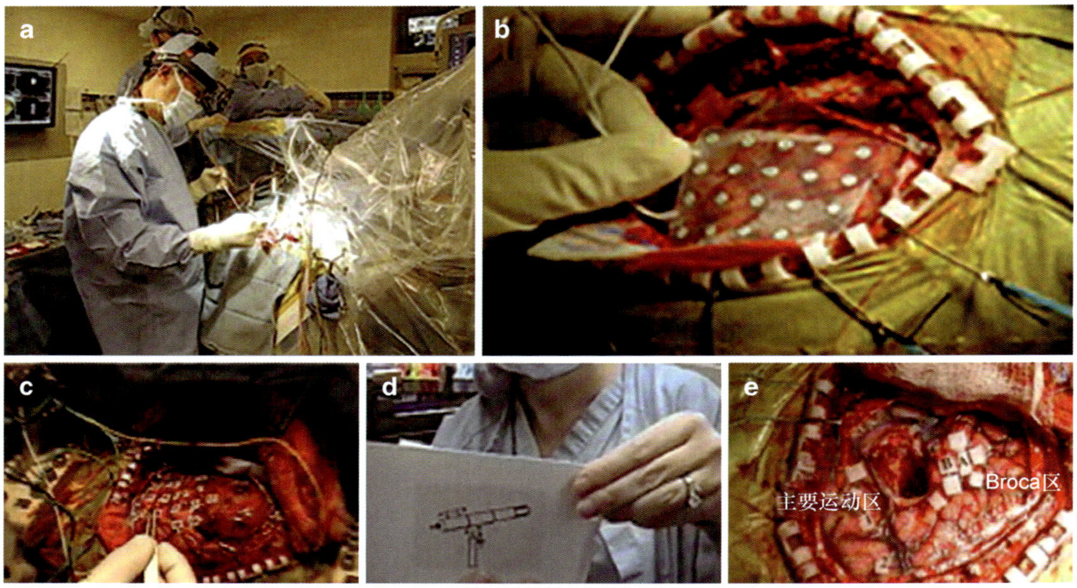

图 19.2 （a）透明塑料铺单利于与患者沟通，预防幽闭恐惧症；（b）进行皮质脑电图监测的电极网格；（c）直接电刺激病变附近大脑皮质进行神经功能定位；（d）神经心理学家进行物体命名测试任务；（e）邻近功能区病变的切除

线一致，这样有助于紧急气道管理，而且利于置入声门上装置进行通气[38]。降低镇静水平让患者调整到自己感觉舒适的体位，是处理患者体位相关不适的一种方法。

清醒神经功能定位和监测

大多数进行神经外科唤醒麻醉的患者都能舒适、清醒冷静的配合完成任务，以便进行病变周围功能区定位[39]。大脑皮质语言功能区的个体差异很大，准确定位需要患者的参与[40]。术中唤醒语言区定位是直接电刺激大脑皮质，同时患者进行言语任务，如物体命名、计算、重复说话等。该方法可以准确定位大脑皮质语言功能区，被视为金标准[41]。一项研究探究了患者从镇静和麻醉状态苏醒到能够完成言语任务的时长，研究发现使用母语进行言语任务较习得语言进行言语任务恢复快[42]。术前语言测试表现较差的患者，唤醒后尽管看似意识水平恢复了，但是此类患者术中进行语言测试仍存在很大挑战[43]。尽管包括丙泊酚在内的抗焦虑药和镇静药可以影响语言流利性等认知功能，但是没有证据支持哪种特殊的麻醉技术有助于语言功能区定位[44]。

其他唤醒测试包括感觉功能定位、运动功能定位和监测、认知和记忆测试。大脑皮质感觉功能区定位是需要患者表述电刺激诱发出的感受。运动功能区定位是观察刺激皮质后患者出现的运动反应。运动功能监测是指切除病变过程中让患者重复完成运动测试任务，通过观察患者任务完成情况来早期提示手术操作是否损伤了脑功能区。如果计划在手术室进行清醒麻醉下神经功能定位，至少需要准备相关设备，有时候在密闭空间内环境还需要克服周围环境噪音的干扰。有一些医疗中心使用平板电脑给患者展示相关需要命名的内容，并通过麦克风放大患者言语回复的声音。术中患者由深度镇静或全身麻醉苏醒过程中需要预防并处理可能发生的并发症，包括恶心呕吐、寒战、高血压、焦虑或意识模糊。

皮质脑电图（electrocorticography，ECOG）

癫痫手术唤醒前使用的或者清醒下神经功能定位时持续使用的麻醉药，均有可能影响唤醒阶段ECOG的棘波监测。既往研究显示使用丙泊酚联合瑞芬太尼[46]和右美托咪定时，镇静剂量的丙泊酚至少需要在监测前15 min停药才能获得良好的ECOG监测信号[17，45]。提倡唤醒麻醉下行癫痫手术的学者认为，清醒状态有助于ECOG监测，从而可以指导手术的进行。

术中并发症

一项荟萃分析纳入了2007—2015年发表的相关的病例对照研究、观察性研究和病例分析，分析结果显示睡眠-清醒-睡眠（Asleep-Awake-Asleep）、监测麻醉（monitored anesthesia care，MAC）和全程清醒（Awake-Awake-Awake）三种麻醉管理技术均是安全可行的[47]。另一项荟萃分析纳入了2014—2018年发表的相关的病例对照研究、观察性研究，分析结果显示与MAC相比，睡眠-清醒-睡眠技术唤醒的失败率（定义为不能成功完成术中神经功能定位）更高，MAC比睡眠-清醒-睡眠技术中癫痫的发生率高[39]。

无论使用哪种麻醉技术，麻醉团队应准备好迎接常见和不常见的挑战。包括影响脑功能定位的事件、癫痫、血流动力学波动、恶心呕吐、脑水肿、低通气、焦虑、意识混乱、谵妄、躁动，以及需要紧急转换成全身麻醉的事件。

苏醒延迟或唤醒失败与很多因素相关。患者意识恢复欠佳时无法配合神经功能测试。另外如果患者疼痛、不安、焦虑、躁动、谵妄，也无法配合进行神经功能测试。Nossek等报道477例进行唤醒麻醉的患者中，7.8%清醒测试失败[48]。有文献报道71例采用睡眠-清醒-睡眠麻醉管理技术进行唤醒麻醉的患者中，唤醒前使用LMA通气，进行处理后的脑电图监测，丙泊酚和瑞芬太尼维持麻醉，清醒阶段25%的患者由于嗜睡需要30 min以上时间才能配合测试[49]。10.9%的患者不能完成神经功能定位。该病例系列分析发现唤醒前脑电双频谱指数（bispectral index，BIS）监测的麻醉深度与恢复到适合清醒测试状态的时间没有相关性。另一项使用丙泊酚和瑞芬太尼麻醉进行的睡眠-唤醒麻醉的前瞻性观察性研究发现，睡眠阶段后期BIS值越高苏醒越快，基础BIS值与测试准备情况相关[50]。

癫痫发作大多数都是在脑功能定位过程中直接电刺激大脑皮质时发生的。直接电刺激大脑皮质时如果同时监测ECOG，刺激后放电是癫痫发作的预警信号。在任何情况下唤醒团队都应警惕癫痫发作的临床表现，包括先兆、动作、意识改变和生命体征的改变。大多数癫痫持续时间短、影响小、自限或者术野使用冰盐水局部冲洗电刺激的皮质可以快速终止[36]。有时癫痫持续发作，需要处理。清醒神经功能定位过程中癫痫持续发作时常使用丙泊酚和咪达唑仑处理治疗。值得注意的是，癫痫发作导致呼吸抑制时应立即使用气道管理装置给予气道支持。

高血压是术中清醒测试阶段最常发生的血流动力学改变。一项研究对 197 例唤醒开颅手术患者术中并发症进行了分析，高血压定义为收缩压大于 160 mmHg，结果发现 34% 的患者术中发生了高血压[37]。

气道和通气相关并发症包括无气道保护的唤醒开颅患者发生的镇静相关的短暂性低通气。通常抬下颌或放置鼻咽通气道后可缓解。如果需要进一步的呼吸支持，很多患者，即使是头架固定头部的患者只要最初头位摆放合适，都可以暂时使用面罩保障通气。如果需要进一步的通气支持，首选 LMA。大多可以成功、快速、便捷地保证气道安全，即使患者处于侧卧位[51-52]。如果需要紧急行气管插管，可以使用纤支镜引导经鼻或经口气管插管，或者通过 LMA 引导插管。

当患者出现严重的躁动、焦虑、谵妄、不配合、癫痫大发作、癫痫发作后精神错乱、误吸、恐慌症、脑水肿等情况时，为了保证患者安全，需要紧急转为全身麻醉。

技术的比较

睡眠-清醒-睡眠、MAC、睡眠-清醒、全程清醒技术都已经成功安全的用于神经外科唤醒麻醉。MAC 可以避免全身麻醉的危险，避免术中喉罩置入和拔除或者气管插管的风险，意识水平之间的转换更加平稳。使用 LMA 或气管插管的睡眠-清醒-睡眠技术可以减少术中清醒期患者的不适，可以控制呼吸，适合长时间或者复杂的手术。睡眠-清醒可以避免头部头架固定气道管理困难时再次置入喉罩或气管插管、气道梗阻的风险。全程清醒技术可以尽可能减少镇静药、催眠药、镇痛药对清醒神经功能定位的影响。因此每一个实施唤醒麻醉的医护最好都学习不同的管理技术，探究何时、何人、何手术、何种临床情况或团队环境情况下，选择哪种麻醉管理技术更合适。

患者体验

尽管手术过程中有些部分存在一定挑战，但是随着时间的推移和技术的改进，大多数患者对术中体验是满意的。1998 年 Danks 等报道 57% 的患者对术中的体验完全满意，30% 患者感到轻度不适，87% 的患者表示可以承受再进行一次[53]。10 年后 Goebel 等的研究结果类似[54]。Beez 等纳入 77 例神经外科唤醒麻醉的患者，其中 31.7% 的患者感到轻微的不适，63.3% 的患者感到中度不适，但是不适程度比患者的预期轻，5.1% 的患者感到重度不适[36]。77 例患者中有 3 例患者表示无法承受再次手术。出乎意料的是，有些患者无法回忆起唤醒的事情[55]。有报道称有些患者尽管表面上接受了唤醒麻醉的过程，却出现了一些类似创伤后应激障碍的症状，如反复做噩梦[56]。然而在神经外科唤醒麻醉后 3 天和 3 个月，使用标准化验证问卷评估患者的体验，分析结果显示唤醒麻醉没有对患者的精神健康造成负面影响[57]。

神经外科唤醒麻醉的优势

很多研究显示，与全身麻醉相比，唤醒麻醉下行某些类型颅内占位病程切除手术时可以尽可能的切除病变，并改善患者预后[58-60]。唤醒麻醉的其他优势包括降低术后恶心呕吐发生率[61]、缩短住院时长[62]、减少费用[63]、降低生理应激相关血浆氨基酸标志物水平[64]。

脑深部电刺激手术的清醒麻醉

脑深部电刺激（deep brain stimulator，DBS）是一种治疗运动、神经和神经精神疾病的方法，包括但不限于帕金森病、肌张力障碍、震颤、迟发性运动障碍、Tourette 综合征、抑郁症、强迫症和癫痫[65-67]。脑深部电极植入通常在 MAC 下进行。

麻醉管理需要考虑手术特点、成像的时间和地点、神经电生理监测、患者体位、预测和处理潜在并发症、手术的适应证以及患者的合并症。

立体定向引导下将脑深部电极植入目标脑组织内。包括无框架立体定向引导和有框架立体定向引导系统。相应位置头皮注入局部麻醉药后，立体定向引导框架上的头钉刺入颅骨，使其固定于患者的头面部，有时需要联合使用区域麻醉（头皮神经阻滞）。尽管在这个过程中使用镇静药或抗焦虑药对有些患者是有益的，但是多数情况下框架放置都是在局部麻醉下进行的。

框架固定后的下一步是成像。如果手术室不具备成像的条件，则需要将患者转运至有成像条件的科室。这个步骤通常不需要使用镇静或镇痛药，相反如果需要转运，则尽可能不使用镇静药，避免其引起的气道阻塞或低通气。立体定向引导框架会限制气道管理相关操作和紧急气道通路的建立，包括面罩通气和直接喉镜检查，因此保证患者的气道安全是麻醉管理的重点。紧急情况下应考虑置入喉罩[68]。带有立体定向框架的患者从一个地点转运到另一个地点时，需要携带拆卸框架的器械[68-69]。

成像扫描后患者需要摆好体位准备手术。使用框架立体定向的患者，框架和头部需固定在手术床上。手术时床头要抬高。手术团队需根据手术需要调整头部抬高以及颈部屈伸的程度。前者与手术过程中静脉空气栓塞的发生风险有关，后者与气道梗阻和需要紧急通气的发生风险相关。

脑深部电极通过钻孔植入颅内。使用镇静药和镇痛药可以提高患者的舒适度，尤其是在使用头皮浸润麻醉、颅骨钻孔以及使用通条在皮下建立连接电极和刺激器的导线穿过的隧道时。一部分患者需要配合完成任务，另外其他患者是在微电极记录（microelectrode recording，MER）的引导下进行有关电极的定位。两种方法都需在 MAC 下进行，并且需要选择短效、可逆的药物，避免影响神经电生理监测或临床表现。电极植入后，手术的第二步是放置刺激器，通常在全身麻醉下进行。

计划 MAC 下行脑深部电极植入时，患者的术前评估和术前准备因所治疗疾病的特点存在差异。除了考虑患者是否能适应麻醉和手术，还要保证患者能够配合清醒手术，排除严重幽闭恐惧症、认知功能障碍、焦虑和既往镇静失败的患者[70]。认知功能障碍是导致患者配合不佳的一个风险因素，此类患者在术前筛选时需要充分考虑风险收益比[70]。患者需凝血功能正常且术前停用影响凝血功能的药物。由于高血压是电极植入手术中颅内出血的危险因素，因此血压控制不佳的高血压患者应在手术前优化降压治疗[71]。与所有手术一样，患者应了解手术过程中的注意事项。

影响 MAC 下行 DBS 术中镇静和镇痛药物选择的因素包括：手术的刺激强度不断变化，但是患者需要保持一定的警觉性来配合完成任务，因此药物需根据手术情况滴定调节；立体定向框架使气道管理具有挑战性，因此应选择呼吸抑制作用小的药物。右美托咪定、丙泊酚和（或）瑞芬太尼是常用的麻醉药，没有证据支持某种麻醉药优于其他药物。

MAC 下使用 MER 指导电极置入时，在药物的选择和给药时机方面应充分考虑，避免影响监测。一项对 MAC 下接受脑深部电极植入术治疗帕金森病的患者进行的回顾性评估显示，镇静药停药 30 min 后进行 MER，所选用的镇静药与 MER 持续时间或术后效果之间的相关性没有统计学意义[72]。对使用右美托咪定镇静的 8 名患者的记录结果分析后发现，随着镇静深度的改变，记录的尖峰活动也发生变化，但有依然可以指导定位[73]。镇静药对 MER 的作用受多种因素影响，包括但不限于疾病严重程度、目标核团和 GABA 结合。基于理论研究，有人建议如果有其他镇静药，应避免使用咪达唑仑和苯二氮䓬类药物[74]。不过，有病例报道显示使用咪达唑仑作为镇静药的组成部分的患者仍能良好地进行 MER[73]。

大多数脑深部电刺激手术都可以在 MAC 下顺利完成[67，75]。但是麻醉管理团队和手术团队必须做好镇静失败、通气不足和需紧急气道管理及其他并发症的准备。钻孔时存在发生静脉空气栓塞（venous air embolism，VAE）的风险。VAE 在清醒患者中表现为呼吸困难、咳嗽和胸痛[76]。电极置入时有颅内出血的风险。在放置电极时将血压维持在正常水平可以降低这种风险[77]。在过去 10 年进行的 36 项研究中，术后谵妄、意识模糊、精神错乱的发生率合计为 5.3%[75]。然而，在几项有关帕金森病患者 DBS 术后的研究中，谵妄和意识模糊的发生率较高[78]。

脑深部电刺激和脑深部电极植入的手术技术正在不断发展[79]。微电极记录和围术期清醒测试的适应证尚不明确。麻醉医生、外科医生、神经科医生和其他专家应共同合作，探究 MAC 与全身麻醉的优劣、药物选择、患者体验和预后结果。

清醒麻醉下的颈动脉内膜剥脱术

无症状性颅外段颈动脉狭窄 70% ～ 99% 是导致脑卒中的一个重要的可治疗的原因[80]。建议存在可引起脑卒中或 TIA 的严重狭窄患者行颈动脉内膜剥脱术（carotid endarterectomy，CEA）或颈动脉支架植入术进行血管重建[80]。上述手术存在发生缺血或栓塞相关性脑卒中的风险。放置分流器有助于提高同侧大脑半球的血流，但在放置过程中可能会导致斑块脱落或颈动脉夹层血栓形成而导致脑卒中[81]。2014 年更新的一项 Cochrane 系统评价分析发现，没有充分的证据证明在颈动脉内膜剥脱手术中常规使用或选择性使用分流器哪一种方法更好[82]。

颈动脉血运重建手术过程中，可以应用多种技术保障维持充足的脑血流，尽可能降低缺血的发生风险，包括脑血流监测、神经电生理监测以及患者清醒状态下进行手术。脑血流可通过经颅多普勒超声、颈静脉球监测、近红外光谱分析和残端压力测量等进行直接或间接监测。对于全身麻醉的患者，脑电图和 SSEP 等神经电生理监测方法可以持续评估脑灌注的情况。

在局部麻醉或区域阻滞下进行清醒颈动脉手术有助于在颈动脉夹闭期间对患者的神经功能状态进行清醒测试。与全麻期间使用的其他方法相比，该技术可以更可靠地筛选能够受益于放置分流器的患者。清醒手术的潜在优势包括可实时直接的监测患者意识状态、言语和对侧肢体运动等相关症状，利于颈动脉夹闭期间的血压维持[81]。其主要缺点是可能需要转为全身麻醉。文献对区域麻醉和全身麻醉的使用存在分歧。GALA（General Anesthetic versus Local Anesthetic for Carotid Surgery）研究是一项多中心随机对照研究，3562 名进行 CEA 手术的患者随机被分配到了全麻与局麻手术，研究结果显示术后 30 天内脑卒中、心肌梗死或死亡的发生率无明显差异，作者认为麻醉管理技术的选择应根据患者情况个体化制定[83]。2021 年进行的一项荟萃分析指出，需要更多的随机对照试验来探究有症状和重度颈动脉狭窄的患者进行颈动脉内膜剥脱术时选择区域麻醉或全身麻醉的优劣[84]。

在区域麻醉下进行颈动脉内膜剥脱术需要阻滞 C2、C3 和 C4 皮支，这可以通过多种方式实现。区域麻醉技术包括颈段硬膜外麻醉、颈浅丛阻滞联合或不联合颈深丛阻滞和局部浸润。既往有颈段硬膜外麻醉下行 CEA 手术的相关报道，但由于低血压、心动过缓和呼吸困难等风险，因此并不常用[85]。逐层注射局麻药浸润麻醉，可以作为区域阻滞不全的补救方式，但大多数临床医生还是倾向选择行规范的区域阻滞麻醉[86]。

颈丛由第 1 ～ 4 颈神经（C1-C4）前支构成。神经沿着每个横突横向走行至椎动脉和椎静脉后方。神经丛位于肩胛提肌和中斜角肌的前方，并被胸锁乳突肌所覆盖。深支支配颈部肌肉运动神经。浅层感觉分支向前方走行，穿透颈深筋膜，在胸锁乳突肌后缘中点穿出。颈浅丛为颈部和枕部的皮肤和皮下组织提供感觉神经支配[86]。此外，下颌角上方的颈部侧面可接受三叉神经支配，面神经颈支（主要是运动神经）支配颈阔肌[81]。

颈深丛阻滞可采用单次（C3 或 C4-5）注射（肌间沟颈丛阻滞）或多点分别注射 C2、C3 和 C4（传统颈丛阻滞）[87]。单次注射可减少局麻药的全身吸收[88]。颈深丛阻滞可能引起的并发症包括：椎动脉、蛛网膜下腔或硬膜外注射、膈神经、喉返神经阻滞，或颈交感神经阻滞导致的 Horner 综合征[87]。大多数患者行颈深丛阻滞后会出现膈神经麻痹，但肺功能正常的患者一般都能够很好地耐受[89]。颈深丛阻滞最初是体表标记解剖定位进行的，但也可以通过神经刺激仪或超声引导进行[86]。

颈浅丛阻滞比颈深丛阻滞操作简单，并发症少[90]。局麻药注入胸锁乳突肌后侧皮下。一位作者还沿下颌骨下方注射局麻药，以减轻下颌骨下方手术牵拉引起的疼痛[87]。3 项前瞻性随机对照研究比较了颈浅丛阻滞联合颈深丛阻滞[91-92]与单独使用颈浅丛阻滞[93]。结果发现颈深丛阻滞并没有改变术中疼痛评分，也不影响对局麻药的补充需求。没有明确的证据支持在使用颈浅丛阻滞联合颈深丛阻滞。

清醒状态下进行颈动脉手术需要操作轻柔和技术高超的手术团队、熟练掌握区域阻滞的麻醉医生，以及充分知情且合作的患者。包括患者在内的整个团队应充分了解即将进行的手术计划和麻醉管理方案。患者应舒适地躺在手术台上，床头略微抬高。手术铺单时应注意确保可以观察到患者的面部，便于进行气道管理，并防止手术团队无意中对患者面部施压。与患者进行持续的语言交流可缓解患者焦虑并确保神经监测。在清醒 CEA 期间，通常会使用镇静剂协助区域阻滞。一项纳入 1000 例颈丛阻滞下颈动脉手术的病例研究发现，53% 的患者在手术中需要补充局部麻醉药，66% 的患者在围手术期需要联合使用镇静药[94]。合理使用镇静药可以保证患者持续进行语言交流、缓解患者焦虑并确保神经功能监测的顺利进行。可用于 CEA 的镇静药有阿片类药物（瑞芬太尼、芬太尼）、α_2 受体激动剂（可乐定和右美托咪定）和丙泊酚[86]。颈动脉阻断期间必须尽可能减少镇静用量，以便进行临床神经功能评估。

清醒的患者能够回答问题，并能持续测试对侧手臂的运动情况，这是最可靠的神经功能监测指标[95]。颈动脉阻断过程中发生脑灌注不足时，患者可表现为意识改变、焦虑、失语、精神混乱、癫痫发作或手术对侧运动减弱。在手术开始前，需要患者对运动测试任务进行提前排练，例如按喇叭或一个能接收患者手术对侧手部产生的压力的装置。测试应从手术初期开始，间断重复进行。在本文作者所在的一家机构中，要求患者在前 4 min 内每分钟执行一次运动测试任务，随后 10 min 内每 2 min 执行一次，然后每隔 5 min 执行一次直到颈动脉开放。由于患者必须理解指令并完成任务，因此同时监测了患者的肌力和精神状态。如果患者不理解指令或在颈动脉阻断的最初 4 min 内无法完成任务，外科医生可能会选择置入分流器。总体而言，清醒颈动脉手术中分流器置入的概率低于 10%[96]。其他处理方法包括吸纯氧增加同侧脑组织氧合[97]，以及提升高血压[98]。

清醒麻醉下磁共振成像引导激光间质热消融术

颅内激光间质热消融术（laser interstitial thermal ablation，LITT）是一种用于治疗癫痫、颅内占位和顽固性疼痛的微创手术。该手术是在无框架或有框架立体定向引导系统下，通过颅骨钻孔将激光光纤置入颅内，并在 MRI 引导下进行热消融。与开颅手术相比，这种手术可减轻术后疼痛，缩短住院时间、愈合时间及进行后续辅助治疗的时间间隔[99-101]。

LITT 通常在全身麻醉下进行。在一位作者所在医疗机构的工作流程是麻醉诱导后气管插管，在手术室放置立体定向引导框架，随后将患者送至其他楼层的放射室进行计算机断层扫描（computerized tomography，CT），然后送回手术室（如果有可移动 CT 扫描仪，则在手术室进行 CT 扫描），在手术室内依次进行摆体位、头部固定、准备手术、铺巾、设计穿刺路径、通过颅骨钻孔置入激光光纤的引导器。再将患者转运至不同的楼层的核磁共振成像室，进行 MRI 扫描定位，置入激光光纤，进行消融，治疗结束后患者麻醉苏醒。这个复杂的过程需要提前做好计划以及良好的团队协调。所有患者在手术前都要接受关于 MRI 环境下安全相关因素的筛查。制定 MRI 场景下安装立体定向框架患者紧急气道管理的计划。所有参与的麻醉医生均需接受 MRI 安全培训。MRI 检查室内配备与 MRI 兼容的监测设备，如呼气末二氧化碳和吸入麻醉药监测仪，以及与 MRI 兼容的麻醉机。

虽然全身麻醉被广泛使用，但是一些医疗中心也有临床病例报道，描述了部分患者在局部麻醉和 MAC 下进行手术取得了满意的效果和体验[102-107]。这些麻醉技术下患者在手术过程中可以互动配合。治疗邻近语言功能区的病变时进行监测，可降低术后功能障碍的风险。当热消融区接近功能区时可进行神经功能监测。对于部分患者，局部麻醉和局部麻醉加镇静下行 LITT 的其他优势包括：避免全身麻醉并发症、缩短手术时间和减少资源使用[107]。

迄今，已有多个临床病例报道介绍了 MAC 下行 LITT 的镇静和镇痛方案。Carpentier 等[105-106]报告了局部麻醉下进行的 15 例复发性转移瘤治疗和 4 例高级别鳞状上皮癌的治疗经验。所有患者都能很好地耐受手术。

Laurent 等[104]报道了清醒麻醉下行 LITT 的经验，框架安装期间使用局麻药浸润和少量镇静，转运至 MRI 室前的口服小剂量麻醉镇痛药，热消融期间按需使用镇静药。在其所报道的 10 名患者中发生的与麻醉相关的事件有：1 名患者出现恶心，2 名患者因焦虑和恐惧需要轻度镇静，1 名患者的病变涉及硬脑膜，因疼痛需要镇静，1 名患者出现了癫痫运动性发作。有 4 例患者体动干扰了手术[104]。使用定制的热塑面罩和真空垫固定头部，减少患者的体动。

Hajtovic 等报道的 MAC 下行 LITT 消融手术的麻醉管理方案包括轻度镇静联合头皮神经阻滞或局麻浸润下安置立体定向框架，手术切口局麻浸润，头架固定头部时单次注入丙泊酚和氯胺酮或芬太尼。6 例患者进行热消融时使用右美托咪定镇静，为了提高舒适度有的患者注射了丙泊酚、瑞芬太尼或氯胺酮。热消融期间每 5 min 进行一次神经功能状态（包括运动、语言、视觉检测）评估。患者没有发生术中癫痫和严重的不适。

Toyota 等[107]报道了清醒状态下进行的 28 例 LITT 手术的经验，介绍了两种患者管理方案。一种方案是 MAC 下进行设计穿刺路径和颅骨钻孔。另一种方案是使用深度哌替啶镇痛或全身麻醉。这两种方案中，在激光光纤置入和消融时患者都是清醒的。在到达 MRI 室进行消融阶段时使用咪达唑仑。在手术室进行手术的第一阶段是所有患者都进行标准监测，并放置导尿管。报道强调了患者选择、患者准备、足够的人员支持、术前预先的计划以及患者安抚（包括当面安抚和通过麦克风装置安抚）对于手术成功的重要性。2 例患者中出现了体动需要重新进行成像扫描。

清醒状态下进行 LITT 颅内手术的一个顾虑是体动对热消融治疗的影响[99]。然而，有报道称几种头部稳定技术可为成功完成热消融提供充分的条件[102-107]。第二个顾虑是镇静失败或通气不足，这在任何清醒神经外科手术中都是令人生畏的问题，而 MRI 环境更增加了额外的挑战。患者在磁孔中，不容易接触到，也不容易观察到。如果患者头部被 Leksell 框架固定，在磁体附近进行气道管理的选择也很有限。这强调了对不良事件进行周密计划以及谨慎挑选患者的必要性。

关于患者进行 MRI 引导下的颅内激光间质热消融治疗的麻醉选择时，无论采用哪种麻醉技术，麻醉前评估都应包括 MRI 场所中影响患者安全因素的筛查。在选择麻醉技术时，还需要考虑可能影响患者耐受清醒状态手术的特征，可能增加清醒麻醉失败或不良事件发生风险的因素包括：焦虑、幽闭恐惧症、镇静失败史、胃食管反流、肥胖、睡眠呼吸暂停以及癫痫发作的类型和频率。由于在 MRI 环境下处理围术期癫痫发作的复杂性，因此建议癫痫病灶消融术应选择全身麻醉[107]。另一个影响麻醉技术选择的因素是患者体位，在进行 LITT 是如果采用俯卧位，则应选择全身麻醉[103, 107]。

能够成功并安全的在局部麻醉或局部麻醉加镇静下进行 LITT 的关键除了患者选择之外，还包括患者的宣教和准备，提高患者舒适度的措施，如铺垫 MRI 操作台、加盖保暖毯，继续或重新使用抗惊厥药，以及使用地塞米松治疗消融引起的水肿。

清醒麻醉下脊柱手术

随着 65 岁以上人口比例的增加，过去几十年来脊柱退行性病变的发病率和脊柱手术熟练也随之增加[108-109]。近年来手术技术不断进步，微创和内窥镜技术用于椎管减压椎体融合术，可缩短术后康复时间并改善预后。这些手术技术能够减少软组织损伤，减少失血量、缩短手术时间、减轻术后疼痛[110]，更适合清醒麻醉技术。

清醒麻醉下脊柱手术在术中使用局部麻醉或硬膜外麻醉，研究最多的是腰椎椎板切除术和椎间盘切除术。1959 年 Ditzler 等[111]首次报道了使用蛛网膜下腔阻滞进行腰椎间盘突出症手术。从那以后有许多研究对这两种麻醉技术进行了比较。McLain 等进行的一项病例对照研究，对 400 名蛛网膜下腔阻滞和全身麻醉下进行腰椎间盘切除手术的患者进行了比较，结果发现，与蛛网膜下腔阻滞下手术的患者相比，全身麻醉下手术的患者麻醉和手术时间更长，止吐药和镇痛药需要量更大，尿潴留的发生率更高[112]。总体而言，研究表明蛛网膜下腔阻滞的安全性和有效性与全身麻醉相当，且在术后恢复方面更有优势[113-114]。

虽然清醒技术最常见于椎板切除术和椎间盘切除术，但也可用于脊柱融合手术。最大规模的研究一项纳入 100 名进行清醒微创经椎间孔融合术患者的临床系列研究，使用脂质体布比卡因进行局部麻醉，同时静脉注射丙泊酚和氯胺酮进行镇静。其中 4 名患者需要转为全身麻醉。虽然没有关于这些患者的长期数据，但作者认为这种技术是安全可行的[115-116]。当手术操作碰到神经结构时，患者的反应可以提示外科医生[116]。

与腰椎手术相比，关于清醒麻醉下颈椎手术的研究要少得多，但是作为全身麻醉的替代，有使用颈丛阻滞进行手术的相关报道。一项随机对照研究纳入了 356 例单个节段颈椎前路椎间盘切除融合术患者，比较了全身麻醉与颈深丛、颈浅丛阻滞的比较，结果发现使用区域麻醉可降低术后恶心呕吐的发生率，缩短手术时间、苏醒时间和康复时间。然而，区域麻醉患者术中血压高、心率快，术中和术后疼痛评分更高。由于疼痛控制得更好，全身麻醉组的患者满意度更高[117]。

清醒麻醉下脊柱手术是全身麻醉的一种替代方法，可以增加适合脊柱手术的人数。然而，清醒麻醉下脊柱手术也有一定的局限性，包括俯卧位气道安全无法保障，区域阻滞和硬膜外麻醉的麻醉时间受限、患者体动、焦虑等。此外还必须注意硬膜外麻醉的绝对禁忌证，如患者拒绝、凝血功能障碍、感染、椎管狭窄等。与其他清醒麻醉下神经外科手术的类似，外科医生、麻醉医生和患者必须保持密切合作，才能确保清醒麻醉下脊柱手术的成功进行[114, 118]。

总结

已经有安全有效的麻醉技术可用于神经外科唤醒麻醉，可以实时、连续或间断地监测并评估神经功能、体征、症状减少术后神经功能损伤风险是其最大优势。很多研究都提供了有力证据证明可多方面改善预后，这给神经外科麻醉医生提供了继续探究最佳神经外科唤醒麻醉管理方法的动力。

致谢 感谢Antoun Koht，George Neuloh和Matthew C. Tate，编写前一版时做出的贡献，为本章节奠定了基础。

参考文献

请扫描目录后二维码，获取参考文献资源。

20 全身麻醉下幕上病变手术中神经生理监测和运动系统定位

Georg Neuloh 和 Kathleen Seidel 著

李芸 译 菅敏钰 校

学习要点

- 脑肿瘤切除术后的神经功能损伤是由直接的神经束损伤或近端、远端动脉缺血引起的。
- 全身麻醉下脑肿瘤切除术的神经监测在很多情况下是可行的。如果希望监测语言功能或更高级的认知功能，则首选唤醒开颅术。
- 躯体感觉诱发电位（somatosensory-evoked potential，SSEP）可以在手术中用于识别中央沟和早期发现脑缺血。
- 运动诱发电位（motor-evoked potential，MEP）可早于 SEP 检测到脑缺血，并且可以发现纯运动区的脑缺血。
- 手术结束时 MEP 正常或恢复，表明患者的运动功能得到了保护。
- 已经开发出多个皮质下定位技术。通过施加阴极高频短列单极刺激，可以估测目标位置到皮质脊髓束（corticospinal tract，CST）之间的距离。通过手术器械，如吸引器或腔内超声吸引装置（cavitron ultrasonic surgical aspirator，CUSA），可以在 CST 周围手术的关键步骤中连续应用皮质下定位技术。

引言

幕上间隙由两侧大脑半球构成，与幕下间隙之间被小脑幕隔开（见第 25 和 26 章）。约 2/3 的成人中枢神经系统（central nervous system，CNS）肿瘤发生在幕上间隙，而在儿童中，大约只有 1/3 的 CNS 肿瘤发生在这里。成人常见的原发性脑肿瘤有胶质瘤（45% ～ 50%）、脑膜瘤、垂体腺瘤、原发性 CNS 淋巴瘤、成神经管细胞瘤和室管膜瘤等。迄今，最常见的脑肿瘤是转移瘤，尤其是肺癌、乳腺癌和恶性黑色素瘤。50% 的脑转移患者体内存在多个病灶，而高达 50% 的癌症患者有脑转移。

幕上占位病变可能靠近或黏附于管理重要功能的皮质区和皮质下神经通路。这些病变手术切除后，新发的神经功能损害可能由以下两种原因造成：①直接源于这些功能区和神经束附近或内部的切除；②间接由于意外损害了病变远端的血供。如何在最大限度的手术切除中保持神经功能的完整性[1-2]，除了需要间断地识别和划定关键区域和神经通路（mapping），还需要进行连续的神经功能监测[3-5]。术中对语言和高级认知功能的持续监测，则需要采用术中唤醒（见第 19 章）。在全身麻醉下，可以通过神经生理学方法监测患者的初级运动和躯体感觉功能。最近的一些研究也支持将多种定位和监测手段结合起来的策略[6-13]。这些方法被广泛应用于脑肿瘤手术，同样地，也用于血管和癫痫手术[14-17]。在此，我们列举了一个在岛叶胶质瘤手术中保留神经功能的病例。该病例中阐述了在颅脑手术中应用神经生理监测的方法和规范。

病例：岛叶胶质瘤切除术

一名 50 岁的男性患者，既往有局灶性癫痫发作和轻度感觉运动右侧偏综合征。磁共振成像（MRI）显示左侧岛叶肿物信号增强，未侵及邻近的岛盖（岛叶胶质瘤 Yasargil 3b 型）[18]。在神经电生理运动功能定位和监测下进行了手术切除。组织学显示为胶质母细胞瘤。术后有一过性中度偏瘫加重，出院时缓解。术后早期 MRI 提示一个靠近放射冠的缺血性改变。患者随后接受了放化疗和重复周期的替莫唑胺治疗[19-20]。

岛叶肿瘤和其他幕上占位病变的手术风险

岛叶胶质瘤（约占幕上胶质瘤的 10%）和许多其他深部肿瘤手术的主要神经系统并发症是新发偏瘫。这些脑肿瘤在以下两个方面与初级运动中枢密切相关。通常，它们在背根延伸处靠近放射冠[21]。此外，岛叶等部位的肿瘤常被多根血管包绕，主要来自大脑中动脉的分支，为运动神经幕上段供血[6，21-22]。外侧裂分支供应运动皮质的主要部分，近端穿支血管供应基底节区和内囊，环岛穿支和岛盖穿支供应放射冠。监测和保护主要运动通路至关重要，因为与语言和躯体感觉网络不同，皮质脊髓投射没有可以替代的神经回路。单侧的次要运动区（辅助运动区，运动前皮质）及其投射可被切除，不会留下明显的永久性后遗症。

一般情况下，类似的危险因素也适用于许多深部甚至浅表的幕上肿瘤。它们通常位于皮质脊髓束的延伸段附近。这些肿瘤也可能毗邻供应皮质脊髓束的动脉，包括鲜为人知的岛盖穿支血管[23]。例如，颞叶肿瘤可能侵犯大脑脚和环池的血管。

使用定位和监测技术保护非运动功能

非运动功能网络也可能需要进行功能定位和监测，取决于病变的位置和手术方式（见第 9 章）。在语言和其他功能的唤醒手术中通过皮质刺激和功能监测来定位，在第 19 章中进行了讨论[24-26]。SSEP 可以连续监测躯体感觉神经，这也是中枢皮质灌注的可靠指标。有限地切除躯体感觉皮质及其传入神经一般不会造成永久性的损伤。相反，视觉通路的严重损伤会导致视野缺损，这可能会使人变得虚弱。不幸的是，全身麻醉下的术中视觉诱发电位（visual-evoked potential，VEP）监测，在技术上还很难实现，尽管近年来文献报道了一些进展，但其临床应用还存在很多问题[27-28]（见第 4 章）。为了保留视觉通路，基于弥散张量成像的纤维束成像可能有效，特别是可以将其引入神经导航或无框架立体定位系统。这种方法也适用于显示其他神经，包括 CST 和弓状束等。然而该方法仍存在技术不确定性，特别是对于较大的占位性病变（脑移位）和瘤周水肿。功能性 MRI（functional MRI，fMRI）也可能有助于功能区域的粗略定位，但不适用于指导锐性切除。最近，基于唤醒刺激的脑图被证明可以可靠地识别视神经，视功能的保留取决于肿瘤本身和功能保留目标[29]。到目前为止，神经电生理方法仍然是功能定位和监测的“金标准”。

运动区定位与监测

位于中央区的肿瘤，安全切除需要首先识别初级运动皮质。此外，对于岛叶和其他深部病变，运动区定位是刺激电极充分定位以进行连续运动监测的先决条件。神经电生理定位主要可以通过两种方式实现：

1. 刺激定位既可以用第 18 章中描述的彭菲尔德技术（Penfield，低频）进行[26]，也可以用下述的短序列技术（高频）以激发运动诱发电位[30-31]。这两种方法均可用于直接识别运动皮质及其投射，然而它们并不能明确区分初级运动皮质和运动前皮质。研究人员首次开发的定位方案，是根据所观察到的反应的兴奋性和潜伏期来区分初级运动投射和运动前投射[32-33]。最新的研究数据表明，在特定的病例中（如复发性胶质瘤和经过放疗后的肿瘤），经典的 Penfield 技术（低频）可能会失败，而短序列映射 MEP 技术则更优越[8]。
2. 通过 SSEP 相位反转映射的间接方法可以识别中央沟。采用电极阵列可记录正中神经 SSEP，电极阵列垂直于手运动区上方的中央沟。初级中央后皮质 SSEP 的切向总源电流是由中央前回记录位置产生极性反转的镜像，从而可以识别中央沟，并间接识别初级运动皮质[34-35]。在某些情况下，通过直接运动刺激定位是有效的，与 SSEP 相位反转记录互为补充[36]。

在识别初级运动皮质后，MEP 可以通过放置在中央前回的多点接触条形电极来监测[37]。但是根据手术入路和皮质切口的不同，对于一些深部肿瘤，可能不需要定位运动皮质。相反地，MEP 刺激是根据解剖标志在预定位置经颅进行的[38]。

识别运动皮质后，在整个切除过程中通过用于相位反转记录的皮质表面电极，每 5 ～ 10 s 重复一次运动诱发电位刺激。2 Hz 以下的高频刺激主要用于脊柱手术，但不能产生非常稳定的 MEP 波幅，甚至可能引起癫痫发作。另一方面，连续 MEP 记录之间的时间间隔较长，无法进行连续的功能评估。每个刺激包括 4 ～ 7 个电子阳极脉冲的短序列（脉冲持续时间 300 ～ 1000 ms），在直接皮质刺激（direct cortical stimulation，DCS）期间强度高达 20 mA，在经颅电刺激（transcranial electrical stimulation，TES）期间强度高达 200 mA。该脉冲序列引起一系列沿皮质脊髓束下行的动作电位。α 运动神经元兴奋性突触后电位爆发的瞬时叠加效应克服了全身麻醉药物的抑制作用，从而引发运动反应，可以通过靶肌肉的表面或皮下针状电极记录（肌肉 MEP）[39]。显然，在这种情况下应避免肌肉松弛。丙泊酚和阿片类药物（如瑞芬太尼）全凭静脉麻醉最适合并强烈推荐用于 MEP 监测，也有采用小剂量（≤ 0.5 MAC）吸入麻醉药联合阿片类药物（如瑞芬太尼）的平衡麻醉。

MEP 波幅是幕上手术中监测的目标参数。根据我们的经验，MEP 波幅下降 50% 是即将发生运动损伤的强烈预警信号[40]。其他研究则倾向于更严格的标准（波幅下降高达 70% ～ 80%），假阴性结果的风险较高[41]。另一个常见的 MEP 预警标准是突然发生的刺激阈值升高。与可逆的 MEP 改变相比，不可逆的 MEP 改变与短暂性功能损伤的相关性更大，并且这些运动功能损伤持续存在的可能性更高。在几乎所有的研究中，MEP 都显示出高特异性和阴性预测价值[17]。因此，摒除了不可逆的改变可以使外科医生放心，患者在短期和长期随访中不会出现运动功能障碍。相反，敏感性和阳性预测值的一致性较差。这可能是由于在大多数病例中，预警事件的发生率较低。MEP 作为替代指标表现良好，因为成功干预后逆转了 MEP 的恶化，表明术后运动功能得以保留[17]。

监测结果和外科干预

在本病例中，监测手臂肌肉 MEP（图 20.1），在 2/3 的肌肉中有高度稳定的反应（Ⅰ）。在切除肿瘤中间部分的时候，MEP 波幅显著下降（Ⅱ）。排除与切除无关的原因，如定位、操作技术、生理和药理学等。一旦排除了这些原因，外科医生就会被告知 MEP 的变化。暂停手术，检查并冲洗肿瘤部

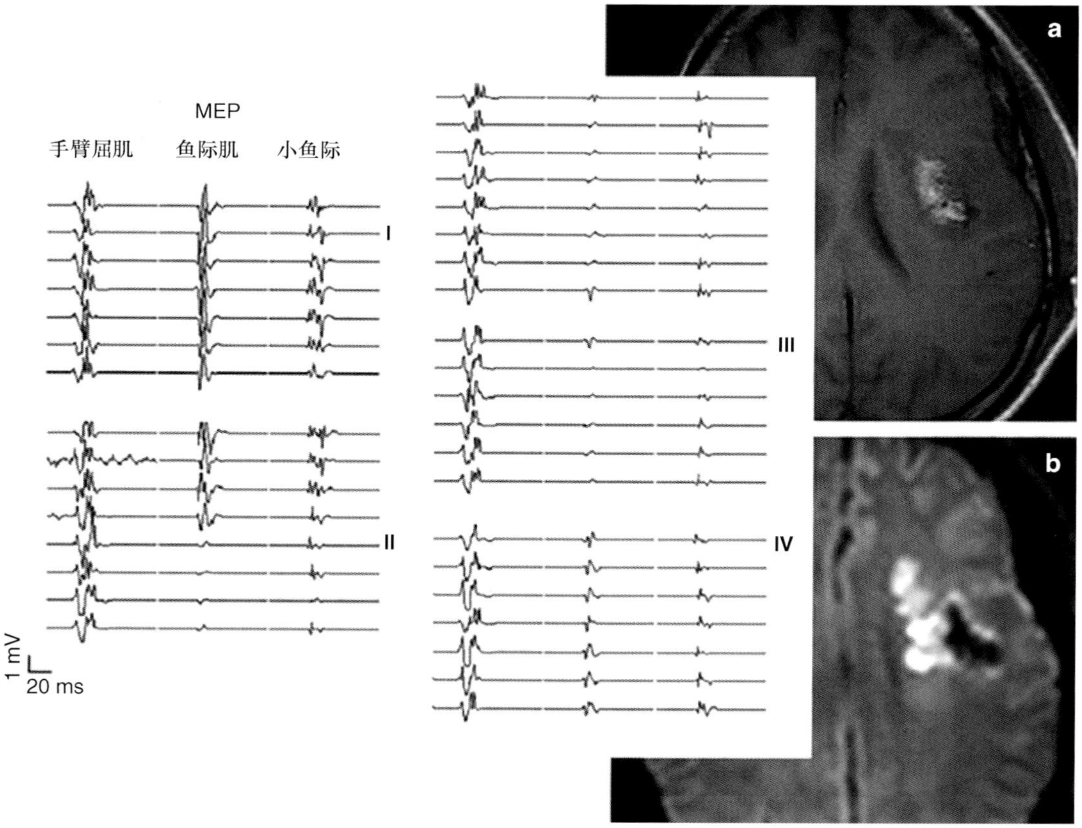

图 20.1 幕上肿瘤手术中 MEP 监测发现 MEP 改变。术后 T1：（**a**）DWI；（**b**）MRI 图像

位、应用罂粟碱浸泡的明胶海绵、松开并重新调整sylvian裂隙中的自固定牵开器（Ⅲ）。待MEP反应稳定后，安全完成肿瘤切除（Ⅳ）。

MEP改变的可能原因及手术干预的作用

首先，必须排除无意中大量注射麻醉药物或肌松药，以及血压和体温骤降，这些都可能显著影响MEP的波幅。还要注意到血压和体温的缓慢、逐渐降低。MEP的参数与脑灌注不存在线性关系，但可能以渐进的方式突然改变。当达到人体阈值时，MEP波幅可能在不可预测的时间点突然恶化。例如，虽然没有绝对的血压阈值，但是平均动脉压在70 mmHg以下的值都可能是临界值。应避免出现血压骤降，一旦发现，应及时报告。必要时，应通过空气加温系统将体温维持在36℃以上。排除掉非手术原因后，必须向外科医生发出警告。通常情况下，应立即停止手术切除或剥离。同时，应纠正血压或体温的突然下降，这些措施应告知外科医生。外科医生必须排除导致MEP改变的技术原因，如刺激电极移位、由于高阻抗导致的电极接触不良（硬膜下冲洗和电极顶部放置湿棉球是有用的）、排出硬膜下积气，以及切除病变后刺激电极在运动皮质上移位等。在某些情况下，可以通过重做SEP相位逆转来证实。

由于MEP变化可能与手术有关，因此外科医生必须将注意力集中在可能导致监测报警事件的特定手术条件上。通过皮质下定位、神经导航或解剖标志可以发现明显的原因，如在CST附近或内部进行切除和电凝。在此期间，手术操作需停止，只有在MEP稳定或恢复后才能重新开始。暂停分离肿瘤和减轻脑水肿通常足以使MEP恢复以便下一步安全切除。重要的是，在这一点上必须考虑之前的手术过程。在之前的手术解剖时，对供给运动束的远端血管的过度操作是导致MEP恶化的常见原因。在（之前的）血管操作部位放置明胶海绵或浸泡过罂粟碱或尼莫地平的棉球可能是有用的。在某些情况下，可能会出现假阳性报警，从而导致过早地中止肿瘤切除，可能不利于手术切除肿瘤的结局，如无进展生存期。然而，在肿瘤切除过程中，出现原因不明的情况，总是有可能在接下来的几天内进行二次手术。因此，所有的MEP报警都应该谨慎对待，如果发生不可逆的MEP改变，在大多数情况下都预示着将出现术后运动障碍。

皮质下定位在脑肿瘤切除过程中识别CST的作用

在切除中央旁区肿瘤以及靠近CST的深部肿瘤时，术者需要知道切除部位的某一个点距离CST有多远。在皮质下刺激过程中，MEP阈值取决于施加于脑组织的电流大小[42]。显然，电流强度会随着距离的增加而衰减。刺激强度越高，产生MEP的面积越大，反之亦然[37]。因此，刺激强度或电流较高，则可在距离CST较远的地方引出阳性刺激反应。这种“刺激强度-CST距离”的关系已被越来越多的学者证实，他们将诱发MEP所需的mA刺激强度与到CST的距离（毫米）相关联[43-48]。值得注意的是，这些不同的研究应用了不同的刺激强度、脉冲持续时间和极性，因此刺激电流也不相同。然而，当应用于皮质下定位时，最好使刺激数量和脉宽保持恒定[9，37，49-50]。此外，无论采用任何方法进行距离估测，建议使用恒流阴极刺激。尽管这种关系没有明确的说法，但在用5个0.5 ms的阴极恒流脉冲进行皮质下短列单极刺激时，“1 mA与1 mm相关”的经验法则正越来越多地被使用。在依赖于这一经验法则时，应考虑到不同类型的肿瘤（例如动脉静脉畸形和低级别胶质瘤等）的不同阻抗，特别是在不采用恒流刺激时。不同刺激模式识别重要运动神经的可靠性可能取决于临床背景，例如，浸润性和非浸润性肿瘤或既往放疗史[8]。

应用这一法则，关键在于建议停止肿瘤切除的最低mA定位阈值是多少。不同的研究表明，皮质下定位阈值的降低与CST直接损伤的风险增加相关[7，37，46，50-52]。如果MEP监测保持稳定，并且在接近CST时频繁地重复刺激，即使皮质下定位阈值≤3 mA也可能是安全的[5，37]。此外，停止切除的皮质下预警标准可能取决于多种因素，如肿瘤的组织病理学、计划切除的目标区域、肿瘤浸润到他功能区以及止血方法的差异等。因此，不同医院的皮质下定位的安全标准不同[7-9，37，45-48，50-51，53-54]。

传统的间歇刺激监测技术可能无法在切除时提供足够的空间和时间覆盖。因此，尽管在较高且明显安全的定位阈值下停止肿瘤切除，传统的皮质下定位技术仍然可能无法完全预防CST的直接损伤。一个值得注意的改进措施是在关键手术步骤中持续使用皮质下定位，并直接在肿瘤切除部位进行标定。

这是最近通过将阴极高频刺激（5 个 0.5 ms 脉冲，250 Hz）整合到手术吸引装置的尖端来实现的[9]。正向的 MEP 反应与报警声相结合，以方便实时反馈给外科医生。显然，所谓的连续“动态”定位并不能完全避免 CST 的直接损伤，而允许在手术部位的每个手术步骤中进行定位，通过实时反馈[55]增加了测绘的覆盖率。随后，通过空腔超声外科吸引器（cavitron ultrasonic surgical aspirator，CUSA）直接刺激，提出了连续皮质下刺激的概念。这被证明是一种安全的方法[11, 56]。然而，在极少数情况下，CUSA 活动可能会干扰测绘的结果[57]。下一步将实现在肿瘤切除的所有步骤中包括软脑膜下剥离和止血，都可以在经典的抽吸装置中进行测绘，用各种手术器械都可以完成[4, 9, 54-55]。将刺激探头集成到任何手术器械（CUSA 或吸引探头）可能会增加其可靠性、手术医生接受度和便于临床上进行皮质下定位。

为什么神经电生理监测有用?

临床的系列病例表明，MEP 恶化发生在运动损伤即将发生但仍可逆转的阶段。MEP 记录与运动功能的临床相关性不能在监测即时进行评估，除非进行清醒开颅手术。因此，术后运动功能结局是最佳替代参数。在大型病例库中，以下相关性已被反复证实：如果 MEP 波幅恢复或由于手术干预而部分恢复，则术后没有运动损伤或只有短暂 / 轻微的新发运动损伤[17, 40]。幸运的是，在大多数情况下，手术干预后 MEP 恶化是可逆的。在其中许多病例中，弥散加权 MRI 显示缺血性病变，但不能确定是否影响皮质脊髓束的卒中[6, 58-59]。

如果出现不可逆的波幅下降和不可逆的 MEP 丧失，则很可能出现永久性的新瘫，通常与皮质脊髓束的卒中有关。相反，稳定的 MEP 记录表明运动预后良好，并允许安全完成手术的关键步骤[3, 17, 60]。因此，使用监测有三个原因：①预防新的永久性神经损伤；②安全完成关键手术步骤，以达到最大限度的肿瘤细胞减灭；③教学原因，使术者的个人学习曲线变陡峭，以提高后续病例的手术技能。神经监测似乎既能降低术后新发功能缺陷的发生率，又能获得更好的手术切除效果，最终使患者受益[6, 14, 61]。

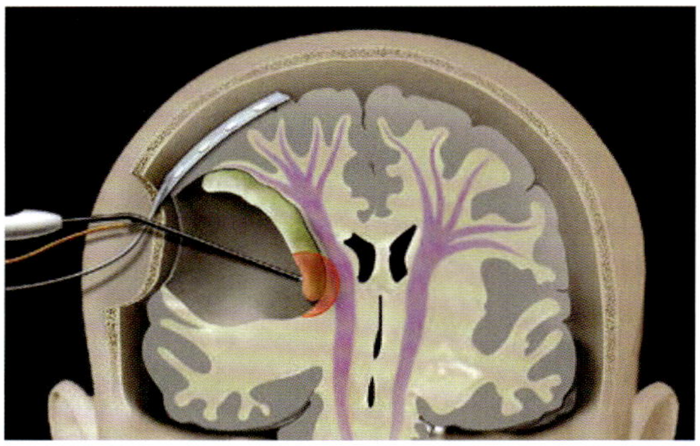

图 20.2 一个可能的概念。MEP 监测（放置在运动皮质上的条状电极）联合手术器械（这里指电动吸引装置）进行皮质下连续短列刺激的方法可以在靠近皮质脊髓束的肿瘤切除期间实现实时功能反馈，可用于预测远端血管损伤。右岛叶肿瘤冠状面示意图，绿色为肿瘤组织，紫色为皮质脊髓束。MEP，运动诱发电位（From Seidel and Raabe[62]; with permission）

结论

幕上病变的切除与极大的功能损伤发生率相关，特别是当病变位于血管附近或靠近运动皮质或运动束（例如，运动皮质或 CST）时。在岛叶肿瘤手术中，肿瘤切除术中发生的缺血病变常导致术后新发的功能缺陷，如本病例。在中央旁区肿瘤的手术中，运动皮质和 CST 可能发生直接的机械性损伤。因此，运动功能的保护既需要运动皮质和 CST 的投射，也需要使用 MEP 记录进行连续监测，这两种方法都可以在患者全身麻醉下进行（图 20.2）。其他功能（如语言、认知、视觉和躯体感觉）可以在唤醒操作中进行定位和监测。

MEP 变化的原因可能包括非手术条件，如技术、生理、药理和体位原因，需要识别和排除。稳定的 MEP 记录允许安全完成手术，而由于手术原因导致的 MEP 恶化应早期进行二次手术干预，恢复 MEP 信号可以防止永久性的新发神经功能缺陷。

致谢 衷心感谢 Antoun Koht 和 Matthew C. Tate，感谢他们为本章的上一版本所做的贡献。

参考文献

请扫描目录后二维码，获取参考文献资源。

颅内动脉瘤夹闭术中神经生理监测

21

Laura B. Hemmer，Carine Zeeni，Bernard R. Bendok 和 Antoun Koht 著

周扬 译 菅敏钰 校

学习要点

- 颅内动脉瘤夹闭术中神经生理监测可作为一种可以实时监测脑缺血的方法，既可有效提示缺血风险，又可辅助外科进行手术决策。
- 运动诱发电位（motor-evoked potential，MEP）与躯体感觉诱发电位（somatosensory-evoked potential，SSEP）相比，在监测由不同途径供血的感觉通路以及运动通路相关脑区的缺血方面具有额外优势（例如由穿支动脉供血的皮质下区域/深层结构）。MEP 可比 SSEP 更早预警某些脑区的潜在损伤。
- 由于在颅内神经血管手术操作过程中多个供血区域都会受到影响，因此应常规采用 SSEP 和经颅运动诱发电位（transcranial motor-evoked potential，tcMEP）监测上下肢功能。但是，根据动脉瘤位置监测相应区域也同样重要［如颈内动脉（internal carotid artery，ICA）和大脑中动脉（middle cerebral artery，MCA）动脉瘤监测对侧上肢，前交通动脉瘤监测对侧下肢］。

引言

原发性颅内动脉瘤（非感染或创伤导致）的患病率约为 3.2%，其中女性、吸烟和遗传易感性［如常染色体显性遗传的多囊肾病或家族中有人发生蛛网膜下腔出血（subarachnoid hemorrhage，SAH）］是危险因素[1-4]。颅内动脉瘤的自然病程主要取决于发现此病时动脉瘤的位置和形态（直径、长宽比、载瘤动脉等）[5-7]，其他可能影响自然病程的因素包括既往 SAH 病史，家族 SAH 病史，合并结缔组织病，可卡因滥用以及严重酗酒[8]。此外，患者吸烟、高血压以及其他引起全身性炎症的因素会增加动脉瘤破裂的风险[9]。据估计，每年动脉瘤破裂的发生率约为 0.05% ～ 6%，取决于患者的个体情况和肿瘤的解剖特点及形状[1-3，5-8，10]。

动脉瘤破裂相关的 SAH 约占所有脑卒中的 5%[11]。动脉瘤相关 SAH 是严重的神经系统疾病，需要入院治疗，除了治疗动脉瘤以外，还需治疗心、脑、肺并发症等增加围手术期患病率和死亡率的疾病[1]。由于迟发性脑缺血引起神经系统疾病的风险很高，术后约有 10% ～ 15% 的患者可能发生猝死，仅有 20% ～ 30% 的患者神经功能能够恢复至术前水平。如果不及时治疗，4% 的患者在第一个 24 小时内发生动脉瘤再出血，在随后的 2 周内，再出血的概率每日增加 1.5%，死亡率高达 70%。术前神经功能状态［根据 Hunt&Hess 临床分级或 WFNS 分级（World Federation of Neurological Surgeons Grade，世界神经外科医师协会分级）进行评估］是决定神经功能预后和死亡率的主要因素。事实上，神经功能评分和 Fisher 评分（评估蛛网膜下腔和脑室出血严重程度的量表）是评估发生迟发性神经功能缺失的风险以及继发的神经系统患病率和死亡率的有效依据[1]。上述提及的分级评分，不管是 Hunt&Hess 临床分级还是 WFNS 分级，均基于患者临床症状，并根据患者意识状态、运动功能障碍等进行分级。而 Fisher 评分则是基于首次 CT 扫描显示的脑内积血程度进行评分。

然而大部分动脉瘤在破裂前都是没有症状的。通过筛选高危患者或对动脉瘤相关的神经症状（头

疼、脑神经病变、抽搐等）进行评估，从而在破裂之前发现动脉瘤，治疗方案取决于破裂的风险大小或神经症状的进展。对于 60 岁以下未破裂且动脉瘤较小的（＜ 7 mm）患者，显微外科夹闭治疗效果确切，且不改变术后 30 天和 1 年内的神经与认知功能的发病率及死亡率[3]。相比而言，对于显微外科夹闭术和血管内介入都可治疗的动脉瘤，后一种方法死亡率较低，且神经损伤和认知损害的风险也较小；但是与显微外科夹闭术相比，介入治疗动脉瘤复发和继发性出血的概率也更大[2, 12]。随着两种治疗技术的不断进步，显微外科夹闭术和血管内介入治疗的临床决策标准也在不断完善[13]。大部分破裂动脉瘤均需要尽早手术夹闭或者介入治疗，以降低再出血和发生血管痉挛的风险。应由脑血管外科医生及血管介入医生多学科合作，根据患者及动脉瘤特点，共同决定治疗策略[14]。

不幸的是，破裂动脉瘤的治疗并不能降低迟发性缺血性脑损伤的发生率。但是早期治疗确实可以通过现有治疗策略，包括血液稀释、血管内成形术或经动脉扩血管治疗等各种措施显著降低动脉瘤再出血的风险[1]。需要注意的是，“3H 治疗”，包括高血压、高血容量，血液稀释以前曾是这类患者重症管理的主要方法，但现在的研究及指南着重强调血液稀释维持稍高容量，进而升高血压来规避迟发性缺血性脑损伤[13-15]。应用尼莫地平是治疗的重要组成部分，已被证明可以改善预后并减少迟发性缺血性脑损伤[13]。

脑血管手术可能会由于临时阻断动脉、动脉瘤夹放置不佳导致载瘤动脉或穿支动脉意外阻断、夹层形成相关损伤，以及长时间脑组织牵拉造成的局部损伤，这些都可能引起脑缺血的发生，进而导致神经功能损伤和认知损害。实际上，有 10% ～ 12% 的动脉瘤夹闭术患者可合并脑卒中症状[16]。术前和术中动脉瘤破裂（或者再破裂）很有可能造成神经和认知损害，死亡率也很高。由于动脉瘤壁的跨壁压骤增或在手术分离操作时直接损伤动脉瘤，可能导致术中动脉瘤破裂，其中跨壁压增加可见于动脉高压（如气管插管，Mayfield 头架固定 / 切皮等操作时麻醉深度不足）以及颅内低压（如大量脑脊液引流）。任何能够及早提示围手术期脑缺血的手段都可能减少神经和认知功能损伤，并降低死亡率。

尽管某些动脉瘤采取血管内治疗的死亡率可能较低，神经损伤和认知损害的风险也较小，但这种方法也有一系列潜在的问题。除了导管所致的动脉瘤意外破裂以外，血管内治疗的另一个严重事件是远端动脉栓塞。神经生理监测在某些神经外科中心已经被广泛采用，可用于早期发现再出血、出血或栓塞性缺血事件，也可能因此减少并发症（详见第 37 章）。

大动脉瘤（10 ～ 25 mm）和巨大动脉瘤（＞ 25 mm）需要特殊的围手术期管理。由于这类动脉瘤可能钙化，或已形成局部血栓，或者瘤颈复杂，因而很难用手术的方法解决。且这类动脉瘤常位于后循环，包括基底动脉顶端。由于肿瘤位置深、穿支动脉多且邻近脑神经，所以这类动脉瘤手术路径非常复杂，手术难度巨大，而这类动脉瘤血管内治疗复发率也是最高的，因此选择显微外科手术处理此类病灶更合理[17-18]。如果血管内治疗较大或巨大动脉瘤不可行，常需要采用腺苷阻断血流、快速心室起搏法减少血流、血管内球囊吸引阻断载瘤动脉等复杂的外科手段，以及深低温停跳和颅内–外动脉搭桥等措施[19-20]。每种方法都可能导致神经系统疾病甚至造成死亡，但如果应用神经生理监测，并采取其他一些措施来延长大脑对短暂缺血的耐受性，可以减轻某些治疗方法的副作用[21-22]。

病例 1：大脑中动脉动脉瘤

女性患者，45 岁，身高 165 cm，体重 70 kg，择期行右侧大脑中动脉 M1 和 M2 段结合处动脉瘤夹闭术。患者车祸轻伤后行头部 MRI 检查发现动脉瘤 8 mm×5 mm。

对于动脉瘤夹闭术应考虑哪些监测？

应采用美国麻醉科医师协会（American Society of Anesthesiologists，ASA）标准监测。由于常在紧急状态下使用降低动脉瘤破裂风险的血流动力学措施，需通过血管活性药物调节体循环压力，因此也须有创动脉压力监测。血管活性药物输注和循环血容量状态确定可能需要中心静脉通路及压力监测的支持，特别是复杂或破裂动脉瘤。此时应考虑采用多模态神经生理监测，即脑电图（electroencephalography，EEG）、SSEP 和 tcMEP 监测，辅助识别脑皮质和皮质下缺血。原始或经过处理的 EEG 监测也可用于指导镇静类麻醉药物的剂量。破裂的动脉瘤可能需要放置脑室外引流管，用于监测颅内压和脑灌注压。

该类手术中我们期望选择的神经监测模式去监测什么?

EEG 对脑灌注变化十分敏感，可用于确认药物导致的暴发抑制。SSEP 则可对感觉系统整体功能的改变进行间接监测，同时由于感觉系统和运动皮质共享血流供应，SSEP 亦可对运动功能有所提示[23]。一项纳入 2015 例患者的系统性回顾研究发现，SSEP 诊断动脉瘤夹闭术后神经功能损害的特异性为 84%，敏感性为 56%。敏感性较低是由于 SSEP 变化所采取的干预措施导致 SSEP 改善并避免了潜在的神经损伤[16]。随后对 429 例因前循环破裂和未破裂动脉瘤接受动脉瘤夹闭术的患者进行回顾性病历查阅，发现 SSEP 预测围手术期脑卒中的特异性为 90%，敏感性为 42%；进行分类调整后，敏感性增加至 65%（即 SSEP 的变化被干预明显逆转）[24]。tcMEP 可检测到运动传导通路上的因感觉通路颅内供血改变而导致的缺血（如由穿支动脉供血的皮质下区域 / 深层结构）。tcMEP 也可对潜在损伤进行早期预警，可能是因为某些区域的侧支循环较少和（或）运动系统对缺氧的更为敏感[25-26]。一项纳入合并 1689 个动脉瘤的 1597 例患者的相关系统回顾及 meta 分析表明，在预测术后神经功能障碍方面，MEP 比 SSEP 诊断更为准确[27]。详见第 10 章，第 1 章以及第 2 章中神经监测技术的相关技术细节。

虽然目前在拒绝其潜在益处和忽视神经系统损伤警示之间仍存在伦理问题（实施前瞻、随机、盲法的颅内动脉瘤夹闭术神经监测模式临床研究不现实），越来越多的文献支持神经监测[28]。SSEP 和 tcMEP 共同监测使 20% 动脉瘤夹闭术手术策略改变，其中 16% 为 tcMEP，4% 为 SSEP[26, 29]。在一项单中心研究中，比较了运用 tcMEP 前后的未破裂前循环动脉瘤夹闭手术患者术后运动神经的功能结局，Yeon 等[30]提出依靠 SSEP 和 tcMEP 监测，患者术后运动功能障碍可降至 1% 以下，这种发生率已可以与血管内治疗的结果相提并论，甚至更低。对于诸如该病例的 MCA 动脉瘤夹闭术，一项由 Yue 等主持的前瞻性队列研究发现未进行术中 tcMEP 监测的患者与采用了 tcMEP 监测患者相比，其术后发生运动功能障碍的风险增加了 4 倍（比值比，OR = 4.77，$P = 0.042$）[31]。Guo 等[32]对临床系列研究进行回顾发现术中 tcMEP 信号缺失的阳性预测值为 1.0。而暂时性信号缺失或信号降低则与多种术后临床表现相关，其阳性预测值为 0.31。而 Holdefer 等[33]纂写的因果关系指南指出，动脉瘤夹闭手术与诱发电位改变在定位与生理之间的强相关性及其可信度在不同情况下均存在。需要注意的是，最近的一项非随机对照研究报告称，IONM 不能改善择期动脉瘤夹闭术的远期预后[34]，但该研究存在多个缺陷[35-36]。最近对 123 例患者（包括破裂和未破裂的动脉瘤）前瞻性收集数据的另一项回顾性研究发现，SSEP 和 tcMEP 的联合应用在预测术后神经功能障碍方面 100% 有效[37]。

对于该类手术，上述监测的缺点是什么?

如术者要求在动脉瘤夹闭关键步骤中产生暴发抑制，此时 EEG 则无法对脑缺血进行监测[23]。SSEP 则可能忽略动脉瘤手术最可怕的并发症——新发运动功能障碍。事实上，超过 25% 的新发术后运动功能障碍的病例中并未发生 SSEP 改变[26]。皮质 SSEP 波幅说明大脑中动脉和前动脉区域的灌注情况，因此 SSEP 对监测前循环动脉瘤的用处最大[16]。tcMEP 应用于微创手术中的技术较复杂，特别需要注意由 tcMEP 导致患者的术后体动[38-39]。另需值得关注的是 tcMEP 引起体动的患者群体有可能被夸大（虽然术中体动可能造成严重后果），一项回顾性研究观察的监测率为 99.5% 的 220 例动脉瘤开颅夹闭术患者中[40]，发现 3.2% 的患者在术中进行 tcMEP 刺激时出现严重体动，除了一例患者，其余患者均可通过加深麻醉深度或减轻刺激强度恢复 tcMEP 监测（见第 22 章“颅内动静脉畸形手术”中 tcMEP 信号获取相关体动讨论）。采用最小必要刺激强度，可以看到显微术野下的体动。最重要的是，如第 22 章中所述，过高的刺激强度可能导致 tcMEP 结果出现假阴性。最后，SSEP 和 tcMEP 通常无法识别潜在或即将发生的非运动或非感觉功能障碍[41]。

患者进入手术间后，按照 ASA 标准进行监护，输注瑞芬太尼［0.1 μg/（kg · min）］和丙泊酚［50 μg/（kg · min）］后，单次给予利多卡因 1.5 mg/kg，丙泊酚 2 mg/kg，间断应用非去极化肌松药罗库溴铵 0.7 mg/kg。采用神经刺激器确认神经肌肉松弛后进行气管插管、机械通气，吸入氧浓度 50%，吸入地氟烷维持在最小呼气末肺泡浓度或 MAC 为 0.5。采用地氟烷（0.5 MAC）复合瑞芬太尼 0.1 ～ 0.5 μg/（kg · min）和丙泊酚 0 ～ 150 μg/（kg · min）维持麻醉，不再给予肌松药。右侧桡动脉穿刺置管监测有创动脉压，开放（至少2条）大孔径外周静脉输液通路，其中一条通路行静脉麻醉药输注。由于动脉瘤未破裂，患者血压正常既往也无高血压病史，可认为正常袖带压可信，可以在插管后再行动脉置管。留置导尿后，应用Mayfield头架将患者的头部固定，取仰卧位，右上肢放在托手板上麻醉医生可及之处。手术切皮之前，神经监测技师将刺激和记录电极置于头皮和四肢，监测EEG、SSEP和tcMEP，麻醉医生还需放置脑电双频指数（bispectral index，BIS）电极。目前没有数据可推荐一种麻醉方案（上述为作者所在机构所采取的麻醉方案），但是术中必须维持血流动力学稳定，将动脉瘤破裂的风险降至最低，并应该考虑避免脑组织缺血的麻醉策略，例如避免过度通气[14]。

手术区域铺巾的时候，监测技师获取各项监测的基础数值，记录显示：EEG显著减慢出现暴发抑制，SSEP显示刺激左侧正中神经，皮质波幅减小而右侧正常，四肢MEP波幅对称减小。

如何解释这些神经生理监测波形？

手术开始前，观察到的异常波形与手术无关。因此，需要考虑其他原因，包括信号获取的技术性因素，生理性干扰对外周和中枢神经系统（central nervous system，CNS）功能的影响，以及体位和药物因素等，都可能造成波形异常，但是任何一种单独因素都不能解释所有异常，应逐个进行分析。

由于EEG减慢并出现暴发抑制是全脑性的，一般与头部摆放位置造成的脑血流异常（颈部扭转或歪曲造成颈静脉阻塞）无关，而最有可能是药物引起的[42-45]。但是头部过高（坐位）引起低血压也可能出现这种情况。就这个病例而言，患者处于仰卧位，术中血压维持在正常范围内，所以最大的可能是地氟烷（0.5 MAC）复合丙泊酚［100 μg/（kg·min）］导致麻醉过深[46]，且术中BIS值只有22。将丙泊酚输注速度降低至25 μg/（kg·min）持续10 min后，BIS值升高至35，暴发抑制也消失了。

术中tcMEP信号全面降低很可能是插管时应用肌松药的残余作用[47]。由于吸入麻醉药对MEP信号的影响呈剂量相关性，如果没有残余肌松作用的话，较低浓度吸入麻醉药不会影响tcMEP信号[48]。此外需注意，尽管在应用tcMEP的动脉瘤夹闭术中使用罗库溴铵促进插管通常被认为是可接受的，但在44.3%的患者中观察到TOF比值自发恢复至0.75的时间延长，并且可能对tcMEP产生负面影响的时间比传统上认为的要长，因此建议谨慎使用罗库溴铵并注意神经肌肉阻滞的恢复[49]。尽管已经找出了引起全脑tcMEP信号异常的原因，但是仍应认真全面考虑，以免遗漏其他可能。快速查看动脉压可以排除低血压和其他可能的原因（常为致命性），如果考虑是低血压引起全脑低灌注造成的，可以在不改变其他条件的情况下，短暂升高平均动脉压来检查患者是否已经达到血压自动调节的低限[50]。针对这个病例，我们通过神经生理监测（或四个成串刺激）发现肌松药残余作用。之后的30 min tcMEP信号也增强证明运动阻滞解除。

与EEG全面改变以及tcMEP信号改变不同，SSEP信号改变为局部改变。皮质SSEP受麻醉药物或生理性因素影响发生的改变一般是双侧的，所以这个病例中的SSEP异常并不是手术、麻醉或生理性原因造成的[51-52]。这样针对这种局部异常，应考虑体位因素和技术原因。过度扭曲和（或）颈部弯曲造成颈静脉回流受阻是可能的情况，但是由于EEG呈全脑性改变，排除了单侧颈静脉阻塞造成的同侧大脑低灌注，所以也就除外了这个可能。检查左上肢没有发现压迫正中神经或牵拉臂丛神经，排除体位相关的单侧肢体信号异常[53]。最后一种可能是信号获取时在刺激部位（左侧正中神经）或者记录部位（右侧感觉皮质）出现技术问题。正中神经刺激较弱的时候会发生这种情况，可能是刺激电极和正中神经之间距离太远（如肥胖、水肿、刺激电极过远）所致，或者刺激向患者传输的环节出了问题，记录Erb点和颈部导联皮质下信号可以验证刺激是否正确传输（也可以用于确认四肢体位放置是否合适）[54]，Erb点正常而颈部记录信号降低或缺失提示右侧颈动脉血流受阻。在此病例中可以触及颞浅动脉，所以排除了这个可能。一个罕见但可能的原因是麻醉诱导和放置针刺电极时血压突然升高导致动脉瘤破裂。但此患者这段时间内血压正常、双侧瞳孔等大、反射正常，所以动脉瘤破裂的可能性很小。进一步检查记录电极发现C4号头皮针位置不当，纠正后信号即正常。术中开颅期如果牵拉脑组织离开颅骨，导致大脑和记录电极之间存在空气，也会产生类似问题（图21.1）。

手术开始，各项神经生理指标都处于正常范围。剪开硬脑膜后进行显微镜下操作。手术进展顺利，外科医生对术野进行适当调整以充分暴露动脉

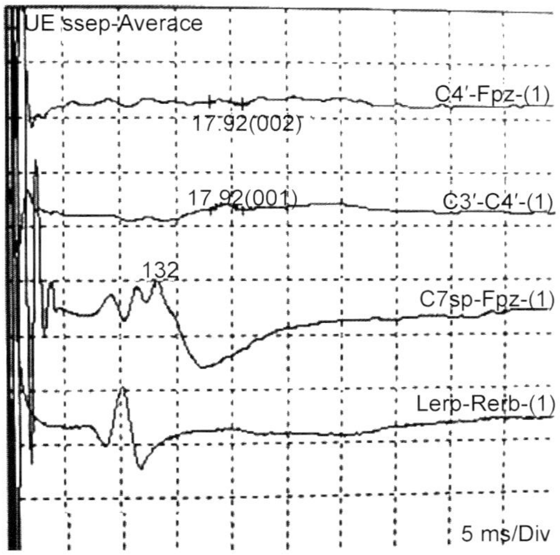

图 21.1　描记左上肢躯体感觉诱发电位（SSEP），Erb 点和颈部反应正常，但皮质电极信号异常。异常的信号是 C4 皮质电极位置不当引起的，纠正后获得正常反应

瘤。神经监测技师发现左手的 tcMEP 信号单个波形波幅出现显著降低（图 21.2）

为什么会出现这个现象?

术中出现任何持续、明显的信号变化必须及时、准确地找出手术的原因——手术原因虽然不常见，但立即纠正可以避免永久性损伤。由于手术操作应用牵开器扩大术野，所以手术牵拉很有可能是信号异常的原因。牵开器的压力会改变豆纹动脉和大脑前中动脉分支的血流，影响深部皮质与皮质下运动和感觉通路以及运动和感觉束的血供[55]。

如上所述，对于缺血改变，tcMEP 更敏感，并且先于 SSEP 出现变化[26，39，56]。SSEP 监测有助于保

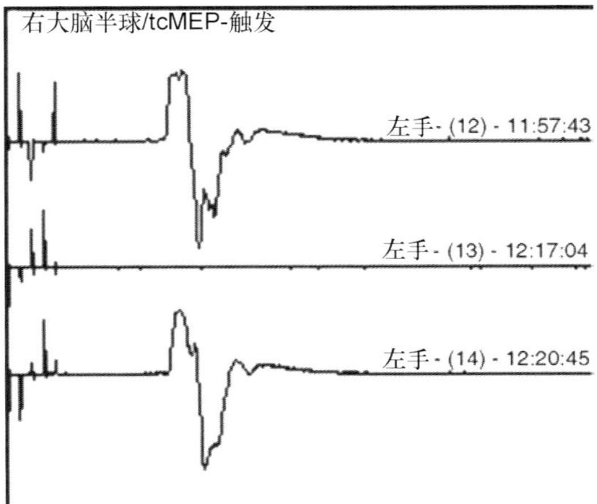

图 21.2　牵开器的压力引起手部 MEP 信号缺失，撤去牵开器后立刻恢复正常

证预后，而 tcMEP 可作为缺血损伤的早期预警[57]。本病例中，撤去牵开器后 tcMEP 迅速恢复至正常。为了确保没有遗漏其他改变 MEP 的原因，应当逐个排查其他造成单侧 tcMEP 变化的可能原因。麻醉和生理因素不会引起监测的单一改变，由于体位不变，如果左侧上肢没有其他外力压迫，即可排除以上 3 种可能。快速检查刺激模式和刺激电极阻抗，与基础水平无异，可以排除技术原因。

术野暴露进行顺利，术者要求给药引起暴发抑制，从理论上来延长大脑的缺血耐受性，为可能的临时阻断做准备[22，58-60]（需要注意的是，目前缺乏明确临床证据证明通过药物诱导暴发抑制在动脉瘤夹闭术患者中的有效性）[14，22]。丙泊酚输注速度调至 150 μg/（kg · min）后出现暴发抑制。由于大剂量的静脉麻醉药物可能会影响诱发电位信号，应在外科关键操作之前获得神经生理监测信号新“基线”[61]。术者最后观察一下，先后放置 2 枚动脉夹并调整 2 次，完成动脉瘤永久性夹闭。2 min 后，左手 tcMEP 信号减弱，左侧正中神经 SSEP 信号也随后出现变化。

为什么出现上述变化?

手术操作后出现单侧改变，因此手术操作引起神经生理信号改变的可能性最大，应当立即检查并纠正[26，39，57]。各科人员应当通力合作，技师检查机器确保系统无误，排除技术原因。麻醉医生应升高血压（我们通常升高血压约 20%），通过间接循环（软脑膜血管-血管吻合）增加脑灌注。术者需查看术野检查血管状态，应用多普勒检测血流，或使用吲哚菁绿（indocyanine green，ICG）做无创血管造影（见第 22 章）。本例患者 ICG 造影显示动脉夹已夹闭血管[62-63]。外科医生调整动脉夹后，tcMEP 立即恢复，随后 SSEP 也恢复至正常（图 21.3）。

放置动脉夹时，常常夹闭穿支动脉、缩小供血动脉或引起严重的血管痉挛。tcMEP/SSEP 信号变化有助于发现缺血，指导医生迅速调整和改善治疗策略，避免术后出现神经功能障碍[26，39]。调整动脉夹后，信号恢复，应用 ICG 和多普勒确认血流良好。此后手术一直顺利进行，术毕继续输注瑞芬太尼 0.05 μg/（kg · min），然后手术室内平稳拔管，患者清醒后无神经症状，送至恢复室监测生命体征，必要时给予芬太尼进行术后镇痛，之后转至 ICU 进行夜间监护。

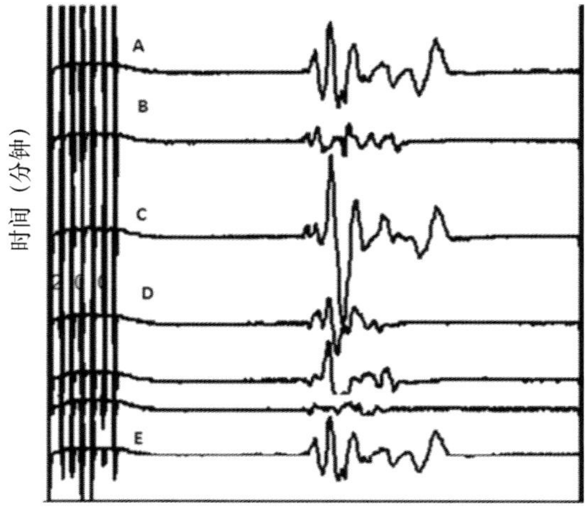

图 21.3 基底动脉段动脉瘤：A 基线；B 夹闭；C 松夹；D 再次夹闭；E 调整夹闭

病例 2：颈内动脉 / 眼动脉段动脉瘤

女性患者，57 岁，右侧颈内动脉瘤位于眼动脉远端，12 mm 大小且未曾破裂，现择期行开颅动脉瘤夹闭术。

麻醉方法如病例 1。术中可能需要在右颈内动脉中放置球囊减压，以安全夹闭动脉瘤[64]。开颅前需腹股沟和右颈部备皮消毒。

术中是否仅监测上肢 SSEP 和 tcMEP，或仅下肢 SSEP 和 tcMEP，或上下肢 SSEP 和 tcMEP 均监测？

对于颅内血管手术，需要熟悉可能发生缺血的血管结构[53]。颈内动脉（如此病例）或大脑中动脉上的动脉瘤最容易发生大脑中动脉支配区域缺血，包括上肢感觉皮质供血区[56]，所以应监测正中神经 SSEP 和上肢 tcMEP。如果动脉瘤位于大脑前动脉或前交通动脉，对侧下肢受累可能性大[56]。本例手术中前循环也可能受损，因此应监测下肢 SSEP 和 tcMEP。在实际工作中，由于颅内神经血管操作通常会影响多个血管区域，因此应常规监测上下肢 SSEP 和 tcMEP[66]。值得注意的是，对于眼动脉瘤手术而言，视觉诱发电位（visual-evoked potential，VEP）传统上在麻醉状态下难以获得，但目前已经取得了一些技术进步，并有报道称其成功用于眼动脉瘤手术[67]（详见第 4 章“视觉诱发电位”）。

上、下肢 SSEP 和 tcMEP 基线诱发电位幅值稳定，潜伏期和形态正常。手术暴露动脉瘤过程顺利，术者决定从右股动脉穿刺进针，在颈内动脉近动脉瘤处放置血管内球囊。放置过程顺利，然后计划扩张球囊，缩小动脉瘤，在动脉瘤远端放置临时动脉夹进行阻断。

动脉瘤夹闭术是指临时阻断来自上游载瘤动脉的顺向血流，以及远端侧支动脉的逆行血流，以使动脉瘤颈的张力降低到足以进行夹闭和可能的载瘤动脉夹重建。前交通动脉和大脑中动脉的动脉瘤需要 3 ～ 4 个临时动脉瘤夹；但对于颈内动脉床突旁动脉瘤，需要颈部切开暴露并临时夹闭颈内动脉的颅外部分，或者靠近动脉瘤放置血管内球囊导管，并扩张球囊阻断顺行血流（图 21.4），还需临时夹闭颈内动脉的颅内段远端，阻断逆行血流进入动脉瘤，此时可以通过血管内导管进行吸引，降低动脉瘤内压力，但仍有逆行血流[64]。这样操作可以安全夹闭动脉瘤，但会有造成上述动脉供血区域缺血的风险［如旷置前交通动脉瘤可累及 Huebner 返动脉，旷置颈动脉床突旁动脉瘤可累及眼动脉和（或）脉络膜］。如果 Willis 环和（或）软脑膜动脉侧支血流代偿不足，也可能发生载瘤动脉的供血区域缺血。

虽然传统上认为暴发抑制和低体温均可在此类手术中应用，但缺乏文献支持此类操作。理论上，降低脑氧耗和增加侧支动脉血流或许可以延长大脑耐受缺血的时间[22, 59-60]。使用静脉镇静药或吸入麻醉药可以通过减少神经元组织的电活动来降低脑氧耗。然而，一旦 EEG 的暴发抑制率达到 0.8（EEG 中 80% 电信号呈静息态，仅 20% 有暴发活动），脑代谢和脑血流将不再降低[68]。低体温也可以降低脑氧耗，还能通过减少电活动降低细胞代谢，并减少细胞非电活动的能量需求[69]，因此当体温降低至电活动静止时，可以进一步延长脑缺血

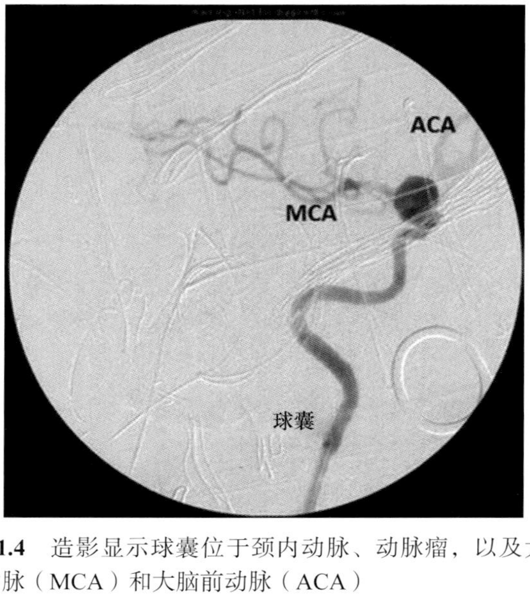

图 21.4 造影显示球囊位于颈内动脉、动脉瘤，以及大脑中动脉（MCA）和大脑前动脉（ACA）

的耐受时间[70]。但是，在一项大规模的国际性多中心随机双盲对照研究（Intraoperative Hypothermia for Aneurysm Surgery Trial，IHAST）中，世界神经外科医生分级Ⅰ或Ⅱ级的SAH患者，与术中正常体温相比，术中轻度低体温（33.5℃）并不会改变患者的神经及认知功能预后[71]。除了在旷置动脉瘤时延长对缺血的耐受时间，调整血流动力学参数增加侧支动脉血流（如使平均动脉压增加20%，减少脑容积，增加大脑过度灌注等）可能会有利于预防脑缺血[22]。本病例中，我们采取了引起暴发抑制和增加血压的措施。

术中血管内球囊膨胀，EEG暴发抑制率为0.8，tcMEP和SSEP信号稳定，但动脉瘤夹闭困难，手术需要更长的时间。动脉瘤夹闭12 min后，左上肢和左下肢的tcMEP信号减退，15 min时更末端的SSEP信号也随之减弱，可能与手术引起脑缺血有关。虽然及时与术者沟通，但是已经切开动脉瘤，不能进行再灌注。升高平均动脉压较诱导前增加20%。tcMEP和SSEP信号完全消失超过2 min，手术仍在进行。完成动脉瘤夹闭以及载瘤动脉重建后，球囊减压并移除远端的临时阻断夹，tcMEP和SSEP信号逐渐恢复至基础形态。肉眼观察、多普勒检查以及ICG造影均显示载瘤动脉重建满意，所有区域均显影良好，无异常染色区域。术毕患者清醒，左侧肢体肌力稍有下降，上肢为著，但30 min内均有所改善。

本病例中，tcMEP和SSEP信号分别在12 min和15 min时出现变化，比在临时动脉阻断或动脉瘤旷置后4 min内就出现信号改变的情况要好一点[26, 39, 56]。tcMEP和SSEP的改变均是由动脉瘤旷置的手术操作造成的。一般来讲，应考虑并逐个排除其他可能的原因，但是就这个病例来讲，监测指标的变化与手术有直接关系，所以我们主要关注手术原因。另外，手术进行到此时应当保证麻醉和循环的稳定，不要改变监测参数，避免造成信号减退出现假阳性的情况。

麻醉清醒后30 min，患者出现的肢体无力可能与局部脑血流波动引起局灶性缺血有关。灌注减少会造成麻醉药物洗出减慢，从而延长麻醉苏醒时间[72]。

病例3：基底动脉尖动脉瘤

女性患者，64岁，未破裂基底动脉尖动脉瘤，大小15 mm，拟行眶颧翼点入路开颅显微镜下动脉瘤夹闭术。

此位置动脉瘤如何选择神经生理监测方法?

手术治疗基底动脉尖和后循环动脉瘤的并发症发生率和死亡率很高，部分原因是由于动脉瘤靠近多条脑干和皮质下穿支动脉，而且手术入路受限，不易暴露术野[21]。虽然SSEP和tcMEP能够反映直接神经损伤或继发于缺血的损伤对皮质下和脑干通路的影响，但脑干听觉诱发电位特定反映脑干的完整性，且不受麻醉药物的影响（详见第3章“听觉诱发电位”），因此在对后循环动脉瘤进行治疗时，脑干听觉诱发电位常用于为手术入路提供信息，避免创伤或缺血造成永久性的神经损害。由于后循环手术中基底动脉尖动脉瘤难以完全暴露，且穿支动脉易受损，应用这些监测可以协助判断是否伤及穿支动脉（图21.5）。后循环动脉瘤也可对易损伤含有运动成分的脑神经行肌电图（electromyography，EMG）监测（详见第6章“肌电图”）。

分离动脉瘤后，术者发现动脉瘤颈张力很高，不便放置临时阻断夹降低动脉瘤颈张力，因此术者要求诱发暴发抑制来降低脑代谢率。暴发抑制率达到0.8以上后，术者试图夹闭时不慎弄破了动脉瘤，术野出血且无法辨认解剖结构止血。麻醉医生立即静脉给予0.4 mg/kg腺苷，引起15 s窦性停搏以及45 s持续低血压（收缩压＜60 mmHg），术者

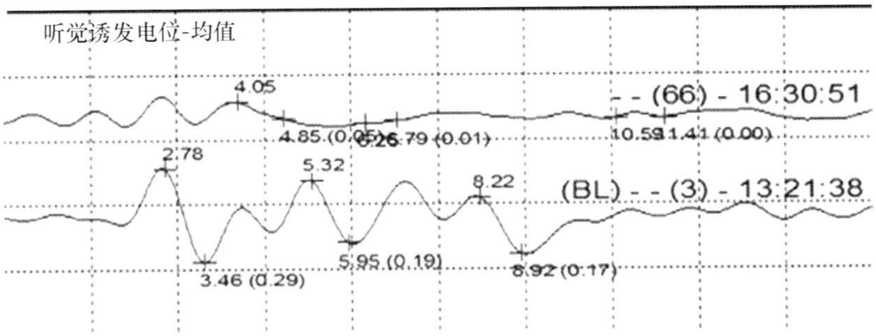

图21.5 听觉脑干诱发电位描记显示Ⅳ和Ⅴ波的改变

迅速清理术野并永久性夹闭动脉瘤[19]。

在此期间所有神经生理监测信号稳定，与预期一致，因为一过性停搏通常不会导致 MEP 或 SSEP 的变化。术者检查动脉瘤夹位置满意，冲洗术野准备关闭硬脑膜，此时左上肢 MEP 信号减弱。

引起信号改变的原因可能是什么？

手术团队协作共同行系统检查寻找局灶诱发电位改变的原因。首先排除生理性和麻醉因素的可能，技术性原因也排除在外。由于手术操作很有可能引起神经损伤（放置永久性动脉瘤夹），且几分钟后即发生了信号改变，所以手术操作影响的可能性最大。与术者沟通后，进行 ICG 血管造影，显示动脉瘤颈深部的一根小的穿支动脉被夹闭。再次给予腺苷，术者调整动脉瘤夹的位置。在首次 ICG 造影剂淬灭后再次行 ICG 血管造影，此时穿支动脉显影，夹闭 2 min 后 tcMEP 信号逐渐恢复，硬脑膜关闭前即达到基础水平[26，39，56-57]。

参考文献

请扫描目录后二维码，获取参考文献资源。

颅内动静脉畸形手术

22

Laura B. Hemmer 和 Carine Zeeni 著
范议方 译 菅敏钰 校

学习要点

- 针对成人和儿童患者的研究表明，术中神经电生理监测有助于降低颅内动静脉畸形（arteriovenous malformation，AVM）手术和血管内治疗中并发症的发生率。
- 特别是对于颅内手术，通过降低刺激强度可以使经颅运动诱发电位（transcranial motor-evoked potential，tcMEP）更加准确。如果刺激强度太高，即使存在皮质缺血甚至更深的皮质下缺血，仍可以从对侧肢体获得肌源性 MEP，这将导致 MEP 假阴性结果。
- 随着神经影像学、神经监测和显微外科技术的进步，神经外科医生可以对位于语言区附近的 AVM 进行更大范围的切除，而以往的切除范围会更加保守。神经电生理监测进展包括 EEG、SSEP、MEP 以及脑电图。最近还应用了唤醒麻醉技术，方便术中监测，以利于在语言区内或其附近切除 AVM。

引言

动静脉畸形（AVM）是血管的异常吻合，其中动静脉分流发生在病灶中央（供血动脉汇聚区域以及粗大静脉引流区域）[1-2]。AVM 是最常见的血管畸形，尸检数据表明总体发生率约为 1% ～ 4%[3]。然而，只有大约 12% 的 AVM 出现症状[1]。发病平均年龄为 35 岁，最常见的表现为颅内出血（通常为脑内出血）[1, 4]。年出血率约为 2% ～ 4%。其次是癫痫发作、头痛和局灶性神经功能缺损[1]。在幼儿中的表现还可能包括充血性心力衰竭和脑积水[3]。

最常用于 AVM 分类的分级系统是 Spetzler-Martin 分级量表，通过 AVM 大小、静脉引流模式和位置进行评分，总分为 5 分[5]。其他重要因素包括手术难易程度、供血动脉的数量、通过病变的流速、周围脑组织的盗血情况以及相关动脉瘤的存在与否[3, 5]。根据 Spetzler-Martin 量表，病变的级别越高，其治疗相关并发症的发生率也越高[5]。

血管造影是明确 AVM 动脉和静脉解剖结构的“金标准”（图 22.1）。MRI 还用于定位和明确 AVM 结构[3]。血管造影显示 AVM 超过 6 cm 并具有高流量特征，则被视为“巨大”AVM[6]。

AVM 的治疗包括神经电生理监测下显微神经外科完全切除、血管内治疗或放射外科治疗。由于 AVM 大小、位置和特定血管解剖结构的巨大差异，使得临床决策变得复杂化，因此治疗选择仍缺乏共识[7]。可以在手术或放射外科手术之前进行栓塞，以逐渐减少流量并减小病灶大小，以闭塞深部或难以接近的动脉血管并消除相关的动脉瘤。栓塞还可用于出现神经功能缺损恶化，已不适合手

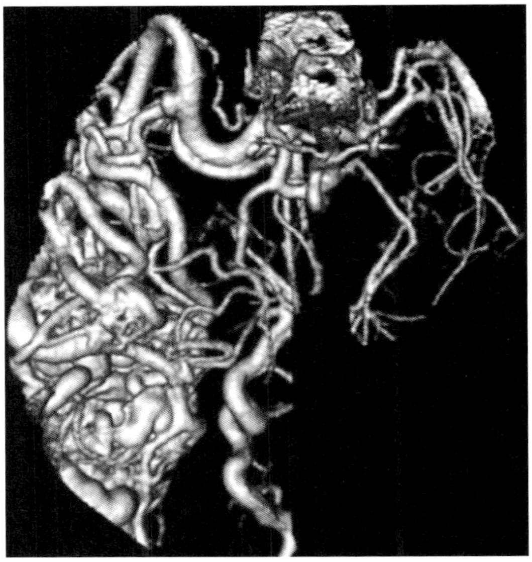

图 22.1 动静脉畸形血管造影

术治疗的大型 AVM 的姑息治疗。放射外科通常用于治疗小型 AVM，特别是手术难以接近或位于脑内重要位置的 AVM[3]。对于接受放射外科手术但失败的患者，通常会进行手术治疗，因为深部和脆弱的供血动脉往往会纤维化，手术会更容易处理[8]。通常采用常规显微外科技术切除 AVM，方法是结扎供血动脉，然后切除病灶再切除引流静脉（图 22.2）[1, 3]。

在栓塞之前，有时需要进行 Wada 测试。Wada 测试在神经干预病房进行，通常通过特定动脉注射短效巴比妥类异戊巴比妥来抑制灰质结构，并注射局部麻醉药利多卡因来抑制白质结构，检测 AVM 供血动脉灌注的重要功能区脑组织以更好地保留相关功能[9]。栓塞时使用的材料包括明胶海绵（来自纯化的皮肤明胶）、聚乙烯醇颗粒、氰基丙烯酸正丁酯、Onyx（一种非黏性液体聚合物）和各种线圈[10]。尽管患者在 Wada 测试时处于清醒状态，但许多中心首选全身麻醉进行 AVM 栓塞，以方便成像并防止患者体动。一份病例报告描述了在全身麻醉下行超选择性激发试验和栓塞，并应用 MEP 来识别激发测试期间的运动风险[11]。根据栓塞所使用的药物，可以调整相关的麻醉操作。例如，可能需要短暂降低血压来帮助放置栓塞胶，有时需要暂停呼吸以改善操作视野[12]（请参阅第 20 章、21 章以及本章随后提到的对神经监测的生理影响的讨论）。

颅内病变的常规麻醉管理也适用于 AVM 切除手术。由于 AVM 切除术通常是择期手术，因此应做好充分的术前准备。术中有快速大量出血的可能性，因此必须建立足够的输液通路，积极备血并做好血液回收的准备[3, 13]。诱导期间发生 AVM 破裂的风险较低，但至少有 10% 的患者会同时合并颅内动脉瘤，因此应将血压控制在正常

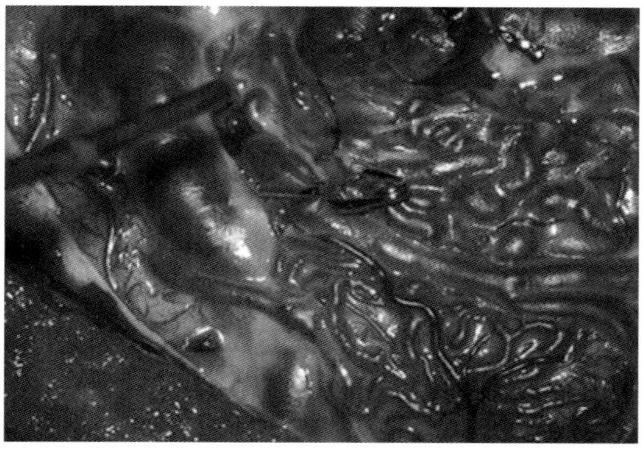

图 22.2 显微镜下动静脉畸形切除术中放置临时阻断夹

范围内[1, 3, 13]。麻醉管理原则上应维持血流动力学稳定，充分镇静镇痛，避免体动，并有利于神经功能监测，术毕能够快速苏醒，但目前仍没有证实在颅内手术中有安全性更高的麻醉方案[14-15]。通常选择可降低脑代谢率的麻醉药和不引起脑血管舒张的血管活性药物。术中维持正常体温或全身麻醉导致的体温轻度降低都是可以接受的。但苏醒阶段应对患者进行复温[3, 13, 16]。

病例介绍

患者女性，35 岁，既往体健，因头痛行 MRI 检查发现 AVM，并要求进行 AVM 切除术。AVM 位于右侧大脑中动脉区域，最大直径为 4 cm。

在手术切除 AVM 之前，可以考虑采取哪些措施以减少出血?

通常建议通过动脉内栓塞分阶段减少畸形的血液供应，以减轻动静脉分流[3, 6]。（有关介入手术相关的神经电生理监测内容，请参阅第 37 章）。为了避免产生侧支血流，AVM 手术应在最终的供血动脉栓塞后几天内进行[3]。

术中需应用哪些监测?

脑血管手术监测的目的在于监测脑血流情况[17]。应使用美国麻醉科医师协会认定的标准监护设备。由于经常需要用血管活性药物控制血压，应监测有创动脉压。另外可能需要中心静脉压监测来帮助确定容量状态。常使用渗透性利尿剂，应监测尿量。如果手术部位高于心脏水平，需使用心脏超声监测空气栓塞（还应考虑放置深静脉多孔导管用于空气抽吸）。最后，特别是如果计划暂时夹闭动脉，应考虑进行多模式神经生理学监测，如脑电图（electroencephalography，EEG）、躯体感觉诱发电位（somatosensory-evoked potential，SSEP）和运动诱发电位（motor-evoked potential，MEP）监测，以帮助识别脑缺血（从而识别供血血管）[18]。（有关这些神经监测技术的内容，请分别参见第 10 章、第 1 章和第 2 章。）

SSEP 和 MEP 监测相结合有什么优势?

目前仍缺乏神经外科手术术中神经电生理监测的前瞻性和随机化临床试验。然而，有证据表明，无论是成人还是儿童，术中进行神经生理监

测均有助于降低 AVM 手术和血管内治疗中并发症的发生率[19-22]。由于 SSEP 和 MEP 能够提供有关神经系统的补充信息，因此将这些监测方式结合起来可能会更完整地反映患者实际的神经系统状况[23]。事实上，在颅内神经血管手术（尤其是颅内动脉瘤手术）出现的新发术后神经功能缺损的病例中，其中有高达 25% 的病例术中 SSEP 监测记录没有变化。这并不奇怪，因为解剖学上不同的动脉不仅供应感觉通路，还会供应部分运动通路（例如，皮质下部分）[24]。与 SSEP 相比，MEP 可以对潜在缺血性损伤更早地进行预警[25]。最后，如果难以从其中一种方式获取信号，可以结合 SSEP 和 MEP 进而增加能够进行成功监测的患者数量[23]。当然，确保对特定手术风险最大的解剖区域进行监测尤其重要，如第 21 章所述（“颅内动脉瘤夹闭术”相关内容）。对一个神经外科医生是否实施术中神经监测进行 AVM 切除术的回顾性分析发现，进行术中神经生理监测的手术，术后神经功能预后较好，SSEP 的敏感性为 81.8%，特异性为 100%，MEP 的敏感性为 72.7%，特异性为 100%[26]。

尽管大多数 AVM 位于幕上，但若 AVM 涉及后颅窝 / 椎基底动脉循环，还会用到哪些神经电生理监测？

后循环和脑干缺血可结合使用 SSEP、MEP 和脑干听觉诱发电位（brainstem auditory-evoked potential，BAEP）进行监测[19, 27]（相关内容请参阅第 3 章“听觉诱发电位”）。另外，涉及运动成分的脑神经还可以监测肌电图（详情请参阅第 6 章“术中肌电图”）。

该病例中应在什么时候进行神经监测？

在麻醉诱导后和达到麻醉稳定状态时（但在切皮之前）进行记录作为基线。在切皮前记录基线可以发现问题并有时间进行排查，如果诱发电位出现变化，它可以帮助识别患者不当的体位摆放问题，而不会考虑手术原因。即使神经损伤的风险很小，也应在手术过程中进行规律记录。每次记录均应注明麻醉药物及剂量、生理参数（平均动脉压和温度）以及手术事件。由于大多数静脉麻醉药在大剂量给药时会影响诱发电位，若出现暴发抑制，应在进行关键手术操作之前获得新的“基线”[28]。这种情况下应持续进行神经电生理监测。

经颅 MEP 刺激可引起患者体动。可以采取什么措施来尽量减少体动？

通过将刺激强度最小化至能够产生可靠 MEP 的最低值来减少患者体动[29]。为了避免在关键手术步骤时显微手术野出现位移，可以暂停手术操作进行 MEP 监测。通常，麻醉医生会注意到操作暂停并提醒电生理监测技术人员和外科医生以有效获取 MEP。大多数 MEP 的获取是在手术医生更换手术器械时进行。此外，MEP 使用的一些刺激部位可能与较少的运动相关。[当开颅手术部位干扰理想的电极定位时，为了不失去 SSEP 和（或）MEP 头部电极位置，外科医生可以放置无菌电极。] 神经电生理监测人员可以通过手术视频观察手术进程，在术者暂停操作时进行电刺激。

由于监测 MEP 不使用肌肉松弛药，术中应保证足够的麻醉深度，可以在很大程度上避免在 MEP 刺激时可能发生的体动。我们常规使用中等剂量的阿片类药物［≥ 0.1 μg/（kg · min）瑞芬太尼，0.5 MAC 挥发性麻醉药和 0 ～ 150 μg/（kg · min）丙泊酚］。术中密切关注容量状态，必要时应用去氧肾上腺素（通常为 10 ～ 50 μg/min）以保证血流动力学稳定。由于大部分麻醉方式通过静脉输注麻醉药物进行，因此我们应确保不要发生药物输注问题，如药物外渗或输液通路阻塞（这可能引起麻醉过浅或体动）。

获得初始基线 MEP 记录后，可以看到来自双侧上肢和下肢的信号。然而，你注意到对侧和同侧波形都是通过刺激一个大脑半球获得的。此时发生了什么以及可以采取哪些措施来纠正这种情况？

由于刺激诱导了同侧肢体运动，而不仅仅是预期的对侧出现运动，这种现象称为“交叉”，此时刺激强度应该降低。否则，在手术过程中可能会疏忽脑缺血的发生，导致假阴性结果。这是因为过高的经颅刺激强度可以激活深部皮质下运动通路并绕过缺血的较高皮质水平，导致尽管发生了脑缺血，但仍会从对侧肢体产生肌源性 MEP[19, 30]。如果皮质脊髓束的激活出现在接近尾部的位置，则深部皮质下运动通路缺血也可能被忽略[29, 31]。换言之，随着刺激强度的增加，皮质脊髓纤维的激活部位会转移到大脑更深处。通过增加 tcMEP 刺激强度，激活部位可以移动的深度似乎存在限制，并且该限制似乎与脑干水平刺激激活的部位相似（可能在锥体交叉）[32]。需要更高的刺激强度来克服肌肉松弛，因此在气管插管后避免使用肌肉松弛剂有助于最大限度地减小刺激强度[33-34]。总之，通过降低刺激强度，tcMEP 会更加准确[30]。

刺激强度已降至仅可获得对侧肢体波形的程度。但其中一只脚没有任何信号。手术尚未开始，若增加刺激强度会导致双侧肢体有反应，还可以采取哪些措施来改善信号？

神经电生理监测医生可以增加刺激序列中的刺激脉冲数量。通常，下肢比上肢的 MEP 需要更多的刺激脉冲[31]。由于 MEP 的阈值强度取决于脉冲数量、每个脉冲的持续时间以及刺激和记录电极的位置，因此通常可以通过增加脉冲数量、每个脉冲的持续时间和（或）刺激强度，并通过优化电极位置来增加肌肉反应的幅度[35]。（然而，如上所述，增加刺激强度可能会产生不正确定位的不良影响。）在该患者中，随着刺激序列计数的增加，双侧刺激下在四个肢体中均可检测到信号。

当外科医生在 AVM 周围进行手术操作时，可以使用什么非放射手段以帮助明确血管分布情况？

尽管数字减影血管造影是评估 AVM 手术中血管流量的“金标准”，但也可以通过多种非放射方法来区分 AVM 脉管系统，包括多普勒超声成像和荧光血管造影[36-37]。

吲哚菁绿（indocyanine green，ICG）视频血管造影是荧光技术之一，它基于血管内出现荧光的不同时间进行造影。静脉注射后，ICG 首先在动脉发出荧光（3 ～ 12 s 内），随后是动脉化静脉，最后为非动脉化皮质静脉。使用近红外视频集成显微镜观察图像。光源包括 ICG 激发波长，并且通过仅允许 ICG 发射波长内的荧光滤光器查看图像。血管造影的 ICG 推荐剂量为 0.2 ～ 0.5 mg/kg。ICG 由肝脏清除，平均半衰期为 3 ～ 4 min。值得注意的是，观察 ICG 荧光会受到血液影响，因此，如果存在血肿，应在注射 ICG 前尽可能将其清除[37]。ICG 视频血管造影不仅可用于区分 AVM，并且切除过程中的连续成像可用于识别供养血管，评估病灶灌注情况，以及确认是否完整切除病灶[38]。在我们医院，通常使用较低剂量的 ICG（0.1 ～ 0.2 mg/kg），在获得满意成像的基础上保证 ICG 可以从体内快速清除，以便在需要时再次使用。请参阅第 21 章“颅内动脉瘤夹闭术中神经生理监测”。

神经电生理监测医生告知手术和麻醉医生，一侧下肢的 MEP 波幅已显著下降。外科医生表示，他们没有在大脑前动脉区域操作，因此不会影响下肢 MEP 的变化。患者“脑紧张”，目前在过度换气。你该怎么做以明确 MEP 变化的原因并减轻任何可能出现的神经系统问题？

由于变化是单侧的，因此考虑是技术、位置或手术病因（而不是应引起双侧变化的生理或药理学病因）。电生理监测医生应重复进行 MEP 刺激，以确认问题是否继续存在。一旦明确重复出现，应检查电极阻抗和刺激参数等技术问题。与此同时，麻醉医生应检查患者的体位和衬垫，并特别注意受影响的肢体以及该肢体上的监测或静脉输液通路情况。在这种情况下，如果没有发现技术或体位问题，可能为手术原因；特别是在患者因颅内压增加而过度换气时，可能会发生牵开器压迫而造成局部皮质损伤[39]。牵开损伤可能是由牵开器对脑组织的局部压迫引起。牵开器造成的脑组织变形会导致该区域的脑血流减少，从而导致缺血。对神经元及其突起和（或）神经胶质细胞的局部直接损伤也是可能的。由此产生的伤害可能取决于牵开器的数量和形状以及牵开的压力和持续时间[40]。经询问，外科医生表示他们的确使用了一个能够重新定位的牵开器。为了减少该区域潜在的缺血，麻醉医生可以升高血压并减少过度通气[39-40]。大约 15 min 后，信号回到基线水平。值得注意的是，尽管长期过度换气已被证明在创伤性脑损伤等情况下是有害的，但术中过度换气已被证明可以改善操作视野，并且适度过度换气似乎更利于手术，目前仍在术中常规使用这种方法[15, 41]。

影响 MEP 检测潜在缺血速度的原因有哪些？

MEP 检测潜在缺血的速度不同可能是由于脆弱区域侧支循环量的差异所致。例如，皮质下运动通路对血流中断特别敏感，侵犯豆纹动脉会导致 MEP 在大约 60 s 内发生变化，而大脑中动脉分支运动皮质的中断通常会导致 MEP 在 10 min 内发生变化[25]。

在 AVM 切除期间，电生理监测发现 EEG 减慢，MEP 波幅发生整体下降，随后 SSEP 延迟整体增加超过 10%。并告知外科医生发生了这些变化。您认为原因是什么？接下来应该怎么做？

整体变化可能为药理学或生理学病因。在确认麻醉药物最近没有发生任何变化（包括镇静催眠药没有变化）后，应考虑存在生理学变化。可能影响诱发电位的生理因素包括血压、血细胞比容、体温、酸碱平衡以及氧气和二氧化碳分压[28]。在快速确认有足够的氧合和通气后，应检查平均动脉压（mean arterial pressure，MAP）。发现此时的 MAP 低于患者基线值的 20%。在开始增加患者血压的同时，测得最新的血红蛋白值表明患者现在有贫血。此时意识到失血量比预计的要多。因此，神经监测出现的变化可能是由于低血压和血液携氧能力下降的综合影响所致[42]。

应通过输注浓缩红细胞来提高血液携氧能力，同时应升高平均动脉压以保证脑灌注。通过积极的容量复苏，患者的神经监测参数恢复到基线水平。

如果发生神经监测变化，可能的脑血流量是多少？

脑缺血时 EEG 变化很快出现，缺血首先表现为 EEG 减慢。随着缺血恶化，也会出现电压下降[43-44]。全身麻醉下脑血流量（cerebral blood flow，CBF）为 10 ～ 25 ml/（100 g · min）可见缺血性 EEG 改变；当 CBF 低于 10 ml/（100 g · min）时，EEG 会发生更大的变化[19, 43]。当脑血流量大于 16 ml/（100 g · min）时，皮质 SSEP 波幅没有变化，当血流量在 12 ～ 16 ml/（100 g · min）时，其波幅显著降低[45]。如果 CBF 得到改善，脑缺血的有害影响在这些范围内可能是可逆的，因为实验研究发现，与脑梗死相关的水平为 10 ～ 12 ml/（100 g · min）[19]。

正如上述案例中所使用的，MEP 可以对初级运动系统的完整性进行实时评估。如果 AVM 位于或非常邻近初级运动皮质和（或）皮质脊髓束，还可以使用哪些监测？

神经影像学、神经监测和显微外科技术的进步使得对位于运动皮质区域或运动投射系统附近的 AVM 进行更完善的手术治疗成为可能，而以往仅限于保守治疗或放射外科治疗[22]。术中皮质和皮质下双极或单极标测是识别运动神经元的标准，尤其当病灶改变正常解剖结构时，仅依靠解剖标志很难定位特定的大脑功能。基于术前图像的神经导航最初是用于选择开颅手术路径以及在剪开硬膜前进行病灶定位。当手术切除靠近病变和功能性运动组织的表面时，重复进行检测以确定切除的安全平面，较低的运动阈值表明功能性组织的位置更近。如上所述，与刺激强度过高导致经颅 MEP 出现假阴性结果的担忧一样，用于绘图的刺激强度过高可能会导致电流扩散产生假阳性结果[21]。在绘图过程中进行 EEG 监测以检测癫痫活动。

对于 AVM 位于或非常靠近运动和（或）语言皮质的患者，还可以用什么麻醉方法？

由于 AVM 切除术通常比肿瘤切除术更具技术挑战性、手术速度更慢，并且出血的风险更大，因此一般 AVM 切除术不会进行唤醒麻醉。然而，我们医院的神经外科医生、神经麻醉医生、神经电生理医生（数据尚未发表）以及其他人员的合作下，用于 AVM 切除的清醒开颅手术取得了进展[46]。这些患者尤其是在手术定标阶段可能发生癫痫发作，可以首先由外科医生立即用无菌冰冷盐水冲洗手术野，然后根据需要由麻醉医生静脉注射丙泊酚和（或）苯二氮䓬类药物。对于涉及视觉通路风险的 AVM 切除，最近报道了可以在术中监测视觉诱发电位（visual-evoked potential，VEP），并且效果满意[26]。（有关视觉诱发电位的内容，请参见第 4 章。）

如果患者术后精神状态恶化，应考虑什么原因？此时需要使用哪些神经监测？

术后脑水肿和脑出血会使成功的 AVM 切除变得复杂化[1]。目前对术中或术后出现脑水肿和脑出血的原因仍存在争议，主要有两种假设：正常灌注压突破（normal perfusion pressure breakthrough，NPPB）和闭塞性充血。

根据 NPPB 理论，由于 AVM 动脉供血血管内的血压较低，血液会优先分流至 AVM 内。邻近脑组织的小动脉通过扩张以维持尽可能多的血流来应对这种低灌注压。一旦 AVM 切除后通过这些血管重新建立正常血流，长期的慢性扩张引起的自动调节功能丧失会导致病灶周围脑组织发生水肿和出血[6, 47]。根据闭塞性充血理论，AVM 切除引起的动脉停滞和（或）静脉流出受阻导致脑水肿和脑出血[48-49]。但截至目前，对 AVM 切除后发生脑出血和脑水肿的病理生理机制仍不明确[50]。为了帮助评估和管理患者，可以考虑使用颅内压监测仪。（有关 ICP 监测仪的类型及其技术方面的信息，请参阅第 12 章“颅内压监测”。）

应采取哪些预防措施来避免出现 NPPB？

可通过以下措施减轻脑水肿和脑出血：术后严格控制血压，若 AVM 巨大可分期手术切除，术前栓塞和（或）介入手术以减少动静脉分流[6, 47]。此外，AVM 切除或栓塞后也有静脉血栓形成的风险，因此术后应维持正常血容量[6, 49]。

如果患者怀孕，AVM 的管理会有所不同吗？还应考虑进行哪些额外监测？

有数据表明，产妇发生 AVM 出血的风险与非产妇相似[51]。还有研究显示，分娩时 Valsalva 动作增加的静脉压不会直接通过 AVM 病灶扩散，并且在大多数情况下，阴道分娩的出血风险并不高于剖宫产[3, 52]。（尽管有时仍计划进行被动第二产程的产钳助产[53]。）因此，如果已知患有 AVM 的女性计划怀孕，则应在孕前考虑治疗。一旦确定妊娠，择期治疗通常会推迟到妊娠后[3]。然而，如果妊娠期间发生 AVM 出血，与非产妇相比，再出血的风险可能会增加[51]。在这种情况下，早期需要进行明确的治疗[3]。如果在需要神经外科进行手术时胎儿有存活的可能（妊娠 24 周以上），与外科和产科团队协商后有 3 种方式可供选择：进行神经外科手术，胎儿继续保留；剖宫产后立即进行神经外科手术；或先行剖宫产，然后进行神经外科手术。

除了上述提到的监测外，还需要与产科医生讨论进行围手术期胎心率和子宫肌层张力监测[51]。值得注意的是，妊娠患者中 SSEP 和 MEP 监测的安全性尚未明确。有在怀孕后期使用 SSEP 和 MEP 的报道，但有人担心，特别是经颅 MEP 产生的较高强度电刺激可能会刺激子宫收缩[54]。最后，如果剖宫产后立即进行神经外科手术，则需要在神经外科术中检查子宫张力和出血[51]。

参考文献

请扫描目录后二维码，获取参考文献资源。

脑神经疾病的微血管减压术 23

Varun Shandal，Isabel Fernández-Conejero，Raymond Sekula，Donald Crammond，Parthasarathy Thirumala，Katherine Anetakis，Antoun Koht 和 Jeffrey R. Balzer 著

侯璇 董诺 张政 译 菅敏钰 校

学习要点

- 三叉神经痛（trigeminal neuralgia，TN）会引起单侧的，反复发作的剧烈疼痛，可由轻微刺激触发。
- TN 在女性、右侧和 V2、V3 支配的区域更常见。
- 在药物治疗失败时，微血管减压术是有效的治疗方法。
- 手术相关的并发症可能与体位、牵开器、脑干缺血、第 8 对脑神经和其他脑神经受损有关。
- 手术可能引起心动过缓、心搏骤停和三叉神经心脏反射。
- 诱发电位改变的原因可能与技术故障、体位、药物、生理因素或手术因素相关。
- 面肌痉挛（hemifacial spasm，HFS）包括单侧面神经功能障碍，导致同侧面肌痉挛。微血管减压术（microvascular decompression，MVD）是一种外科手术，可以解决 HFS 的病因，血管压迫导致面神经和面神经核过度兴奋，并且在大多数精心选择的患者中是成功的。
- 可以显示面部肌肉组织的特征、自发活动和异常运动反应的肌电图以及能证实血管压迫面神经的 MRI 均是疾病鉴别诊断和确定手术干预作用的重要工具。
- 沿着中央有髓神经根的任何部分的面神经受到压迫是 MVD 术中减压的目标，可通过使用粉碎的 Teflon 植入物或在某些情况下，将动脉“悬挂”远离神经来实现。
- 对 HFS 的 MVD 麻醉特殊考虑包括手术减压阶段的最佳定位和避免神经肌肉阻滞。
- 术中使用异常运动反应监测可作为适当面神经减压的指导，并已被证明与术后症状缓解的概率增加相关。
- 由于前庭耳蜗神经靠近面神经，HFS 进行 MVD 后的听力损失可能是 HFS 行 MVD 的并发症，应考虑使用脑干听觉诱发电位来减轻听力损失的风险。
- 舌咽神经痛（glossopharyngeal neuralgia，GPN）是一种不常见的面部疼痛原因，其特征是累及后舌和咽的间歇性刺痛，通常辐射到耳深部结构。
- MVD 治疗 GPN 是一种有效的治疗方法，适用于药物不耐受和医学难治性病例。在 MVD 期间使用脑干听觉诱发电位和脑神经 Ⅶ、Ⅸ、Ⅹ 肌电图进行 IOM 可减少术后听力损失、面部轻瘫和语音障碍 / 吞咽困难的发生率。

引言

微血管减压术（MVD）是一种神经外科技术，用于治疗与血管相关的各种脑神经压迫，主要是第 Ⅴ、Ⅶ 和 Ⅸ/Ⅹ 神经，它们分别可以引起三叉神经痛、面肌痉挛和舌咽神经痛。MVD 包括通过放置各种惰性材料（如 Teflon felt）将累及的动脉与受影响的脑神经分离。

血管压迫引起的脑神经紊乱

三叉神经痛

三叉神经痛（TN）是在一个或多个三叉神经分支分布区域的突然、严重、单侧、短暂、反复发作的尖锐刺痛。多见于女性，面部右侧，三叉神经上颌和下颌分支，V2 和 V3 支配的区域更常见[1]。

发病率约是 5/100 000。疼痛可能由正常刺激引起，比如吃东西或刮胡子。TN 分为典型性、特发性和继发性三种类型。当没有诊断检查可以证实病变或疾病来解释 TN 时，TN 为特发性。典型性 TN 表现为血管压迫三叉神经根，在影像学或手术中表现为形态学改变。然而，在继发性 TN 中，有已知的潜在疾病导致 TN，如脑桥小脑角肿瘤、动静脉畸形、多发性硬化症[2]。有一些提出的特发性 TN 的机制，如 Na- 电压门控通道功能获得突变、神经炎症和无髓鞘脑干病变[3-6]。在本章中，我们将重点讨论 MVD 在其管理中发挥重要作用的经典 TN。

典型性 TN 的病理生理学

典型性 TN 发生于受到动脉或静脉压迫的神经进入区[2]。在三叉神经的进入区，外周 Schwann 细胞的髓鞘化转变为中枢少突胶质细胞的髓鞘化，该区域易受压力影响[2]。该区域的髓鞘受压会导致局灶性髓鞘脱失、脱髓鞘和脱髓鞘轴突直接贴附，而没有神经胶质过程的介入[7-8]。这些病理变化支持了 TN 疼痛产生的理论，包括异位电发生和脱落轴突之间的串扰[8]。

包括静脉在内的多种血管接触是常见的，不能识别所有的接触可能是手术治疗失败的原因。Dandy 在 1929 年首次观测到进入区。后来，Dodd 提出进入区脱髓鞘是疼痛的原因，Gardner 将其描述为传入刺激短路。此外，King 提出了三叉神经分布中疼痛的中心机制。Jannetta 回顾了上述信息，并推荐微血管减压（microvascular decompression，MVD）作为一种有效的治疗方法。如果不及时治疗，三叉神经痛患者的无痛时间间隔会变短，并可能发展为另一种更复杂的 2 型疼痛综合征。由于疼痛控制不足或副作用过大而无法进行医疗管理的患者可以选择手术治疗。普遍的放射学检查可能包括稳态图像构造干扰序列（constructive interference in steady state，CISS）的可靠三维（3D）高分辨率磁共振成像（magnetic resonance imaging，MRI），或采用稳态采集序列（fast imaging employing steady state acquisition sequence，FIESTA）的快速成像，可以识别进入区[10]的位置和压缩程度。临床诊断结合这种扩大的影像学检查和术中使用吲哚菁（IC）绿将导致更好的术前计划和改善手术结果[11-13]。

早期手术策略采用俯卧位，目的是部分或完全切断三叉神经。随着医学的不断发展，后来手术一般采取侧卧位，目的是通过枕骨下、乳突后入路切除部分颅骨，在显微镜下解除神经根压迫。近年来内窥镜技术逐渐开展起来[9, 14-16]。内窥镜的使用有几个优点：切口更小，组织操作更少，视觉效果良好，并发症更少，术后疼痛更少，住院时间更短[17]。三叉神经痛的治疗中增加了其他治疗方式，如立体定向放射外科、经皮球囊压迫、甘油根溶解、经皮射频损伤与新的（尽管是实验性的）加氏神经节神经调控。在本章中，我们将讨论在侧位进行的 MVD。该手术的并发症主要包括切口感染（1.3%）、听力损失（1.9%）、脑干和脑梗死、脑脊液漏（1.6%）、面神经麻痹（2.9%）、面部麻木（9.1%）以及轻度复视、共济失调、脑膜炎和脑积水[1, 14]。上述并发症主要与术中操作损伤脑神经有关，尤其是耳蜗神经的损伤，这就使术中脑神经监测显得至关重要[18-19]。本章主要讨论如何应用术中神经监测以减少术后并发症的发生。

临床案例分析

手术的成功始于切口之前。良好的体位会使手术更容易进行而不正确的体位可能会影响手术效果。通常在麻醉诱导后将患者置于侧卧位体位，固定管路。垫好压迫点，双腿之间应垫一个枕头，并使用腋窝卷。还需使用软枕、长枕及其他器械固定患者，头部通过头架固定，并向手术对侧旋转 10°，使术野与地面平行，调整颈部保证下颌与胸骨保持 2 cm 以上距离。体位的摆放应由手术医生和麻醉医生共同完成，以保证后颅窝和第 5 脑神经分布区的充分暴露，同时又不影响颅内动脉血供、静脉回流或气道通畅。

摆放体位时需要注意双侧上肢的位置，承重侧上肢易因受压造成血供不良，需要妥善放置以便将脉搏血氧饱和度放置在这个手臂上，以检测血管是否受压。另一侧上肢侧更易因体位不当受到损伤。为保证术野充分暴露，应在保证不伤及臂丛神经的前提下小心向前牵拉同侧肩膀。MVD 术中监测应包括美国麻醉科医师协会（American Society of Anesthesiologists，ASA）标准监测以及神经生理监测，后者应着重于易损伤区域，最常用的是脑干听觉诱发电位（auditory brainstem-evoked response，BAEP）[听觉脑干反应（auditory brainstem response，ABR）]，以便于监测听力受损。在 TN 中有高达 5.58% 的 MVD 病例可发生听力受损[20]。Thirumala 等发现，MVD 后听力损失的患者通常有更高的概率出现术中 ABR 损失[21]。（有关 ABR 的更多信息，请参阅第 3 章“听觉诱发电位”）。新近一篇有关 MVD 手术的回顾性研究发现，MVD 术后面神经麻痹的发生率为 2.9%（0.5% ～ 6.2%），面部麻木的发生率为 9.1%(1.3% ～ 19.6%)，术后死亡率为 0.1%（0.02% ～ 0.2%）。因此，MVD 术中除了监测 ABR 之外，还可监测躯体感觉诱发电位（somatosensory-evoked potential，SSEP）和（或）运动诱发电位（motor-evoked potential，MEP）和其他脑神经监测[1]。上述监测方法能有效地监测脑干血液循环情况，以及因体位而引起的功能改变。激光诱发电位和三叉神经诱发电位曾被用于研究，但不作常规应用[22-23]。最近，眨眼反射监测已被证明是监测三叉神经感觉功能的一种很有前途的工具，可以预测术后面部感觉减退[24-25]。本章下文包括 6 例病例：5 例 MVD 病例仅用 ABR 监测，1 例（病例 2）同时进行了 ABR 和 MEP 监测。

病例 1

女性患者，60 岁，80 kg，左侧难治性三叉神经痛，药物治疗效果不佳，遂接受 MVD。入室后 ASA 常规监测。麻醉诱导用药为利多卡因 100 mg，丙泊酚 1.5 mg/kg，以及罗库溴铵 0.7 mg/kg，同时开始持续输注瑞芬太尼 0.1 μg/（kg · min）及丙泊酚 25 μg/（kg · min）。直接喉镜明视下置入 7.5 mm 气管导管并固定于右侧口角，放置软牙垫于左侧口角。全麻诱导后行桡动脉穿刺及开放第二条静脉通路，插尿管。患者固定于右侧卧位，行 ECG 监护、有创及无创动脉压监测，监测呼气末二氧化碳浓度、氧饱和度及体温，应用脑电双频指数（bispectral index，BIS）监测 EEG 抑制，同时监测呼吸频率、潮气量、气道峰压及尿量。神经监测选用 BAEP（详见第 3 章），右上肢监测脉搏氧饱和度，BIS 用于监测麻醉深度并调整丙泊酚用量。维持平均动脉压波动不超过基础水平的 20%，通过调整瑞芬太尼和肾上腺素剂量来调节血压。麻醉维持选用持续静脉输注瑞芬太尼 0.1 ～ 0.5 μg/（kg · min）、丙泊酚 25 ～ 150 μg/（kg · min），复合吸入地氟烷（≤ 0.5 MAC）。体位固定后获取 ABR 基础值，手术铺巾时获取第二组监测数据，第二组实验显示，对左耳刺激的 ABR 反应完全丧失（图 23.1）。

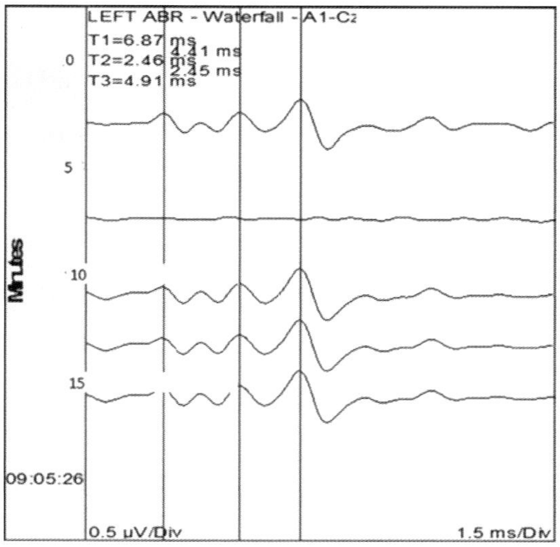

图 23.1 ABR 因技术故障出现变化。最上面的曲线是 ABR 基础值，第二条曲线是硅胶耳塞管堵塞时描记的 ABR，最下面 3 条曲线是解除堵塞后的信号

什么原因引起监测信号异常？是手术、药物、生理因素、体位，还是技术故障？

由于信号出现异常时手术还未开始，故可轻易排除手术因素。麻醉药物所致的信号变化往往是双侧的，而此信号异常仅限于单侧（右耳对刺激的反应是正常的），所以麻醉药物的可能性也不大。此外，麻醉药物对短潜伏期 ABR（刺激后第一个 10 ms 内获取）的影响是可逆的。当在吸入麻醉药的作用下发生变化时，它们仅限于潜伏期的小幅增加，不超过 0.75 ms。氧化亚氮对 ABR 无影响，麻醉药、丙泊酚和巴比妥类药物对 ABR 影响最小[26]。中潜伏期的 ABR（50 ms 以上）易受麻醉药物影响，但本病例中并未监测。用于这一特殊患者的麻醉药效果很小，因此，目前可以基本排除麻醉因素。

术中低体温是生理因素改变的主要原因，低体温发生主要与术中脑组织暴露于相对低温的周围环境中以及使用低温液体进行术野冲洗有关。据报道，低体温可能会升高或降低 ABR 波幅。有报道显示，体温每降低 1℃，ABR 的 Ⅰ 波潜伏期延长 7%，体温低于 26℃时改变会加倍[26]。这种情况在本病例中没有发生。其他生理因素的影响诸如低血压、低血氧、低二氧化碳浓度等均会引起双侧变化，但上述情况在本例中均没有出现。少数情况下，当一侧听神经发生严重病变时，可能造成 ABR 双侧异常，以患侧为主。

排除上述因素后，只剩下体位不当和技术故障两种可能了。在第一次获取正常基线图形时患者头部已处于固定状态，之后没有任何体位调整，体位因素也可以排除。

能够导致 ABR 异常的技术因素主要有刺激产

生及传导异常和信号获取分析故障[26]。导线脱落和故障以及操作失误等是常见的技术原因。液体进入外耳道、电极硅胶套扭曲、耳部电极片部分或完全移位均可影响刺激强度，造成 ABR 波幅的下降甚至波形消失。用棉花、蜡或软膏保护耳部电极可预防上述问题。高阻抗、线路损坏、噪声干扰以及电刀的应用都会影响信号的收集。超声吸引器和单极电凝可能使放大器饱和，也会影响信号获取。另外，正常情况下信号接收系统可自动排除 60/50 Hz 的干扰，若使用整数刺激频率则可能导致系统锁定于该干扰频率，影响信号的接收。有关技术问题的更多信息，参见第 15 章“术中监测的设备布局和电干扰”。

在本病例中，ABR 信号异常的原因是手术铺巾过程中电极线路发生扭转，整理线路后，在适当的刺激强度下，信号立即恢复正常。

病例 2

与病例 1 相似，男性患者，58 岁，左侧病变行侧卧位手术。手术医生要求进行 IOM 监测，包括 ABR，第Ⅴ和第Ⅶ脑神经以及 MEP 监测。ABR 基线两侧正常，左手 MEP 基线消失，左脚、右手和右脚 MEP 信号正常（图 23.2）。

可能的原因是什么？

本例患者有正常的 ABR 反应，但左手的 MEP 未能引出。与病例 1 相似，发生信号异常时手术尚未开始，可以排除手术因素干扰。麻醉因素同样可以排除，因为麻醉药物及麻醉深度均无改变，而且麻醉药物对监测信号的影响通常是双侧的且较为轻微。此外，低血压、低体温、低二氧化碳、低氧等生理因素的影响也是双侧的，且患者的各项生理参数均无异常，可以除外生理因素所致。然而，由于止血带造成的左上臂局部缺血的可能性是存在的，但本病例并没有使用过止血带。技术原因造成 MEP 消失的可能性是存在的。技术原因如刺激或记录时的失误。两个电极刺激针用于刺激产生 MEP，但右侧和左侧下肢均可记录到正常的 MEP 信号，可以基本排除刺激因素的影响。另一种可能的影响因素是左手上的记录针出现问题，但检查一切完好。由于右侧上肢可诱发出小幅度的 MEP，表明刺激强度足够诱发双侧信号，因此，排除刺激强度不足的可能性。此外，因刺激强度弱，不足以诱发正常的 MEP 信号，通常表现为下肢 MEP 消失，而非上肢。体位因素不能排除。那么，因头部位置扭曲造成局部缺血的可能性存在吗？这种可能性可基本排除在外，因为双侧 ABR 是正常的，并且右脚、左脚 MEP 可正常引出。可能与局灶性缺血或脑卒中有关，仅仅根据现有的临床检查资料不能诊断。仔细查看左上臂，发现为保持手臂远离手术区域，手臂被约束带束缚处于过度牵拉后伸位。重新约束，将手臂向前稍微移动后 MEP 信号立即恢复。MEP 的消失可能与神经牵拉或由体位不当引起局部缺血有关。由于脉搏血氧饱和度放置在右侧手指上，而不是左手，因此，无法利用血氧饱和度来佐证左侧存在缺血的可能，我们无法判断是否因局部缺血引起 MEP 消失。信号快速恢复表明缺血导致了 MEP 的消失，而非牵拉。体位不当若得不到纠正，可能导致神经损伤。

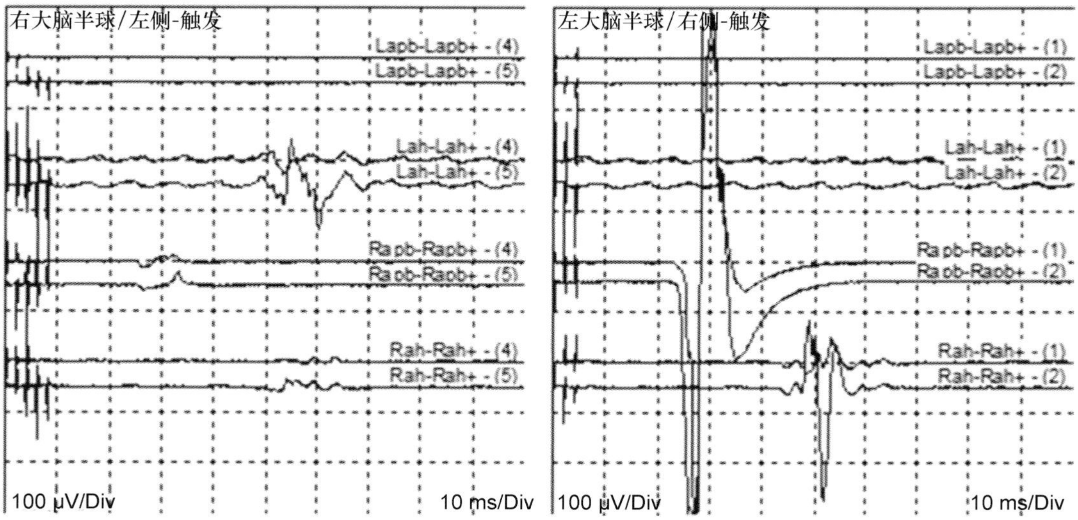

图 23.2 左图是右大脑半球的 tcMEP：左上肢 MEP 消失，左下肢正常。右图是左大脑半球的 tcMEP：右上肢、下肢 MEP 均正常

Grundy 等曾报道，头部位置不当会引起 ABR 异常[27]。侧卧位时头部的过伸及极度扭转可能改变颅内结构，导致颅内压（intracranial pressure，ICP）增加，脑血流减少，并影响第 8 对脑神经和大脑其他区域的血供而导致 ABR 和 MEP 异常。这种变化通过调整体位、恢复正常血供后监测信号就可恢复。察看头部位置发现，患者头部仅有轻微的扭曲，但上臂处于严重牵拉。在将手臂重新安放到一个更合适的位置后，信号很快恢复（图 23.3）。MEP 的变化可能与异常的解剖结构或特异的病理改变等少见的情况有关。在患者的体位固定后获取 ABR、SSEP 和 MEP 的基线图形，如果信号严重异常，提示需要调整头部和四肢的位置。

病例 3

和病例 1 相似，于患者体位固定前后获取正常、稳定的 ABR 基线图形。手术打开硬膜后开始显微镜下操作，放置牵开器暴露术野，并多次调整牵开器以充分显露术野，进行三叉神经减压。在此期间，同侧耳神经 ABR 信号的Ⅴ波潜伏期逐渐延迟 5% ～ 15%，波幅降低 40%（图 23.4）。

信号变化是否严重？

Polo 等[28]曾提出Ⅴ波潜伏期延长 0.4 ms（7%）时应作为早起预警信号，延长 0.6 ms（10%）时应及时通知术者，达到 1 ms（17%）时则需要处理，特别是当伴有波幅降低时更应如此[28]。相反，2006 年 Ramnarayan 和 Mackenzie[29]曾报道Ⅴ波潜伏期延长 0.9 ms 伴有波幅下降 50% 可能与术后听力损伤密切相关。我们采用的阶梯预警值分别是Ⅴ波潜伏期延长 5%、10% 和 15%。一些学者只关注于潜伏期延长，而 Hatayama 和 Moller[30]则认为Ⅴ波

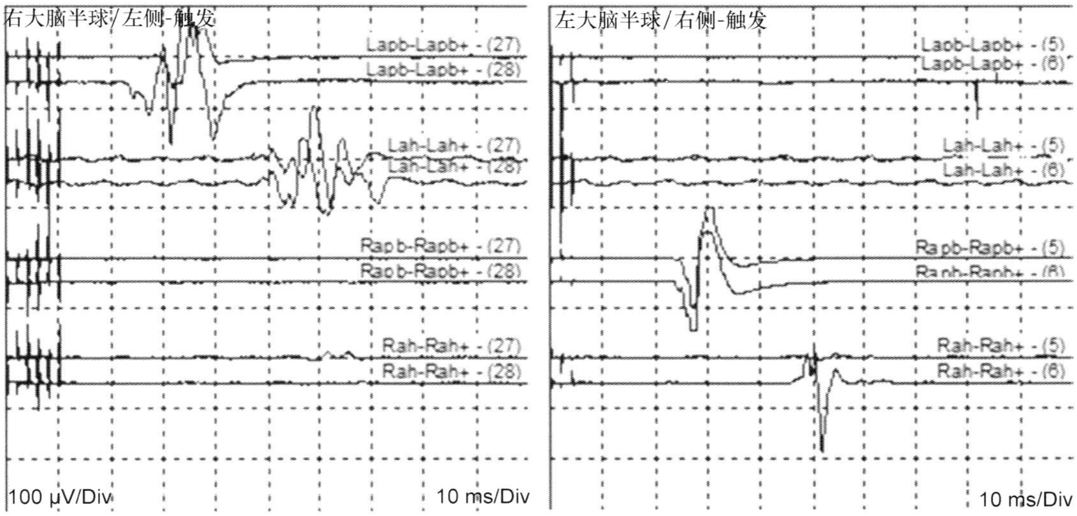

图 23.3 左图是调整手臂位置后，经 tcMEP 刺激右大脑，左上肢恢复。右图是左大脑半球的 tcMEP 的正常反应

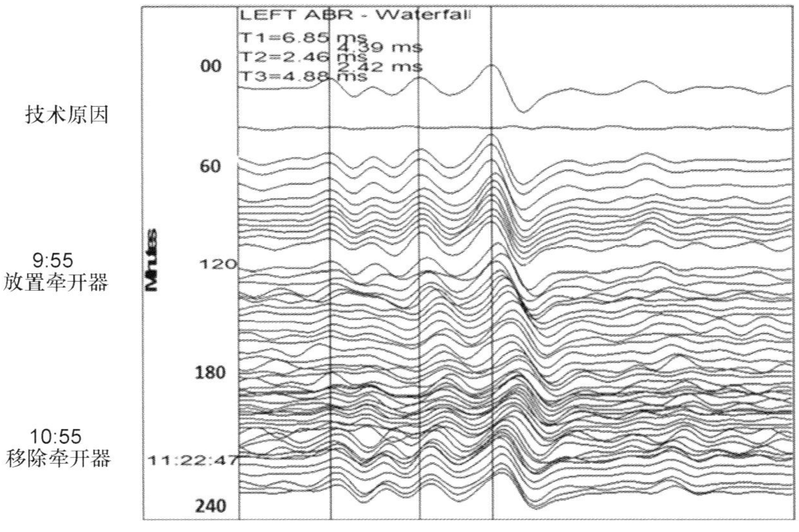

图 23.4 技术与手术因素（放置牵开器影响 ABR）。最上方曲线为基线，第二条为技术原因所致的曲线，分别于 9:55 和 10:55 放置或移除小脑牵开器，在此期间Ⅰ、Ⅲ和Ⅴ波发生改变

波幅降低超过 40% 可以作为预警指标。在这个病例中观测到的Ⅴ波变化确实值得外科医生关注。

引起信号改变的可能原因是什么？

本例中患者体位固定，线路检查也没有异常，可以排除体位和技术方面的原因。环境温度和患者体温保持恒定，未使用低温液体进行冲洗，患者生命体征也较为平稳，因此，生理因素也可排除。此外，由于仅出现单侧信号改变，可除外药物及麻醉因素，因此手术因素可能是潜在的病因。

引起 ABR 异常的手术原因主要有三大类[31]。第一种是指刺激术侧的耳部，术侧 ABR 缓慢变化，调整牵开器后可恢复，通常不会损伤听力。第二种是指患侧 ABR 除Ⅰ波外其他波的突然消失，调整手术操作后不能恢复，术后常伴有听力受损。第三种则是手术对侧Ⅰ波之后的所有 ABR 波形都消失，通常提示脑干损伤，术后可能出现严重的神经系统并发症，而不仅仅是听力损失。

手术因素影响 ABR 常常是通过机械刺激或体温变化损伤第 8 对脑神经或其血供，从而引起信号突然消失[26]。耳蜗周围供血小血管或脑干引流静脉发生凝血时，均可影响 ABR 信号。若信号变化缓慢且不完全消失，可能是直接压迫或牵拉神经所致，也可能是因为脑组织受牵拉或蛛网膜血管网受压间接引起信号异常。压迫、凝血、痉挛及血管夹闭等因素均可影响耳蜗血供，从而间接导致 ABR 出现不同程度的改变。为暴露术野而牵拉脑组织可能会导致第 8 对脑神经受损，造成 ABR 异常，相较于肿瘤切除术，这种情况在 MVD 中引起的损伤更为严重。肿瘤切除术中，神经基本可以耐受一段时间的牵拉或挤压，而 MVD 术中往往是骤然剧烈的损伤脑组织与神经。脑组织牵拉所致的异常可在解除压迫后数分钟内恢复，若持续异常，则应撤出牵开器，并检查第 8 对脑神经有无受压，包括术中分离神经后放置的 Teflon 纱布等。

Ⅴ波延迟提示耳蜗受到机械性或低温损伤。Ⅰ波与Ⅲ波、Ⅴ波均出现相同的变化提示第 8 对脑神经近端受损，可能的原因包括脑组织牵拉、神经受压或小血管痉挛等。Ⅰ波、Ⅲ波正常伴Ⅴ波延迟或消失则提示中上段神经受损。低位中脑近侧的听觉传导通路受损，以及后颅窝内血管损伤不侵及听觉通路时，ABR 均可能表现为正常。

值得注意的是，MVD 术中神经周围包绕的小血管可能发生痉挛，有效的解痉方法是罂粟碱浸润或罂粟碱浸润的纱布湿敷，这样可以立即改善血液循环，但同时可能会减少耳蜗血供，并在几分钟内 ABR 信号消失，具体原因尚不明确，目前认为可能与罂粟碱的弱酸性有关[32]。在本病例中，主要表现为同侧Ⅰ，Ⅲ，Ⅴ波逐渐发生变化，Ⅲ波与Ⅴ波延迟时间相同，原因可能是牵拉脑组织影响到了第 8 对脑神经耳蜗段；而Ⅰ波的变化可能与内听动脉阻塞或痉挛导致血流减少有关。术者仔细检查术野后决定重置牵开器，之后 ABR 信号逐渐恢复到基线水平。因此，本病例中导致信号变化的原因很可能是牵开器位置不当使脑组织受压，导致第 8 对脑神经供血不足，可以通过撤去牵开器，分离神经与脑组织间的蛛网膜以及升高血压等方法解决。升高血压可以增加缺血区域的侧支循环血流，特别是在重置牵开器无效的情况下，可以作为一种改善监测信号的有效方法。

病例 4

女性患者，45 岁，既往史无特殊，三叉神经痛药物治疗无效，计划行 MVD 手术。麻醉与手术流程同前，术中患者平稳，监测信号正常，手术顺利进行。术者分离第 5 对脑神经与周围包绕的动脉时，发现动脉与三叉神经感觉部分粘连紧密，此时麻醉医生发现患者血压和心率轻度上升，于是单次给予 0.5 μg/kg 瑞芬太尼并将瑞芬太尼输注速度增至 0.2 μg/（kg · min）。此后 10 min 内循环稳定，然后血压开始出现波动，心率于基线 20% ～ 30% 上下变化，BIS 监测维持稳定，手术缓慢进行。突然，患者心率降至 30 次 / 分，之后伴有 8 s 心搏骤停伴血压骤降（图 23.5）。

为什么？是由于瑞芬太尼输注，心脏意外，脑干操作，还是其他因素？

瑞芬太尼具有交感神经抑制作用，可能导致心动过缓和低血压。少数情况下，生命体征可能出现类似上述变化，症状一般发生在给药之后，并可在短时间内自行恢复。心脏意外可发生于既往有冠心病或其他合并症的患者。直接脑干操作可导致血压心率骤变超过基础值的 20%，这一变化应及时告知术者，以便术者及时调整。另一个可能的原因是三叉神经-心脏反射，这一现象可能在脑桥小脑角或颅底操作、MVD 手术以及对硬膜的骤然刺激时发生。此外，这一反射在眼科手术、上颌骨手术及其他涉及三叉神经分布区的手术中也可发生[33]，解

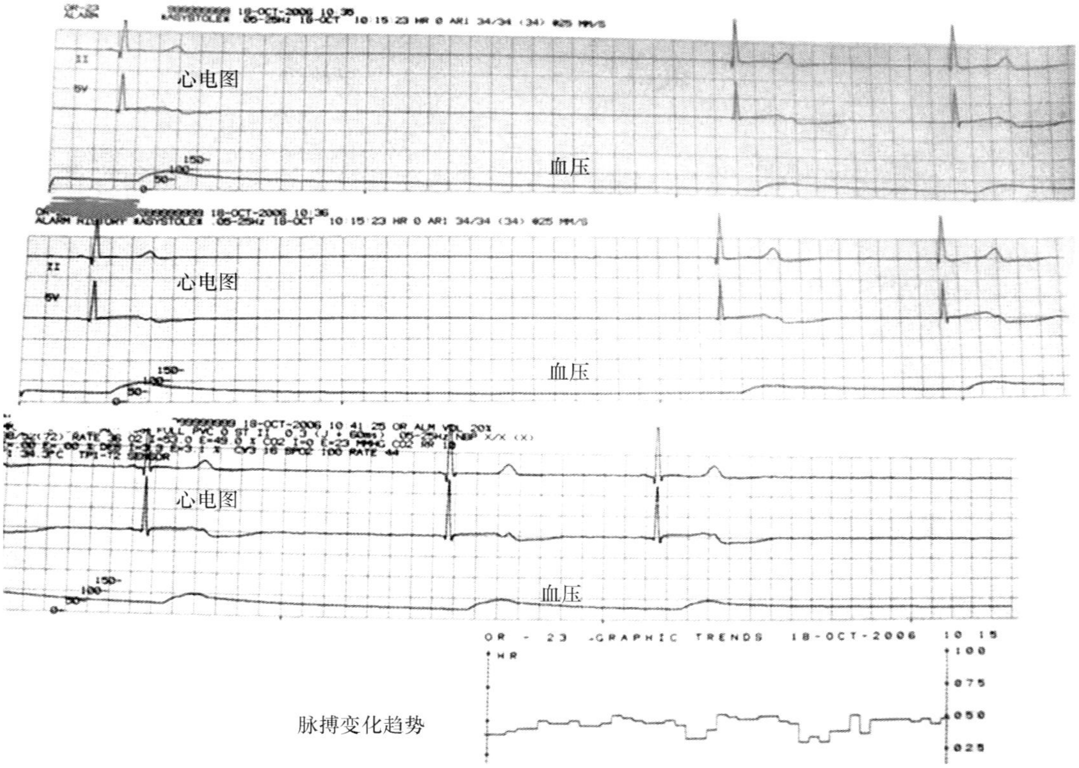

图 23.5 三叉神经-心反射。心电图出现严重的心动过缓以及心搏骤停。每个条带中的上面 2 条曲线是心电图，最下面是相应的血压曲线。右下角显示了脉搏的变化趋势图

除手术牵拉或中断刺激即可终止反射，生命体征也会自行恢复正常。但是，若刺激重新出现，反射也可能再次发生，若刺激过强，反射可能导致心率血压的剧烈变化而发生心搏骤停。这一机制于 1999 年 *Journal of Neurosurgery* 杂志最早提出，这里我们对其作以总结[34]。三叉神经接受刺激后，信号传入脑干的感觉神经核，之后传入迷走神经运动神经核，最终经传出信号到达心脏、肺和胃导致心动过缓、呼吸暂停和胃液分泌，这可能是一种脑氧保护反射机制[35]。

在本例中，三叉神经-心脏反射可能是发生异常的原因，提醒外科医生注意术中操作。虽然当时术者并没有直接在脑干操作，但正在分离三叉神经脑干附近黏附的血管，停止手术操作后，血压心率很快恢复正常。

病例 5

这一病例在 MVD 中比较罕见，患者无明确既往史，药物治疗效果不佳。麻醉、体位和手术均与前几个病例相同，手术过程顺利，ABR 监测信号平稳。但是在缝合硬膜时，ABR 信号开始逐渐衰减，关颅完毕后信号完全消失。

可能的问题与处理措施

本病例中 ABR 信号表现为单侧异常，应该不是麻醉、生理或体位因素造成的，有时，关闭硬膜前用低温盐水冲洗术野也可能造成信号减退，但这种改变是迅速的。本例中，信号异常发生在缝合硬膜之后，最可能的两个原因是技术故障及手术因素，但经仔细检查后并无发现任何技术问题，而且关闭硬膜后可排除分离或牵拉导致血供不足等直接原因。但存在硬膜下解剖结构改变从而导致第 8 对脑神经血供受损的间接因素。出血、血肿以及血栓均可能影响神经完整性，此前已有关于上述原因在硬膜关闭后引起 ABR 信号变化和消失的报道[18，36-38]。

出血和脑血肿可能与麻醉过浅引起体动、高血压或术中止血不完善有关。某些患者还可能由于凝血或切断直径大于 2 mm 的岩静脉，造成脑干静脉引流不畅，从而导致静脉淤血、水肿、颅内压（intracranial pressure，ICP）升高，继而 ABR 信号异常。有研究报道了静脉淤血引起脑干移位、水肿、高颅压，导致对侧听力受损，并伴有 ABR 异常[39]。为避免这种情况发生，离断岩静脉前可先

临时夹闭该静脉进行阻断测试，并同时监测 ABR 信号，若无异常再切断岩静脉[40]。

本病例中，发现监测信号异常后，外科医生决定再次打开硬膜探查术野，查找脑桥小脑角或小脑组织内有无出血，以及是否存在血管扭转或 Teflon 纱布移位造成血流减少。与此同时，麻醉医生升高血压以增加侧支循环。经仔细检查，术者发现第 8 对脑神经周围小血管渗血，可能是术中切断岩静脉的残端所致，清除积血并充分止血后，ABR 信号恢复正常。

病例 6

女性患者，46 岁，85 kg，因三叉神经痛行右侧 MVD 手术治疗。与以往病例一样，患者侧卧位，手术进行十分顺利，术中 ABR 无明显改变。在主要手术步骤完成后止血时，右侧 ABR 于 10:35 时有明显改变，于 10:39 时完全消失（图 23.6），在此期间，左侧 ABR 没有发生改变。

发生了什么？病因是什么？原因是什么？如果我们通过鉴别诊断，回顾一下引起 EP 变化的 5 个因素——技术故障、生理因素、药物影响、手术或体位——病因不难发现。由于 ABR 是单侧变化的，故可排除麻醉药物以及生理因素的影响。特殊的生理条件，如局部低温，虽然理论存在这种可能，但考虑到止血通常用温水冲洗可排除其影响。局部缺血严重可影响第 8 对脑神经的走行，但手术当时并未使用夹子和牵开器。通常，ABR 发生局部改变和缺失时应首先排除技术故障，本例未发现相关异常。由于自手术开始后患者体位始终保持不变，体位因素可基本排除。ABR 变化时，手术医生正在止血，颅内主要操作已完成，没有使用牵开器，并且缝合硬膜时未使用过量的生理盐水进行冲洗[41]。表面上看，基本除外引起 EP 变化的 5 个因素，但本例 ABR 变化的具体病因又是什么呢？笔者走进手术室时恰好听到神经外科住院总医师决定使用罂粟碱来解除痉挛。手术团队意识到罂粟碱存在潜在影响的可能，故不再使用罂粟碱。在麻醉医生与外科医生沟通时，ABR 信号正在恢复。

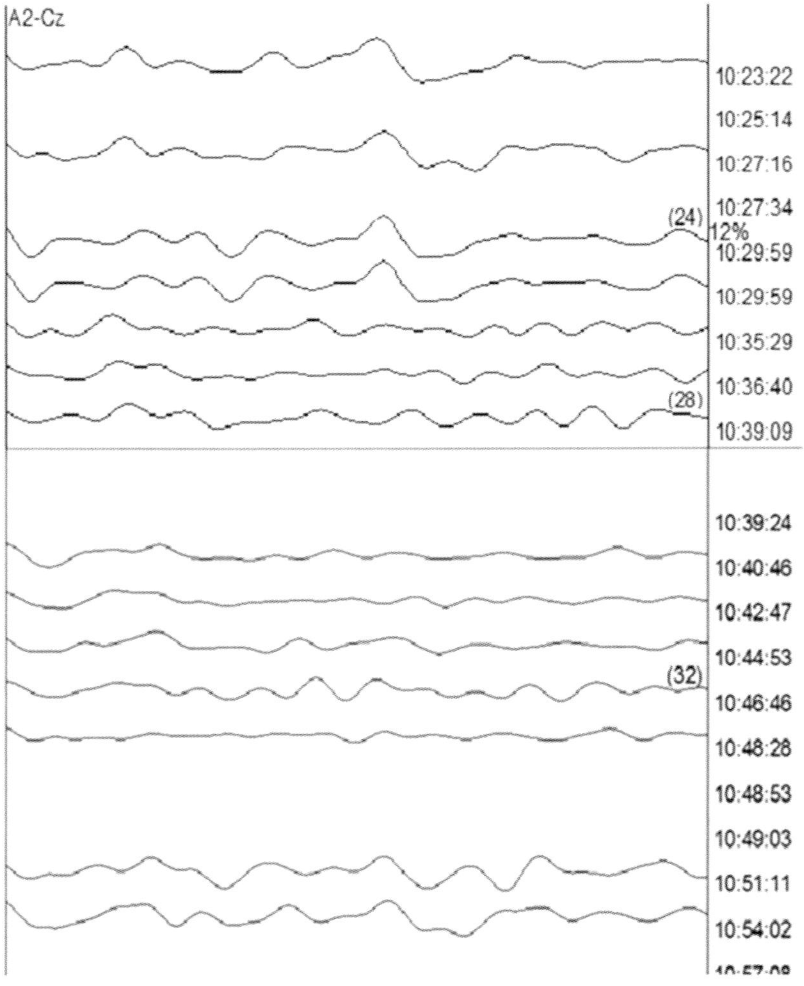

图 23.6 ABR 变化过程图。10:30 使用罂粟碱后右侧的 ABR 消失，温盐水冲洗后于 10:51 ABR 恢复。无术后并发症

于是，指示住院总医生用温盐水冲洗术野以最大限度地减弱罂粟碱的作用，尽量减少罂粟碱的影响。信号逐渐恢复，10:51 信号逐渐恢复至正常。这可能与罂粟碱的 pH 较低有关[32]，它可能损伤第 8 对脑神经。如果需要使用罂粟碱，应该精准定位。

在这 6 个病例中我们回顾了 MVD 术中 ABR 和 MEP 信号异常的不同临床情况。每一个病例，我们采用逐步分析的方法来分析、确定病因，并积极寻求解决方案。在处理问题的过程中，麻醉医生和外科医生需要通力合作，共同分析并寻找原因，积极改正可能影响监测信号的手术操作，以最大限度地改善患者预后。

面肌痉挛

面肌痉挛（hemifacial spasm，HFS）是因单侧面神经过度放电引起的功能障碍，是一类严重的非致残性疾病，可严重影响患者的生活质量[42-45]。痉挛起初表现为眼轮匝肌的隐性发作，随着时间的进展不同程度地累及额肌和颈阔肌，最终导致所有受累面肌持续性痉挛，形成苦笑面容，表现为眼睑部分闭合、口角偏斜等特征，即所谓的紧张现象[46]。大多数患者还表现出反向 Babinski 征，被视为闭上眼睛时的反常提眉[47-48]。目前最可靠的数据显示，美国和挪威的面肌痉挛发生率大约是 10/100 000[49-50]。

HFS 的电生理及病理生理学特点

HFS 的诊断主要根据临床症状，而肌电图（electromyography，EMG）及磁共振成像（magnetic resonance imaging，MRI）可用于辅助鉴别其他面部运动异常，如睑痉挛、抽搐、局灶性癫痫、联动症、颅颈部肌张力障碍、神经性肌强直、面部抽搐等[51-52]。HFS 的电生理学特点包括自发性，高频性（150 次 / 秒），EMG 的同步性触发活动。此外，在电刺激面神经的一个分支时会引发异常运动反应（abnormal motor response，AMR），也被认为是“横向扩散反应”，并且会记录到受面神经其他分支支配肌肉的触发肌电图（triggered electromyographic，t-EMG）。具体来说，当 t-EMG 反应仅限于眼轮匝肌时，电刺激面神经的颧支会在颏肌记录到 AMR。

HFS 的发病机制仍然没有达成共识。一种假说认为在面神经与血管接触的部位产生假突触传递[53-54]。假突触传递是指轴突脱髓鞘引起的轴突纤维之间的“串扰”。同时，认为症状是继发于面神经核过度活跃的结果[55]。尽管假突触传递假说流行多年，但在 MVD 术中进行电生理监测[56-57]、临床研究[58-59]以及行眨眼反射测试的结果[60]均支持面运动神经核过度兴奋假说。眨眼反射是由眶上神经刺激引起的，包括沿三叉神经、面神经各自的传入和传出通路。对不伴有 HFS 的患者进行麻醉后，如果对眶上神经施加单次刺激，眨眼反射通常会被抑制。然而，Deletis 等[61]指出即使在全身麻醉的情况下，通过对眶上神经进行一连串短时间刺激来诱发眨眼反射也是可行且可靠的。在 HFS 患者中，由于面神经核兴奋性过高，在麻醉条件下只需一次刺激就可引起眨眼反射[59]。成功进行 MVD 后，兴奋性的变化可能会反映在引出眨眼反射的难度增加上。通过评估双侧眨眼反射以确认 HFS 同侧减压引起的变化是很有意义的。

第三种学说认为可能的机制是眨眼反射时眶上神经刺激点附近的面神经分支末端兴奋。这些面神经颧支末端的兴奋把信号逆行传导到脱髓鞘的部位（血管受压处），然后通过轴突-轴突激活下部面肌产生神经元间接触反应[62]。“侧向传导”常常可于 AMR 互换使用，但由于侧向传导忽略了运动神经核过度兴奋理论，因而仅在神经元间接触性传导这一假说中用于描述 AMR。

上述三种机制都可能是引起异常反射产生的原因。在面神经根出口处进行血管减压时，AMR 常常会消失，提示假突触传递很可能是产生 AMR 的主要原因。除此以外，还有一部分 HFS 应用 MVD 治疗效果不好或表现为症状持续性严重，可以用面运动神经核过度兴奋来解释。

面神经解剖和面肌痉挛病因学

解剖学的讨论需要一致的词汇，本章使用的解剖学术语，是由 Tomii 等首先提出[63]，经 Compos-Benitez 和 Kaufmann[64]延伸扩展。面神经起于脑桥延髓交界处，走行于脑桥表面，穿行 8 ～ 10 mm 后在神经根出口处从脑干分离。之后神经鞘由中央型少突胶质细胞变成周围型施万细胞，这一过渡区域即为 Obersteiner-Redlich 区。Tomii 等关于这一过渡区域的研究表明[63]：①从神经根附着点与过渡区的最接近部分的最大长度为 1.4 mm；②从过渡区最近端到最远端的最大长度为 2.1 mm。实践

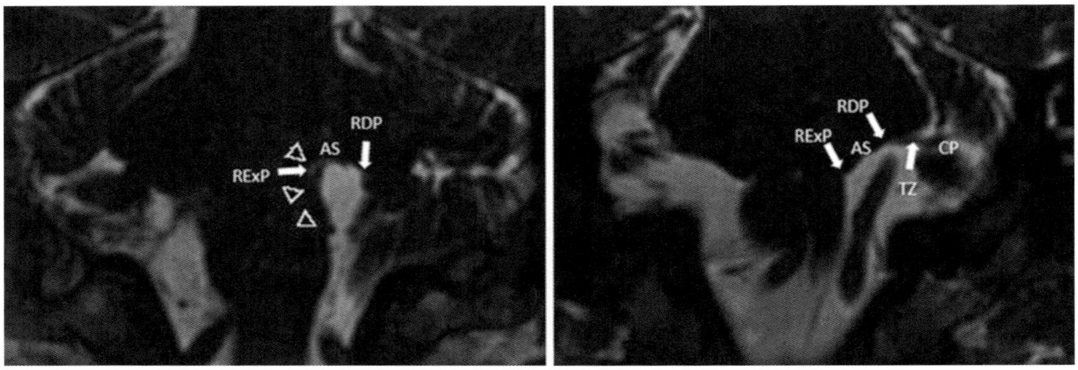

图 23.7 冠状 SSFP 图像显示面神经解剖学：根出口处（RExP）、附着段（AS）、根出口处（RDP）、过渡区（TZ）、池状部分（CP）

中，我们采用 4 mm 作为神经根附着点到过渡区终末的最大距离（图 23.7）。过渡区以外，第 7 对脑神经与第 8 对脑神经 CN 复合体在过渡区外的前喙区边界毗邻，继续前行进入内听道。在Ⅶ/Ⅷ复合体的前喙区，可见三叉神经根起自脑桥，最终进入岩骨尖的麦氏腔（Meckel's Cave）。在Ⅶ/Ⅷ复合体共同走行段末段近延髓处，可见延髓侧面走行舌咽神经与迷走神经。我们的经验表明，HFS 的症状就是由于血管压迫中央有髓神经的任一部位造成的。该部分从神经根出口处延伸到远端过渡区。需要说明的是，我们并不十分赞成使用术语"根进入区"或"根出口区"，原因是①它是不准确的定义，大约相当于根附着点和过渡区；②不包括神经根出口区或附着段，这段是神经压迫最常见的部位[65-66]。最常见的责任血管是小脑前下动脉（anterior inferior cerebellar artery, AICA）和小脑后下动脉（posterior inferior cerebellar artery，PICA），有 50% 的患者都是因为椎–基底动脉异常造成的[67]。

HFS 影像学

对于拟行 MVD 的 HFS 患者进行影像学检查的目的是显示面神经与周围血管的关系。影像学检查应该包括薄层稳态自由进动（steady-state free precession，SSFP）多平面 MRI 成像序列，即重 T2 加权能够为 CSF 及邻近组织提供良好的对比[68]。已经由研究评估了 SSFP 成像在评估血管压迫综合征的作用[69-72]。最近我们的研究团队将其进一步完善[65-66]。在 1.5 T 或 3 T MRI 扫描（Optima and Discovery；GE Healthcare，Milwaukee，WI）进行研究，包括全脑矢状位 T1，轴向液体衰减反转恢复序列（fluid-attenuated inversion recovery，FLAIR）和弥散加权成像序列（diffusion weighted imaging, DWI）。对脑干进行薄层轴向，冠状位、矢状位及 SSFP 矢状面成像扫描。需要注意的是，影像学检查在 HFS 的作用是辅助诊断而不是诊断依据。我们的研究表明，影像学诊断的灵敏度为 75% ～ 92.9%，特异度为 28.6% ～ 75%[73]。高灵敏度提示，对临床上宜手术但薄层 T2 加权 MRI 上没有血管压迫的患者应谨慎对待。而较低的特异性则提示，即使影像学检查为阳性，但如果临床表现没有手术指征，也不能决定手术。

面神经微血管减压手术

药物治疗面肌痉挛的效果不佳[74-77]。面神经连续注射肉毒素仅有暂时的缓解作用，并不能彻底治愈，且长期注射肉毒素会导致面神经麻痹和瘫痪。因此，MVD 是唯一能够从病因学上治愈 HFS 的方法，也是首选的治疗方式[76，78]。

MVD 需全身麻醉，患者采取健侧卧位（图 23.8，监测 ABR），监测面部 EMG 以及 AMR[78]。选择乳突发际线后做切口，进行小范围开颅，见到乙状窦边缘后剪开硬脑膜。引流适量脑脊液（cerebrospinal fluid, CSF）后，大脑处于较为松弛的状态，暴露面神经根出口处，检查血管受压情况，然后在神经监测的协作下，放置 Teflon® 纱布进行血管减压。外科医生偶尔会将动脉转位或吊起以远离面神经。所有手术都需要 ABR 和 EMG 监测，某些病例还需应用直接单极面神经刺激。

HFS 患者行 MVD 的麻醉管理

全身麻醉的诱导采用丙泊酚或依托咪酯，然后给予去极化肌松药进行气管插管。根据我们的经验，即便仅使用满足插管的最小量非去极化肌松药，也会在监测初期干扰 AMR 信号。有多种技术

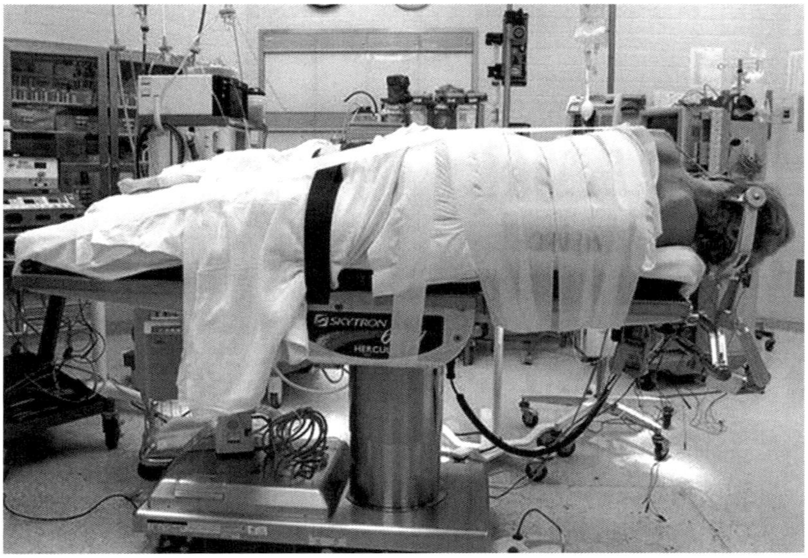

图 23.8 患者采取侧卧位，头部放置于手术台一端，给术者留出足够的手术空间。患者摆好侧卧体位后，头部采用头架固定。微调患者头部，使下颏与胸骨相距约两横指宽

可以实现麻醉维持中能够制动但不使用肌松药。有些患者仅需吸入麻醉药，而部分患者则需要吸入麻醉药复合丙泊酚或瑞芬太尼等静脉麻醉药。术中还应注意患者体位是否合适，避免头颈部过度扭曲，还需在腋下、上下肢放置软垫，防止外周神经损伤，最后应当听诊双侧呼吸音是否对称，避免翻身造成气管插管移位。

HFS 术中神经监测的原则

所有 HFS 患者均会出现 AMR。非去极化肌松药可以掩盖结果。分别于眼轮匝肌和颏肌放置双极针刺电极，两电极间距约为 0.5 ～ 1 cm。双极刺激电极放置到位于外眦和耳屏中间的面神经颧支上、下颌边缘分支上。单相脉冲的强度为 1 ～ 20 mA，频率为 4.0 Hz，脉冲宽度为 0.2 ms。刺激电极的最终定位是基于引起眼轮匝肌最大限度收缩的部位，记录在刺激颧支和（或）引起颏肌群反应最大的地方之后颏肌群发出的 AMR 和刺激颧支之后眼轮匝肌发出的 AMR。确定电极位置放置无误后，在整个过程中使用阈值刺激强度。然后用胶带将电极贴在皮肤的最佳位置上。

为防止神经疲劳，在打开硬脑膜之前约 5 min 记录一次 AMR；打开硬脑膜后，在整个解剖分离和减压过程中连续记录 AMR，然后在缝合过程中周期性地记录，以检测 AMR 再现的可能。颧支和下颌分支交替受到刺激。偶尔，随着脑脊液的引流，AMR 会消失，表面上是由于面神经血管压迫松弛所致。值得注意的是，在过去的 5 年里，我们的团队没有使用过大脑收缩的方法[79]。此时可通过增加刺激强度（达 20 mA）并增大刺激频率，最终将脉冲幅度增至 50 μs，以重新获取 AMR。对引起面神经痉挛的疑似动脉和静脉减压后，AMR 消失，进一步的尝试是通过增加频率到 30 Hz 来“驱动”或刺激 AMR。若至此仍不能获取 AMR，即可认为已经将其消除。

并发症的监测

MVD 术中若发生脑神经损伤，可引起面部肌肉无力、听力损伤、前庭功能紊乱、吞咽困难或者声音嘶哑。术后若出现这些症状，即便 HFS 完全缓解，也会影响患者对 MVD 的满意度。ABR 可用于术中监测耳蜗神经功能，此外术中还可以持续监测 AMR（图 23.9）以及间断监测单极面部 EMG。总之，MVD 术中应用神经监测不仅可以改善患者预后，缓解 HFS 等症状，还能降低术后听力受损及面神经损伤的发生率[80-82]。可以考虑进行躯体感觉诱发电位（somatosensory-evoked potential，SSEP）监测用于探测继发于血管操作引起的脑干卒中的可能性，但这不是我们组常规的监测项目。对第 9 和第 10 对脑神经没有进行监测。

接下来我们将回顾 30 多年来行 MVD 手术治疗的 HFS，介绍几个典型病例。

病例介绍

病例 1：理解面神经 MVD 术中的 AMR

女性患者，42 岁，右侧典型 HFS，既往连续注

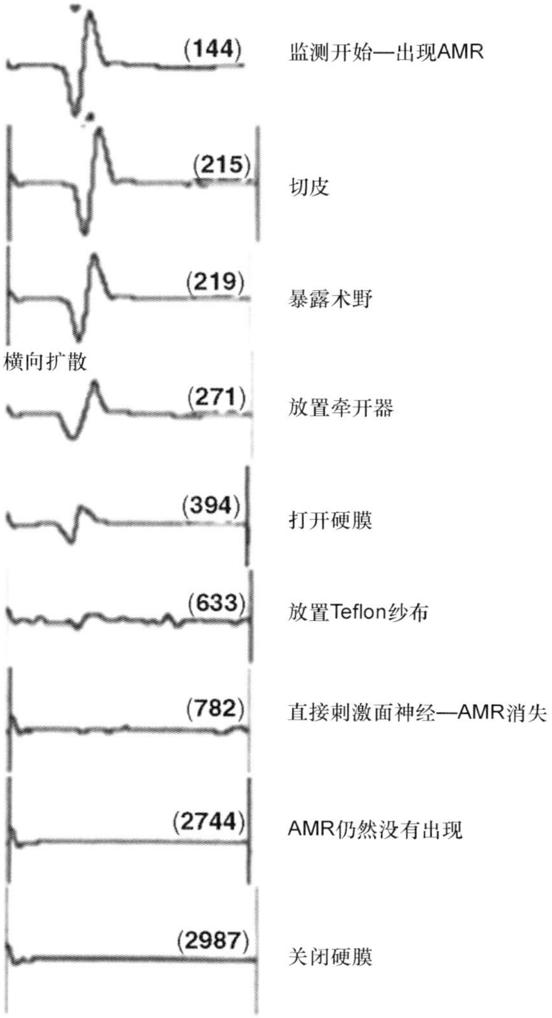

图 23.9 HFS 行 MVD 术中 AMR 的变化

射肉毒素疗效不佳，行 MVD 治疗。术中可见 AICA 及 PICA 压迫面神经。解除 PICA 压迫的过程中，AMR 消失，激发后也不再出现（图 23.10）。患者术毕清醒后痉挛明显减轻，术后 HFS 症状逐渐缓解，并于 4 个月后完全治愈。

备注：即使面神经得到充分减压，多达一半的患者术后还会有持续的面肌痉挛，数周至 23 个月后才能够消失[78]。由于 MVD 术中解除血管对面神经的压迫后，AMR 常常会消失，因而可将其作为减压成功的标志[59，83-86]。然而，还有一部分患者尽管术中 AMR 持续存在，但术后 HFS 症状消失或逐渐缓解，因此许多专家质疑术中 EMG 的可靠性[87-90]。Kong 等[86]在一项包含 300 个病例的大样本研究中，对所有患者进行为期 1 年的随访，发现 2 组患者的 AMR 消退或持续存在的结果存在统计学差异[86]。这是目前唯一显示术中 AMR 持续存在时患者预后有统计学差异的报道。Sekula 等[78]一项关于 MVD 术后 AMR 消失或持续出现与术后 HFS 症状消失或持续存在的关系的 meta 分析表明，MVD 术后，AMR 消失的患者，HFS 治愈的概率是 AMR 持续出现的 4.2 倍。Thirumala 等[91]报道了 259 例 MVD 术中行面肌旁路传导反应（lateral spread response，LSR）监测的患者，发现术中 LSR 的消失可增加术后即刻及出院时的面肌痉挛缓解满意率，在后续随访的时间段也未在两组内观察到面肌痉挛缓解率增加的情况[91]。Nugroho 等在他们的 meta 分析中也报道了类似的发现，在≥ 1 年的长期随访中，术中 AMR 的消退并不能提示痉挛的缓解，而在短期随访（≤ 1 周）中[92]，它与痉挛缓解有很好的相关性。此外，再次手术和术前使用肉毒素进行治疗对术中 LSR 消失的发生率没有影响[93-94]。基于上述结果，我们支持在 MVD 术中应常规监测 AMR，将 AMR 消失或持续存在作为手术减压成功与否的指导标准。

病例 2：侧卧位行 MVD 术后发生“肩关节冻结症”或肩周炎

女性患者，52 岁，右侧典型 HFS，既往肉毒素注射治疗效果不佳，遂行 MVD。术中可见 PICA 压迫右侧面神经，血管减压过程中 AMR 消失，且诱发后不再出现，术中 SSEP 监测无改变。患者术毕清醒，痉挛症状消失，但主诉左肩疼痛、僵硬以及活动受限。

外科医生建议术后 6 周内观察病情变化，加强左肩活动。在这 6 周中，患者自感疼痛加重，左肩及上肢活动障碍，且穿衣需要别人帮助。外科医生建议进行物理治疗，但仍未见改善。患者经骨科医生诊断为“肩关节冻结症”或肩周炎，行左肩 MRI 检查得到确诊，遂在全麻下行手术治疗。术后患者疼痛减轻，活动度增加，数周后疼痛完全消失，肩关节活动恢复正常。

备注：肩周炎的病理生理特点目前尚不清楚。这一并发症虽然在侧卧位手术术后很少出现，但术后当患者主诉肩部疼痛且活动受限时应进行鉴别诊断。另外，因为由于可能会拉伸臂丛神经，术中牵拉非承重侧上肢时需格外小心，避免过度牵拉造成臂丛神经损伤。患者无论是仰卧位（如颈前入路椎间盘切除及融合术）、俯卧位（如枕下减压术）或是本病例中的侧卧位（乳突后入路进行微血管减压），为暴露手术区域牵拉上肢（图 23.8）时都可能发生肩关节损伤。

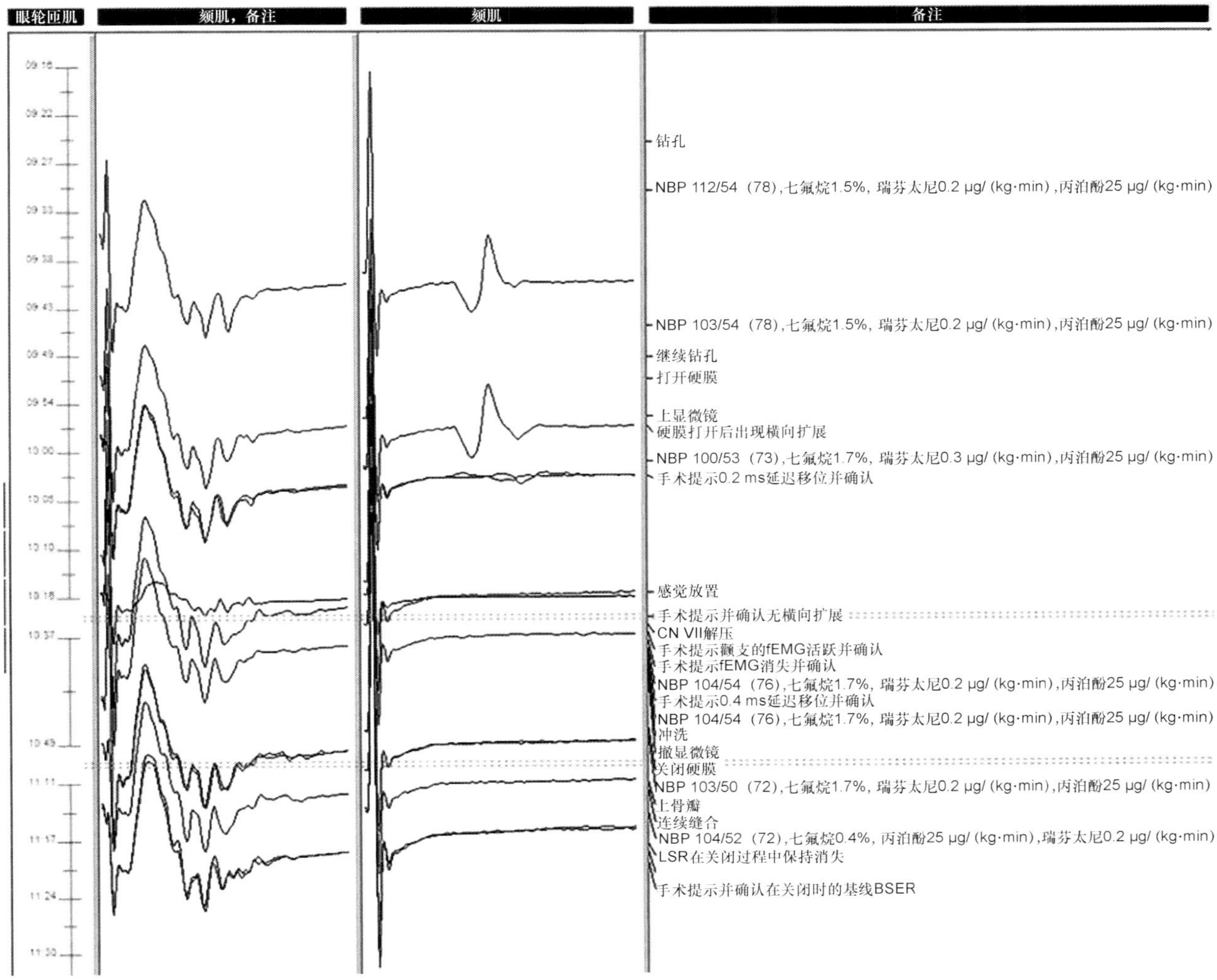

图 23.10 面神经成功减压后，AMR 消失（Y 轴代表面神经 MVD 后的时间，单位：秒）。当刺激支配眼轮匝肌的面神经分支时，记录颏肌的复合运动电位

病例 3：HFS 患者行 MVD 术后听力丧失

女性患者，67 岁，右侧典型 HFS，肉毒素注射治疗后产生永久性面肌无力（House-Brackmann Ⅱ/Ⅵ级）[95]，遂行 MVD。打开硬脑膜后，使用拉勾将小脑抬高远离脑干，暴露脑干面神经根出口区域。此时监测技师发现右侧 ABR 的Ⅲ及Ⅴ波潜伏期延长了 0.8 ms，几分钟后，ABR 信号的波幅也降低了 50%。

外科医生了解其情况后，立即撤走牵开器并暂停手术操作，同时麻醉医生将 MAP 提高 10 mmHg，使其达到 80 mmHg。2 min 后，潜伏期开始改善，波幅也有所增加；5 min 后，ABR 信号恢复到基线，术者开始继续手术操作，暴露面神经根出口区域。

备注：听力丧失是 MVD 治疗 HFS 的主要并发症，大约有 0.5% ~ 9.5% 的患者术后发生部分听力丧失，0.7% ~ 7.6% 的患者术后听力完全丧失[28, 43, 76, 96]。Polo 等[28]提供了一系列有关 MVD 术中监测 ABR 时的研究数据，表明Ⅴ波的潜伏期逐渐延长，术后听力丧失程度会逐渐增加。这项研究选取了 84 名接受 MVD 手术的 HFS 患者，术后纯音测听力丧失 20 dB 以上的患者中，术中Ⅴ波潜伏期平均延迟 1 ms。目前我们小组的一项研究表明，术中Ⅴ波消失会导致听力损失的概率明显增加[81]。同样，Park 等研究表明，Ⅴ波丢失或Ⅴ波幅度下降 ≥ 50% 且潜伏期延长 ≥ 1 ms，可高度预测术后听力损失[97]。最近，我们小组试图通过避免使用自固定的小脑牵开器而是保持其动态回缩来解决这一问题，并随后证明了同侧高频听力丧失（high-frequency hearing loss，HFHL）从 50% 降低到 7.4%[79]。

病例 4：麻醉与 AMR

女性患者，54 岁，右侧典型 HFS 病史 10 年，行面神经 MVD 手术。麻醉诱导后，将患者调整为左侧卧位，此时监测技师发现无法获取右侧面神经 AMR。

查阅病历，证实患者在 HFS 门诊已经检查到 AMR。所有成员经过讨论后，考虑是麻醉诱导时给予的非去极化肌松药影响了监测信号。30 min 后，待肌松药完全代谢，手术开始。

备注：尽管没有充分证据，但我们认为 MVD 术中应避免使用非去极化肌松药。根据以往的经验，麻醉诱导期应用肌松药后，其残余作用会影响最初的神经生理监测，且很难预测 AMR 的恢复时间。

病例 5：MVD 术中卒中的发生

女性患者，35 岁，右侧典型 HFS，行 MVD 手术。术中暴露面神经根出口后，发现 AICA 及多条穿支动脉紧密包绕面神经。术前 MRI 提示右侧椎–基底动脉系统扩张压迫面神经。术中顺利解除面神经周围的血管压迫，AMR 消失，但术中未监测 SSEP。

术后患者清醒，HFS 症状消失，但是 1 h 后主诉对侧躯干及肢体痛觉减退、温度感觉缺失，同侧肢体出现霍纳综合征（Horner syndrome）以及汗腺分泌减少，且出现典型的延髓外侧综合征（Wallenberg syndrome）的共济失调步态[98-99]。考虑患者发生了 PICA、椎动脉或其他相关穿支动脉卒中[100]，术后大脑 MRI 发现延髓外侧下段及后颈髓区域有小的梗死灶。查阅手术录像，没有发现术中椎动脉及 PICA 减压时切断相关穿支动脉或主要血管（包括一团复杂的小动脉压迫面神经，可能代表 PICA 髓系穿支），因而怀疑是穿支动脉隐蔽性压迫或血管痉挛造成的。尽管一些专家建议术中应用罂粟碱预防血管痉挛导致的局灶性缺血[87]，但考虑到可能会有前庭耳蜗毒性，因此我们术中并不常规应用罂粟碱[32]。患者术后即开始急性期康复治疗，13 天后运动功能改善，能够独立行走，术后 10.3 个月，同侧汗腺功能及步态已经有了明显改善，对侧肢体温度觉也有所恢复，但是患者慢跑时仍存在不协调，并且存在因少汗而导致的无法长时间处于高湿度环境。

备注：由于 MVD 手术后卒中发生率较低（小于 0.2%），近年来我们并未常规术中监测 SSEP。如果术中监测 SSEP，发生脑干缺血时，即使存在一定延迟，但也可能会出现信号异常，若确实如此，术中罂粟碱治疗受影响的动脉（见上述解释）、调整 Teflon 纱布位置或升高 MAP(特别是使用高张盐水）等措施都可能改善本例患者的预后。

病例 6：面部无力和 HFS 患者的 MVD

男性患者，42 岁，右侧典型 HFS，在其他医院行 MVD 手术。尽管术中记录显示 ABR 潜伏期明显延长，但是未详细说明。术后患者仍有面肌痉挛，且右耳听力丧失。由于 MVD 约一半的患者术后清醒可能仍存在面肌痉挛，但几周至 24 个月内痉挛会逐渐缓解直至消失。外科医生对该患者随访观察了 1 年，1 年后，患者转入我院，症状仍没有任何改善。

患者在我院再次行 MVD 手术，术中可见有一静脉紧紧压迫面神经。应用小功率双极电刀电凝该血管前后，均用 0.2 mA 电流刺激面神经。电凝前，面神经反应较迟钝；电凝后，将刺激强度增至 0.5 mA 时，面神经出现反应。患者术后面肌无力（House-Brackmann Ⅴ/Ⅵ级），9 个月后完全缓解[95]。

备注：面肌无力可能在 HFS 患者行 MVD 术后即刻出现，也可能一段时间之后才发生。术后即刻的面肌无力可能与术中某些异常情况有关（如机械性脱位 / 压迫、热损伤、血管阻塞引起局部缺血、血管压迫或痉挛等），而迟发性面肌无力的发生原因尚不清楚。据报道，迟发性面肌麻痹的发生率为 2.8% ～ 14.5%[44，101-104]。尽管 HFS 患者行 MVD 术后发生迟发性面瘫是众所周知的现象，但发生机制并不明确，研究证据也不确凿。有些假说认为这是由于潜伏于体内的休眠病毒活化导致，也有人认为是迟发性面神经水肿造成的[105-106]。其他作者认为，术后迟发性的面瘫可能是由于在手术过程中对过渡区附近神经的操作所导致的[104]。但所幸的是，HFS 患者行 MVD 术后发生迟发性面肌无力的治疗基本一致[101-103，105]。与之相比，即刻性面肌无力的预后并不乐观，在 Huh 等进行的一项包括 1524 例手术的研究中，术后即刻发生面肌无力的患者约占 11.4%，其中，永久性面肌无力的发生率为 1%[96]。需要注意的是，对 HFS 进行术前评估发现很多患者由于肉毒素注射会引起周围肌肉无力，而未注射的患者（尤其存在肌紧张者）则有轻度的周围肌肉无力。

多年来，我们已经了解到，在对面神经附近的血管进行切除时，最好是用微钩进行有目的的剥离而不是用双极电凝来实现。可选择病例进行面神经 EMG 的监测用于彻底识别面神经的中央有髓部分在动脉减压或静脉切除前后的变化。根据我们的经验，一条完整的面神经在 0.2 mA 刺激时会有反应。

病例 7：前庭神经功能紊乱（HFS 患者行 MVD 术后）

女性患者，68 岁，非典型面肌痉挛，行 MVD 治疗。术中需要分离前庭耳蜗神经的前庭上段喙区部分，在暴露面神经前庭段时，ABR 潜伏期延长 1.2 ms。完成减压 10 min 后，ABR 才缓慢恢复到基线水平。患者清醒后，面肌痉挛症状消失，听力良好，但主诉眩晕，且行走时步态失衡，需要辅助行走。数月后，患者上述症状逐渐好转。

备注： HFS 行 MVD 治疗术后发生前庭功能紊乱的资料很少。由于面神经根出口段与前庭神经毗邻，所以减压术可能会造成前庭蜗神经的前庭段暂时或永久性损伤。Samii 等[43]报道了 MVD 术后暂时性与永久性前庭神经功能紊乱的发生率分别为 9.6% 和 2.7%，他们认为这一现象可能是“术中直接机械损伤或者前庭神经短时血供不足”造成的[43]。我们的小组研究发现老年人出现短暂性前庭功能障碍的发生率为 2.7%，无永久性前庭功能障碍发生；而非老年患者的短暂性及永久性前庭功能障碍发生率分别为 3.7 和 1.9%[44]。在脑干处，由于前庭蜗神经与面神经的紧密相邻，在 HFS 患者中前存在庭神经功能障碍的 HFS 患者中，压迫尤其可能发生在喙区[107-108]。根据我们以往的经验，当减压位于面神经的喙区，面神经受压临近前庭蜗神经前庭段时，HFS 的 MVD 后前庭神经功能障碍的风险增加，并且存在前庭蜗神经粘连严重需要二次手术的情况。ABR 监测可以间接反映前庭蜗神经前庭段的受损情况，当 ABR 潜伏期延长（尤其是超过 0.5 ms）时，应考虑潜在的原因，如是否出现了过度牵拉、全身性低血压、前庭蜗神经耳蜗段受压以及其他的情况。值得注意的是，在过去的 5 年里，我们的外科医生（RS）已经放弃了对前庭神经喙区的减压，而阳性结果并无减少。

病例 8：HFS 患者行 MVD 术后出现声音嘶哑及吞咽困难

女性患者，82 岁，右侧典型 HFS，行 MVD。术中发现椎-基底动脉系统延长扩张，压迫面神经、前庭蜗神经、舌咽神经和迷走神经等后组脑神经。解除相应动脉对上述神经的压迫，患者术毕清醒后面肌痉挛消失，但是出现明显的声音嘶哑及右侧吞咽功能障碍。体格检查示左侧悬雍垂偏移，左侧咽活动受限。纤支镜检查可见声带活动正常。经过数天的禁食和静脉补液治疗，患者吞咽功能得到改善，可以安全进食。

备注： 患者 MVD 术后偶尔会出现声音嘶哑和（或）吞咽困难，可能是术中过度牵拉舌咽神经及迷走神经所致。神经源性的吞咽困难可以涉及 3 个时相中任意阶段的吞咽功能障碍[109]。在过去，部分患者 MVD 术后会出现明显的一过性吞咽困难和（或）声音嘶哑，老年患者尤为多见。面神经根出口段与舌咽神经和迷走神经毗邻，因此完全性面神经根减压可能会对周围这些神经造成暂时性或永久性损伤。

在我们医院行 MVD 手术的 131 位 HFS 患者中，老年患者术后发生一过性和永久性吞咽困难和（或）声音嘶哑的比例为 14.8%，无永久性症状的发生。所有患者均无需胃管营养支持及声带治疗。与之相比，青年患者术后发生一过性和永久性吞咽困难和（或）声音嘶哑的比例分别为 2.9% 和 1.9%，其中有一例患者需要声带治疗。一过性声音嘶哑和（或）吞咽困难的恢复时间较长，对这 131 位患者进行统计，发现老年患者大约需要 1 ～ 10 个月，而青年患者则需要 2 周至 6 个月恢复吞咽和（或）声带功能[44]。最近有研究描述了在全身麻醉下引起喉内收肌反射的技术[110]。这项新技术可以帮助在神经外科手术中及时发现迷走神经传入和传出部分的病变，以免造成不可逆转的后果。然而，Sindou 等的 meta 分析报告了 HFS 患者 MVD 术后后组脑神经功能障碍的风险为 0.5% ～ 1%[111]。

舌咽神经痛

舌咽神经痛（glossopharyngeal neuralgia，GPN）是一种罕见的引起面部疼痛的原因，每年的发病率为（0.2 ～ 0.7）/10 万人，占面部疼痛综合征的 0.2% ～ 1.3%，其特征是间断性的刺痛，累及舌和咽部，常辐射到耳深部引起疼痛[112]。引起 GPN 最常见的责任血管是小脑后下动脉，其次是椎动脉和小脑前下动脉[113]。MVD 适用于药物不耐受的 GPN 患者和医学难治性病例，在过去的几十年里，MVD 提高了 GPN 患者的疼痛缓解成功率（79% ～ 90% 以上），并且没有提高不良反应的发生率[114-115]。MVD 是 GPN 的有效治疗方法，持续缓解疼痛可达术后 10 年以上[116-117]。包括神经根切除术后，即使疼痛复发，MVD 仍然有效[118]。在 GPN 的术后疼痛缓解方式中，与其他手术相比，比如神经根切除术（术后疼痛缓解率为 55%），MVD 具有更高的成功率（＞90%）[114，119]。此外，与 MVD 联合神经根切除术相比，单独 MVD 也被证实了其治疗 GPN 的有效性，并且不良反应的发生率也有所降低[120-121]。在一项大型 meta 分析中，21%（92/436）的 GPN 患者报告了 MVD 后的并发症。92 例患者中，65 例（71%）为后组脑神经麻痹，其中 66% 为暂时性。脑脊液漏占 15%（14/92）。死亡率为 1%（4/436），但这是从 2003 年以前发表的研究所得到的结论[115-116，122]。干咳、发音困难 / 吞咽困难和脑水肿也可在 MVD 后短暂发生[123]。

在 MVD 期间使用 ABR 和脑神经Ⅶ、Ⅸ、Ⅹ EMG 进行术中电生理监测可以减少术后听力损失、面部瘫和语音 / 吞咽困难的发生率[124]。Habeych 等报道，增加脑神经Ⅴ和Ⅵ监测并不能提高 MVD IOM 治疗 GPN 的疗效[124]。Motoyama 等也报道了 MVD 期间使用经颅运动诱发电位（transcranial motor-evoked potential，tcMEP）记录由 CN Ⅶ、Ⅸ和Ⅹ神经支配的肌肉的 GPN[125]。这些作者发现，3 名未接受 CN Ⅸ或Ⅹ tcMEP 监测的患者中有一名出现了短暂的轻度吞咽困难。在另外 2 名患者中，其中一名患者的 CN Ⅸ（舌咽神经）tcMEP 反应幅度较基线下降程度大于 50%。这促使外科医生松开小脑上的自固定牵开器，随后，tcMEP 反应改善，恢复至基线，其余手术过程中，tcMEP 反应均在正常范围内。第二例患者术中未见后组脑神经 tcMEP 改变。这 2 例患者术后均未出现后组脑神经损伤（吞咽困难或发音困难）[125]。

参考文献

请扫描目录后二维码，获取参考文献资源。

幕下肿瘤的手术治疗及术中神经生理监测

24

Andrea Szelényi，Michael J. Malcharek 和 Gerhard Schneider 著
于芸 译 菅敏钰 刘海洋 校

学习要点

- 幕下腔室的肿瘤主要影响脑神经和脑干。
- 最常见的肿瘤位于脑桥小脑角（cerebellopontine angle，CPA），通常是前庭神经鞘瘤。
- CPA 肿瘤的术中神经生理学监测适用于有损伤风险的脑神经和听觉脑干反应（auditory brainstem response，ABR），因为最常见的并发症是面神经和听神经损伤。
- 危险区域包括具有重要的循环和呼吸功能的相邻结构，需要进一步监测血压、心率和呼吸功能。脑神经及其中枢核完整性的先进术中神经生理学监测方法包括皮质延髓运动诱发电位（motor-evoked potential，MEP）和各种脑干反射。
- 对脑干附近肿瘤（如岩骨斜坡脑膜瘤）的手术，为保证脑干完整性，术中神经生理监测采用 ABR、躯体感觉诱发电位（somatosensory-evoked potential，SSEP）和 MEP。
- 美国国立卫生研究院（National Institute of Health，NIH）的一个小组指出，前庭神经鞘瘤手术期间的面神经监测可改善预后。

引言

幕下间隙是幕下颅内间隙的区域，也称为后颅窝。小脑幕是硬脑膜的延伸，它将枕叶和颞叶的基底表面与小脑和脑干分开。该区域包括除了中脑上部（穿过小脑幕切迹）的脑干和所有周围的脑神经，直到穿出颅底孔。

幕下肿瘤的临床表现

临床表现取决于病变的位置和生长速度。因此，缓慢生长的病变将主要导致脑神经受损，而快速生长的病变将导致颅内压（increased intracranial pressure，ICP）升高的急性症状。

神经鞘瘤和脑膜瘤通常生长缓慢。随着时间的推移，会导致周围神经结构受压。脑神经受压会导致移位、伸长及扇形成束，导致微结构病变和神经病变。随后，临床症状发展相当缓慢：头痛，头晕，第Ⅷ脑神经受损导致耳鸣或听力障碍，以及第Ⅶ脑神经受损引起面部轻瘫[1]。

另外，快速生长的病变通常伴有脑积水或小脑症状。因此，患者有头痛、恶心、呕吐、脑瘫和不平衡或头部倾斜等症状。脑神经功能异常可能不仅与复视一样隐匿，而且与吞咽功能丧失、气道保护反射和呼吸功能受损一样危及生命。脊柱转移的患者可能主诉背痛。特别是在儿童第二常见的脑肿瘤即髓母细胞瘤中，如果肿瘤阻碍脑脑脊液（cerebrospinal fluid，CSF）的引流，则发病可能是亚急性或急性的。尤其是病变较大和年龄较小时，脑积水的亚急性症状首先表现为晨起恶心和呕吐，但可能突然急剧恶化并导致意识状态改变。

由于小脑幕是一个非常坚硬的结构，肿瘤内几乎没有肿胀的空间（特别是转移瘤通常是高度血管性的）。幕下腔室内的体积扩张导致急性小脑幕疝和（或）扁桃体疝。典型的症状是意识丧失和第Ⅲ脑神经受压，导致患侧瞳孔扩张。这种情况下可能需急诊手术进行 CSF 分流或减压。在转移更常见的成年人中，当病变出血时，可能特别紧急。

脑肿瘤手术的病理学

儿童和成人患者的组织学不同。在低级别神经肿瘤中，手术切除病变是首选策略，随后定期随访肿瘤复发。在恶性肿瘤中，神经肿瘤学概念由多学科方法组成，包括神经外科治疗、放疗和（或）化疗。

成人患者

在成人中，位于小脑和脑桥之间称为脑桥小脑角（cerebellopontine angle，CPA）的肿瘤是最常见的原发性肿瘤。在 85% 的病例中，肿瘤实体类似于前庭神经鞘瘤，也称为听神经瘤，通常与神经纤维瘤病Ⅱ（neurofibromatosis Ⅱ，NF Ⅱ）相关。这些大多数良性肿瘤起源于听神经（第Ⅷ脑神经）的前庭神经成分，通常从内耳道开始，向外生长到后颅窝，最终影响小脑和脑干。这种前庭神经鞘瘤表现为听力缺陷；脑神经症状只会出现在较大的肿瘤中。相比之下，CPA 脑膜瘤患者通常听力受损，但患者常出现继发于硬脑膜起源和生长方向的面神经麻痹。

肺癌、前列腺癌或乳腺癌等原发肿瘤的转移是成年患者后颅窝最常见的肿瘤，占颅内肿瘤的 5% ～ 10%。

儿童患者

在儿童人群中，脑肿瘤是一种常见的实体肿瘤类型，也是美国 0 ～ 14 岁儿童癌症死亡的常见原因[2]。大约 50% ～ 75% 的小儿脑肿瘤位于幕下[3]。后颅窝最常见的肿瘤类型是髓母细胞瘤、非典型畸胎样 / 横纹肌样肿瘤（atypical teratoid/rhabdoid tumor，ATRT）、小脑毛细胞星形细胞瘤、室管膜瘤和脑干胶质瘤。在非常年幼的儿童（＜1 岁）中，最常见的肿瘤是星形细胞瘤，小脑原发性神经外胚层肿瘤，成神经细胞瘤，室管膜瘤和脑干神经胶质瘤。对于 2 岁以下的儿童，7% 是髓母细胞瘤或低级别胶质瘤[4]。

手术和工作流程

跨学科沟通

为给患者带来最大获益，了解体位的特殊风险、个体化手术步骤、术中神经监测（intraoperative neuromonitoring，IOM）方法的风险和有效性，以及与神经外科医生的有效沟通，对于麻醉学、神经生理学和神经外科团队的跨学科工作流程至关重要。脑干附近的手术切除或沿脑神经的分离以及直接神经刺激（direct nerve stimulation，DNS）可能会触发脑干反射的激活，如咳嗽以及脑神经反应。沿着迷走神经切除肿瘤可能导致心动过缓或心跳骤停，但不一定出现声带肌电图（electromyography，EMG）的自主反应。三叉神经的操作可能诱发三叉神经心脏反射或仅引起咬肌的复合肌肉动作电位（compound muscle action potential，CMAP）。在这些情况下，立即向手术团队提供反馈对于了解操作的易感性至关重要。即使降低了手术操作的强度，而反应仍然持续或反应的强度需要额外的治疗，可以使用副交感神经阻滞剂或 α 受体阻滞剂。这可能会减少操作相关的自主活动甚至 DNS 反应。

幕下肿瘤的手术和手术入路

幕下肿瘤切除术包括多种手术术式、体位和入路。

体位

后颅窝手术可以在不同的体位下进行：俯卧位、坐位、侧卧位和侧俯卧位。CPA 肿瘤通常采用侧卧位和侧俯卧位，头部倾斜、面部向另一侧倾斜。这些体位有助于重力辅助引流血液和 CSF，并为单侧手术提供良好的手术入路[5]。俯卧位和坐位可以很好地接近中线结构，但静脉空气栓塞是半坐位令人担忧的并发症，可能会导致危及生命的并发症。卵圆孔未闭是坐位手术的重要禁忌证。气胸是坐位手术的另一种公认的并发症。从神经监测的角度来看，硬膜下空气的聚集是电流的绝缘体，可导致 EP 的改变：常见的体征是 SEP 波幅减小，MEP 运动阈值增加，尤其是上肢肌肉。建议横向放置记录和刺激电极，以增强 EP 的稳定性[6]。

后颅窝的血液供应不同于幕上间隙，通常由成对的椎动脉汇合形成基底动脉。颈部拉伸或旋转会阻塞椎动脉或加重颈动脉狭窄的症状。在小脑幕的硬脑膜褶皱内有较大的静脉窦，可能会夹带空气，导致空气栓塞（尤其是在坐位手术时）。

手术入路

后颅窝有三种基本的手术入路，每种方法都对 IOM 有影响[7]。中线枕下入路是最常见的，可以很好地暴露中线结构（包括椎动脉和基底动脉）和小脑。当需要保留听力时，中颅窝入路适用于小肿瘤。对于CPA中的肿瘤手术，经乙状窦后入路和经迷路入路也比较常见[8]。乙状窦后入路是一种多功能方法，与中线枕下入路相比，它可以很好地进入中线和CPA区域，并减少所需的小脑回缩量。经迷路入路可以很好地进入整个CPA区域，也可以很好地暴露听神经瘤（但不容易进入后颅窝的下方）。然而，这种方法牺牲了迷路，因此不可能保留听力。据认为，这些手术并发症（特别是头痛）的发病率较低，并且在某些情况下可以更好地暴露面神经。

幕下肿瘤手术麻醉注意事项

幕下腔室紧凑而坚硬，顺应性差，并包含重要的脑干结构。小的占位（如血液、肿瘤）可导致该腔室中的压力显著增加，导致危及生命的脑干受压。麻醉方案必须有针对性地避免血流动力学不稳定，避免ICP显著增加，维持脑灌注压力，力求早期发现和管理并发症，实施成功的IOM。

对于ICP升高的患者，可以用强效阿片类药物阻断插管的应激反应。瑞芬太尼可以快速调整到所需的抗伤害感受水平。

原则上，挥发性麻醉药（适当、恒定的浓度）或丙泊酚可用于麻醉维持。应避免使用氧化亚氮，特别是对于空气栓塞或气胸风险高的患者。神经监测（特别是运动诱发反应）受到挥发性麻醉药的负性影响；因此，大多数中心更喜欢使用全凭静脉麻醉（total intravenous anesthesia，TIVA）技术。在EMG和MEP监测期间，运动反应至关重要；因此，必须拮抗或避免使用神经肌肉阻滞药物。

除了心电图、脉搏血氧饱和度、二氧化碳和体温等常规监测外，还应将换能器置于外耳道水平，建立有创动脉监测。这将实现精确评估脑灌注压和控制血压，包括分析每搏变异度。出现非预期的血流动力学反应或不稳定时应立即告知外科医生，因为它们可能表明手术接近重要的脑干中心。

幕下肿瘤手术的术中神经生理学

目标不仅是降低和最小化手术风险，而且还为外科医生提供识别神经结构的方法。后者对于手术策略计划、教育和培训很有价值。电生理检查的选择在很大程度上取决于手术入路、手术计划和目标以及相应的风险结构等具体情况。机构标准化有助于根据手术需求量身定制监测。因此，监测CPA手术病例的神经生理学考虑因素不仅包括颅运动神经的定位策略，还包括对于影响脑干的较大肿瘤、感觉通路（SSEP、ABR）和运动通路（MEP和脑神经EMG）的评估。信号变化的可能性取决于肿瘤的位置及其与脑干和所涉及的穿支动脉的关系[9]：用于切除位于CPA内且靠近岩骨的肿瘤的IOM主要显示ABR的信号变化，主要是面神经。用于切除脑干附近肿瘤的IOM显示ABR、脑神经、SEP和（或）MEP的信号变化（表24.1）[9]。

因此，在较小的CPA肿瘤中，通常认为ABR和面神经定位及监测即可满足要求。但是，在压迫

表 24.1　关于病理和位置的 ABR/EMG/ 脑神经 DNS 和 MEP/SSEP 变化等 IOM 变化的可能性（%）概述

位置	肿瘤	IOM 方法		
		ABR/EMG/ 脑神经 DNS	MEP/SSEP	两者合计
中线实质内	脑干海绵状血管瘤	54	54	85
	脑干其他肿瘤	21	27	46
中线实质外	第四脑室	21	25	52
	颅颈交界处	50	50	50
中线和 CPA	岩斜	54	35	69
	CPA	66	3	68
侧方	岩骨	43	0	43
	小脑幕	13	13	26
	小脑	4	8	12

注：这些数据来自包括305名患者的队列研究，这些患者在12年的时间内在两个大型欧洲三级保健神经外科中心的手术室接受幕下肿瘤手术。请注意，伴随的变化发生在某些位置，导致合并百分比小于BAEP/EMG/CN-DNS和MEP/SSEP的总和。省略了没有发生事件的位置。ABR，听觉脑干反应；EMG，肌电图；DNS，直接神经刺激；MEP，运动诱发电位；SSEP，躯体感觉诱发电位

颈髓交界处脑干的大型岩骨斜坡脑膜瘤中，在摆放体位期间进行监测以及将 IOM 扩展到肢体 MEP 和 SEP 可能是必要和谨慎的。

运动脑神经的监测

通过使用小型双极同心刺激探针的直接神经刺激（direct nerve stimulation，DNS）来识别脑神经的功能完整性、在手术术野内的过程以及其核心区域。直接电刺激的方法被用作脑干表面的映射方法，以找到位于表面深处的肿瘤手术的安全区域（见第 25 章）[10-11]。

自由肌电 EMG 是一种不太敏感的监测方法，它指示直接神经操作，间接神经操作，例如通过冲洗或牵引肿瘤，疼痛，反射反应以及与疼痛相关的唤醒（主要是三叉神经或颅底附近的手术分离），甚至由于浅麻醉引起的突然苏醒[12]。因此，EMG 技术是不可或缺的工具。多通道记录可以区分不同的脑神经或它们各自的分支。例如，如果不同时监测咬肌活动，咬肌活动可能会被误认为是面神经活动，反之亦然。

此外，自发 EMG 放电可以模拟或干扰由 DNS 或 MEP 反应触发的 CMAP。这些可能会导致 DNS 结果或 MEP 解释呈假阳性。据报道，EMG 中的强直性放电（也称为 A 序列）表明持续性神经损伤[13]。

从面部、咽、喉和舌肌记录的皮质延髓 MEP 评估皮质延髓通路，从脑干、各自的脑神经和神经肌肉接头内的皮质延髓通路开始。为了引发皮质延髓 MEP，在 C4-Cz 或 C3-Cz 半球应用四个成串刺激。最佳刺激间隔为 2 ms。为了区分颅底的外周诱发反应和皮质产生的反应，应用了一种刺激的测试刺激[14]。

脑神经感觉纤维的监测

刺激感觉纤维不会产生 CMAP，但可能会导致与 DNS 相关的反射活动，这可以记录为相关肌肉中典型的多相反应，其潜伏期超过 CMAP。因此，当刺激三叉神经感觉根引起眼球运动反应，下颌反射或三叉神经-颏舌肌反射时，第Ⅴ脑神经的 DNS 可以引起眨眼反射[15-17]。与斜视手术一样，三叉神经和颅底硬脑膜的手术操作（但不一定是电刺激）可能导致三叉神经心脏反射伴急性低血压或过度高血压。迷走神经和舌咽神经的牵拉也可能导致心动过缓和心搏停止。给予副交感神经阻滞药（如阿托品或格隆溴铵）不仅可用于治疗，还可用于预防复发。

听神经的监测

通过听觉脑干反应（ABR，见第 3 章）监测听神经和听觉通路的脑干成分。因此，使用 ABR 保护手术侧或非手术侧的听力是手术和监测策略的一部分。

体感和运动通路的监测

手臂和腿部肌肉的正中神经和胫神经 SEP 和 MEP 可用于监测脑干的体感（纽带状）和运动（锥体束）途径。对于 SEP，建议额外推导外周（Erb 点）或脊柱反应（高颈段），以验证刺激应用，并区分全身效应，如体温过低或体位相关的改变和手术操作相关的信号改变。需要监测嘴侧 coMEP 用于对照，但只能在影响后组脑神经的肿瘤中进行。为了与全身效应相鉴别，如脊髓灌注减少，应记录麻醉深度的变化，至少监测双手双足肌肉 MEP。如果锥体交叉上方有较大的肿瘤（见病例 1 和 4），可以考虑额外的对侧手和手臂肌肉 MEP。在锥体交叉水平的大型肿瘤中，双侧趾总伸肌 MEP 监测效果良好。

病例 1：右侧脑桥小脑角脑膜瘤切除术

一名 64 岁的女性有行走困难、头晕和右侧视野盲点的病史。磁共振成像（magnetic resonance imaging，MRI）显示右侧 CPA 脑膜瘤（图 24.1）。计划于坐位行枕下入路开颅肿瘤切除术。

坐位下行枕下入路手术应该考虑哪种 IOM 方式？

尽管有人可能会认为，该病例肿瘤在 CPA 区偏外侧、未直接压迫脑干，可能不需要 IOM，但我们讨论了 CPA 和脑干压迫内肿瘤产生的具体问题，并提出了典型的信号改变。

麻醉

在坐位使用 IOM 的情况下进行麻醉应考虑以下因素：

麻醉类型

由于计划监测皮质延髓束（第Ⅶ脑神经和后组脑神经）和直接运动脑神经刺激（第Ⅶ、Ⅸ—Ⅻ脑神经），因此应避免神经肌肉阻滞药（neuromuscular

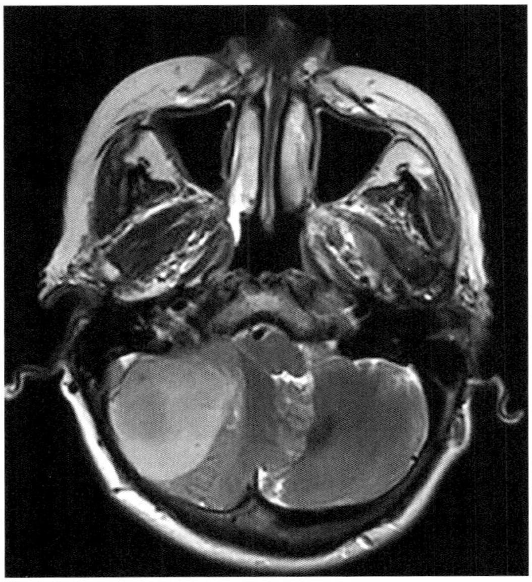

图 24.1 64 岁女性的 MRI 显示右侧桥小脑角有较大的肿瘤团块。小脑向左侧偏移，脑干受压

blockade，NMB）。使用 IOM 时，首选全凭静脉麻醉（total intravenous anesthesia，TIVA）。丙泊酚使用便捷、应用广泛，不影响记录和刺激 SEP 和 MEP，而吸入麻醉药仅在低浓度时才可以记录 MEP[18-19]。在这种特殊情况下，仅给予 35 mg 罗库溴铵用于气管插管。静脉输注丙泊酚 5 mg/（kg・h）[83 μg/（kg・min）] 和瑞芬太尼 0.4 μg/（kg・min）维持全身麻醉。使用从左前额记录的基于 EEG 的脑电双频指数（bispectral index，BIS）监测镇静深度。

坐位颅脑手术的麻醉

坐位颅脑手术有一些优势。它可以更好地暴露术野，改善 CSF 引流，减少出血，减少组织损伤，降低 ICP，降低脑神经损伤概率。坐位手术的潜在风险包括静脉空气栓塞或反常空气栓塞，术中和术后气胸以及罕见的四肢瘫痪。

因此，应监测空气栓塞的发生。如果计划在坐位下进行手术，强烈建议术前对卵圆孔进行评估。卵圆孔未闭（patent foramen ovale，PFO）是反常空气栓塞的高危因素，是坐位手术的禁忌证。坐位时手术区域高于心房（和 CVP）的水平。在这种情况下，手术打开静脉（特别是如果它们固定在骨骼或组织中并且不会塌陷）可能会使空气进入静脉系统。随后的空气栓塞本身就很危险，而对于 PFO 患者空气也可能进入动脉循环并产生动脉空气栓塞，这通常会影响脑动脉导致卒中。在这种情况下经食管超声心动图（transesophageal echo cardiography，TEE）是最敏感的方法，不仅可评估 PFO，而且可用于检测空气栓塞。若考虑可行性，心前区多普勒可以用作替代方法，但不能监测反常空气栓塞。

血流动力学监测的目标是确保足够的中枢神经系统灌注，维持心肺稳定，如果发生血流动力学相关的空气栓塞应及时治疗。应在大脑水平测量血压，以确保足够的脑灌注压，同时在心脏水平测量中心静脉压。

神经监测

由累及的脑神经和肿瘤与脑干的关系来确定如何进行神经监测。面神经监测和 ABR 是最低要求。可以补充监测 CoMEP、手部肌肉及其他肌肉 MEP、正中神经 SEP（尤其累及脑干时）。

手术切除的效果

在后颅窝进行外科显微解剖、脑干操作期间或之后，或者由于空间狭小而导致病理改变，从而发生心血管和呼吸系统的突然改变。

术前，后颅窝肿瘤与脑积水、脑神经损伤和脑干受压的风险相关。脑干的术中操作可能会引起心率、血压的突然变化，快速型或缓慢型心律失常［脑桥，第Ⅴ（三叉神经）、第Ⅸ（舌咽神经）和第Ⅹ对脑神经（迷走神经）］或心动过缓（脑室周围灰质，网状结构）。

术后病程

术后即刻最常见的并发症是由于后颅窝内肿胀或出血引起的。因此，在止血困难的情况下，应继续进行神经监测直至皮肤缝合结束。麻醉结束后，任何意外的苏醒延迟、精神状态和意识的继发性恶化都是预警信号，提示立即进行紧急计算机断层扫描（computed tomography，CT）。如果后颅窝出现任何意外肿胀或出血，则需要紧急减压。

在术后早期，高灌注、静脉窦血栓形成、脑干穿支动脉痉挛、血管阻塞等并发症都会导致潜在的动脉或静脉缺血。恶心、头痛和意识状态改变的另一个可能的原因是肺炎。

脑脊液漏、CSF 循环改变甚至阻塞是典型的术后并发症。

前庭神经（Ⅷ）受损可能导致术后头晕和听力下降。后组脑神经（Ⅸ，Ⅹ，Ⅻ）的损伤会损害吞咽并增加误吸的风险，这可能导致严重的肺炎并需要行气管切开术。

后期三叉神经（Ⅴ）的损伤可能导致角膜病变，面神经（Ⅶ）的损伤可能导致眼睛干燥。这在复发肿瘤手术中可能很重要，必须特别注意受影响的眼睛。

外科

患者坐位的摆放

将患者置于坐位需要头部弯曲，可能导致颈髓灌注急剧减少。这是由于灌注区域不同，特别是颈段和上胸段的脊髓后动脉。由于脊髓背侧柱由脊髓后动脉供血，因此通过 SSEP 监测躯体感觉系统可用于检测局部缺血。图 24.2a 和 b 显示了在摆放头位期间刺激左右正中神经后 SSEP 的记录。屈曲后仅几分钟，颈髓（C7 水平）的波幅和两侧的皮质反应显著降低。校正头位后，所有 SSEP 反应均恢复。一些团队还监测运动诱发电位，以评估摆放体位时运动束的缺血。

故障排除必须排除颈髓和皮质波幅的降低是由患者生理的全身因素或系统性技术错误所致。必须检查记录电极和刺激电极的适当位置和接触阻抗，Erb 点反应的记录可以检测有效刺激。在双侧刺激和对称变化的情况下，刺激水平不太可能出现错误。在这种情况下，Erb 点没有 SSEP 记录，因此不能排除系统技术错误（如参比电极的电干扰）。全身麻醉应尽可能维持稳定，可以最大限度地减少麻醉药引起的波幅变化。持续丙泊酚输注没有变化，也没有给予单次注射量。

肿瘤切除

放置牵开器以接近肿瘤可导致小脑组织移位，这可能导致前庭神经（第Ⅷ脑神经）的直接压迫或牵引，或增强对脑干及其供血血管的压迫。ABR 为听觉通路的完整性提供了极好的信息。前庭神经的牵引或缺血可能导致Ⅰ波和Ⅱ波的改变，而脑干的缺血或组织损伤可能导致Ⅲ～Ⅴ波的改变。实际上，Ⅴ波的观察是最容易的，其变化根据相关的手术操作来解释。

如果显著且持续的 ABR 变化与脑干缺血有关，则患者大多会出现新发术后发神经功能缺损[20-21]。

刺激左右耳后同侧 ABR 记录如图 24.3a 和 b 所示。与获取的左侧 ABR 相反，右侧的初始记录显示Ⅰ～Ⅲ波不稳定。此外，右侧Ⅳ/Ⅴ复合波的潜

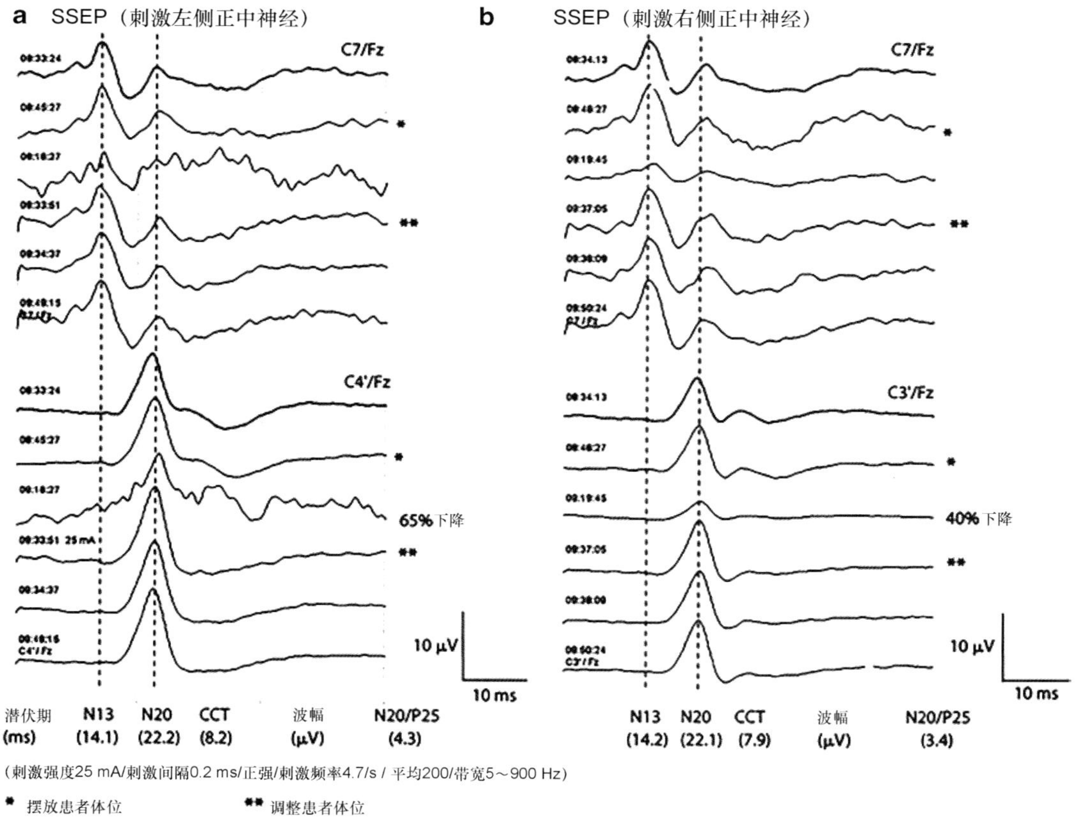

图 24.2 在患者坐位摆放期间刺激左侧（a）和右侧（b）正中神经后的颈部和皮质 SSEP 记录。头部前屈（*）导致颈部和皮质波幅急剧下降。重新摆放头位后恢复所有反应（**）。潜伏期没有明显变化

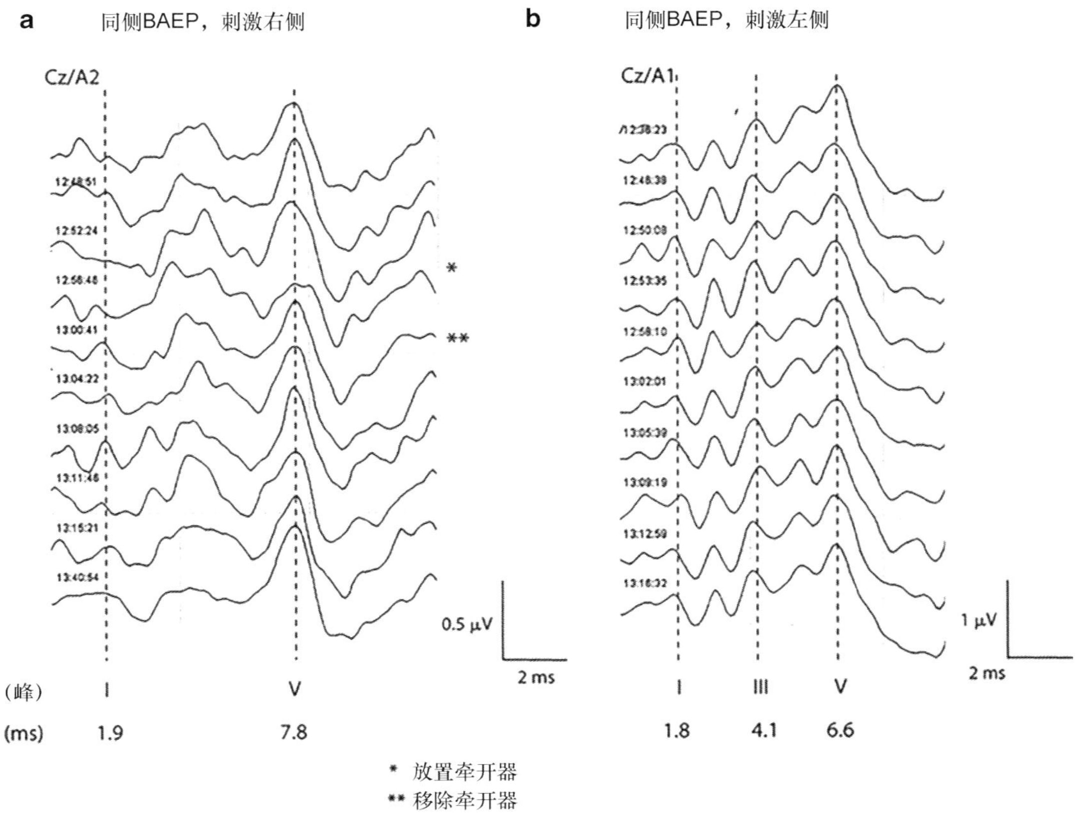

图 24.3 刺激右侧（a）和左侧（b）耳后同侧 ABR 的记录，用作监测牵开器放置事件的对照。注意右侧（肿瘤侧）峰Ⅴ的最初延长潜伏期和不良的信噪比，峰Ⅰ和Ⅲ的记录不稳定。峰Ⅴ是可重复和稳定的。放置牵开器（*）后，峰Ⅴ（右）的幅度立即下降约 40%。神经电生理医生告知外科医生，随着牵开器的移除（**），反应完全恢复。相反，左侧没有观察到变化

伏期和Ⅰ～Ⅴ的峰间潜伏期延长（表 24.2）。肿瘤巨大和脑干的慢性压迫可能导致特定波的不稳定和传导时间的延长。

第Ⅲ～Ⅴ波潜伏期的增加也可能是由全身低温引起的，而全身麻醉（TIVA 或平衡麻醉）则在较小程度上引起。但在这些情况下，潜伏期的延长应该是双侧的，并且应该在放置牵开器时达到最大值。为了能够区分这些影响，在打开硬脑膜之前设置第二个参考基线是有帮助的。

表 24.2 同侧 ABR 记录

刺激的侧别	右侧			左侧		
峰	Ⅰ	Ⅲ	Ⅴ	Ⅰ	Ⅲ	Ⅴ
延迟（ms）	1.9	可复现	7.8（↑）	1.8	4.1	6.6
波幅（nV）			328			564
IPL Ⅰ～Ⅲ（ms）	可复现			2.3		
IPL Ⅰ～Ⅴ（ms）		5.9（↑）			4.8	
IPL Ⅲ～Ⅴ（ms）		可复现			2.5	

注：列表中为刺激左右耳后记录的同侧 ABR 的峰Ⅰ、Ⅲ和Ⅴ的初始潜伏期以及峰Ⅴ和峰间潜伏期（interpeak latency，IPL）Ⅰ～Ⅲ，Ⅰ～Ⅴ，Ⅲ～Ⅴ的幅度。峰Ⅴ（右）和 IPL Ⅰ～Ⅴ的潜伏期延长。峰值Ⅰ～Ⅳ在右侧不可复现。右侧 ABR 峰Ⅴ的幅度约为左侧 ABR 峰Ⅴ的一半左右。右侧的峰Ⅲ，IPL Ⅰ～Ⅲ和 IPL Ⅲ～Ⅴ不可复现（reproducible，n.r.）。

如图 24.3a 所示，在放置牵开器期间，右侧的Ⅳ/Ⅴ复合波（最初保持稳定）发生了变化。即使潜伏期没有改变，当波幅下降近 50% 时，也应立即告知神经外科医生。取出牵开器后，用温盐水冲洗手术区域，然后重新放置牵开器，Ⅳ/Ⅴ复合波的波幅恢复。如果Ⅴ波潜伏期增加超过 0.5 ms，应告知外科医生。

如图 24.3 所示，波形的视觉分析表明，与左侧 ABR 相比，右侧 ABR 的信噪比不良。由于局部温度的变化和小脑组织周围的操作，这种情况并不罕见。

刺激面神经

根据肿瘤的位置和大小，脑神经可能被推到肿瘤的后面、尾部或头侧，在切除前难以识别。可以通过刺激肿瘤表面来检测肿瘤表面累及的脑神经，

以确定安全进入区域。在切除大部分肿瘤之前，甚至不可能对神经组织进行有效的定位。

面神经 DNS 后 EMG 记录可能会出现假阴性结果，尤其是肿瘤巨大的患者，刺激三叉神经的运动部分或电流扩散到三叉神经时。这导致咬肌收缩，可以通过放置在面部肌肉内的电极记录为远场活动。对于该病例，EMG 反应的潜伏期将有助于鉴别诊断。通常情况下，三叉神经 DNS 后 EMG 反应的峰值潜伏期小于 6 ms，而面神经刺激产生的 EMG 峰值潜伏期长于 8 ms。在肿瘤慢性压迫三叉神经的情况下，我们观察到三叉神经 EMG 的潜伏期比面神经 EMG 更长。因此，除非单独记录三叉神经活动（例如，从咬肌），否则仅通过识别潜伏期不能完全排除假阴性结果。

肿瘤切除是手术的一部分，其中前庭、三叉神经和面神经的医源性损伤的可能性最高。如果临床上完整的面神经被肿瘤分散开，可以看到这一点。对于这些病例，外科医生必须经常在面神经的切除和定位之间切换。眼轮匝肌和口肌 EMG 反应的特征记录如图 24.4d 所示。由于通过直接神经刺激（direct nerve stimulation，DNS）定位仅提供有关通路外周部分的信息，因此通过监测面神经的 coMEP 来评估整个皮质束可能是有益的（图 24.4b 和 d）。图 24.4a 显示了外科医生担心可疑神经可能受损的情况。即使强度增加 1 mA（同心双极手探针），对 DNS 也没有反应。然而，coMEP 的记录为发生改变表明该通路是完整的（图 24.4c）。然而，如果 coMEP 的反应也降低，则很可能会对面神经造成损害[22]。

患者手术结束后在手术室内立即拔管，没有第Ⅴ、Ⅶ和Ⅷ脑神经受损的临床表现，也没有检测到体感或运动缺陷。

病例 2：神经肌肉阻滞对 EMG 和 DNS 记录的影响

肌肉松弛药以及麻醉药（影响较小）可能会导致 EMG 和 coMEP 记录发生类似的变化：从反应降低至消失。两种方法都强烈依赖于神经肌肉阻滞（neuromuscular blockade，NMB）的水平。此外，coMEP 受静脉麻醉药（如丙泊酚）和吸入麻醉药的影响，特别是给予单次注射量时。需要注意的是，严重神经损伤的发生可能很隐匿。自主活动和 A 序列表明神经牵拉，但并不一定意味着永久性严重损伤。

肌肉松弛药确实对 EMG、CMAP 有很大影响，

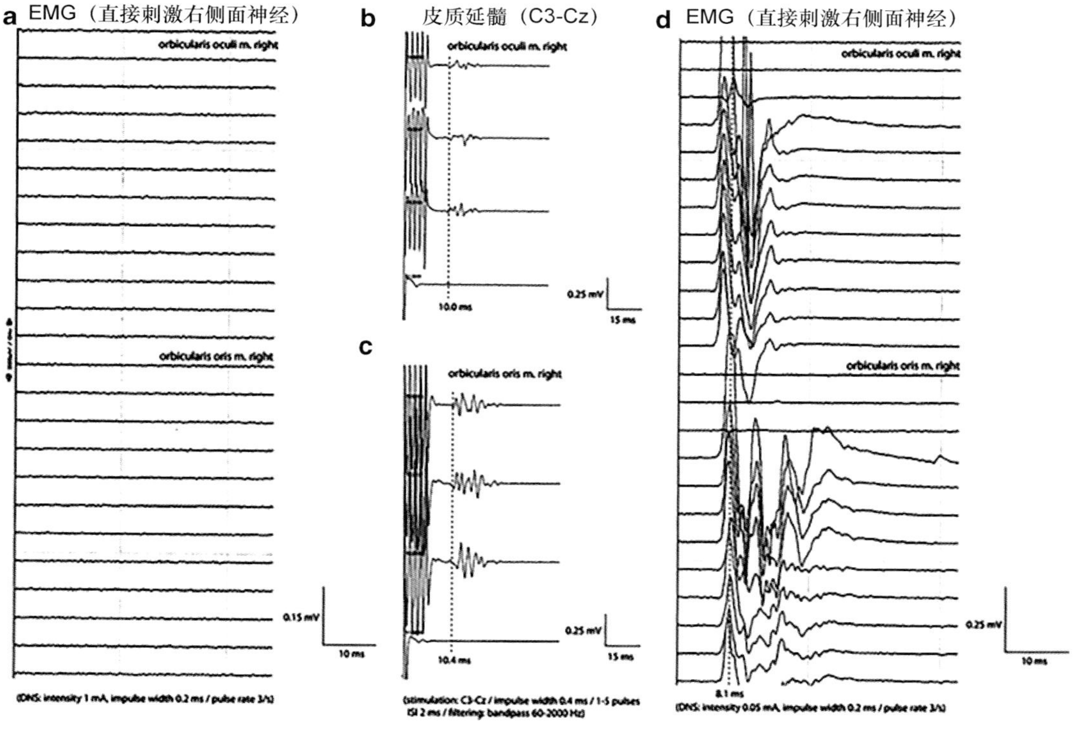

图 24.4 （**a**）记录显示了难以识别功能性面神经纤维的情况。刺激可疑结构（强度 1 mA，双极同心手探针）而不引起反应，可能会出现部分面神经损伤。但是，皮质延髓运动诱发电位（corticobulbar motor-evoked potential，coMEP）未发生改变，推断皮质延髓通路完整，并推断面神经没有损伤（**b**，**c**）。最终切除肿瘤后面神经的识别（**d**，强度 0.05 mA）

并且在 MEP 记录中更为明显。对 MEP 记录的影响最大，因为与 DNS 后的 CMAP 相比，其信号传输是多通路的，并且不同步。如图 24.5a ~ d 所示，监测波形表明在 NMB 的影响下，面神经 DNS 后 EMG 反应的幅度和 coMEP 发生了改变。建议在监测 EMG 或 MEP 时避免 NMB。然而，一些研究者报道可在部分 NMB 下监测面部肌肉活动，但不推荐使用。如果需要使用 NMB，则应通过使用四个成串刺激（train of four，TOF）监测来控制阻滞程度，并在 TOF 刺激期间保持至少两个反应的水平。如果需要，可以通过连续输注短效肌肉松弛药来实现。然而，正如所说的那样，它可能会妨碍对结果的解释，应该避免。请注意，经颅刺激皮质延髓通路也可能导致颅外直接刺激面神经[20]。单脉冲控制刺激用于区分这种颅外激活，因为单脉冲不太可能像多脉冲刺激一样激活皮质延髓通路（图 24.5b 和 d）[22-23]。

病例 3

一名 53 岁的男性患者主诉右下颌骨有刺痛感，上唇有轻微的感觉减退。听力图显示双侧高频听力损失，以右侧为著。没有其他脑神经功能缺损。MRI 显示岩骨斜坡脑膜瘤（图 24.6a 和 b）。

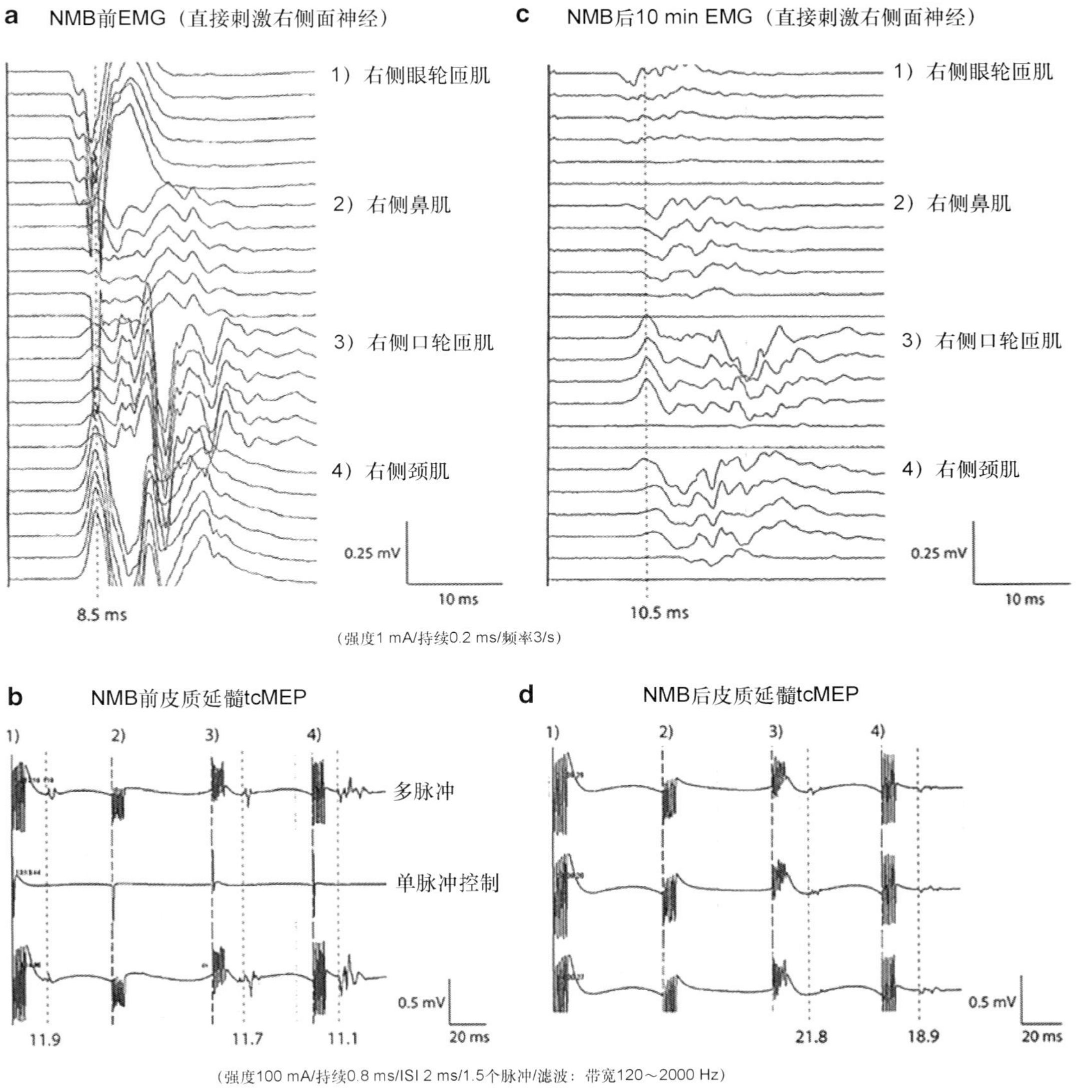

图 24.5 图中显示了肌电图（electromyography，EMG）和 coMEP 记录对神经肌肉阻滞（neuromuscular blockade，NMB）的依赖性。在未使用肌肉松弛药的情况下，来自不同面部肌肉的肌电图（**a**）和 coMEP（**b**）记录的图示。所有 coMEP 反应均可在经颅电刺激［C3-Cz，脉冲持续时间 1 ms（交替脉冲），5 个脉冲的多脉冲重复率为 0.2/s］后记录。鼻肌没有反应。为了评估面部肌肉浅表刺激的可能性，在多脉冲刺激旁应用单脉冲控制。给予 40 mg 罗库溴铵后［四个成串刺激（train of four，TOF）= 0/4］，EMG 反应显著减弱，且从眼轮匝肌记录的 coMEP（**c**）消失。口轮匝肌和颏肌几乎没有反应（**d**）

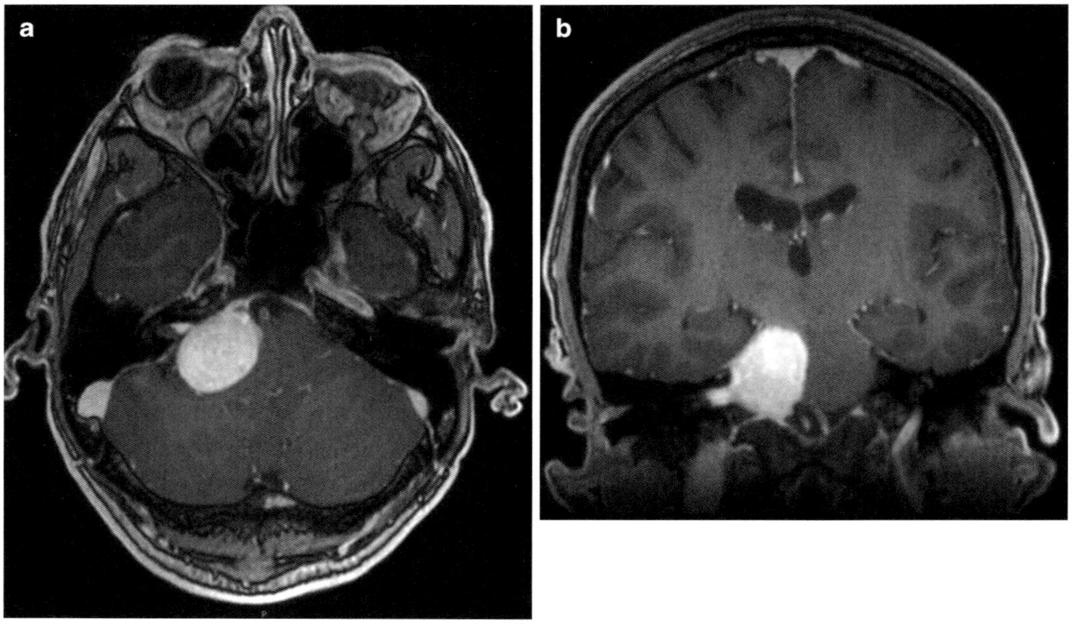

图 24.6 （a 和 b）53 岁患者的 MRI（增强 FSPGR）显示岩骨斜坡脑膜瘤的横断面（a）和冠状面（b）

对于该病例，应如何进行 IOM？

根据该方案（表 24.1），DNS、ABR 和 EMG 发生改变的可能性为 53%，SEP 和 MEP 发生改变的可能性为 37%。对于该病例，脑膜瘤生长到内耳道中，因此即使在远离耳道的部位操作肿瘤也可能导致前庭神经受压或牵拉。岩骨斜坡脑膜瘤的主要问题之一是肿瘤与脑干之间关系密切，而血管结构和穿支动脉正位于此处。此外，经乙状窦后入路，肿瘤位于脑神经的腹侧，因此这些神经在手术操作、牵拉、潜在损伤风险很高。这些损伤可导致脑干缺血和不良神经系统结局。

因此，应准备脑神经Ⅴ（咬肌）、Ⅶ（面部肌肉）、Ⅸ～Ⅻ（腭帆提肌；声带、斜方肌和舌肌）和 ABR 的 EMG、DNS 和 coMEP，以及用于长距离监测的正中神经和胫神经 SEP，以及双侧手臂、手和脚肌肉的 tcMEP。可以增加眨眼反射、LAR 和三叉神经 SEP。

术中神经监测过程

右侧 ABR 显示延迟波Ⅴ为 7.9 ms，而左侧 ABR 基线为 6.9 ms（图 24.7）。在打开硬脑膜时，ABR 保持稳定，但在开始肿瘤切除时，波幅减小、潜伏期略有增加，手术停止，ABR 恢复（1*）。将尼莫地平加入冲洗液中，开始给予尼莫地平。此后在切除靠近内耳道的肿瘤过程中，Ⅴ波再次恶化（2*），暂停切除并取出牵开器数分钟，等待信号恢复（3*）。关颅时 ABR 恢复到基线。所有其他电位保持不变。术后听力图未发现任何改变；患者于第 7 天出院。

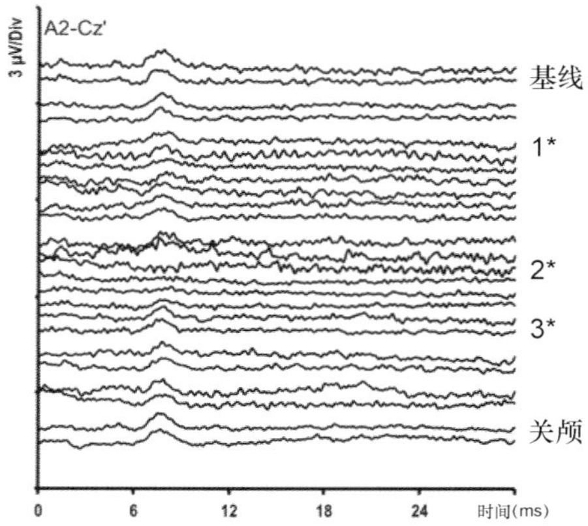

图 24.7 参照 Cz′基线，从同侧 A2 记录的右侧 ABR。在放置牵开器时，观察到信号减弱并在移除牵开器时恢复（1*），切除肿瘤时 ABR 信号消失并在暂停后恢复（3*）。ABR 在关颅时恢复到基线。

基于 ABR 信号的变化，通过暂停肿切除肿瘤、移除牵开器、等待信号变化恢复来调整手术过程。必须在每次显著的信号变化时重复此工作流程。在每次信号恢复、重新放置牵开器后，更快地再次出现信号变化在手术过程中并不罕见。通常在冲洗液中加入尼莫地平并静脉注射尼莫地平。

病例 4

一名 62 岁的女性出现左腿麻木、轻瘫及右侧耳鸣。听力图显示双侧高频感觉神经性耳聋。MRI扫描显示为巨大岩骨斜坡脑膜瘤（图 24.8a 和 b）。

该肿瘤压迫脑干并在颅底呈浸润性生长，因此手术目的是切除肿瘤、解除脑干受压。

IOM 选择脑神经Ⅴ（咬肌）、Ⅵ（直肌）、Ⅶ（面部肌肉）、Ⅸ～Ⅻ（腭帆提肌；声带、斜方肌和舌肌）的 EMG、DNS 和 coMEP，ABR 以及用于长距离监测正中神经和胫神经 SEP，以及双侧指间突（interdigitorum 1，ID1）和踇趾外展肌、左指伸肌 \ 小鱼际肌和胫骨前肌的 MEP 及眨眼反射。

术中神经监测过程

在基线时，右侧 ABR 记录显示Ⅴ波显著延迟，为 9 ms；所有其他记录均无任何侧别差异，仅左侧腭帆提肌和咬肌 coMEP 未显示。

在剪开硬脑膜时，右侧 ABR 信号消失，正中神经 SEP 降低，所有这些都归因于 CSF 减少。DNS（0.2 ms）引起面部肌肉和咬肌以及舌咽神经支配肌肉的反应。在肿瘤切除过程中，面部肌肉发生自主活动而没有 A 序列模式，且 DNS 总是有效的。当分离靠近脑干的肿瘤时，左侧 MEP 突然消失（图 24.9）。术后，患者出现严重左侧纯运动性偏瘫。

岩骨斜坡肿瘤术中信号改变的可能性很大，神经生理学专家必须密切注意切除步骤。IOM 面临的挑战在于脑神经的解剖，包括它们的中枢核、通路以及长距离监测。对于这位不幸的病例，我们看到

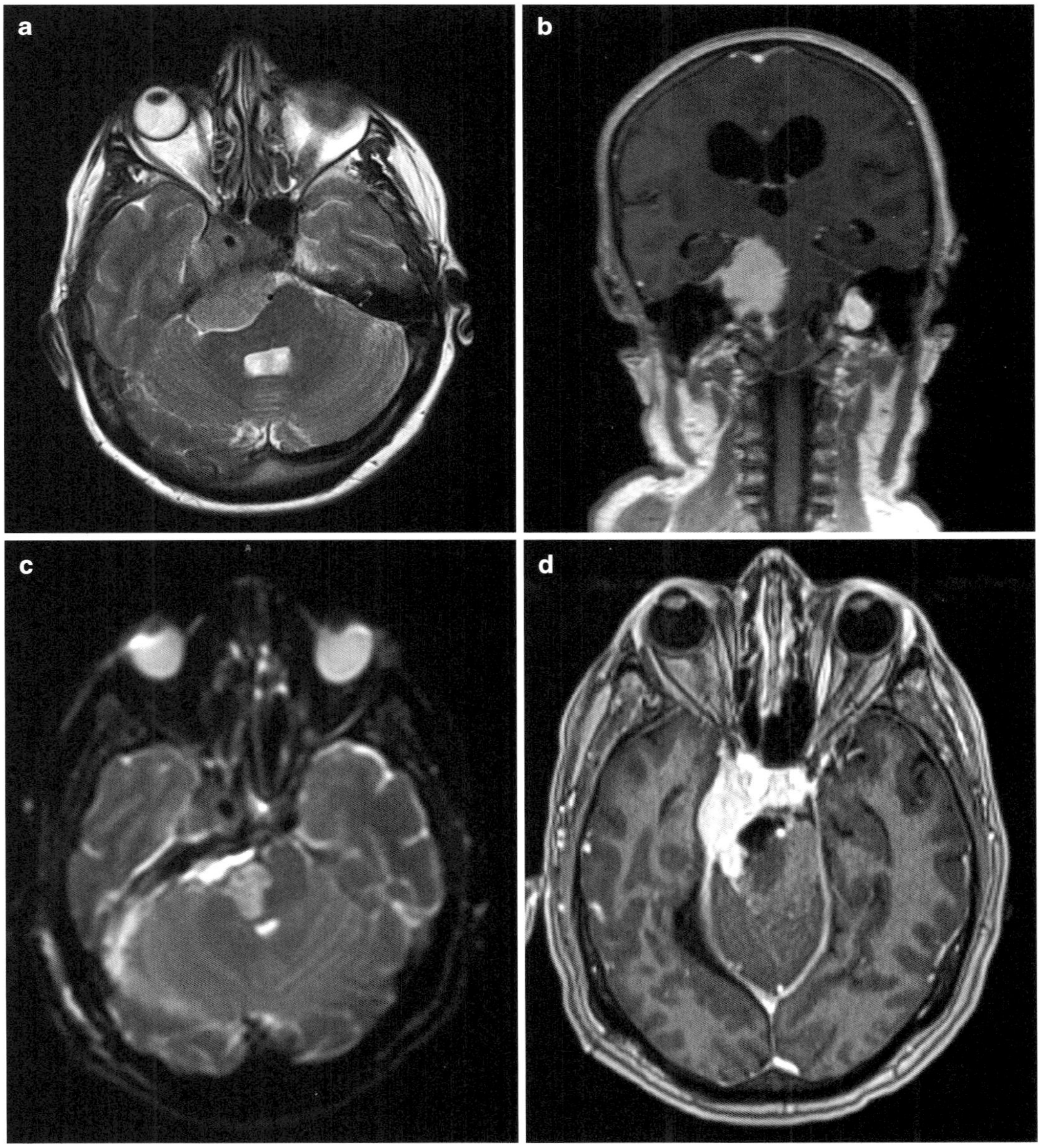

图 24.8 （**a**～**d**）一名 62 岁患者的术前 MRI 显示了脑干附近巨大岩骨斜坡脑膜瘤的横断面 T2 图像（**a**）和 MPR 冠状面图像（**b**）。术后第 3 天 MRI 横断面弥散图像（**c**）和 T1 MPR 横断面图像（**d**）显示脑干内重要的少量弥散性改变

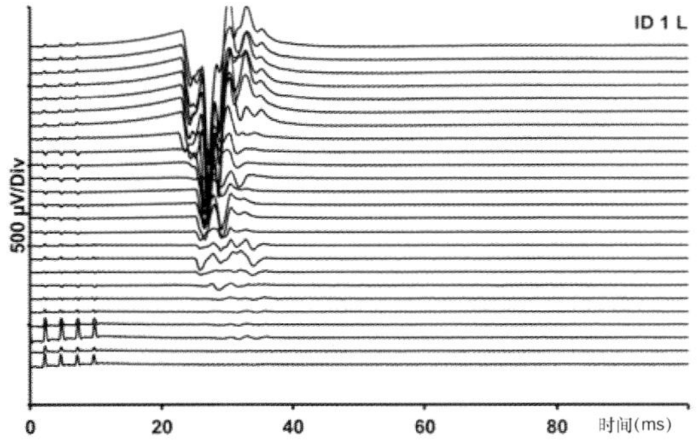

图 24.9 在脑干附近切除肿瘤时对侧 ID1 的 MEP 消失，表明供应脑干的穿支动脉受损

右侧部分面部 coMEP 消失与面神经操作有关。眨眼反射不受影响，突显了部分面部 coMEP 的恶化。对侧手臂、手和腿部肌肉 MEP 的消失表明大脑脚右腹侧缺血（图 24.8c，d），在硬脑膜开放后 SEP 恶化与 CSF 减少有关，但保持稳定。临床神经学的发现结果是纯运动性偏瘫，因为缺血影响了锥体束、保留了丘索通路。

结论

在幕下腔室中，病变位置决定了 IOM 方法的选择。如果病变位于 CPA 内，则必须进行面神经和 ABR 监测。如果病变与脑干相邻，应考虑使用 SEP 和 MEP 进行长距离监测。持续的信号改变预示与所监测通路相关的新发术后缺陷。

参考文献

请扫描目录后二维码，获取参考文献资源。

颅内—中线后颅窝手术的术中神经生理监测

25

Sonia E. Q. Nunes 和 Francesco Sala 著
谢思宁 译 菅敏钰 校

学习要点

- 了解哪些神经结构存在风险，以便在特定的脑干手术中制订最合适的 IOM 方案非常重要。
- 每一种 IOM 技术都提供了关于脑干内特殊通路或解剖区域的特定信息；然而，多模态方法在可靠性和安全性方面远胜一筹。
- 描绘和监测技术有不同的目标，建议将它们联合应用。

引言

脑干是人体最复杂的结构之一，具有多方面的解剖结构。脑干手术被认为是最具挑战性的神经外科手术之一，因为存在引起严重的神经功能缺陷的风险[1]。对病变的处理方法主要取决于能够对周围结构损伤风险最小化的手术路径，直至进入病变部位[2-4]。脑干由中脑、脑桥和延髓组成；它主要位于后颅窝区域，除了一个小部分延伸到幕上切迹以外，还有一小段延髓位于枕骨大孔以下。脑干富含脑神经核、相互连接的各种纤维束，以及网状结构，使得脑干在解剖和生理上都是一个复杂的结构。由于这个特定区域缺乏结构冗余和可塑性，手术并发症明显较高[2-3]。

在延髓进行肿瘤切除时需要十分谨慎，一个重要关注点是呼吸中枢损害的风险，同时还要考虑保护患者的吞咽功能及呼吸道通畅。如果肿瘤从脑干表面向外生长，将在生长部位进行切除，以利于保护脑干功能；因此，肿瘤在脑干中形成了病灶的通道（外生性肿瘤），使得病灶切除避免了额外的脑干功能损伤，可以在较低的风险下进行手术。然而，对于内生性肿瘤，手术路径的选择需要对功能解剖结构有详细的了解，直接手术切除脑干肿瘤就像穿越一个雷区，因为对脑干区域的任何操作，无论多么细致，都具有较高的并发症发生率和死亡率风险。

根据特定的解剖标志位点，从脑干后方进入脑干进行手术操作，已有研究报道了相对安全的入路，但当正常解剖结构因肿瘤而扭曲时，这些解剖标志位点可能因位移而不可靠[7-8]。

近 20 年来，术中神经监测（intraoperative neuromonitoring，IOM）技术的进步，提高了脑干手术的可行性和安全性。术中 IOM 不仅用于预测手术结局，而且最重要的是有助于预防神经功能受损。术中 IOM 的种类较多，根据外科手术需要而量身定制需要监测的内容，包括肌电图（electromyography，EMG）、躯体感觉诱发电位（somatosensory-evoked potention，SSEP）、脑干听觉诱发电位（brainstem auditory-evoked potention，BAEP）和运动诱发电位（motor-evoked potential，MEP）等。

SSEP 和 BAEP 最初是脑干手术中唯一可使用的监测技术；然而，后来确定这两种技术只评估了脑干内约 20% 区域的功能[9]。鉴于此，两种新的方法逐步发展起来，重点关注通过脑干的运动通路的功能完整性，这两种技术分别为监测来自肢体肌肉的 MEP 和来自各种脑神经支配肌肉的皮质延髓运动诱发电位（corticobulbar MEP，CoMEP）[10-13]。另一种重要的技术是在脑干手术中对运动性脑神经核进行映射。映射的重点是通过识别解剖标志来避免损伤，特别是在选择最安全的进入脑干的路径时，尤为重要[13]。

本章的重点是回顾基于肿瘤位于中脑、脑桥和延髓的解剖位置而进行的 IOM 描绘和监测技术（图 25.1 和 25.2）。

麻醉

由于监测所需的反应具有敏感性和质量上的要求，IOM 所需的麻醉方案非常特殊。所有麻醉药物在某种程度上都会干扰诱发电位，因此麻醉保持在恒定水平非常重要。静脉推注或吸入药物的最小肺泡有效浓度（minimum alveolar concentration，MAC）的剧烈变化可能会对信号产生不良影响。挥发性麻醉药对 SEP 和 MEP 有很大影响，影响潜伏期和波幅。目前 IOM 的金标准是全凭静脉麻醉（total intravenous anesthesia，TIVA），以丙泊酚作为镇静药，瑞芬太尼作为镇痛药[14]。上述麻醉方案在不使用肌肉松弛药的前提下，对下运动神经元几乎没有影响[14-16]。

Greunbaum 等在 2019 年对神经外科中的各种 IOM 研究进行了回顾分析，并得出结论："无论使用何种 IOM 模式，任何术中电生理信号的突发变化，都应立即采取适当的干预措施；多模式 IOM 方法通常（但并非总是）优于单一 IOM 方法"。这进一步强调了手术团队成员之间需要保持沟通，以减少可能影响 IOM 和患者预后的外在因素[16]。

中脑手术

标测

中脑位于小脑幕的缺口处，由三个部分组成：背侧部分（四叠体或构造）、大的腹侧部分（被盖）和大脑脚。大脑后动脉（posterior cerebral artery，PCA）和小脑上动脉（superior cerebellar artery，SCA）环绕着中脑，并且与动眼神经（Ⅲ）和滑车神经（Ⅳ）毗邻。在切除该区域肿瘤时，应尽量减少对这些神经血管结构的操作，避免损伤。背侧入路，如经幕下小脑上入路、枕下经小脑幕入路或颞下入路，已被用于中脑内部病变的切除。

IOM 通过直接标测中脑顶盖部，可以标记切除中脑内病变时的安全进入区域，而动眼神经脑池

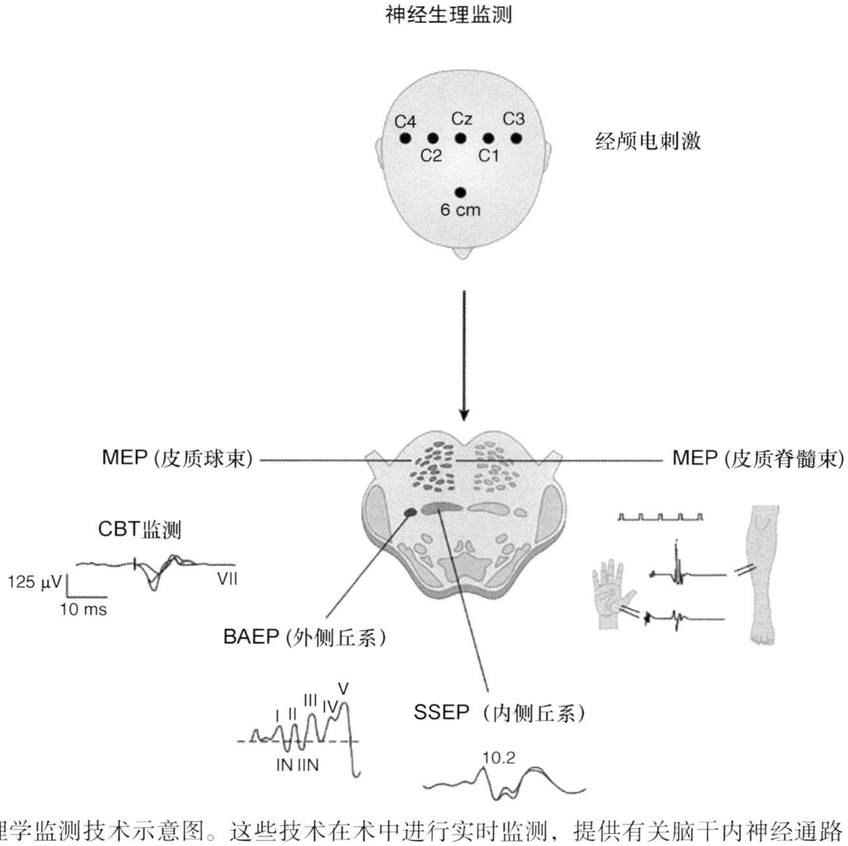

图 25.1　神经电生理学监测技术示意图。这些技术在术中进行实时监测，提供有关脑干内神经通路（运动、感觉和听觉）功能完整性的持续反馈。有关每种监测技术的详细信息，请参阅本文。MEP，运动诱发电位。SSEP，躯体感觉诱发电位。BAEP，脑干听觉诱发电位。CBT，皮质延髓束（From Sala et al.[41]；with permission）

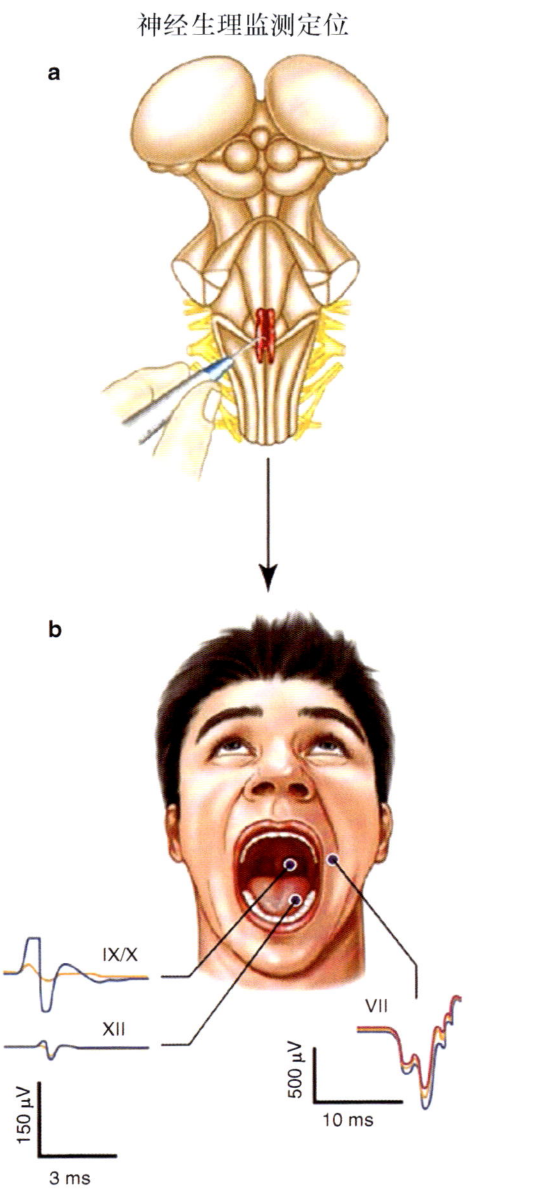

图 25.2 后颅窝手术术中神经生理监测技术示意图。这些技术用于识别功能性位置，例如第四脑室底部的运动神经核。（**a**）使用手持式单极（或双极同心）探针对菱形窝进行电刺激。（**b**）由运动脑神经支配的肌肉记录复合肌肉动作电位（compound muscle action potential，CMAP）。Ⅶ：记录来自口轮匝肌的面神经 CMAP。Ⅸ/Ⅹ：记录来自咽后壁的舌咽神经 / 迷走神经复合体的 CMAP。Ⅻ：记录舌肌的舌下神经 CMAP（From Sala et al.[41]；with permission）

段的标测可用于涉及这些神经的脑池段、海绵体段或眶内段的肿瘤[2]。

电生理识别功能结构或神经，是通过单极或双极手持式刺激探针来进行。建议使用矩形脉冲，持续时间为 0.2 ms，频率为 1 ～ 2 Hz，强度在 0.5 ～ 3 mA。通常，双极探针的使用更受青睐，因为它提供了更高的刺激焦点和电流的有限传播。如果直接刺激脑干，建议电流刺激保持非常低，最小 0.05 mA，最大不超过 1.5 mA[2]。

诱发电位是通过在由相应的脑神经支配的肌肉中放置小的铁氟龙涂层电极来获取刺激信号。通常，监测第Ⅵ对脑神经（展神经），从外侧直肌记录反应；监测第Ⅲ对脑神经（动眼神经），从上直肌记录反应；监测第Ⅳ对脑神经（滑车神经），从上斜肌记录反应。在眼外肌中放置记录电极需要非常小心和一定的经验，以避免损伤眼球。

然而，通过大脑标测监测刺激难以识别上丘，可能是因为动眼神经的核团嵌入中脑导水管周围灰质，太深以至于不能被表面刺激激活[17-18]。此外，眼外肌单个轴突支配的纤维较少，刺激导致的肌肉反应通常波幅较低。刺激反应的潜伏期取决于沿着外周神经或中脑的刺激点，范围通常在 2 ～ 5 ms[19-20]，现阶段从外眼肌记录可监测的 MEP 仍然具有挑战性。

在预防动眼神经功能障碍方面，避免对动眼神经核及其相关的髓内束造成损伤至关重要，但从神经监测的角度来看，这个问题仍然有待解决。

大脑脚水平皮质脊髓束的识别

皮质脊髓束（corticospinal tract，CST）位于脑干表面的一小部分内。当病变位于大脑脚或延髓前方时，皮质脊髓束容易受到损伤。强烈建议通过监测来识别 CST[21]。在我们病房，我们将单极探头替换成双极探头，在 1 ～ 2 Hz、持续 0.5 ms 的 5 联刺激模式下，记录对侧肢体的 CMAP。刺激强度从 0.5 mA 开始，逐渐增加到 2 mA，直到发现电信号。一旦获得反应，需要以 1 mm 的小增量移动探针，以确定触发反应所需的最低刺激强度。这样做是为了确定离 CST 最近的点。然而，在切除囊性病变时，刺激反应可能在手术开始时产生负相关结果；此时，需要在病灶的囊性腔内向 CST 进行刺激，因为 CMAP 可以在囊性腔内进行。

监测

运动诱发电位

运动诱发电位（MEP）已成为评价 CST 功能完整性的主要技术。与所有 IOM 模式一样，每种技术的可靠性在于病变的位置以及手术期间受影响的神经解剖结构，对于脑干手术中的 MEP 也是如此。涉及延髓和大脑脚的病变需要更积极地监测

MEP，而与之相反，脑桥肿瘤通常通过第四脑室底入路进行手术，CST 位于腹侧，因此受到的损伤风险较小[2]。

MEP 是通过经颅电刺激（transcranial electrical stimulation，TES）短序列刺激初级运动皮质而产生的。短时间的刺激是记录肌肉反应所必需的，因为它克服了麻醉药物在运动神经元水平上的阻断作用。TES 是通过根据国际 EEG 10-20 系统在头皮上放置螺旋电极来进行的，对于上肢，电极放置在 C1-C2 头皮部位，而对于下肢，建议使用中线电极配置，其中一个电极位于 Cz 处，另一个电极位于 Cz 前方 6 cm 处。刺激持续时间为 0.5 ms，刺激间隔为 4 ms，重复频率为 1 ～ 2 Hz。肌肉反应是通过一对电极针插入上肢和下肢肌肉来记录。我们的监测方案包括对上肢使用拇短展肌（abductor pollicis brevis，APB）肌肉，对下肢使用胫骨前肌（tibialis anterior，TA）或拇展肌进行监测。单一损伤上肢或下肢的情况十分少见，因为 CST 纤维集中位于脑干的一小块腹侧区域，损伤的产生通常同时发生。

Neuloh 等（2009 年）认为，无论病变类型如何，MEP 对脑干手术中皮质脊髓束的功能完整性具有预测价值。他们指出，MEP 稳定或短暂变化提示运动功能良好，而 MEP 不可逆的下降（幅度下降＞ 50%）则提示术后严重的运动功能障碍。

脑干听觉诱发电位

BAEP 有多种成分参与听神经和听觉核团在脑干尾侧区域直至中脑的连续兴奋。BAEP 在耳蜗内通过传导毛细胞的机械声刺激产生。

BAEP 由受刺激的同侧耳产生，根据潜伏期波形的特点，可分为 7 种波形。波Ⅰ是由远端听神经动作电位产生的第一个负近场电位。波Ⅱ是由耳蜗核产生的，然而，一个具有类似潜伏期的电位被描述为直接起源于听神经的近端部分和听神经在耳蜗核处的突触前活动。波Ⅲ发源于脑桥下部，在上橄榄核复合体处。在分析这个波形时，重要的是要注意耳蜗核的升支是双侧的，因此波Ⅲ可能会投射来自同侧和对侧声音刺激反应。在脑桥小脑角（cerebellopontine angle，CPA）手术中牵拉第Ⅷ对脑神经（听神经）的近端部分可能会导致波Ⅲ的改变或消失[22]。波Ⅳ和波Ⅴ发生在脑桥中上部 / 中脑下部，形成Ⅳ～Ⅴ复合波。波形Ⅳ则是反应脑桥上部到中脑下部水平的外侧丘系，而波Ⅴ则是在下丘产生的。对这些结构的损伤将损害Ⅳ～Ⅴ复合体波形，可能导致波形的消失。一般认为，这两种波形并不是相互独立的，任何一种波形的功能障碍都会影响Ⅳ～Ⅴ复合体波形。功能障碍的最早迹象通常是波形Ⅴ潜伏期增加，在 CPS 病灶通过枕后入路牵拉脑组织时，经常可观察到上述波形。波形Ⅵ和Ⅶ被认为产生于听觉辐射的内侧膝状体核，但在临床应用中意义不大[22-23]。

BAEP 由同侧耳 90 ～ 100 dB 的短暂声刺激诱发，对侧耳同时给予 60 ～ 70 db 的空白屏蔽噪声刺激，以限制刺激从评估侧扩散。由于耳蜗微音器和刺激伪迹的存在，经常实施交替刺激，以减少刺激伪迹而不影响波Ⅰ[22]。

BAEP 的记录需要根据国际 10-20 系统在 CZ 位置放置电极。单极针插入在与病变同侧和对侧的耳垂 / 乳突上。由于 BAEP 信号是从距离头部表面电极放置位置较远的解剖结构产生的，所以电信号波幅较小，需要对 1000 个或更多刺激的反应进行信号平均。建议带宽范围为 100 ～ 150 Hz 至 3000 hz。波形的解读取决于波Ⅰ、波Ⅲ和波Ⅴ的波幅和潜伏期变化。波幅变化比潜伏期更普遍。预警特征包括：对于波 V 的波幅减少 50% 和（或）绝对潜伏期延长 1 ms，或者Ⅰ～Ⅴ峰间潜伏期延长，这些都可能是异常的波形[22-23]。

在后颅窝手术中，各种外科操作可能导致听觉通路的损伤或功能障碍。BAEP 波幅的突然下降表明可能存在血管损伤，但大多数 BAEP 变化以阶梯状、可逆的方式发生。因此，如果及时向神经外科医生提供反馈，就有足够的时间采取纠正措施，逆转即将发生的脑干损伤。在某些情况下，BAEP 的变化提示脑干损伤，并提供了一些关于脑干损伤定位信息。例如，对脑桥下部（靠近耳蜗核区域或上位橄榄复合体）的损伤将导致波Ⅲ和Ⅴ的延迟或丧失。中脑水平以下，脑干上部到脑桥下部的损伤会影响波Ⅴ，但不会影响波Ⅰ和波Ⅲ。波Ⅴ的丧失并不一定预示着听力丧失，因为它可能只是反映传导信号在时间上的离散度，而没有真正的、不可逆的传导阻滞。认识到这一点，可以发现，BAEP 的解读是有前提的，因为 BAEP 仅关注脑干的有限区域[22]。

因此，在多模式监测方法的背景下，BAEP 的信息与 SSEP 和 MEP 监测的信息集成在一起，可以得到更好的解读。

脑桥手术

第四脑室底面神经丘的监测

对于脑桥肿瘤的手术，可以通过第四脑室底部入路。由于第四脑室底部集中了大量的重要神经结构，该入路手术风险较高，尤其是从脑桥水平的面神经丘入路通过菱形窝（第四脑室底）进入时，更为明显[24-25]。对该区域的损伤会导致面神经和展神经麻痹，如果内侧纵束受损，则还会出现眼球核间麻痹[26]。面神经丘是一个相对明显的解剖定位标志，如果没有被肿瘤病灶挤压移位，面神经丘的识别相对容易。因此，可以通过神经电生理学监测方法，识别神经功能核团以及识别第Ⅵ、第Ⅶ对脑神经的脑干内走形（图 25.3）。

为了避免电流刺激信号扩散到周围组织，推荐使用双极探针，监测一般采用在 0.2 ms 持续时间、1 ～ 2 Hz 频率、0.5 ～ 1 mA 刺激强度。在监测第四脑室底部时，需要明确监测的限制因素，包括刺激无法检测到起源于运动皮质并终止于脑干神经

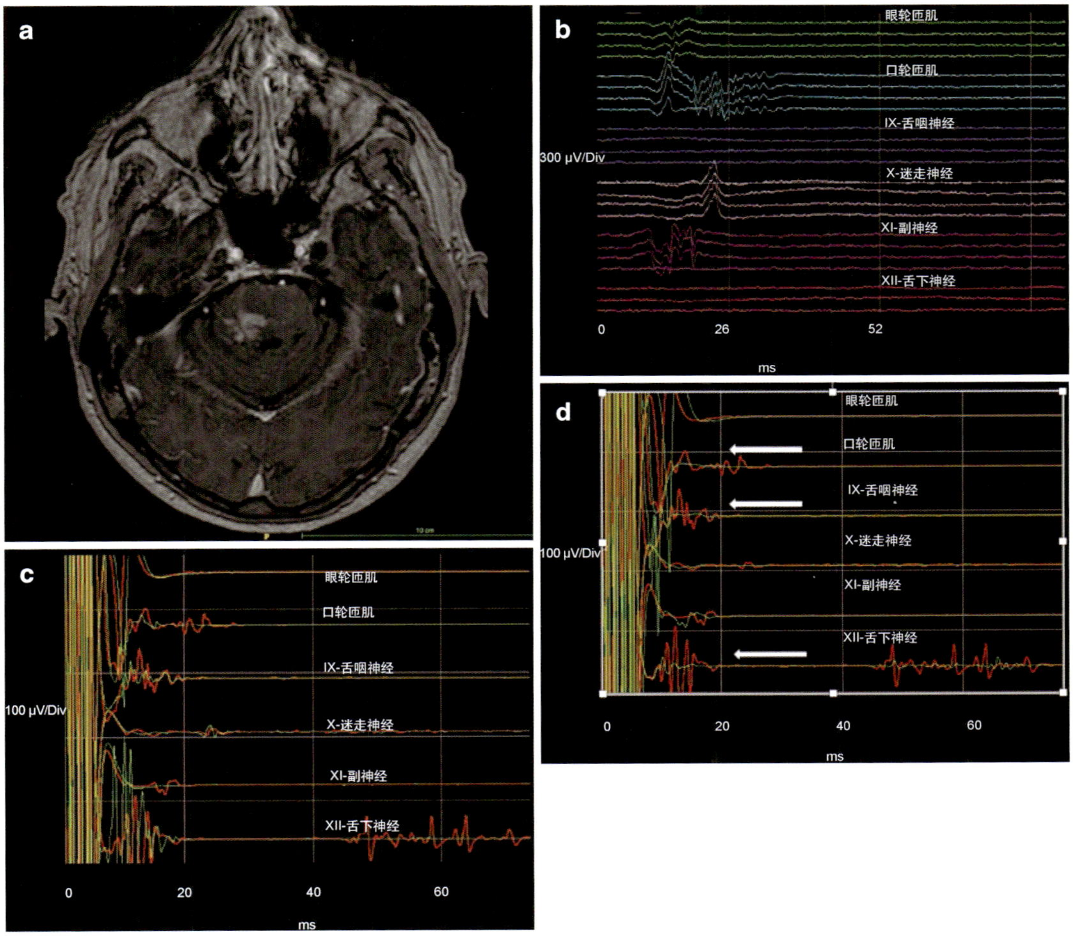

图 25.3 （**a** ～ **d**）一名 60 岁的男性患者出现进行性神经系统障碍，包括右侧面部疼痛、共济失调和严重的面瘫。MRI 显示在右侧脑桥水平、脑干内有一个斑块状强化信号。（**a**）在使用了皮质类固醇治疗后，患者的临床病情仍在继续恶化，因此计划进行活检手术以目前诊断。（**b**）使用双极探针在 0.1 mA 刺激强度下，于面神经三角附近进行神经电生理定位监测。在进行活检手术之前，从右侧获得了脑神经Ⅶ（口轮匝肌和眼轮匝肌）、Ⅹ和Ⅸ的 CMAP 反应。因此，调整刺激强度（0.05 mA），以方便神经外科医生继续更加精确地进行监测定位，直到没有刺激信号出现，确定没有 CMAP 反应的区域，作为脑干活检手术的安全入口。使用 C3/CZ 偶极子，在脑神经Ⅶ、Ⅸ～Ⅹ和Ⅻ上记录了基线的皮质延髓运动诱发电位（corticobulbar MEP，CoMEP），使用 5 联刺激模式，刺激持续时间为 0.2 ms，刺激强度为 100 mA。（**c**）然而，在活检过程中，监测记录到面部（口轮匝肌）、舌咽神经和舌下神经的幅度突然下降超过 50%，（**d**）箭头表示幅度下降，此时立即通知神经外科医生停止操作，并用温盐水冲洗手术野。事件发生时，麻醉和全身情况保持不变。手术暂停了几分钟，监测提示波幅下降得到改善，然后继续手术操作。当手术结束时，刺激的幅度部分恢复，但没有恢复到基线值，需要增加刺激强度以保持稳定。术后，患者出现了中度的、短暂的面神经功能障碍加重，并出现了舌肌的暂时性无力。CoMEP 的损伤，可能反映了由于手术操作中牵拉、收集活检标本而导致的这些通路的暂时性损伤

核的上运动纤维束的损伤。因此，如果在神经核之前损伤了皮质延髓束通路，虽然下运动神经元及通道的保留完好，也可出现面瘫。在监测过程中，有可能从面神经的髓内走形神经根获得刺激信号，而不是从神经核团获得刺激信号，因此即使面神经核受损导致面瘫，刺激外周神经根也可能出现刺激信号[13]。

尽管术中实时监测存在一些缺点，但它仍是面神经监测不可或缺的工具，可以在解剖结构不清楚时帮助识别面神经 / 面神经核。

面神经监测：自由肌电图

术中实时监测仅用于识别面神经丘，而持续监测技术是在手术过程中评估面神经的功能完整性所必需的。自由肌电图（free-running electromyography，Fr-EMG）监测面神经支配肌肉的脑神经的自发活动，不需要电刺激。在 Fr-EMG 中可以看到神经张力放电，这可能是对手术操作的反应，提示面神经受到损伤。对面神经的刺激会产生暴发或串波形[27]。暴发型模式是短暂的阵发性简单或多相 EMG 模式，与直接机械损伤、冲洗或电凝有关。串模式（“train”）更令人担忧，因为它们持续时间更长，由重复的高频放电组成。串模式分为 A、B 和 C 三类。A 序列为独特的正弦波模式，典型的高频声信号，具有突然开始和结束特点。A 序列是唯一能提示术后神经麻痹的放电波形，具有高敏感性和特异性。然而，对于 A 序列的发生往往与特定的手术操作相关，几乎完全是前庭神经鞘瘤手术中的面神经 Fr-EMG，而脑干手术往往不具有上述特点[28]。此外，其他运动脑神经也未见报道出现 A-train 波形。

面部运动诱发电位

在过去的 20 年中，人们更加关注一种更可靠的技术来监测面神经和后组脑神经，即皮质脑干 MEP[13]。类似于 A-train，这种技术最初也是用于在前庭神经鞘瘤手术中面神经监测[29]。CoMEP 评估从皮质到肌肉的整个皮质延髓通路的功能完整性。这种技术很有价值，一方面它可以直接监测整个皮质脑干通路中的诱发电位，而不是记录神经和肌肉的自发活动；另一方面，作为一种监测技术，它可以连续评估该通路的功能完整性，而不仅仅是间断地监测运动神经核或脑神经。事实上，这项技术代表了肢体肌肉的 TES MEP 延伸到运动脑神经支配的肌肉。通过 TES 触发面部 CoMEP，刺激方法为 4 组连续刺激、持续时间 0.5 ms，频率为 1 ～ 2 Hz、刺激强度可以在 60 ～ 150 mA，记录电极通常放置在口轮匝肌和眼内；当然，记录电极也可以放置在任何面神经支配的肌肉中。刺激电极的位点包括右侧头皮的 C3/Cz 和左侧头皮的 C4/Cz。优先选择这样特定的位置进行刺激，因为它减少了皮质脑干通路在大脑深部或脑干水平的激活传播，这可能导致对外周面神经的直接刺激，产生假阴性结果。单一刺激与成串刺激的应用，以利于区分中枢神经系统支配的肌肉反应的和外周神经支配的肌肉反应[2, 30]。目前还没有标准化的预测指标，但是，如果波幅较基线数据下降 50% ～ 80%，提示存在短暂性面瘫的风险[29, 31]。

延髓外科手术

位于枕大孔区域或沿着岩骨生长的肿瘤通常会需要在延髓附近进行手术。延髓含有高密度的神经纤维束和后组脑神经核团，导致延髓手术神经损伤风险高。后组脑神经包括双侧舌咽神经、迷走神经、副神经和舌下神经，这些神经的运动核位于延髓内。这些神经的功能涉及咽喉反射、吞咽、声带功能以及舌头和颈部肌肉的运动，通过对其进行神经监测[32]，并进行保护，以减少神经功能并发症的产生。一旦出现上述神经功能损伤，可能导致功能丧失，包括引起吞咽困难、口齿不清、声音嘶哑、咽喉反射缺失、舌骨神经功能减弱以及舌头萎缩等[33-34]。

监测Ⅸ/Ⅹ、Ⅺ和Ⅻ脑神经核

后组脑神经核的监测与面神经丘的监测方式相同，刺激参数一致。熟悉延髓的解剖位置，由于延髓内部有心血管中枢，所以刺激强度不应超过 2 mA，避免引起心动过缓甚至心脏停搏（图 25.4）[27, 35]。

监测时，在后组神经支配的肌肉中放置钩状电极，通常放置在咽后壁和舌肌上，也可以直接放置在双侧气管插管上，或经皮放置在环状软骨水平上[27, 36]。斜方肌是监测副神经支配的复合肌肉动作电位的首选位置[27]。

后组脑神经监测

自由肌电：目前，在听神经瘤手术中，面神

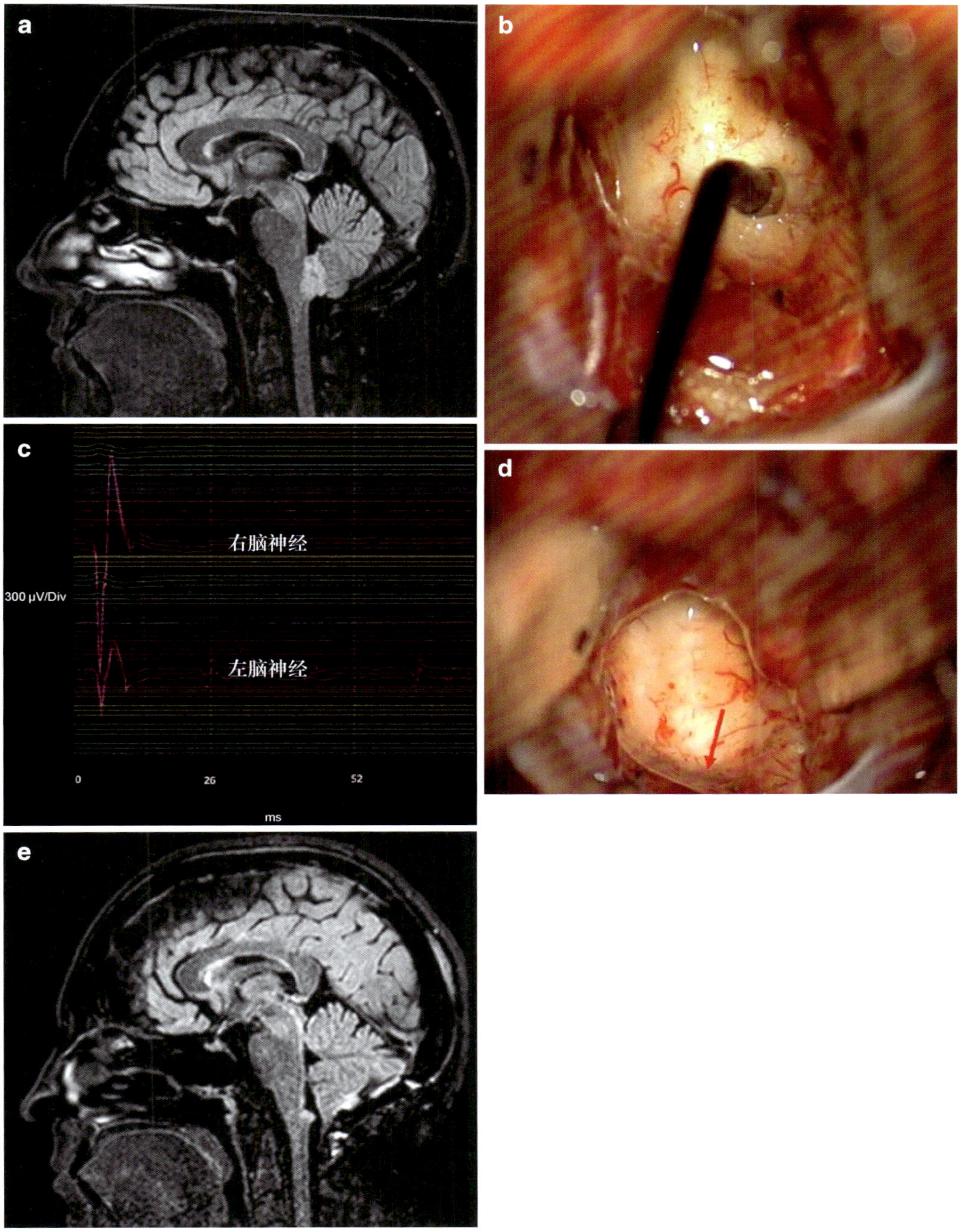

图 25.4 （**a**）一名 50 岁女性患者的 MRI flair 矢状位成像图，显示第四脑室病变，病灶累及第四脑室下部。（**b**）经过 4 个月的保守观察，在随访磁共振成像提示病变增大，因此建议进行手术。手术中，使用双极探针在第四脑室底部进行监测，以确定后组神经运动核。（**c**）以 0.5 mA 的刺激强度刺激肿瘤上缘时，记录到双侧的第Ⅻ对脑神经电信号。在刺激浸润部分时也观察到了类似的反应。对这个肿瘤区域施加牵拉时，导致明显的心动过缓，甚至暂时性心脏停搏。因此，我们决定停止进一步切除肿瘤，留下一小块肿瘤残余（**d**，箭头）。（**e**）最终病理为室管膜瘤。患者在手术后醒来时没有神经功能障碍，术后 MRI 显示病灶近全切除

经是唯一被发现具有预测结果的脑神经。对于其他运动性脑神经，Fr-EMG 的可靠性仍存在较大争议[37]。

后组脑神经皮质延髓运动诱发电位

与面神经一样，在后组脑神经上可以进行 CoMEP 监测，具有相同的刺激参数，记录从用于需要监测的神经所支配的肌肉获得。由于受自发 EMG 的影响，第Ⅸ/Ⅹ对脑神经的反应可能不稳定，因此其 CoMEP 不太可靠，而从舌部肌肉进行的低Ⅻ脑神经 CoMEP 监测，相比于第Ⅸ/Ⅹ对脑神经，具有良好的稳定性和可靠性。

脑干反射和其他监测技术

近年来，对于复杂神经通路处于较高风险时，监测脑干反射引起了越来越多的关注。然而，由于这些通路的多突触联络特点，全身麻醉期间，其信号可能不稳定，导致信号来源难以甄别。

三叉神经感觉支负责面部和舌体前 2/3 的感觉，在涉及海绵窦或颅底病灶的手术中，进行三叉神经监测非常有价值。在中央后回的面部感觉中枢相关的头皮区域上放置记录电极，刺激电极放置在三叉神经的 V2 和 V3 分支上，这样形成刺激闭环进行测试[6]。

Blink 反射，作为评估第Ⅶ对脑神经运动轴突过度兴奋的重要方法，在 2009 年由 Deletis 等人对其进行了详细描述[38]。Blink 反射对应于传入途径的少突触反射：三叉神经的眼支（V1）的鼻睫神经支，以及传出途径的面神经的颞支和颧支。监测方法如下：刺激任意侧的眶上神经，刺激参数使用 1 ～ 7 的矩形恒流刺激，刺激间隔为 2 ms，强度范围在 20 ～ 40 mA，重复频率为 0.4 Hz。记录电极放置在同侧的眼轮匝肌的下外侧。

在 2017 年，Sinclair 等[39]报道了一种新的监测方法，通过利用喉内收肌反射（laryngeal adductor reflex，LAR）评估喉神经和迷走神经的完整性，该技术监测了完整的迷走神经反射弧，包含了感觉、运动和脑干途径，在保护喉部避免误吸方面起着至关重要的作用。LAR 是在全身麻醉下通过基于气管插管的表面电极获得的，刺激手术区域对侧的喉黏膜，诱发喉内收肌反射。刺激参数设置如下：使用 1 ms 持续时间的单个刺激，或以间隔 2 ～ 4 ms、最高刺激强度不超过 4 mA 的连续 2 个成串刺激。研究发现，伸展或直接造成右喉神经（right laryngeal nerve，RLN）压迫的操作，会导致 LAR 出现幅度下降和潜伏期增加。进一步观察发现，只有当 RLN 处于手术区域范围内时，LAR 才会发生变化。在他们的研究中，基于该监测技术，没有患者在术中完全失去反射，术后也没有出现声带麻痹的并发症，证实了这种监测方法作为当前后组神经监测技术的辅助手段的重要性。由于 LAR 在脑干下部水平介导，它可以间接提供有关其功能完整性的信息。最近，这种技术也被应用于脑干和脑桥小脑角的手术中，并取得了可喜结果[40]。

结论

脑干是颅脑解剖最复杂的结构之一，也是人体最复杂的结构之一。即使对于经验最丰富的神经外科医生来说，在脑干及其周围进行手术仍然存在着较大的医源性损伤风险。

尽管早期对肿瘤最大限度地切除可以改善预后，但神经外科手术受到对根治性手术切除和保护健康组织之间平衡的两难：在定义“安全边缘”时，外科手术时对关键结构进行识别和监测的能力，对于保护患者的生活质量和减少功能损伤至关重要。基于这一点，IOM 是提示术中潜在损伤和预测术后结果的关键工具。

IOM 在对脑干内局限病变的安全手术入路选择上尤其重要。为了实现最佳的术后结果，需要采用多模态方法，因为单一的方法可能无法提供足够的信息来全面评估手术期间的神经系统情况。如 SSEP 和 BAEP 监测技术，由于仅能反映脑干功能的一小部分，虽然术中监测提示反应良好，但仍有可能存在局部损伤。MEP 和 CoMEP 是评估运动结果的良好指标，特别是对于第Ⅶ、Ⅸ/Ⅹ和Ⅻ对脑神经。在后组脑神经中使用 CoMEP 仍然存在一些困难，需要进一步研究以产生更可靠的反应。随着最近提出的用于监测脑干反射的新技术，我们开始拥有监测脑干下部反射的传入途径所需的技术，进一步提高了脑干监测的可靠性。

参考文献

请扫描目录后二维码，获取参考文献资源。

内窥镜颅底手术

26

Tyler J. Johnson，David E. Traul 和 Thomas N. Pajewski　著
孙一冰　译　菅敏钰　校

学习要点

- 由于在狭窄的空间内有大量的重要结构，颅底手术有很大的手术并发症风险。
- 术中神经监测（intraoperative neuromonitoring，IOM）可在手术过程中提供实时信息，有利于外科医生确认可能因病变而扭曲的神经解剖结构。
- IOM 可提高手术切除的精确度，同时降低术后发病率。
- 神经外科医生、神经麻醉医生和神经电生理学家之间的通力协作可以提高颅底手术的成功率。

引言

在过去的几十年里，临床医学的许多领域都取得了进步，促进了颅底病变手术干预的进展和应用。颅底由额骨、筛骨、蝶骨、顶骨、枕骨以及颞骨岩部组成。传统上，这一解剖区域被分为三个部分：颅前窝、颅中窝和颅后窝。垂体、脑神经、海绵窦和颈内动脉等多个重要结构位于或流经这一区域。颅底病变可定义为侵犯颅底骨的病变或需要切除颅底骨进行手术切除的病变。手术干预必须考虑到对脑神经和血管结构的潜在损害。手术技术的改进、精确肿瘤切除器械的开发以及现代神经影像学如磁共振成像（magnetic resonance imaging，MRI）的出现，使得以前被认为无法手术或发病率不高的颅底病变现在可以更多考虑采用侵入性治疗和姑息性干预。此外，现代鼻内镜方法对垂体和（最近的）颅底病变进行了治疗。颅底其他外生病变导致了微创神经外科手术的革命，手术时间更短、术中失血更少、住院时间更短、患者满意度更高、总体死亡率更低。随着颅底手术的普及和复杂程度的增加，在这些侵入性手术中使用神经监测模式已被证明对医生和患者都有好处。IOM 为外科医生提供了一种工具，用于识别和绘制神经解剖结构图，协助早期发现手术过程中的创伤，并预测手术结束时的神经功能保存情况，尤其是在大型开放性切除手术中。此外，在这些手术中，IOM 还能缩短手术时间，更精确、更彻底地切除病灶，并提高避免神经系统发病的机会，从而使患者受益。

围手术期注意事项

除了为接受手术治疗的患者提供常规麻醉外，颅底手术还为麻醉医生带来了一些独特的注意事项。其中包括患者体位的变化、静脉空气栓塞的可能性、大量失血以及手术时间的延长。根据手术考虑和计划的手术方式，颅底手术患者的体位可能有多种可能。除仰卧位外，颅底手术还可能要求患者采取坐位或沙滩椅位。这些体位会增加静脉空气栓塞的风险，因为手术部位高于心脏水平。由于许多颅内肿瘤患者血容量不足，导致中心静脉压降低，增加了静脉空气栓塞的风险，因此，这类患者发生静脉空气栓塞的风险也可能增加。此外，颅底手术可能涉及颈静脉和海绵窦的切除，这通常是在手术部位高于心脏的情况下进行的。由于这些手术的复杂性、对体位的要求以及持续时间较长，即使一丝不苟地注意正确定位和衬垫的细节，也可能会造成周围神经损伤。此外，特别是在鼻内镜手术中，患者的头部可能会与麻醉医生和呼吸机呈 180°。这就要求麻醉医生对气道保持格外警惕，因为气管导管有被外科医生移位的风险。使用神经导航时，可能需要进行颅骨固定 / 框架放置。在进行颅底手术时，还需要预计到会有大量失血。术前评估病变的

位置、大小和假定的组织逻辑类型有助于确定术中大出血的可能性。例如，脑膜瘤和胶质瘤是富血管病变，经常位于颅底，切除时会造成大量失血。此外，涉及海绵窦或相关血管的病变也可能导致大量失血。在特定病例中，术前栓塞病变可显著减少术中失血。在这些手术过程中，控制低血压的作用需要与潜在缺血状况的风险相平衡。术后，大多数患者将受益于早期拔管（最好在手术室拔管）和麻醉，以便及早进行神经系统检查。此外，接受内窥镜颅底手术的患者应密切观察是否有脑脊液（cerebrospinal fluid，CSF）渗漏，这是该手术最令人担忧的问题之一。最近的一项试验显示，围手术期腰大池引流管置入术对CSF漏风险最高的患者有明显的益处[1]。

颅底手术期间IOM的目标

在颅底手术中使用IOM可能有助于降低严重神经系统后遗症的风险，而这种风险在过去一直是此类手术的负担。从历史上看，限制手术暴露以保留邻近重要神经和血管结构为目标的开颅手术往往会阻碍手术进展，并延长手术时间。IOM减少了切口长度，为外科医生提供了一种通过较小的暴露区域识别解剖结构的方法，从而可以进行较小的开颅手术。这反过来又减少了对周围组织的创伤，降低了死亡率，缩短了恢复时间。外科医生可以依靠IOM实时检测因机械力（如牵拉或电灼）对邻近组织造成的创伤。在神经结构严重错位的情况下，IOM可以帮助识别神经解剖结构，阻碍病灶切除的进展。此外，当局部炎症或病变侵袭导致神经组织形态发生变化，从而使此类结构的识别变得困难时，IOM也能为外科医生提供帮助。最后，在无法进行临床检查的情况下，可以对接受颅底手术的麻醉患者进行神经功能保留测试。这样，外科医生就可以改变手术技术或方法，从而最大限度地减少或逆转对监测结构的损害。

神经监测模式

颅底病变由多种组织结构混合而成，如骨（骨软骨瘤、骨肉瘤）、血管结构（血管瘤）、神经组织（裂隙瘤、神经纤维瘤、脑膜瘤）和皮肤（表皮囊肿）。由于颅底的局限性，这些病变的切除往往在技术上具有挑战性。因此，可以使用多种类型的物镜来辅助手术干预。物镜的使用和采用的方式不仅取决于病变和受累组织的位置，还取决于手术过程中的危险结构。此外，在手术过程中同时使用多种模式可以更敏锐地检测到所关注的病理生理过程。

肌电图

肌电图（electromyography，EMG）通常通过测量神经支配肌肉的电活动来识别和帮助检测神经损伤。在基线时，麻醉患者的肌肉活动相对安静，肌肉活动的检测允许外科医生快速反馈对相应神经的直接刺激或机械操作（如拉伸或热损伤）[2-4]。由于病变位置在脑干周围，颅底手术通常需要直接或间接监测后组脑神经的EMG。选择用EMG监测哪些脑神经取决于神经与病变的关系以及神经损伤可能对患者造成的临床意义。只有具有运动成分的脑神经才可进行EMG监测。涉及中颅窝结构（如眼眶或海绵窦）的手术可能会危及脑神经Ⅲ、Ⅳ和Ⅵ，所有这些神经都可以通过眼外肌的EMG记录进行监测[5]。后颅窝的病变，如脑桥小脑角（cerebellar pontine angle，CPA）肿瘤或听神经瘤，需要对后组脑神经（Ⅴ、Ⅶ、Ⅸ、Ⅹ、Ⅺ、Ⅻ）进行EMG检查。不过，还要考虑特定神经损伤对患者的临床意义。例如，虽然脑神经Ⅴ、Ⅶ和Ⅹ的损伤可能会导致严重的发病，但脑神经Ⅸ（舌咽神经）的损伤对大多数患者的临床意义不大。因此，对脑神经Ⅸ进行EMG监测并不常见。

对面神经（Ⅶ）的EMG监测是在所有脑神经中记录最多的，因为面神经损伤导致的发病率很高，而且听神经瘤也常累及面神经。术中对面神经进行肌电图监测有助于保留面神经功能，并可用于预测面神经术后功能[2，6-9]。这些发现可能与使用EMG识别面神经以及在肿瘤探查和切除过程中检测病理生理变化有关。因此，在CPA肿瘤切除术中使用EMG监测面神经仍是一个新的研究方向。其本身是一个共同的实体，或与诱发电位一起具有多模态能力[10]。舌咽神经（Ⅸ）只支配一块肌肉，即咽喉部肌肉，而这块肌肉不便于直接进行EMG监测。当需要进行监测时，可通过在同侧软腭上放置电极来检测舌咽神经的神经刺激，然后再通过代理监测来检测触咽肌的活动。这项技术还需要同时监测迷走神经（Ⅹ），以区分这两条神经的活动。迷走神经功能障碍可导致严重的声音嘶哑和吞咽困难。因此，在涉及颈静脉附近病变的颅底手术中，经常会对脑神经Ⅹ进行 EMG 监测。使用改良的气管内导管，将表面电极放置在声带水平，通常可以避免将电极直接放置在声带肌肉内，从而避免直接喉镜检查。表面电极技术虽然创伤较小，但更容易受到位置变化和电极接触不良的影响，因此应考虑使用视频喉镜和（或）纤维喉镜。由于斜方肌的可靠记录相对容易，而且附属神经的肌肉活动通常表明附近的脑神经也处于危险之中，因此经常对附属神经（Ⅺ）进行 IOM。

EMG 监测需要引起麻醉医生的特别注意。除非必要，否则应避免使用神经肌肉阻滞药（neuromuscular blocking drug，NMBD），因为它们会因神经肌肉功能下降而抑制信号。但是，如果必须使用 NMBD，则必须对麻痹程度进行监测，并在整个手术过程中保持稳定（通常通过 4 组外周神经刺激器进行监测，目标是将 T1% 控制在 30% ～ 60%）[11-12]。

诱发电位（SSEP、MEP、VEP、ABR）

监测没有重要运动神经支配的神经结构，或难以通过 EMG 监测其运动内部结构、颅底手术期间还需要其他 IOM 模式。躯体感觉诱发电位（somatosensory-evoked potential，SSEP）和运动诱发电位（motor-evoked potential，MEP）等诱发电位是用于评估神经结构和血管结构受损导致的各种功能变化的模式[13-14]。例如，通过放置在相应运动或感觉皮质上的电极诱发电位记录的丢失或变化，可以检测到潜在的缺血性损伤。此外，在脑震荡（锤击）损伤或周围神经组织受到挤压时，SSEP 也会发生变化。另一种方法是脑干听觉诱发电位（brainstem auditory-evoked potential，BAEP），用于检测病变同侧听神经的潜在损伤，以及监测双侧通路时脑干的潜在损伤[15]。听觉脑干反应（auditory brainstem response，ABR）已被证明可降低后颅窝手术的术后发病率[16]，ABR 也可用于评估手术的疗效，如在面神经微血管分解时[17-18]。最后，颅底手术期间的可逆性缺血性损伤可通过脑电图（electroencephalogram，EEG）进行监测，EEG 可检测大脑皮质代谢率的变化。与 EMG 一样，MEP 在瘫痪程度较轻或理想情况下形成的效果最佳[11-12]。然而，与 EMG 不同的是，MEP、SSEP 和 VEP 对挥发性麻醉药非常敏感（其中 MEP 和 VEP 最敏感）。因此，通常的建议是将挥发性药物限制在最小肺泡有效浓度（minimum alveolar concentration，MAC）0.5 以下，如果信号仍然减弱，则使用丙泊酚、阿片类药物、苯二氮䓬类药物、氯胺酮和利多卡因等药物将其转换为全凭静脉麻醉药（total intravenous anesthetic，TIVA）[19]。

虽然颅底手术的 IOM 已应用，但应考虑其使用的局限性。这些局限性大多不是颅底手术所独有的，在任何使用 IOM 的手术中都应加以评估。首先，使用 IOM 技术会增加硬件成本以及可靠应用和解释所需的技术监督成本。其次，如上所述，许多 IOM 模式对吸入和静脉麻醉药敏感，这可能会降低 IOM 的灵敏度和特异性[20]。最后，对于 IOM 记录的临床意义，从业人员经常存在争议。

案例一

一名 42 岁的女性患有控制良好的过度紧张和焦虑 / 抑郁症，并伴有头痛、眩晕和耳鸣，被诊断为左侧脑桥小脑角血管母细胞瘤，并计划接受枕骨下外侧入路手术切除。术前评估显示她的神经系统检查正常，无脑神经功能缺损。患者麻醉诱导使用利多卡因、丙泊酚、罗库溴铵和芬太尼，随后放置了气管插管。麻醉维持使用丙泊酚、利多卡因和瑞芬太尼维。随后进行了右侧桡动脉穿刺置管，并插入了带有体温探针的导尿管。然后通过对脑神经Ⅶ、Ⅹ和Ⅻ的 EMG 记录建立 IOM。此外，还建立了双侧 ABR 和四肢 SSEP。将患者置于右侧卧位，并用头架固定其头部。为患者铺上暖风温度调节毯。对手术部位进行预处理和铺巾后，EMG、SSEP 和 ABR 的基线记录正常。只有在担心定位会损伤脊髓、脑干和大脑等脊髓神经系统时，才会常规进行放置体位前的 SSEP 基线记录。在这些情况下，放置体位前的数据对于评估数据丢失的因果关系和潜在损伤至关重要。由于定位导致的中枢神经系统损伤需要快速评估，因为损伤往往是急性的。因此，在手术中，如果担心摆放体位造成伤害，基线数据有助于正确、快速地评估数据变化的原因。另外，如果体位对外周神经系统造成了潜在的损伤，则可以通过外周记录点轻松检测。一般来说，外周神经系统的这些变化往往演变较慢。因此，对于这些侧卧位开颅手术，有必要建立摆放体位后 SSEP 基线。如果缺乏某个肢体的数据，则有必要检查该肢体的外周反应。此时，我们可以评估变化是否来自摆放体位，摆放肢体，并寻找数据的改善。由于这些损伤往往发展缓慢，持续的数据变化 / 丢失需要较长的时间才能发生，因此有足够的时间来解决定位不当的问题。在本病例中，由于关注的是 CPA 中的血管母细胞瘤，定位引起的数据变化只涉及四肢，因此放置体位前的基线数据没有太大价值。

开颅后，放置牵开器并继续切除病灶。10 min 后，牵引力增加，观察到同侧 ABR 波形的潜伏期发生了约 0.4 ms 的移动（图 26.1）。此外，还发现了低级（低波幅低频率波动）面神经 EMG 波动。SSEP 没有偏离基线。

ABR 结果的鉴别诊断

一些非生理过程可能会导致 ABR 在 IOM 期间发生变化[21]。在任何 IOM 中，ABR 都很容易受到机械故障和操作失误的影响，如设备故障、意外移除刺激听筒或连接听筒的管道阻塞。这些情况可能会人为地导致潜伏期延长、波幅减小，甚至完全丧失信号。其他可能影响 ABR 信号记录的非生理过程包括电刀或超声波抽吸设备产生的伪影。在本病例中，所有数据采集和记录设备都经过检查，确定工作正常。当时没有使用电刀，也没有使用空化超声手术抽吸器。因此，我们确定 ABR 记录的变化不是由非生理病因引起的。

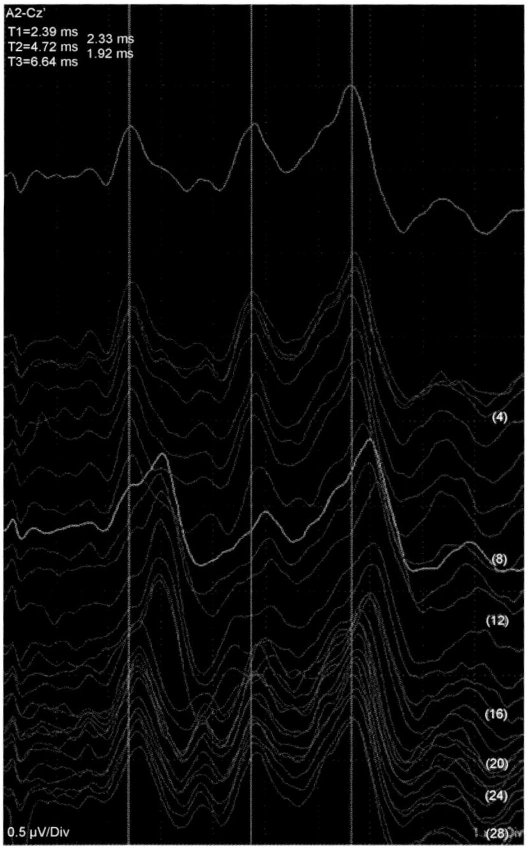

图 26.1 ABR 反应因牵引力而变化

短潜伏期 ABR 对静脉和挥发性麻醉药不敏感，即使是在其他形式的 IOM（EEG、SSEP 等）减弱或消失的麻醉水平。然而，当患者体温过低或血压过低时，ABR 更容易受到麻醉水平的影响。虽然在心脏手术过程中接受诱导低体温的患者中观察到了峰值潜伏期的可逆性延长[22]，但在长期手术病例中意外出现的轻度低体温，甚至室温冲洗导致的局部低体温都可能在一定程度上导致 ABR 波峰值潜伏期发生变化。在我们的病例中，患者的核心体温没有变化，而且手术部位只使用了温生理盐水进行冲洗。因此，我们在患者身上观察到的 ABR 延迟变化不太可能是由于体温过低造成的。有创血压监测排除了低血压对 ABR 变化的影响，因为患者的平均动脉压并没有明显低于基线测量值。因此排除了低血压对 ABR 变化的影响。在检查图 26.1 中的变化时，图中的波形清晰可见，诱发反应的波幅几乎没有变化。然而，在所有波峰和波峰之间，可以看到潜伏期逐渐延长。这一观察结果不是直接对听神经进行机械操作或解剖造成的，因为这种损伤会引起 ABR 波形的突然变化，严重时还会导致波峰消失。此外，小脑前下动脉或内听动脉受损导致耳蜗缺血也会引起反应的突然变化，并可能导致波峰消失。另外，听神经的拉伸或过度牵拉也会导致波潜伏期逐渐增加，这与我们的病例结果一致。最后，脑干缺血或损伤也可能导致 ABR 记录发生变化，而且这些变化通常是双侧的。但是，如果听觉区域缺血，在脑干或大脑缺血持续期间 ABR 可能不会出现任何变化。在我们的病例中，同时进行的 SSEP 和 EEG 记录没有基线变化，这表明没有发生更明显的缺血事件。

病例进展

外科医生被告知，ABR 的变化与听神经的拉伸或牵拉最为吻合。此时，外科医生暂时移除牵开器，然后在剩余的手术过程中间歇性地进行牵引。如图 26.1 所示，ABR 的潜伏期有所改善，并在病例结束时接近基线测量值。此外，由面神经支配的肌肉的肌电活动也逐渐缓解。患者在手术室拔管后转入神经外科重症监护室。术后评估没有发现新的神经功能缺损。

案例二

一名患有冠心病、糖尿病和甲状腺功能减退

症的 67 岁男子出现了视力下降，被诊断为右侧蝶骨脊脑膜瘤。他在手术前一天接受了栓塞治疗，之后被安排进行额颞开颅手术。术前检查显示，除了侧视时有轻度复视外，神经系统评估正常。麻醉诱导采用利多卡因、丙泊酚、罗库溴铵和芬太尼。为患者插管并维持麻醉。麻醉维持采用丙泊酚、利多卡因和瑞芬太尼。其他监测包括左侧桡动脉置管和带有体温探针的导尿管。通过 EMG 记录脑神经Ⅲ、Ⅳ、Ⅵ和Ⅶ以及四肢 SSEP，建立了 IOM。患者取仰卧位，躯干轻微旋转。头部用 Mayfield 头架固定。给患者盖上暖风调温毯。手术区准备就绪并铺上毯子后，EMG 和 SSEP 基线记录正常。开颅手术顺利进行，仅有少量失血。在切除肿瘤的过程中，发现右上肢 SSEP 记录的波幅明显下降。脑神经记录与基线相比没有变化（图 26.2）。

SSEP 结果的鉴别诊断

右上肢 SSEP 记录波幅的减小促使我们对基线变化的生理和非生理病因进行调查。鉴于其他肢体的记录没有变化，并且在验证了放置在右上肢的电极的完整性后，与监测有关的技术问题的可能性较小。维持麻醉方案没有改变，患者也没有出现明显的血流动力学或体温变化。由于术前对肿瘤进行了栓塞，目前失血量极少，因此贫血不太可能导致波幅变化。此外，由于检查结果仅限于单侧肢体，这表明波幅变化并非全身性的，而是与手术过程或患者的体位直接相关。鉴于检查结果出现在手术部位的同侧，因此确定右上肢的定位很可能是导致 SSEP 发生变化的原因。

病例进展

在接到右上肢 SSEP 记录发生变化的通知后，外科医生停止了手术，同时对 IOM 的发现进行了核实和调查。对患者右臂的检查发现，在手术过程中调整头架的位置时，右臂发生了移动。纠正头架的位置后，SSEP 记录在接下来的 20 min 内恢复到基线值。手术结束后，患者在手术室拔掉了气管插管，并被送往重症监护室。术后检查显示右上肢没有感觉或运动障碍。脑神经功能也达到了术前基线。

结论

在第一个病例中，基线 ABR 的变化得到了正确的解释，并报告给了外科医生，同时采取了适当

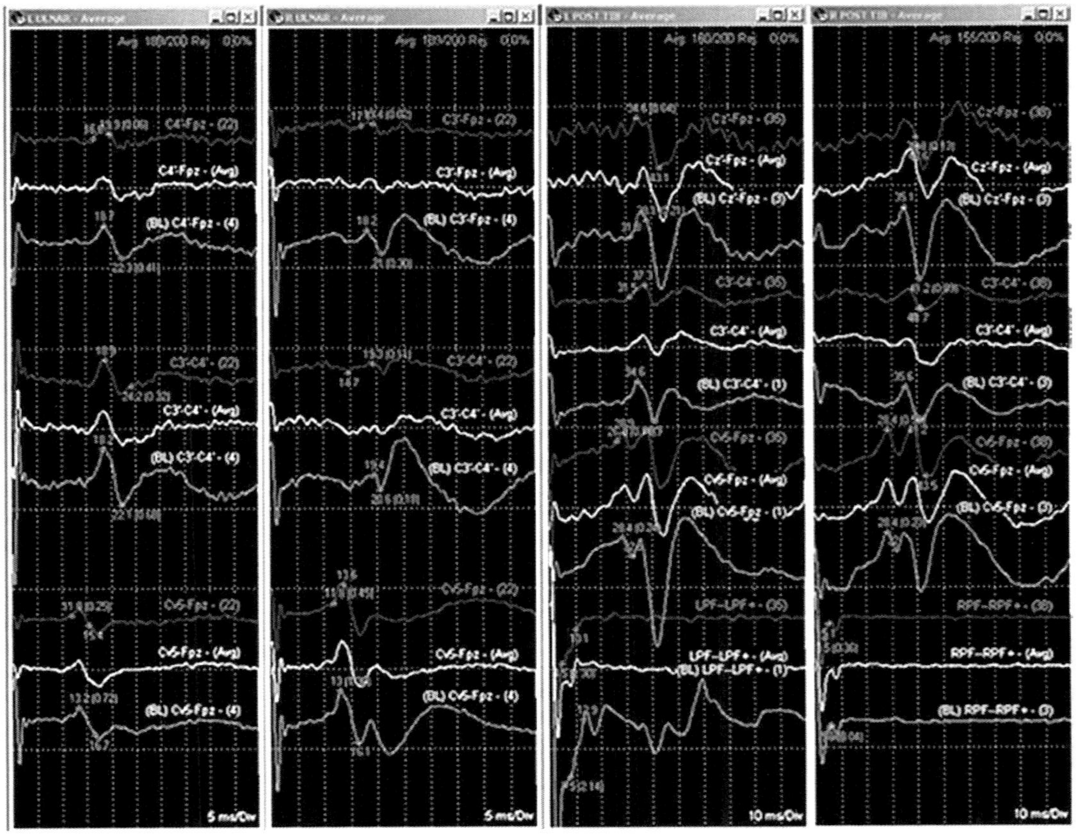

图 26.2　四肢的 SSEP 记录显示右上肢的变化与定位有关

的措施来解决发现的问题。虽然术中 ABR 变化的敏感性和特异性经常受到质疑[23-24]，但我们的病例概述了一个利用 IOM 可能避免不必要的神经系统并发症的例子。这与其他数据一致，这些数据表明在颅底手术中使用 ABR 可改善患者预后[25]。在第二个病例中，对 SSEP 记录的变化进行了评估，从而采取了干预措施，避免了因患者体位改变而导致的周围神经损伤。体位性神经损伤虽然与手术部位无关，但却是颅底手术中常见的一种与手术时间延长相关的发病率。颅底手术中的 IOM 是一种宝贵的工具，对患者和医生都有好处。正确使用各种 IOM 模式并对其记录进行正确解读，有助于识别神经解剖结构、检测机械损伤和热损伤，并促进手术的进展。

参考文献

请扫描目录后二维码，获取参考文献资源。

27 面神经颅外段附近手术的术中监测

Sedat Ulkatan 著
张梓慧 译 菅敏钰 校

学习要点

- 颅外手术应采用适当的面神经监测方法。
- 术后面神经功能障碍的风险取决于病变类型。
- 术前绘制面神经局部解剖图对手术规划与结局大有裨益。
- 复合肌肉动作电位（compound muscle action potential，CMAP）面神经监测是在具有挑战性的手术情况下保护面神经功能的独特方法。

引言

面神经（facial nerve，FN）具有多种重要功能，例如通过眨眼反射保护角膜、在吞咽过程中将食物保持在口腔内，以及通过支配面部肌肉辅助讲话等。然而，医学文献普遍低估了在手术过程中保护面神经的重要性。面神经功能是面部情感表达、模仿与面部自我识别的基础，在人类生活中尤为重要。这一特殊功能源于人类从镜子中辨认自我的独特能力。面神经麻痹会导致明显的面部缺陷，最重要的是，它会改变人对自我的认知，对人类心理产生终身影响。涉及面神经的手术需要采取全面的方法，特别注意保护面神经功能，即使在最具挑战性的手术中亦是如此。

在过去的半个世纪中，面神经的术中监测技术不断发展。面神经监测的工具非常广泛，包括一系列不同的方式和专门的设备。然而，最先进的面神经监测方式需要神经电生理专家的协助。

Delgado 等[1]首次发表的面神经监测方法具有远见卓识。Delgado 预计，通过在肿瘤近端放置电极刺激面神经，便可以在整个手术过程中持续监测面神经的 CMAP。这是监测面神经或其他神经功能最可靠的方法。然而，直到 21 世纪初，该方法对技术和专业知识的需求才得以充分实现[2-4]。彼时，由于缺乏先进的监测设备，曾应用过更容易获取、更方便的不同步肌电图（electromyography，EMG）作为面神经监测方式。遗憾的是，直到 21 世纪初，人们还没有研究和了解过不同步肌电图的利弊[5-7]。

当前，颅内和颅外面神经监测包括如下多种方法，可以单独使用，也可以结合使用：

1. 面神经不同步肌电图
2. 术中面神经绘图
3. 连续面神经 CMAP 监测
4. 连续面神经皮质延髓运动诱发电位监测（continuous FN corticobulbar motor-evoked potential monitoring，FN-CoMEP）
5. 眨眼反射

在涉及面神经颅内段和颅外段的手术中，这些方法在保留神经功能方面的实用性和可靠性已得到证实[1-3，8-11]。

在本章中，我们将重点关注对面神经颅外段的监测。

面神经解剖

麻醉医师、监测专业人员和外科医生通常认为面神经的解剖结构简单。事实恰恰相反，面神经颅外部分的解剖结构异常复杂[12]。从脑干到内耳道的面神经颅内段并没有完整的结缔组织鞘，而是仅有一层菲薄的软脑膜覆盖于其上。桥小脑区域的手术通常会暴露这一段面神经[13]。相比之下，面神经颅外段由三层鞘膜保护：神经外膜、神经束膜和神经内膜。这一解剖组织学特征使得不同步肌电图在面神经颅外段有受损风险的手术中检测其损伤的能力大大降低[14-15]。

另一个重要的解剖特征涉及面神经主干位置的深度，这对基于 CMAP 的监测方法至关重要。儿童的乳突在 4 岁前尚未完全成形，面神经主干暴露于耳后皮下。成年后，乳突会将面神经的出口（茎乳孔）推向颅底下方的内侧[13]。婴儿面神经的这种浅表暴露使得面神经很容易受到耳垂周围手术的影响。

最后，面神经的解剖分支是医生和外科医生最常见的误区之一。面神经最常见的局部解剖在特定的上分支（颞支、颧支和颊支）之间存在复杂的相互联系。这一解剖细节对于术前面神经局部解剖图绘制的方法至关重要（图 27.1）[2, 16]。

CMAP 监测或绘图方法

CMAP 监测与术前绘图是监测面神经颅外段的综合方法。

CMAP 监测与绘图所需的设备和工具如下：

1. 能够提供电刺激并记录肌电图信号的机器，目前有多种市售型号。

2. 神经刺激探头：单极、双极和双极同心型（图 27.2）。

3. 各种肌电图电极：针尖以下绝缘、针尖非绝缘、附带贴垫的表面电极。

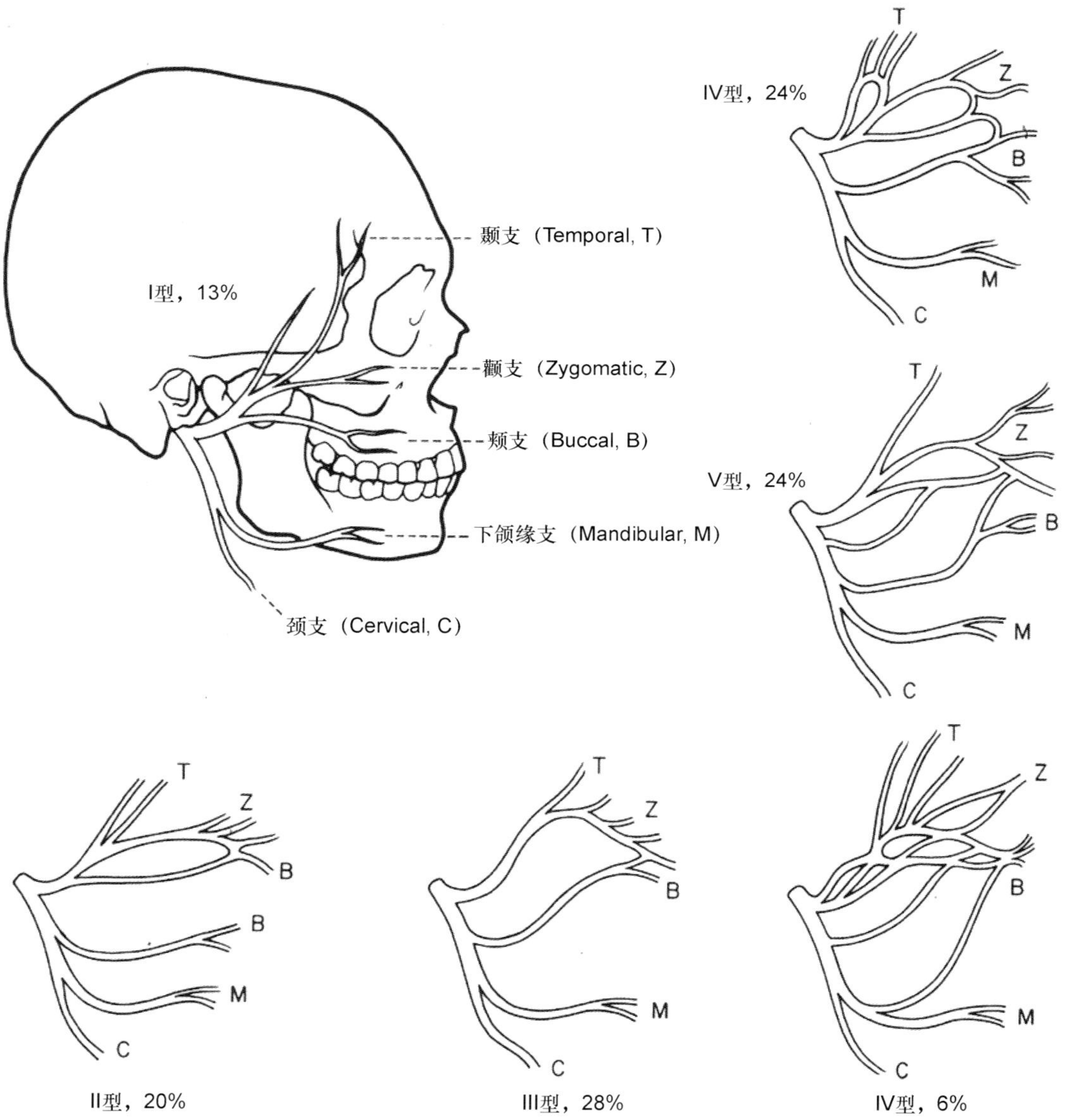

图 27.1 面部局部解剖图对手术开展和术中监护有重要影响。需要注意的是，最常见的面神经局部解剖图和复杂形式为图中Ⅲ型（From May and Schaitkin[12]；with permission）

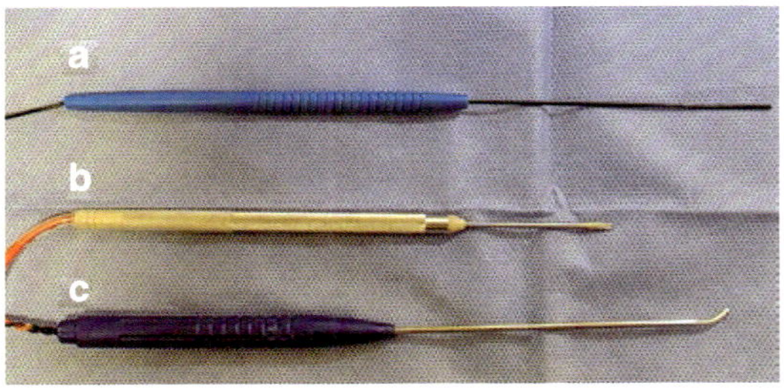

图 27.2 面神经手术需要各种刺激探头；（a）单极，（b）双极，（c）双极同心

记录电极装置

将一对皮下针状电极插入待监测肌肉以记录 CMAP 的反应。表面吸附电极不适合面部手术。应根据病变大小选择适当长度的记录电极（图 27.3）。

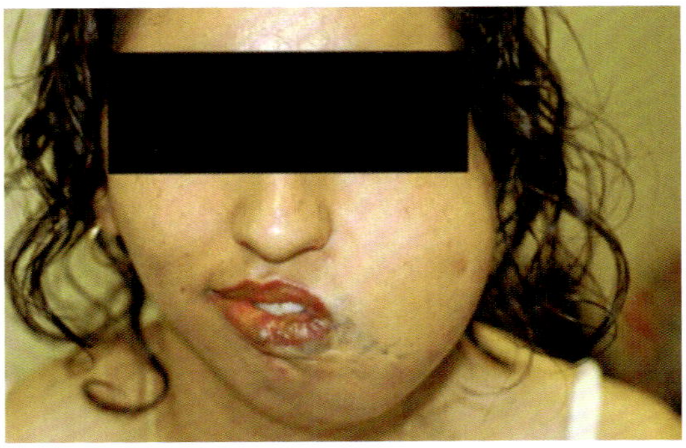

图 27.3 在下唇周围有大量血管病变的情况下（如图中所示），使用标准的皮下针状电极进行记录并不理想，甚至难以实现。此时，要想成功进行监测，必须使用一根尖端以下绝缘的长针状电极

选择正确的电极类型有助于获得良好的信号质量；在图 27.3 所示的病例中，使用新型的尖端以下绝缘的皮下针状电极最为适宜。

与其他脑神经支配的肌肉不同，面神经所支配的面部肌肉从前额至颈部呈分层分布。监测的重点应该放在手术可能损伤的关键肌肉上；例如，在图 27.3 所示的病例中，监测的重点是鼻肌、口肌和颏肌。对于此病例，额肌和眼肌可以作为对照肌肉以排除技术问题。最佳的记录设置应记录额肌、眼肌、鼻肌、口肌和颏肌五块肌肉，从而监测面神经的五个主要分支。

术前定位

术前经皮定位面神经可让外科医生准确评估面神经局部解剖及其与病变的关系，有助于手术的规划与开展。在各种病变弥漫性浸润影响面部结构的情况下，前文提到的面神经局部解剖的复杂性将变得更加复杂（图 27.4）。

术前定位应在麻醉插管之后、手术切口之前在手术室内进行。术前定位也可以在临床环境中进行，但是可能使患者感受到强烈的痛苦与不适。

术前定位面神经图的概念包括在监视器上跟踪目标肌肉的 CMAP，同时用单极球状探头在皮肤表面刺激神经。术前定位的先决条件是必须完全清除麻醉诱导过程中使用的肌肉松弛剂；手术切口区域不应注射局麻药。需要特别注意避免使用长效肌肉松弛剂，以防止不必要的延误。

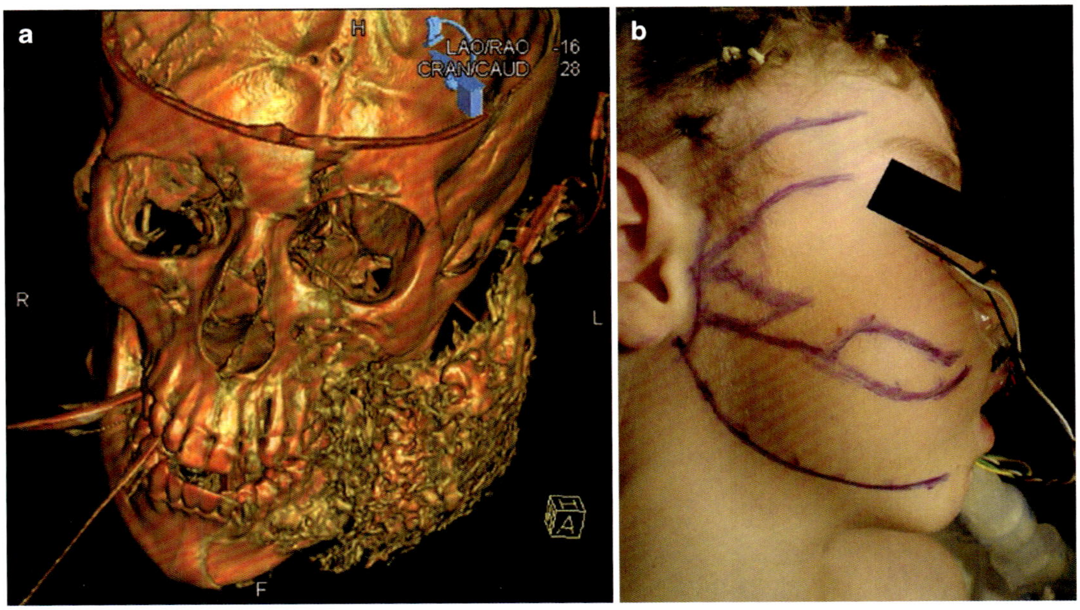

图 27.4 （a）血管畸形的三维重建。该图像可让读者了解面部的弥漫性病变和大小可以增加现有面神经局部解剖图的复杂性。（b）术中遇到的挑战需要实施术前面神经绘图来解决，因此需进行面神经局部解剖图的可视化

术前定位面神经图时，应指定一个非无菌的单极球状探头作为阴极，皮下针状电极作为阳极。首先将探头置于乳突上方，刺激面神经主干。刺激参数为单次刺激，重复频率为 1 Hz，刺激持续时间为 200 μs，刺激强度为 1 ～ 40 mA。CMAP 识别的增益（灵敏度）设定为 100 ～ 200 μV，扫描时间为 30 ～ 40 ms。这样的低增益可以检测到引起特定分支最小波幅 CMAP 的最低阈值。

将单极球状探头（以 1 Hz 的频率持续刺激）移至面神经分支的最远端位置，并以纵横交错的方式在皮肤上移动。当移动至能以阈强度引出 CMAP 的位置上时，用外科标志在皮肤上标记该点。然后再将探头移到皮肤表面距离面神经主干更近的位置，以定位该分支上的下一个点。如此反复，直到各分支在乳突周围完全汇合成为主干的走形。换言之，面神经分支的走向是由远端向近端进行绘制的。

连续 CMAP 监测

毫无疑问，连续 CMAP 监测在众多其他类型的面神经监测手段中是一种独特的方法。CMAP 监测最重要的特点是其不受任何全身麻醉药物的影响。因此，这种方法不像其他监测方法一样需要特定的全身麻醉方式，可以使用全静脉或全吸入药物。相对地，在监测与绘图期间避免使用神经肌肉阻滞剂至关重要。

对于手术期间的连续 CMAP 监测，我们的目标是将两根尖端以下绝缘的针头置于足够接近面神经主干，以实现稳定的刺激。为实现此目标，需要在监测肌肉 CMAP 的同时，以 5 mA（1 Hz 频率）或更高强度持续刺激。为了避免对面神经、颈静脉造成任何医源性损伤，避免在颅底部进行颈动脉穿刺，我们必须遵循“最小 5 mA 强度规则”。该规则规定，如果在此强度下可以诱发 CMAP，则不再将刺激针继续向前推进，因为当前刺激针与面神经距离已经约为 5 mm。我们还应该注意不同年龄段人群面神经解剖位置上的差异。有关该技术的详细信息，请参阅之前发表的研究[2]。

将针头放置在正确位置后，用 Mastisol® 胶水和 Tegaderm® 胶带小心将其固定。在某些情况下，为防止针头脱落，甚至还需要用订书钉或缝线将针头固定于皮肤上。

在手术切口前，应确定 CMAP 超最大值波幅的基线值（在超最大值强度下激发，通常小于 30 mA）。CMAP 基线值将用于评估整个手术过程中 CMAP 的变化。某些手术操作可能会轻微移动针头，从而改变针头与面神经主干的距离，并导致 CMAP 波幅发生轻微变化。在这种情况下，只需增加刺激强度，CMAP 波幅就会趋于稳定。

术中定位

在手术暴露病变部位后，术中面神经定位以探查病灶并识别其附近的面神经分支至关重要。对于弥漫和广泛的病变，这种识别尤其具有挑战性。在 CMAP 监测基线建立过程中，CMAP 超最大值波幅信号能为外科医生在病变区域定位神经分支图提供额外信息并提高准确性。如果定位的 CMAP 波幅小于特定分支基线 CMAP 的 30%，我们就认为该小分支较小。

可能造成术中定位产生偏差的因素如下：

1. 由于电流扩散，单极探针的特异性不如双极探针和双极同心探针。
2. 既往手术后形成的纤维组织会降低术中定位的可靠性。

预警标准及其与结果的相关性

假如 CMAP 波幅比 CMAP 超最大值波幅的基线值减小 50% 以上，此时，外科医生会在进行组织牵拉或压迫等手术操作时收到警报，并通过放松正在被操作组织，使这些变化迅速恢复。这些相互作用通常不会导致手术中断；然而，如果 CMAP 波幅比基线值减小 70% 以上，特别是在双极或单极电凝或剥离操作过程中，则会收到停止手术操作的警报。

换言之，神经电生理预警的意义由以下两个标准之一来确定：（1）比较相对于疑似损伤水平的近端和远端场内 CMAP 波幅图像，或（2）比较特定分支上的 CMAP 超最大值波幅信号和损伤后场内 CMAP 波幅图像。

手术中疑似分支损伤的预警标准与其他研究结果一致[1, 3, 17]。保留至少 30% 的基线波幅对避免术后面神经完全麻痹至关重要。

各种面神经监测方法的结果比较

在我们的系列研究中，CMAP 监测将完全性面神经麻痹的发生率降至1.5%[2]。良性腮腺肿瘤手术术后完全性面神经损伤的相对发生率为6.2%[15]，淋巴畸形手术为9.5%[18]，良性和恶性腮腺肿瘤及淋巴畸形手术为5.8%[19]。有报道的不同类型腮腺肿瘤的面神经损伤发生率最高为10%[20]。在以上研究中，用于监测面神经的方法是不同步肌电图和术中定位。

结论

参与面神经相关手术的麻醉医师应充分认识到肌肉松弛剂对所有监测方法的影响。不同步肌电图和CMAP监测以及神经定位被广泛应用于术中面神经监测。因此，部分肌肉松弛的概念与这些方法都不兼容。作为共识，除麻醉诱导期外不应使用肌肉松弛剂（短效为佳）。局部麻醉剂对以上监测方法均极为不利，因为局部麻醉剂的作用无法像肌肉松弛剂一样逆转[21]。而全身麻醉剂对这些方法的干扰则可以忽略不计。

现代面神经监测的实现得益于多种监测方法和精密仪器设备。即使在最具挑战性的手术中，正确应用监测方法也有助于保护面神经功能。然而，只有外科医生、监测专业人员和麻醉医师密切协作并完全掌握上述方法，才能达成满意效果。

参考文献

请扫描目录后二维码，获取参考文献资源。

28 喉周手术术中监测的技术和原理

Jeremy Bamford，Kathryn Elliott 和 Emad Kandil 著
王云 译 刘海洋 校

学习要点

- 喉手术使迷走神经及其分支处于危险之中。
- 肌电图（electromyography，EMG）和触发肌电图（triggered electromyography，t-EMG）用于神经定位和标测。
- 利用迷走神经潜伏期可以早期发现右侧异常解剖变异。
- 一种严格的、系统化的术中神经生理监测（intraoperative neurophysiological monitoring，IONM）方法涉及对迷走神经的基线刺激，然后是喉返神经（recurrent laryngeal nerve，RLN）。RLN 和迷走神经的最终检测可以准确地预测术后功能。
- 对波幅和潜伏期进行严格、定量的测试可以测试连续性和可行性。
- 可行性测试可以确定完成双边手术是否可取，或者是否应该在以后的日期进行手术。
- 使用迷走神经袖带电极或喉内收肌电极可以实现连续的 IONM。
- 建议对甲状腺手术进行专门的 IONM 培训，以履行患者的伦理和法医学职责。

引言

切除甲状腺或甲状旁腺的喉部手术是治疗良性结节或囊肿、癌症、甲状腺功能亢进症和 Grave 病等疾病的常用方法。截至 2013 年，甲状腺手术治疗良性或恶性疾病的报告比例为每年 11.8 万～16.6 万例[2]。甲状腺手术的目的是切除异常或恶性组织，保留甲状旁腺功能，保护或改善吞咽、发声和呼吸道功能。IONM 是 1969 年提出的，用于识别和保护 RLN[3]。尽管它被绝大多数头颈外科医生采用，但今天它的使用仍然存在一定的争议。颅底和其他颈部手术中也进行喉返神经的监测。

甲状腺切除术中 RLN 损伤已经有过广泛的报道。一份报告指出，RLN 损伤发生在 0.5% ～ 7.0% 的手术中[5]。然而，其他人报告的损伤率高达 10.0%[6]。这种差异归因于定义、患者选择、手术体积、甲状腺切除类型和潜在疾病[6]。准确诊断 RLN 损伤需要直接喉镜检查声带，而不是仅仅依靠临床症状[7-10]。并发症在大样本环境中不太常见[11-12]，尽管报道的损伤率被认为低估了[13-14]。

单侧 RLN 麻痹导致单侧喉肌肉麻痹。其功能性后果是吞咽困难、发音困难或误吸并发症[15]。双侧损伤是喉部手术的严重并发症，由于双侧环杓后肌无力，必须行气管切开术。RLN 损伤是甲状腺和其他颈部手术后诉讼的主要原因，有可能向受伤的原告支付数百万美元的和解费[15-17]。喉神经损伤是由于牵拉、热或通过缝线卡住而造成的[18]。节段性神经损伤发生在可以识别出特定神经节段的明显损伤时。当 RLN 或迷走神经不传导而没有明显损伤时，就会发生全身性损伤[19]。毫不奇怪，翻修手术和甲状腺增大会使神经处于更大的受伤风险中。喉外神经和非复发性神经也有较高的损伤风险。

RLN 的视觉识别被认为是强制性的[19]。相关神经的 IONM 作为神经定位和识别的辅助技术已被广泛接受[4]。IONM 用于定位 RLN 和喉上神经的外支（external branch of the superior laryngeal nerve，EBSLN），并测试其连续性和存活率[20]。此外，在解剖变异的情况下，IONM 可以预测 RLN 的走行[21]。IONM 最有价值的应用是预防双侧损

伤和呼吸道塌陷。对 RLN 完整性的目测判断不能很好地预测术后存活率[6, 13, 22-23]。然而，在对 1333 名患者的回顾中，Goretzki 等使用手术第一侧的信号丢失作为手术分期的指征，结果术后无双侧瘫痪病例。在另一项未行 IONM 的回顾性研究中，继续手术的患者双侧瘫痪发生率为 17%[24]。

手术解剖

第 X 脑神经因其游走的性质而被称为迷走神经。它是一种混合神经，包括运动神经、感觉神经和副交感神经。它维持对心、肺、消化道的副交感神经控制，以及对大部分咽喉的躯体运动控制。迷走神经的躯体感觉元件调节反射功能，包括吞咽、咳嗽和呕吐反射[25]。迷走神经离开颈静脉孔，进入颈动脉鞘。神经深至颈动脉鞘内的颈静脉，浅至颈动脉（图 28.1）。

喉上神经（superior laryngeal nerve，SLN）支配第四鳃弓的咽支和喉支[25]。离开颈静脉孔后不久，SLN 从迷走神经发出分支（图 28.2）。在舌骨水平，SLN 发出内支和外支。EBSLN 在颈部手术中对 IONM 的实践非常重要，因为它支配下咽缩肌，最重要的是环甲肌[26]。EBSLN 深入颈内动脉和颈外动脉，与甲状腺上动脉一起向甲状腺上极发出分支。结扎甲状腺上动脉是甲状腺手术的标准步骤，这会使 EBSLN 暴露在潜在的损伤中。环甲肌的功能是拉紧和拉长声带。颈部手术中对 EBSLN 的损伤会导致声音投射减弱，改变声音的基本频率，并限制达到高频发音的能力[27]。

除 SLN 供应的环甲肌外，RLN 支配喉的所有固有肌肉。RLN 起源于第六鳃弓，支配类似臂丛神经起源的喉结构[25]。RLN 在身体两侧有着完全不同的走行方式[18]。右侧 RLN 起始于右锁骨下动脉水平，然后反复向其吻侧起始处移动。它在气管食管沟中传播，以神经支配喉部。左侧 RLN 比右侧长，因为它起始于上纵隔水平的左侧腹主动脉弓下方。

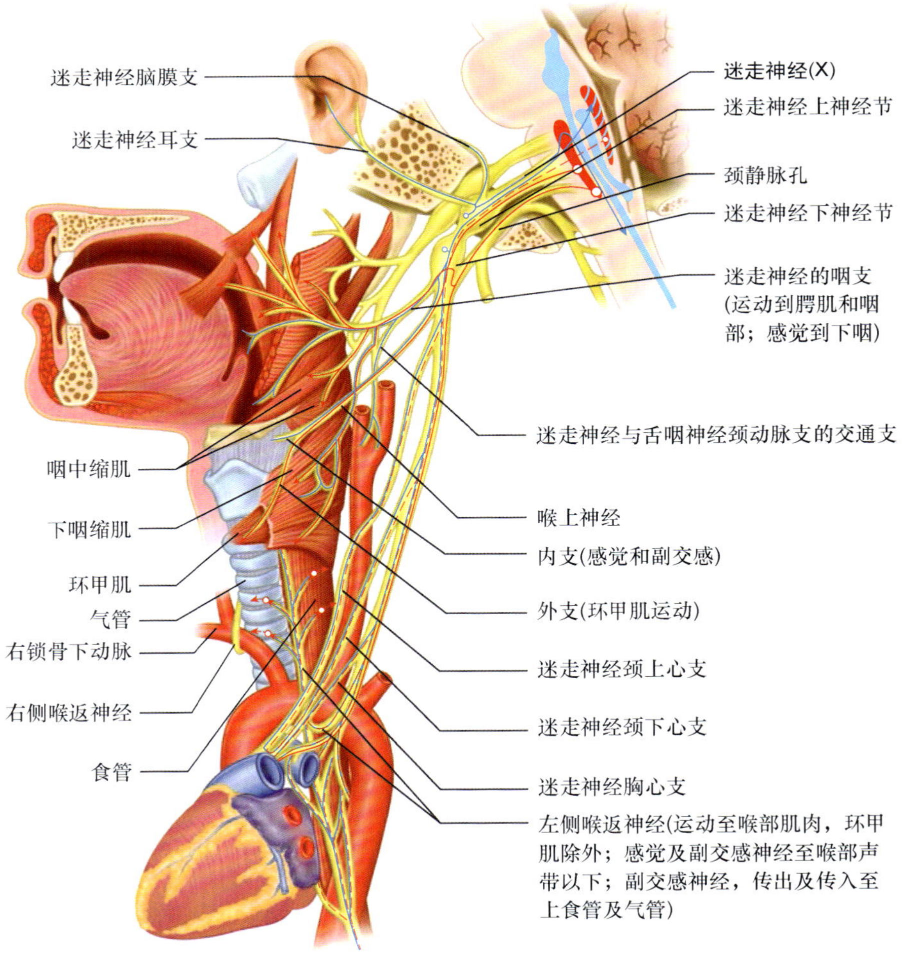

图 28.1 迷走神经的走行

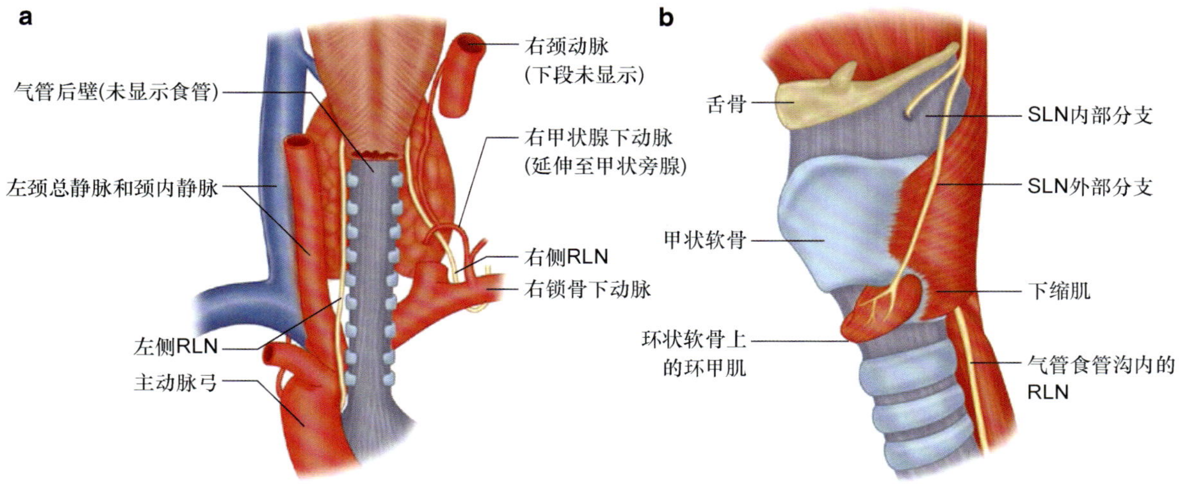

图 28.2 喉返神经（RLN）和前喉上神经（SLN）的解剖学走行

RLN 解剖学的几个变异是相关的，因为它们与更高的损伤率相关，可以使用 IONM 进行探索[28]。这些包括咽外分支、恶性甲状腺肿扭曲、RLN 与甲状腺下动脉缠绕，以及右侧喉不返神经。据报道，这些解剖变异的发生率和它们可能导致的风险增加的范围很广[28]。例如，喉不返神经（NRLN）的报告率为 0.3% ～ 4.3%[21]。Toniato 等报告的正常 RLN 损伤率为 1.8%，而喉不返神经损伤率为 12.9%[29]，另一份报告则显示损伤率为 10%[30]。除了神经的直接可视化，IONM 对于不寻常的解剖情况的识别是有益的[31]。下面将进一步讨论对 RLN 进行积极电生理识别的系统方法，包括对各种解剖结构的早期识别。

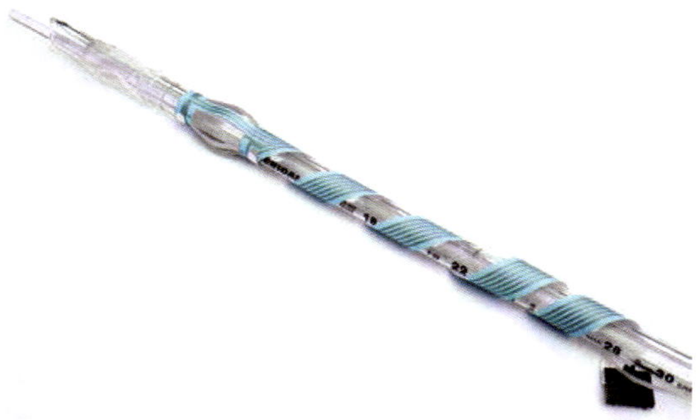

图 28.3 一个可以购买的带监测的气管插管。此特定型号是 Neurosign 灯笼喉部电极®（Magstim Company LTD，U.K.）。被监测的气管导管放置在声带，并记录自发和诱发的肌肉动作电位。这些反应可以代表 RLN 的功能。可视喉镜的准确定位是甲状腺手术中的关键步骤（Image courtesy of Magstim）

IONM 技术

麻醉

通过固定在专门的气管导管上的表面电极的 EMG 可以评估迷走神经及其相关分支的完整性（图 28.3）。或者，可以通过喉镜放置针状电极，但是这些电极可能会频繁移位。气管导管（endotracheal tube，ET）的正确放置是至关重要的。无法识别神经的最常见原因通常是管子位置错误[23]。管子可能放置得太浅、太深或扭转，所有这些情况都会导致电极接触不良。尽管将管子放在适当的位置，但在头部过深体位改变或头部旋转时，可能也会发生定位错误。在过度伸展的过程中，管子可能会从气管轻微回缩。出于这个原因，相应的作者经常建议故意将管子放置在较深的位置，可以允许比较小的移位。最终，暴露的电极必须停留在甲状软骨内的声带折叠处[19，32-33]。插管应在 GlideScope® 等视频辅助下进行，以验证导管放置是否准确[34]。

除了下面讨论的一些持续监测方法外，麻醉要求很简单。应使用短效麻醉药。应使用 TOF 监测以确保肌电反应有效。虽然可视化的 TOF 监测是神经肌肉阻滞的合理衡量标准，但出于法医学原因，可以记录诱发反应的系统是首选的。尽管使用琥珀胆碱，罕见的假性胆碱酯酶异常可使患者瘫痪数小时。因此，不建议常规使用琥珀胆碱而不进行 TOF 监测。虽然一些作者提出，在这些病例中，部分神经肌肉阻断对于 IONM 是可以接受的[35]，但这只在严格控制的条件下有效[36]。国际神经监测研究小组的共识是，在开颅手术中严格避免使用神经肌肉阻滞药[2，19]。建议将第一次和第四次抽动之间衰减小于 10% 的 TOF 监测作为有效肌电的标准[37]。同样，应避免利多卡因进入喉咙。挥发性吸入药是可以接受的，并可与丙泊酚、芬太尼或其他阿片类药物一起使用[31]。

自发肌电

可视化通道中的基线活动不应保持沉默。声带在休息时表现出紧张性肌电活动[33]，一些噪音与呼吸活动有关[19]。缺乏基线活动应怀疑：①导管错位；②神经肌肉阻滞；③利多卡因引起的麻木。如果没有神经肌肉阻滞和利多卡因的使用，问题很可能是管子放错了地方。麻醉团队可以通过调整气管插管的位置来达到最大的基线肌电反应。

根据特定电极的配置，从管子上的多个通道进行自发的、连续的记录。记录可以是分别来自左侧和右侧的通道。或者通过将探头从左到右连接在管子上，再连接到远处的参考电极来制作参考导联。双导联的优势在于专一性；参考导联增加了敏感性[38]。在这些手术中，特异性的优势是微乎其微的，因为外科医生无疑知道要切除哪一侧。参考导联的肌电响应的幅度可以比双极导联高 5 ～ 10 倍，从而提供更高的信噪比以便于解释。

在这些情况下，标准的 EMG 滤波器和设置被应用于监测[38]。阻抗值一般小于 5.0 千欧。常用使用 3 ～ 10 kHz 低通滤波器和 5 ～ 30 Hz 高通滤波器。垂直尺度通常为 200 μV/s，时基为 200 ～ 500 ms，总扫描时间为 2.0 ～ 5.0 s。在这些情况下，EMG 的偶然暴发是常见的，通常不代表损伤。重复刺激或爆发性活动和神经牵拉的放电是最应受到关注的[39-40]（图 28.4）。这些模式的检测应实时传达给手术团队。提示损伤的放电是由牵引、缝线卡压、横断或热损伤引起的[18]。当出现明显的肌电信号警报时，应立即停止或逆转手术。

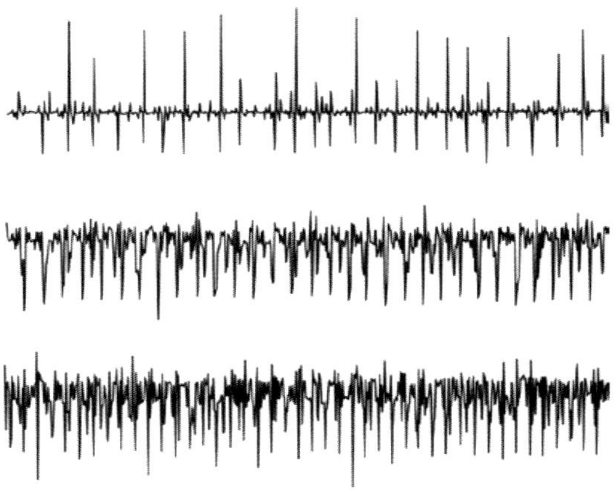

图 28.4 表明神经刺激的自发肌电模式的例子。虽然在切除过程中偶尔出现阵发性放电是常见的，但持续的刺激、反复的阵发性发作和神经紧张性放电尤其令人担忧，应立即向外科团队报告。潜在的神经刺激可能导致手术操作、冲洗和触发刺激的操作停止或逆转，从而影响神经的连续性和可行性。持续的肌电活动应引起足够的重视，怀疑神经损伤，需要临床关注

触发肌电

虽然自发的 EMG 在保护迷走神经及其喉支方面很有价值，但国际指南呼吁常规使用危险神经的系统刺激诱发的触发肌电图（t-EMG）[19, 21, 41-43]。刺激神经可以特异性地识别 RLN 和 EBSLN。此外，连续性和完整性测试可以预测患者的预后，并确定是否应该分期或完成双侧手术[18, 24]。通过测量幅度和潜伏期并将它们与基线测量相比较，从刺激锁定记录中定量地评估连续性和完整性（图 28.5）。

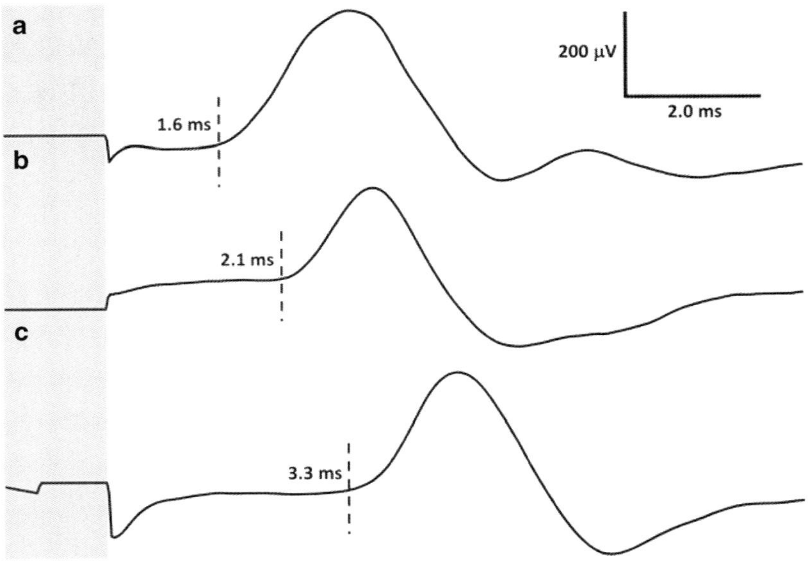

图 28.5 描述了三个具有代表性的复合肌肉动作电位的例子。刺激锁定记录可以用来定量测量潜伏期和幅度，并分析神经的连续性和完整性。在主治医生的指导下，通过手持单极探头，以 3.0 mA 的速度刺激右侧迷走神经诱发反应。在 a、b 和 c 记录中，响应的幅度分别为 392、366 和 419 μV。例 a 和 b 被确定为来自沿着非复发性路径到达声带肌肉的神经。例 c 记录自典型的复发神经。潜伏期低于 2.5 ms 应会引起对喉不返神经的怀疑（From Randolph et al.[21]; with permission）

TEMG 可以使用单极或双极手持刺激器进行。考虑到刺激神经之间的距离，单极探头产生的较大电场是可以接受的。典型的脉宽为 100 ～ 200 μs，幅度高达 5.0 mA。刺激锁定记录是通过放置在术野中的受监测的气管导管或无菌针头进行的。

定位

在这些手术中，定位 RLN 和 EBSLN 分支是 IONM 最常见的监测手段。识别解剖良好、健康的神经通常是在 0.5 ～ 1.0 mA 完成的。作为对照，一旦获得阳性反应，1.0 mA 及以上的刺激可以用来排除可能存在潜在神经的结构。在获得积极的控制反应之前，排除神经是不可能的，因为刺激和记录中的技术错误不能肯定地被忽视。典型的双侧 RLN 刺激潜伏期在 0.9 ～ 1.5 ms。如果神经是健康的，低于 100 μV 的峰峰值幅度表明技术错误，很可能与管子错位或延长的神经肌肉阻滞有关。

EBSLN 响应潜伏期约为 1.0 mA。当通过 ET 管记录为远场时，幅度约为 200 ～ 400 μV，具有加宽的形态。如果通过将针插入环甲肌来实现，波幅通常在 1000 μV 以上，具有尖锐的多相形态（图 28.6）。刺激 EBSLN 的最有力和最可靠的反应是将针放入环甲肌。然而，大约 70% 的患者可以获得远场环甲记录[44]。已发表的指南建议用神经刺激来有效地识别 EBSLN[44]。此外，一系列研究表明，使用 IONM 可以提高 EBSLN 的识别率和降低伤害率[5, 45-48]。

连续性

通过刺激手术部位近端的部位来测试神经连续性。要做到这一点，最好的方法是通过颈动脉鞘刺激迷走神经来测试连续性和生存能力[19]。刺激颈动脉鞘不需要解剖迷走神经。外科医生将手动拉出鞘的侧面，并插入刺激器探头，以接触鞘的内侧、深部，那里最有可能找到迷走神经。刺激通常在 3.0 mA 进行，但在脉冲宽度为 100 μ 时增加到 5.0 mA 是安全可靠的[49]。积极的刺激反应可以提示手术团队神经是连续的——也就是说，完好无损。然而，神经仍可能因拉伸或其他刺激而受损，表明可能是术后功能障碍。被证实是连续的神经通常会随着时间恢复，恢复正常的发声和吞咽功能[50]。表示可能失去连续性的完全信号损失的标准通常设置为 100 μV（有关进一步解释，请参见[51]）。

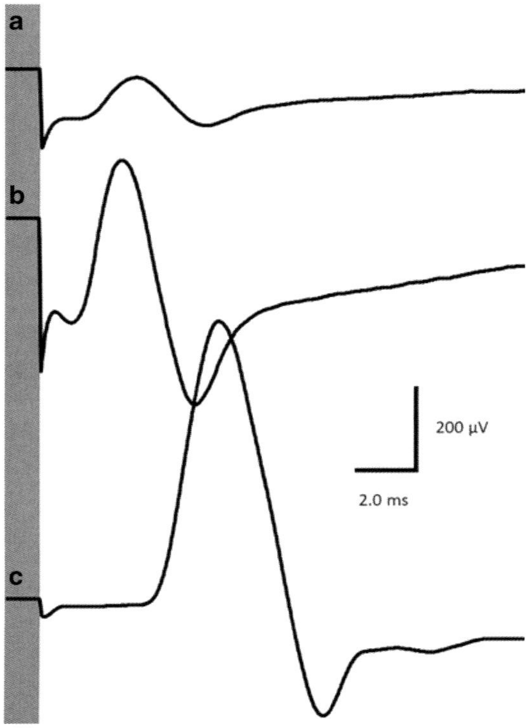

图 28.6 图中显示了从气管插管记录的刺激诱发反应的例子。反应来自同一受试者的 EBSLN（a）、RLN（b）和迷走神经（c）。EBSLN 是环甲肌的远场反应，大约 70% 的患者可以成功记录到 EBSLN。由于其远场性质，响应具有较低的幅度和拉长的形态。通过直接将成对的针插入环甲肌，可以记录到更强的反应，具有更尖锐的峰值和更高的幅度。可触及的收缩也经常被注意到

完整性

完整性是一项预测术后即刻功能的测试。已发表的几种方法已经被用来检测神经完整性。这些方法通常包括在切除开始前设定基线，并将波幅和潜伏期等可量化因素与切除后的值进行比较。在 2014 年的一份报告中，Genther 等以 1.0 mA 刺激 RLN，并以峰-峰幅度作为存活的标志[52]。术后最小波幅 200 μV 对术后即刻声带麻痹的敏感性为 95.5%，特异性为 99.2%。Pavier 等建立的 280 μV 类似值的敏感性为 100.0%，特异性为 94.1%[53]。在 Schneider 等 2018 年的一份报告中，作者使用相对而不是绝对幅度标准来预测术后功能。恢复到≥基础波幅的 50% 表示术后发声功能完好[50]。如图 28.7 所示，相对标准可能有助于考虑可行性。在这个连续 IONM 的例子中，基线幅度是大约 1600 μV，潜伏期为 4.8 ms。切除 8 min 后，反应完全消失约 20 min，最终恢复至约 200 μV 波幅，潜伏期为 5.3 ms。虽然最后的响应值约为 200 μV，但这仍代表了约 8 倍的下降。随着潜伏期的延长，这表明受

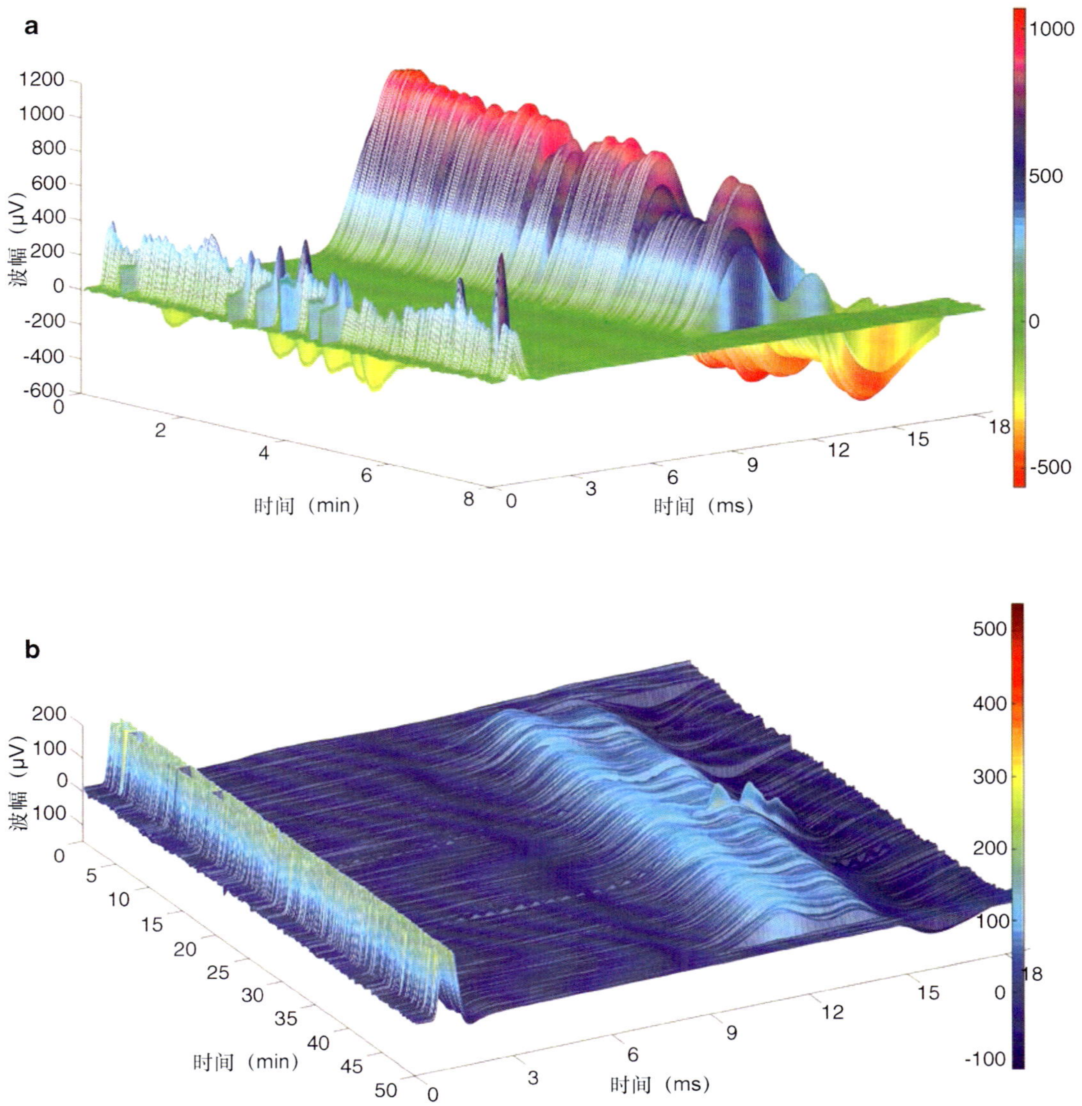

图 28.7 APS® 电极刺激迷走神经引起反应的三维图表。刺激是每 6 s 一个的单次脉冲。在（**a**）在大约 8 min 的刺激中，随着外科团队对警报的反应，在随后的记录中注意到多次下降。在该记录的末尾，注意到幅度迅速减小，然后信号丢失。信号在大约 20 min 后才恢复。在（**b**）中，在同一患者中出现了信号的恢复（更多细节见正文“完整性”部分）。恢复的信号衰减约 8 倍，潜伏期约 10%。该手术在切除一侧甲状腺后停止，并分期进行

损的神经正在恢复中。这个手术是在切除一侧甲状腺后进行的，患者醒来时喉镜下可见声音沙哑和单侧声带松弛。2 周后患侧完全恢复，手术顺利完成。

喉不返神经的预测

除了定位、连续性和神经活性测试外，TEMG 还可以用来确定神经分支的位置，如上所述，还可以确定右侧的喉不返神经[21]。喉不返神经指的是异常短小的喉返神经。喉不返神经不是绕着第四主动脉弓，而是更直接地到达环状软骨，然后进入喉部（图 28.8）。据报道，喉不返神经损伤的发生率增加了大约 6 倍[29]。喉不返神经的发生率为 0.3% ～ 2.4%[54-56]；然而，这些报告大多来自小样本。在 682 条喉神经的大样本中，喉不返神经的发生率为 2.2%；均为右侧。当考虑右侧神经的比例时，喉不返神经的发生率为 4.3%[21]。从迷走神经刺激引起的反应测量的潜伏期可以表明没有喉不返神经。如图 28.9 所示，刺激右侧迷走神经诱发喉返神经的平均潜伏期为 1.86±0.40 ms，而正常喉返神经的潜伏期为 3.09±0.49 ms（$P < 0.001$）。我们发现在刺激潜伏期超过 3.0 ms 的情况下，我们从未注意到喉返神经。对比之下，在记录的潜伏期低于 2.0 ms 的情况下，我们从未发现正常的喉返神经。小于 2.5 ms 的响应延迟应引起对喉不返神经的怀疑。

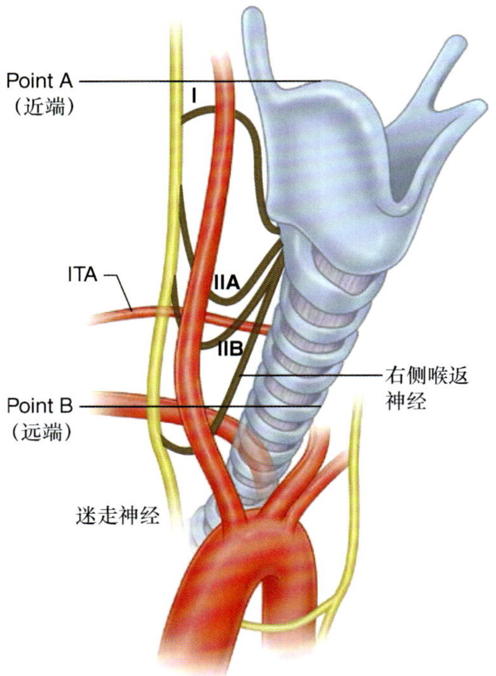

图 28.8 图中同时显示了正常的喉返神经和 3 个喉不返神经。这条神经不是在右侧锁骨下动脉下循环，而是在环甲状软骨水平上分支，更直接地进入喉部。刺激迷走神经可以通过观察到的潜伏期缩短来预测喉不返神经

连续 IONM

喉返神经的损伤最常见的原因是拉伸或挤压，这会导致神经功能随着时间的推移而逐渐恶化[23]。当使用间歇性 TEMG 刺激时，可以忽略这种下降。因此，许多作者认为，一种形式的持续神经监测将是有利的[57-60]。两种方法已经被提出了。

自动周期刺激

迷走神经连续 IONM 的选项之一是自动周期刺激（automatic periodic stimulation，APS）® 电极（美敦力，美国）[61]。APS 电极的应用方法是环形切开迷走神经，并在迷走神经上放置 2 或 3 mm 内径的电极套（图 28.10）。随后，无需手术干预即可进行刺激。根据制造商的说明，以 1.0 mA 的刺激幅度和 100 μs 脉冲持续时间，每 6 s 提供刺激。幅度的下降可以传递给外科医生，允许实时调整手术操作，希望防止持久的伤害。由于对刺激的反应是时间锁定的，所以可以对连续性和可行性进行测试，就像通过手持探头传输的 TEMG 一样。

喉内收肌反射

另一种是使用喉内收肌反射（laryngeal adductor reflex，LAR）的连续 IONM 方法。LAR 引起双侧甲状旁肌的反射性收缩和声带的内收[63-65]。通过被监测的 ET 管刺激喉黏膜来诱发反射。对黏膜的刺激激活了喉内上神经，从而完成了脑干中的参考弧形，进一步触发迷走神经和喉返神经产生反应。LAR 对神经刺激高度敏感，并已被证明在甲状腺手术中可以减少损伤[64, 66]。双极刺激将两个 ET 管电极输入刺激器通道。刺激以 0.1 ～ 1.0 ms 的脉冲宽度进行。或者可以 1 ～ 2 ms 的刺激间隔施加 2 ～ 3 个脉冲序列。刺激幅度不需要超过 10 mA。刺激每秒发生一次，以提供发展中的神经损伤的实时信息和警告。在使用丙泊酚和瑞芬太尼的全凭静

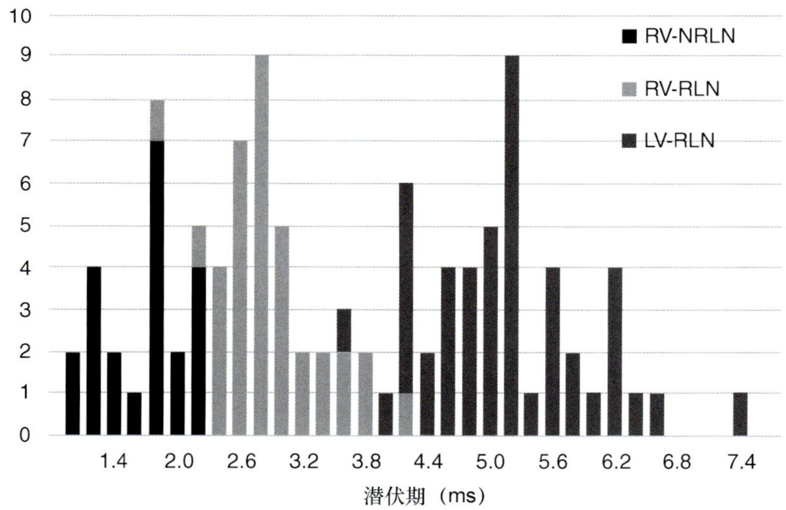

图 28.9 图中显示了迷走神经刺激引起的反应的潜伏期。右侧迷走神经与喉不返神经（RV-NRLN，$n = 22$）诱发的潜伏期为 1.89±0.49 ms。NRLN 潜伏期与 36 例右侧迷走神经与喉返神经诱发的潜伏期（RV-RLN，$n = 36$）相比较，平均为 3.09±0.49 ms。作为比较，左侧迷走神经与正常喉返神经（LV-RLN，$n = 46$）的反应显示平均潜伏期为 5.36±0.77 ms

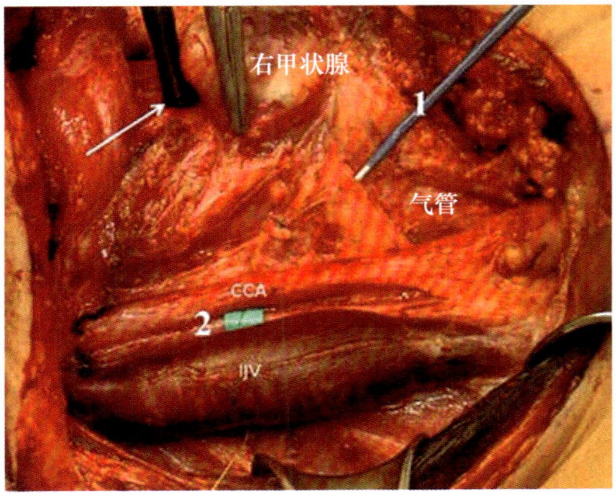

图 28.10 商业 APS® 刺激器袖带的一个示例。在颈动脉鞘内进行环行解剖后，袖带暂时固定在迷走神经上。然后，刺激可以每 6 s 进行一次。来自连续 IONM 系统的反应允许近乎实时地分析迷走神经功能。CCA，颈总动脉；IJV，颈内动脉（From Brauckhoff et al.[62]；Creative Commons CC-BY；https：//creativecommons.org/licenses/by/4.0/）

脉麻醉方案下，已显示出可靠的反应。应避免使用吸入麻醉药，因为它们会导致反应下降或消失[67]。还必须避免神经肌肉阻滞。

以前的作者已经详细描述了 LAR 并描述了典型的刺激参数[66]。然而，应该注意到响应的范围是 200 ～ 400 μV；这仅略高于通常接受的 CMAP 的最小幅度 100 μV[51]。在有噪声或伪影的情况下，低幅度响应会产生低信噪比，使信号解释变得困难。在作者的经验里使用更强、更宽的脉冲宽度、多个脉冲，以及最重要的是，从单极导联中进行阳极刺激来产生响应。在单极导联中，单个 ET 管电极连接到放置在肩部的远处回线。可实现 1000 ～ 1500 μV 的记录幅度。这种改善的确切机制尚不确定，但它可能类似于所谓的机制，即在使用阳极刺激时解释改善的运动诱发电位[68]。

几位作者对迷走神经刺激的安全性提出了担忧。3 例由于 APS® 电极不慎移位导致了迷走神经损伤[62，69]。其他并发症包括 1 例血流动力学不稳定[69]和 2 例心搏骤停[70]。这些变化的可能原因与在重复迷走神经刺激时观察到的副交感神经张力有关[58]。鉴于刺激迷走神经可以减慢心率，这一结果并不是不合理的；然而，普通麻醉药引起的心动过缓也可能是原因之一[71]。尽管著名内科学家有这些担忧，这些严重并发症仍然是罕见的。一份连续的 IONM 报告包括 1526 名无心脏不良事件的患者[72]。通过 APS® 刺激体验的与其他病例数很多的中心的个人交流反映了同样的结果。血流动力学和心脏事件很少见，很难完全归因于迷走神经刺激。

IONM 的基本原理

保护的推论

甲状腺切除术后最大的担忧是双侧 RLN 损伤的风险。永久性双侧 RLN 损伤的发生率估计为 0.6%[73-75]。这种损伤最具破坏性的结果是环杓后肌变弱，这是唯一通过外展声带维持开放呼吸道的肌肉[76]。直接测量反应是可能的，但需要侵入性外科手术将肌电针直接插入肌肉[77]。由于这一操作的不便，更常见的方法是通过 ET 管监测甲状旁肌。这种方法依赖于“保护的推论”。由此推断，由 RLN 支配的另一块肌肉可以准确地代表环踝功能。这一推论的有效性可以通过考虑大量关于 RLN 或迷走神经反应的高特异性和敏感性的报道来回答[15，52-53，78-82]。从这些报道来看，由 RLN 支配的一块肌肉似乎可以准确地代表整个神经的功能。

系统化程序

除了核对表之外，神经测试还应该合乎逻辑地进行。这一逻辑符合 IONM 的原则，即尽快设定基线，并将正在进行的信号反应与原始基线进行比较，以检测受伤情况。以前的作者已经建立了一个逻辑级数。这一进展在每个病例的开始和结束时使用迷走神经刺激来建立切除前基线，并比较术后反应以预测功能。这种比较有助于确定是否应该分期手术或继续切除对侧甲状腺[18，43，61，83-85]。在作者看来，在没有严格、合乎逻辑的基础上进行主动神经测试的情况下，进行甲状腺手术几乎没有价值。应采用标准化的方法，具体如下：

1. 在开始甲状腺切除术前，应进行基线迷走神经刺激。基线是一种阳性对照，作为有效刺激和记录的技术组成部分。它也将成为确定生存能力的比较标准。
2. 用于普通视觉识别的 RLN 的定位。
3. 在可能使神经处于危险状态的动作之前，如放置夹子或系带，持续刺激以确定或排除 RLN。
4. 最后在解剖止血后刺激 RLN，以恢复 RLN 功能，并评估其连续性和存活率。
5. 闭合前最后的迷走神经刺激作为连续性和神经活性的测试

迷走神经的最终测试应该是决定是否完成对侧甲状腺切除术或分期手术的决定性因素。在测试期间识别警报的常用方法在上面的“完整性”部分中进行了讨论。完全信号损失定义为反应小于100 μV[51]。符合这些警报标准的反应可提示外科医生甲状腺切除术后，择期行另一侧甲状腺切除。

目前已经公布了检查表，以标准化IONM的技术步骤和故障排除程序。这些包括面神经监测[86]、脊柱手术[87]和运动障碍手术[88]的检查表。同样，迷走神经和RLN的IONM检查表也存在[31]。这些检查表是关于最佳实践的提醒，并确保常规记录技术步骤，以便在发生并发症的情况下保护临床医生（表28.1）。使用半自动系统进行监测的外科医生可以使用类似的检查表作为提醒和医疗记录。

表28.1 术前和术中关键步骤进行记录的核查表

麻醉	• 不含麻醉药或利多卡因 • 可视喉镜下气管插管 - 电极-声带接触 - 展开以确保对位正确 • 使用TOF监测肌松程度 - 在喉部以下（通常是手） - 记录用于医疗记录
记录	• 两侧进行测试 - 确定电极位置并双侧记录 • 记录前标准化EMG - 补药活性 • 基线阻抗＜5.0 kOhm
刺激	• 刺激回路完成 - 恢复适当的刺激（某些系统） - 可看见的或可触摸的收缩
系统刺激	• 基线迷走神经作为阳性对照 - 整个系统的主动测试 - 以后的响应与基线进行比较 - 量化波幅和潜伏期 - 预测喉不返神经 • 基线RLN和EBSLN - 定位以确认视觉识别 • 继续标测RLN - 确认或排除神经 - 在进行易损伤动作之前刺激 • 最终RLN - 评估连续性和神经活性 - 与初始RLN比较 • 最终迷走神经 - 连续性和神经活性的最终近端测试

专业人员的培训

应用于甲状腺手术的IONM模式因地理位置和受过培训的工作人员的可获得性而有很大差异。IONM涉及一个由训练有素的专业人员组成的团队，他们在所有环境中为共同的目标而共同努力。有时，外科医生负责IONM信号的技术设置和解释。在这种情况下，外科医生需要为解释错误承担医学责任。在这个场景中，Kartush和Naumann将这位外科医生描述为“……关于所采用的监测方式，有义务保证他或她已经接受过适当的技术和解释培训”[31]。在其他IONM模型中，有一名神经生理学专家在房间里设置和运行设备，并提供数据解释，通常有神经科医生或其他博士级别的远程支持。这里的IONM团队承担着伦理和法医学方面的负担，大概减轻了外科医生的一些负担[89]。

最近，国际神经监测研究小组发表了一份关于教授IONM所需的最低培训以及在外科实践中可靠地引入IONM的共识声明[90]。该小组指出IONM缺乏专业证书[83]，并指出合理化、专业化培训的好处[91-92]。这一章的读者可在考虑为喉部手术提供IONM培训时参考这项工作。甲状腺手术的IONM培训应包括本章所涵盖的主题，包括技术问题，但特别是定位神经和测试连续性和完整性。

结论

本章概述了喉周手术中IONM的技术和临床选择。虽然IONM的常规使用仍然存在争议，但绝大多数头颈外科医生都在使用它。IONM对于定位RLN神经和预测喉不返神经的变异是有用的。它的应用是通过检测迷走神经的术前检查、RLN的出现、RLN切除后的检查和迷走神经检查来系统地应用。直视试验是用来定位和定位神经的。压力测试旨在评估连续性和神经活性。在继续完成双侧手术之前，可行性评估是至关重要的。持续性IONM对于早期发现即将发生的损伤似乎具有更大的价值，并可能加强常规IONM的合理性。尽管IONM有潜在的用处，但缺乏专门的培训，而且往往没有标准化。

参考文献

请扫描目录后二维码，获取参考文献资源。

颈动脉手术 29

Jonathan N. Cates，Gevalin Srisooksai 和 Christoph N. Seubert 著
张潇潇 译 刘海洋 校

学习要点

- 术前信息如狭窄程度或对侧颈动脉状态，往往不能预测在颈动脉夹闭期间脑血流量（cerebral blood flow，CBF）是否保持充足。
- 颈动脉内膜剥脱术（carotid endarterectomy，CEA）中监测脑灌注的方法包括术中临床检查、电生理检查和脑血流量监测。脑氧合和残肢压测量提供的可靠信息较少。
- 术中临床检查要求患者完全清醒，反应迅速。
- 麻醉水平在颈动脉夹闭之前和夹闭过程中应保持恒定，这样监测的变化可以完全归因于脑血流量的变化，没有药理、代谢或生理变化干扰评估。
- 当监测结果出现明显变化时，尽管血压正常，仍可能存在脑缺血，插入分流器可以防止大脑半球局部缺血。

引言

根据世界卫生组织的数据，2019 年卒中是全球仅次于心脏病的第二大死因，其中 15% ～ 20% 的患者存在颈动脉狭窄。同样，荷兰最近的一项研究表明，在 18.7% 的前循环缺血性卒中患者中有超过 50% 的患者存在颈动脉狭窄[1]。在该研究中，与无颈动脉狭窄的患者相比，颈动脉狭窄患者卒中后的神经系统结局较差，死亡率高出近 4 倍。这些数据强调，治疗颈动脉狭窄可预防致死性或致残性卒中。

患者进行颈动脉手术最常见的原因是颈内动脉（internal carotid artery，ICA）颅外狭窄，位于颈总动脉分为颈内动脉和颈外动脉的分叉处。北美症状性颈动脉内膜剥脱术试验（North American Symptomatic Carotid Endarterectomy Trial，NASCET）和欧洲颈动脉手术试验（European Carotid Surgery Trial，ECST）显示颈动脉内膜剥脱术（CEA）对狭窄大于 70% 的有症状的颈动脉狭窄患者有益；CEA 在术后 2 ～ 3 年内可将致死性同侧脑卒中的风险降低 80%[2-4]。然而，对于中度狭窄患者（50% ～ 69%）的治疗需要考虑手术干预的风险，患者可能收益较小。如果要对这些患者进行 CEA，必须具备特殊的手术技能[5]。狭窄小于 50% 的患者不能从 CEA 获益[5]。

关于对无症状患者进行颈动脉内膜剥脱术的必要性仍存在争议。无症状颈动脉粥样硬化研究（Asymptomatic Carotid Atherosclerosis Study，ACAS）建议，如果围手术期主要发病率和死亡率低于 3%，则 CEA 是治疗无症状颈动脉狭窄的最佳治疗方法[4]。目前美国心脏协会 / 美国心脏病学会 / 美国卒中协会 / 血管外科学会指南推荐（Ⅱa 类，A 级证据），对于颈内动脉狭窄大于 70% 的无症状患者，如果围手术期卒中、心肌梗死（myocardial infarction，MI）和死亡的风险较低，则行 CEA[6]。这些指南进一步建议，对无症状患者的治疗选择应评估患者的合并症、预期寿命和其他个体因素，并应在了解患者自我意愿的情况下，对手术的风险和收益进行全面讨论[6]。目前评估患者并发症危险因素包括年龄、活动或休息时的呼吸困难、周围血管重建或截肢史、慢性阻塞性肺疾病（chronic obstructive pulmonary disease，COPD）、近期心绞痛和心功能状态[7]。

自 2000 年以来，人们对颈动脉血管成形术和支架置入术作为 CEA 的替代方法越来越感兴趣；然而，哪些患者适合这种治疗仍不清楚。颈动脉和椎动脉腔内血管成形术研究（Carotid and Vertebral Artery Transluminal Angioplasty Study，CAVATAS）

显示，与 CEA 相比，血管内治疗可降低脑神经损伤和血肿风险[8]，两组患者的 30 日卒中或死亡风险均较高。相比之下，经皮颈动脉支架植入术与颈动脉内膜剥脱术研究（Stent-Supported Percutaneous Angioplasty of the Carotid Artery versus Endarterectomy，SPACE）是一项欧洲多中心研究，该研究显示随机接受支架治疗的患者在治疗后 30 天内同侧卒中和死亡的发生率较高[9]。有症状重度颈动脉狭窄患者的动脉内膜切除术与血管成形术（Endarterectomy versus Angioplasty in Patients with Symptomatic Severe Carotid Stenosis，EVA 3S）由于安全考虑而提前终止，并显示 CEA 组的卒中和死亡率显著较低[10]。国际颈动脉支架置入术研究（International Carotid Stenting Study，ICSS）是一项多中心、国际、随机对照试验，旨在研究血管内治疗与 CEA 在有症状患者中的安全性。结果显示，血管内治疗组 120 天后卒中、死亡或心肌梗死的风险较高[11-12]。

颈动脉血管重建术内膜切除术与支架植入试验（Carotid Revascularization Endarterectomy Versus Stenting Trial，CREST）也是一项多中心、国际（美国和加拿大）、随机对照试验，与 ICSS 试验相比，该试验调查了有症状和无症状的患者。他们的主要终点包括围手术期卒中、死亡和心肌梗死的风险，以及 4 年随访期内同侧卒中的风险[13]。该研究得出结论，CEA 和血管内治疗具有相似的结局、安全性和疗效；动脉内膜剥脱术的围手术期卒中发生率较低，而血管内治疗的冠状动脉梗死发生率较低。年轻患者接受血管内治疗的预后稍好，而老年患者接受动脉内膜剥脱术的预后较好，这可能是由于老年患者血管迂曲和钙化增加。SPACE 和 ICSS 试验也发现年龄较大可能增加血管内治疗并发症风险[9, 11]。

新技术带来了一种新的治疗方法，跨颈动脉血运重建（Trans-Carotid Artery Revascularization，TCAR）是一种新技术，涉及微创支架植入和动脉流向逆转，以防止栓塞物质进入大脑。它允许患者在手术过程中保持清醒，以便监测神经系统状态。2019 年发表的 TCAR 监测项目（TCAR Surveillance Project）表明，与 TCAR 相关的院内卒中、心肌梗死和死亡率与 CEA 相似。本研究纳入了接受 CEA 的 62 000 例患者和接受 TCAR 的大于 3000 例患者。我们对患者进行了倾向性匹配，据报告 TCAR 组的 30 日和 1 年死亡率及卒中发病率与 CEA 组相似，住院时间、术后高血压和脑神经损伤均较低，但需要干预的出血发生率增加。

因此，迄今的试验表明，血管内治疗和动脉内膜剥脱术都是有效的治疗方法，两种治疗方法可能分别对特定亚组的患者更有益。

此外，影响脑部血液供应的手术还有其他类型，但文献中对这些适应证的指导较少。包括为主动脉手术做准备的主动脉弓血管去分支术，以及治疗烟雾病（Moya-Moya disease）的颅外-颅内血管搭桥手术。

颈动脉术中为什么要进行监测?

术中神经生理监测最重要的目的是预测即将发生的神经元损伤，以便及时进行手术和（或）生理干预，逆转损伤，防止永久性损伤。颈动脉手术中神经元损伤的主要机制分别为低灌注引起的全脑缺血和血栓栓塞引起的局灶性脑缺血。Khattar 等分析了 584 例颈动脉内膜剥脱术后患者，其中 21 例在围手术期发生卒中（3.6%），他们的磁共振成像（magnetic resonance imaging，MRI）检查发现 75% 为皮质梗死，19% 为皮质下梗死，6% 提示散在栓塞[15]。此结果与观察结果一致，即 CEA 期间的大多数卒中本质上是血栓栓塞性的，因此只能采取预防措施。预防措施包括抗凝（通常使用抗血小板药）和改良手术技术（如选择性使用分流管，分流管的使用有较小但是明确的栓塞脱落风险）。神经监测预测栓塞性卒中，通常具有中等敏感性，但不能改变结局。

颈动脉内膜剥脱术的关键步骤是在动脉切开术和去除斑块之前进行颈动脉交叉夹闭。由此导致的脑血流量减少增加了全脑或局部脑缺血的风险。有些人比其他人更容易发生钳夹相关的脑缺血。术前情况如狭窄程度或对侧颈动脉状态往往不能预测在颈动脉钳夹期间脑血流是否充足。通过在颈总动脉和颈内动脉之间插入临时分流管，可以在斑块剥离和动脉缝合过程中保持颅内血流，从而恢复脑灌注。然而分流术也有风险，如医源性内膜夹层或碎片远端栓塞导致的卒中。神经监测可作为脑血流量的生理学替代指标，并根据病变的严重程度和急性程度指导是否需要分流，即所谓的“选择性分流”。一项对 1400 多例 CEA 手术的回顾性研究表明，选择性分流可能使围手术期卒中的发生率降低 4 倍，这一差异不能用操作技术的熟练程度来解释[16]。

即使外科医生常规进行非选择性分流，神经监测也可以在术中各步骤以及血流动力学改变期间提供有用的数据。术中各项操作均可能发生脑缺血，如体位摆放时栓子脱落或血管闭塞、麻醉药物相关的全身性低血压、颈动脉窦牵拉导致的心率减慢、分流管功能障碍以及夹闭期的迟发性血栓形成。神经监测无变化可以在一定程度上证明当时的脑灌注是充足的，发生变化则可以预测迟发性术后神经功能障碍。

颈动脉术中脑缺血的监测方法

清醒患者

术中清醒的患者可以进行最全面的神经系统评估。患者必须保持冷静，能够简单而清晰地交流，不具有幽闭恐惧症，当患者感觉疼痛时外科医生需注射局麻药缓解不适症状。通常情况下，患者两手各握一个能发声的玩具，在治疗过程中外科医生会间断性地要求他们握紧不同侧别的手，通过声音判断运动功能。整个手术过程中的医患沟通是关键。虚弱、口齿不清、意识模糊、反应迟钝都可能是脑缺血的信号。如果在夹闭期间担心患者出现脑缺血，可以将血压提高至基线水平或略高于基线水平、增加血氧浓度、进行分流术[17]。

清醒患者 CEA 麻醉包括颈 2 ～ 4 皮区阻滞，最好通过颈浅丛阻滞完成。加用颈深丛神经阻滞可能会增加癫痫发作、椎动脉损伤、硬膜外或蛛网膜下腔阻滞的风险，且不增加镇痛效果[18]。外科医生需要在颈动脉鞘附近注入额外的局麻药。由于患者不耐受手术或术中发生脑缺血，改为全身麻醉的病例不到 4%[19]。

脑电图

原始脑电图（electroencephalography，EEG）是颈动脉内膜剥脱术中使用最常见的皮质灌注监测方法[20]。由于脑缺血可能在术中每步发生，因此脑电监测应从诱导前或诱导后基线开始持续监测，直至患者出现症状接受检查。

尽管尚未达成明确共识，但 ASNM 指南建议在对有缺血风险的半球（包括前和后分水岭区域）至少进行 8 个电极监测，保证充分的视觉检测和空间分辨率[20]。常用的警报标准是快活动减弱大于 50%（$\beta > \alpha$）或慢频率增加大于 50%（$\delta > \theta$），或功率下降大于 30%，或与钳夹前基线相比出现不同。CBF ＜ 22 ml/（100 g · min）时，背景快频率衰减；CBF 为 7 ～ 15 ml/（100 g · min）时，出现等电 EEG。其严重程度取决于变化的规模和速度。严重的变化需要腔内分流来逆转，而不仅仅是升高血压。与交叉钳夹相关的大多数临床症状发生在夹闭后 30 s 至 1 min 内。显示增益（通常为 2 ～ 3 μV/mm）和时间基数（10 ～ 30 mm/s）会影响视觉检测的容易程度。

EEG 对预测颈动脉内膜剥脱术后围手术期卒中具有较高的特异度，但灵敏度较低。一项对 8765 例患者（卒中发生率 1.75%）的 meta 分析报告，其灵敏度为 52%，特异度为 84%[21]。术后脑卒中患者脑电图改变的比值比（odds ratio，OR）是无脑卒中患者的 6 倍。对 10 672 例患者的脑电图变化和 30 天围手术期卒中进行的 meta 分析得出相似的结论，灵敏度为 46%，特异度为 86%[22]。这个小组还研究了脑电图可逆性对结局的影响，发现有可逆性改变的人发生围手术期卒中的可能性仍然是没有脑电图改变的人的 8 倍，而有不可逆性改变的人发生围手术期卒中的可能性是没有脑电图改变的人的 71 倍。

躯体感觉诱发电位

正中神经躯体感觉诱发电位（median nerve SSEP，mSSEP）和胫神经躯体感觉诱发电位（tibial nerve SSEP，tSSEP）分别提供 MCA 和 ACA 供血区的灌注信息。SSEP 波幅下降超过 50% 提示 CBF 小于 14 ml/（100 g · min）[23-24]。当血流量低于 10 ～ 12 ml/（100 g · min）时发生缺血性损伤。因此，启动分流的常用报警阈值是对侧波幅降低大于 50% 和（或）皮质 SSEP 的潜伏期增加大于 10%（mSSEP 为 N20/P25；tSSEP 为 P40/N50）。

与 EEG 一样，SSEP 对围手术期脑卒中的预测具有良好的特异度，但灵敏度不高。对 4557 例患者进行的一项系统综述报告，预测围手术期卒中（发病率 2.4%）的特异度为 91%，灵敏度仅为 58%[24]。这种低灵敏度部分归因于随后的治疗，如分流或增加血压从而逆转变化。术后 SSEP 异常的患者发生术中 SSEP 异常的可能性是无异常患者的 14 倍。SSEP 不可逆性改变与 97% 的围手术期卒中相关。假阴性率低于 1%。

术中 SSEP 的变化也可作为长期预后的预测工具。Reddy 等对 8000 多例 CEA 患者（2.36% 的围手术期卒中发病率）进行了 meta 分析，他们发现术中 SSEP 改变的患者在 24 h 内发生围手术期卒中的可能性增加 33 倍，24 h 至 30 天之间发生卒中的可能性增加 9 倍[23]。卒中风险增加的机制可能是颈动脉血栓形成、侧支循环不足和术后高凝状态。

大部分研究认为 mSSEP 是预测半球低灌注的唯一 SSEP 模式，因为 Willis 环充分发育的人在颈动脉钳夹后出现的低灌注分水岭位于 MCA 区域的中心。另一项对 94 名患者的研究发现，tSSEP P40（20%）波形的钳夹相关变化明显多于 mSSEP N20（11%）[25]。tSSEP 改变的独立预测因素是对侧 A1 发育不良和同侧 P1 发育不良。在这项研究中，tSSEP 的变化（OR = 27，$p < 0.01$）与围手术期卒中显著相关，而 mSSEP 的变化（OR = 4.5，$p = 0.11$）与围手术期卒中无关。此项研究中作者采用了非选择性分流，对 SSEP 变化的干预措施是快速完成动脉内膜剥脱术，提高血压，并给予清除自由基药物。

运动诱发电位

经颅运动诱发电位（transcranial motor-evoked potential，tcMEP）通过评估皮质脊髓束的完整性，提供有关局灶性皮质下灌注（如豆纹体穿支）的信息。包括内囊在内的孤立性皮质下缺血可能仅能通过 MEP 检测，而在 EEG 或 SSEP 等皮质灌注监测中漏诊。Malcharek 等报道 594 例患者中有 9 例患者在交叉夹闭期间，出现对侧上肢 MEP 出现大于 25% 的一过性丢失，而 SSEP 无变化[26]。MEP 恢复时间也可预测术后功能障碍。作者发现术后运动障碍（2 例短暂性偏瘫，1 例永久性偏瘫）与 MEP 丢失后到开始治疗措施间的时间较长相关，因此应及时采取升压或分流等干预措施。MRI 发现永久性损伤的患者在初级运动皮质的 ACA 供血区域有延伸至手区的栓塞相关梗死。

与 EEG 或 SSEP 相比，MEP 用于开始分流措施的预警标准尚不明确。一些研究使用全或无作为标准，而另一些研究则从脊柱手术外推标准。Malcharek 研究了 EEG/SSEP 和 tcMEP 监测未显示术中缺血，无围手术期卒中的 CEA 患者，以完全丧失作为 tcMEP 预警标准，发现 CMAP 波幅降低，CMAP 曲线下面积减小，CMAP 形态由多相简化为双相[27]。单独使用较不严格的 CMAP 标准导致较高的假阳性率 24% ～ 32%。波幅降低和 AUC 的联合作用将假阳性率降低至 9.5%。

经颅多普勒

经颅多普勒（transcranial Doppler，TCD）用于 CEA 术中大脑中动脉血流速度的测量。超声探头置于同侧颞部，术中固定到位。从超声探头获得的不同测量值取决于软件。在 CEA 期间进行监测时，可以跟踪放置颈动脉钳后与基线数据进行对比，以确定是否需要分流。在所有的脑监测设备中，TCD 是唯一可以实时诊断松夹后栓塞和血流情况的方法[28]。也就是说，并非所有栓塞信号或高强度瞬变（high intensity transient，HIT）都象征或预示术中卒中。一项纳入 4700 例患者的荟萃分析提示，1396 例患者发生 TCD 改变，但只有 110 例患者发生了围手术期卒中[29]。这一数字可能低估了检出缺血的真实发生率，因为发生缺血变化的患者可能接受了分流术。

Udesh 等进行的 meta 分析显示 TCD 变化的特异度为 72%[29]。该研究评估了大脑中动脉血流速度（middle cerebral artery velocity，MCAV）和微血栓信号（microembolic signal，MES）。当仅评估 MCAV 时，检测围手术期卒中的特异性增加到 84%。单独使用 TCD 可能会高估需要进行分流的人群。与上述其他监测方式相结合，预测患者可能发生围手术期卒中的概率显著增加。

TCD 可立即观察到实时脑血流速度变化，而 EEG 的变化在阻断颈动脉后会有时间延迟。如果超声血管的直径保持不变，脑血流速度的降低反映了脑血流量的降低，但不能反映实际的 CBF 值。除了监测 CBF 的下降百分比，TCD 在临床上可以监测分流患者的血流量。一些经常放置分流管的外科医生仍然在使用 TCD 监测来判断分流管工作情况[30-32]。

在评估 SSEP、EEG 和 TCD 监测 CEA 时，应注意没有一种监测设备能够预测所有围手术期卒中。发生围手术期卒中的患者 SSEP、EEG 和 TCD 信号降低的可能性分别是未发生卒中患者的 14 倍、6 倍和 4 倍[24]。联合使用多种监测设备将使医务人员更有信心确定哪些患者可能需要在颈动脉阻断时置入分流管。

术前注意事项

CEA 患者通常有弥漫性血管病变，累及心脏和外周循环[33]。由于一个或多个向大脑供血的主要血管显著狭窄，维持正常的动脉血压，避免低血压尤为关键。高血压是动脉粥样硬化的危险因素，这些患者的基线血压通常较高[34]。避免低血压是最基本的麻醉目标，在 CEA 中尽管有麻醉药物和手术操作的影响，维持足够的脑灌注仍然非常重要。“宁高勿低”的原则至少在颈动脉血流恢复之前适用于 CEA 患者。应注意将血压维持在患者基线血压可接受的范围内，而不是“正常”范围内。进一步需要考虑是抗血小板药的使用以及根据监测方法调整麻醉药物的使用。最重要的是在夹闭期无论是吸入还是静脉麻醉都应保持稳定的麻醉水平，以便评估夹闭操作本身对脑血流的影响。

病例 1

一名 72 岁男性左侧脑卒中 1 周，右上肢神经系统症状较右下肢重，为行 CEA 就诊。目前症状有所缓解，但仍然遗留右手笨拙，由于是右利手，书写时较为明显。既往病史包括冠心病和周围血管病，1 年前行冠状动脉搭桥术，右下肢跛行行股腘动脉搭桥术。患者高血压不规律服用氢氯噻嗪和氨氯地平；高胆固醇血症服用辛伐他汀。无劳力性呼吸困难、胸痛或阵发性夜间呼吸困难。每日吸烟 1 包，吸烟 60 年。

体格检查：血压 160/90 mmHg（双臂），脉搏 80 次 / 分，血氧 97%，呼吸 16 次 / 分。体重 85 kg，身高 178 cm。神经系统查体除命名、右臂肌力减退、右手手指精细运动障碍外均正常。右上下肢腱反射亢进，右侧巴宾斯基征阳性。无感觉异常。

磁共振血管成像提示左侧颈内动脉狭窄超过 80%，右侧颈内动脉狭窄为 30%（图 29.1），与 TCD 结论一致。未进行脑血管造影，因为 DSA 不能识别哪些患者发生脑缺血风险更大[35]，也不能预测卒中或死亡的发生[36-37]。

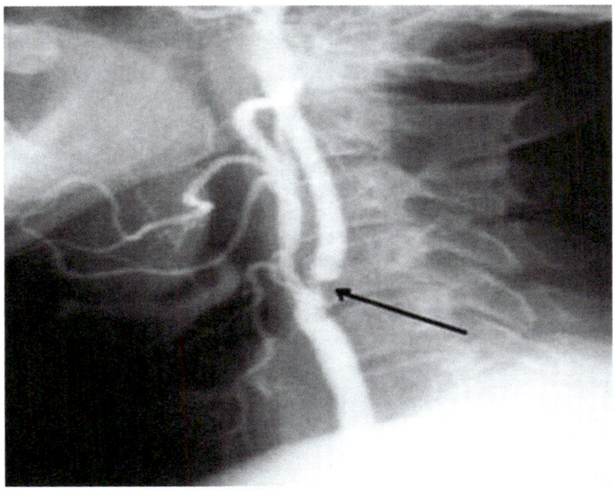

图 29.1 左颈动脉狭窄患者的 MRI 血管像，狭窄部位位于颈动脉分叉上方（箭头）

患者入室后常规监护并在诱导前行左桡动脉穿刺置管。全麻术中低血压最常发生在诱导时和诱导后即刻，因此，诱导前置入有创动脉监测可以在此期间连续监测血压并快速调节。术中采用两种监测方式：TCD 探头放置在左侧颞窗监测左侧 MCA（图 29.2）；EEG 监测根据国际 10-20 电极标准放置 16 个电极。EEG 监测模式选择了双侧的“双香蕉模式”（图 29.3）。

测量大脑中动脉血流速度，将 2 MHz 多普勒探头置于手术同侧（左侧）颞骨上，深度 50 mm 为 MCA 的主要探测靶点。在手术铺巾之前，将一个头架（600 型，Spencer Technologies，Seattle，WA）固定在患者头部，在手术过程中使多普勒探头固定在原始位置。

给予芬太尼 100 μg 和咪达唑仑 3 mg 镇静。给予依托咪酯 20 mg 和琥珀胆碱 140 mg 诱导。麻醉维持：0.7% 异氟烷和 50% 的 N_2O。诱导后血压下降，开始输注去氧肾上腺素，将血压维持在 150/90 mmHg。阻断颈动脉前 5 min，静脉给予肝素 6500 单位，激活凝血时间（activated clotting time，ACT）为 254 s。在预阻断期间，增加去氧肾上腺素输注，使动脉血压达到 185/100 mmHg。血压管理应以收缩压还是平均压为目标存在争议。使用有创动脉监测收缩压和平均动脉压，如果将诱导前有创动脉压作为参考，则两个指标均应有效。然而由于大多数患者的术前基线血压是通过血压袖带测量的，平均动脉压最为可靠，因此以平均压为目标可能更好。总之，

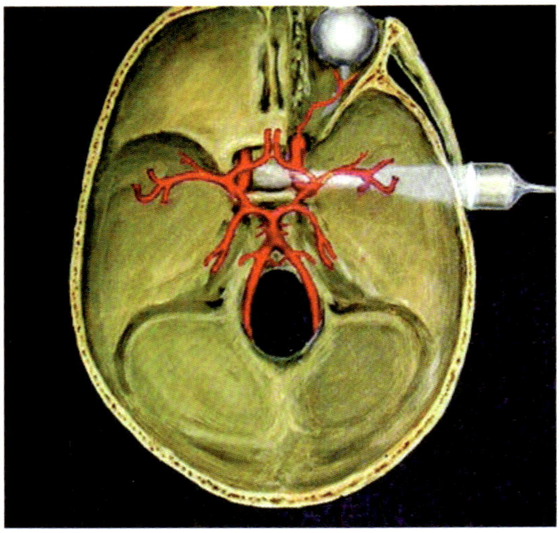

图 29.2 经颅多普勒超声检查原理。TCD 探头放置于左侧颞区监测同侧大脑中动脉和大脑前动脉起始段的横切面图（This figure was made available at http：//en.wikipedia.org/wiki/File：Transcranial_doppler.jpg under the terms of GNU Free Documentation License，Version 1.3 by Rune Aaslid）

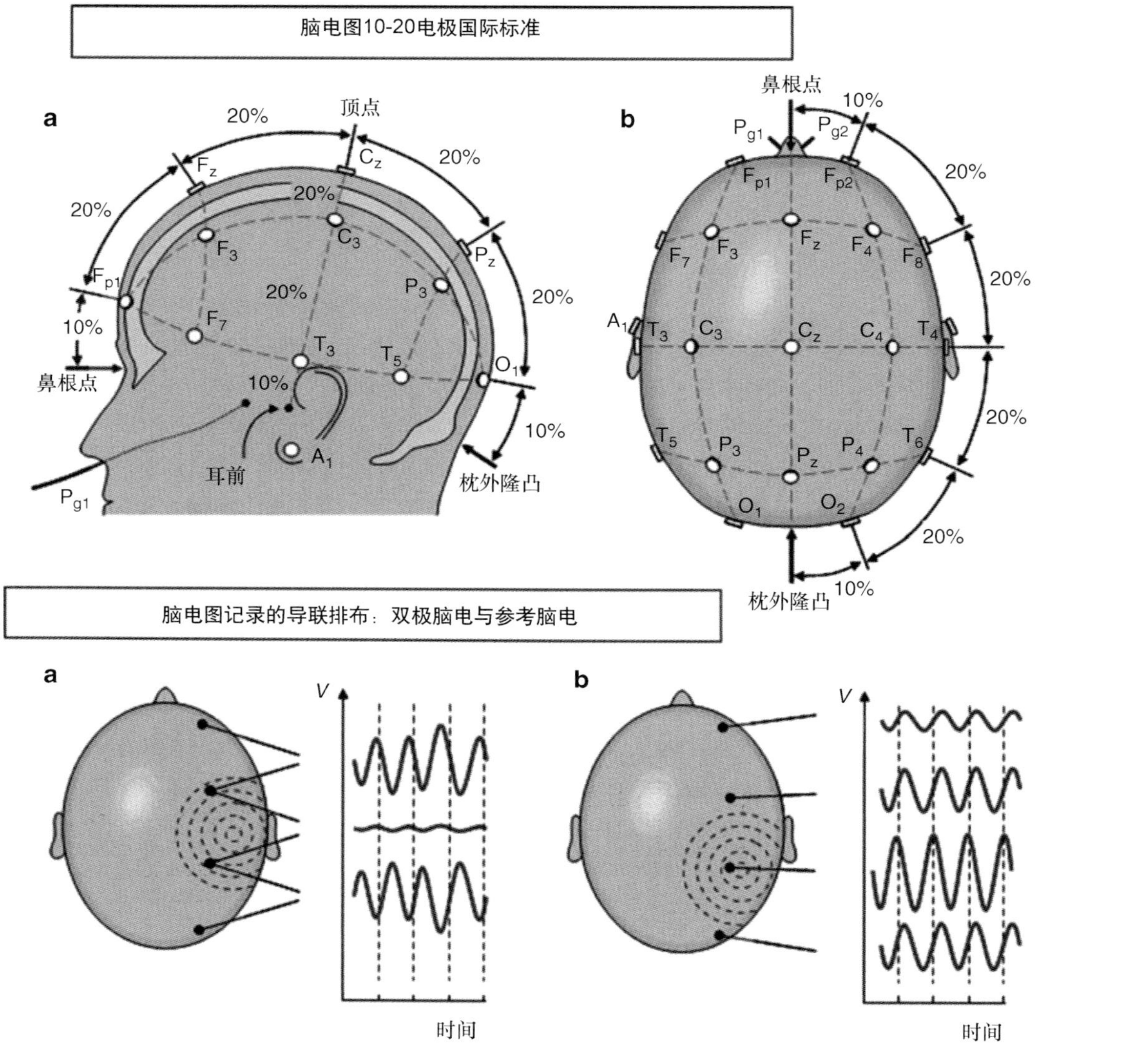

图 29.3 脑电图。上图从左侧（**a**）和上方（**b**）展示了国际 10-20 脑电体系。这是放置和命名电极位置的国际标准方法，基于患者头部体表标志：前到后是从鼻根到枕骨粗隆，从左向右是左耳前到右耳前。“10-20”是指放置电极距离的百分比。所有偶数电极在右边，奇数电极在左边。“F”、“C”、“T”、“P”、“O”和“A”分别代表额叶、中央叶、颞叶、顶叶、枕叶和耳叶。“FP”是额极，“Z”是中线。“双香蕉”脑电图是一种双极脑电导联排布方式，两串电极前后排列，平行于中线，平行于圆周。从头顶观察，电极形成两个香蕉的形状。下图描绘了导联排布的类型：双极和参考。所有的电势都是电位差，这些差异是由差分放大器产生的。比较相邻电极的电位差称为双极脑电记录，如左图所示；比较不同位置电极与相同参考电极的电位差称为参考脑电记录，如右图所示（This figure was made available at http：//www.bem.fi/book/13/13.htm#03 under the terms of GNU Free Documentation License，Version 1.3）

设定血压目标的目的是保证脑灌注，最好通过连续测量来评估。

依次钳夹颈内动脉、颈总动脉和颈外动脉。

基线时，患者的 MCA 流速和搏动指数（PI）均在正常范围内，分别为 57 ～ 63 cm/s（正常，35 ～ 100 cm/s）和 0.90 ～ 1.05（图 29.4a）。脑血流量随年龄的增加而减少，脑血流量依赖于 CO_2 分压和脑代谢水平[18]。夹闭后，MCA 血流速度较钳夹前迅速下降 65%，平均血流速度为 21 cm/s，PI 为 0.5（图 29.4b，c）。与平均流速相比，PI 检测钳夹引起脑血管阻力变化更为敏感。MCA 血流速度的显著下降提示患者侧支循环不良。尽管血流速度较基线下降超过 50%，但未使用分流管[38-39]。通过计算 MCA 的相对降低平均速度（mv MCA%）来评估大脑对颈动脉钳夹的耐受性：

$$\text{mv MCA\%} = [\text{mv MCA}_{夹闭} / (\text{mv MCA}_{夹闭前} - \text{mv MCA}_{夹闭})] \times 100 = (21\ \text{cm/s} / 60\ \text{cm/s}) \times 100 = 35$$

一般情况下，当 mv MCA% ≤ 30% 时，需行

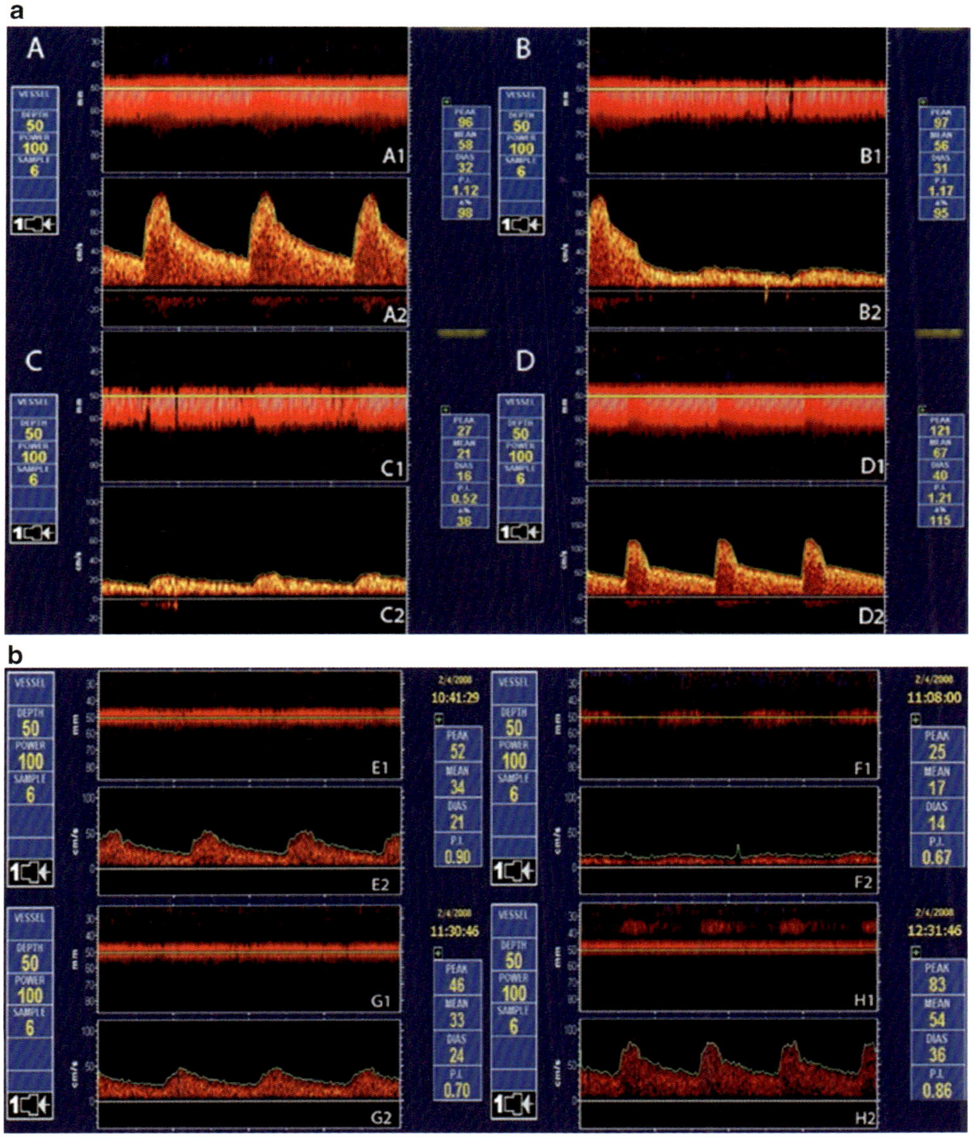

图 29.4 经颅多普勒超声。患者 1：与颈动脉交叉夹闭相关的四个不同时间点的 TCD 示图：(**a**) 夹闭前，(**b**) 夹闭即刻，(**c**) 夹闭期间，(**d**) 松开颈动脉后。每个描图由“1”和“2”两帧组成。“1”是 Power M 模式描记（类似于超声模式）在“*y* 轴”上以 mm 为单位，可见距离头皮表面 30 ~ 80 mm 的血流。“2”为“y 轴”上以厘米每秒为单位的多普勒速度，距离由 Power M 模式的黄线表示。“*x* 轴”是时间标记之间的秒数。每条曲线左侧的方框显示深度（单位为 mm）、功率和样本量。每条曲线右侧的方框数字显示峰值流速、平均流速、舒张期血流速度、搏动指数（PI）和平均脑血流速度相对于基线的变化百分比。患者 2：在四个不同的时间点的 TCD 图：(**e**) 夹闭前，(**f**) 夹闭即刻，(**g**) 插入分流管后，(**h**) 移除分流管并开放颈动脉后。每个描图由“1”和“2”两帧组成。“1”是 Power M 模式描记（类似于超声模式）在“*y* 轴”上以 mm 为单位，可见距离头皮表面 30 ~ 80 mm 的血流。“2”为“*y* 轴”上以 cm/s 为单位的多普勒速度，距离由 Power M 模式的黄线表示。“*x* 轴”是时间标记之间的秒数。每条曲线左侧的方框显示深度（单位为 mm）、功率和样本量。每条曲线右侧的方框数字显示峰值流速、平均流速、舒张期血流速度、搏动指数（PI）

分流术[40]。本病例计算出的 mv MCA% 为 35%，因此没有进行分流。该患者的脑电图未见变化，告知外科医生，手术在未放置分流的情况下继续进行。松开血管钳后，MCA 平均血流速度迅速增加超过夹闭前，搏动指数更高（mv MCA 为 60 cm/s；PI 为 1.32），随后降至低于夹闭前，无明显高灌注（松夹后 5 min mv MCA 为 44 cm/s，PI 为 1.39；松夹后 15 min mv MCA 为 56 cm/s，PI 为 1.17）（图 29.4d）。术毕患者很快苏醒，没有新发神经功能缺损。

病例 2

一例磁共振血管成像显示左侧颈内动脉狭窄

80% 的患者接受 CEA。术中 TCD 监测显示 MCA 流速和 PI 的变化与第 1 例患者相似。与第 1 例患者相比，该患者基线 MCA 峰值流速和平均流速较低（峰值流速 52 cm/s；平均流速 34 cm/s）（图 29.4e）。夹闭动脉后，MCA 峰值及平均流速瞬间急剧下降，分别为降至 19 cm/s 和 12 cm/s（图 29.4f）。虽然使用上述公式计算的 mv MCA% 为 35% 超过了建议的 30%，但仍然进行了分流术，这是因为单侧 EEG 明显减慢（图 29.5）。EEG 和血流速度均比基线有所减慢（峰值流速 42 cm/s；平均流速 30 cm/s）（图 29.4g）。松开血管钳后，MCA 血流速度先高于夹闭前（mv MCA 52 cm/s），

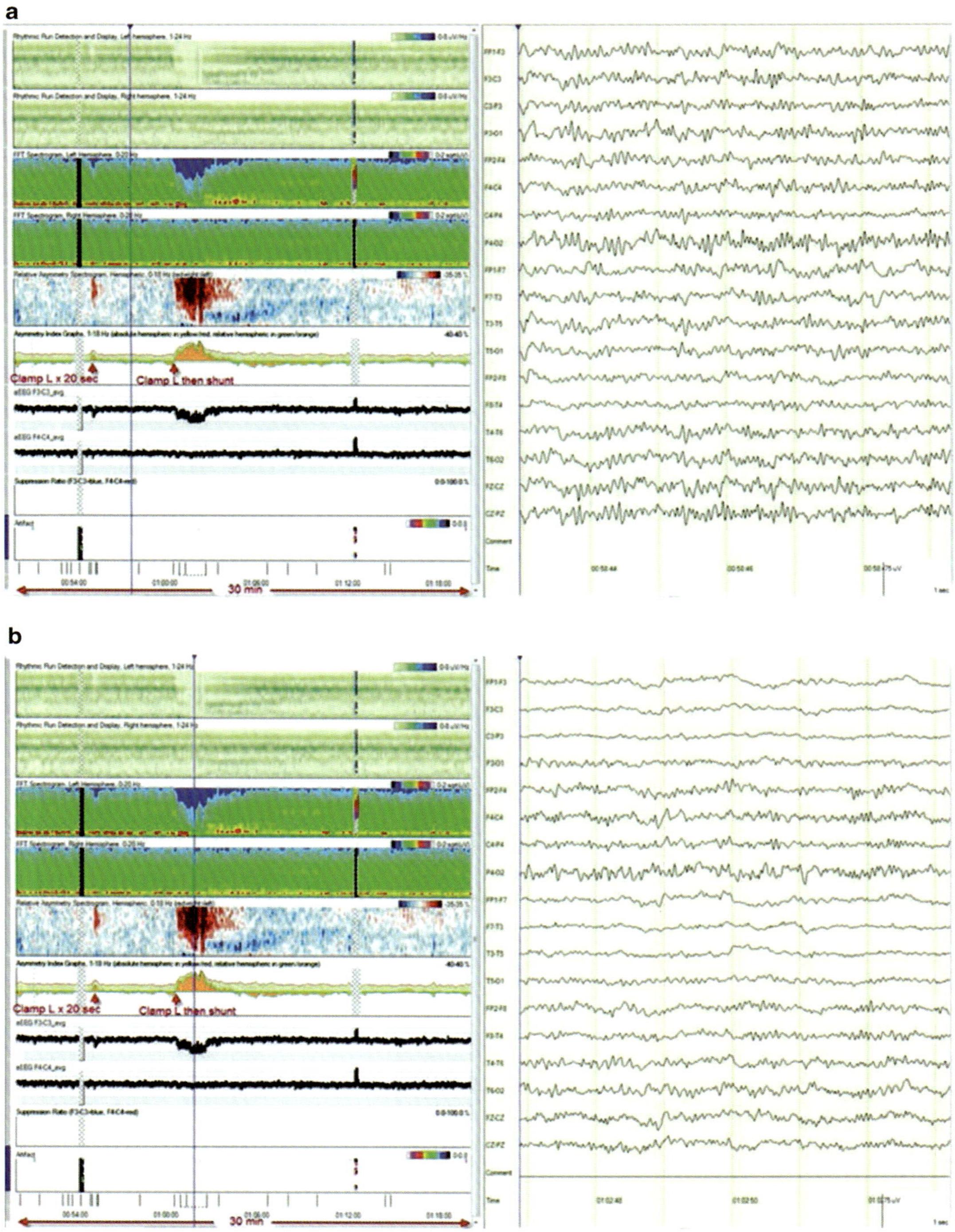

图 29.5 处理后的脑电图（EEG）。患者的脑电图显示在图片左侧（**a**）和（**b**），这是在夹闭颈动脉之前、期间和之后的处理后脑电。“原始” EEG 显示在图片右侧，（**a**）为 EEG 无变化，（**b**）为 EEG 发生变化。（**a**）和（**b**）均由处理后脑电图上的竖线表示。处理使用 Persyst Development Corporation 软件执行（Prescott，AZ，http：//www.persyst.com）。“原始” 脑电图左侧为奇数电极，右侧为偶数电极。完整描述见图 29.3

然后下降至基线值（松开 5 min PI 为 1.01，mv MCA 为 40 cm/s；松开 15 min PI 为 0.98，mv MCA 为 41 cm/s）（图 29.4h），与第 1 例患者相似。该患者术后也很快苏醒，没有出现新发神经功能缺损。

对监测变化的评估

颈动脉阻断时 SSEP、EEG 和 TCD 的变化有多种原因。包括生理改变：如体温过低；药理改变：如使用利多卡因、麻醉诱导或增加吸入药物；以及阻断颈动脉后 CBF 下降引起的缺血性改变。在阻断颈动脉前不应改变麻醉水平，因为我们希望将 TCD 脑血流速度的变化和（或）EEG 的变化完全归因于脑血流量的变化，而没有药理、代谢或生理变化干扰评估。

由于大脑血供丰富，当血流量减少 60% 以上时，才能出现 EEG 的改变。这种程度的脑血流速度变化大大增加了手术后出现新发神经系统症状的可能[41]。

脑灌注的改变伴随着脑血管阻力的代偿性改变。在 TCD 中，最初血流速度降低比几分钟后更多。脑血管阻力的变化也见于 PI，PI 是指收缩期脑血流速度减去舒张期脑血流速度后再除以平均脑血流速度[42]。它反映了周围脑阻力的变化，正常值是 0.6 ～ 1.1。

大脑在无血流时会在 10 s 内出现明显的 δ 波，但通常阻断颈动脉只会减少脑血流但不会使脑血流为零[43]。因此，脑灌注不足引起的脑缺血变化可能需要 1 min 或更长时间才能发生。当存在侧支循环时，脑血流量低于 20 ml/（100 g 脑组织 · min），同侧或双侧快频率 EEG 波（大于 5 Hz）减少，并代之以小于 4 Hz 的高波幅慢波[44-47]。

没有哪一种监测是预测神经系统结局的最优方法。SSEP、MEP、TCD 和 EEG 联合应用可以更好地判断颈动脉夹闭时侧支循环是否充足。Rampil 医师报道了术前 EEG 正常，术中脑缺血超过 9.5 min（由 EEG 提示）的患者，术后出现了新发神经功能缺损[48]。然而，大多数 CEA 术后出现新发神经系统症状的机制是栓塞[49]。栓子不能通过 EEG 来监测，但可以使用 TCD 来监测。Gaunt 认为大多数栓子是气态的，但当栓子数量超过 10 个时可能与颈动脉血栓形成以及进展性神经功能缺损相关[31]。

针对变化的处理

每种监测提示的 CBF 变化，都应引起外科和麻醉医生的警惕。通常，动脉血压应升高至基线水平或高于基线水平，血氧水平也应提高[50]。在选择血压目标时，应首先考虑患者的基础血压。例如，在上文讨论的患者 1 中，他的高血压控制不佳，血压为 160/90 mmHg，则 120/80 mmHg 应视为低血压而不是正常血压，夹闭期收缩压在 180 mmHg 甚至 200 mmHg 可能是可接受的目标血压。当外科医生完成从手术部位下方到手术部位上方的分流时，收缩压升高。输注去氧肾上腺素常用于增加动脉压而不收缩脑血管[51]。

当颈动脉夹闭时 EEG 出现显著变化时，应插入分流管以防止脑缺血。同样，TCD 观察到的脑血流速度下降 60% 以上也应置入分流管。没有局部或全脑显著脑电改变，但脑血流速度显著下降的临床病例可能在术后出现短暂的神经和神经精神改变[52]。这两种方法着眼于监测脑灌注的不同方面。在 TCD 检查中，尤其是开放颈内动脉钳时，在颈动脉及其分叉处，可以清晰地观察到栓子。

术后并发症 / 结局

在开放颈动脉，特别是颈内动脉之前，体循环动脉血压要降至正常或低于正常 20% 的范围，通常只需停止输注血管活性药物即可实现。如果在颈动脉夹闭时观察到脑缺血，则通常在移除分流再次夹闭颈动脉时会再次出现脑缺血。越来越多人关注在开放颈动脉钳后的再灌注损伤，有 10% ～ 15% 的患者出现显著的神经功能改变[53-60]。可能是经验认为的 2 倍基线 CBF 产生过度灌注不够精确，小幅度增加也会产生神经系统问题。

幸运的是，CEA 术后新发神经功能缺损的发生率低于 5%[2, 61]。认知功能改变化的频率较高[62-64]，然而在大部分患者中，这些症状在 6 个月内消失[62]。

本文的两个病例，患者均在术后迅速清醒，没有任何新发神经功能缺损。

结论

在 CEA 术中，神经监测对保证脑灌注至关重要。神经监测可用于判断颈动脉夹闭时是否需要进行分流术。如果外科医生常规使用分流术，可以使用神经监测来确定分流术是否正常工作。手术中的团队沟通十分重要。神经生理学家能够实时监测指标变化，外科医生控制钳夹的时机和位置，麻醉医生控制血压和血氧水平。通过沟通选择目标血压，在不损害心脏的前提下增加脑灌注，在侧支循环不足的情况下进行分流术。预防缺血的主要方法是保证脑灌注，选择与患者基线和病理相符的目标血压，而不是一般的正常值血压。

致谢 作者感谢 Zirka H. Anastasian，MD，Eugene Ornstein，PhD，MD，and Eric J. Heyer，MD，PhD，提供病例和对本章的上一版本的贡献。

参考文献

请扫描目录后二维码，获取参考文献资源。

颈椎手术 30

Jamie L. Uejima 和 John F. Bebawy 著
王云 译 刘海洋 校

学习要点

- 颈椎前路椎间盘切除融合术（anterior cervical discectomy and fusion，ACDF）对有或没有神经生理学监测的神经根型颈椎病患者的安全性非常高，暂时或永久性神经系统后遗症的发生率非常低。
- 术前有脊髓病的患者在颈椎手术中发生神经损伤的风险更高。对于这些病例，多模态神经生理学监测（SSEP、MEP、EMG）可能在检测并有望避免即将发生的神经损伤方面发挥重要作用。
- 虽然 EMG 监测有助于检测对神经根或脊髓的机械损伤，但它缺乏检测与局部缺血相关的变化的能力。
- C5 神经麻痹的风险在颈椎手术中很高。已证明使用运动诱发电位（MEP）或连续肌电图（EMG）可降低术后 C5 麻痹的发生率。
- 广泛的脊髓减压术可以不同程度地改善神经功能，但不能阻止神经功能的进一步下降。

引言

可以使用前路和（或）后路方法进行颈椎手术。ACDF 通常用于缓解椎管狭窄、去除椎间盘和可能影响神经元件的骨质，以及在去除此类材料后机械稳定颈椎。突出的椎间盘材料或椎管或椎间孔中的骨赘可能分别导致脊髓或神经根受压。这种压迫可能导致神经根病、脊髓病或两者兼而有之，患者可能会出现明显的症状，例如疼痛、麻木、感觉异常、虚弱或瘫痪。ACDF 程序可以在一个或多个级别上执行，复杂程度取决于神经组织受压程度。由于解剖学上的优势，颈椎前路入路通常优于后路入路进行椎间盘切除术。然而，在更广泛的前路手术中，也可能需要进行后路颈椎融合以稳定颈椎。

颈椎后路手术通常用于多节段压缩、脊柱不稳定、骨折、退行性椎间盘疾病或稳定。常见的后路手术包括椎板成形术、带或不带器械和融合的椎板切除术以及椎板切开术。

椎板成形术通过完全切割椎板的一侧并部分切割另一侧来减轻脊髓压迫，使其能够像门一样摆动打开，从而减轻脊髓的压迫。然后用钛垫片或骨移植物和板将其保持打开。对于有畸形、不稳、脊髓受压和其他脊柱疾病（如肿瘤和感染）的患者，最常进行后路颈椎椎板切除术和减压术（带 / 不带内固定和融合）。该手术广泛去除了对脊髓和神经根施加压力的椎板、增厚的韧带和（或）骨刺，并且在植骨融合的同时恢复三柱的稳定性。颈椎椎板切开术是为减轻受压脊神经的压力而进行的限期手术。仅切除一部分椎板以减轻神经根的压迫。有或没有减压的颈椎后路固定和融合是颈椎骨折和（或）脱位的常用手术，以阻止脊柱畸形的进展，或减压脊髓和（或）神经根（肿瘤、感染、畸形和狭窄）。虽然骨折修复和神经根减压通常限于一个或两个节段，但针对肿瘤、感染和颈椎管狭窄的椎管减压可以是多节段手术（图 30.1 和图 30.2，表 30.1）。

术中神经生理学监测（intraoperative neurophysiological monitoring，IONM）通常被推荐用于更广泛的颈椎手术，尤其是存在脊髓病的情况下。无论是否进行神经生理学监测，ACDF 对神经根型颈椎病患者的安全性都非常高，仅有非常低的概率发生暂时或永久性神经系统后遗症[1]。一个例外是 C5 麻痹的发生，其在颈椎前路和后路手术中的发生率可能高达 5.9%。虽然尚不清楚为什么 C5 神经根的医源性风险高于其他神经根，但这种并发症似乎与更严重的脊髓压迫和可能继发于微血管创伤的缺血性轴突损伤有关[2]。ACDF 期间其他罕见的损

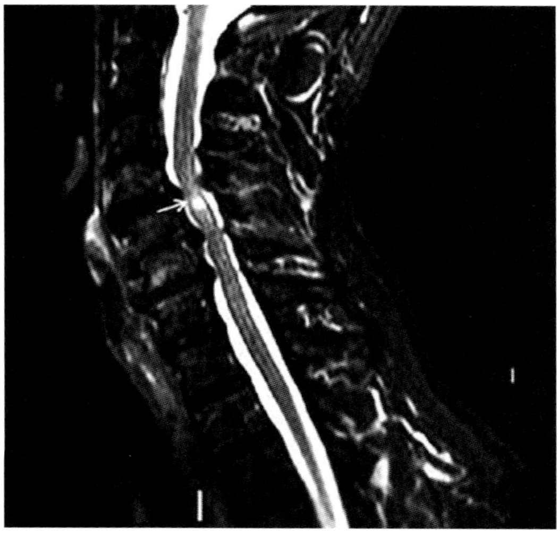

图 30.1　MRI T2 加权像 C5 后方见强化的条索状病灶（箭头状）

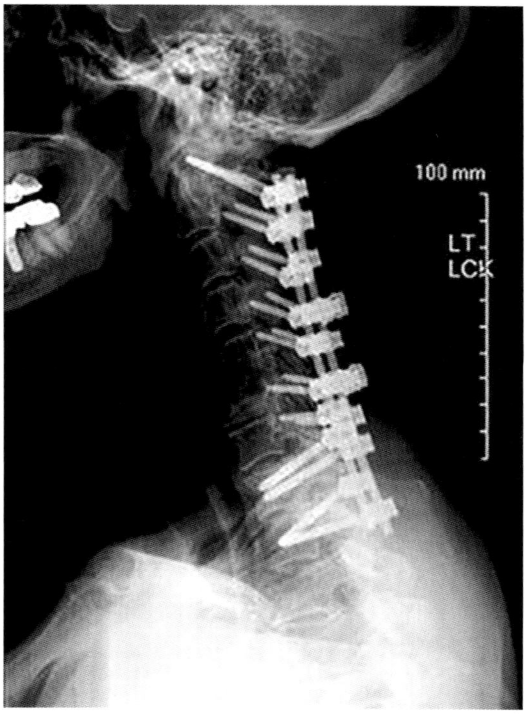

图 30.2　后路椎板切除术和椎弓根螺钉融合术，C1、T1-T2 侧块螺钉器械 C2、C3、C4、C5、C6 和 C7

伤形式包括舌下神经损伤，由于交感神经链损伤导致霍纳综合征的 C6 损伤，以及由于颈椎过度伸展导致的基底动脉缺血。

相比之下，那些有脊髓病症状且需要 ACDF、颈椎椎体切除术、椎板切除术或椎间孔切开术的患者发生神经系统损伤的风险虽然未知，但被认为高于仅患有神经根病的患者[3]。同样，上颈椎手术通常被认为比下颈椎手术风险更大[4]。对于这些病例中的任何一种，特别是那些需要复杂重建的病例，多

表 30.1　颈椎椎弓根 / 侧块螺钉适应证

没有严重椎体损伤的后方中断或前 / 后方中断
非外伤性病变（转移性肿瘤、类风湿关节炎、破坏性感染性病变）引起的颈椎不稳
颈椎矢状面畸形的矫正，包括椎板切除术后和创伤后脊柱后凸畸形
稳定后路减压引起的节段运动
颈胸交界处后路复位和稳定
先前前路手术的补救
颅颈交界处的刚性稳定

模式神经生理学监测可能在检测并有望避免即将发生的神经损伤方面发挥重要作用[5-7]。在这些病例中，最常用的神经生理学监测方式是体感诱发电位（SSEP）、自发肌电图（EMG）和经颅运动诱发电位（MEP）[8-9]，其中皮节感觉诱发电位使用较少。

在脊柱侧弯的手术治疗中，神经生理学监测已被普遍接受，但在颈椎手术中接受程度参差不齐[10-11]。在这些案例中，仅 SSEP 的价值受到质疑；然而，SSEP、EMG 和 MEP 监测的联合使用正在获得支持[12-13]。当 SSEP 用于颈椎手术时，通常认为正中神经反应在较高的颈椎水平（C3-C6）进行手术时更有帮助，而当在较低的颈椎水平（C6-T1）进行手术时，尺神经反应更常见[14]。

因为 SSEP 的功能是专门作为脊髓后部元件（即背柱）的监测器，而不是作为整个脊髓的非特异性监测器，所以它们在检测脊髓前部损伤时容易出现假阴性（例如，皮质脊髓束）[3, 11] 和（或）神经根。因此，在这些手术中提倡自发 EMG 监测，结合 SSEP 和 MEP，以专门监测神经根的运动成分[4]。肌肉特异性自发 EMG 放电的识别将是神经根机械刺激的最有效指标，先于 SSEP 和 MEP 的更多相关变化，这可能与局部缺血有关。触发 EMG 还可以为后颈椎手术中邻近神经根附近的椎弓根螺钉的安全放置提供反馈。每个孔和螺钉都受到刺激，因为皮质骨提供电绝缘，产生复合肌肉动作电位的最低阈值可以确定螺钉和神经根之间的距离。因此，未穿透椎弓根的螺钉将需要更高的电流，或者换句话说，更高的阈值[15]。虽然许多研究表明这可能是高度敏感的，尤其是在难以直接观察的微创手术中，但神经组织处于危险中的确切阈值一直难以确定[16-17]。

虽然 EMG 监测有助于检测对神经根或脊髓的机械损伤，但它无法检测与缺血相关的变化[18]。因此，许多作者提倡在那些被认为因压迫而具有术

中缺血高风险的患者中常规使用 MEP（例如，由于严重椎管狭窄、严重脊椎滑脱导致的严重脊髓病）[12, 19]。在这方面，SSEP 可能不如 MEP 敏感，因为前部（运动）脊柱元素在前部脊柱手术中往往处于更高的风险中。在所有报告的病例系列中，MEP 与 SSEP 结合使用，以提高正在进行的神经生理学监测的灵敏度和特异性。在大多数已发表的报告中，SSEP 的假阳性发生率较低但有限（Taunt 等[11]报告为 1.8%），假阴性发生率甚至更低[1]。MEP 和 EMG 可能在这些情况下起到确认作用。

Cole 等的一项研究[5]显示，对于单节段脊柱手术，神经监测仅有助于降低腰椎椎板切除术的神经系统并发症发生率，对腰椎间盘切除术、腰椎融合术或 ACDF 没有额外好处。此外，Helseth 等[6]的一项大型前瞻性研究发现，门诊显微外科颈椎减压术在没有神经监测的情况下是可行的，并且总体并发症发生率非常低。然而，其他人提倡多模态神经监测，即使在单节段 ACDF 中也是如此。Epstein[7]认为，由于四肢偏瘫 / 四肢瘫痪是单级节段 ACDF 后医疗事故诉讼的更常见原因之一，因此在这些情况下应采用神经监测（特别是 MEP 监测）。

与 ACDF 特有的神经系统损伤相关的另一个考虑因素以及甲状腺和甲状旁腺手术期间的一个问题是喉返神经（recurrent laryngeal nerve，RLN）损伤。这是与 ACDF 相关的最常见的神经损伤类型，可能由神经的直接手术创伤、牵开器和气管插管轴之间的神经受压、高气管插管套囊压力或这些因素的组合引起[20]。RLN 损伤通常发生在手术入路的一侧。损伤的发生率已被证明随着手术的颈椎节段数量增加而增加，当最低节段为 T1 时，当手术入路是从患者的左侧时，当 Cloward 牵开器打开大于 3 cm 以暴露脊柱，以及之前在该位置进行的手术[21-22]。虽然术后声带功能障碍的发生率为 2% ～ 5%，但大多数声带损伤会在几个月内恢复。

RLN 通常使用 EMG 进行监测，特别是通过使用气管导管适配器或市售的带有接触真声带的表面电极的气管导管。直接观察声带和气管导管上的电极对于确保这些设备的正确定位（深度和管旋转）是必要的。一种监测 RLN 功能的新方法是使用皮质延髓束 MEP 和声带记录[23]。许多从业者使用琥珀胆碱而不是长效肌肉松弛药来促进这些情况下的插管，以便肌肉功能在需要监测之前恢复。如果禁用琥珀胆碱，另一种插管方法是使用麻黄碱，15 mg；瑞芬太尼，4 μg/kg；以及丙泊酚，2 mg/kg。Dimopoulos 等[24]进一步描述了一种方法，通过该方法，他们通过 EMG 活动量客观地量化了 ACDF 中 RLN 的刺激量，并确定了较长时间的手术、多节段手术、既往手术干预和使用自我-保留牵开器都与更多的 RLN 刺激有关。此外，重要的是要认识到在声带上或声带附近使用局部利多卡因，这可能在清醒插管期间进行，因为这可能会妨碍对 RLN 的充分监测[25]。尽管如此，RLN 监测更常用于甲状腺和甲状旁腺手术，较少用于其他神经监测方式占主导地位的 ACDF 手术。另一种长期使用的尽量减少喉神经损伤的方法是使气管插管的套囊收缩。然而，除了回路泄漏外，还可能导致误吸。

病例展示

病例 1

一名 68 岁男性，体重 85 kg，ASA Ⅲ级，既往有糖尿病（diabetes mellitus，DM）和高血压（hypertension，HTN）控制不佳的病史，就诊时出现严重的 C4-C7 ACDF（右侧入路）脊髓病和神经根病症状。患者主诉双上肢无力、麻木，双下肢感觉异常。颈椎磁共振成像（magnetic resonance imaging，MRI）检查显示 C5 和 C6 严重椎管狭窄，以及广泛的骨赘性病变。

使用标准 ASA 监测对患者进行评估，并采用多模态神经生理学监测，包括 SSEP、MEP 和 EMG。由于患者的脊髓病，计划进行清醒纤支镜插管以在插管后对患者进行临床检查。顺利插管后进行了神经系统检查，与插管前状态无变化，然后进行麻醉。诱导包括丙泊酚、瑞芬太尼和罗库溴铵。选择罗库溴铵以方便摆放体位，因为患者将保持仰卧，所以无须进行摆放体位前的监测，由于其相对快速的代谢将允许在需要时尽快监测 MEP 和 EMG。如果需要监测患者的颈部位置（如颈椎损伤不稳定），则可以计划避免使用肌肉松弛药。然后放置桡动脉管路以方便密切监测患者的血流动力学状态。麻醉维持包括丙泊酚，50 ～ 150 μg/（kg · min）；瑞芬太尼，0.05 ～ 0.5 μg/（kg · min）；氧和空气（FiO_2 0.5）中地氟烷呼气末 3.3%（0.5 MAC）；插管后未使用肌松药。为计划中的神经监测放置了刺激和记录电极，患者的手臂被垫上，塞在身体两侧，并用床单紧紧包裹。基线 SSEP 和 MEP 是在麻醉“稳定状态”后获得的，与预期阈值相比，上肢 SSEP

的波幅略有减小，下肢 SSEP 的波幅减小更多，潜伏期增加，与术前没有神经系统缺陷的患者相比，所有四肢的 MEP 均略有减小。

该患者基线 SSEP 和 MEP 信号减弱的可能原因是什么？

在基线（即手术开始前）观察到的涉及 SSEP 和 MEP 的反应减弱不是由手术操作引起的，因为手术尚未开始。此外，由于在没有完全丢失信号的情况下观察到信号的全面下降，因此不太可能是位置或技术原因。体温过低和低血压等生理因素可能会产生这种变化；然而，这些也不太可能是变化的原因，因为这两个参数都在正常范围内。在一些患者中，处于临界低水平的血压可能会导致整体信号减少。由于低血压是这些患者 SSEP 变化的常见原因[2]，因此麻醉医生通常会将血压升高 20%，同时继续对原因进行故障排除。在这种情况下，提高血压并不能显著纠正观察到的低信号参数。

在这一点上，只剩下麻醉作用、潜在病理学或两者的结合是导致信号减少的原因。当然，减少的 MEP 信号可能部分与插管期间使用的肌肉松弛药的残留作用有关。TOF 神经刺激测试将有助于确定此类原因。此例患者就是这样做的，并显示出 80% 的四个成串刺激（train-of-four，TOF）恢复率。将 MEP 刺激强度增加 50 V 会产生更好的 MEP 信号。其他麻醉药也可能起作用，尤其是在存在挥发性麻醉剂的情况下。镇静剂 / 催眠药（如丙泊酚）和阿片类药物对 SSEP 和 MEP 的影响往往很小，除非以大剂量给药。然而，挥发性麻醉药可能会引起诱发电位的更多抑制；尽管如此，当作为平衡麻醉技术的一部分给予 0.5 MAC 或更低浓度时，挥发性麻醉药通常与足够的诱发电位描记相容，除非患者有明显的神经功能障碍（例如，脊髓病）。在这种情况下，为了测试挥发剂导致 SSEP 和 MEP 信号降低的可能性，关闭地氟烷并增加丙泊酚输注以维持麻醉深度。在足够的时间去除挥发性试剂后，SSEP 或 MEP 波幅均未见明显改善。在接下来的 20 min 内，SSEP 信号保持稳定，而 MEP 信号略有改善；与肌肉松弛药几乎完全恢复一致。

在这名患者中，严重的椎管狭窄加上继发于控制不佳的糖尿病的严重周围神经病变很可能是导致基线时所见的整体诱发电位降低的主要因素。

手术开始，整个暴露过程顺利进行。然而，在更深的解剖过程中，注意到左臂 SSEP 的波幅略有下降。重复测试证实左臂和左腿的 SSEP 幅度进一步下降超过 50%，尽管左侧 Erb 点波形没有改变（图 30.3）。右侧没有看到任何变化。EMG 活动也是负的。通知了外科医生，并对 MEP 进行了测试，结果显示左手和左腿的信号完全丧失，而右侧反应正常。

此时左侧 SSEP 和 MEP 信号减弱的可能原因是什么？

鉴于这种变化本质上是局部的（不是全部的），信号减弱的麻醉和生理原因不太可能。因此，应寻求手术、技术或体位原因来解释这种诱发的潜在变化。在这种情况下，麻醉医生在排除其他原因的同时将血压提高了当前水平的 20%。在神经监测技术专家评估信号的技术保真度时，检查了手臂的位置。没有明显的技术或位置问题，给我们留下的只是这些变化的潜在手术原因。信号变化的手术原因可能与机械应力、热损伤、手术损伤或局部缺血有关。机械应力通常与 EMG 放电有关，并且与神经根刺激或硬脑膜损伤有关。此时，在任何神经结构上都没有使用仪器和热设备。左臂缺血可以解释 MEP 的变化，但不能解释下肢和上肢的 SSEP 变化（因为 Erb 点的反应是正常的）。事实上，右侧大脑血液供应的阻塞更可能是所见变化的原因。右半球的缺血性或出血性卒中是可能的，这是由动脉粥样硬化右颈动脉的操作引起的。更可能是右颈动脉阻塞引起的脑缺血，右颈动脉靠近手术野，可能被手术牵开器阻塞。

麻醉医生通过触诊右侧颞浅动脉确认右侧颈动脉内无血流（经颅多普勒也可用于该指征）。外科医生被告知并重新定位牵开器，这导致右侧颞浅脉冲以及 MEP 和 SSEP 波形立即恢复。

病例 2

一名 36 岁的 ASA 分级 1 级女性，没有明显的

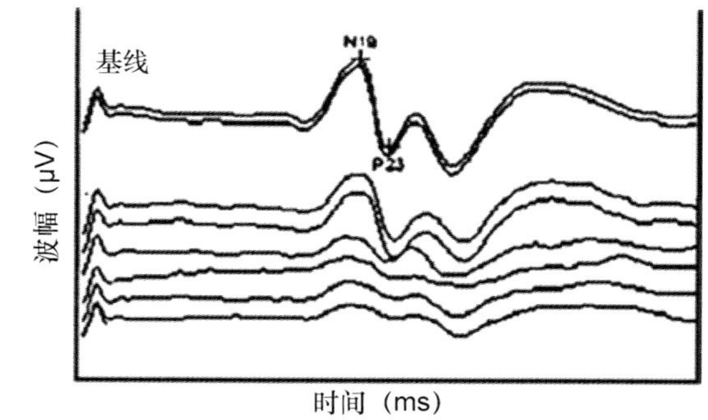

图 30.3 牵开器错位导致单侧颈动脉闭塞引起皮质 SSEP 变化的示例

既往病史，计划接受 C4-C7 ACDF，用于椎间盘突出和骨赘切除。麻醉是通过标准 ASA 监测和神经生理学监测进行的，包括从三角肌、肱二头肌和肱三头肌、SSEP 以及上肢和下肢的 MEP 记录的 EMG。所有监测参数的正常基线均在手术前获得。进行了 C4-5、C5-6 和 C6-7 间隙的椎间盘切除术，并去除了沿椎管椎弓根的明显骨质增生。同时，在沿 C5 椎弓根去除骨质期间，肱二头肌记录到一阵自发的 EMG 活动（图 30.4）

这种 EMG 变化的原因可能是什么？

在此类手术中使用 EMG 来持续监测由不同手术器械引起的对脊髓或神经根的机械刺激。EMG 放电与导致去极化的机械损伤有关，与局部缺血无关。使用 EMG 监测的前提是在可能导致更永久性神经元损伤的更大损伤发生之前提醒外科医生注意与此类机械刺激相关的变化。值得注意的是，“浅”麻醉可能是与手术无关的异常 EMG 放电的原因（但是，浅麻醉通常会在多块肌肉中产生活动，而不是此处注意到的一块肌肉）。使用其他电子设备，如烧灼器，也可能产生“假”EMG 放电。EMG 放电强度已根据四级系统[18]分级。在这种情况下，放电很轻微，通知了外科医生，此后放电立即消失。外科医生继续工作，但几分钟后再次出现严重的放电[这可能表明存在更大的机械和（或）局部缺血损伤的可能性]。在获得 MEP 时，再次通知外科医生并暂停手术活动。在此期间，还监测了 SSEP。这些方式被用作存在 EMG 变化时的确认测试，测试可能由机械变化引起的缺血导致的任何潜在脊髓损伤。

MEP 显示没有变化，SSEP 响应也很稳定。我们应该如何继续？

因为在神经生理学监测中看到的唯一变化是

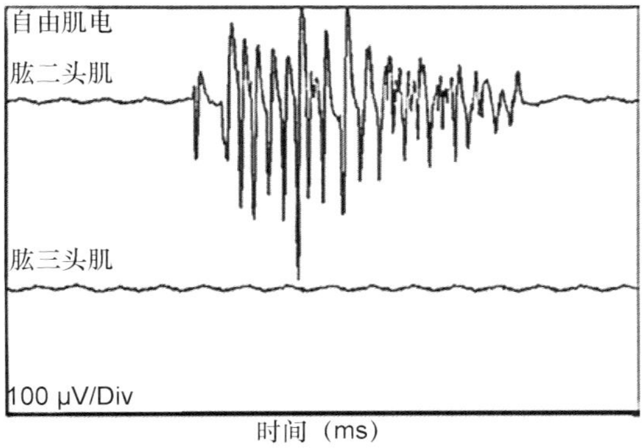

图 30.4 肱二头肌的自发 EMG，其他肌肉的噪声极小

C5 或 C6 的 EMG 活动增加，所以观察到的变化很可能是手术原因。在这种情况下，最可能的情况是从椎间孔发出的 C5 或 C6 神经根在试图对椎间孔进行减压时受到机械刺激。EMG 为即将发生的与机械损伤相关的神经系统缺陷提供实时警报。SSEP 和 MEP 波形很可能没有受到影响，因为它们倾向于沿着主要的周围神经传输，这些神经起源于许多单独的神经根，因此掩盖了对单个神经根的刺激或即将发生的损伤。

与 MEP 监测相比，EMG 监测的一个缺点是它可能会被各种来源的伪影“污染”，包括患者体动和双极干扰，而生成 MEP 所需的刺激量相对较高，情况并非如此。与 MEP 监测相比，EMG 监测的一个潜在优势是 EMG 信号采集的连续性，这可能比诱发的 MEP 更敏感地检测神经受压 / 损伤，后者的采集是间歇性的并且会需要在损伤神经时或之后刻意获取以检测它。最重要的是，如本案例所示，EMG 还具有能够检测到对单个神经根的刺激的优势，这在 SSEP 或 MEP 监测中不太可能发生，因为这些方式监测主要的混合感觉 / 运动神经和肌肉有重叠的神经根神经支配。

外科医生停止在 C5-C6 神经根区域工作，EMG 记录恢复到无声状态。外科医生在神经监测信号没有任何进一步变化的情况下继续完成手术。患者被唤醒、拔管并进行了神经系统检查，与术前相比，检查结果没有变化。

病例 3

一名 47 岁女性，体重 140 kg，ASA 分级 2 级，既往有病态肥胖病史，因左上臂出现间歇性和不可重复的神经根病症状，计划进行 C3-C5 ACDF（右侧入路）。她的临床检查不符合任何脊髓病，颈部 MRI 似乎证实了这一点（无脊髓撞击）。值得注意的是，在她的体格检查中，患者的 Mallampati Ⅳ 级气道与甲颏间距为 4 cm。以前的麻醉记录表明，她可以进行气囊 / 面罩通气，但插管困难，需要纤支镜插管。

该患者应如何确保气道安全？应该清醒插管还是麻醉后插管？在这种情况下，诱导后插管前的神经监测是否有任何价值？这种情况下应该使用什么神经监测方式？

根据患者之前的气道病史，应谨慎选择插管方式。清醒纤支镜插管的优势除了保持自主通气外，还可以在插管期间和之后检查患者是否有新的神经根病 / 脊髓病症状。还可以进行麻醉后纤支镜插管，在插管前和插管后（在“稳态”麻醉下）获得 SSEP 和 EMG，以确认插管未造成神经损伤。与直接喉镜检查相比，无论插管是在清醒状态还是在麻醉状态下进行，使用可弯曲的纤维支气管镜检查应该限制颈部运动和颈部半脱位。

对于这种外科手术，可以根据对脊髓、神经根或周围神经损伤的关注程度，使用上述神经监测方式的任何组合。

由于该患者没有脊髓病，并且由于已知她过去能够面罩通气，因此选择了麻醉后经口纤支镜插管来保护气道。获得胫骨正中神经和胫后神经的 SSEP 以及三角肌、肱二头肌和肱三头肌的 EMG。在麻醉“稳定状态”下插管前后，所有这些神经监测方式都保持不变，小心记录用于插管的琥珀胆碱（即对 EMG 没有残留影响）恢复后的信号。然后给予少量罗库溴铵（20 mg）以协助定位和暴露。使用丙泊酚 100 ～ 150 μg/（kg · min）和芬太尼 1 ～ 5 μg/（kg · h）（TIVA）维持麻醉，通过放置在左臂的专用静脉（IV）导管输注。将液体和推注药物注射到放置在右臂上的Ⅳ导管中。SSEP 基线是从所有四个肢体获得的，并且被发现是稳健和可重复的。在手术切开之前，神经监测医师报告说，从右臂记录的 SSEP 信号波幅降低了 50% 以上，潜伏期增加了（图 30.5）。

这些右臂 SSEP 变化的原因可能是什么？应该如何纠正这些变化并避免受伤？

由于手术尚未开始，观察到的变化的手术原因已被排除，并且由于这是单侧变化，麻醉和生理原因不太可能。存在技术原因的可能性（例如，由于刺激垫部分脱落导致刺激强度降低）。检查所有刺激和记录垫放置，所有其他技术参数均在正常范围内。在对右肩位置的进一步评估中，发现肩膀被胶带紧紧地贴在桌子上，使其受到过度牵引。磁带松动后 SSEP 信号返回到基线。据推测，观察到的变化与臂丛神经的伸展以及患者的体型有关，如果不加以纠正，可能会导致更持久的神经损伤症状。附在手腕上以提供牵引力的带子可能会产生类似的效果，这将改善脊柱在透视下的可视化。上臂 SSEP 反应发生变化的其他原因也被排除在外（如无创血压袖带的止血带效应或用于固定手臂的止血带效果或输注冷静脉输液的冷手臂）。

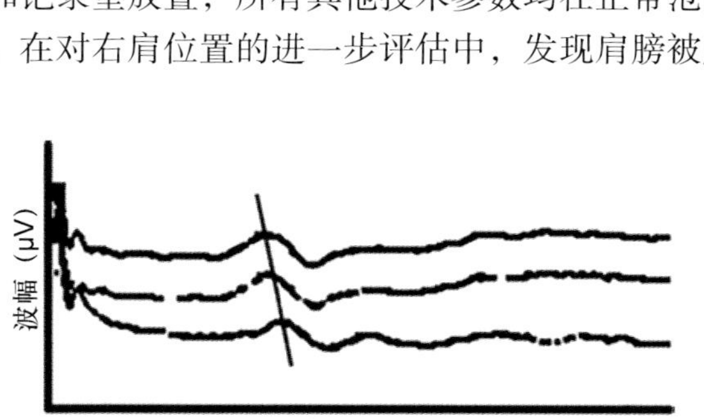

图 30.5 由于绷带太紧造成肩部过度牵引，颈椎 SSEP 发生变化

随着手术的进行，麻醉医生注意到有几次血压和心率突然且莫名其妙地上升，同时脑电双频指数（bispectral Index，BIS）值升高，这似乎表明处于“浅”麻醉期。这些患者接受静脉注射药物治疗。然而，在 3 次这样的发作后，麻醉医生添加了 6.6% 呼气末浓度（1 MAC）的地氟烷来控制这些发作。患者的生命体征和 BIS 值迅速恢复到“正常”麻醉状态，病例继续进行。外科医生继续在脊髓附近工作，几分钟后，神经监测技术人员注意到所有皮质 SSEP 的波幅都有所下降，而颈椎或 Erb 点 SSEP 波形没有任何变化，也没有任何 EMG 放电。

仅皮质 SSEP 的这种变化的原因可能是什么？

这是一种孤立于皮质导联的全局性改变，来自 Erb 点和颈髓的正常信号。由于信号变化的全面性，这种变化的技术、位置和手术原因不太可能。生理因素是可能的，但无法确定，因为发现血压和体温在正常范围内。因此，麻醉原因，即在 1 MAC 时添加挥发性麻醉药，似乎是观察到的变化最有可能的原因。大多数具有良好 SSEP 信号采集的患者可以使用低于 0.5 MAC 的吸入药。高于此水平可能会对某些患者造成问题，尤其是那些预先存在基线 SSEP 降低的患者。在这种情况下，吸入药减少到 0.5 MAC，SSEP 信号恢复到基线。

接近手术完成时，左臂的皮质、颈椎和 Erb 点 SSEP 反应开始恶化，而右臂信号保持稳定（图 30.6）。

SSEP 中此类变化的原因可能是什么？

由于这是单方面的变化，不太可能是由麻醉药物或生理改变引起的（局部体温过低导致手臂冰冷可能除外）。体位原因有可能，但变化的时间不支持这一点，因为患者的体位最近没有变化。神经监

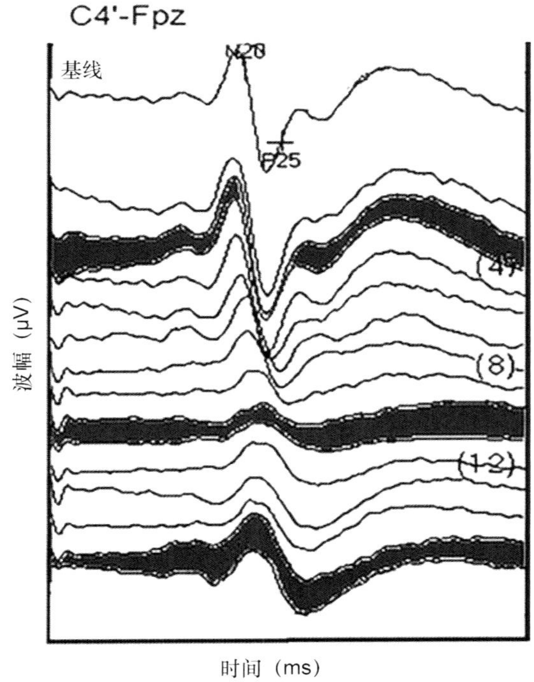

图 30.6 肢体静脉输注期间 SSEP 的变化

测技师检查了变化的技术原因并排除了。此外，由于手术处于闭合阶段，没有直接操作脊柱，并且没有看到脊柱上的出血或血肿，因此认为这些变化的手术原因不太可能。

在这种情况下，左上肢 SSEP 波形的消失似乎与“浅”麻醉一致，正如前面提到的血流动力学生命体征的变化所证明的那样，需要添加挥发性药物。这些变化综合考虑后，应促使麻醉医生检查静脉管路、药物输液泵等，以确保适当的药物输送。如果药物或液体渗入肢体，则可能会出现来自该肢体的 SSEP 信号减弱。这将是由于组织平面扩大，随后刺激电极和被刺激的周围神经之间的距离更大。

为了解决这个问题，可以在受刺激的周围神经部位增加刺激强度。另一种提高信号强度的选择是将表面经皮刺激电极更换为针刺激电极，这在存在大量脂肪组织或水肿（或渗出液）导致神经更紧张的情况下非常有用。

检查左上肢，位置良好，没有任何过度伸展、外展或外部压力。然而，注意到前臂有些紧张，怀疑药物外渗。脉搏血氧仪放在左手上，得到了很强的信号。确认患侧存在桡动脉和尺动脉搏动。左臂的静脉导管被拔掉，静脉药物随后被连接并输送到右手的静脉导管。将患肢的经皮刺激电极更换为针刺激电极，SSEP 信号逐渐改善，改善幅度较大。病例的其余部分顺利完成。

案例 4

一名 32 岁的男性摔下楼梯后在 C3/4 处脊髓受伤。他有严重的中央脊髓损伤，双侧上肢力量和感觉丧失。他无法握住他的手。他的上肢有 1/5 的力量，下肢所有肌肉群都有 4/5 的力量。下肢感觉完好无损。计算机断层扫描（CT）显示右侧 C3 椎板和左侧后外侧 C3 椎体 / 椎弓根交界处的粉碎性骨折延伸至小关节。MRI 显示 C3/4 水平脊髓灰白质 T2 加权序列异常明亮信号，与挫伤一致。C4 上的 C3 小关节轻度半脱位，前纵韧带和后纵韧带完整，脊柱前间隙为 5 mm（图 30.7）。在回顾了手术方案并分析了风险和获益后，患者选择了后路固定和融合术。

患者被带到手术室。在对鼻腔、口腔和喉部黏膜进行局部麻醉后，采用少量镇静药物，头部和颈部的运动也最小，随后进行了经鼻纤支镜插管。丙泊酚诱导全身麻醉，输注丙泊酚和舒芬太尼维持麻醉。放置神经监测电极并获得基线 SSEP 和 MEP 信号。所有波形的潜伏期都显著延长。尽管波幅很小，还是很容易从背景噪音中辨别出来，这些发现与脊髓中央综合征一致。放置 Mayfield 头架，患者俯卧，颈部轻微固定。定位后立即诱发电位显示躯体感觉和运动诱发反应均显著减少（图 30.8）。

SSEP 中此类变化的原因可能是什么？

由于手术尚未开始，因此排除了观察到的变化的手术原因。此外，麻醉药物没有任何变化。神经监测技师检查了变化的技术原因并排除了。血压立即升高至基线以上 20%，并通过透视评估定位。头部前倾并向后平移的颈椎重新定位改善了 C3 相对于 C4 的排列。诱发反应在 15 min 内恢复，并决定继续该程序。

即使采用前路手术入路，由于棘旁肌痉挛的松弛或被“锁定”在异常位置的小关节“解锁”，麻醉诱导后也会发生显著的手术定位。这也可能发生在醒着的患者身上，并在俯卧位进行临床测试。在颈椎不稳定或明显狭窄的患者中，获得摆放体位前基线诱发反应对于手术定位后颈椎对齐的评估至关重要。颈椎排列的透视评估有助于检查 C3-C4 小关节骨折的半脱位增加或旋转异常。本例评估显示前半脱位略有增加，脊柱前凸完整。在对定位进行评估后，确定 C3 的后移和前凸的轻微减少可以提供颈椎相对于脊髓的更多解剖对齐。在这种情况下，这导致运动反应快速（＜ 5 min）恢复和 15 min 后

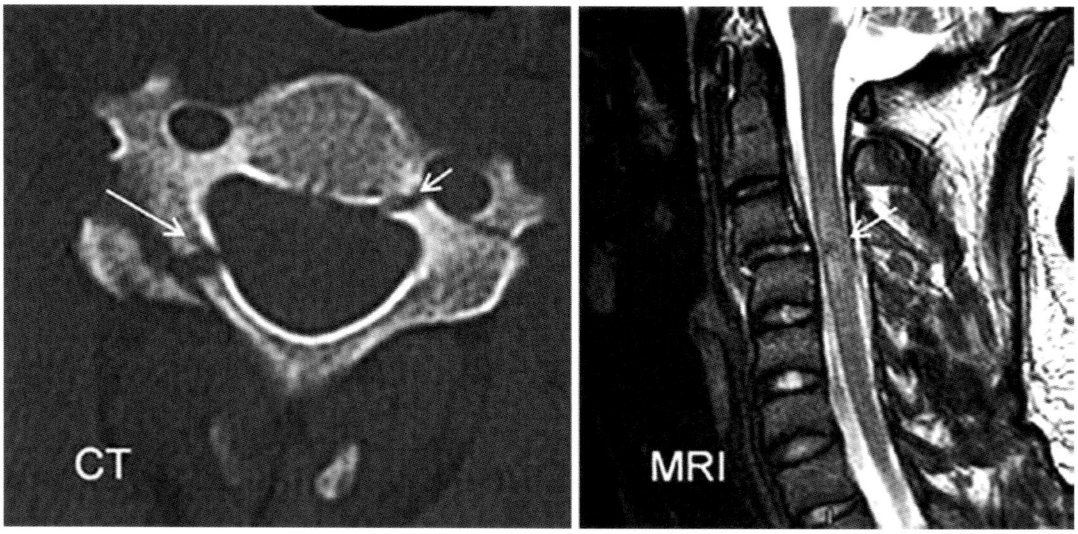

图 30.7 右侧 C3 椎板（长箭头）左侧后外侧 C3 椎体 / 椎弓根交界处（短箭头）粉碎性骨折的 CT 扫描。C3/4 水平脊髓灰质和白质（箭头）T2 加权序列上的 MRI 异常亮信号

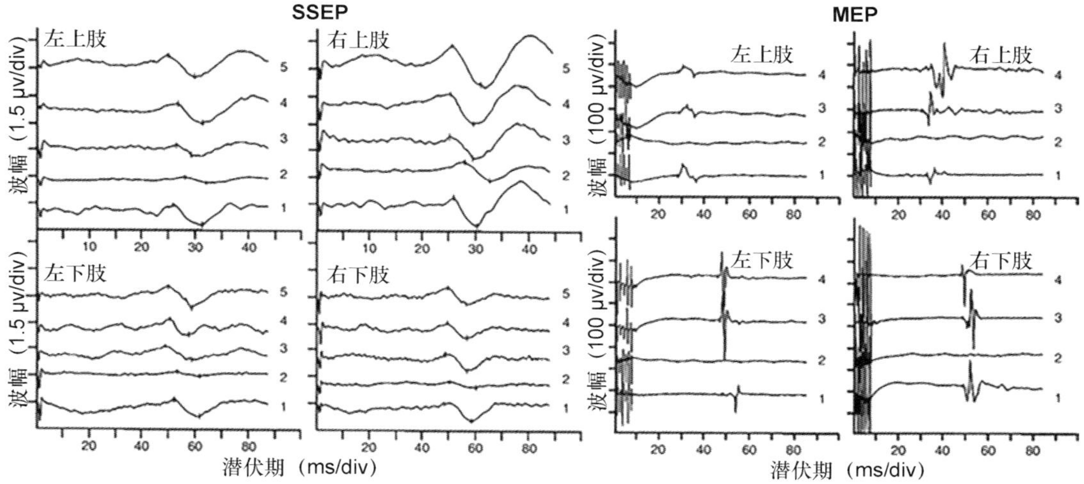

图 30.8 躯体感觉诱发电位（SSEP）和经颅运动诱发电位（MEP）。波形 1 表示诱导和插管后俯卧位之前的基线追踪。初始定位后，SSEP 反应明显减弱，MEP 反应不存在（波形 2）。在 X 线引导下重新定位颈椎后，SSEP 和 MEP 反应迅速恢复（波形 3），并持续整个过程（波形 4 和波形 5）

感觉反应恢复正常。

手术暴露后，左侧 C2、C3、C4 及右侧 C2、C4 置入侧块螺钉。右侧 C3 处未放置螺钉，因为小关节面骨折，不太可能提供任何稳定性。输出增加到 15 mA 的侧块螺钉刺激导致没有超过阈值的 EMG 反应。侧块螺钉用杆固定，以提供关节面的复位和牵引以及 C3-C4 的半脱位。在整个手术过程中，诱发的反应没有发生显著变化，患者醒来时没有出现新的神经系统缺陷。

结论

神经电生理监测常用于颈椎手术，尤其是复杂手术，以避免神经损伤。由于这些病例中可能存在中枢和外周神经系统损伤，因此在排除神经监测信号的变化时，应用系统的方法是很重要的，密切关注神经监测的不同模式如何相互作用，以描绘神经系统在任意给定时间点的状态。

致谢 我们要感谢 Paul Mongan 和 Vikas Patel 在此使用或改编了本书前一版中关于后路颈椎手术的部分内容。

参考文献

请扫描目录后二维码，获取参考文献资源。

脊柱侧凸手术 31

Sabeena Chacko，Mary Ellen McCann 和 Sulpicio G. Soriano 著
袁红 贾珍 译 刘海洋 校

学习要点

- 脊柱侧凸包括特发性、先天性和神经肌肉性，治疗方案的选择和并发症因类型而异。
- 麻醉的目标包括维持血流动力学平稳和脊髓功能的完整性。
- 多模式术中神经监测是目前脊柱侧凸患儿术中管理的标准做法。
- 维持平均动脉压在 65 mmHg 以上是维持足够的神经监测信号和充足脊髓灌注的关键。
- 麻醉药物调节诱发的神经监测信号，相较于吸入麻醉药，神经电生理学家更青睐于静脉麻醉药。

引言

脊柱侧凸具有脊柱和椎体角度分别出现横向、旋转紊乱的特征，主要出现在学龄儿童身上。尽管大多数（70% ~ 80%）在本质上是特发性的[1]，但更严重的形式可归因于先天性异常或神经肌肉疾病。特发性脊柱侧凸在女孩中更常见，除了由于弯曲角（Cobb 角）的严重程度直接导致心肺功能损害外，通常与共存疾病不相关。如果不及时治疗，这些进行性畸形可导致限制性肺疾病、肺动脉高压和肺心病等心肺疾病。在一些严重的病例中，患者会出现导致衰弱的疼痛和神经功能障碍[2]。

非特发性脊柱侧凸包括先天性、神经肌肉性和间充质病变性脊柱侧凸。先天性脊柱侧凸以畸形（最常见）、椎骨部分缺少或无椎骨为特征，并且可能与主动脉缩窄和发绀型先天性心脏病相关。儿童也可出现相反方向的互补性或代偿性畸形。由于肌营养不良、脑瘫、脊柱裂、Friedreich 共济失调和脊髓性肌萎缩而引起的神经肌肉性脊柱侧凸因原发疾病的长期性和衰弱性而复杂化。此外，一些神经肌肉疾病，如肌肉营养不良，与横纹肌溶解、心律失常、心肌功能障碍和恶性高热的风险增加有关。这可导致暴露于挥发性麻醉药和琥珀胆碱后的心脏失代偿。这些患者通常有影响整个脊柱的长 C 型弯曲，因此需要大范围的手术。间充质病变性脊柱侧凸与结缔组织疾病有关，如马方综合征、结构异常（脊髓发育不良）、脊柱原发性或继发性恶性肿瘤以及创伤。婴儿期的胸外科手术与青春期发生的医源性脊柱侧凸有关。

小儿患者背部疼痛提示感染、肿瘤、创伤或休门氏后凸畸形（Scheuermann's kyphosis）。后者影响颈椎和胸椎，由于结构性椎体畸形而进一步发展。这些并存疾病对病情复杂患者的围手术期管理都有影响。

脊柱侧凸治疗的主要目标是避免脊柱病理性弯曲进一步发展。由于早发性脊柱侧凸（early onset scoliosis，EOS）通常出现在 9 岁之前，因此观察后进行保守治疗，然后放置脊柱矫形器 / 支具。如果这些方式不能阻止脊柱侧凸的进展，则需进行明确的脊柱融合术。脊柱畸形的严重程度分级由 Cobb 角决定，当 Cobb 角超过 50°时通常需要手术。矫正手术常涉及胸椎和腰椎多节段的牵张和融合，并可能与一些严重的术中问题相关，包括大出血、静脉空气栓塞和脊髓损伤（通常在脊柱去旋转和矫直过程中导致的脊髓缺血）。有几种手术入路和固定技术来融合和稳定脊柱。后路手术包括：① Harrington 牵张与 Wisconsin 或 Luque 节段布线，②牵引和布线结合（Cotrel-Dubousset），③使用椎弓根螺钉机械固定以替代布线技术。椎体前路松解联合前路或后路硬件固定（Dwyer，Weiss springs）需要开胸或胸腹手术入路。

最近的生长保留技术利用以脊柱或肋骨为基础的生长棒和系绳系统来调节脊柱生长，目的是在 EOS 儿童成熟时维持脊柱的自然生长、移动性和功能。这些技术包括生长棒、垂直可扩展的假体钛肋骨（vertical expandable prosthetic titanium rib，VEPTR™）和椎体系带装置。根据系统的不同，螺丝、棒和系带被放置在脊柱弯曲的外部，从而利用儿童自身的生长作为驱动力，轻轻地引导椎骨变直。患者年龄在 2 ～ 15 岁，脊柱弯曲度在 45° ～ 65°。对于胸椎侧弯，为了便于观察首选单肺通气，术后保留胸导管数天。手术风险包括气胸、出血、感染和过度矫正[3]。

脊柱侧凸手术麻醉的目标是维持血流动力学的稳定和脊髓功能的完整。广泛的手术暴露、椎旁剥离和椎体牵张可诱发大量失血和静脉空气栓塞，进而导致心血管系统失稳。因此，在整个手术过程中应维持正常循环血量。虽然在接受脊柱畸形矫正手术的儿童中心搏骤停的总体发生率是 0.4%，与特发性脊柱侧凸患者相比，神经肌肉型脊柱侧凸患者术中发生心搏骤停的可能性要高 3 倍[4]。与心搏骤停相关的因素为椎体融合节段数和失血量。

IONM 技术

脊柱侧凸研究学会（Scoliosis Research Society）支持在脊柱侧凸术、髓内和髓外肿瘤切除术以及脊管闭合不全中使用多模式 IONM 来评估脊髓和神经根的完整性，并指出使用 IONM 后神经功能损伤概率为 0.14% ～ 0.79%。然而，更复杂的情况（后凸、先天性脊柱侧凸、神经肌肉疾病）和技术（椎弓根减压术、三柱截骨术）与神经系统发病率增加 3 倍有关[5]。鉴于神经系统发病率的显著降低，IONM 被认为是儿童脊柱侧凸术中管理的重要组成部分[6-7]。美国临床神经生理学学会（American Clinical Neurophysiology Society，ACNS）最近发布的指南提供了一项循证依据，证明 IOMN 确实检测到了与术后神经功能缺损相关的变化[8]。任何神经监测警报都应做到提示外科医生寻找可能的机械损伤并移除有问题的硬件，对麻醉医生来说应迅速升高血压。可以通过减少干扰、调整牵引器、尽量减少失血量、提高 MAP 和缩短手术时间来预防并发症的发生。IONM 的目标是在损伤发生时做到准确诊断，使得外科医生和麻醉医生进行干预，并监测评估功能是否恢复（见第 38 章“小儿术中神经监测”）。

SSEP 通过躯体感觉皮质对尺神经、正中神经和胫后神经刺激产生的信号来反映脊髓后柱的完整性。SSEP 通常以接近连续的方式记录。椎板下钉钩或椎弓根螺钉可直接损伤脊髓，导致患侧 SSEP 波幅即刻下降。神经生理学家将识别这一警报（波幅下降＞ 50%，潜伏期增加＞ 10%）并通知手术团队。作为回应，外科医生应移除植入物，麻醉医生应增加平均动脉压以优化脊髓恢复。

MEP 是通过刺激覆盖在初级运动皮质上的头皮而诱发的。电位通过大脑传递到脊髓，导致肌肉收缩，用来评估下行运动系统的完整性。运动通路直到 13 岁左右才完全成熟，因此年幼的儿童通常需要比成人更高的传输电荷才能获得可靠的 MEP。MEP 对继发于低血压或血管损伤的血流中断比 SSEP 更敏感。因此，能够比 SSEP 更早地监测到变化，这有助于潜在神经缺损的早期诊断和治疗。但这直接取决于 MEP 被诱发的频率。在胸椎侧凸矫形术中，脊髓前动脉牵拉引起的 MEP 发生了类似的变化，从而导致血液流向脊髓[9]。减少牵拉可以使 MEP 信号恢复到基线水平，并预防神经功能缺损。在这两种情况下，因为背侧柱保持完整，SSEP 保持不变，表明损伤发生在脊髓前动脉供血的区域[10]。血压、贫血和温度在运动反应中也起着巨大的作用[11]。尽管反复经颅电刺激可诱发 MEP，但发现其与癫痫阈值降低、心律失常或脑神经元损伤无相关性。已经报道出一种被称为运动诱发电位消退的现象，并与丙泊酚和芬太尼剂量增加、手术时间延长以及显著失血有关[12]。增加 MEP 刺激参数并调整麻醉输注常常可以抵消 IONM 的这一效应和假阳性率。在脊柱手术中，MEP 降低或完全消失表明低血压并可导致脊髓缺血[13]。血压升高几分钟内 MEP 即可恢复正常。避免低 MAP 或“控制性低血压”与正碳酸通气和适当的氧合都是小儿脊柱手术麻醉管理中不可或缺的一部分。最佳 IOMN 的其他麻醉考虑因素有：最佳体位、避免使用非去极化肌松药物并减少液体超负荷[11]。在经椎弓根椎体截骨术和脊柱切除术中，某些显著改变脊柱几何形状的高危操作要求使用 IONM，包括 SSEP 和 MEP，因为这些操作有确切的神经系统并发症风险[14]。

自由运动并诱发的肌电图（electromyography，EMG）监测神经根衰弱的特定肌群。连续 EMG 可实时反映神经根功能，包括神经刺激和损伤情况，常用于辅助外科医生定位和置入椎弓根螺钉。靠近神经根的螺钉将以较低阈值的电流（通常为 8 ～ 20 mA）激活 EMG[15]。最后，脑电图（electroencephalography，EEG）可以监测大脑皮质的完整性，并测量麻醉深度和脑灌注情况。它也被用来确认药理学的暴发抑制。下面的病例说明了脊柱侧凸术中的众多注意事项。

病例研究

一名 13 岁女孩，EOS 和胸腰椎 X 线显示胸椎右凸 50°，腰椎左凸 70°，行 T4-L5 后路脊柱融合术。她在 6 岁时首次被诊断为脊柱侧凸，当时她的儿科医生注意到她的背部有弯曲。最初的身体检查显示，她的右上胸椎轻度突出，左腰椎椎旁突出更为明显。立位脊柱 X 线显示胸椎向右凸 11°，腰椎向左凸 18°。完整的脊柱磁共振成像（magnetic resonance imaging，MRI）扫描未发现其他共存的解剖学异常，如 Chiari Ⅰ型畸形和（或）瘘管。她的母亲和姨妈都有轻度稳定的胸椎侧凸。根据病史、体格检查和影像学检查，患者被诊断为轻度青少年特发性脊柱侧凸。

患者每 6 个月复查一次，直到 8 岁时，腰椎弯曲度已进展至 30°。最初的 Boston 支具保守治疗由于不顺应性而失败，在随后的 5 年中腰椎曲度逐渐恶化。

13 岁时，月经初潮后 9 个月，骨龄 15 岁。弯曲 X 线显示中等程度的灵活性。她的身高 165 cm，体重 87 kg。胸椎和腰椎弯曲度的急剧增加与骨骼的成熟促使她需要进行手术来稳定脊柱。

患者术前评估显示凝血功能正常，凝血酶原时间为 12.0 s，部分凝血活酶时间为 32 s，血小板计数为 325 000，血细胞比容为 38%。其他实验室检查未获取。体格检查显示为肥胖少女。除胸部明显隆起外，其他身体参数均正常。基础血压为 110/62 mmHg。麻醉医生就麻醉过程和术中苏醒测试的可能性向患者及其家属提供咨询。

青少年脊柱侧凸手术术中管理的多学科方法要求神经生理学家、骨外科医生和麻醉医生进行详细的术前规划。神经生理学家主张在置入椎弓根螺钉和脊柱牵拉期间维持稳定的麻醉水平，避免暴发抑制以优化 IONM。外科医生要求 MAP 维持在 65 ～ 75 mmHg，以确保足够的脊髓灌注，并尽量减少术中出血量[16]。麻醉医生表示，需要给予和维持适当的麻醉水平来减少术中知晓的发生[17]。

在准备区给患者建立了一个小口径静脉输注通路。随后静脉注射咪达唑仑以缓解焦虑并保证围术期遗忘。因为有证据表明，接受异氟烷和氧化亚氮联合麻醉或复合麻醉技术患者的脑电双频指数（bispectral index，BIS）可在 60 ～ 70 内[17]。这种高 BIS 可能是术中知晓的先兆。BIS 监测已被证明可降低高危患者全身麻醉中的术中知晓率[18]。麻醉团队计划将患者置于俯卧位，面部置于防护头盔系统中（ProneView™，Dupaco，Oceanside，CA）。ProneView 的压力点在前额和下巴，麻醉团队担心 BIS 电极可能使患者在前额出现压疮（图 31.1），所以他们仔细填充电极周围的区域，最大限度地减少压疮和皮肤水泡发生的风险。

用丙泊酚和芬太尼进行麻醉诱导，用罗库溴铵（0.5 mg/kg）诱导气管插管。由于罗库溴铵半衰期相对较短，并且可以使用舒更葡糖钠作为逆转剂，所以即使使用 IONM 也可以使用。气管插管是无创的，并且在 MEP 监测期间，往口腔中臼齿之间放入两块咬块（由软纱布制成），以保护舌头免受撞击和撕裂伤[19]。将第三个咬块放置在中间，以保护舌头不受前门牙的伤害。由于患者在此过程中需要俯卧 4 ～ 6 h，因此要小心安全地固定气管内导管。开放几个大静脉通路并置入桡动脉导管。

MEP 是通过刺激 C1 和 C2 头皮电极产生的，而不是 C3 和 C4 电极，因为前者对咬肌的激活较少

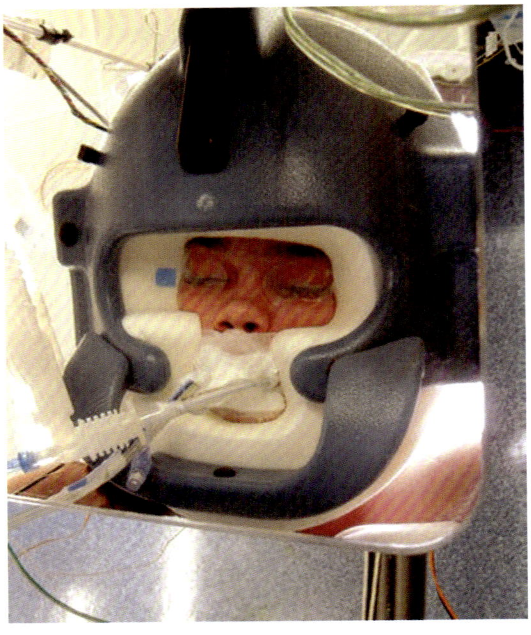

图 31.1 头枕中的青少年（ProneView，Dupaco，Oceanside，CA）。潜在的压力点包括前额和下巴。重要的是确保头部的重量分布在这些压力点之间

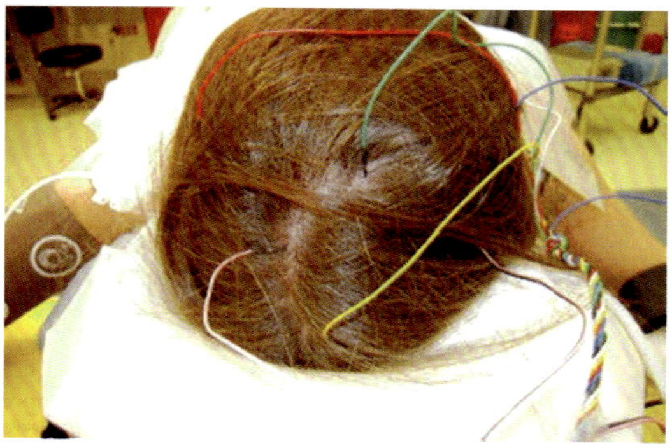

图 31.2 神经监测导线置于头皮皮质上的视图

（图 31.2）。本例还计划进行 SSEP 和肌电图（electromyography，EMG）监测。

大多数神经电生理学家主张采用全凭静脉麻醉（total intravenous anesthesia，TIVA），包括丙泊酚［100 ～ 200 μg/（kg · min）］和舒芬太尼［0.3 ～ 0.7 μg/（kg · h）］。苯二氮䓬类药物通常不与 IONM 冲突。氯胺酮是一种很好的辅助药物，因为它减轻术后疼痛的同时也增加了 MEP 和 SSEP 的波幅。TIVA 技术由阿片类药物、丙泊酚、氯胺酮、右美托咪定、利多卡因、镁剂和美沙酮的不同组合的联合应用构成[20-21]。低浓度的挥发性麻醉药可使患者失忆，迅速的麻醉紧急事件如神经监测信号消失或出现手术事件时，则需要进行“唤醒试验”。然而，几例报告证实，挥发性麻醉药和静脉麻醉药的联合使用可导致 MEP 信号下降[22-23]。

开放血管通路并放置神经监测探针后，患者小心地俯卧在 Jackson 台上，所有四肢都被垫好，并在下肢放置充气加温毯（Bair Hugger™，Arizant Inc.，Eden Prairie，MN）。神经监测技术员报告四肢所有的 SSEP 和 MEP 良好。外科医生切皮时，血压升至 130/88 mmHg，麻醉医生再次推注舒芬太尼和丙泊酚，平均动脉压降至 60 mmHg。神经监测技术人员随后报告，来自三个肢体的电位波幅下降，潜伏期增加，右手 SSEP 信号消失。

确定并讨论了信号下降的可能原因。由于信号的衰减发生在切皮期间，因此认为这些变化不太可能归因于脊髓和神经的手术损伤。如果患者达到了自身调节的下限，可能会发生全身性低血压引起的脊髓低灌注，所以麻醉团队选择提高患者的血压[24]。

麻醉团队减少了麻醉药物的输注量，并给予去氧肾上腺素提升血压。这一操作使患者的 MAP 维持在 65 ～ 75 mmHg。由于麻醉浓度的小幅增加不足以完全抑制右手的 SSEP，因此技术人员验证了电极的位置，发现电极完好无损。

在丙泊酚和舒芬太尼剂量减少 5 min 内，除了右手只是间歇性的潜伏期延长、波幅下降外，其他的 SSEP 都恢复到了基线值。巧合的是，右手示指的脉搏血氧仪间歇性地显示出微弱的信号。右手 SSEP 信号丢失的原因包括右手电极脱落、右手电极与皮肤接触不良、脊髓损伤、臂丛损伤。随后，技术人员检查了患者右手电极的阻抗，发现为 5 kΩ，是正常的。患者头部、手部、手臂、肩部的记录和刺激导联也完好无损。麻醉团队将信号丢失的情况告知手术团队，并询问他们是否对颈椎下段和胸椎上段脊髓进行过手术操作。主刀医生表示，手术野包括 T4-L4 节段，不包括颈椎下段和胸椎上段。麻醉医生再次查看手术铺巾下的情况，并注意到右臂从肩膀处外展。这时，骨科医生承认为了更好地协助手术，他把右上肢挪开了。麻醉医生重新调整了手臂的位置，使肩膀不再外展而是处于中间位置，上臂在患者躯干前方摆为 90°以限制对臂丛的牵引。麻醉医生还确认了腋部不受手术台上胸垫的影响。脉搏血氧仪上的波形立即恢复正常，这表明肱动脉受到了短暂的压迫。右手 SSEP 在 10 min 内恢复了正常[25]。在这个特殊的病例中，很有可能避免术后神经病变的脉搏血氧仪和 SSEP 监测器都出现了体位引发的问题。一篇因术中体位不佳而引起臂丛神经损伤的综述中表明，牵拉相对于压迫更有可能是导致损伤的机制[26]。

椎体皮质剥离导致大量静脉出血，外科医生要求麻醉医生将 MAP 降至 55 mmHg[27]。虽然麻醉团队担心较低的血压可能会增加脊髓和视神经缺血的风险，但作出让步使用拉贝洛儿将 MAP 降至 55 mmHg[28]。用生理盐水与失血量 3∶1 的比例输液，迅速纠正低血容量。患者体温 34.5℃，血细胞比容 26%，动脉血气值正常。麻醉医师打开液体加温器，并在上部躯干应用充气加温毯以维持患者体温。突然神经监测技术人员提示监测信号变差。麻醉医师要求神经监测技术人员描述近期信号变化的特征，发现波幅和潜伏期并没有变化，但由于背景电噪音增加，信号变得不可靠。

用晶体快速液体复苏会导致面部过度肿胀，这可能会干扰器官功能，并导致俯卧位患者迅速失去身体热量。低体温和缺血分别与 SSEP、MEP 潜伏期增加和波幅降低有关。然而电干扰也会导致信号不可靠。

在手术室里，其他电设备对 SSEP 和 MEP 的电干扰普遍发生（图 31.3）。尝试在电设备（如充

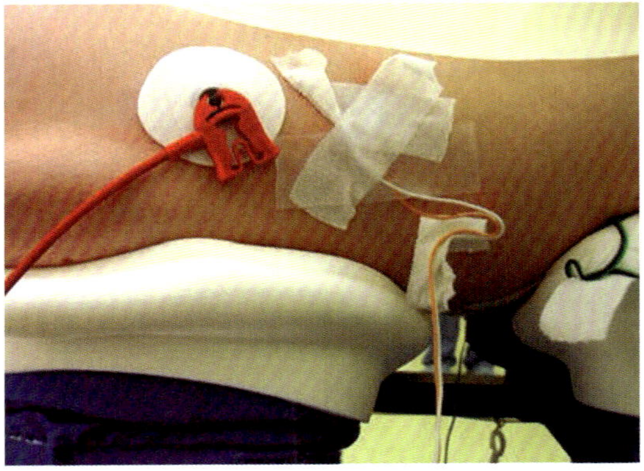

图 31.3 心电图导联与腹侧神经监测导联的距离。麻醉医生关闭血液加温器和充气加温仪，并将其移至神经监测导线的对侧。虽然没有完全解决电干扰，但信号明显得到了改善[24-25]

气加温仪或血液加温器）和电干扰发生之间建立时间上的联系很重要。判断设备是否造成干扰，最有效的方法是短暂关闭设备，看看干扰是否消失[29]。一旦确定造成了干扰，通常将设备移动到远离神经监测电线的位置，这将降低电干扰的水平（参见第 15 章）。

外科医生将所有的椎弓根螺钉双侧置入。MEP 在整个螺钉放置过程中定期运行。然后外科医生要求神经监测技术人员协助触发 EMG，作为正确置入椎弓根螺钉的另一项确保措施。外科医生将刺激探针放置在椎弓根螺钉上，并在术野上方的组织中插入针电极线，以完成刺激电流的电路（图 31.4）。术者开始用高频成串诱发刺激第一根椎弓根螺钉，诱发下肢 EMG。未检测到 EMG 信号。

这种情况下，神经监测团队与手术和麻醉团队的协商至关重要。触发 EMG 信号失败的原因包括椎弓根螺钉位置异常、神经肌肉阻滞残余、阳极导线未附着、椎弓根螺钉不导电等。涂有羟基磷灰石

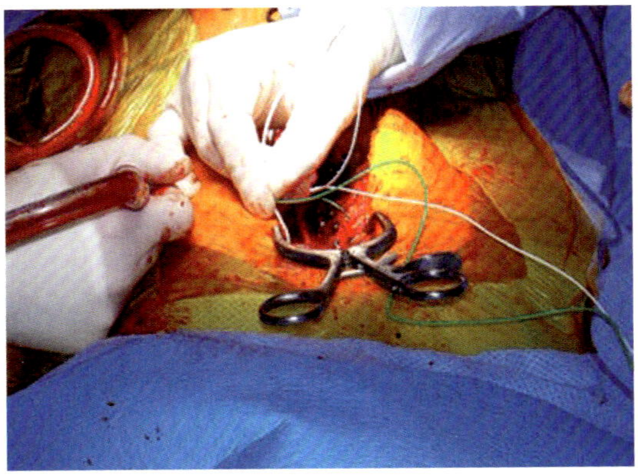

图 31.4 外科医生进行椎弓根螺钉测试

的椎弓根螺钉所传导的电脉冲可能不可靠[30]。

刺激的产生需要将探针置入螺钉导孔。在这种特殊情况下，螺钉是由导电材料制成的，外科医生忽略了插入阳极针电极。当阳极针电极正确插入后，外科医生就开始有序地刺激椎弓根螺钉，从右胸开始一直到最后的腰椎椎弓根螺钉，然后在左侧重复这一过程。除了右侧 T5 和 T6 螺钉的触发阈值小于 6 mA 外，其他 T5-L5 椎弓根螺钉的触发 EMG 反应基本正常（无 EMG 在小于 8 mA 时被触发）[31]。

诱发 EMG 是一种验证椎弓根螺钉置入位置的合适方法，因为皮质骨是良好的电绝缘体，这就提示需要大于 6 mA 的触发电刺激才能引起 EMG 反应[32]。小于 6 mA 就触发反应意味着椎弓根螺钉已经穿过皮质并靠近胸神经根。由于汇集的血流可以导电，因此在手术野不干燥的情况下，如果电流分流并刺激胸神经根，就有可能获得小于 8 mA 的触发 EMG 反应。总的来说，腰椎椎弓根螺钉检验比胸椎椎弓根螺钉检验更可靠[32]。电流分流也有可能导致螺钉阈值升高[33]。在微创腰骶椎融合术中椎弓根穿刺针刺激可接受的阈值为 5 mA，置入螺钉和椎弓根螺钉刺激应保留大于 7 mA 的电流[15]。

外科医生检查并触诊了椎弓根螺钉区域，未发现皮质断裂。所以他们觉得椎弓根螺钉不太可能穿过椎弓根的内侧壁靠近脊髓或者任何神经根。然而，这些螺钉都浸在血中。在细致地从手术野抽走残留的血液后，6 mA 的螺钉刺激不再诱发 T5 和 T6 的 EMG 反应。这个时候，外科医生忽视了基线 MEP 监测。尽管对患者进行了主动加热和静脉输液，但患者的核心温度持续下降，并达到了 33.9℃。随后外科医生放置第一根钉棒开始牵拉脊柱，并要求神经监测技术人员获取 MEP。神经监测技术人员宣布下肢 MEP 丢失，随后不久报告下肢 SSEP 也丢失。上臂 MEP 和 SSEP 信号的波幅显著降低，潜伏期明显增加。

外科医生、麻醉医生和神经监测技术人员讨论了可能导致信号变差的原因[6]。SSEP 和 MEP 的整体下降（上肢信号差和下肢信号丢失）表明，至少部分信号质量下降是由系统性非手术原因造成的。与潜伏期增加和信号波幅降低相关的非手术因素包括低血压、低血容量、贫血、低体温、低碳酸血症和吸入麻醉药的诱导剂量。这名患者的 $PaCO_2$ 正常，排除了低碳酸血症的影响。然而，该患者体温过低，又有轻微的低血压。为了维持患者体温，提高了室温，将充气加温毯调节到最高的水

平，并对所有的静脉输注液体进行了加温。血压恢复到了术前水平。虽然患者的低血压和低体温可能降低了下肢 SSEP 和 MEP 信号，但很可能与其他因素有关。导致信号丢失的手术因素包括所有可能干扰胸腰椎区域脊髓血液供应的操作，可能发生在脊柱牵拉时。在试图控制出血时，外科医生可能无意中缠绕或结扎了脊髓动脉。他们也可能直接压迫脊髓动脉或在脊柱牵张时，间接拉伸或扭结脊髓动脉，导致血流减少和脊髓缺血。外科医生检查并松开了牵引器，但没有发现任何血管搏动。他们还拆除了单杆以解除对脊髓的牵张。麻醉团队在这个时候开始输注去氧肾上腺素以提升 MAP 达到高于基线值 10% 的水平，从而改善脊髓灌注。10 min 后，信号没有得到改善，外科医生和麻醉医生同意进行 Stagnara 唤醒试验[34-35]。在没有 IOMN 的情况下单独进行唤醒试验的主要问题是从损伤时间到检测到运动缺陷的时间间隔过长，可能无法保证脊髓的完整性[36]。

停止了丙泊酚和舒芬太尼的输注。在唤醒试验中，护士从洞巾下面观察患者的脚。在唤醒试验中有必要提供充足的辅助，以防止患者在试验中不受控制地移动和意外拔管。麻醉医生轻轻地将一只手放在患者的头顶，防止患者在测试过程中抬头。另一只手放在患者的右手上，并让一名助手把手置于患者左手上。进行这些操作是为了避免患者气管内导管移位或将头部从保护性泡沫支架中抬起。麻醉医生还要求患者紧握双手，以证明她能够对口头命令做出反应。一旦患者做到了，就进一步要求患者摆动她所有的脚趾来检查脊髓功能。在第二次要求时，患者摆动了所有的脚趾，麻醉医生接着用丙泊酚和咪达唑仑再次麻醉了患者。患者的 SSEP 和 MEP 恢复到基线值，这可能是血压升高或麻醉效果降低的结果。

做出这一决定是为了优化所有可能的参数。环境室内温度升高了，患者的核心体温也升到了 36℃。麻醉团队优化了生理参数，包括 MAP、血细胞比容、电解质和动脉血气（arterial blood gases，ABG）[6]。值得注意的是，唤醒试验通常与 MAP 暂时升高有关。

外科医生小心地放置牵引器和第一根钉棒。钉棒放置好后，他们就轻轻地分离脊椎，以便于矫直脊柱。这一次信号没有丢失，维持 SSEP 和 MEP 信号的同时放置了第二个钉棒。外科医生缝合并包扎了创口，医疗团队将患者仰卧位置于床上以促进麻醉苏醒。此时注意到，原本放置在左磨牙之间的海绵咬块现在已被移出并浸泡在血液中。检查舌头发现左侧有很深的撕裂伤，并持续出血。耳鼻喉科医生对患者进行了检查，然后缝合了撕裂伤。成功拔出了患者的气管内导管，将患者转移到了麻醉恢复室。

患者咬到了自己的舌头很可能是 MEP 造成的。在唤醒试验期间没有舌体撕裂伤的报告，但大量的报告记录其发生于 MEP 监测后[19]。来自 MEP 的电流可以直接刺激咬肌或支配咬肌的三叉神经，导致反复的牙关紧闭。没有绝对的方法可以避免这种情况，即使在放置咬块的情况下也会发生舌体撕裂。在整个手术过程中，有必要定时确认咬合块没有移位。大多数麻醉医生自己制作咬块，把几片纱布卷起来用胶带固定住。重要的是要将咬块完整地放置在磨牙之间，然后设计一种方法以确保术中咬合块不移位。此外，使用高电压进行 MEP 可能会增强咬肌收缩，增加舌体损伤的风险。该病例在手术结束时，对所有放入口中的咬块和海绵都进行清点。

总结与结论

本病历展示了一些常见的隐患，这些隐患会对接受脊柱侧凸矫正术的青年患者术中、术后过程产生不利影响。为了给手术做一个精心设计的麻醉，麻醉医生必须非常熟悉手术过程、患者的病史和身体状况。此外，应该在手术过程中和当地实践的背景下加以考虑标准 SSEP 和 MEP 的细微差别[27-28]。外科医生、麻醉医生和神经监测技术人员的需要都必须全部考虑在内，以便制订麻醉方案，最大限度地减少术后神经损伤的风险，减少不良并发症（如舌体撕裂或继发于不良体位的神经病变）的发生。通过适当的计划和对细节的关注，成功完成这一复杂而危险的手术是非常有可能的。

参考文献

请扫描目录后二维码，获取参考文献资源。

成人畸形矫正手术

32

Ryan C. Hofler，Travis H. Dinsmore 和 Richard G. Fessler 著
袁红 贾珍 译 刘海洋 校

学习要点

- 成人脊柱畸形是导致背部疼痛和残疾的复杂原因。
- 术前应利用标准化工具和分类系统对成人脊柱畸形进行分类和分级。
- 成人脊柱畸形矫正的入路可采用前路、后路、侧路或多种入路的组合。
- 矢状面畸形矫正比冠状面矫正更为重要。
- 术前应仔细计划矫正操作，以确保适当地矫正畸形。
- 与畸形矫正相关的神经风险因入路不同而存在差别。
- 用多模式神经生理监测方法包括躯体感觉诱发电位（somatosensory-evoked potential，SSEP）、运动诱发电位（motor-evoked potential，MEP）和肌电图（electromyography，EMG）辅助进行围手术期神经损伤的检测。
- 神经生理监测可以早期发现脊柱操作和植入物引起的可逆性神经损伤。
- 神经生理监测可用于确定特定脊柱入路的安全通道。
- 与麻醉和神经生理学医生的详细沟通可能会使监测解读和反应的效率更高。

引言

成人脊柱畸形是导致背痛、神经功能障碍和残疾的一个重要原因。脊柱畸形手术的神经并发症并不常见，但往往会改变患者的生活，导致虚弱、疼痛和瘫痪。术中并发症的发生率在个体中为 0 ～ 3%，并且取决于手术入路、病理和病例复杂性[1-2]。Thirumala 等在择期脊柱手术的荟萃分析中发现新发的神经功能缺损率为 0.82%。数据结果表明，术后神经功能缺损与发病率、死亡率、医疗保健的使用和成本增加有关联[3]。术中神经生理监测（intraoperation neurophysiologic monitoring，IONM）使早期发现神经损伤的可逆性原因成为可能，从而预防与手术事故相关的永久性神经功能障碍。因此，这些技术已成为脊柱畸形矫正手术和脊柱外科手术常见的辅助诊断方式。

背景及发病机制

成人脊柱畸形（adult spinal deformity，ASD）是脊柱老化的一种情况，涉及腰胸椎矢状面或冠状面排列不整或不平衡。ASD 的典型原因包括青少年特发性脊柱侧凸的进展或更常见的由于脊柱退行性变化导致在成年期的级联进展[4]。后者包括先前的手术干预引起的医源性畸形，以及进行性脊柱退行性变。ASD 发病率在老年人群中增加，50 岁以后发病率最高，平均发病年龄为 70.5 岁[4-6]。此外，ASD 相当常见，60 岁以上无症状个体中约有 68% 会发病[7]。

ASD 开始于椎间盘退变，在正常衰老过程中椎间盘的蛋白酶活性增加。这导致蛋白聚糖的丢失、渗透压的下降和液体含量的减少[4, 8]。这从低段腰椎开始，使得椎间盘的完整性丧失、高度下降。此外，节段稳定性的丧失导致小关节和后韧带复合体的应力和应变增加，导致骨赘形成和小关节肥大。黄韧带和小关节肥大导致外侧隐窝狭窄进行性发展，由于椎管和椎间孔中的神经受到压迫，使之成为造成神经根病变和神经源性跛行的原因。施加于脊柱退行性运动节段的不对称力导致冠状面进行性畸形伴外侧滑脱和脊柱侧凸。高度和节段稳定性的下降导致腰椎滑脱和腰椎前凸的消失，最终导致矢状面畸形[9]。

许多环境和行为因素，包括机械、营养和遗传

因素[10]，造成了脊柱退行性变和 ASD 的发生和发展。吸烟通过增加分解代谢活性来增加 ASD 的风险，导致椎间盘纤维环和髓核内的细胞结构和细胞外基质的破坏。此外，肥胖会导致脊柱的机械应力增加，但也可能通过更复杂的方式导致椎间盘完整性的改变。脂肪组织分泌的瘦素可激活多种细胞因子通路，导致髓核内细胞异常增殖，破坏椎间盘的完整性[11]。

神经根病变和神经源性跛行等椎管损伤的症状通常在 60 岁左右出现。患者常常身体前倾，通过拉伸肥大的黄韧带来缓解症状。矢状面不平衡的患者常常膝关节屈曲、骨盆后倾，以维持矢状面内的平衡[4]。

鉴别与分类

ASD 通常采用与其他脊柱疾病类似的放射学评估策略，包括平片评估对齐度和稳定性、MRI 评估软组织、CT 评估骨结构状态。ASD 的完整性评估依赖于长盒式 X 线片来显示从颅底到股骨头的整个脊柱。这使得临床医生能够利用标准化的测量来评估和分类脊柱畸形，这些测量值统称为脊柱骨盆参数[12]。

最常用的脊柱骨盆测量是骨盆入射角（PI）、骨盆倾斜度（pelvic tilt，PT）、骶骨倾斜角（sacral slope，SS）、腰椎前凸角（lumbar lordosis，LL）、胸椎后凸角（thoracic kyphosis，TK）和矢状面轴

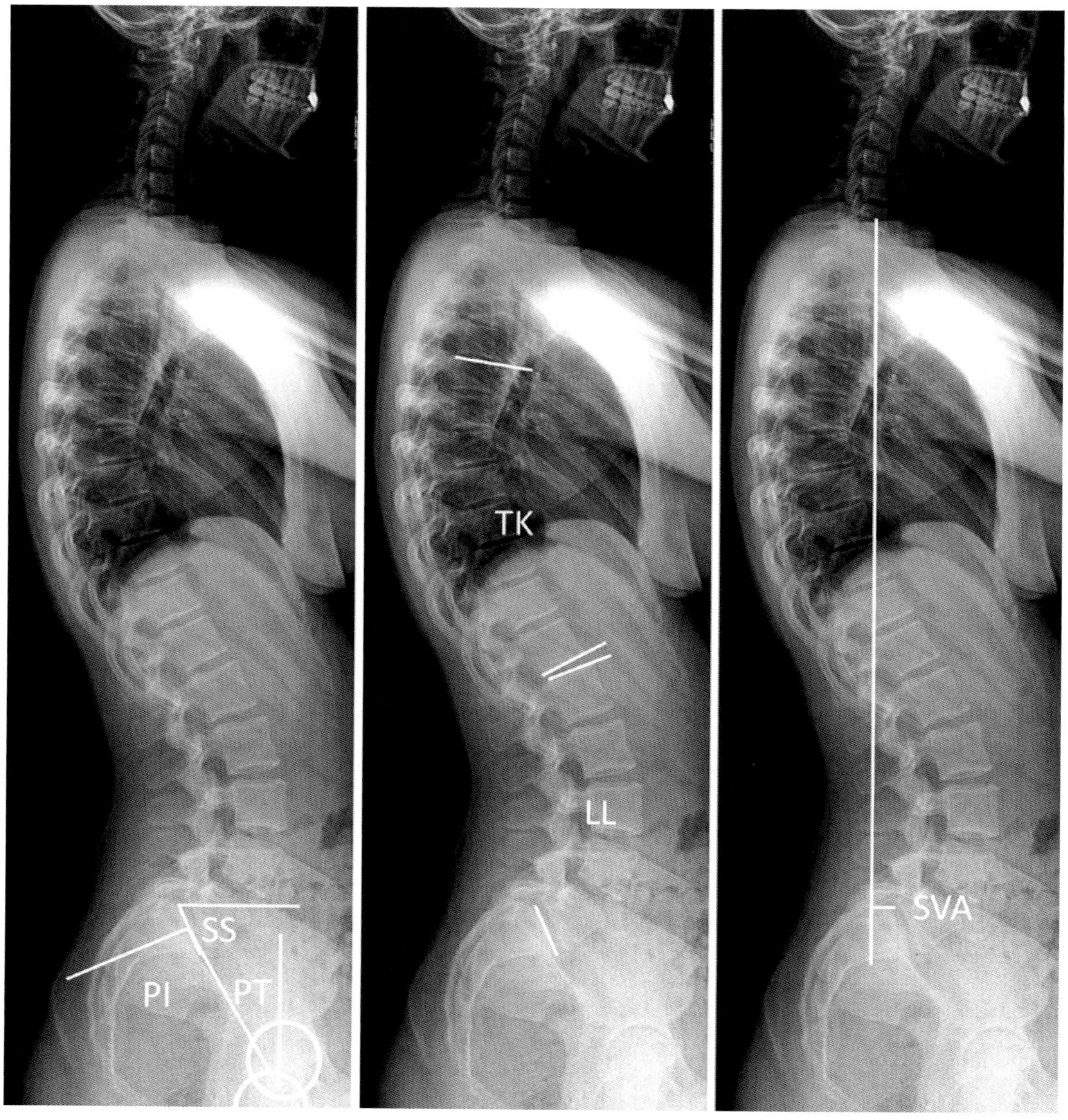

图 32.1 脊柱参数测量。在左图中，骨盆入射角（PI）的测量为骶骨上终板中点至股骨头中点连线与骶骨轴线之间的夹角。骨盆倾斜度（PT）的测量为从股骨头中点到骶骨终板中点的连线与经股骨头中点垂线之间的夹角。骶骨倾斜角（SS）为骶骨上终板与水平线之间的夹角。在中间的图中，腰椎前凸角（LL）是 L1 和 S1 上终板之间的 Cobb 角。胸椎后凸角（TK）是 T5 上终板和 T12 下终板之间的 Cobb 角。在右图中，矢状面轴向距离（SVA）为 C7 铅垂线至 S1 终板后缘的距离

向距离（SVA）。图 32.1 简要展示了所有的这些测量方式。PI 是测量骨盆形状的参数，也是腰椎预期弯曲度的重要预测指标。PI 值因人而异，但在骨骼成熟后，这个值通常是固定的。一般在非病理情况下，PI 值越大意味着腰椎前凸角度越大。PI 值通过测定 S1 终板的垂直线与股骨头中点和 S1 终板连线之间的夹角来测量。PT 值是测量骨盆相对于臀部和大腿的角度。尽管脊柱畸形，骨盆后倾是患者维持矢状位平衡（通过 SVA 测量和头部相对于足的位置估计）的常见情况。骨盆后倾导致 PT 值增大。SS 是 S1 终板与水平线的夹角。与 PT 和 PI 相关的公式为 PI = PT + SS。腰椎前凸和胸椎后凸通常分别测量 L1 和 S1 以及 T5 和 T12 终板之间的 Cobb 角。这些测量对于量化矢状面畸形程度很重要。就与 PI 的关系而言，LL 尤为重要。PI 与 LL 的不匹配度大于 10°是识别 ASD 的重要阈值。SVA 代表患者无法代偿矢状面畸形的程度。SVA 向前超过 4 cm 表明全局排列紊乱和矢状位不平衡。SVA 即 S1 终板后缘到 C7 椎体中心铅垂线的距离。还应测量所有冠状曲线的 Cobb 角，因为他们会影响手术决策和畸形矫正的策略；然而，重要的是要记住矢状面矫正是畸形矫正术后患者预后的最重要因素[12-14]。

SRS-Schwab 成人脊柱畸形分型是 ASD 患者随访和治疗过程中使用的重要分类系统。该系统根据脊柱骨盆测量和冠状曲线位置对畸形进行分类。根据 Cobb 角超过 30°的曲线位置标记冠状曲线类型。包括胸椎（Thoracic，T）、胸腰椎 / 腰椎（Lumbar，L）、双侧（Double，D）和无侧（neither，N）。矢状位调节器按严重程度（非病理性、中度、重度）分类。对于 PI 和 LL 的失配，中度失配至少为 10°，重度至少为 20°。对于骨盆倾斜度，中度至少为 20°，重度至少为 30°。SVA 大于 4 cm 为中度，大于 9.5 cm 为重度[14]。SRS-Schwab 等分类系统使外科医生能对脊柱畸形进行一致的分类，从而计划干预措施，并参照术后放射检查结果。

手术目标和方式

ASD 手术干预的主要目标包括神经元减压以缓解神经根病、虚弱和神经源性跛行症状，以及纠正改善腰椎前凸从而更紧密地与骨盆入射角相匹配，从而减小 SAV 和骨盆倾斜度。最终的结果应该是矢状面平衡良好，骨盆后倾减小，神经压迫症状得到解决。实现这些目标的技术多种多样，包括椎弓根螺钉和钉棒、椎体间装置以及多种跨弯压迫和松解模式。

脊柱畸形矫正的经典方法是后柱截骨术（posterior column osteotomy，PCO）。包括切除小关节的棘突、椎板、峡部、上下关节突以及相关的后韧带（棘上、棘下韧带和黄韧带）。这在两个相邻椎体的椎弓根之间形成了一个垂直的后柱间隙。因此穿过该间隙所造成的压缩导致椎间盘间隙的角度增加以及前柱变宽。PCO 通常能提供大约 10°的矫正，并且常常跨多个连续运动节段进行，对畸形实现平滑、温和的矫正[15]。

在需要额外矫正或由于先前存在的融合而无法活动椎间盘间隙的情况下，可采用经椎弓根椎体截骨术（pedicle subtraction osteotomy，PSO）或脊柱切除术（vertebral column resection，VCR）。除了切除椎板、峡部、关节面和相关韧带外，PSO 还包括切除椎弓根和椎体楔形部分。该骨缺损造成的压迫导致后柱和中柱缩短，并增加通过椎体的角度。通过这种方法可以实现大约 30°的矫正，但有较大的失血、脊髓液外漏和神经系统损害的风险。该技术最好在有严重畸形的患者中谨慎使用。同样，VCR 涉及椎体的完全切除。在正确的条件下可以实现 35°～ 60°的矫正[15]。

PCO、PSO 和 VCR 可与椎间融合器置入联合进行。这可以增加关节融合术的表面积，降低潜在的假关节风险。此外，精心设计的椎间融合器结合 PCO、PSO 或 VCR 可以使外科医生提高可实现的矫正程度。

内固定和术中神经监测

脊柱内固定的通路通常可分为三大类：前路、侧路和后路。所选择的特定入路在很大程度上取决于病理、外科医生偏好、内固定的可行性和手术目标。每种入路都能够让外科医生进入椎间盘间隙进行减压，并使用植骨材料放置椎间装置进行关节融合和骨结构螺钉固定。此外，截骨术和前柱重建可用于操纵脊柱对准，以纠正冠状面和矢状面的对准错误。多模态 IONM 可与其他工具（如 X 线透视、影像引导和机器人）结合使用，最大限度地降低神经损伤和术后神经功能恶化的风险。

前路

腰椎前路的典型入路包括左侧腹膜后入路。对于腰椎前路椎体间融合术（anterior lumbar interbody

fusion，ALIF），在下腹部打开一个切口，确定并切开腹直肌鞘。在腹膜后间隙进行平缓钝性分离。该入路通常由普外科医生或血管外科医生实施。当腹膜内结构被剥离出手术通路时，可以识别出输尿管、腹肌、髂静脉和髂动脉。要小心处理这些结构避免造成损伤。将血管拨出手术视野，切开椎前筋膜以暴露椎体和椎间盘间隙。术中使用透视确保手术节段可视化。从这一点来看，椎间盘切除术合并或不合并椎体切除术均应谨慎进行，以免损伤腹腔血管[16-18]。通常硬膜外间隙不通过这种入路进入。植入物包括椎间融合器和螺钉，某些情况下的钢板与骨移植材料一起植入，以完成内固定和融合。ALIF 考虑到神经元件的间接减压以及前柱重建和关节融合。该通路可以单独进行或与其他入路联合进行，以减少冠状位弯曲和（或）腰椎前凸的影响。

ALIF 后的神经损伤包括特异性神经根综合征、马尾神经综合征、生殖股神经或髂腹股沟神经损伤，最常见的是胃下神经丛损伤。严重并发症如死亡（0.3%）和截瘫（0.2%）较为罕见[19]。在这些入路中，血管损伤也可造成神经缺血，从而导致神经功能受损。除了直接的动脉损伤，由于动脉壁牵拉引起的动脉血栓栓塞也被认为是术后虚弱和感觉缺损的原因之一[20-22]。生殖股神经和髂腹股沟神经损伤通常表现为术后腹股沟或大腿内侧区域麻木。这些更常见于上腰椎水平手术，通常仅需观察可自动消退。

Isley 等展示了一个病例，其术中 SSEP 变化与腰椎前路椎体间融合术中髂总动脉进行性血栓闭塞相关[24]。SSEP 可以与大脚趾脉搏血氧仪和大血管触诊结合使用，以帮助检测手术过程中的血管闭塞[25-26]。Brau 等证明，牵开器压迫左髂总动脉导致血氧饱和度下降与 SSEP 信号损失密切相关，牵开器重新放置后 15 min 内信号恢复正常[25]。

侧路

侧路腰椎椎体融合术（lateral lumbar interbody fusion，LLIF）是一种适用于大部分腰椎的入路，适用椎体可以从 T12 到 L5。L5/S1 椎间盘间隙通常不能通过这种入路进入。在这种入路中，利用外侧腹膜后的经腰肌通道进入椎体外侧和椎间盘间隙[17，27]。将患者置于侧卧位，在椎间盘间隙后 1/3 处切开。钝性剥离腹斜肌和腹横肌进入腹横筋膜，穿破腹横筋膜后进入腹膜后间隙。将腹膜从腰肌上钝性剥离。在透视引导下，将扩张器穿过腰肌置于目标椎间盘间隙上。连续 t-EMG 用于减少股神经和腰丛损伤的发生率。如果 t-EMG 值提示与神经结构的距离安全，则可以通过腰大肌进行序贯扩张以形成手术通道。随着每次连续扩张的进行，t-EMG 刺激在主方位上也重复进行。在 t-EMG 确认为安全的手术通道后，放置用螺钉或垫片固定的牵开器进行椎间盘切除并放置带有植骨材料的椎体间装置。在放置牵开器之前使用单极刺激仪确定穿过神经根的位置，确保可以安全地向后牵引以免在减压和移植物放置的过程中造成神经根的损伤[28]。术中使用透视确保内置物的安全位置，避免其进入硬膜外间隙。多模态 IONM 也可以与侧位和前后位透视结合使用，用来筛查器械有无偏离神经孔或椎管。多项研究表明，股根内缩，特别是在 L4-5 段，可导致股四头肌明显无力和萎缩。最近的前瞻性 IONM 数据表明，在侧入路中增加 MEP 监测可显著降低术中 L4-5 节段神经根损伤的发生率[29]。

斜外侧入路椎间融合术（oblique interbody fusion，OLIF）在 ALIF 和 DLIF 中间的通道进入，同样从腹膜后入路进入。然而，这允许在保留腹部血管侧方的情况下提供前腹侧入路。这种中间入路避免了 LLIF 中 t-EMG 刺激的需求[17，27，30]。此外，还可以直接从外侧通道进入腰大肌前入路（anterior to psoas，ATP），这同样避免了经腰肌入路的风险；然而，交感神经干损伤的风险依然存在[31]。

后路

胸腰椎后入路在暴露和内固定装置置入过程中最容易损伤神经根。这是由于硬膜外间隙、椎间孔与椎间盘间隙、椎弓根之间的关系。因此，在这种入路中，多模态 IONM 能帮助外科医生避免神经根损伤。腰椎后入路可常规通过开放式或微创入路，通过筋膜切口和骨膜下剥离进入或经肌肉通道进入。选择的通道可以显示目标节段的关节突关节、椎板、棘突和横突。后路椎体间融合术（posterior interbody fusion，PLIF）中，在关节突内侧行椎板切开，硬膜囊向内侧缩回。这确保外科医生能够进入椎间盘间隙，以便置入椎体间移植物。这与经椎间孔入路腰椎椎间融合术（transforaminal interbody fusion，TLIF）相反，后者采用椎板切开术和下位椎骨关节面切除术，通过神经根穿出的椎间孔进入椎间盘间隙。与 PLIF 相比，TLIF 具有明显的优势，其可以减少神经和硬脊膜牵拉，从而降低硬脊膜撕裂和神经根损伤的风险[17]。将 IOMN 与 SSEP 和

MEP结合使用可以帮助外科医生评估神经根和硬脑膜牵拉造成的影响，也可以评估这两种入路中放置椎间移植物时的牵开程度，从而降低损伤发生的风险[32-36]。在TLIF和PLIF中，椎弓根螺钉放置的通道通常与进入椎间盘间隙的通道一致。在开放式手术中，椎弓根切口可通过横突、椎弓峡部和上关节突相交处的乳头突来识别。在微创入路中，使用“牛眼”技术在透视或影像引导下识别椎弓根。螺钉可以徒手放置，也可以在透视引导和（或）影像引导下放置。除了用球形探针触诊椎弓根外，还可以利用放置螺钉所触发的EMG刺激来确保椎弓根壁不被破坏[37-41]。

大多数情况下，最终的矫正技术是通过后入路进行的。这通常采用后外侧内固定和各种后方截骨术的组合，在某些情况下与各种椎间选择和前柱重建相结合。后柱截骨术包括去除棘突、椎板、内侧和外侧小关节面，以压缩后路元件并实现矢状面矫正。其他方式包括三柱截骨术和脊柱切除术，其风险更大，但是能提供更大的矫正潜力。三柱截骨术包括通过经椎弓根入路切除椎体的三角楔形，这可以在单个或成对椎体节段上进行更大程度的矫正。在骨切除与截骨术切口关闭之前和期间仔细评估神经生理监测对确保安全的畸形矫正至关重要。如果在截骨术切口关闭过程中发现神经生理变化，则应进行逆向操作，以逆转已发生的神经损伤。也可以考虑进行唤醒实验，减浅麻醉并指示患者移动受影响的肌群。

核查表和程序性方案

使用核查表和程序性方案不仅对ASD的分类和检查至关重要，而且对术中神经监测变化的一致性和准确反应也至关重要。术中频繁测量神经电生理信号将有助于增加识别术中可能损伤神经结构动作的可能性，特别是在可逆性操作之前和之后，如穿过截骨缺损处导致的压迫、置入螺钉或可引起生物力学改变的椎体间装置时。

Vitale等基于广泛的文献综述和对成人与儿童脊柱畸形矫正手术有丰富经验的外科医生专家共识，制定了一份广泛的核查表，用于应对脊柱畸形矫正手术患者术中神经监测数据的变化[45]。他们应对神经监测数据变化的程序包括五个主要类别：获得对手术间的控制权、麻醉/全身情况、技术/神经电生理学、外科手术和后续注意事项。

获得对手术间的控制权

这一步的目的是将团队的注意力集中在手头的问题上：确定神经监测数据变化的原因。这涉及以下四个核查点：

1. 终止手术：停止手术进展，向手术室宣布信号的改变。
2. 消除外界刺激：停止所有会分散注意力的音乐或交流。
3. 召集主管麻醉医生、资深神经外科医生或神经电生理学家及一名经验丰富的护士。这些人员应该出现在手术间里，如果他们不在场的话，确保手术室团队中最有经验的成员可以协助解决问题。
4. 术中或围手术期影像学预测。

麻醉/全身情况

与主管麻醉医生讨论神经生理监测数据丢失的可逆性医学原因并纠正。这包括以下内容：

1. 优化平均动脉压。
2. 优化血细胞比容。
3. 优化血液pH和PCO_2。
4. 维持正常体温。
5. 讨论术中对唤醒实验的潜在需求。如果纠正医学异常值或其他检查后不能揭示变化的原因，则可能需要解除镇静，进行术中神经学检查以确定监测变化的准确性。

技术/神经电生理学

这一步包括评估患者体位、麻醉药物和可能导致监测变化的设备。

1. 讨论麻醉药物的特性。
2. 检查神经肌肉阻滞和麻痹的程度。
3. 检查监测仪器电极和连接。
4. 确定信号变化的模式和时机。
5. 检查颈部和肢体位置。

外科手术

这一项包括评估手术操作、技术或可能引起变化的手术事件。

1. 讨论在信号丢失之前发生的事件和动作。考虑对可逆性操作进行逆转：

（a）解除牵引。
（b）减小或消除牵引力或其他矫正力。
（c）拆卸钉棒。
（d）移除螺钉和探头，检查骨结构是否破裂。

2. 评估脊髓受压情况。检查进行截骨和椎管切除术的位置。
3. 获取术中或围手术期影像。例如利用透视、X 线和 CT 评估植入物是否合适。

后续注意事项

最后的核查表包括在所有上述检查事项完成后努力监测变化情况并最大限度地减少神经损伤。

1. 重新审视麻醉 / 全身系统情况所包括的考虑事项，并确认它们已被优化。
2. 进行唤醒实验。
3. 向有经验的同事咨询。
4. 就继续手术还是分期手术做出合理的决定。
5. 考虑开始静脉注射类固醇方案：甲强龙在第 1 h 30 mg/kg，然后在接下来的 23 h 5.4 mg/（kg · h）。

IONM 的最佳实践指南

Vitale 等还根据专家共识确定了关于 IONM 和脊柱畸形矫正手术的五大最佳实践指南[45]：

1. IONM 应采用团队方式进行：外科医生、麻醉医生和合格的神经监测人员应参与 IONM 变化的识别和沟通。
2. 所有的病例都应使用 SSEP。
3. 所有的病例都应使用经颅运动诱发电位（tcMEP）和下行神经源性诱发电位。
4. 重大预警标准为 SSEP 幅度下降 50% 和（或）MEP 持续减小大于 60%。
5. 对于持续信号减弱或无法进行监测的患者，应考虑进行唤醒实验。

病例 1

79 岁女性，过去 1 年表现为腰痛、双侧髋关节和大腿疼痛，下肢功能进行性障碍。该患者以前每天能走近 1 英里，但在就诊时只能在辅助下走几步。CT 和 MRI 显示脊柱退行性病变，腰椎严重狭窄。脊柱立位平片显示背部平坦，腰椎前凸与骨盆入射角不匹配度为 46°，腰椎退行性左侧凸 30°，顶点位于 L3-4 椎间盘间隙（图 32.2a，b）。患者接受了保守治疗但未得到改善，最终选择接受脊柱畸形矫正手术。

手术的目标包括神经元件的减压、通过前柱重建与截骨后柱压缩相结合形成前凸以矫正矢状面畸形。患者接受了 L4-5 和 L5-S1 的 ALIF、T12-L4 的 LLIF 和 L1-5 后柱截骨术，并进行了后外侧内固定和畸形矫正。手术采用 SSEP、MEP 和 EMG 监测，以确保内固定物的安全置入和对齐矫正。术中神经生理监测采取了以下步骤：

1. 开始两个节段 ALIF 前的基线 SSEP 和 MEP。
2. 在置入每个前路椎间融合器后的重复 SSEP 和 MEP。
3. 进行 LLIF 前重新定位后的第二基线 SSEP 和 MEP。
4. 在 LLIF 的每个节段放置侧牵开器时使用 EMG 进行直接刺激。
5. 在置入每个侧位椎体间融合器后的重复 SSEP 和 MEP。
6. 进行后路内固定和截骨前重新定位后的第三基线 SSEP 和 MEP。
7. 椎弓根螺钉置入后重复的 SSEP 和 MEP，置入后对每个螺钉进行直接刺激。
8. 截骨完成后和截骨切口关闭期间重复的 SSEP 和 MEP。
9. 关闭期间的最终 SSEP 和 MEP 测量。

患者对手术耐受良好，无神经生理监测的变化，无神经损伤。术后影像学检查显示矢状面矫正了 32°，冠状面矫正了 28°（图 32.2c，d）。在最后的随访中，患者的术前疼痛得到了缓解，并且能在极小的辅助下行走。

病例 2

一名 20 岁的患者表现为进行性腰痛数年，疼痛放射到双下肢，并伴有左脚无力。由于脊柱滑脱伴双侧缺损，MRI 和 CT 显示 L5/S1 严重狭窄。立位 X 线片显示 L5/S1 处为Ⅳ级脊柱滑脱（图 32.3a）。患者在 L4/5 和 L5/S1 处行 L4 和 L5 后柱截骨术、TLIF。从 L4-S1 处放置椎弓根螺钉，骨盆内固定置于 S2 髂骨翼上。在每一步复位前后，通过连续 SSEP 和间歇 MEP 逐渐纠正脊柱滑脱。在患者摆放体位期间 SSEP 丢失了。对这些变化的快速反应包

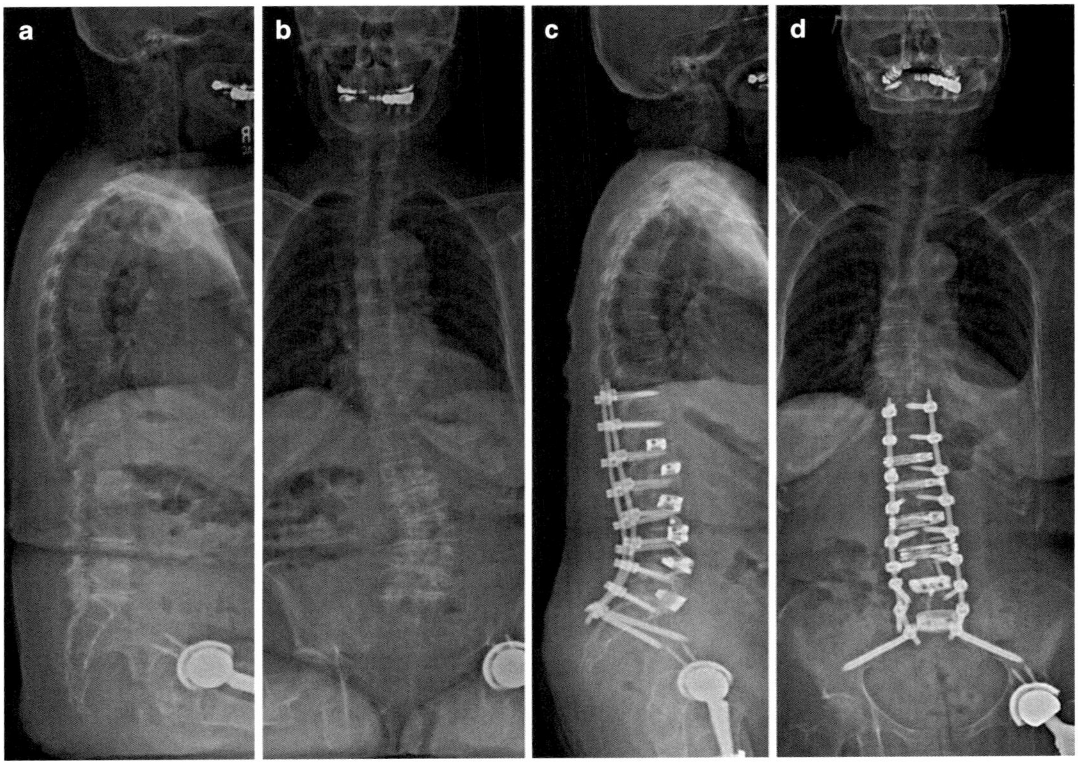

图 32.2 一个 79 岁患者退行性腰椎侧凸伴矢状面畸形。术前影像（**a**，**b**）显示背部扁平和腰椎侧凸。术后影像（**c**，**d**）显示脊柱内固定予以畸形矫正

括调整患者的体位，移除患者臀部下方的支撑物，这使得信号被找回。术中，复位后对左侧 L5 神经根的直接 EMG 刺激显示为弱反应。因此进行了唤醒实验，指示患者移动他的脚。术前检查显示他的力量是稳定的，然后手术继续进行。

最终，患者恢复良好，术后疼痛得到了缓解。他左脚无力的症状持续存在，但与术前检查相比更加稳定。术后影像学显示脊柱滑脱复位满意（图 32.3b）。

讨论

对多模态 IONM 进行了广泛的回顾性分析。据 Hussain[46] 报道，1014 例 IONM 的变化率为 8.6%。其中 26.4% 包含外科医生干预并纠正监测变化。在监测改变的病例中，有 11.5% 出现了新的神经功能缺损，其中大多数在改变后没有采取干预措施。这表明，尽管 IONM 的变化率可能高于神经损伤的发生率，但对监测变化有更快速的反应可以改善神经系统的预后。

已经对在 ALIF 过程中使用多模态 IONM 进行了很好的研究。Yaylali 等[26] 回顾了 189 例接受 ALIF 并进行 SSEP 监测的患者，其中 131 例进行了 MEP 监测。其中进行神经肌肉阻滞的 58 例患者未使用 MEP 监测。观察到的信号变化率为 7.9%，没有患者出现新的神经功能缺损。这一差异归因于外科医生对信号丧失的迅速反应。相反，Woods 等[30] 回顾性分析了一项为期 2 年的研究，共 21 例患者接受了腹膜后斜入路腰椎手术，且未使用 IONM。他们没有报告术后出现新的神经功能缺损。最终在腰椎前入路中使用 IONM 是外科医生的首选；然而文献中的一些数据表明，对信号变化的适当反应可以保护神经功能。

LLIF 术后最常见的神经功能缺损是入路同侧大腿的感觉运动症状，发生率为 30% ～ 40%，永久性损伤仅为 4% ～ 5%[47]。Cheng 等[48] 比较了使用神经监测的序贯扩张和直视下经腰大肌切开，结果显示使用神经监测序贯扩张的神经系统不良事件发生率明显较低（25.8% vs.18.3%）。这表明尽管有足够的直视视野避免接触神经元结构，临床上仍可能发生明显的神经损伤。在暴露期间使用直接 EMG 刺激可能有助于降低这种风险。此外，在对 479 例行 LLIF 手术的非随机回顾性分析中，Riley 等证明，与仅进行 t-EMG 监测的患者相比，同时进行 MEP 监测和 t-EMG 监测的患者术后即时缺损

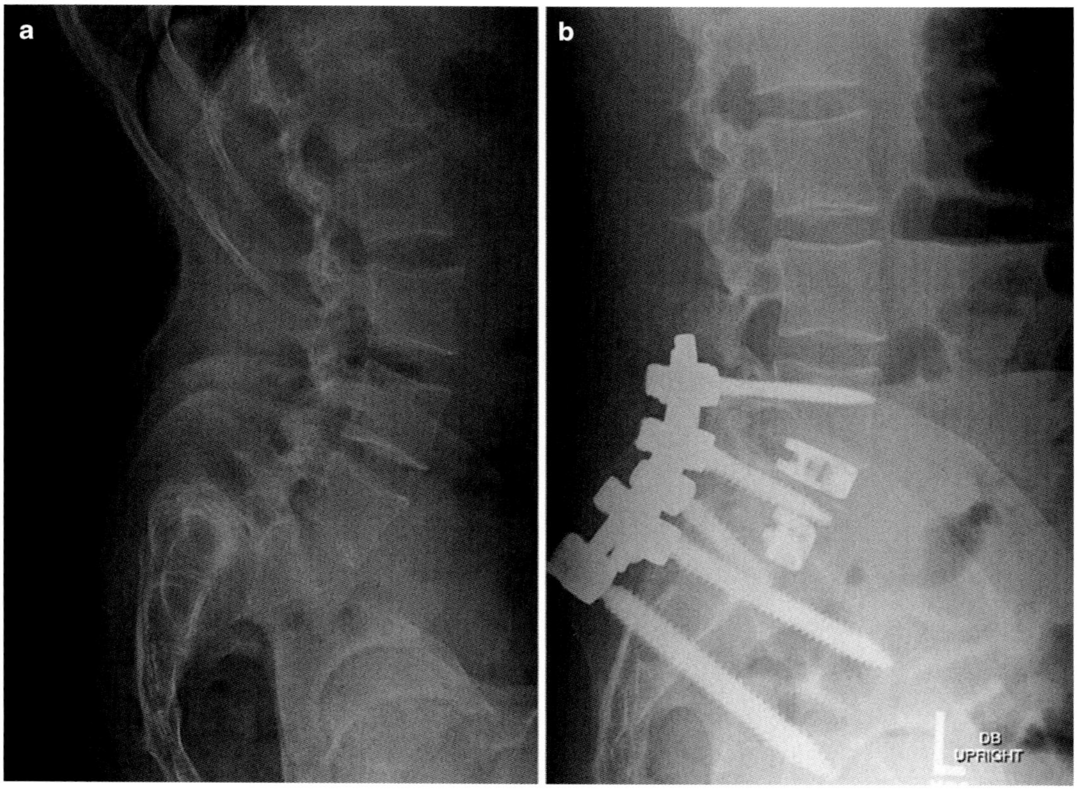

图 32.3 一位 20 岁的Ⅳ级脊柱滑脱患者。术前影像（**a**），术后影像（**b**）

减少[29]。

在微创 TLIF 的研究中，发现有或没有 IONM 的情况下螺钉错位率没有差异[49]。此外，在一项用椎弓根螺钉刺激区分是否准确放置与错位的研究中，Kulik[50]等发现，在 10 mA 的阈值下，腰椎椎弓根皮质断裂的敏感性仅为 16%（特异性为 97%）。当螺钉位置靠近神经根时，他们无法观察到 CT 扫描评估的刺激阈值逐渐降低的过程，但确实注意到 2 mA 的强大阈值与直接接触神经根有关。这与 Kaliya-Perumal 等的研究结果形成对比[51]。在比较有 EMG 刺激的椎弓根螺钉置入与没有 EMG 刺激的椎弓根螺钉置入时，发现 20 mA 的椎弓根断裂阈值有 93.3% 的敏感性和 92.9% 的特异性。他们还记录了术后神经功能的显著减少的情况以及使用螺钉刺激进行螺钉轨迹修正需要再次手术的情况。此外，在对 4386 例后腰骶脊柱手术分析的文献综述中，Wilent 等证明了 MEP（100%）在检测新发的术后下肢运动缺损方面与 EMG（14.3%）和 SSEP（28.6%）相比具有更高的灵敏度。MEP（97.9%）的特异性也高于 EMG（95.4%）[32]。

最后，IONM 并非没有局限性；然而它可以在 ASD 手术期间提供导致神经功能潜在性降低的重要信息。

结论

多模态 IONM 是成人畸形矫正手术期间的重要工具。在 ASD 矫正手术中，有一个体贴周到的团队来适时地识别、沟通和纠正 IONM 的变化是至关重要的。外科医生、麻醉医生、神经监测人员和护理人员必须在术前、术中和围手术期密切合作，以确保这些困难而复杂的操作得以安全执行。神经生理监测改变的原因有很多，包括麻醉、患者全身状况、技术、神经生理和手术等因素。为了安全、准确地进行干预，必须综合考虑这些因素。

参考文献

请扫描目录后二维码，获取参考文献资源。

腰骶椎融合术中神经生理监测 33

W. Bryan Wilent，Julie Trott，Thomas Epplin-Zapf 和 Anthony K. Sestokas 著

袁红 贾珍 译 刘海洋 校

学习要点

- 腰骶部手术中神经损伤的风险取决于手术入路和对患者的诊断；因此，在制订适当的 IONM 计划时必须仔细考虑这些因素。
- MEP、EMG、SSEP 的多模态监测方法为诊断神经根功能障碍提供了最高水平的灵敏度。
- 在这些核心 IONM 模式中，MEP 对诊断神经根功能障碍最敏感。然而，为了达到高敏感度（避免假阴性）并保持高特异性（限制假阳性），最佳的麻醉条件和适当的警报标准是必要的。
- 自发 EMG 可以提供有关接近和扰动神经根时的有价值信息，但是仅根据活动模式诊断神经根功能障碍的总体敏感性和特异性相对较低。
- 上肢 SSEP 在诊断与位置不当有关的上肢功能障碍方面非常敏感。下肢 SSEP 对腰骶神经根功能障碍有很好的特异性（很少有假阳性），但对发展中的神经功能障碍的敏感性有限，并且是神经或神经丛特异性的。
- 对于 L5 神经根损伤风险较高的后腰骶融合术来说，腓神经和胫后神经刺激的 SSEP 敏感性不高，但特异性良好。而来自胫骨前肌和（或）踇长伸肌的 MEP 对神经根损伤，特别是在 L5 神经根损伤导致足下垂时具有高度的敏感性和特异性。
- 对于腰丛损伤风险较大的侧位或斜位融合术来说，触发 EMG 为避免神经损伤提供了适度的安全性。隐神经 SSEP 在诊断进行性感觉功能障碍方面具有良好的敏感性，但基线反应的波幅通常较低，可能无法在每一个患者中检测到，而来自股四头肌和内收肌的 MEP 在诊断进行性的运动功能障碍方面有最高的敏感性。
- 椎弓根轨道、螺钉和插入椎弓根的各种不锈钢器械的刺激阈值测试可用于评估内侧壁的完整性，每种刺激都有不同的优点和局限性。
- 对于椎弓根螺钉检测通常使用 8 mA 的警报阈值，以便于准确检测内侧和下壁破裂；然而，谨慎的做法是调整警报标准来考虑异常阈值模式和不同的螺钉成分。

引言

外科医生在腰骶手术中使用 IONM 主要有两个目的。第一个目的是提供有关手术器械和置入物与神经接近程度的信息。第二个目的是诊断不断发展的医源性神经功能障碍，并通过战略干预实现逆转。

为了优化 IONM 的效用，IONM 提供者必须意识到神经系统结构的风险，这个风险取决于患者的疾病状态、手术入路和其他手术因素[1-3]。IONM 提供者还应该了解所使用的各种 IONM 测试的优势和局限性，这些测试包括躯体感觉诱发电位（somatosensory-evoked potential，SSEP）、运动诱发电位（motor-evoked potential，MEP）、自发肌电图（spontaneous electromyography，sEMG）和神经根或器械刺激的触发肌电图（triggered electromyography，tEMG）[4-8]。本章节提供的 IONM 指导主要基于手术和入路，同时基于诊断和病史考虑不同患者特定的风险。

本章节更新和补充了由 Deborah Rusy、Corey Amlong 和 Aimee Becker 在本书第 2 版中提供的该主题的信息[9]。我们承认并感谢这些作者对文献的宝贵贡献。

基础解剖学

首先，在为接受手术的患者制订最佳 IONM 计划时，对神经系统解剖学有基本的了解是必不可少的。腰骶部脊椎由 5 个腰椎（L1-L5）和骶骨组成，骶骨由 5 个融合的骶椎（S1-S5）组成。它们彼此相连，并由椎间盘、后关节突关节、棘上韧带、棘间韧带、黄韧带、后纵韧带和前纵韧带固定。成人脊髓止于脊髓圆锥，脊髓圆锥通常位于 L1-L2 水平。终丝是硬脊膜的延伸，从脊髓圆锥下降并附着于尾骨。

马尾是腰骶神经根组成的神经束，起源于较低的脊髓水平。这些神经根沿着椎管向下延伸，直到从它们各自的椎间孔穿出。因此，对于腰椎和腰骶融合手术（尤其是 L2 椎体水平以下的手术），主要的危险是脊神经根和腰骶神经丛损伤，而不是脊髓本身。

在传出通路中，所有腰、骶神经根支配多块肌肉，任何肌肉都可能被多根脊神经根支配（图 33.1）[10]。上部分腰神经根（L1-L4）形成腰神经丛，L5-S4 神经根形成骶神经丛。对于 L1/L2 神经根，通常监测腰肌。对于 L2-4 神经根，通常监测股四头肌［股直肌和（或）内直肌］。这些肌肉通常还被用于监测股神经和（或）腰丛功能。大收肌也通常被用于监测 L2-4 神经根、腰丛和闭孔神经的冗余覆盖。对于 L5 神经根，通常监测胫骨前肌和踇长伸肌。对于 S1 和 S2 神经根功能，分别监测踇展肌和腓肠肌。对于 S2-S4 神经根和阴部神经功能，通常监测肛门外括约肌。

传出通路中的神经丛到神经再到肌肉的关系在个体间相对固定。然而，脊神经根对特定神经 / 肌肉的神经支配模式的变化广泛地记录于规范患者群体中。图 33.1 突出显示了典型的优势神经根（红色的神经根），并且注意到患者之间存在差异。

相关的诊断和手术细节

可能需要手术治疗的腰骶椎疾病包括脊柱侧凸、椎管狭窄、退行性椎间盘疾病、髓核突出、椎体滑脱、峡部裂、外伤性腰骶椎骨折、囊肿或肿瘤。在后入路手术中，L5 神经根损伤最严重，导致背屈障碍，通常称之为足下垂。这种风险在高节

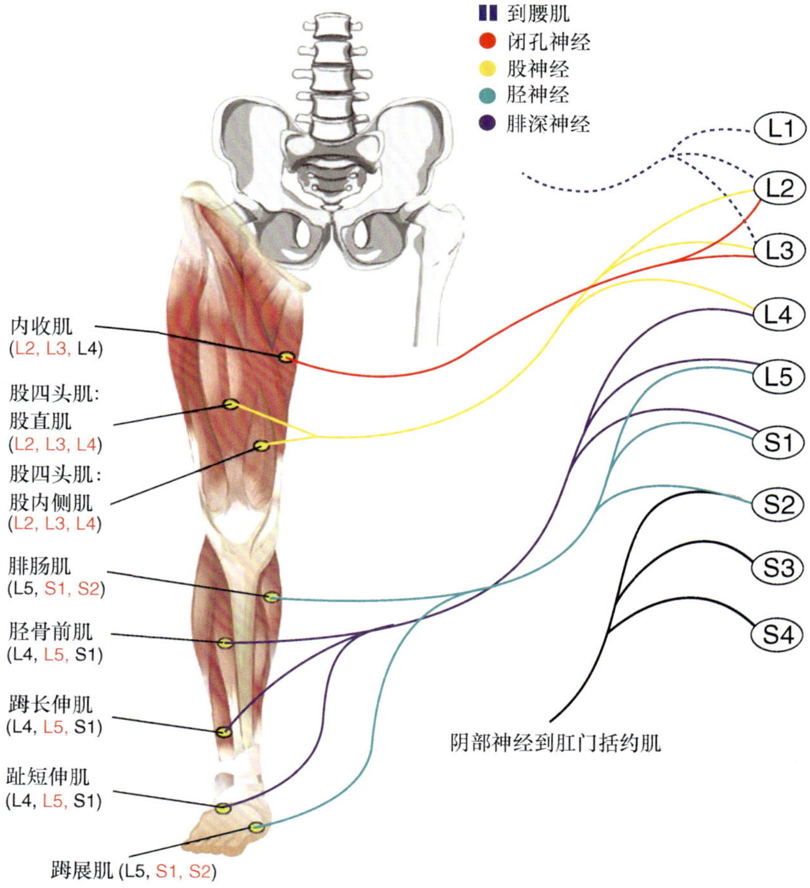

图 33.1 腰骶神经丛和神经的简化示意图，特别是因为这涉及骨骼肌的神经支配，所以最常用于电生理记录。括号中列出了具体的支配神经根，其中红色的占支配的主导地位。需要注意的是，闭孔神经和股神经发源于腰神经丛，而胫神经和腓深神经发源于骶神经丛。插图由 Brandon Trammel 创建

段（L5-S1）椎体滑脱患者及椎弓根减压截骨术患者中发生率最高[2-4]。

在侧路腰椎融合术中，为创建手术通道而引入的扩张回缩器械接近腰丛，使得腰丛损伤的风险较高。腰丛受压、牵拉或缺血可造成术后感觉异常或无力，大腿前侧疼痛和股四头肌无力是最常见的新发缺损[1，11-15]。

腰椎前路融合术的特点是暴露时由于髂动脉牵拉闭塞导致肢体缺血的风险增加。由于肢体灌注不足导致的术后新发功能缺损的风险与缺血持续时间有关，通过诱发电位及时识别至关重要[16]。

对于神经监测团队来说，在制订相关监测计划时考虑到每个患者的个体风险是势在必行的。

椎弓根螺钉与神经根检测：阈值解读

错位的椎弓根螺钉会导致内侧或下壁椎弓根断裂，降低术中植入物的疗效，并可能刺激或压迫神经根，导致新的术后疼痛或神经功能缺损和更高的二次手术率[17]。触发式 EMG 用于评估螺钉置入前后内侧壁和下壁的完整性，并已被证明可减少术后缺损和再手术率[5，17]。

在椎弓根螺钉检测期间，标准的刺激方案包括使用 200 μs 脉冲宽度和 1 ～ 5 Hz 刺激速率通过单极探针（或通过仪器夹子）传递阴极电流。理想的阳极返回电极是一个大的表面电极，由神经生理学家放置在中线和吻侧到手术部位的无菌区外（如肩胛骨之间）。或者也可以在中线和吻侧或腹部使用针电极。外科医生也可将针电极置于对侧棘旁肌的无菌区[5]。

在螺钉插入前用单极球头探针或不锈钢丝锥刺激椎弓根，可避免螺钉插入有内侧壁缺陷的椎弓根。相对于螺钉测试值，对椎弓根壁的扫描通常产生较低的阈值。＜ 3.5 mA 的值表明内侧壁完整性受损，建议采用新路径[18]。

使用不锈钢螺钉的历史研究中显示 8 mA 的椎弓根螺钉的刺激阈值是检测内壁破损的合理预警标准[19]。也支持 6 mA 的阈值，这增加了特异性，即更少的假阳性，但在降低灵敏度方面略有折衷，可能产生更多的假阴性。更保守的报道支持 10 mA 的阈值，其灵敏度更高，但特异性较低[5]。测量的阈值越低，内侧壁破裂的可能性越大，反之亦然。

在使用阈值标准时，应考虑被刺激材料的传导特性、神经的病理生理状态和患者既往病史。历史上使用的警报标准基于不锈钢螺钉的研究，但今天植入的大多数螺钉都是钛合金。钛合金不是不锈钢那样理想的导体，有时可能会以不可预测的方式表现得像半导体，偶尔会导致错误的阈值升高[20]。最近有文献的 Meta 分析重新评估了警报阈值，发现 8 mA 仍然是不同椎弓根螺钉材料的最佳阈值。与先前的研究一样，略高的阈值（10 mA 或 12 mA）产生更好的灵敏度（40% vs 32%），但特异性较低[21]。利用灵活的 8 mA 阈值，并结合影像学资料和螺钉触诊，为评估螺钉放置提供了更高的可信度[17]。

因为某些疾病状态可能会导致神经去极化阈值的相对增加或减少，所以需要一个灵活的标准，在评估时应考虑到这一点。骨密度有明显问题的患者可能有电多孔骨，阈值可能都相对较低。例如，螺钉刺激阈值为＜ 6 ～ 8 mA，检查椎弓根时无明显断裂。此外，患有慢性腰骶神经根病或多次手术的患者可能有明显的退变和（或）瘢痕组织，这可能会增加神经根刺激阈值[22]。例如，直接神经根测试可能显示 8 mA 或更高的阈值，因此 10 mA 螺钉阈值标准将是表明内壁破裂更好的指标。疑似神经传导病理改变的患者可谨慎地直接检测受影响的神经根阈值，并相应调整警报标准。

需要注意的是，在刺激目标不能与周围软组织或丰富的液体隔离的情况下（例如微创手术），电流分流通常会使刺激阈值不可靠；明确隔离袖 / 护腕的使用同时合并抽吸是可取的[5]。在微创手术中尤其如此。最后应进行下肢远端肌肉的四个成串刺激（train-of-four，TOF）测试，只有当出现 4/4 次抽搐且第四次抽搐的幅度至少为第一次抽搐的 70% 时，即 T4/T1 比值大于 0.7 时，才可以认为阈值测试是可靠的[23]。

记录模式–注意事项

记录自发性 EMG 活动是检测接近和扰动脊神经根的有效方法，但在检测脊神经根功能方面收效甚微。我们所知道的关于 sEMG 活动模式的许多信息与进行性发展的功能障碍（即神经强直活动）一致，都来源于面部神经支配肌肉的报道[24]。在操作面神经的手术过程中高频 A 序列的存在可以高度预测术后无力，而低频 A 序列、尖峰和暴发活动并不能很好地指示功能障碍[24]。虽然神经强直 EMG 放电可以很好地诊断面神经功能障碍，但这种关系不能轻易推广到脊神经根支配的肌肉，由于肌肉的特性、记录技术和预期的损伤（缓慢拉伸、压迫或缺血），A 序列可能无法可靠地产生或被检测到[4, 14]。一些存在无害的尖峰或低频 sEMG 活动的患者可能会在术后出现新的神经功能障碍。此外，虽然高频阵列可能被诊断为功能障碍，但没有这种情况出现并不一定表明没有神经功能的损害[2, 4, 11, 14]。

SSEP 与 sEMG 记录可以提供额外的诊断信息。后路腰椎融合术中腓神经和（或）胫后神经 SSEP 的不可逆性丧失与新发的神经根损伤发生率显著增加有关。然而，它们对单个神经根功能障碍的总体敏感性相对较差，因为多个神经根介导的 SSEP 信号可以掩盖单个神经根的传导损失。虽然一些有新发神经根损伤的患者可能已经被 SSEP 诊断出，但大多数新发神经根损伤的患者术中并没有出现明显的 SSEP 变化[25-26]。

SSEP 对神经丛或外周神经功能障碍比单个神经根损伤本身更敏感[2, 4, 25]。例如，在侧路腰椎手术中，隐神经 SSEP 在诊断由进入脊柱时扩张和牵拉引起的腰丛感觉功能障碍方面是有价值的[15, 27]。隐神经 SSEP 需要注意的是，与股四头肌或内收肌 MEP 相比，它在基线时往往无法监测到，因此灵敏度相对较低[15]。

然而，SSEP 对常发生在 ALIF 手术期间的外周神经缺血非常敏感[16]。利用腘窝外周神经记录有助于对引起 SSEP 变化的病因进行鉴别诊断。

在常用的模式中，MEP 对诊断进展性的神经根或神经丛功能障碍最敏感。然而，神经和肌肉之间的解剖关系可能因人而异，大多数骨骼肌在功能上受脊髓神经根的支配，并且其范围比许多教科书所认为的要广[10]。因此，记录代表每个神经根的不同肌肉的 MEP 以明确诊断至关重要。Lieberman 等提供了与腰椎后路融合术术后背屈障碍相关的胫骨前肌和踇长伸肌 MEP 变化的不同模式的例子[2]。该出版物表明，MEP 的衰减模式可能在不同患者之间表现不同，对多个肌节进行记录可以提高灵敏度。

图 33.2 显示了基于各种出版物的 sEMG、SSEP 和 MEP 对所有神经系统并发症的相对敏感性，以及对腰椎后路融合术后即时运动无力的敏感性[2, 4, 25-26]。SSEP 在侧路腰椎融合术中的总体敏感性高于后路腰椎融合术，因为在侧路腰椎融合术中，神经根特异性损伤的可能性低于股神经 / 腰丛损伤，而股神经 / 腰丛损伤可以使用隐神经 SSEP 准确地检测到[15, 27]。

考虑到在侧路腰椎手术中腰丛和相关外周神经损伤的风险增加，监测股四头肌 MEP 尤为重要。然而，股四头肌的 MEP 通常具有所有下肢肌肉记录中的最低波幅，并且最不可能在基线时监测到反应[28]。这可能是由于该部位皮肤表层褶皱厚度的显著增加，导致记录电极与电源之间的距离增加[29]。特别是对于股四头肌记录的一个技术性考虑是：其可以成为记录电极长度的选择。使用更垂直于皮肤的较短的皮下针或较长的针更有可能从股四头肌获得可监测到的基线反应[28]。另一个重要的考虑因素是麻醉，这将在本章后面进行讨论。

图 33.2 在腰椎后路融合术中，个体模态对神经缺陷的敏感性，特别是对即时运动缺陷的敏感性

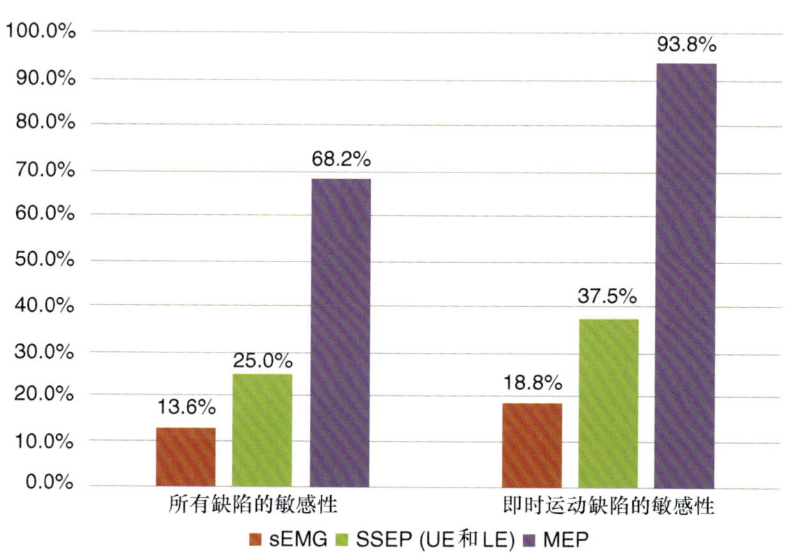

关于 SSEP 和 MEP 警报标准的考虑

最近的 SSEP 警报指南偏离了经常被引用的传统警报标准［波幅下降 50% 和（或）潜伏期延长 10%］[7]。更新后的 SSEP 指南推荐自适应标准，波幅衰减范围为 30% ～ 100%，具体取决于各种相关因素。MEP 警报标准的指南因手术和有风险的神经系统结构而不同。特别是关于脊神经根功能障碍的预警标准，MEP 指南指出，“没有既定的预警标准”[8]。那么应该用什么标准呢？

过去十年的大量出版物已经证明，MEP 在诊断脊神经根功能障碍方面十分准确。重要的是，这些研究都有一个共同的方法，即他们都采用了 MEP 波幅衰减 50% ～ 65% 的警报标准[2，4，30-33]。这些研究中的其他共同变量包括优化的麻醉技术和为高危肌节建立的稳健基线。当这些条件不能满足时，可能需要调整预警标准，同时考虑基线 MEP 响应波幅和可变性。如果 MEP 基线响应波幅降低和（或）变化，50% ～ 65% 的波幅衰减标准可能导致过多的假阳性。考虑到使用更保守的预警标准（例如，完全丧失或衰减＞ 80%）的代价是降低探测神经根损伤的敏感性，应该尽更大的努力优化记录条件，并利用其他可用信息促进诊断的准确性。例如，波形复杂性和曲线下面积（area under the curve，AUC）测量可能有助于确定信号变化是否显著，是否需要手术干预[30]。还可以从 MEP 形态的肌肉特异性模式中获得额外的信息[2]。

关于治疗影响的考虑

频繁的数据收集对 IONM 的准确性和影响至关重要。最近发表的 SSEP 指南建议，当“从最近一次变化前的数值来看，视觉上出现明显的波幅下降，并且显著超过实验间的可变性，特别是突然性的和局灶性的变化”，应警示外科医生[7]。MEP 监测也是如此。然而，这种方法的挑战在于确保有足够的近期变化前的记录来评估实验间的可变性。如果在 MEP 采集中存在长时间的间隙，那么识别出显著的信号变化并作出准确的鉴别诊断更具挑战性。必须与外科医生制订计划，在手术进行阶段至少每 10 min 获取一次 MEP，并且密切关注重要的手术操作，以便潜在报警的时间能与贯序发生的手术事件相对应[34]。时间背景的缺失可能导致很难归因于致病事件，从而妨碍确定适当的干预措施。另外，也有可能发生致病事件与相应功能下降之间时间滞后的情况，这近一步表明需要频繁进行测试。Lieberman 等指出，MEP 变化发生在高度滑脱复位后的 14 ～ 55 min[2]。综上所述，频繁获取 MEP 对确保及时诊断和进行适当的治疗干预至关重要。

麻醉注意事项

许多麻醉医师和出版物提倡在使用 MEP 的手术过程中使用静吸复合的麻醉方案，所应用吸入麻醉药的 MAC 值通常为 0.3 ～ 0.5。然而，这种做法通常是基于以往的脊髓监测经验，依赖于远端手和腿的 MEP 反应，可能不是所有高危肌节 MEP 神经根监测的最佳选择[35]。监测脊神经根功能而不是脊髓本身是腰椎和腰骶部手术中使用 MEP 的主要目标，因此上述研究的数据并不容易推广。对于后路腰骶手术来说，重要的是建立强健的、可监测的胫骨前肌和（或）踇长伸肌 MEP 来监测腰丛功能。而在侧入路手术中，重要的是建立强健的股四头肌和（或）内收肌 MEP 来监测腰丛功能。最近一项对 6000 多例腰骶椎融合术进行 MEP 监测的研究表明，这些下肢近端肌群产生的 CMAP 波幅比远端足产生的 MEP 波幅小，并且在基线时不太可能有可监测的波幅，当使用吸入麻醉药时，这种可监测性进一步下降（图 33.3）[28]。因此，不论在什么情况下，如果目标是用 MEP 监测神经根或神经丛功能，谨慎地建议采用 TIVA 方案。

融合手术

腰椎椎体间融合术是椎间盘源性背痛（继发于椎间盘退变、突出和炎症）和脊柱不稳定的常用治疗方式。几种不同的手术入路会影响神经损伤的风险，从而影响 IONM 的实行计划。这些入路包括后路腰椎椎体间融合术（posterior lumbar interbody fusion，PLIF）、经椎间孔腰椎椎体间融合术（transforaminal lumbar interbody fusion，TLIF）、前路腰椎椎体间融合术（anterior lumbar interbody fusion，ALIF）、侧路腰椎椎体间融合术（lateral lumbar interbody fusion，LLIF）、斜路腰椎椎体间融合术（oblique lumbar interbody fusion，OLIF）

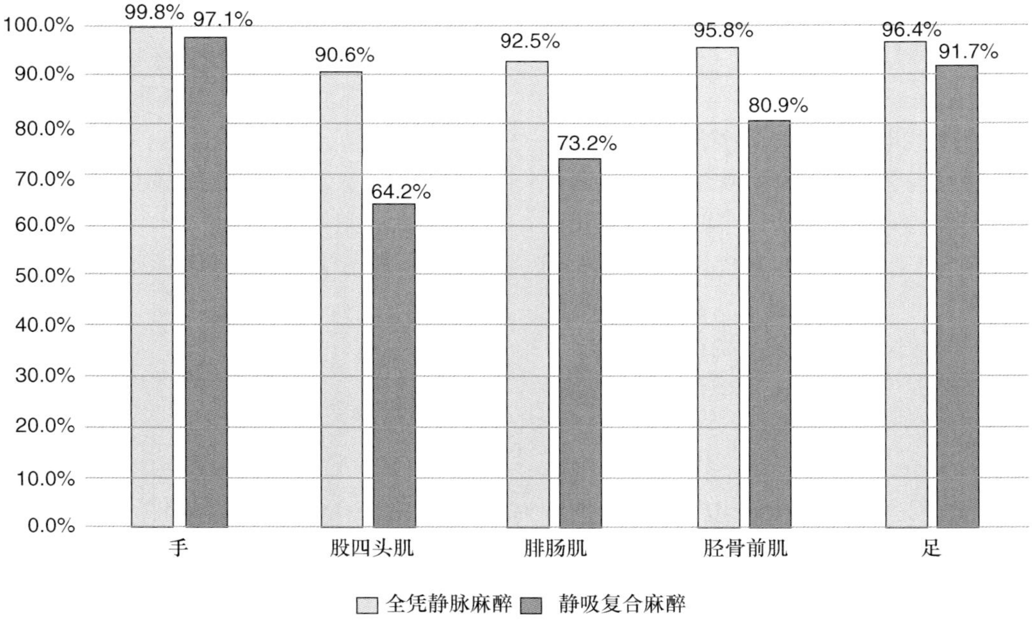

图 33.3 6196 例腰骶融合术期间吸入麻醉药对肌肉 MEP 基线监测的影响

以及不同方式的侧路和斜路腰椎椎体间融合术，这些融合术式是不断发展的，通常特定于手术器械提供者[36]。

后路腰椎椎体间融合术（PLIF）

通过这种手术技术在后路做一个正中切口，分离并牵引脊柱肌肉，切除脊柱椎板和一小部分位于神经根上方的小关节突关节。移除受影响的椎间盘，将骨移植物、同种异体移植物或带椎间融合器的生物力学间隔植入物置入椎间盘间隙，以促进邻近椎体的融合。然后用额外的内固定装置（钉棒、螺钉、钢丝）稳定脊柱。

虽然 IONM 通常用于 PLIF 期间椎弓根螺钉的安全置入，但其缺陷是与螺钉放置无关的矫正力和牵引力可能导致椎弓根螺钉测试无法被检测出[2，4]。一些患者体位和神经并发症的风险增加导致 SSEP 和（或）MEP 发生变化，但 sEMG 未发生变化（图 33.4）。

经椎间孔腰椎椎体间融合术（TLIF）

在 TLIF 手术中，从一侧的正中线旁后入路切口进入脊柱。这种改良后入路减少了手术肌肉剥离量，并最大限度地减少了进行手术所需的神经操作。常规进行椎板切除、椎间盘切除、关节突关节融合、脊柱后外侧融合以及内固定。通常置入骨移植物和（或）椎间融合器植入物。然后用椎弓根螺钉和钉棒来确保脊柱的强度和稳定性。放置椎间器械时往往需要牵拉神经根，而装置本身所引起的牵张也会使周围神经根处于明显的损伤风险中。使用连续 EMG 记录作为预警信号并联合下肢肌肉群的 MEP 值评估相应腰、骶神经根的功能完整性，就可以实现对神经失用症的实时检测。创伤性机械性神经根损伤的特征可能为 sEMG 中 A 序列活动加速，随后在相应的 MEP 中观察到波幅衰减。同时，缓慢压迫或缺血性损伤通常表现为 MEPs 波幅进行性下降，而不引起 sEMG 活动（图 33.5）。

前路腰椎椎体间融合术（ALIF）

在 ALIF 期间，在下腹部区域做一切口，牵拉开腹部肌肉和血管，以便进入脊柱前部。在进行此手术时，有 5% 的急性和延迟性血管损伤的风险，其继发于主动脉、髂总血管和腔静脉血管撕裂或为了充分暴露椎间盘间隙而进行的髂动脉牵拉[37]。静脉损伤比动脉损伤更常见，最常见的原因是大血管的牵拉。据报道，与开放式 ALIF 相比，腹腔镜下血管损伤的发生率更高[37]。通常能立即识别血管撕裂并进行修复。然而，如果没有持续的术中监测，可能无法发现由于血管牵拉和可能的血栓闭塞造成的缺血性损伤。

Nair 等和 Isely 等报道了 ALIF 手术中髂动脉损伤的病例，这些病例是通过神经监测检测到的[38-39]。

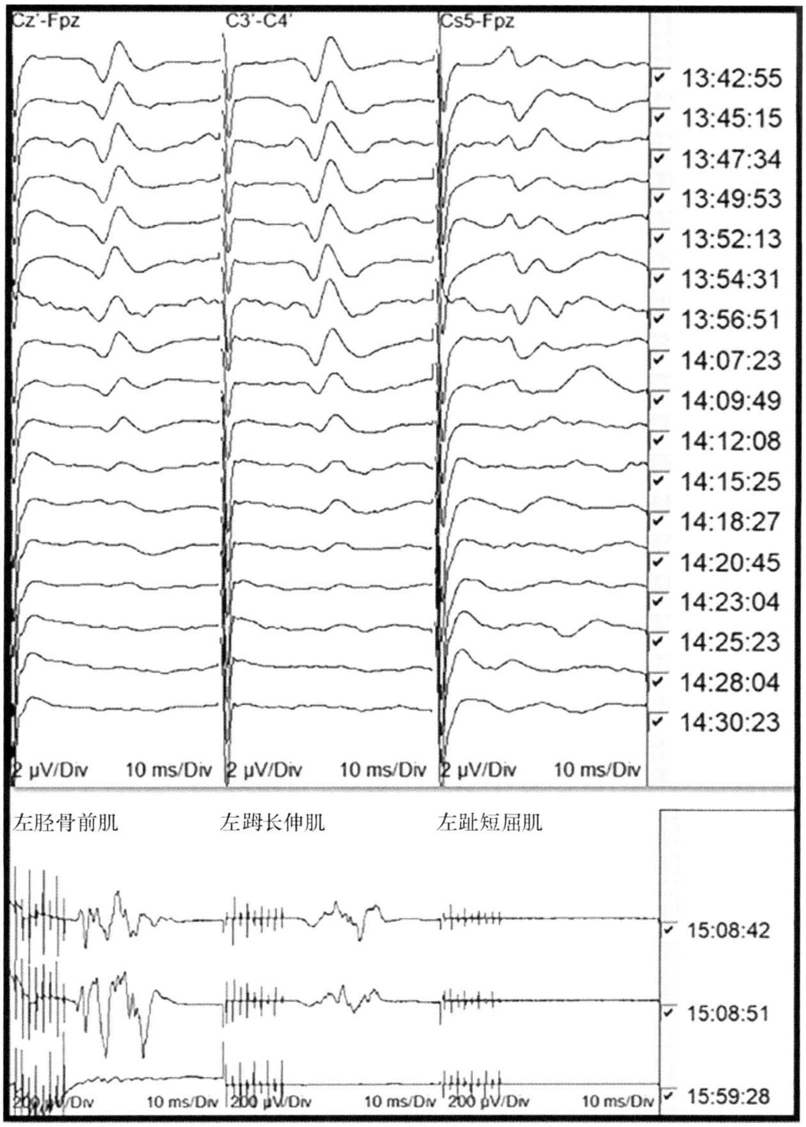

图 33.4 在 L5-S1 PLIF 期间，来自足底和背屈肌的胫后神经 SSEP 和 MEP 的丢失是红细胞增多症患者左股血栓演变的最早迹象。加速手术切口的闭合，血管团队可以迅速干预以挽救腿部血管

在 Nair 等的研究中，胫神经 SSEP、踇展肌 MEP 发生了变化，或在手术过程中两个或三个不同的情况同时出现，这与牵开器或 L4-L5 间隔器压迫髂动脉后左下肢脉搏减弱相关。外科医生接收到告知后，松解所有的压迫，血流恢复（图 33.6）。Isley 等描述了一例由术中 SSEP 监测检测到的前路椎体间融合术后左髂总动脉闭塞的病例。ALIF 期间未观察到 SSEP 的变化，在椎间盘切除、部分椎体切除、牵张或内固定期间未观察到提示神经根受到刺激的 sEMG 放电。然而，在缝合过程中皮质下和皮质的 SSEP 波形进行性的下降，甚至消失。触诊和多普勒超声检查证实肢体脉搏丧失。血管外科会诊后，行左髂总动脉和髂外动脉取栓和血管成形术，血流灌注恢复，SSEP 波形也恢复正常。该病例证明了在手术进行直至缝合的过程中持续监测的重要性（图 33.7）。

在 ALIF 手术期间进行的一项更大的回顾性队列研究表明，放置牵引器后的 SSEP 变化可以在外科医生注意到并调整牵引器后得到解决，这可以有效避免术后损伤[16]。

侧路腰椎椎体间融合术（LLIF）

LLIF 是一种侵入性较小的手术，患者取侧卧位在侧腹处做一小切口。钝性剥离腰肌，穿过腰丛进入椎间盘间隙。进入椎间盘间隙后取出椎间盘，置入植入物。在通过腰肌进行手术剥离时，用可膨胀套管牵引腰丛以进行椎间盘切除和椎体间融合，这可引起生殖股神经失用症，表现为大腿或腹股沟麻木。虽然自发性 EMG 可能对缓慢拉伸损伤损伤不敏感，但连续触发的 EMG 刺激可以在通过腰肌

图 33.5 后路 TLIF 手术过程中胫骨前肌局灶性 MEP 变化。13:08 记录到右胫骨前肌 MEP 波幅衰减大于 50%，然后置入椎弓根螺钉并牵张。解除牵张并在 13:22 解除预警。术后无运动障碍

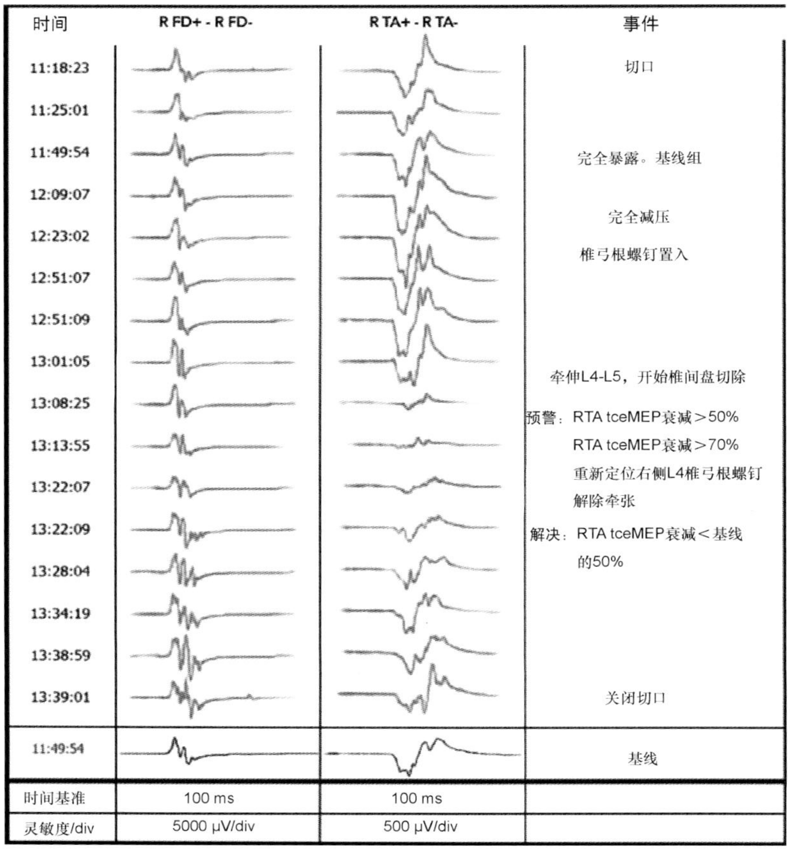

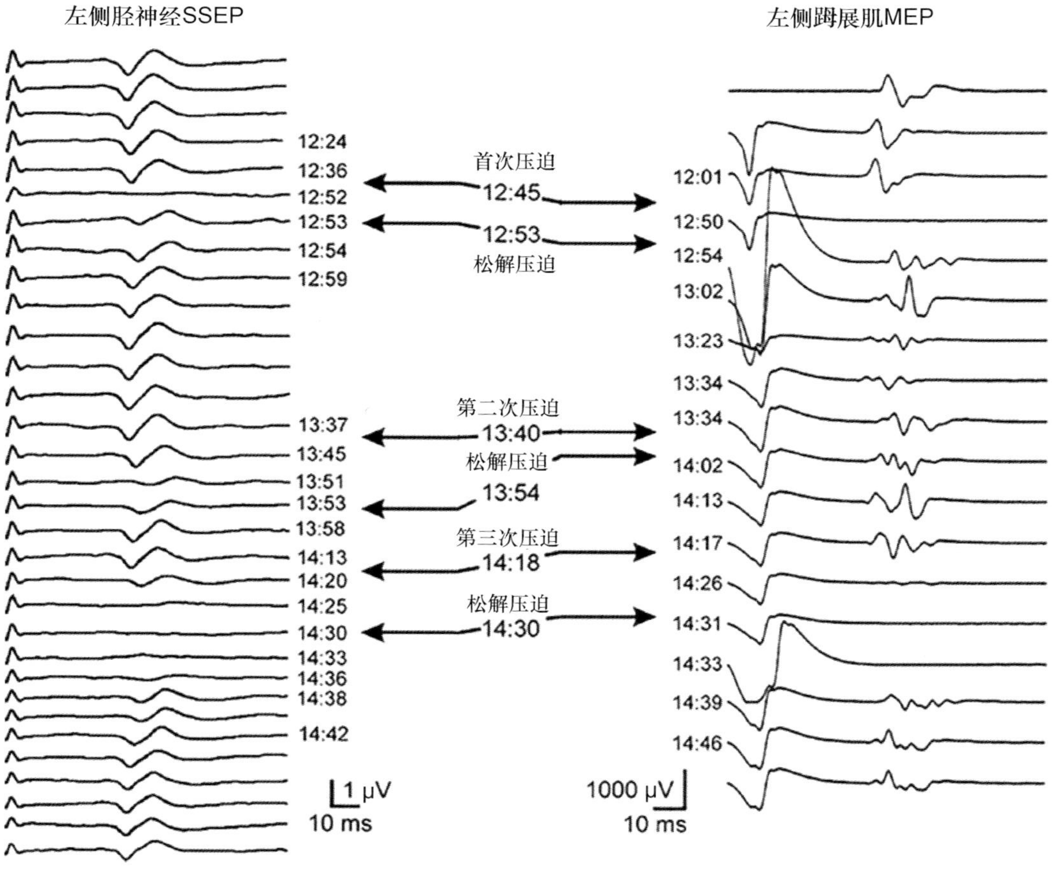

图 33.6 ALIF 手术期间的三次压迫事件，第一次和第三次压迫时 SSEP 和 MEP 信号均下降，第二次压迫时仅 SSEP 信号下降（From Nair et al.[38]；with permission）

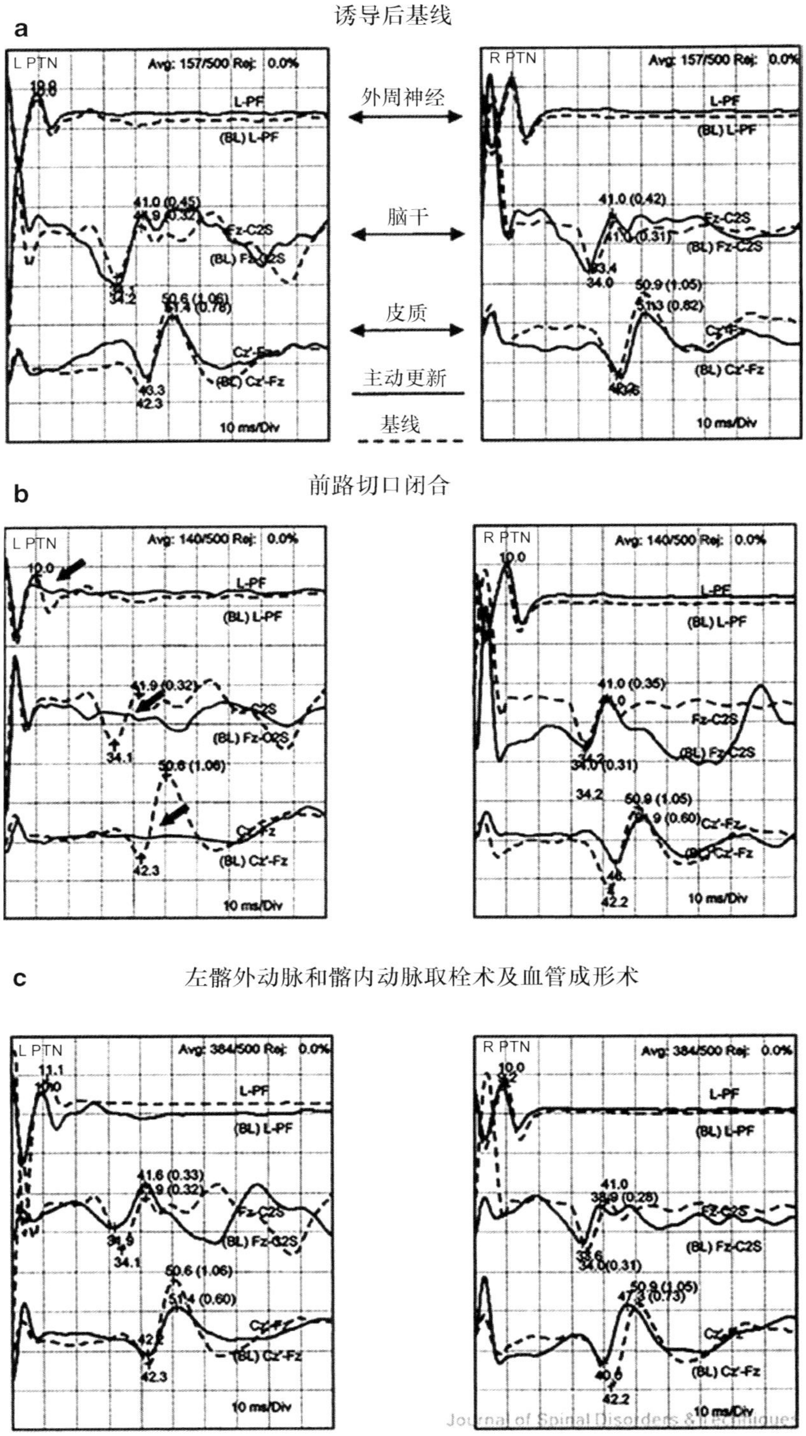

图 33.7 图片显示了在三次手术事件中刺激左右侧胫后神经（分别标记为 L PTN 和 R PTN）后，来自腘窝（上）、脑干（中）和感觉皮质（下）的成对 SSEP 波形。基线如（**a**）所示。（**b**）中记录到的左侧 PTN 刺激波形显示由于左髂总动脉分叉的血栓闭塞，所有记录部位的主要成分都缺失。（**c**）记录了左髂总动脉分叉取栓后 SSEP 波形恢复情况（From Isley et al.[39]；with permission）

进行剥离时就与神经结构的空间距离为外科医生提供连续的实时反馈。

必须承认 EMG 在提供神经传导完整性的功能评估时存在缺陷。虽然触发的 EMG 可以在脊柱入路期间提供有价值的信息，但在减压和进一步的手术阶段连续评估 tEMG 是不切实际的。利用隐静脉 SSEP 和下肢 MEP 监测不仅能更好地持续评估周围神经和神经丛，还能评估处于危险中的神经根[15]。

图 33.8 显示了在一例 LLIF 手术过程中，股四头肌和内收肌 MEP 明显衰减，但胫骨前肌和腓肠肌 MEP 稳定的病例。内收肌和股四头肌 MEP 反应在置入扩张器和牵开器期间是稳定的，但随后变弱，并维持于整个手术过程中。患者术后出现明显

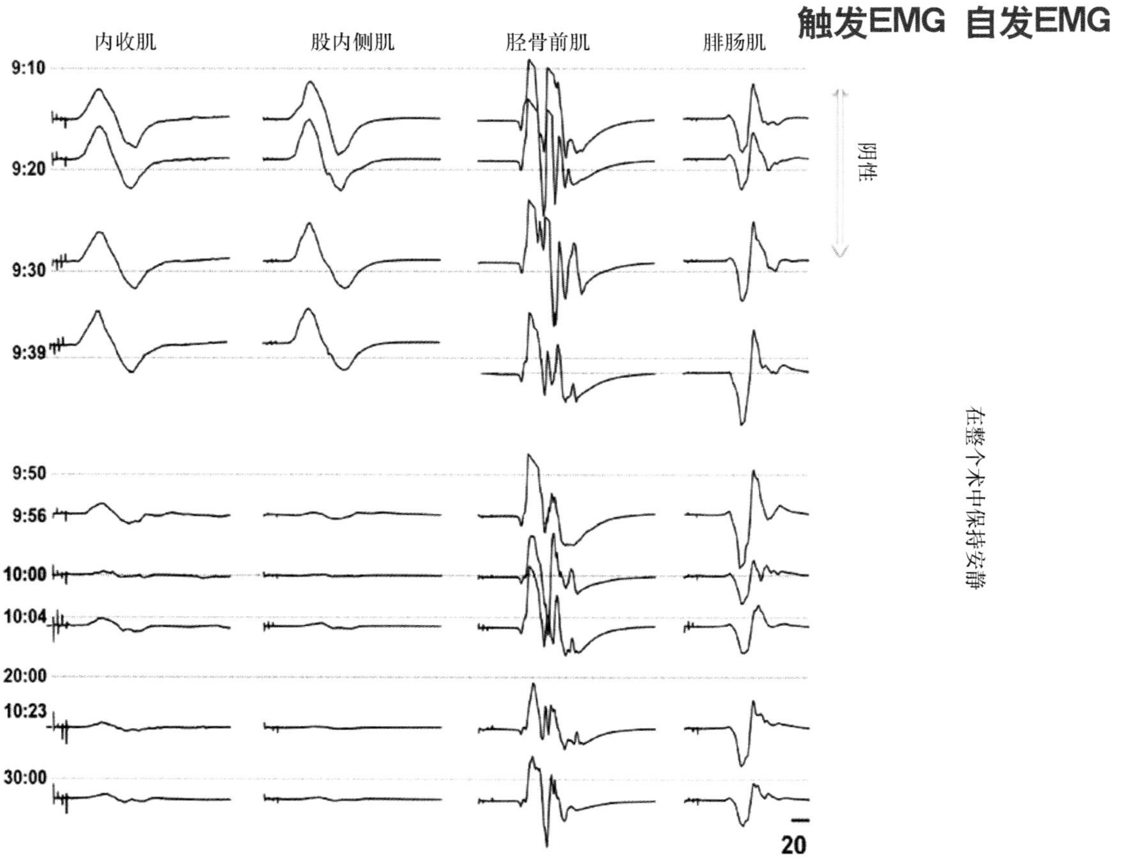

图 33.8 LLIF 术中触发 EMG 检测阴性，但股四头肌和内收肌 MEP 发生显著变化，与术后股四头肌无力相关

的股四头肌无力，可能提示术中神经丛的牵拉损伤。置入扩张器时诱发 EMG 检测为阴性，且没有出现自发 EMG 预警值。

正如 Silverstein 等所表明的，采用隐神经 SSEP 和 MEP 的多模态方式可优化腰丛保护[15]。这种多模态方式在即使其中一种方式无法获得可靠的基线反应时也能进行监测[15，34]。

图 33.9 显示了一个在股四头肌无法监测到基线 MEP，但在内收肌能被可靠的记录到的病例。这些反应结合低波幅基线隐神经 SSEP 就可以诊断进行性的腰丛功能障碍，并能避免术后缺损的发生。

斜外侧入路腰椎椎间融合术（OLIF）

OLIF 是 LLIF 术式的改进，因为这一术式进入腰肌和主动脉 / 下腔静脉之间的椎间盘间隙。这在理论上降低了腰肌和腰丛损伤的风险。微创手术通道是由腹膜的前拉和腰肌的轻微后伸产生的。可能不需要 EMG 监测来建立手术通道[40]，但该手术的其他方面仍可能使神经根处于损伤风险中，并能从 MEP 监测中获益[41]。

结论

术中神经监测为腰骶椎融合术中实时评估神经根功能提供了多种技术支持。采用多模态方法、适应性预警标准和个体化麻醉有助于准确检测进展中的神经根损伤，这使得手术团队能够及时干预以避免或减轻新发的术后缺损。

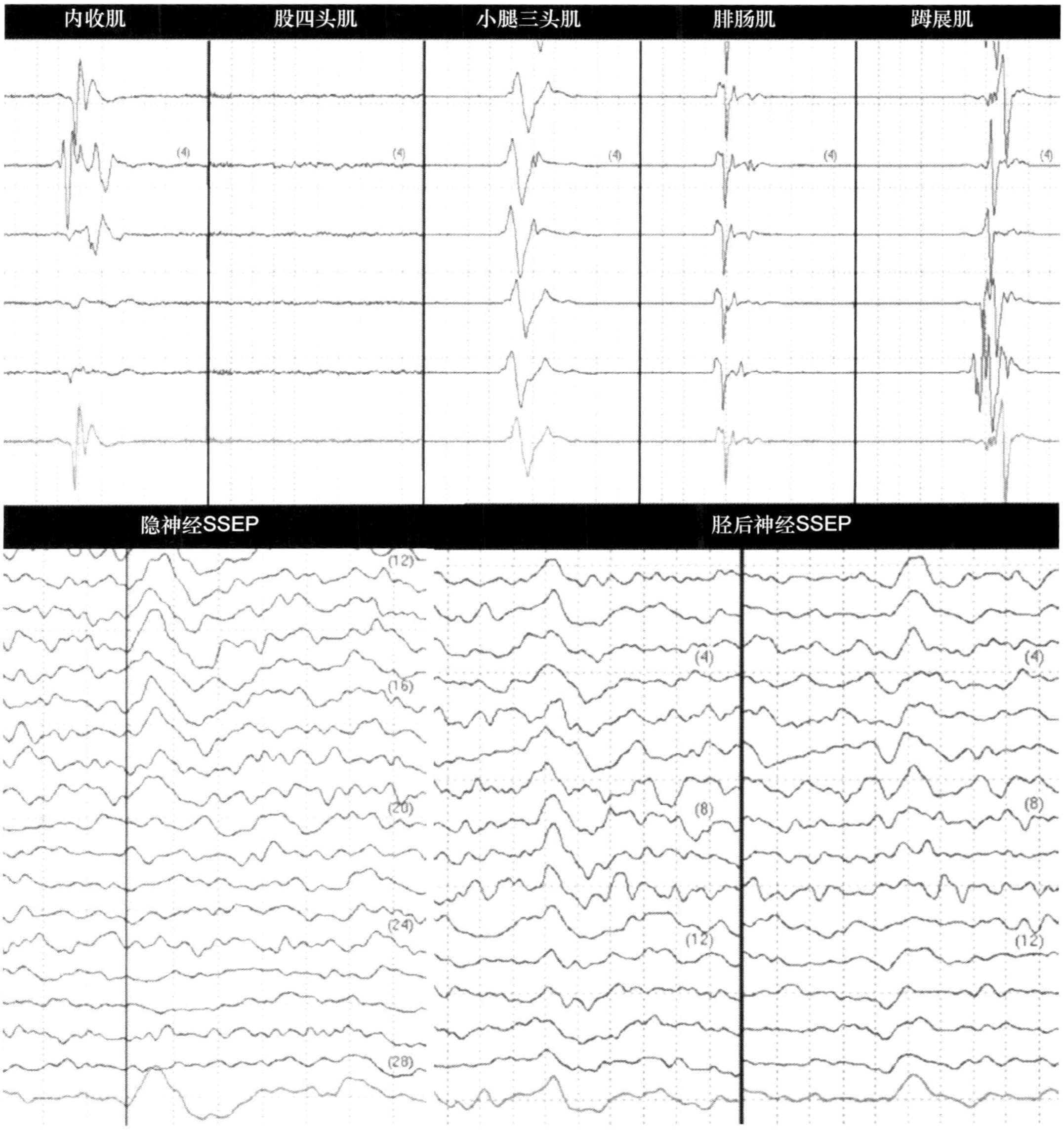

图 33.9 LLIF 手术期间的 MEP（上）和 SSEP（下）说明了多模态神经监测以及其他肌瘤和神经覆盖的重要性

参考文献

请扫描目录后二维码，获取参考文献资源。

34 髓内脊髓手术中的神经生理监测

Alessandro Boaro 和 Francesco Sala 著
崔倩宇 译 刘海洋 校

学习要点

- 术前进行临床评估有助于确保髓内脊髓手术期间顺利进行神经生理监测。
- 经颅运动诱发电位（transcranial motor-evoked potential，tcMEP）结合 D 波监测是脊髓外科手术期间评估运动功能的金标准。
- 基线功能、麻醉、生理学变量和手术操作是 IONM 信号解读所需考虑的重要因素。
- 需要手术团队内部有效的沟通，以确保及时调整手术策略并改善临床预后。

髓内脊髓手术（intramedullary spinal cord surgery，IMSCS）主要包括切除肿瘤病变，以及较小的血管畸形。由于功能组织非常致密，且在神经组织操作的可行性非常有限，因此脊髓手术的外科操作需要非常精细[1-3]。

以定位和监测技术为表现形式的术中神经生理监测（intraoperative neurophysiological monitoring，IONM）被证明是在 IMSCS 期间指导外科医生的可靠工具，其目的为尽可能完整切除肿瘤的同时保持正常的神经功能（感觉和运动）。多年来多种 IONM 技术得到发展，IONM 数据与临床预后之间的相关性已在各项研究中得到证明[4-10]。运用这些技术的同时不断地增长经验，使 IMSCS 术中的 IONM 预警标准更加完善。

IMSCS 中最常见的监测模式是 SSEP 和 tcMEP 以及自发 EMG 的应用[11]，本书其他章节已进行了详细介绍。D 波监测是一类单独的技术，其可对远期运动功能预后进行有效预测，并可能成为未来 IMSCS 的标准监测技术之一[12]。在脊髓定位技术方面，背柱定位（第 1 章）使用最多，其次是皮质脊髓束（cortico-spinal tract，CST）定位[13-16]。

由于术中安全不容疏忽，外科医生、神经电生理学家和麻醉医师之间良好的沟通和高效的团队合作对确保患者获得最佳预后至关重要[17-18]。在本章中，我们将引导读者了解 IMSCS 的不同阶段，展示每个阶段的具体神经生理学内容，回顾监测和定位技术细节，并提供优化每例患者的手术效率和安全性的解决方法。

术前注意事项

临床描述

需要了解具有手术指征的脊髓损伤患者的首要信息就是临床表现。详细的术前检查可告知手术团队该患者的感觉及运动缺陷的具体情况，这可能会影响 IONM 基线的记录和整个手术的可监测性。例如，拇短展肌或胫骨前肌存在明显的运动缺陷可能导致 tcMEP 低波幅甚至消失，促使神经生理学家使用更高的刺激强度或增加刺激的数量以获得可监测的神经反应。了解患者的临床情况及其与 IONM 数据关联的可能性，可依此准备术中的监测计划，排除其他可能导致信号减弱或消失的因素（技术方面或生理方面）。

肿瘤特征

就髓内病变而言，脊髓 MRI 是迄今为止可提供信息量最大的放射学检查[19]，其可显示病灶的位置、范围和形态特征，这些特征可明显影响手术策略，更重要的是其会影响完全切除还是部分切除病灶的决策。室管膜瘤占所有脊髓肿瘤的45%，由于其非浸润性特征和病灶周围的包膜，因此室管膜瘤适合根治性切除，室管膜瘤通常位于中心位置，可呈现卫星囊肿和空洞。与室管膜瘤相似，血管母细胞瘤同样适合根治性切除术，但血管母细胞瘤是更罕见的血管病变（5%），与室管膜瘤相比，神经生理学改变的风险更大[20]。星形细胞瘤占所有脊髓肿瘤40%，其具有浸润性，通常不允许完全切除，特别是在高级别肿瘤中，完全切除会导致较差的预后，其位置往往偏中心，更常见于脊髓的胸段，并且更常见于儿童[2, 19]。

除了肿瘤特征外，还应考虑病变范围外“健康”脊髓的特征，如病灶周围水肿或空洞。如果已知病灶周围水肿会减慢神经电传导，那么在tcMEP基线中可以预期出现更长的潜伏期及更低的波幅。

监测和定位技术

监测技术

在IMSCS期间可使用IONM监测技术来评估脊髓感觉运动功能的完整性。

躯体感觉诱发电位（somatosensory-evoked potential，SSEP）是一种感觉通路电生理活动的测量手段，其从外周向初级感觉皮质延髓传导，穿过脊髓后柱和更高的通道站（丘脑核）。刺激通常包括尺神经和胫神经水平的双向、无害、外周电刺激[4-5, 21]，在位置较高的颈部病变的情况下，测量正中神经可能有益。虽然在IMSCS的情况中可以在多个部位（外周、脊髓和头皮）记录反应，但重要的是从皮质或至少在C1水平记录，以便检测所有术中脊髓电信号发生的变化。脊髓切开术的初始阶段（见下文）是后柱受伤风险最高的时间，而在手术后期，风险逐渐转移到损伤更靠前的运动束。SSEP最主要的局限性是其不提供有关运动功能的信息。此外，由于SSEP需要限制电噪声对实际信号的影响，因此仅依赖此技术可能会导致延迟通知外科医生和手术团队电信号发生的重大变化。

tcMEP是监测IMSCS运动功能的金标准，其由初级运动皮质通过运动通路传播的电活动组成，在初级运动皮质中提供刺激，通过头皮电极、CST进入脊髓，并在外周肌肉水平进行记录[4-8, 21]。病变所在的脊髓水平以及患者的术前神经系统状况是需要考虑的重要变量，以便决定在手术期间应监测哪些肌肉。tcMEP是由一系列刺激产生的，这些刺激需要在下运动神经元水平触发动作电位，其特点是与上运动神经元相比具有更高的电容。在头皮质面的电极设置方面，更靠内的位置有利于更有选择性地激活下肢，并减少不必要的舌或口腔咬伤的发生率[22]，另一方面还存在牺牲太多上肢监测能力的风险。因此，在选择IONM策略时应仔细考虑所有这些因素。tcMEP通常是大波幅、双相、高频率响应，由于初级运动皮质与每个肌肉之间的距离不同（肌肉越远，潜伏期越长），潜伏期有助于区分不同肌肉。由于直接损伤和神经周围水肿都存在脊髓损伤，潜伏期可能会异常延长。一般来说，建议记录各种肌肉，每个肢体使用2～4个肌肉。最常见的肌肉包括上肢的肱二头肌、指伸肌、拇短展肌，以及下肢的股四头肌、胫骨前肌和踇展肌。

肌电图（electromyography，EMG）通过使用肌内电极记录游离肌肉活动，在生理条件下，记录线是静止的，具有低水平的背景电活动。在IMSCS案例的IONM中包括自发EMG的重要性在于直接操作导致CST刺激会触发EMG的持续爆发，神经生理学家可以检测到这些暴发。虽然此类信号发生改变的临床相关性尚未完全确定，但在进行手术前检查tcMEP和D波的完整性是十分必要的[2, 11]。

D波

在IONM技术中，D波反映了从头皮电极传导至初级运动皮质单一刺激后的CST纤维在脊髓水平的电活动。D波被记录为近场电位，其理想的设置需要两个硬膜外或硬膜下电极，一个位于病灶的头部，一个位于病灶的尾部[5-8, 12]。在高位脊髓肿瘤中，由于操作空间不足可能无法放置颅骨电极。对于位于尾部的胸部病变，D波可以粗略监测到T11，因为CST纤维数量的逐渐减少使得其更难获得令人满意的且可监测的信号。与需要一系列能产生肌肉收缩刺激的tcMEP不同，D波可以进行连续监测，因为单一刺激不会在术中引起不必要的运动。与tcMEP的另一个区别是产生D波的刺激被传递来激活左右侧的CST，从而可以捕获整个电机轴，因此应增加刺激强度以获得最大反应。与SSEP类似，可能需要对D波进行校正以消除噪声或伪影。虽然D波的潜伏期会因电极位置而异（电极位置越低，潜伏期越长），但其形状具有特定的形态学特征。它的特点是较大的负性（向上尖峰）被较小的正性（向下尖峰）所包围，如果使用更高强度的刺激，D 波可能会分叉甚至三分叉。由于组成 CST 的纤维数量逐渐减少，因此记录的 D 波越远，波幅就会逐渐减小。在某些生理条件下，由于信号的分散可能难以获得 D 波，例如 18 个月或更小的婴儿，其髓鞘仍未完全形成。在 D 波记录由于伪影或噪音而具有挑战性的情况下，可能采用的策略包括降低刺激强度、使用低剂量的肌肉松弛药（尽管这可能会影响 tcMEP 记录）或增加麻醉。作为一种非突触记录，D 波对麻醉类型和浓度有很强的抵抗力，而 SSEP 和 tcMEP 则不然，手术期间麻醉药物的任何变化都可能严重影响这两种监测方式的准确性[23-24]。

定位技术

定位脊髓部位对于感觉和运动功能的定位和保存至关重要。背柱定位在脊髓切开术的第一阶段很有帮助，因为其可定位后部正中沟将成为切口，CST 定位在手术的后期阶段很有帮助，在该阶段肿瘤减积和解剖结构的变化使外科医生的手术操作更接近运动通路的部位。

如第 1 章所示，背柱定位是一种区分左右束的方法，其可以采用不同的技术来进行，我们简要介绍两个最常用的技术方法[16，25]。

第一种方法包括在刺激胫骨前肌或正中神经后测量脊髓水平的常规 SSEP[25]。微栅电极垂直于电线的长轴放置，后正中沟位于两个电极之间，这两个电极在分别刺激左右神经后记录最高波幅信号。此类信号的评估需要经过训练的医生来准确判断。

第二种方法称为相位翻转法[16]。它需要使用手持式双极刺激器直接刺激脊髓，并在记录初级感觉皮质活动的头皮电极水平上记录反应。从脊髓后部的一侧开始，确定该侧的细束，然后刺激逐渐向脊髓的另一侧移动，直到轨迹的相位反转，这决定了另一侧细束的位置（图 34.1）。后正中沟位于头皮电位变平滑的点。

CST 定位可用于确定外科医生工作的手术平面与运动纤维之间的距离，这些信息非常重要，其有助于决定切除肿瘤的程度，这在肿瘤边界不太清楚或完全不存在的浸润性病变的情况下尤为重要[13，26]。CST 定位的一种方法包括使用手持式双极微刺激器，该刺激器在 0.1 ～ 1 mA 的范围强度内提供电脉冲。反应被记录在肌肉水平的外围，为了获得可靠的结果，拥有完善的肌肉记录内容至关重要，否则会有假阴性的风险，即出现了刺激功能束但没有记录到反应，因此可能导致在手术过程中损坏神经束。一些研究者提议使用电动超声抽吸器对 CST 进行连续动态定位[13]，然而除非使用双刺激定位技术，正如 Deletis 等最近提出的那样，否则无法区分直接脊髓刺激后的肌肉反应是否真正是由 CST 的正向刺激而不是背侧的逆向刺激所引起[14]。

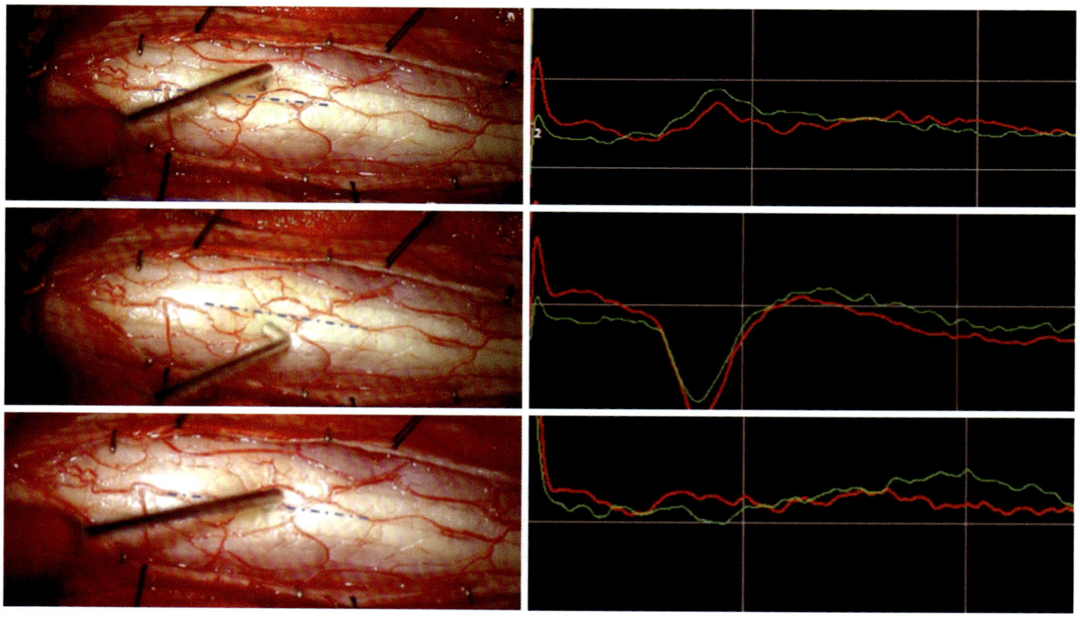

图 34.1 背柱定位。第一排图：左图为单极探针刺激右背柱的术中照片；右图为诱发电位。第二排图：左图为单极探针刺激左背柱的术中照片；在右边对应的凹痕诱发电位表明相位反转。第三排图：左图为单极探针术中照片，定位于背中线，由定位引导，找到具有相应等电活动的区域（右图）

CST 定位的其他方法需要测量来自直接脊髓刺激和 D 波的信号之间的“电碰撞”的可能性[27]。虽然其中一些 CST 定位方法在可靠性方面已经通过科学验证真实反映 CST 活动，但目前只有关于与临床预后相关的报告，这些技术在提高 IMSCS 安全性方面的真正价值仍未完全确定。总而言之，对于 SEP、Tc-MEP 和 D 波的 IMSCS 监测仍然发挥着重要的作用。

患者体位和基线确定

IMSCS 患者最常见的体位是俯卧位，在麻醉医师进行诱导插管以及神经生理学家定位头皮、肌肉及外周电极后，患者即可进行摆放体位。

根据肿瘤的位置，俯卧位可有特定的细微差别。对于脊髓位于颈部或上胸部病变的患者，头部最好使用 Mayfield 头架，以尽量减少手术和电刺激期间不必要的运动。手臂应该沿着身体的两侧卷起，用覆盖的床单包裹和固定，拇指处于解剖学位置，指向下方。值得一提的是涉及神经生理学家和麻醉医师的 Mayfield 头架放置的几个注意事项，一方面，在放置头皮电极时，神经生理学家必须预见到 Mayfield 头钉的位置，与头部两侧的颞上线重合，另一方面，当外科医生打算放置 Mayfield 时，必须通知麻醉医师，以便调整麻醉深度，避免引起疼痛、心动过速和血压峰值。

如果病变位于脊髓胸段的中下部，可以避免头部夹角，头部可放置在带衬垫的头圈上。在这种情况下，手臂应置于“超人”位置，与地面平行，身体两侧与手臂呈 90°角，手臂与前臂再次呈 90°角，前臂和双手放在附在手术床上的两个扶手上。在这两种体位中，在完成包裹和固定之前，应仔细检查手臂和腿上的电极，因为术中再调试它们会十分困难。

关于 IONM 基线的确定，在定位前和定位后的基线都应该是 IONM 策略的一部分，以便神经生理学家和整个手术团队能够解决信号减少或消失的潜在原因。再一次了解患者的神经系统状况对于了解预后和解释基线结果至关重要。一般来说，脊髓“受损”越多，临床状况越差，就越难获得可监测的基线反应。

手术技术

一旦获得令人满意的（或最佳的）基线并且患者的体位适当，手术就可以开始了。在肌肉剥离以显露脊柱的初始阶段，可能需要使用肌肉松弛剂来减少组织上的张力并促进切口。虽然使用肌肉松弛剂不会影响 SSEP，但会影响 tcMEP。一般来说，最好避免在这些手术中完全使用它们，但如果外科医生认为有必要，整个手术团队应该知道这一要求，特别是麻醉医师应该传达使用的剂量，以便神经生理学家知道信号变化方面的期望以及何时可以预期返回到原始基线，TOF 技术可用于评估肌松后的恢复程度。

根据患者的解剖结构和外科医生的偏好，肌肉解剖后进行椎板切开术或椎板切除术。暴露肿瘤的头侧和尾侧延伸至病变的边缘，以便为舒适的手术操作留出足够的空间。一旦术野暴露和止血令人满意，在硬脑膜切开术前检查 SSEP 和 tcMEP 很重要，因为当脊髓上的压力开始减轻时，硬脑膜本身的开口会导致信号发生变化。硬脊膜切开术通常先用手术刀开一个小孔，注意不要刺穿保护脊髓的蛛网膜。硬脑膜切开术的其余部分通常使用相同的刀片完成，然后使用两个边缘上的多个锚点将牵引力施加到两个硬膜瓣上。缝线可以绑在同侧肌肉上或用止血钳夹住。一旦硬脑膜被打开，蛛网膜就被切开，其皮瓣通过小止血夹固定在硬脑膜边缘。

在涉及 D 波监测的情况下，在手术的这个阶段，电极放置在硬膜外或硬膜下，位于病变的尾部。如果可能，将额外的电极放置在病灶的颅骨上。在工作台上方和下方留出足够的空间至关重要。以避免无意中移动这些电极，因为众所周知 D 波会受到电极位移的影响。为了将这种风险降到最低，将电极连接到 IONM 机器的电缆应使用手术夹缝合来稳定，但始终注意不要直接夹住电缆，因为它可能会损坏电线，从而导致次优或有偏见的电记录。出于显而易见的原因，D 波监测是唯一一种在手术过程中获得基线的技术，因此必须注意当前的麻醉设置，这可能与预先定位基线确定期间存在的麻醉设置不同[12]。

一旦获得满意的 D 波，硬膜内的手术操作就可以开始了。首先确定中线以正确判断两个背柱之间的肿瘤组织。通常在中缝背侧可以对以 90°角进入软脑膜的小血管清楚地识别出来。如果解剖结构不清楚，则可以如上所述进行背柱定位。脊髓切开术通常先通过双极电凝位于后正中沟上方的浅表小静脉开始，然后使用手术刀将脊髓打开至并超出病变范围，应尽可能止血，同时首选冲洗和轻压以确保充分止血，以最大限度地减少对“健康”脊髓组织的损害。

通常通过减瘤等情况直接从周围健康组织中剥离去除肿瘤，外科医生可以结合使用手术钳、凝血、抽吸或 Cavitron 超声外科吸引器（Cavitron Ultrasonic Surgical Aspirator，CUSA）逐块或整块切除肿瘤。在脊髓开放阶段，应尽可能限制对肿瘤周围健康组织的电凝，有利于使用基于泡沫的止血剂、温盐水冲洗和温和的压力。在肿瘤边缘工作是手术中最关键的阶段，D 波和 tcMEP 监测至关重要。当肿瘤被完全切除或可以满足可以停止切瘤的标准（见下文）时，应仔细止血，然后进行水密性硬脑膜闭合（图 34.2）。D 波监测应持续到硬脑膜关闭，然后可以移除电极。在此阶段，外科医生可能会要求麻醉医师对患者进行 Valsalva 动作，以确认充分、紧密闭合。tcMEP 和 SSEP 监测应持续到皮肤闭合完成[28]。

IONM 变化：影响因素、警告标准和反应策略

影响因素

作为 IMSCS 期间唯一的功能指导，神经生理学家是在 IONM 发生意外变化时调整手术进程的团队成员。最重要的是能够正确评估这些变化，以尽量减少假阴性的发生，假阴性会导致术后不良预后，此外假阳性减少完全根除病变的机会。在评估监测信号变化时需要考虑以下几个因素：

- 信号质量。
- 患者的基线特征。
- 麻醉方案和实时各项指标的设置（药物和通气设置）。
- 生理变量（血流量、体温）。
- 手术阶段。

对这些因素的全面评估涉及所有手术团队成员，一旦监测到异常警报，外科医生应停止操作并用温盐水冲洗手术区域（详见下文）。其主要有助于区分手术引起的变化与系统原因引起的变化，即局部变化与 IONM 信号面板上的广泛变化，特别是在第二种情况下，麻醉医师应该随时检查麻醉设置。如第 17 章所述，关于 IONM 信号不同的麻醉药有不同的影响[23-24]。卤化吸入剂会增加潜伏期并降低 SSEP 的波幅，同时容易消除 TcMEP；相反，D 波对这种作为非突触通路的药物有很强的抵抗力（麻醉药物的效果随着刺激和记录电极之间存在的突触数量的增加而增加）。关于静脉药物，丙泊酚和阿片类药物对 SSEP 和 tcMEP 的影响较小，这些药物的组合被认为是可行的。如上所述，肌肉松弛药直接作用于神经肌肉接头，对 tcMEP 有显著影响，同时使 SSEP 和 D 波基本保持不变。麻醉医师还负责评估其他生理变量，如患者的血流量和体温。减少脊髓血流可导致 SSEP 和 tcMEP 减少，为维持 SSEP 保持正常，血流量应保持在约 20 ml/（min · 100 g）。

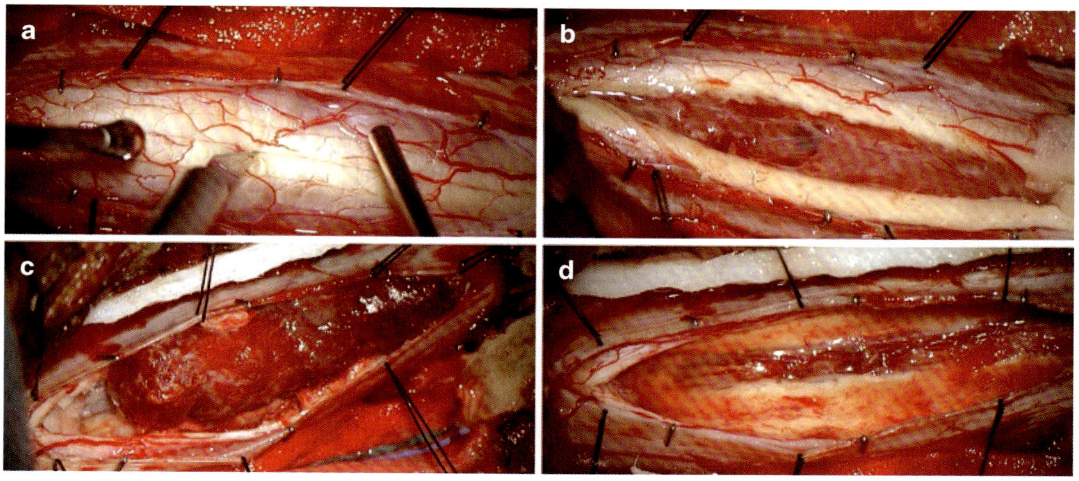

图 34.2 肿瘤切除手术硬膜内阶段的四个关键时刻。（**a**）使用手术刀在中线打开脊髓。中线虽然在解剖学上清晰，但已通过背柱的定位得到确认（见图 34.1）。（**b**）脊髓的开口逐渐显露肿瘤的后部。开口应延伸至肿瘤的整个长度。（**c**）应逐步仔细地从周围解剖肿瘤的健康组织，将使肿瘤从术野开口中逐渐显露。（**d**）切除肿瘤后，应仔细止血，并探查腔内是否有可能的残留物。在术野的底部，可以看到脊髓的前部血管结构，证明需要完全分离脊髓才能确保根治性切除

通气本身会导致脊髓血流的变化和随后的信号改变，特别是在二氧化碳含量非常低的情况下，这被认为会导致血管收缩引起缺血。机体和局部温度的变化也会引起 IONM 信号的变化，特别是一般（由于暴露）和局部（由于冷水灌溉）体温过低都会减慢 SSEP 和 tcMEP 的传导。最后，神经生理学家应始终考虑技术问题的可能性，并检查监测设置的不同组成部分。

警告标准

一般来说，信号的突然变化比渐变更令人担忧，因为这些信号通常反映的是血管损伤，而不是机械损伤。对于 SSEP，警告标准是幅度降低 50% 和延迟增加 10%。虽然仅根据 SSEP 的变化而中止手术的情况很少见，因其与运动相关的状态有关，但肢体活动和肢体协调能力在很大程度上依赖于通过 SSEP 监测的感官信息，因此应该尽一切努力维持其正常[29]。

如前所述，与运动相关的信号，特别是 tcMEP 和 D 波，是对继续、暂时停止或永久停止手术的决策影响最大的信号。其原因是已有大量证据证明术中运动信号的变化与术后暂时或永久运动缺陷相关。因此，应经常对 tcMEP 和 D 波进行采样，以尽可能少延迟的监测。tcMEP 警告标准可以由不同的方式确定，其可以基于不存在 / 存在标准[7-8]、波幅减少标准或形态标准[10]的变化。在这三者中，波幅的变化使用最广泛，在波幅降低 50% ～ 80% 的情况下会发出警报[30-31]。神经生理学家可以同时应用形态学标准，其中迹线复杂性的降低（从多相到双相）反映了不良预后的信号。然而在我们看来，形态学标准非常敏感，其可能导致肿瘤切除不理想。不存在 / 存在标准可能是不太敏感的，并且其需要团队最大和最快的反应。然而只要 D 波是可记录的并且不低于其基线波幅的 50%，就可以只依据 tcMEP 的不存在 / 存在标准，因为这种策略将提供完全切除肿瘤的最佳机会[8, 32]（表 34.1）。应该强调的是，tcMEP 的不存在 / 存在标准仅适用于保留 D 波且专门用于 IMSCS 的情况，不适用于其他脊柱手术。

因此，在预测运动功能预后和避免不可逆的严重运动损伤的情况下，最好同时评估 tcMEP 和 D 波。如果 tcMEP 丢失并完全保留 D 波，手术可能会继续，因为预计只会出现暂时性缺陷。反之亦然，如果 tcMEP 丢失并且 D 波波幅减少超过基线值的 50%，则存在永久性损伤的重大风险。在这种情况下，应及时暂停手术，如果纠正措施无效，则放弃继续手术。通常，进行性 D 波递减预示单侧或双侧 tcMEP 的逐渐丧失。

尽管 D 波保留是远期运动功能的最强预测因素，但 D 波不能预测短期预后，也不能区分左侧和右侧变化。因此，tcMEP 在 IMSCS 中保留了很大的价值，因为其可预测短期运动预后并允许区分左侧和右侧损伤，可以为神经外科医生提供重要信息以调整手术策略。

自由 EMG 通常不会出现特定的警告参数。一般而言，应告知与手术操作和放电时间延长相关的爆发信号，并应随时进行 tcMEP 和 D 波评估。

反应策略

当 IONM 发生重大变化时，应进行快速且具体的沟通，并应遵循适宜的流程策略。在这种情况下，“评估、沟通和执行”的实用清单有助于轻松应对 IONM[1,5,8,25,28]中的任何类型的变化。多年前，我们建立了 T（时间）、I（灌溉）、P（压力 / 罂粟碱）

表 34.1　当 MEP 恶化时怎么办？

D 波	肌肉 MEP	纠正措施	预期预后
不变	存在	不需纠正	不变
不变或降低＜ 50%	存在微小变化（减少幅度或增加阈值）	暂时将手术操作移动到不同的区域；温灌；纠正低血压	不变
不变或降低＜ 50%	单侧或双侧丢失	上述所有，然后暂时停止手术和（或）改善脊髓血流（用罂粟碱局部冲洗），如果肌肉 MEP 不再次出现，一些特殊病例可放弃手术，非特殊手术可以进行	短暂性运动功能障碍（影响受累肢体）
降低＞ 50%	双侧丢失	立即停止手术。如果 D 波没有康复，放弃手术	永久的运动功能损伤
无法监控	双侧丢失	以上全部。如果肌肉 MEP 没有恢复，放弃手术	无法区分一过性或永永久性运动损伤

协议来总结出现不利信号时的纠正措施[33]。

第一步包括暂停手术，因为只要信号恢复需要，这个简单的动作就足以让神经系统重新建立平衡。在停止手术的同时，用温盐水冲洗手术区域有助于重建离子平衡。事实上，在手术过程中钾离子的细胞外浓度增加，并且已观察到离子平衡的这种变化会损害局部电传导，从而导致监测信号不理想。使用温盐水也可用于稳定温度，因为手术期间可能会出现局部体温过低。重要的是要观察这种试图通过温盐水冲洗来改善神经功能的策略，如何与去除脑肿瘤期间在皮质刺激后出现癫痫发作的情况下使用冷林格减少过度神经元放电的策略形成完美对比。在这两种情况下，手术室护士的准备变得至关重要，以便在合适的温度下准备好两种溶液。如果长时间保持牵引力，可以采取的另一项措施是释放脊髓上的张力。

从系统的角度来看，解决 IONM 信号变化的最常见策略是增加灌注。血流可以全身和局部减少，因此可以应用全身和局部策略来恢复血流。麻醉医师可以通过药物干预和（或）优化通气参数来增加灌注，而外科医生可以用罂粟碱冲洗手术区域，罂粟碱是一种平滑肌松弛药，可通过血管舒张增加局部血流量。

在 IONM 信号持续减少的情况下，可以使用静脉的类固醇，但其有效性尚未确定。

最后，在采取所有可能和适当的措施解决 IONM 数据的变化后，如果反复出现严重恶化或未获得显著改善，则必须考虑停止手术的可能性。一旦评估了术后神经系统状况并且手术指征持续存在，则可以选择继续手术。

参考文献

请扫描目录后二维码，获取参考文献资源。

周围神经系统手术 35

Sauson Soldozy，S. Shelby Burks 和 Allan D. Levi　著
王云珍　译　刘海洋　校

学习要点

- 周围神经损伤和周围神经病变取决于疾病的严重程度。
- 术中监测可实时确定周围神经功能状态，从而确定神经损伤的严重程度和位置。
- 神经监测可以预防术中操作可能造成的神经损伤。
- 监测为术中手术决策提供信息并影响预后。
- 应考虑神经监测的局限性和麻醉因素的影响。

周围神经解剖和损伤类型

在讨论周围神经监测之前，先了解正常的神经解剖结构和广泛的神经损伤类型。正常周围神经的基本解剖结构是轴突，它作为周围神经系统的基本单位，被称为髓鞘的隔离层包围。髓鞘由 Schwann 细胞产生。轴突被神经内膜包围，几个轴突组合在一起被神经束膜包围，称为束。神经外膜是周围神经的最外层，分束一起被包裹在神经外膜内。实际上，轴突不限于单个束，束之间存在轴突交换。这被认为可以最大限度地减少部分神经损伤后的功能缺陷[1]。

正常生理条件下，如关节运动期间，神经会受到各种生物力学应力[2]。在休息状态，神经外层内的胶原纤丝允许神经呈现波浪形，这使得神经能承受一定程度的拉伸来防止牵拉。拉伸或牵拉会对神经造成物理压力。这种应力是不均匀的，因为力可以作为拉伸力或剪切力或其组合施加在纵向或横向平面中[2]。超出最大允许的生理阈值时，神经损伤会随着机械故障的发生而发生。如果施加足够的力量，神经可能会完全失去连续性，例如撕脱。然而，在大多数情况下，神经的连续性可以保留[1]。神经损伤也因牵拉是在慢速还是快速下发生，以及它是短暂的还是长时间的而存在差异。例如，实验表明，与慢速或更持久的拉伸相比，快速拉伸后神经传导恢复得更强劲。慢速牵拉中的神经损伤被部分认为是由于牵拉导致的进行性缺血所致[3]。其他伤害方式包括挤压/压迫、撕裂伤（锐器和钝器）和肿瘤浸润。

1943 年和 1951 年，Seddon 和 Sunderland 分别提出了周围神经损伤的分类方案[4-5]。Seddon 描述了三种类型的神经损伤：神经震荡（传导功能丧失）、轴突断裂（神经主干连续性）和神经断裂（完全横断）。神经震荡是轻微的损伤形式，相当于 Sunderland Ⅰ级损伤，即部分或完全传导阻滞。临床上患者可能有运动无力和感觉丧失，但肌肉萎缩并不常见，通常恢复良好。轴突断裂描述了一种连续性神经瘤，其中轴突中断而不损伤神经内膜。这与 Sunderland Ⅱ级伤害相对应。具有这种程度损伤的患者将完全丧失运动、感觉和自主神经功能。然而，鉴于神经内膜是完整的，这为轴突再生提供了途径（1～3 mm/d）[6-7]。除了支撑结构受损外还存在轴突破坏时，这被归类为 Sunderland Ⅲ、Ⅳ和Ⅴ级。在 Sunderland Ⅲ级中，存在轴突损伤并伴有神经内膜完整性丧失。神经束膜保持完整，因此损伤仅限于束内。这导致最终的纤维化和瘢痕组织的形成，因此改变再生的路线或完全阻止再生，造成临床恢复的不同。Sunderland Ⅳ级是前一个等级的延伸，但神经周围中断。最后，Ⅴ级描述了完整的神经横断。Sunderland Ⅳ级和Ⅴ级需要显微外科手术才能恢复。临床上通常会摘取自体神经来修复长节段周围神经损伤，但是这项操作存在许多潜在的并发症。最近，自体 Schwann 细胞植入已被证明可以改善轴突再生[8-9]。Mackinnon 和 Dellon 通过在单个神经内引入Ⅵ级或混合损伤模式修改了 Sunderland 的分类，这更能代表临床中看到的神经

损伤[10]。

神经损伤的类型和程度，将在电诊断研究中体现出来。

电诊断学和周围神经外科

周围神经手术电诊断的主要目的是确定周围神经的活力，定位 / 绘制受伤和完整的神经，识别自发的再生，并避免继发于手术操作的医源性神经损伤。周围神经监测提供实时信息，可帮助外科医生进行术中决策，以最大限度地恢复功能并最大限度地减少术后缺陷[11]。理想情况下，监测可提供一致且快速的数据，而不会妨碍手术流程。术前无法确定神经瘤远端的神经再生是否已经开始，因此需要手术显露并获得实时神经传导记录[12-13]。外科医生和临床神经生理学家之间的密切规划、协调和沟通对于确定理想的监测技术以及优化患者体位以实现有利的电极放置至关重要。可用于术中监测的技术包括连续和触发肌电图、观察肌肉运动收缩的神经刺激、躯体感觉诱发电位（somatosensory-evoked potential，SSEP）以及神经动作电位（nerve action potential，NAP）记录。

肌电图（electromyography，EMG）通过测量肌肉内的电活动来提供有关运动单元完整性的信息。连续的 EMG 记录可能有助于防止神经损伤，因为神经刺激通常会导致 EMG 活动增加。这通常与声音信号配对以提醒外科医生，然后外科医生可以做出相应的反应并改变手术操作。受激 EMG 涉及应用刺激并随后记录复合肌肉动作电位（compound muscle action potential，CMAP）。这可以通过单极或双极神经刺激来完成。双极刺激的优点是电流应用更精确，对附近神经的扩散最小。钩状电极可用于提升和清楚地勾画出选择的神经。这是一种有用的映射技术，可检测感目标神经，尤其是目标肌肉附近的连续性神经瘤或朝向受神经支配的肌肉的大神经干病变[14-15]。鉴于神经病变的连续性属于如上所述的一系列损伤，仅通过常规 EMG 测试进行准确诊断是不可能的[16-17]。

感觉诱发电位（sensory-evoked potential，SEP）是在对神经施加外周刺激后在感觉通路的皮质水平测量的信号。将这些信号与手术开始前获得的参考值进行比较。尽管在脊柱手术期间可用于检测医源性神经损伤，但诱发电位无法提供有关单个神经根的有用信息。当与感觉 NAP 记录相结合时，SEP 可用于评估锁骨上臂丛神经节前病变，从而避免对难以到达的区域进行不必要的广泛切割[18-19]。运动诱发电位（motor-evoked potential，MEP）用于评估传出运动通路，类似于 SEP，在脊柱手术期间用于帮助预防医源性神经根损伤。

Happel 和 Kline[20] 介绍了复合神经动作电位（compound nerve action potential，CNAP）的术中记录。CNAP 代表神经受到刺激后在神经内传播的总电势（图 35.1）。根据对多种损伤模型的灵长类动物研究，术中电生理学与组织学数据相关，并确定 3000 ～ 4000 根有髓神经纤维的存在与临床恢复密切相关[21]。相对于 EMG 和临床证据恢复之前，CNAP 具有早期检测远端轴突再生的优势。此外，CNAP 通过实时显示神经损伤程度来指导手术判断。这有可能改变手术治疗过程，从而优化手术结果。例如，进行神经松解与复杂切除、去除病灶和缝合修复的决定在很大程度上受到术中 CNAP 的影响。神经松解术是指切除瘢痕组织，这适用于存在 CNAP 时。如果缺乏传导，则切除受损节段并进行神经移植。在执行 Oberlin 技术等神经转移时，神经刺激器对于识别关键神经结构和区分运动和感觉束[22]至关重要。仅对神经进行肉眼检查不足以确定损伤程度，并且可能会产生误导作用。看起来受损的神经可能会显示出再生迹象，因此可以单独放置以促进自发愈合。相反，在目视检查时看起来正常的神经可能没有轴突连续性的迹象，因此需要修复。

在 CNAP 记录期间减少过度刺激伪影非常重要。刺激神经时，会产生两条电流路径。一种路径是电流通过神经并在两个电极之间传播；然而，还有另一条电流路径从电极流出，穿过神经、身体组织，然后回到另一个电极。后一条电流路径

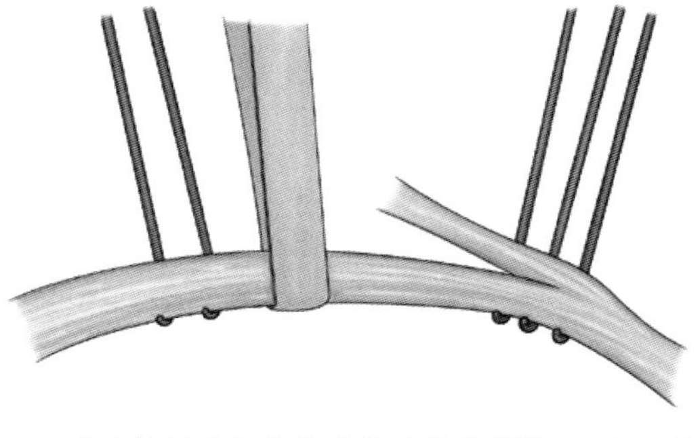

图 35.1 术中神经动作电位采集的艺术描绘。三极电极为刺激电极，双极电极为记录电极。中间的带子有助于将神经从相邻结构中提出，以防止电流通过身体组织（Image courtesy of Medical Illustrator，Roberto C. Suazo）

会产生过多的刺激伪影，这可能会掩盖动作电位，尤其是当刺激电极和记录电极之间的距离很短时。这在产生非常小的动作电位的受损或再生神经中是有问题的。解决这个问题的方法是使用三极电极，其中最外面的终端连接在一起。这仍然会产生两条电流路径，尽管它们都不涉及能够检测到这些非常小的电位的整个神经。使用三极电极还可以防止刺激电流的远端扩散，因为这可能会从距离目标点几厘米的完整神经处产生具有误导性的假性正电位。关于记录距离，至少 3 ～ 5 cm 的间隔是最佳的，对于较大口径的神经，建议大于 5 cm。

关于外周神经鞘瘤手术，术中监测有助于减少术后神经功能缺陷。因为监测可以帮助外科医生确定与肿瘤相关的神经是否具有运动功能。如果神经束和黏附肿瘤的刺激在 1 mA 下产生运动反应，则所涉及的神经会保持完整，并带有少量残留肿瘤[11]。对于涉及更广泛的神经解剖的病变，如神经纤维瘤，神经监测提供了有价值的信息，以避免不必要的切割和切除存活的神经（图 35.2）。术中超声也可与神经监测结合使用，以确定神经松解、切除和移植的程度[11，23]。

总的来说，通过电极刺激神经是安全的，可以常规使用。根据所研究的神经及其损伤 / 瘢痕的大小和程度，刺激参数会有所不同（高达 30 ～ 40 mA）。较短的脉冲持续时间优先激活较大的有髓纤维，这些纤维可调节运动功能。鉴于刺激持续时间短，继发于电压刺激的神经损伤的可能性可以忽略不计。电极材料也是一个重要的考虑因素。铜具有神经毒性，而银会导致对神经也有毒害的盐沉积。理想情况下，应使用医用级不锈钢[20]。

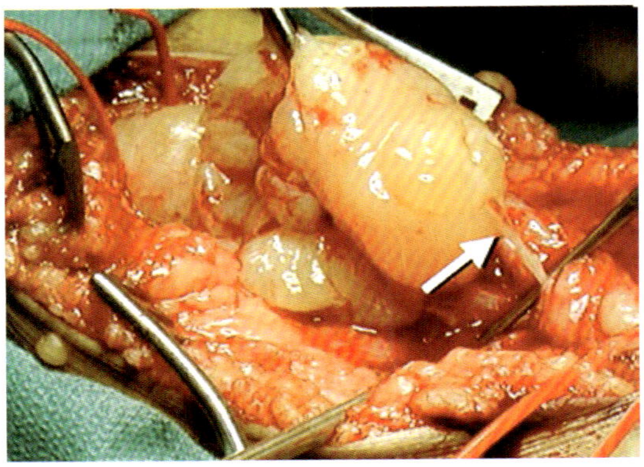

图 35.2 神经束的神经刺激：确保束的安全横断（白色箭头处）而没有运动障碍的风险

麻醉注意事项

根据所采用的电诊断方式，麻醉药物可能会影响记录。出于这个原因，神经生理学家、神经外科医生和麻醉医师之间的密切协调是必要的，以避免与麻醉药物的化学干扰相关的神经监测的混杂因素。神经肌肉阻滞剂会阻碍 EMG 采集；但是，CNAP 不受影响。SSEP 被吸入麻醉药减弱，信号减弱可能会被理解。与吸入麻醉药相比，静脉麻醉药也会降低波形波幅，但程度较小。这不应被误解为病理信号变化。相比之下，CNAP 不受卤化麻醉药或静脉麻醉药的显著影响[24]。特别是丙泊酚，有一定程度的肌肉松弛作用。然而，有证据表明，丙泊酚会抑制中枢 α 运动神经元的兴奋性，但神经肌肉接头处的信号转导和肌肉收缩强度仍未受到阻碍[25]。这表明丙泊酚不影响外周运动系统，可以观察神经刺激后的肌肉收缩。应考虑在将进行神经记录的肢体上使用止血带。如上一节所述，施加到神经的压缩力会改变其形态，从而影响电诊断记录。止血带应在纪录前松开，以使神经结构和生理正常化。影响 CNAP 采集的另一个关键因素是温度。温度对神经记录有重大影响，温度低于 30℃ 会大大降低传导速度，同时增加 NAP 波幅[26]。在整个手术过程中，皮肤表面温度应保持高于 30℃，并由麻醉团队定期检查。患者应用强制加温产品可以确保满足温度需求。

电诊断学的局限性

CNAP 存在一些限制，可能会干扰术中解释。这包括技术上的细微差别，例如刺激电极和记录电极之间的距离，以及电极与神经的接触程度。电极的错误放置会极大地影响波形形态和波幅，并导致刺激伪影或神经信号缺失。

生物学因素包括特殊年龄、身高和解剖变异。5 岁以下人群的特征是神经传导速度是成人的 1/3 ～ 1/2。在 65 岁以上的患者中，出现感觉神经动作电位幅度下降并且可能无法记录到[27]。关于身高，认为传导速度受轴突大小的影响，其中远端节段具有较少的髓鞘和缩短的节间距离[28]。解剖变异也可能会影响电诊断测量结果，在研究结果的解释中需考虑到。预计在 20% 的人群中，正中神经和尺神经之间的 Martin-Gruber 吻合表现为 EMG 和神经传导记录的改变。因此，了解异常神经支配和正常变异对于避免误解数据至关重要。

结论

周围神经系统的手术由于神经病理学的广泛性而变得复杂。神经损伤存在多种等级，每个等级都对应于独特的病理神经生理学特征。我们可用的电诊断工具使外科医生能够区分这些损伤类型，从而指导手术决策。对于外周神经鞘瘤，监测有助于手术切除并有助于预防术后神经功能缺陷。神经的手术操作很容易通过术中监测检测到，从而减轻医源性神经损伤。外科医生、麻醉医师和神经生理学家之间的手术规划和开放式沟通的多学科协作对于优化神经监测非常重要。必须了解电诊断学的局限性，以避免对数据的误解。总的来说，神经监测在周围神经系统手术中起着至关重要的作用。

参考文献

请扫描目录后二维码，获取参考文献资源。

主动脉介入术：监测、预防和治疗脊髓损伤的实用指南 36

R. J. Doonan，Francesco Torella，John Kendall，Manoj Kuduvalli 和 Mark Field　著
宋向清　王学军　译　刘海洋　校

学习要点

胸主动脉降支和胸腹主动脉手术是一种有脊髓缺血和脊髓损伤风险的手术。

- 脊髓损伤的危险因素包括主动脉瘤的大小和位置、既往主动脉手术、急诊手术、脊髓侧支循环、主动脉夹闭时间延长、主动脉远端灌注不足和围手术期低血压。
- 脊髓血液供应特别容易受到胸主动脉段缺血的影响。
- 术中脊髓监测最直接的方法是评估运动诱发电位（motor-evoked potential，MEP）。MEP 的变化用于指导决策和使用药物改善脊髓血流。
- 缓解复杂主动脉修复过程中脊髓损伤需要多模式和多学科联合。包括术中监测、主动脉远端灌注、维持脊髓侧支循环灌注、肋间动脉的再植入、主动脉修复分期以及平均动脉压（mean arterial pressure，MAP）、脑脊液压力（cerebrospinal fluid pressure，CSFP）、心排血量和氧供。

主动脉瘤

主动脉手术最适用于动脉瘤性血管变性。当主动脉直径超过正常邻近节段血管直径的 50% 时，称为动脉瘤[1]。主动脉瘤的病因包括任何原因导致的内侧血管壁变性、弹性纤维和血管平滑肌细胞缺失、蛋白聚糖沉积降低顺应性的病理学改变。与主动脉瘤相关的疾病包括高血压、嗜铬细胞瘤、可卡因使用、主动脉缩窄、吸烟和结缔组织炎，如 Marfan 综合征、Loeys-Dietz 综合征、血管型 Ehlers-Danlos 综合征、主动脉炎症性疾病、Turner 综合征、二尖瓣主动脉瓣以及家族性胸主动脉瘤和夹层综合征[1]。胸降主动脉瘤（descending thoracic aortic aneurysms，DTAA）和胸腹主动脉瘤（thoracoabdominal aortic aneurysms，TAAA）可在远端处破裂、剥离或栓塞；因此它们都具有潜在的生命危险。根据主动脉受累程度，可通过 Safi 改良的 Crawford 分类法对胸腹主动脉瘤进行分类（图 36.1）

降主动脉和胸腹主动脉疾病的治疗及转归

DTAA 和 TAAA 的传统治疗方法是开放（手术）修复，即通过开胸或开胸剖腹术用涤纶移植物替换病变节段（图 36.2）。在手术中，通常在动脉瘤段的上下交叉将主动脉夹闭。在交叉夹闭时，通过左心搭桥来维持下肢和内脏血管的灌注，这是一种将血液从心脏左侧转移到远端器官的技术（图 36.3a）。这也可以通过体外循环来实现（图 36.3b），其中静脉插管将血液从腔静脉进入旁路循环，在旁路循环中充氧并通过动脉插管回输。在某些情况下，当不能进行安全的主动脉交叉夹紧时，可能需要深低温停循环（deep hypothermic circulatory arrest，DHCA）。在这些情况下，旁路回路将冷却的血液回输给患者，直到核心温度达到 22℃（这个目标温度可能会变化），此时循环停止，因此可以在无血的情况下进行近端吻合，而不需要近端钳夹。

开放手术创伤较大，因此致死率和致残率较

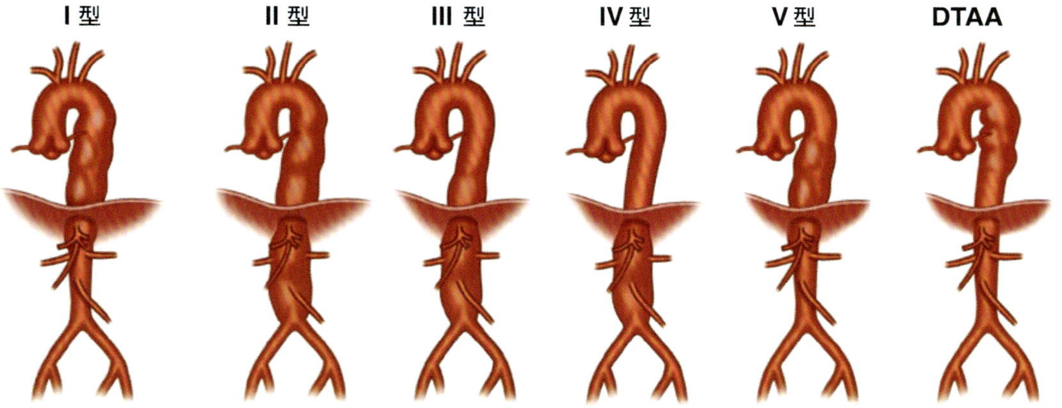

图 36.1 胸腹动脉瘤的分类。Ⅰ型从第六肋间隙上方开始累及内脏血管但不延伸到肾主动脉及以下范围。Ⅱ型动脉瘤起自第六肋间隙以上，延伸至肾主动脉及以下范围，常延伸至主动脉分叉处。Ⅲ型动脉瘤起于第六肋间隙以下，并延伸至肾主动脉及以下范围。Ⅳ型动脉瘤累及整个腹主动脉，从横膈膜水平到主动脉分叉。Ⅴ型动脉瘤起于第六肋间隙以下并延伸至内脏主动脉。孤立性胸降主动脉瘤（DTAA）仅累及锁骨下远端胸主动脉降支，终止于膈肌上方

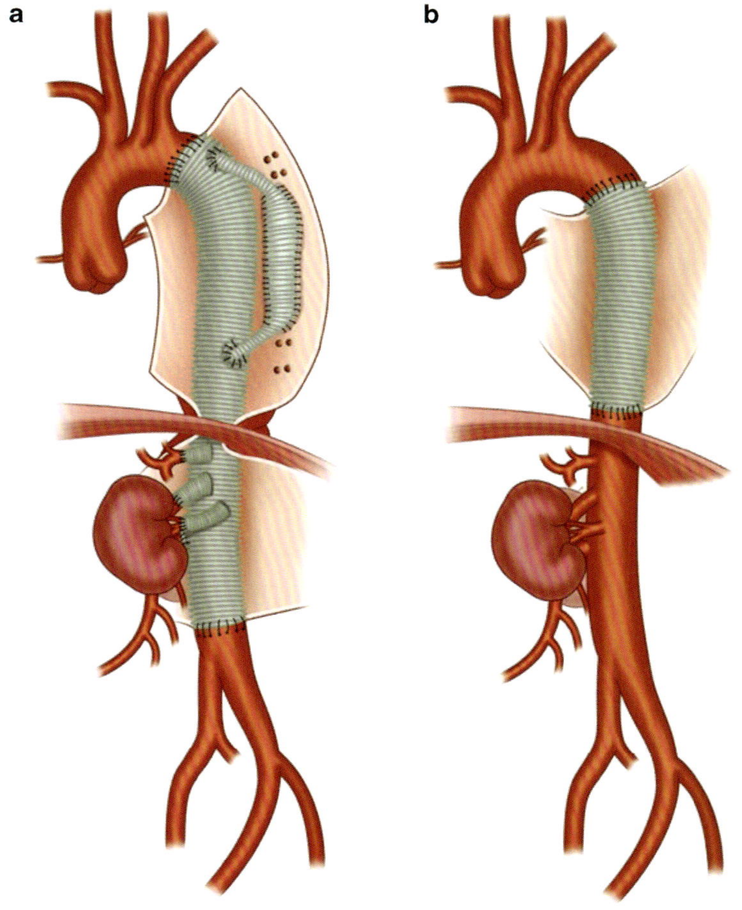

图 36.2 开放性胸腹主动脉瘤和胸降主动脉瘤修复术。(**a**）开放性重建Ⅱ型胸腹主动脉瘤，将四个分支缝合到每条内脏血管上。这种修复还包括在胸降主动脉内置入“蛇形”移植物，用于重建节段性肋间动脉。对于Ⅰ型和Ⅲ～Ⅴ型动脉瘤，近端、远端和内脏吻合口根据主动脉病变部位的不同而不同。(**b**）完全性开放性胸降主动脉瘤修补术

高[2-3]。尽管一些高手术量中心报告开放性 TAAA 修复后的死亡率相对较低（5%～6%），但在最近的一项荟萃分析中发现死亡率为 10.9%[3]。此外，在美国注册中心的数据中（因此可能不太可能受到发表偏倚的影响），低手术量中心的手术死亡率为 26%，高手术量中心的手术死亡率为 15%[4]。死亡率也与修复程度有关，全胸腹主动脉置换术（Ⅱ级修复）风险最大。近年来，血管内修复被认为是治疗 DTAA 和 TAAA 的一种侵入性较小的选择。在血管内修复过程中，经皮置入覆盖支架以代替主动脉的动脉瘤段，必要时使用开窗或分支和桥接支架维持内脏血管灌注（图 36.4a）。孤立性 DTAA 通常可以通过胸腔血管内动脉瘤修复（thoracic endovascular aneurysm repair，TEVAR，图 36.4b）

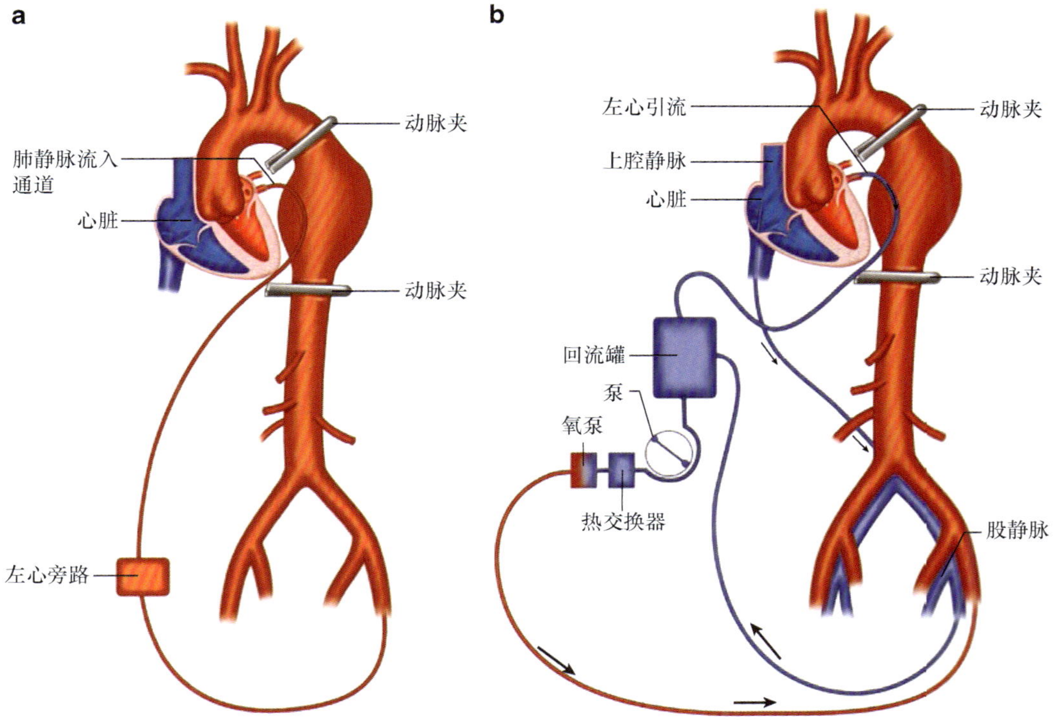

图 36.3 开胸腹主动脉瘤（TAAA）和降胸主动脉瘤（DTAA）修复时下肢和内脏灌注。（a）主动脉夹闭期间，左心旁路维持下肢和内脏器官灌注。含氧血经左下肺静脉（或适当时经近端夹钳主动脉）插管进入左股动脉，在夹钳部位下方提供逆行灌注。这是 DTAA 修复过程中典型的灌注回路。在开放 TAAA 修复期间，可以在每条内脏血管中放置额外的灌注套管。（b）需要体外循环和深低温停循环时的典型循环。通常使用左股动脉和左股静脉插管。在经食管回声引导下，将静脉插管经股静脉通过导线插入到腔房交界处。有必要放置左心室流出道口，以防止心室颤动时的扩张

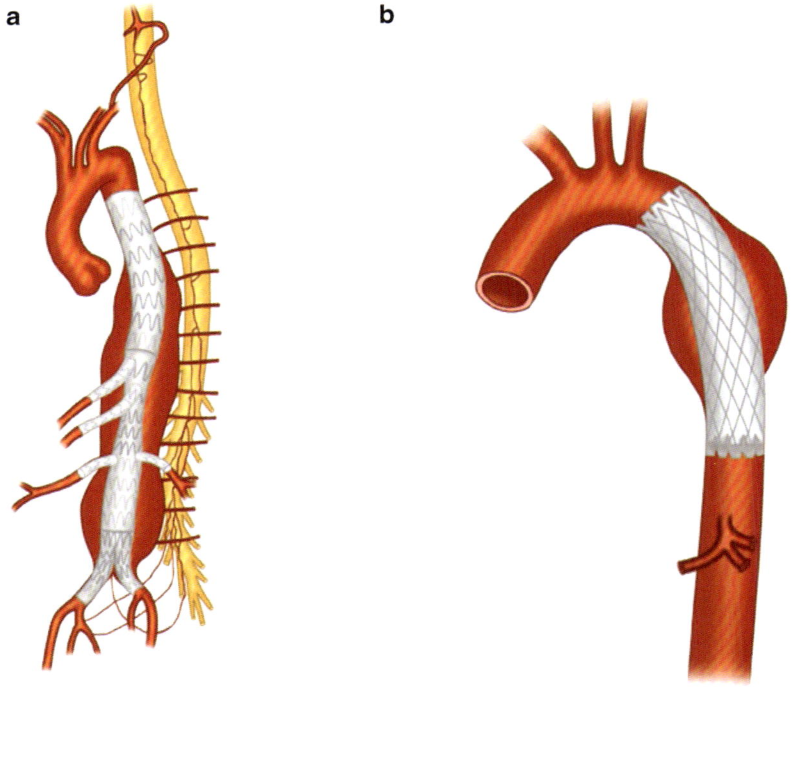

图 36.4 胸腹主动脉瘤（TAAA）和降主动脉瘤（DTAA）血管内修复。（a）Ⅱ型胸腹主动脉瘤的四支血管内动脉瘤修复的实例。（b）胸降主动脉瘤的胸腔内动脉瘤修复的实例

进行治疗，其不良事件的风险较低但并非没有[5]。即使在高手术例数中心[6]，TAAA 的开窗 / 分支血管内动脉瘤修复（fenestrated/branched endovascular aneurysm repair，F/BEVAR）也会增加这种风险。

脊髓缺血的发病率和危险因素

脊髓缺血可导致永久性偏瘫或截瘫、尿失禁和（或）粪便失禁以及永久性感觉丧失。这些神经系统并发症的风险取决于几个与患者相关的解剖和手术因素（表 36.1）。在最近一项对 169 项研究的 meta 分析中，开放式修复的永久性神经功能障碍的总发生率为 5.7%（DTAA 为 4.9%，TAAA 为 7.0%），血管内修复术为 3.9%（DTAA 为 1.6%，TAAA 为 8.8%）[7]。此外，主动脉置换术的范围也存在显著差异：Ⅰ型为 4.0%；Ⅱ型为 15.0%；Ⅲ型为 7.0%；Ⅳ型为 2.0%；Ⅴ型为 7.0%。目前尚不清楚是开放手术还是血管内手术导致永久性神经功能障碍的风险更大，最近比较研究的系统综述给出了确切的结果[15-16]。然而，永久性瘫痪的发生率似乎相等（5.2% 是血管内的，4.4% 是开放的）。与择期手术相比，任何严重程度的脊髓损伤（spinal cord injury，SCI）在急诊手术中都更常见[32]。考虑到修复程度、类型（开放性、血管内）、紧迫性、残余功能障碍（暂时性、永久性）和功能障碍类型（偏瘫、截瘫）的差异，很难计算准确的 SCI 合并率，但无论是开放性和血管内主动脉手术中，SCI 都是发病率的重要来源。

表 36.1　脊髓缺血危险因素

主动脉置换范围	[7-13]
脊髓血管结扎术	[14-15]
延长钳夹时间	[11]
锁骨下或髂内闭塞	[16-17]
既往主动脉置换术	[16，18-21]
主动脉覆盖长度（血管内）	[20-23]
紧急情况	[3，11，13]
围手术期低血压	[11，18，24-25]
手术时机	[17]
手术时间和透视时间（血管内）	[26-27]
年龄	[7，10]
糖尿病	[10]
当前吸烟者	[28]
严重动脉粥样硬化性疾病	[9，14，29]
少肌症	[30]
CKD/ 透析	[26-27，31]

CKD，慢性肾病

脊髓血供

脊髓的血流类似于大脑的自动调节[33]。因此，正常的脊髓会在大范围的灌注压力下维持脊髓血流量。在一些个体中，自我调节范围比正常脑脊液压（cerebrospinal fluid pressure，CSFP）高出约 50 ～ 150 mmHg。然而，与大脑的自动调节一样，脊髓血流调节存在很大的差异，一些个体具有不同的自动调节能力，因此对灌注压降低的耐受性不同[34]。如果灌注压低于自动调节的下限，则脊髓血流直接依赖于灌注压，不可避免地导致脊髓缺血。

脊髓由脊髓前动脉（anterior spinal artery，AntSA）供应，它灌注脊髓前 2/3 ～ 4/5 的区域，包括白质运动束和含有前角细胞的灰质（图 36.5）。AntSA 是运动束灌注的关键，可以用运动诱发电位（motor-evoked potential，MEP）监测。两条脊髓后动脉（posterior spinal artery，PostSA）供应脊髓的其余部分，包括背角和一小部分后索（图 36.5）。PostSA 是躯体感觉诱发电位（somatosensory-evoked potential，SSEP）通路灌注的关键。使用 MEP 和 SSEP 的多模态监测用于监测脊髓功能，这部分将在下面的“神经监测”中详细描述。PostSA 和 AntSA 在某种程度上贯穿整个脊髓；然而，AntSA 不是连续的，特别是在颈椎中、胸椎上段和腰椎的狭窄区域。吻合血管环绕脊髓，并在脊髓前后动脉之间提供一些共享的血液循环。

AntSA 和 PostSA 由主动脉沿脊柱的动脉血管供血。在头侧部位，它们起源于椎动脉，当它们沿着脊髓下降时，可接收来自主动脉的根状穿支（图 36.6）。几乎每个椎体上的小根状动脉为成对的 PostSA 供血。AntSA 只接收来自主动脉的 2 ～ 8 条根状动脉的血流。在颈椎部位，有 2 个或 3 个节段性动脉起源于颈椎或锁骨下动脉。胸椎通常只有 1 ～ 3 条来自主动脉的前节段动脉，这使得胸椎特别容易缺血；由于主要血管之间的距离较长，血管压力降低，导致流向脊髓的血液减少。在尾侧部位，AntSA 接受髂内动脉和骶动脉以及肠系膜下动

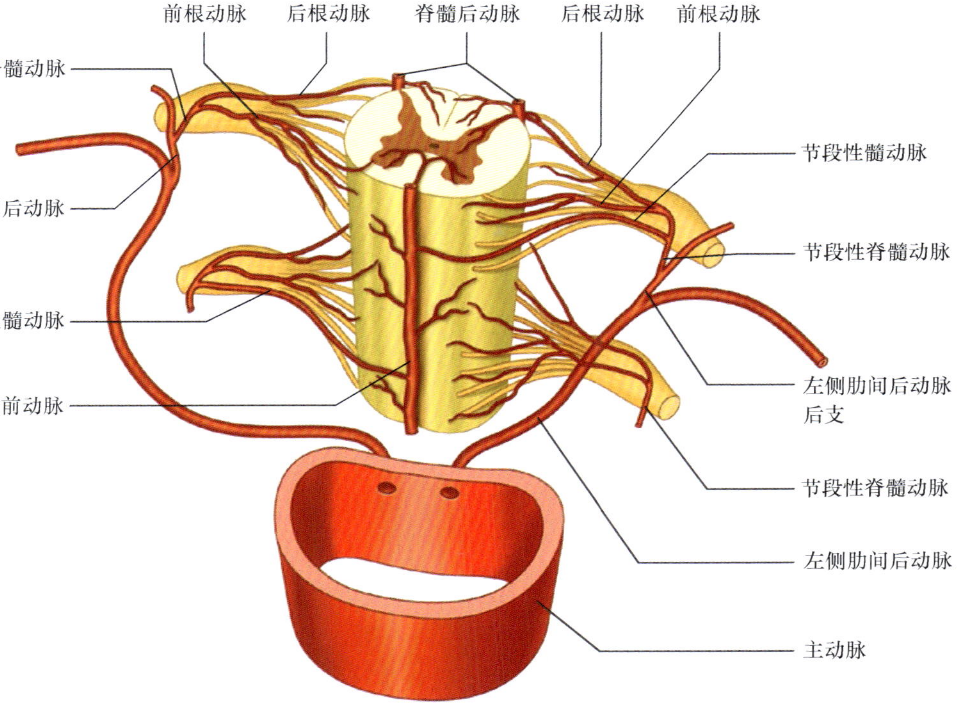

图 36.5 脊髓血供。脊髓由一条脊髓前动脉和两条脊髓后动脉供应。多个血管吻合口在前后循环之间提供一些共享的血液循环

脉的侧支供应。T4 和 T7 之间的区域被认为是脊髓中供应最少的区域，特别容易缺血。这解释了胸主动脉段疾病患者瘫痪的风险较高。

其中一条胸神经根动脉比其他的要大，它提供了 75% 的血流量。这条动脉被称为“大根动脉”（arteria radicularis magna，ARM）或 Adamkiewicz 动脉，并供应腰椎的腰骶膨大。ARM 的位置是可变的，75% 的患者动脉起源于 T9-T12 的左侧肋间动脉。

TAAA 患者的血管解剖结构是高度可变的，患者可能在被壁血栓或动脉斑块阻塞的动脉周围发生侧支循环。在近 1/4 的患者中，伴腰动脉（L3-L5）和骨盆循环形成侧支血管网，成为脊髓的主要血液供应[14，29]。这可以解释为什么一些根状动脉的损失可能不会产生与正常患者相同的后果，以及为什么主动脉的远端灌注在主动脉交叉夹闭过程中至关重要。

在一些患者中，脊髓后动脉的根状穿支对脊髓灌注至关重要，因为脊髓前血管之间的间距很大。这些关键动脉在 T8 和 L4 之间最常见[14，29，35]。对于依赖这些血管灌注的患者，可能需要识别并重新植入关键肋间骨，以减少手术截瘫的发生率。由于 ARM 提供 75% 的血流量，对于有其他关键血管丧失风险的患者，重新植入 ARM 是很重要的[29，36-38]。当手术中关键神经根动脉与主动脉断开且未重新形成连接时，逆行血流可能导致脊髓前动脉的血液重新分布[39]。

总之，脊髓的血液供应严重依赖于一个血管网，该血管网由椎动脉在头侧、骶动脉和髂动脉在尾端以及肋间动脉和腰椎动脉（包括 ARM）的根状穿支供应。所有患者中没有一致的血管模式，因而脊髓对特定血管区域的依赖性各不相同。例如，在一些患者中，来自头侧血管的供应足够，因此可以排除整个主动脉血供（无须重新植入肋间血管）而不会引起截瘫的理论。在其他情况下，骨盆循环的关键作用需要在交叉钳夹期间形成旁路以提供逆行远端灌注。有些患者严重依赖于特定的肋间血管。不幸的是，术前不能通过影像学一致地识别这些血管。术中脊髓监测的作用是帮助识别需要采取纠正措施以降低神经风险的病例。

脊髓损伤的病理生理学

多种机制可导致脊髓损伤，这些机制可以单独发生，也可能同时发生。其主要机制是在手术中，对于侧支循环不足的患者，通过结扎或替换节段动

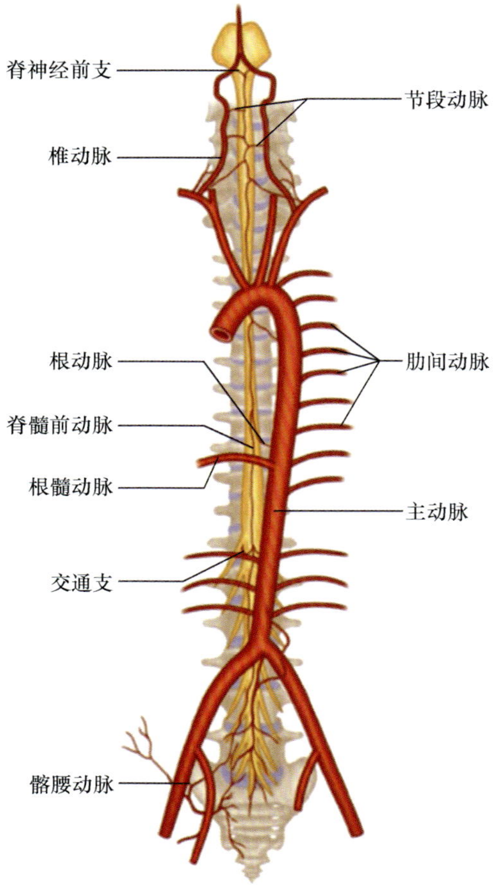

图 36.6 前脊髓供血来自主动脉。脊髓由贯穿整个主动脉的血管供应。在头侧部位，脊髓接受来自椎动脉的节段动脉。在胸主动脉，只有 1 ～ 3 条节段性动脉供给脊髓前动脉。大根动脉通常起源于 T9—T12。进一步的侧支循环源自腰椎动脉和髂内血管、骶血管和肠系膜下血管的血管网

脉（肋间或腰椎）来中断脊髓血液供应[40]。在主动脉交叉夹闭期间会发生脊髓血流中断，夹闭时间的长短与脊髓损伤的发生率成正比[41-42]。随着主动脉远端灌注的引入，这种关系不那么强，但仍然存在。此外，在打开动脉瘤囊的过程中，如果没有事先闭塞或结扎后出血的节段动脉，可能会出现通过节段性动脉后出血引起的“窃血”现象[43]。在 TAAA 修复过程中，除了与主动脉交叉夹闭相关的灌注减少外，长期低血压、贫血、中心静脉压（central venous pressure，CVP）升高导致血管充血，或主动脉远端灌注不足或无搏动导致缺氧从而造成 SCI[43-44]。

缺血再灌注损伤也可引起脊髓损伤。手术过程中脊髓长时间缺血后恢复血流可导致动脉周围水肿和由于炎症反应引起的脊髓肿胀。这一过程可诱发脊髓坏死[45-46]。此外，脊髓肿胀可增加脑脊液压（cerebrospinal fluid pressure，CSFP），导致脊髓灌注压（spinal cord perfusion pressure，SCPP）下降。因为 SCPP 是平均动脉压（mean arterial pressure，MAP）和 CSFP 之间的差值（SCPP ＝ MAP－CSFP，如果 CVP 较大，CSFP ＝ CVP）。缺血再灌注不仅仅是脊髓水平的局部现象。事实上，主动脉夹闭使主动脉远端无灌注或在血管内手术中插入股鞘导致下肢和盆腔缺血可导致再灌注现象[47]。长时间插入股鞘已被证明会增加脊髓损伤的风险；因此，建议早期进行盆腔再灌注，缩小或切除股鞘[47-48]。

最近认为微栓塞是脊髓损伤越来越常见的原因。在开放修复过程中对主动脉的操作和在血管内修复过程中腔内器械的操作会产生微栓塞[47，49]。Tanaka 等分析了开放和血管内主动脉手术后梗死脊髓的磁共振成像（magnetic resonance imaging，MRI）表现，并注意到相当一部分患者有散发性脊髓梗死[49]。这种模式发生在 100% 的血管内患者中，这可能是血管内 TAAA 修复中造成脊髓损伤在的主要机制。然而，需要进一步的研究来证实这些发现，并研究减少微栓塞产生的方法。

脊髓损伤的预防

开放式修复

主动脉远端灌注可以通过左心旁路或心肺转流术来维持，维持从远端到钳夹部位的脊髓灌注（图 36.3）。与夹持缝合技术相比，旁路手术减少了脊髓损伤[40，50-52]。开放式修复的一个好处是，与血管内修复所需的主动脉覆盖相比，它需要较少的主动脉置换（图 36.7）。肋间动脉再植仍然是脊髓保护的常用方法（图 36.8）。许多研究表明，这种植入物，特别是 ARM 周围的植入物，可以预防截瘫[53-55]。然而，许多肋间动脉在动脉瘤性疾病中闭塞；因此，肋间再植并不总是可行的。此外，很难预测哪些肋间对重新植入很重要，而且位置或大小与它们在预防截瘫中的作用不一定相关。一些血管外科医生认为，肋间血管再植可能只适用于高风险的患者，如Ⅱ/Ⅲ型修复；而另一些研究表明，在 MEP 监测的指导下，选择性再植可以减少开放式修复中的 SCI[56]。

中度低温被认为是一种减少脊髓耗氧量从而保护脊髓损伤的方法。尽管许多中心将它纳入到脊髓保护中，但还没有随机对照试验（randomized controlled

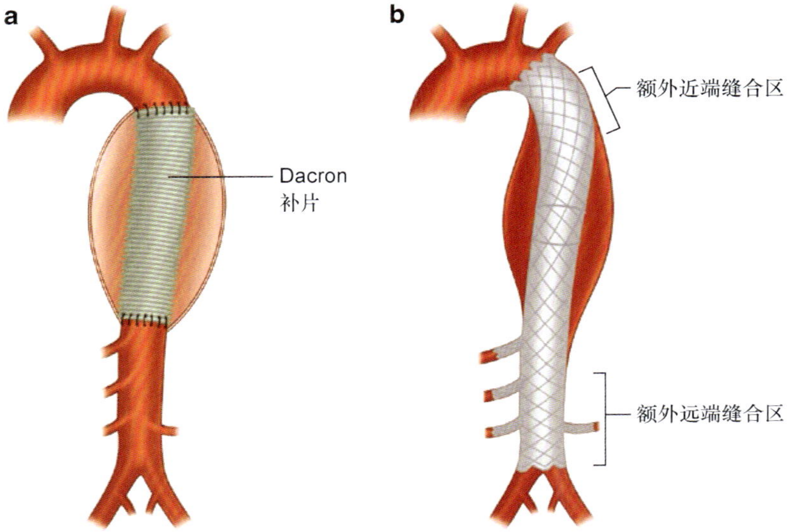

图 36.7 血管内修复需要额外的主动脉覆盖。主动脉切开（**a**）与血管内修复（**b**）所需主动脉覆盖范围的比较。血管内修复需要在正常主动脉的近端和远端进行夹闭，以排除动脉瘤大小及位置。在一些病例中，如本例，开窗进行血管内动脉瘤修复术［FEVAR；或支状血管内动脉瘤修复术（BEVAR）］实现封闭

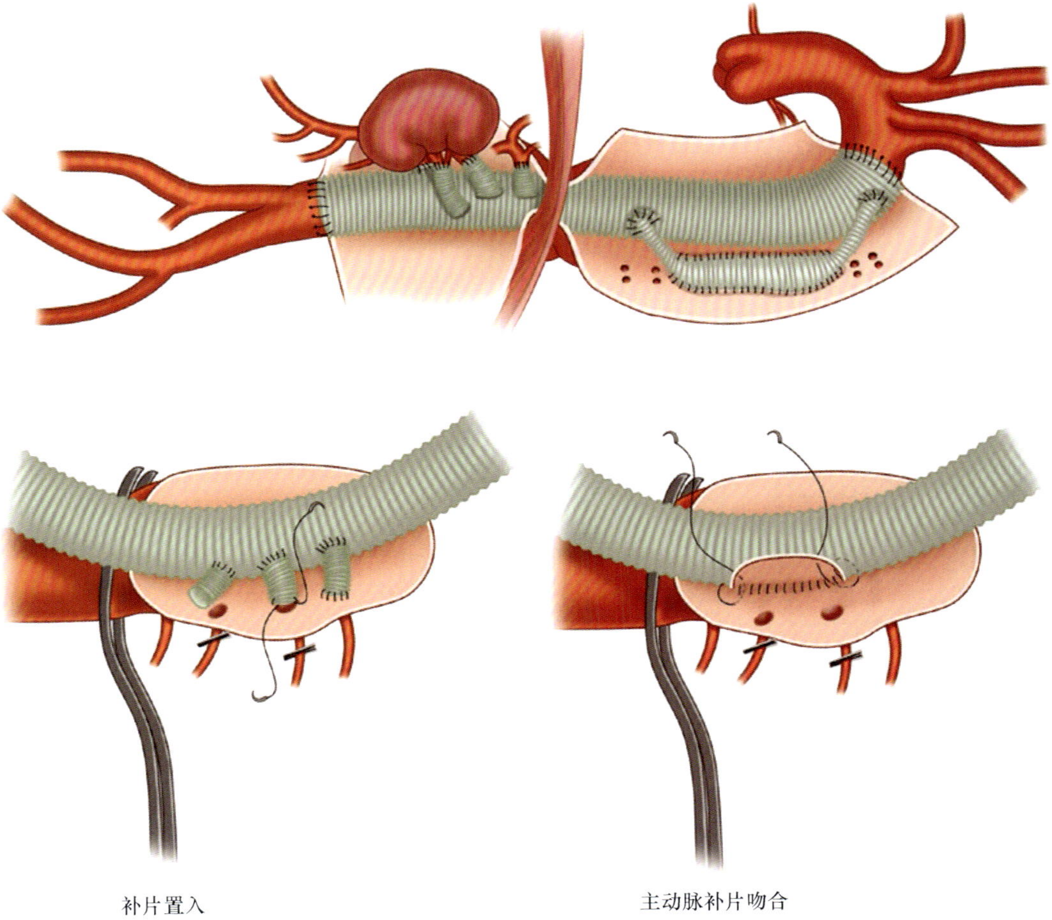

图 36.8 肋间动脉再植技术。（上图）通过“蛇形”移植物（也被称为桶柄）进行肋间再植。（左下图）通过主动脉移植物到肋间动脉起源处进行单独插入移植物进行再植入术。这也可以通过从肋间动脉的起始点直接重新植入主动脉涤纶移植物。（右下图）补片吻合肋间再植

trial，RCT）评估中度低温对脊髓保护的作用。在 DHCA 过程中，深度低温确实对脊髓提供了一定的保护，但由于降温和复温会增加患者手术时间，并可能导致凝血功能障碍，进而导致出血和低血压，从而抵消了降温的保护作用[40, 57]。局部脊髓低温也有报道，通过硬膜外冷却导管输送[58]。这种方法看起来很有希望，但在采用之前需要进行大量的研究。

血管内修复

血管内修复中预防脊髓损伤的一个重要方法是脊髓缺血的刺激预处理的过程。这可以通过在第一阶段停止一部分而不是全部节段动脉的灌注来发展侧支循环，然后再完成手术。这可以通过几种方式进行：经典的两阶段方法、灌注分支、延迟桥式支架置入和节段性动脉栓塞（图 36.9）。

经典的两阶段（或更多）方法仅修复主动脉一部分，并等待一段时间（通常是数周）直到完成剩余部分修复。通常，这包括第一阶段的 TEVAR 修复和第二阶段的 F/BEVAR 修复。与单阶段方法相比，两阶段方法已被证明可降低脊髓损伤[43, 59]。

分期可以通过使用灌注分支来实现，灌注分支被连接到定制的设备中，该设备维持暂时的血液以灌注主动脉囊和节段动脉。在这些情况下，F/BEVAR 移植物被展开，所有靶血管都被支架固定，灌注分支保持开放。在第二阶段，闭塞灌注支完成修复。这项技术最初由 Lioupis 等描述，涉及在第二阶段将闭合装置放置在灌注分支中，而无需拆卸装置[60]。手术后，患者在重症监护室接受神经系统监测 6 h，然后返回血管造影术室取下塞子。这种方法很麻烦，现在更常见的是在局部麻醉或 MEP 下通过球囊闭塞和神经监测进行。

另一种分期方法是延迟 BEVAR 病例的桥接支架植入。该方法也像往常一样进行手术，但在分支和血管之间留下一个未连接的目标血管。这可以通过简单地不放置支架或使用未覆盖的支架作为临时搭桥来实现。需要注意的是，完全断开分支会导致血栓形成，并可能导致靶血管闭塞。此外，可以通过不完成分叉修复来维持囊内灌注，通过不将支架延伸到一条髂动脉中来产生 1b 型内漏。

一种相对较新的缺血预处理方法是微创的节段性动脉线圈栓塞（minimally invasive segmental artery coil embolization，MISACE）[61]。这种方法包括在延迟完全修复之前，在一个或多个疗程中栓塞几个节段动脉。该方法目前正在随机对照试验中进行研究[62]。

脑脊液引流（Cerebrospinal Fluid Drainage，CSFD）

脊髓灌注压（SCPP）是平均动脉压（MAP）

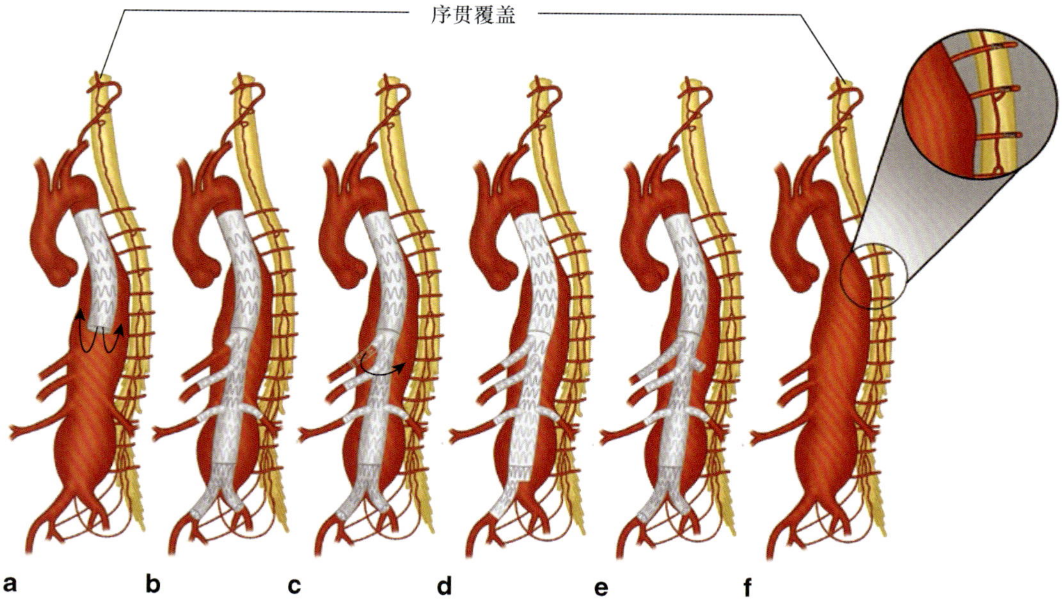

图 36.9 血管内分期。(**a**)将胸动脉瘤腔内修复（TEVAR）支架作为第一阶段，几周后完成剩余的修复。(**b**)通过让一个分支不受刺激来分期，通常是腹腔。(**c**)通过使用未覆盖的裸金属支架对分支进行支架植入进行分期。覆盖支架术几周后完成。(**d**)通过保留分叉部分未完成和一个髂骨未缝合进行分期。(**e**)将灌注分支纳入定制移植物的设计中进行分期。(**f**)节段动脉栓塞分期

和脑脊液压（CSFP）[或中心静脉压，以较大者为准]之差。CSFD通过引流脑脊液，从而降低CSFP，增加SCPP。早期开放手术研究发现，预防性CSFD插入可显著减少SCI[63-65]。此后许多研究表明，在开放式和血管内手术中，CSFD可以减少SCI，并已被推荐为指南[43，66-67]。虽然CSFD的使用非常普遍，但在实践中存在显著差异。最近的一项系统综述指出，大多数方案将CSF引流至7～12 mmHg，将引流量限制在10～20 ml/h，并在术后进行24～72 h的引流[68]。此外，一些方案包括预防性引流管插入，但只在有症状的患者中引流CSF。

毫无疑问，CSFD是预防SCI的一种有价值的工具；然而CSFD的使用会带来一系列潜在的严重并发症。Karkkainen等评估了187名接受F/BEVAR的患者的CSFD并发症，发现并发症发生率为10%，颅内出血为1%和脊髓血肿为3%[69]。Plotkin等发现相似的并发症发生率：1%的蛛网膜炎，0.6%的颅内出血，0.3%的脊髓血肿伴截瘫，1.3%无症状的脊髓血肿[70]。Lyden等在948名患者中研究了CSFD方案中的CSF容量引流限制与引流并发症的关系[71]。硬膜下血肿和颅内出血发生率为2.3%，容量限制方案和无引流限制方案无差异。这些数据促使许多主动脉研究中心，包括我们的中心，采用更明智的方法来预防性插入脊髓引流管。

氧供和血压管理

作为多研究治疗中心脊髓保护措施的一部分，其调整了几个参数以优化脊髓的氧气供应。这些指标包括维持氧饱和度＞95%，血红蛋白浓度高于10 g/dl，心脏指数高于2.5 L/（min·m^2）[43，72]。在CSF压力恒定的情况下增加MAP可增加SCPP[40，43，72]。指南建议将MAP维持在患者个人基线以上，且至少80 mmHg[43，66]。血流动力学不稳定与迟发性脊髓损伤有关，这加强了血压维持作为术后治疗中的重要性。

神经监测

脊髓监测有助于预防SCI，因为它可以指导术中操作增加脊髓灌注，包括增加远端主动脉灌注压力/流量、肋间再植、CSF引流和MAP操作，以及可能的手术流产或分期。MEP、SSEP和经皮近红外光谱（near-infrared spectroscopy，NIRS）是脊髓监测中最常用的方法。

MEP和SSEP

MEP和SSEP是主动脉手术期间脊髓监测的金标准。MEP监测用于评估下行脊髓通路，包括经颅电刺激，监测脊髓或肌肉水平的反应[40，73]。SSEP监测评估上升（感觉）通路，并涉及周围神经的刺激[40，73]。MEP主要评估负责运动功能的前脊髓，而SSEP主要监测负责振动和本体感觉的后脊髓。虽然MEP/SSEP的使用可以提供实时的半侵入性的监测，但它高度依赖于许多因素，包括麻醉类型、体温、神经肌肉阻滞和主动脉远端灌注。

对于MEP在预防SCI的作用已进行了大量的研究。Banga等证明MEP和SSEP的降低预示脊髓的急性损伤，从而可以快速实施标准化方案来优化脊髓灌注并恢复下肢血流[74]。术中监测MEP以指导脊髓充分灌注已被证明可将Ⅰ或Ⅱ型修复急性截瘫率降低至4.1%[46]。Liu等对78例患者的MEP模式进行了评估，并指出稳定的MEP信号或丢失后返回不会导致脊髓功能缺损，而33%的信号丢失且未返回的患者会发展为SCI[75]。同样，Safi等还指出，只有不可逆的MEP变化与不良的新预后相关[SSEP的OR＝21.9，$p<0.000\ 01$；MEP的OR＝60.8，$p<0.0001$][76]。在最近对19项研究的系统回顾中，MEP监测在发现开放性TAAA修复患者术中SCI和术后截瘫方面的敏感性为89.1%，特异性为99.3%[77]。虽然MEP是一种很好的监测方法，但其半侵入性的特点限制了其用于镇静患者，因此不能广泛应用于术后。此外，就其本身的性质而言，MEP仅能降低由于可逆性缺血而影响脊髓损伤的发生率，而对于微栓塞的病例则无效。

NIRS

NIRS依靠近红外波长的吸收光谱来测量组织中的含氧和去氧血红蛋白。当选择某一部位作为研究内容时，测量的含氧血红蛋白与总血红蛋白的比例以百分比表示，作为对局部组织灌注的估计。绝对值取决于采样区静脉和动脉循环的比例，因而是可变的；因此变化趋势也是相关的：氧合血红蛋白的减少则灌注减少。近红外光穿透组织的能力有限，因此，大多数市面售卖的近红外光谱只能监测几厘米厚度的样品。在早期使用近红外光谱时，光电电极可直接放置在椎骨上。然而，穿透骨及骨与脊髓组织的比例所带来的重复性降低和误差使其实用性受到怀疑[78-80]。随后，光电装置被放置在棘旁肌肉上，可获得脊髓侧支网络的信息，因为这些肌肉和脊髓有共同的血液供应。

在文献中，关于 NIRS 在 DTAA 和 TAAA 修复期间神经监测中的应用的数据有限。在一项对 20 名接受主动脉修复的患者进行的初步研究中，腰椎组织氧合减少预示着 SCI[81]。Boezeman 等将血红蛋白氧饱和度与 MEP 监测联系起来，证明了 MEP 的降低与 NIRS 饱和度的降低相关[78]。NIRS 技术在动物实验中得到了进一步的验证。然而，它仍处于试验阶段。关于其效用的评估的研究正在进行中，这是广泛应用于临床的必要流程。肢体 NIRS 可以帮助区分由于脊髓缺血还是肢体缺血引起的 MEP 减少。

利物浦心肺医院脊髓保护方法

我们的脊髓保护策略是根据 Estrera 等[82]的 CSFD 状态 / 氧供 / 患者状态（CSFD status/oxygen delivery/patient status，COPS）方法修改而成的一种完整方法。在过去，我们在大多数 DTAA/TAAA 修复中插入了 CSFD。最近，基于脊髓引流并发症的数据，我们为高危患者采用了一种更具选择性的方法。当术后出现神经功能障碍时，进行 CSFD 穿刺抢救。此外，我们优化术中和术后关于 MAP，血红蛋白和氧气运输的监测。我们还常规使用 MEP 和 NIRS 监测术中肢体缺血。

CSFD 穿刺

急性创伤、活动性感染、主动脉破裂、既往截瘫或既往脊柱手术的患者禁用 CSFD。会诊麻醉医师在 CSFD 插入前充分评估患者的适应证。CSFD 穿刺在严格和完全无菌的条件下进行。理想情况下，CSFD 的穿刺是在患者麻醉并建立其他动脉和静脉通道后进行。穿刺前，将患者右侧卧位，双腿朝向头部。穿刺部位被覆盖并确保无菌。用酒精氯己定对皮肤进行两次消毒，并且每次消毒后使其皮肤干燥。为避免直接损伤脊髓，应在脊髓下端以下的位置插入，最好是 L4/5（图 36.10）。按照制造商的说明使用穿刺器械。在穿入并确保引流管正常工作后，用不影响引流管的缝合线小心地固定它。敷料应清晰且密封，敷料线应固定在远离手术切口的位置。三通阀将有一个连接到 LiquoGuard CSF 引流泵（Möller Medical），一个连接到鞘内二乙酰吗啡泵。应在二乙酰吗啡泵组和三通阀之间放置一个细菌过滤器。理想情况下，这应该在手术室中，并由参与手术的麻醉医师指导下完成。

术中 CSFD 管理

植入 CSFD 后，设置 LiquoGuard 系统引流脑脊液，保持 CSF 压力 < 15 mmHg，最大引流量为 20 ml/h。在 2007 年之前，我们采用了手动方式将 CSF 按等份排出，但自动化系统已简化这一过程。

术后指导

将患者从手术室转运至重症监护室（intensive care unit，ICU）是关键。在指定的 24 h 内，护士和初级医生的流动率很高，因此术中细节和术后指示需要明确沟通和记录。目标是保持 MAP > 85 mmHg 和 ICP < 15 mmhg，SCPP > 70 mmhg。应使用血管升压药物来维持 MAP。某些患者将 ICP 维持在 15 mmHg 下是很困难的，在这种情况下，应提高 MAP 以维持 SCPP > 70 mmHg（SCPP = MAP − ICP）。此外，对患者进行输血以保持血红蛋白为 10 g/dl。术后 4 h 内叫醒患者进行神经系统评估，

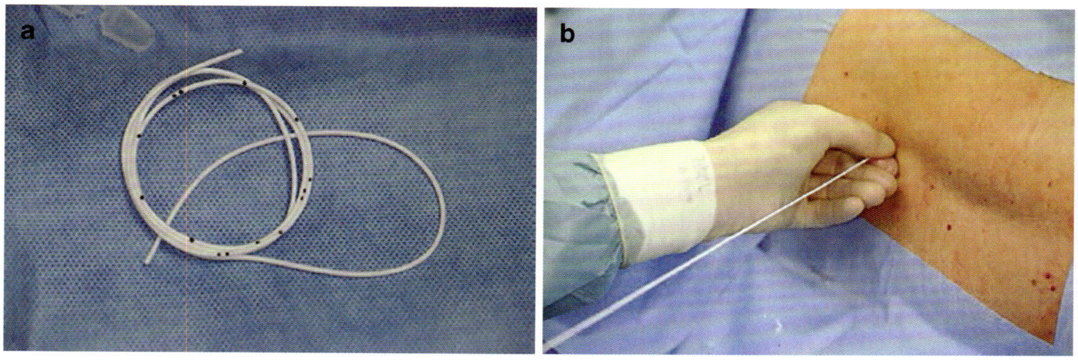

图 36.10 脑脊液引流（CSFD）穿刺。CSFD（**a**）及其在 L4 和 L5 之间的穿刺部位（**b**）

并在每小时进行一次评估。记录神经系统的评估结果，如果出现任何意想不到的偏差，立即咨询麻醉医师和主动脉外科医生。该方案在术后 72 h 内继续使用。

镇痛

在开放 TAAA 手术后的早期阶段，患者因大面积手术切口而感到疼痛时，通常需要非常有效的镇痛措施，以便顺利且尽早脱离呼吸机。当脊髓引流管保持原位时，通过脊髓引流管鞘内注射海洛因可获得良好的镇痛。这应该在重症监护医务人员的指导下进行。二乙酰吗啡的剂量为 0.5 ～ 1 mg，使用连接的海洛因泵给药。鞘内二乙酰吗啡注射液的制备应在药房无菌条件下进行。二乙酰吗啡在注射后迅速固定，起效迅速且可预测。注射后应立即恢复脑脊液引流。每次注射的作用持续时间约为 4 ～ 6 h，并且可以安全地重复注射。在取出脊髓引流管之前，应采用患者自控镇痛（patient-controlled analgesia，PCA）。应该注意的是，1.1 ml 含二乙酰吗啡的死腔将在一次大剂量注射结束时出现。如果在下一次注射吗啡前的间隔时间内 CSF 未排出，则有可能所给的海洛因量超过预期剂量。因此，每次给药前应检查病史，并确认自上次给药后至少有 1.1 ml CSF 流出。如果没有发生这种情况，则应使用与 0.5 mg 二乙酰吗啡相关的较低剂量。

对术后脊髓功能缺损的反应

检测到神经系统受损是一种医疗紧急情况，必须立即“上报”主管外科医生和麻醉医师。护理人员必须接受培训，截瘫与心脏术后的卒中不同。新出现的下肢神经系统疾病必须迅速做出反应。我们对脊髓损伤的反应是我们保护脊髓的一个更积极的措施：

1. C（cerebrospinal fluid drainage，脑脊液引流）：检查引流管是否通畅，没有堵塞、打结或切断。积极引流脑脊液至脑脊液压力低于 10 mmHg，不限制容量。将患者平躺可能会有所帮助。引流管应放置 7 天，而不是常规的 3 天。如果延迟性截瘫发生在引流管已被移除或从未放置预防性引流管后，应立即放置并遵循 COP 协议。
2. O（oxygen delivery，氧气输送）：试图优化氧气输送过程中的任何不足。通过面罩或气管插管和通气，将氧饱和度维持在 95% 以上。通过输血将血红蛋白维持在 10 g/dl 以上。此外，任何对低心排血量的怀疑都应进行有创或无创心输出量监测，并根据需要使用正性肌力药物来维持心脏指数＞ 2.5 L/（min · m^2）。
3. P（pressure management，压力管理）：神经损伤反应的关键和核心是控制 SCPP。我们大量使用血管升压药，包括去甲肾上腺素和偶尔使用的抗利尿激素，以实现将 MAP 维持在 90 ～ 100 mmHg 的目标。并将 SCPP 增加到＞ 80 mmHg。
4. S（status of patient，患者状态）：在这种情况下需要更频繁和更准确的神经观察。我们也考虑用计算机断层扫描（computed tomography，CT）早期成像的头部和脊柱来评估任何颅内出血或脊髓血肿。

乙酰唑胺

有时，尽管脑脊液引流至 20 mL/h，但仍不可能实现 ICP ＜ 15 mmHg。在这种情况下或当 CSFD 阻塞时，应考虑使用乙酰唑胺。乙酰唑胺可减少脑脊液的产生，并可能有助于降低 CSF 压力。通常剂量为每 8 h 静脉注射 500 mg，其使用应与上级麻醉医师或重症监护医师讨论。

术中脊髓功能监测

我们在所有开放和血管内 DTAA 和 TAAA 修复中常规使用 MEP 监测，无论是否插入 CSFD。我所在的医疗中心，多名外科医生和外科护理人员接受了 MEP 监测的技术培训。虽然技术人员有责任为常规手术设置设备，但主动脉小组的每个成员都有责任理解和应用该方案。对结果的解释在很大程度上得益于对临床过程中每个阶段发生的情况的深入了解，因此在我们的 MEP 监测中需要密切的团队合作。本协议是为了与我们已有的协议共用于脊髓引流和截瘫 / 轻瘫的管理。下面是我们本地 MEP 设置的描述。关于 MEP 的更多细节情况第 2 章。

电极放置

清洁皮肤后，通常将电极针插入胫骨前肌、股外侧肌、趾外展肌和小指展肌 / 拇短展肌，并用 Tegaderm 固定（图 36.11）。在上肢放置额外的电极作为内部参考。小心地应用电极针，以避免针折

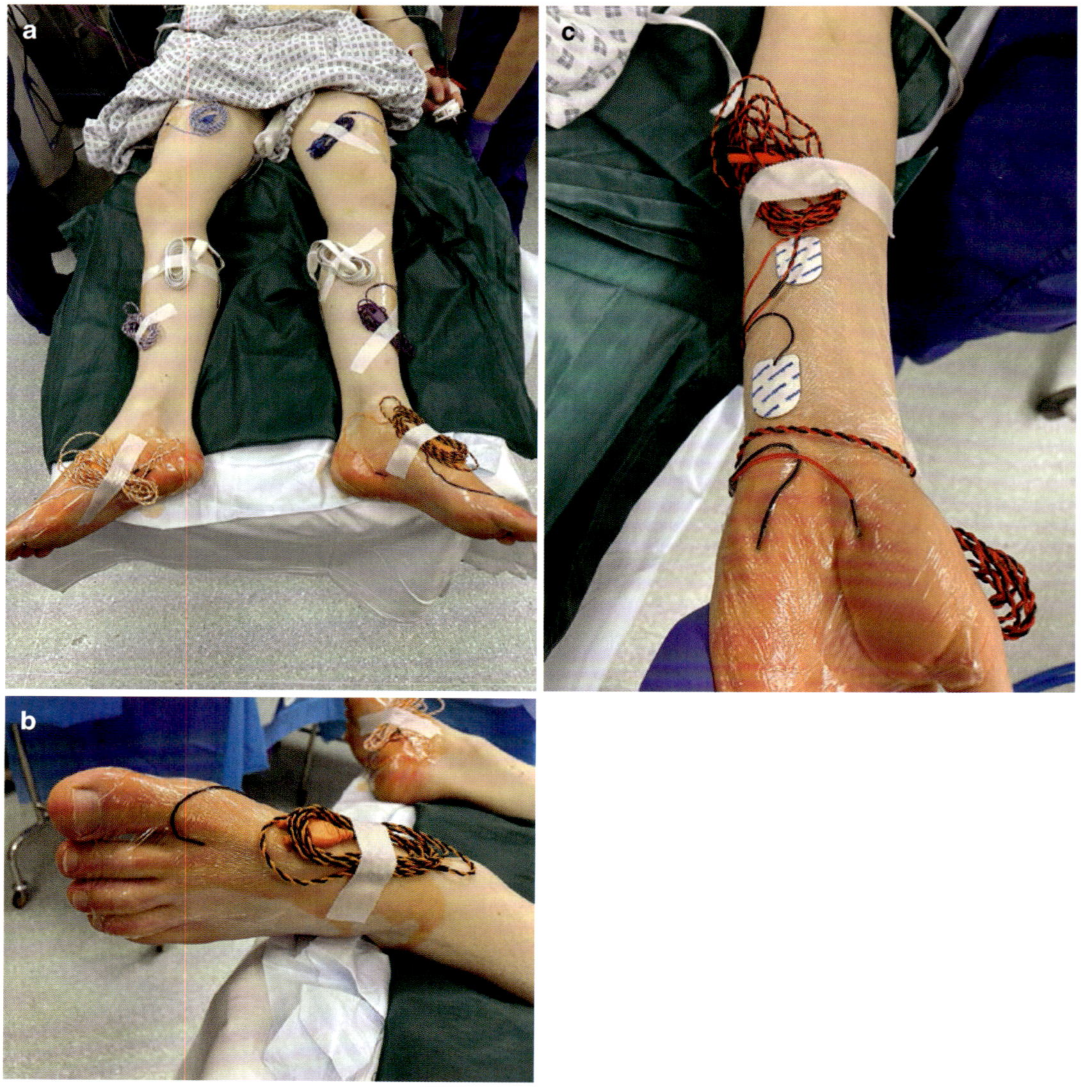

图 36.11 运动诱发电位（MEP）电极和近红外光谱（NIRS）光电器件放置。（**a**、**b**）下肢电极放置。近红外光电也被放置在小腿上。（**c**）上肢电极定位

断；针与皮肤之间的角度为 45°，以避免电极针上任何可观察到的应力。

头部测量和标记使用国际 10-20 系统的电极放置。为简便起见，在麻醉患者之前进行头部测量和标记。如果不行，则在插管后使用电极针进行头部测量 / 标记。在四个位置（两组）标记刺激电极，分别比 C1 和 C2 前方和外侧多 1 cm，比 C1 和 C2 后方多 1 cm（图 36.12）。如果第一个位置不能在 650 V 下与刺激器输出提供良好的跟踪，则可以选择交换一组位置。在牙齿之间放置一个柔软的咬合块，以保护舌头免受撕裂，并开始神经监测。将电压强度调整为在所有肢体中产生良好 MEP 波幅的强度，并在整个术中持续该强度。此外，NIRS 光电器件被放置在双下肢，用于帮助辨别，与下肢缺血相比，脊髓损伤引起的 MEP 波幅降低。图 36.11 提供了电极和 NIRS 光电器件放置的示例。

经颅运动诱发电位的设置

经颅电刺激（7 个单脉冲，333 Hz，60 μs 脉冲持续时间，200 ～ 700 V）使用螺旋状皮下电极施加在上述位置。为记录所有肢体的适当 MEP 波幅，电刺激强度调整在 200 ～ 700 V（尽量避免超过 600 V）。在手术开始之前应用外围针电极并在患者插管之后应用。若肌肉松弛药初始剂量的影响消失，就可以对 MEP 进行基线测量。

基线和测量变化

第一个要求是所有四肢建立良好的基线读数，然后检测脊髓损伤。与基线相比，仅下肢信号幅度下降 50% 表明脊髓有损伤危险。同时使用上肢

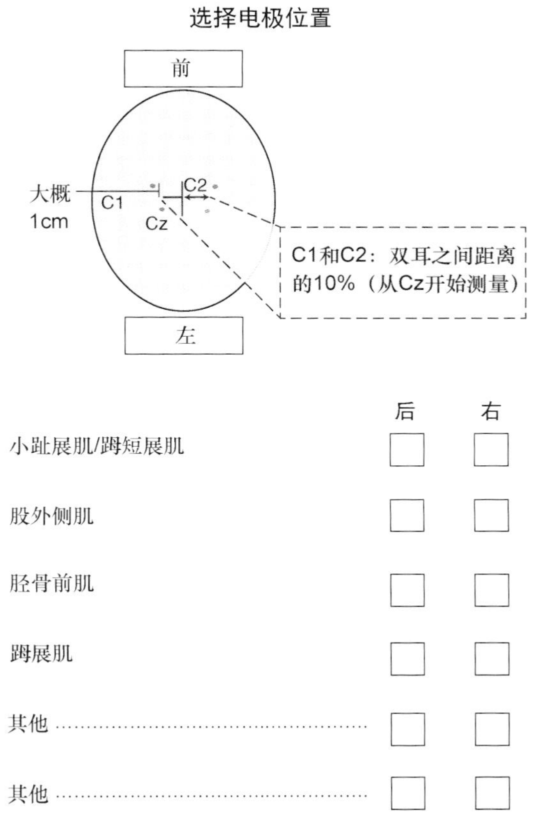

图 36.12　文件概述颅电极位置和下肢电极位置检查表

电极代表了一个重要的内部参考。对信号的解释必须在整体操作和其他位置信号伴随变化的背景下进行。一般来说，双侧下肢在多个电极位置的改变或减少更令人担忧。在所有其他位置具有足够脉冲的单个电极的幅度下降不太值得关注，但仍将被询问。此外，下肢 NIRS 饱和度的下降可以用来指导并解释。例如，在主动脉交叉夹闭期间，MEP 波幅和 NIRS 饱和度都会下降。然而，在远端主动脉灌注开始后，如果近红外光谱饱和度恢复，但 MEP 波幅仍然减弱，这表明脊髓存在真正的威胁。同样，在血管内手术中，MEP 和 NIRS 值通常在长时间大鞘插入的肢体中单方面下降。

制订麻醉方案

几乎所有常用麻醉药都不同程度地影响皮质刺激产生的 MEP 信号。重要的是，首先要确保在气管插管时使用短效肌松药，以便获得可靠的基线数据。麻醉维持最常见的是静脉麻醉药，可使用丙泊酚和阿片类药物的组合，如挥发性药物影响 MEP 的可靠性，向脊髓输送足够的氧气是必不可少的，这需要优化血红蛋白浓度和饱和度，同时在整个过程中保持足够的平均动脉压。最重要的一般原则是将观察到的任何信号变化始终如一地尽早传达给团队，做到早期干预并预防潜在的不可逆转的脊髓损伤。

干预方法和运动诱发电位方案

根据手术入路的不同，MEP 通路用于指导和记录神经监测期间的手术步骤。胸腹主动脉介入要么通过血管内入路，要么通过开放手术，要么两者兼而有之。开放手术采用左心搭桥和相对常温或使用体外循环和 DHCA。在需要 DHCA 的手术中，术中 MEP 监测变得没有意义。这是因为低体温减缓了刺激的传递。因此，在需要停循环的手术中，在手术开始时设置 MEP 监测，以便后期进行基线比较。通常，在 DHCA 期间暂停 MEP 监测，并在患者充分恢复体温后重新开始。

术中算法

在暴露主动脉和建立左心旁路的整个过程中，MEP 信号将被记录下来。当交叉夹位于主动脉上时，暂停 5 min，之后进行 MEP 刺激。这应该是需要足够的时间来指导对脊髓前部的灌注中断，从而显示下肢描记波幅的快速降低。该步骤主要是为了区分主动脉所包含的对脊髓灌注的重要侧分支部分。如果观察到下肢 MEP 信号快速下降（＞基线的 50%），则需取下夹子，并考虑另一种方法。

如果 MEP 信号下降不小于 50%，则打开主动脉并进行手术。我们经常尝试在分离血管之前进行远端吻合，以恢复盆腔灌注。在整个手术过程中测量 MEP 波幅，包括夹紧或灌注变化时。手术结束后，记录肌肉松弛药给药前的 MEP 信号，用单腔管替换双腔管。由于缺乏令人满意的信号，需要对脊髓灌注进行医学优化，并考虑在 ICU 中持续监测 MEP。

如果在手术过程中检测到任何下肢 MEP 幅度明显下降（＞基线的 50%），则应向麻醉医生发出警报。技师和麻醉医生将通过排除假阳性和重复检测来确定该变化是否显著。如上所述，不能单独执行单个 MEP 跟踪。考虑的要点包括患者体温、先前神经肌肉阻断的时间、上肢的 MEP 示踪反应、不同肌群的差异反应、双侧或单侧波幅下降以及近红外光谱信号反应。多个电极位置和双侧性的变化更为显著。如果一致认为 MEP 幅度明显下降，则将其传达给外科团队。为了确定这种变化是否与麻醉有关，应提高 MAP 和（或）主动脉远端压力，如果下肢波幅继续＜基线的 50%，则需要改变手术干预措施，包括早期骨间血管再植。图 36.13 概述

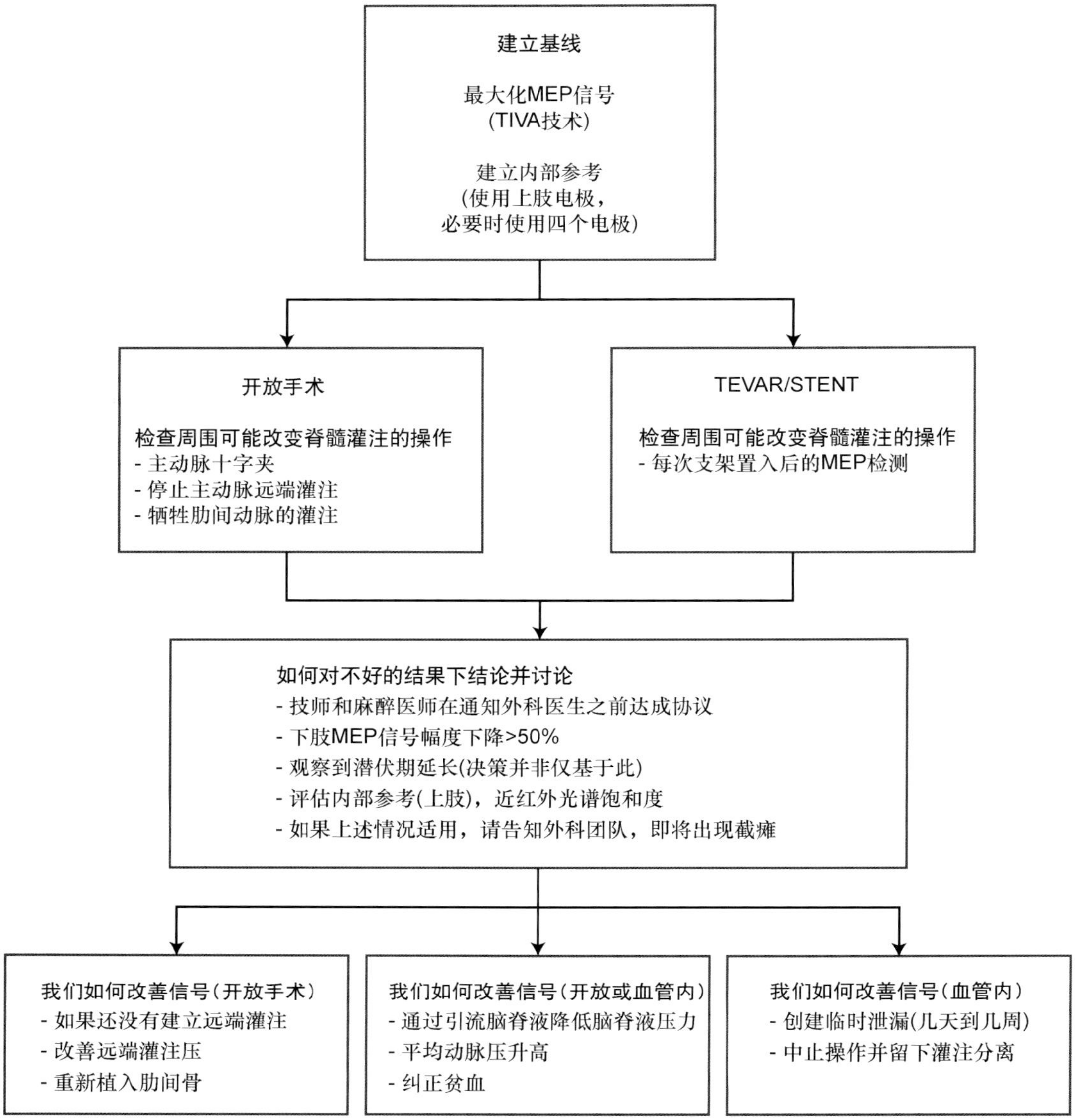

图 36.13 术中处理运动诱发电位（MEP）信号的一般方法

了术中处理 MEP 信号的一般方法。

胸腹主动脉开放术加心肺转流深低温停循环术

DHCA 患者的治疗方案与左心搭桥手术类似，在手术开始时测量基线 MEP。在整个搭桥期间持续监测，记录当信号在复温期间消失和重新出现时的温度。我们的做法严格遵守在降温期间保持脊髓灌注的措施。如果 MEP 信号在复温后未恢复到基线水平，则常规对Ⅰ～Ⅲ期进行肋间复位，选择性地对 DTAA 进行复位。

血管内支架移植

由于干预的性质，TEVAR 和 F/BEVAR 中 MEP 的监测遵循一条独特的途径。与我们的其他方法一样，获取基线信号。在每次支架放置前和放置后 10 ～ 15 min 确认信号波幅。信号下降时需要校正任何变量来维持脊髓灌注。对于仅放置一个支架并已密封的标准 TEVAR 手术，这通常需要改变生理参数，如增加 MAP 和肾盂再灌注。在其他情况下，可以中止手术或暂时使用内窥镜以维持节段性动脉灌注。此外，任何锁骨下或髂内疾病都可以通过血管成形术来改善脊髓灌注。如果没有插入 CSFD，则将迅速完成该手术并放置引流管。在我们的实践操作中，在完成移植的最后分支或分叉部分和排除动脉瘤之前，我们通常会进行手术和球囊闭塞试验。将球囊插入分支或髂肢体至少 15 min，并重复 MEP。如果 MEP 波幅仍然足够，则该过程完成。在 MEP 波幅明显下降的情况下，则中止手术，并与患者讨论其脊髓损伤风险后进行下一步。在手术结束离开手术室之前，总结整个手术过程中 MEP 的进展。

离开手术室时没有 MEP 信号

在没有肌肉松弛药的情况下，离开手术室时没有 MEP 信号是发生截瘫的危险信号。应采取一切措施排除可能的故障。应确保严格遵守优化脊髓灌注的医疗管理。这应包括实施 COPS 协议[83-84]。我们的经验表明，MEP 信号可能在术后前 3 h 恢复。在我们的医疗机构，这种情况是 ICU 继续监测 MEP 的绝对指征。

术后处理

我们不会在术后定期继续监测 MEP，除非 MEP 变化在术中没有恢复。当患者服用镇静药（右美托咪定鞘内输注并使用海洛因止痛）时，在 ICU 中根据需要（大约每小时）进行 MEP 监测，直到患者准备停止镇静并脱离呼吸机。在这一点之后，神经系统检查是可行的，并且不再需要 MEP。

MEP 故障排除

信号干扰

1. 原因通常是来自其他设备的电干扰，根据我们的经验，通常是电动床。

2. 检查电极位置和连接。

双侧肢体信号丢失

1. 检查电极位置和连接。

2. 检查是否使用了肌肉松弛剂。

3. 检查患者体温。

下肢单侧信号的改变

1. 股骨插管是单侧信号丢失的最常见原因。这是由于直接和阻塞导管后后导致远端缺血造成的，并且在拔管后是可逆的。在我们的实践操作中，我们经常将移植物缝合在股动脉上，并为移植物插管，以防止下肢缺血。然而，这也可能因血栓、栓子或夹层瓣膜动力学变化导致的单侧肢体缺血。

2.TEVAR 或 F/BEVAR 程序中的鞘管插入通常会导致肢体缺血，从而导致 MEP 信号衰减 / 缺失，移除鞘管是可逆的。

3. 检查电极的位置和功能。

MEP 的临床示例

MEP 信号的代表性屏幕截图如图 36.14 所示。图 36.14a 显示了应用主动脉交叉夹后急剧下降的基线信号（图 36.14b）。通过左心搭桥术开始远端主动脉灌注后，信号波幅增加（图 36.14c）。

结论

TAAA 和 DTAA 干预具有严重的 SCI 风险。脊髓损伤的脊髓血供和病理生理学非常复杂，需要在

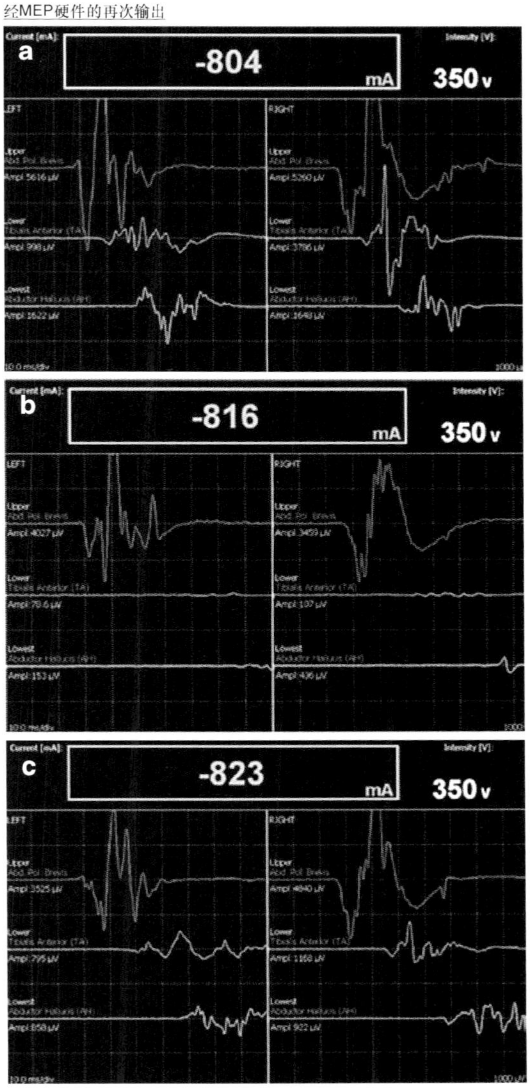

图 36.14　具有代表性的运动诱发电位（MEP）信号来自拇短展肌（上图）、胫骨前肌（中图）和踇展肌（下图）。(**a**) 基线；(**b**) 主动脉交叉钳；(**c**) 建立远端灌注

复杂的主动脉手术中采取综合预防方法。这包括选择性 CSFD 放置、COPS 方案、术中神经监测以及手术和麻醉 / 药物干预。MEP 的测量改变了我们的手术方式，因为 MEP 信号丢失导致了一系列为解决问题而出现的步骤，从而优化脊髓灌注。根据我们在利物浦心肺医院的经验，减轻 SCI 的团队方法以及评估我们的结果和改进方案的持续审察至关重要。

参考文献

请扫描目录后二维码，获取参考文献资源。

神经血管介入手术 37

W. Bryan Wilent 和 Anthony K. Sestokas 著
吴侑煊 译 刘海洋 校

学习要点

- 神经血管介入手术中，血管造影虽能够对血管及血流情况进行反复评估，但需要注意的是，影像学会存在一定的空间限制，且不能提供神经功能状态的持续评估。
- 术中神经生理监测（intraoperative neurophysiological monitoring，IONM）通过提供有关神经结构的实时功能信息，为血管造影提供补充，如果发现缺血进展，可及时干预，减轻或避免术后新发的神经功能缺陷。
- 在全麻的介入手术中，都应采用多模式的 IONM 策略，但应根据手术目标、涉及的目标血管以及潜在的风险进行方案调整。
- 当手术涉及灰质内囊或脊髓的供血血管时，强烈建议监测运动诱发电位（motor-evoked potential，MEP）。
- 在局部缺血的情况下，躯体感觉诱发电位（somatosensory-evoked potential，SSEP）的幅度可能只会轻微下降（如幅度下降 30% ～ 40%），但这种变化仍然具有临床意义。因此，对于缺血的诊断应该采用一种“适应性”的警戒标准，以符合最新的指南建议，便于更准确地检测和诊断缺血。
- 在进行脑或脊髓动脉的药物诱发试验时，应同时记录 MEP 和 SSEP，并先后使用能够抑制突触传递和轴突传导的药物，如戊巴比妥钠和利多卡因。
- 神经介入急诊手术通常需要迅速进行，因此 IONM 团队需要准备好以适应这种情况，与外科和麻醉团队协同工作，同时还需要了解与这些手术相关的手术台以及影像设备的特殊性，以便快速设置和调整监测设备。

引言

神经血管介入手术和介入性神经放射学是一种专用术语，通常用来描述以血管内导管为基础进行诊断和治疗大脑和脊髓的血管病变的过程。许多曾经需要采用开放手术治疗的脑血管疾病，现在都可以通过血管内介入手术来治疗。在开放性手术中，IONM 的实用性已经得到确认。在神经血管介入手术中，医生们也越来越认识到 IONM 的使用价值。

IONM 的价值在于监测神经功能，能够快速诊断术中新发的或继续进展的神经功能障碍，从而有助于减轻或避免术后的功能缺陷。为了确保 IONM 诊断的准确性，关键在于选择适当的监测模式来诊断新发的或继续进展的神经功能障碍。IONM 依赖于识别与基线存在差异的信号变化，尤其是对新的或恶化的脑组织缺血具有很好的诊断意义，能及时提醒手术医生采取干预措施应对。及时的警戒和干预，与术后神经功能缺陷的发生率和（或）严重程度减少密切相关[1-7]。IONM 已被证明可以帮助诊断那些在实时影像中无法察觉的功能障碍。此外，IONM 还可以在颅内压增高等复杂情况下指导临床决策，以确保最佳的治疗方案[2，8-9]。

一些小型研究已经证明了 IONM 在神经血管介入手术中诊断新发的或进展的神经功能障碍的准确性，但这些研究没有涉及对治疗的实际影响[10-11]。一项涉及 873 名患者的大型临床研究表明，术中 IONM 监测出现变化与术后脑卒中风险增加有关[1]。该研究还表明，如果在手术结束前及时改善 IONM 的变化，术后脑卒中的发生率将会降低[1]。另一项纳入 888 名患者的研究表明，术中出现 SSEP 变化与未出现相比，术后神经功能缺陷的风险增加 43 倍。其中，SSEP 出现明显减弱，术后功能缺陷的风险增加 18 倍，而出现过波幅完全消失，神经功能缺陷的风险增加 267 倍[3]。该研究进一步定义了术后神经功能缺陷的高危因素，发现动脉瘤破裂与更高的风险有关[3]。

一项纳入 2278 例使用 IONM 进行神经血管介入手术的研究还发现，相对于 SSEP 出现明显减弱的患者，SSEP 消失且未能有效解决的患者，术后出现神经功能缺陷的概率要高出 7 倍以上[2]。该研究同样显示，SSEP 减弱或消失和术后神经功能缺陷以及一些并发症有关（图 37.1）。重要的是，相对于哪些未及时处理的患者，如果通过一些措施手段在手术结束时达到部分缓解，伴发神经功能缺陷的概率将减少 50% 以上，而如果在手术过程中全部缓解，即 SSEP 恢复至基线，则神经功能缺陷的概率将减少 95% 以上。总体而言，未予以及时干预的患者，神经功能缺陷的发生率为 60%，部分缓解的患者为 28.6%，而完全缓解的患者仅有 3.1% 出现神经功能缺陷（图 37.1）[2]。

神经系统主要循环分支及其血液供应

中枢神经系统的动脉血液系统大致分为三个部分：①前循环（供应大脑前 2/3），②后循环（供应大脑后 1/3 和脑干），③以及脊髓循环。

前循环的主要血管是颈内动脉（internal carotid artery，ICA），末端延伸为大脑中动脉（middle

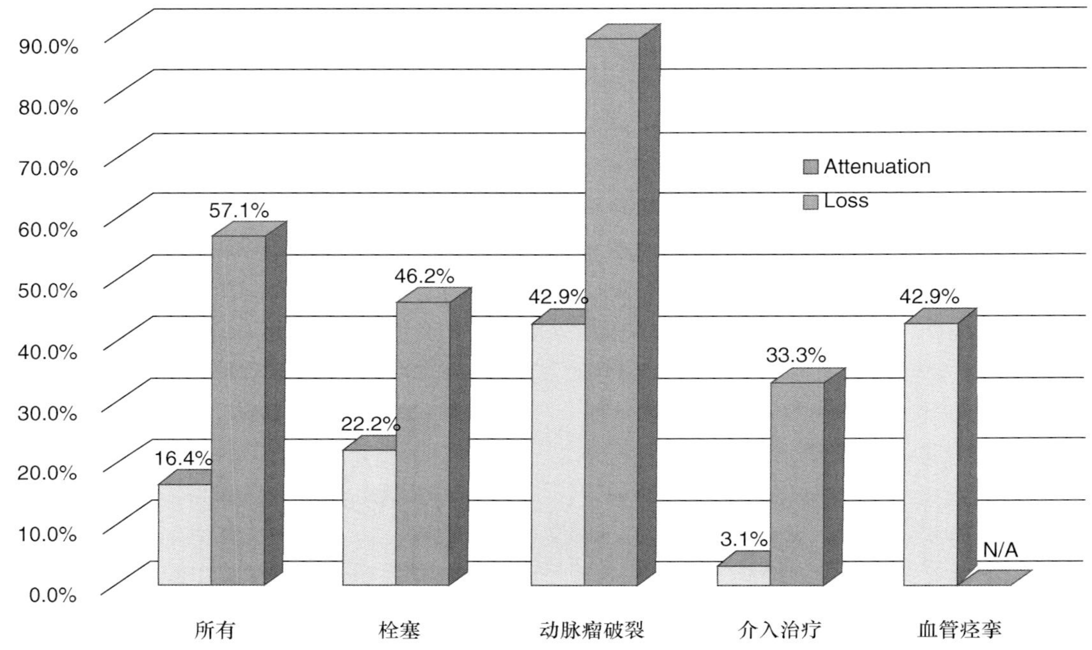

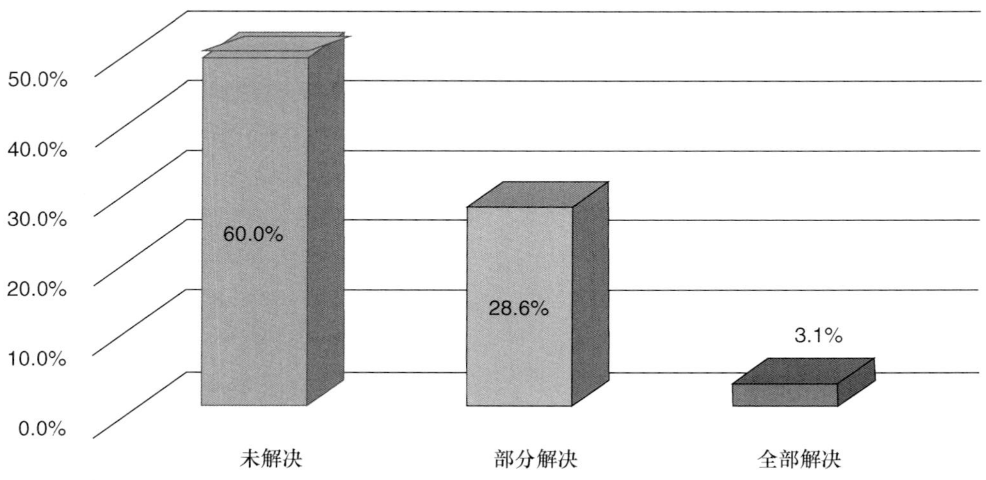

图 37.1 上图显示了依据并发症类型和信号变化程度，患者新发神经功能缺陷的百分比。下图显示了根据预警解决状况，患者新发神经功能缺陷的百分比

cerebral artery，MCA）和大脑前动脉（anterior cerebral artery，ACA）(图 37.2)。MCA 主要供应控制体感和运动的大脑皮质侧面，代表上肢，而 ACA 主要供应这些皮质的内侧部分，代表下肢。左右两侧的 ACA 通过前交通动脉（anterior communicating artery，AComm）相互连接，形成 Willis 环的前半部分。

ACA 和 MCA 有一些关键的小分支和穿通支，如前脑动脉、Heubner 回流动脉和脑深部动脉，这些小分支为皮质下结构提供血液供应，如内囊。与大血管（ICA、MCA 和 ACA）闭塞引起的初级皮质缺血不同，这些小分支动脉发生闭塞通常只会导致运动或感觉纤维的局部缺血，引起单一的运动或感觉缺损。因此，对于大血管闭塞而言，单独 SSEP 即可用于监测初级运动皮质的功能。然而，对于皮质下缺血，则通常需要同时使用 SSEP 和 MEP。因为，这些小分支闭塞导致的缺血相对局部化，可能只会选择性地单一影响感觉或运动[4, 12]。虽然皮质下缺血在外科开放手术中常见，但在神经血管介入手术中既往少有报道，除非是手术涉及这些皮质下小动脉[13-14]，否则这些缺血事件不太可能发生。因此，尽管 Nakagawa 等证明了 MEP 在颅内动脉瘤介入治疗中的实用性，但仍有人对常规使用 MEP 的实际意义提出质疑[2, 4-5]。

左右两侧的椎动脉（vertebral artery，VA）入颅后汇合成基底动脉（basilar artery，BA）构成

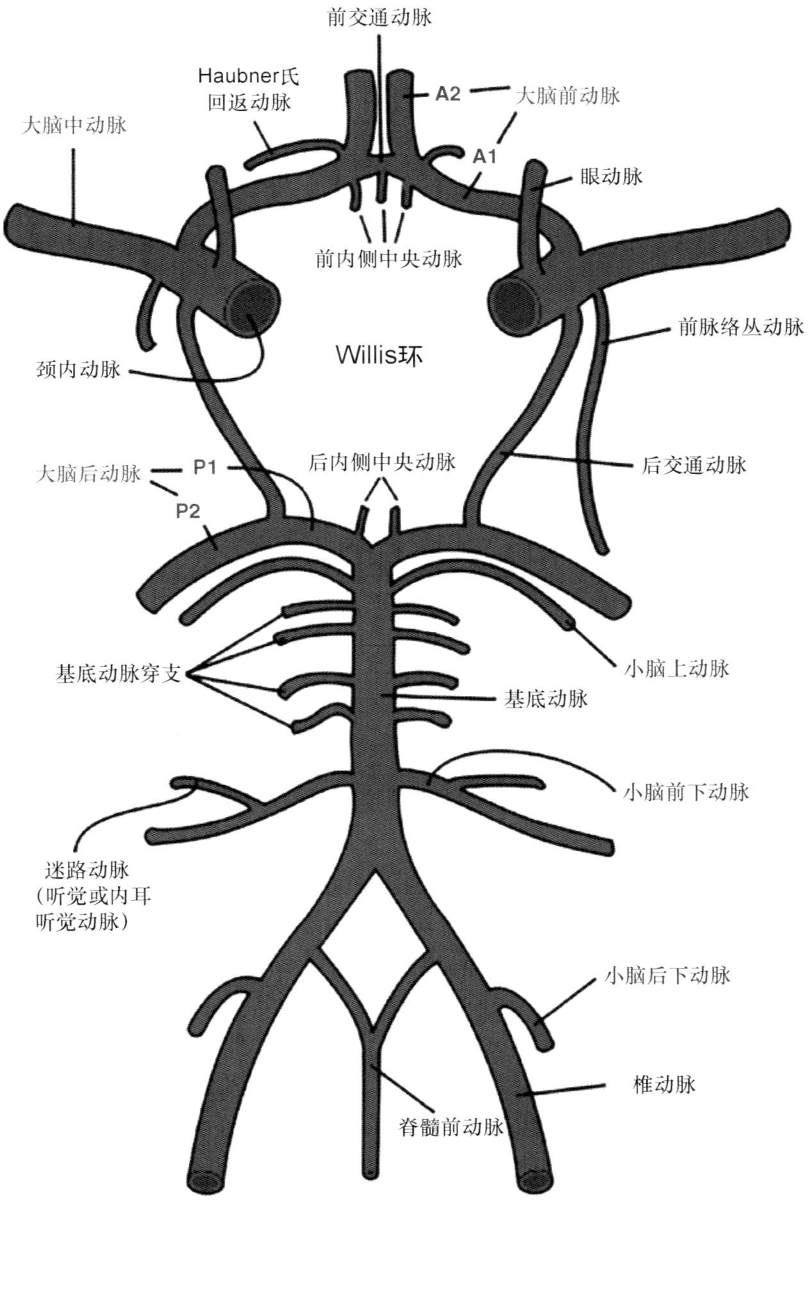

图 37.2　脑血管循环系统（图像是来自维基百科的开源图片 https：//commons.wikimedia.org/wiki/File：Circle_of_Willis_en.svg）

后循环。VA 向上延伸为左右两侧的大脑后动脉（posterior cerebral artery，PCA），供应大脑枕叶血供。小脑上动脉（superior cerebellar artery，SCA）、小脑前下动脉（anterior inferior cerebellar artery，AICA）和小脑后下动脉（posterior inferior cerebellar artery，PICA）依次从 VA 和 BA 发出，供应小脑血供。来自椎基底动脉网络的其他直接和间接供应血管，如桥脑动脉，为脑干提供血液灌注。局部病变可能会选择性地影响背柱核团 / 内侧丘脑束、下行皮质脊髓纤维、皮质延髓核团或脑干听觉结构。

脊髓的血液循环非常复杂，脊髓的不同区域血流供应不同。脊髓循环主要来源于 VA，同时也来自从各种母血管发出的根动脉。双侧 VA 各发出一条分支沿着中线方向走，然后融合在一起形成前脊髓前动脉（anterior spinal artery，ASA）。ASA 沿着脊髓前表面下降，负责脊髓前 2/3 的血供，主要供应脊髓前角的 α 运动神经元和两侧脊髓脊髓束。此外，双侧 VA 各自发出独立的分支，即脊髓后动脉（posterior spinal artery，PSA），两根 PSA 分别向下延伸到脊髓背部，主要供应脊髓的背列和背角。通过椎间孔进入的根动脉与 ASA 和 PSA 相互吻合，一起为脊髓供血。其中，Adamkiewicz 动脉在胸部脊髓血供中十分重要，不可忽视。

神经血管介入手术类型及适应证

在神经血管介入手术中，可应用 IONM 最常见的四种手术类型，包括：①颅内动脉瘤或动静脉畸形（arteriovenous malformation，AVM）栓塞术；②血管成形术或支架植入术；③缺血性脑卒中的血栓切除术或溶栓术；④脊髓 / 颅内 AVM 的药物诱发试验。随着设备的不断发展，这些介入手术可能会逐渐组合多种技术或变更技术，如使用支架或球囊辅助动脑瘤线圈填塞，或使用类似支架的血流分流装置治疗动脑瘤等。

在治疗动脉瘤和 AVM 时，手术的主要目表是通过限制血液流入血管畸形来预防或治疗出血性卒中。然而，对于血管成形和血栓切除术，手术目标则是通过改善或恢复血流来预防或治疗缺血性卒中。在药物诱发试验中，手术目标是通过引入可逆的药理阻滞剂到感兴趣的血管结构中，评估计划实施的手术的潜在治疗效果。

介入栓塞手术，是通过相关设备穿越动脉系统，将小型金属线圈填塞入动脑瘤以达到治疗目的。通过放置支架或球囊来辅助线圈置入，以确保线圈固定在动脑瘤腔内。线圈被填塞直到完全充满动脑瘤，从而限制血液进入动脑瘤腔内，降低动脑瘤壁的跨壁压，并最终引起动脑瘤内血栓形成。一旦血流受限，压力减轻，动脉瘤破裂出血的风险就被消除或大大降低。AVM 的治疗目标是限制血流继续灌注错综复杂的血管网。为了阻塞 AVM，通常会注入栓塞剂，如胶水。

颅内出血（intracerebral hemorrhage，ICH）或动脑瘤破裂出血引起的出血性卒中，患者会出现相应的症状。ICH 虽然有专门的评估量表，但最常用的功能评估量表是格拉斯哥昏迷评分（Glasgow Coma Scale，GCS）。在许多早期或发展中的 ICH 病例中，患者保持清醒和定向能力，没有运动症状，评分为 15，但他们表现出生命中最严重的头痛（worst headache of life，WHOL）。Hunt and Hess 分级量表也存在，用于评估（subarachnoid hemorrhage，SAH）后患者的临床检查情况。该量表从 0 至 5 分，其中 5 分表示完全无反应，患者处于昏迷状态。一旦通过影像学确证动脉瘤，就应立即决定治疗方法。

缺血性卒中是指大脑中的动脉血流受到阻塞或大幅减少，对神经细胞的正常功能产生影响，并在临床上表现为功能缺失的症状。有时，这种血流受限和症状是暂时性的，被称为短暂性缺血发作

表 37.1　格拉斯哥昏迷评分（Glasgow Coma Scale）量表，通常用于评估出血性脑卒中后意识障碍的严重程度

行为	反应	评分
睁眼	自主反应	4
	言语反应	3
	疼痛刺激反应	2
	无反应	1
言语反应	时间、地点、人物定位正确	5
	混乱	4
	言语不恰当	3
	无法言语	2
	无反应	1
意识障碍水平	轻度	＞ 12
	中度	9 ～ 12
	重度	＜ 9

From Teasdale and Jennett[15]；with permission

（transient ischemic attack，TIA）。当出现真正的缺血性脑卒中时，可能会遗留永久性的功能障碍，因此患者需要立即接受医疗治疗。正如俗话所说，在这些情况下，“时间就是大脑”。

在紧急情况下，可用FAST准则诊断患者是否出现缺血性卒中：面部下垂（Facial）、手臂无力（Arm）、言语困难（Speech）和时间（Time）。缺血性卒中的严重程度通常使用美国国立卫生研究院脑卒中量表（National Institutes of Health Stroke Scale，NIHSS）进行评估。依据患者症状和评分情况可将病情严重程度分为4级：①轻度（NIHSS 1～5），通常伴有手臂轻微下垂和轻度面部麻痹；②轻度至中度严重（NIHSS 5～14），可能伴有手臂和（或）腿部无法抵抗重力，部分或完全的面部麻痹，以及一定程度的失语症；③严重（NIHSS 15～24），通常会影响意识水平和注视，患者表现出忽视症；或者④非常严重（NIHSS＞25）。

当动脉出现严重狭窄，如动脉粥样硬化性斑块导致动脉明显变窄，可能会引发缺血症状或增加缺血性卒中的风险，因此需要及时治疗。这种情况发生在颈内动脉时，患者通常需要接受颈动脉内膜剥脱术（carotid endarterectomy，CEA）。当这种情况发生在高位颈动脉或颅内段时，通常需要行血管内支架置入术，以扩张狭窄的血管，改善血流。

IONM 方案规划

关于在神经血管介入手术中使用IONM，目前尚无明确的共识。通常情况下，在全身麻醉下进行针对前循环血管的神经介入手术时，会使用SSEP和脑电图（electroencephalogram，EEG），因为大脑皮质（新皮质）会存在潜在的缺血风险。此外，也可以考虑使用经颅MEP，其可以提高检测大脑皮质缺血的敏感性，同时也可检测皮质下结构的缺血。然而，在使用MEP时需要综合考虑多种因素，必须权衡利弊。例如，MEP会增加麻醉需求，可能会降低EEG的可靠性，并且MEP通常会引起患者明显的体动，而在介入手术中特别不希望患者出现体动。因此，如果是针对皮质下小穿支血管进行治疗时，可考虑监测MEP。

针对后循环治疗的介入手术，使用SSEP和EEG

表37.2　美国国立卫生研究院脑卒中量表（National Institutes of Health Stroke Scale，NIHSS），通常用于评估患有疑似缺血性脑卒中的患者

范围	0分	1分	2分	3分	4分	总分
1a. 意识水平	清醒	嗜睡	木僵	昏迷	NA	
1b. 意识水平问题（月份，年龄）	均正确	一项正确	均不正确	NA	NA	
1c. 意识水平指令（眼，拳）	均正确	一项正确反应	均不正确反应	NA	NA	
2. 凝视（跟随手指）	正常	部分凝视	被动凝视	NA	NA	
3. 视野	无缺失	部分偏盲	完全偏盲	双侧偏盲	NA	
4. 面瘫	无	最小	部分	完全	NA	
5a. 左上肢运动	无下落	下落	部分抵抗重力	不可抵抗重力	无运动	
5b. 右上肢运动	无下落	下落	部分抵抗重力	不可抵抗重力	无运动	
6a. 左下肢运动	无下落	下落	部分抵抗重力	不可抵抗重力	无运动	
6b. 右下肢运动	无下落	下落	部分抵抗重力	不可抵抗重力	无运动	
7. 共济失调	无	一侧肢体有	双侧均有	NA	NA	
8. 感觉	正常	部分缺失	严重缺失	NA	NA	
9. 语言	无失语	轻/中度失语	重度失语	不能说话	NA	
10. 构音障碍	无	轻/中度	不能理解	NA	NA	
11. 忽视症	无	部分忽视	完全忽视	NA	NA	
					总分	

NA，not applicable

的同时，增加脑干听觉诱发电位（brainstem auditory-evoked potential，BAEP）的监测，可提高监测脑干缺血事件的敏感性。大脑或脊髓进行药物诱发试验时，始终应同时监测 SSEP 和 MEP，因为感觉和（或）运动可能会存在选择性缺失，因此需要更全面细致的监测。

总体来说，IONM 团队应关注与疾病和症状相关的特点。例如，一名左上肢偏瘫，并正在接受右侧大脑中动脉动脉瘤栓塞术的患者，监测左上肢的 SSEP 是一个明智的选择。此外，还也应该保持全局意识，因为缺血可能发生在远离目标血管的部位，由于栓子逃逸、血流外渗或血管痉挛等。

缺血诊断的警报指南

单侧 EEG 的变化与相应脑半球的血流明显减少密切相关，这已经在 Willis 环侧支失代偿的病例中得到确认。在介入手术中，可在 ICA 进行球囊阻塞试验（balloon-testing occlusion，BTO）。右侧颈内动脉血流被球囊阻断后，右脑半球的 EEG 在几秒内立刻表现为完全抑制。广泛的大脑半球缺血 ECG 变化明显，相对容易诊断；但对于局部缺血而言，ECG 变化就不十分明显，因此需要更细致的观察。明显的局部减速，特别是所有频率的波幅完全减弱，是脑缺血的确凿指标，此时需要立即采取措施。一些局部减速而未出现频率波幅的减弱，则无需特别担心，通常无实际临床意义。

SSEP 的传统警戒值是波幅变化达到 50% 和（或）潜伏期偏移达到 10%。然而这个标准虽然来自指南，但显然不是基于神经血管介入手术的实际监测数据获取到的。最新指南提出了一个新的概念，建议采用“自适应警戒标准”，即当出现与先前数值相比明显的波幅变化，且明显超出组间变异性时，触发警报[16]。例如，如果在每 30 ～ 60 s 重复一次、具有几乎相同波形的上肢 SSEP 中，突然出现 30% ～ 40% 的波幅减小，那么这将被视为有意义的，需要发出警报。其目的是提高 IONM 对于脑缺血事件的敏感性，以便更有效地检测与手术相关的问题。

然而，在基础波幅较低且波幅不一致、变异程度超过 30% 的下肢 SSEP 中，30% ～ 40% 的阈显然不合适。因此，为了保证 IONM 的特异性并减少误报，警告阈值标准则可能需要调整为 50% 的波幅变化，甚至 75% 或完全失去响应[16]。这就是为什么要在这些手术中保持高度谨慎，需要密切监测的同时，也需要因具体情况合理地进行结果解释。此外，IONM 监测团队需要理解并观察手术医生的手术操作过程，这有利于他们更好地理解监测结果，对确保手术的成功具有重要意义。

对于 MEP，其在诊断大脑皮质缺血方面的敏感性取决于对运动皮质神经元的表浅灰质的激活，而不是刺激下行深层轴突结构，如内囊等。因此，为了仅在大脑皮质内适当激活运动皮质神经元，必须将基线的经颅电刺激强度降到可能的最小化，以限制电流传播到深层的下行轴突结构[12]。这可能需要放弃对某些对侧特定的肌肉进行监测，而将焦点放在与潜在缺血风险最高的皮质区域相关的肌肉上。或者，另一种方法是按次序依次使用多个电极，并配置不同的刺激强度。合理的警报阈值标准一般是波幅减少 50%[17]。但有些人可能会使用基于刺激水平的更高阈值标准。

对于 BAEP，波形 V 的波幅衰减 50% 表明存在脑干缺血事件。与基线相比，波形 V 潜伏期偏移 1.0 ms 也被认为是一种病理生理的变化，但通常是由于脑神经受到牵拉或压迫所致，因此目前并未被确定为脑干缺血事件的预警标准。

麻醉管理

精细的麻醉深度和血压管理在优化 IONM、诊断缺血事件的准确性方面起着至关重要的作用。在大多数 IONM 计划中，通常仅使用 EEG 和 SSEP。使用 EEG 诊断脑缺血时，需要相对稳定的 EEG 模式，没有肌电图（electromyography，EMG）伪迹的干扰（患者运动）或麻醉导致 ECG 爆发抑制的干扰。此外，许多患有脑血管疾病的患者，皮质 SSEP 的波幅变化可能会依赖于血压变化，因此保持稳定的平均动脉压（mean arterial pressure，MAP）对于准确检测缺血非常关键。

对于 MEP 而言，虽然全凭静脉麻醉（total intravenous anesthesia，TIVA）可能是最佳方式，但在许多情况下，如果能获取到足够波幅的皮质 SSEP，纯吸入麻醉或静-吸复合麻醉更适合达到一个所需的稳定的 EEG 深度水平，即相对稳定的 EEG 模式。

在某些情况下，手术需要采用镇静监护麻醉

（monitored anesthesia care，MAC），即患者只接受轻度镇静，而不进行插管。采用这种麻醉方案，患者通常无法容忍与皮质 SSEP 监测的相关不适，因此无法使用 SSEP 监测。此外，在这些手术中，外科医生需要与患者进行交流，因此也不能记录 BAEP，因为进行听觉刺激的耳塞会严重影响患者听取外科医生的指示。所以在这些情况下，通常只使用 EEG 进行监测。然而，患者的自发运动会轻易地干扰 EEG 的记录。因此，应尽一切努力使患者尽可能保持静止。

神经血管介入手术期间 IONM 的特殊性

由于许多血管介入手术通常会很紧急，因此建议在手术室内常规放置固定的 IONM 设备，并将相关的放大器头级和刺激器固定在手术台上。每种手术都有其特殊性，涉及在何时何处适宜地放置监测导联的问题。血管介入手术会不停地旋转 C 型臂并滑动手术床，这对术中 IONM 来说，会带来三个主要问题：电磁干扰、干扰影像成像，以及手术台和监测导联需要发生相对移动。

为减少 C 臂带来的噪音，可以将头部的记录电极导联进行良好的捆绑或编织（图 37.3a 和 c）。同时，为避免干扰影像成像，这些捆绑好的导联应当牢固地固定在患者头部的后侧，然后沿着手术台的一侧引导至手术台的中部基座，最终连接到一台放大器上。为防止导联在操作台滑动过程中被拽出，需要确保捆绑的导联有足够的松弛度以适应操作台的完全展开（图 37.3b）。

许多血管介入手术需要使用肝素，从而导致活化凝血时间（activated coagulation time，ACT）延长。此外，常规使用双抗血小板药物，如氯吡格雷和阿司匹林，或Ⅱb/Ⅲa 受体拮抗剂已成为标准治疗。如果在手术结束时 ACT 水平超过 400 s，那么在去除皮下记录针后，止血不太可能。在这种情况下，可以暂时用纱布包裹患者的头部，以防止针头滑出并无意中刺伤手术室人员。一旦 ACT 水平下降，可以稍后去除这些针头。如果 ACT 水平接近 300 s，去除记录针时应适当施加压力以帮助止血。为确保可以成功止血，最好先用单根针进行测试。

案例 1：球囊阻塞试验（BTO）

这是一个颈动脉瘘栓塞的案例，在右侧颈内动脉球囊阻断血流时，左尺神经和左胫后神经的 SSEP 单侧丧失，并且双下肢的经颅电刺激触发电位（transcranial electrical motor-evoked potential，tceMEP）幅度减弱，如图 37.4 所示。因此，球囊被立即放气以恢复血流，并将平均动脉压从 78 mmHg 升高到了 102 mmHg，以恢复足够的脑灌注。所有神经监测出现的异常变化在实施干预措施后几分钟内消失，手术继续顺利进行。

案例 2：右侧 MCA 血栓切除手术

在这个案例中，患者右 MCA 形成血栓，表

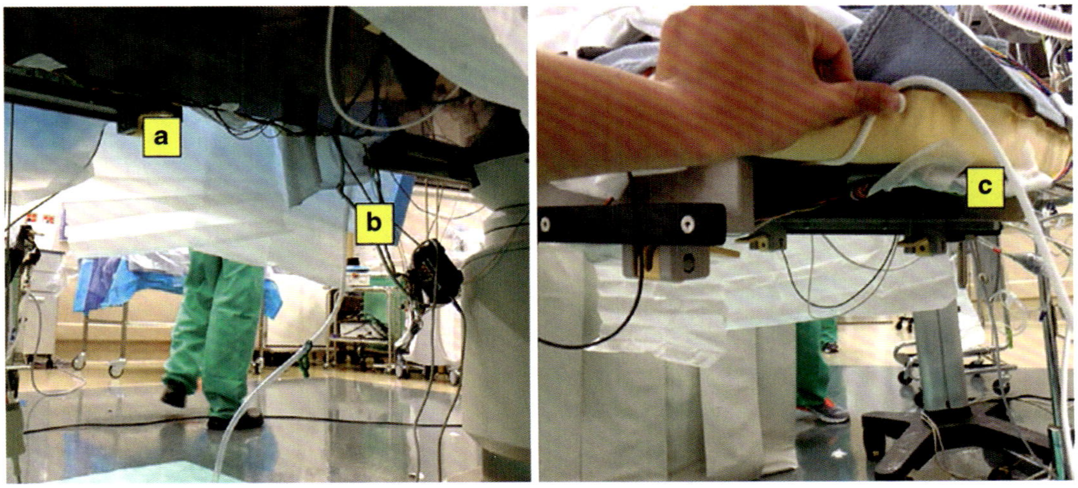

图 37.3 确保电极导联被紧密的捆绑或编织（**a** 和 **c**），并且连接放大需要留出足够的松弛部分（**b**），以适应床的滑动。此外，确保导线被引导到床的侧面和患者的下侧，朝向头部的后方，以减少它们对影响成像的干扰

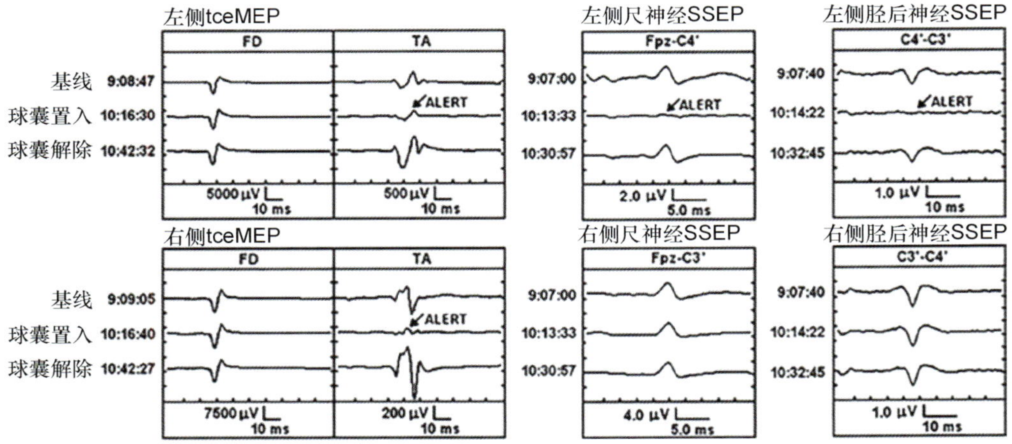

图 37.4 球囊阻塞试验（balloon-testing occlusion，BTO）示例，展示了 SSEP 和 MEP 的变化

现出身体左侧肢体无力的症状。SSEP 基线明显不对称，刺激左侧正中神经引起的皮质电位反应幅度为 1.44 μV，而刺激右侧正中神经刺激引起的皮质电位反应幅度为 2.85 μV（图 37.5，红色标识）。手术过程中，当专注于 MCA 主干部分（M1）的血栓时，观察到了一个明显的波幅减弱（35% ～ 40%），并立即通知了外科医生（图 37.5，黑框内的绿色标识）。在进行了额外的血管造影后发现，在 MCA 的远端 M2 段中也出现了血栓。随后，两个血栓均被取出，SSEP 恢复到了基线值的 120%。

这个案例示例的目的是说明需要采用一种“自适应”的警戒值标准。即使幅度变化达不到传统标准（50%），然而在某些情况下，30% ～ 40% 的波幅的变化仍可能具有临床意义，可以用来指导缺血的诊断。

案例 3：脉络丛前动脉瘤与 AVM 的药物诱发试验

在这个案例中，患者患有复杂的脑血管病史，包括脑膜毛细血管内窜、血栓形成以及 Moya Moya 病。患者出现了迄今最严重的头痛症状，进一步检查发现其患有脉络丛前动脉瘤，且该瘤与 AVM 有关。手术计划是先进行诱发试验，评估栓塞治疗的潜在风险。一根介入导管被置入脉络丛前动脉，并进行了后续的检查和测试。

首先，注射了戊巴比妥钠，以评估突触传输中

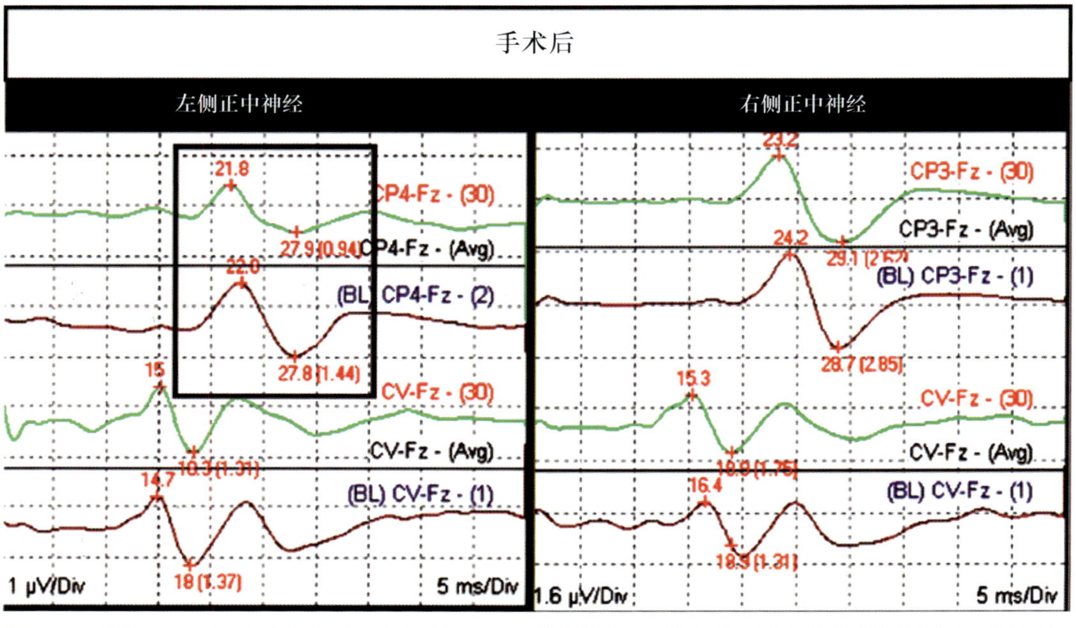

图 37.5 右侧 MCA 的血栓切除手术的示例，SSEP 发生了 40% 的变化，这是诊断新发栓塞的重要指标

断对躯体感觉和（或）运动功能的影响。SSEP 和 MEP 均未出现变化。大约 10 min 后，注射了利多卡因，以评估对轴突传导的潜在影响。然而，在 1 min 内，左侧正中神经和左侧胫后神经的皮质 SSEP 波幅分别下降了 40% 和 50%（图 37.6 中的黄色标识）。此外，在注射利多卡因后，左侧胫前肌和足部肌肉的 MEP 波幅减少了约 90%，但左前臂或手部肌肉没有明显变化。

诱发试验结果表明，注射栓塞剂可能会损害患者的一侧感觉和运动，导致神经功能障碍。

案例 4：颈部脊髓 AVM 的药物诱发试验

这名患者计划进行颈部脊髓 AVM 的诱发试验，该 AVM 跨越了多个颈椎节段，主要由 ASA 供血。计划使用戊巴比妥钠和利多卡因进行测试。为了能够在注射后的 15 ～ 30 s 内获得来自所有肢体的平均值，SSEP 以相对较高的刺激频率运行，并进行了有限次的测试。MEP 在注射后每 15 ～ 30 s 记录一次。

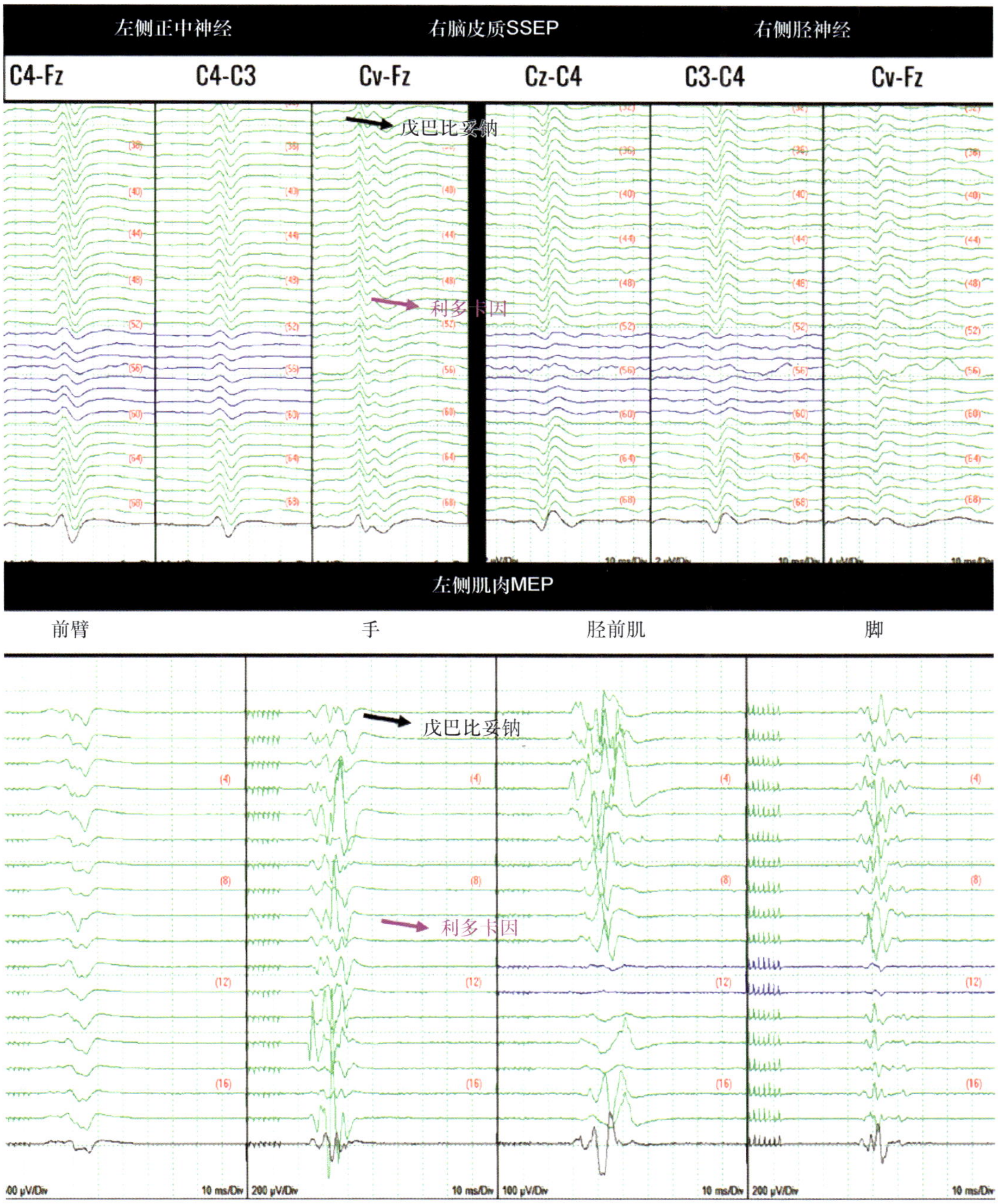

图 37.6　对 AVM 进行的药物诱发试验示例，展示了在注射利多卡因后，出现显著的 SSEP 和 MEP 的变化

首先，注射了戊巴比妥钠。所有肢体的 SSEP 和 MEP 均未发生变化。大约 10 min 后，注射了利多卡因。在 1 min 内，左手、左胫前肌和左足部肌肉的 MEP 明显减弱或消失。对侧肌肉的 MEP 未发生任何变化，所有肢体的 SSEP 未发生变化（图 37.7）。

这表明，该患者如果注射栓塞剂，可能会影响该患者的左侧脊髓皮质脊髓束的正常神经传导，引起偏瘫。这一病例的目的在于强调脊髓 AVM 手术中进行 MEP 的多模态监测的重要性，以及使用戊巴比妥钠和利多卡因进行诱发试验的重要性。

结论

IONM 在神经血管介入手术中，能及时有效地发现神经功能受损的迹象，为临床治疗决策提供依据，并推动干预措施及时的实施。IONM 的成功不仅依赖于神经监测团队的专业知识和丰富经验，还依赖于参与治疗的各个医疗人员之间（神经生理学专家、麻醉医生以及介入医生）的协同合作，以确保在出现问题时迅速做出反应并采取适当的措施。

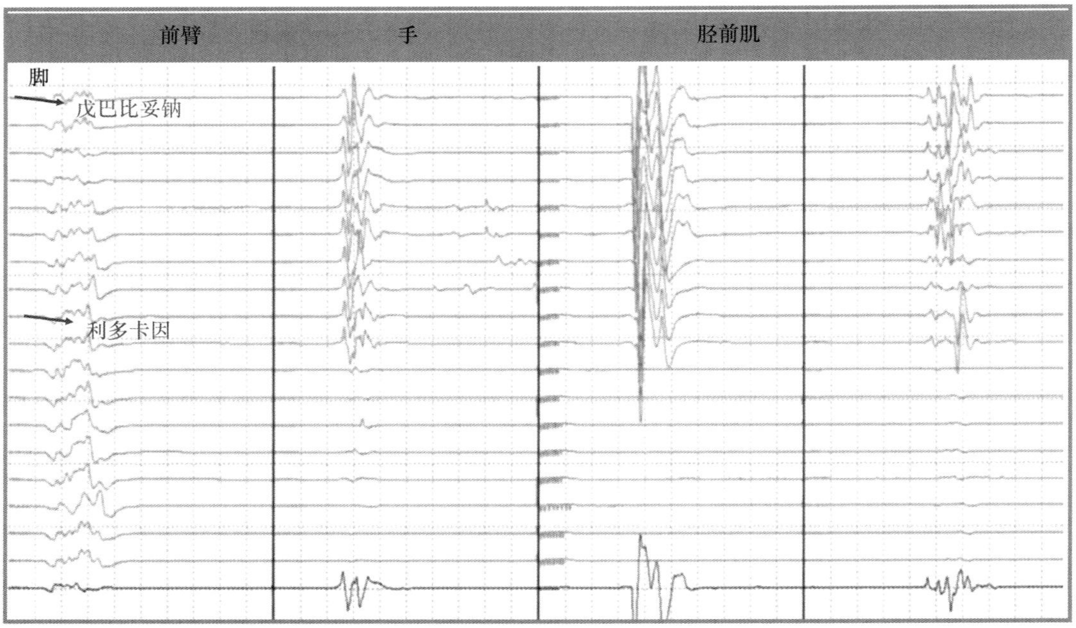

图 37.7 对脊髓 AVM 进行的药物诱发试验示例。在注射戊巴比妥钠后，上肢和下肢肌肉的 MEP 保持稳定，但在注射利多卡因后消失

参考文献

请扫描目录后二维码，获取参考文献资源。

小儿手术的神经生理监测 38

Michale Ok，Lisa Francis，Veronica Busso 和 John J. McAuliffe 著
金旭 译 马佳佳 校

学习要点

- 发育因素对幼儿的神经生理学影响较大。因此，获取诱发电位或许需要特定的技术。
- 幼儿在术中使用挥发性麻醉药，可能会使术中神经生理监测（intraoperative neurophysiological monitoring，IONM）无法获得有意义的数据。
- 在婴儿头皮上放置探针时需注意开放的囟门和颅缝。

引言

人类神经系统在出生时并不成熟，于幼儿期迅速发育。为了将成人外科手术中常用的监测方式如躯体感觉诱发电位（somatosensory-evoked potential，SSEP）和经颅运动诱发电位（transcranial motor-evoked potential，tcMEP）等成功应用于幼儿，有必要根据患者年龄修改刺激参数，以适应神经系统不同的发育程度。表 38.1 列出了监测未成熟神经系统时所需的一些调整。

术中神经生理监测的小儿外科手术的麻醉管理

在选择麻醉方法时，麻醉医生必须综合考虑患者情况、手术过程和监测模式。例如，线粒体肌病等罕见代谢性疾病可能会限制安全可用的麻醉药物的选择。在这些情况下，麻醉团队、外科医生和神经生理团队必须共同制订计划，提供尽可能多的神经生理信息来指导手术，同时避免使用某些特定麻醉药物。

如果要诱发 tcMEP，输注丙泊酚和阿片类药物的全凭静脉麻醉（total intravenous anesthesia，TIVA）是首选的麻醉方案，如果 TIVA 不可行，在没有明显神经损害的情况下，可使用 0.5 最低肺泡有效浓度（minimum alveolar concentration，MAC）的吸

表 38.1 未成熟神经系统的监测

模式	年龄因素	未成熟通路	表现	修正策略
MN，UN SSEP	出生至 2 岁	中枢髓鞘	宽，低波幅延迟性皮质电位	降低刺激率；增加脉冲长度
PTN SSEP	出生至 4～6 岁	脊柱髓鞘	如前	如前
tcMEP	出生至 2 岁	[a]	对挥发性麻醉药高度敏感	时间促进技术；对 CN、UE 的高频刺激
D 波	出生至 2 岁	CST 髓鞘	难以记录	需要特殊技术；依赖 tcMEP
EMG	出生至 2 岁	[b]	低信号幅度，短持续电位	术中记录时避免使用表面电极，针电极
BAER	出生至 4 岁	中枢髓鞘	V 波对挥发性麻醉药敏感	TIVA
BCR	所有年龄	多突触反射	对挥发性物质敏感	TIVA，脉冲序列刺激-双频或长 ITI 双序列

缩写：BAER，脑干听觉诱发反应；BCR，球海绵体反射；CN，脑神经；CST，皮质脊髓束；EMG，肌电图；ITI，串间歇；MN，正中神经；PTN，胫后神经；SSEP，躯体感觉诱发电位；tcMEP，经颅运动诱发电位；TIVA，全凭静脉麻醉；UE，上肢；UN，尺神经。

[a] 包括从 CST 到 α- 运动神经元（αMN）的单突触连接少，αMN 生物物理特性改变，靶肌肉不成熟，以及由于传导速度的相对高变异导致 CST 内 D 波和 I 波的弥散。

[b] 包括肌纤维直径小、复合动作电位时程短和相对较厚的皮下组织层。

入麻醉药（如地氟烷），并辅以阿片类药物输注，在这种情况下，由于挥发性麻醉药对皮质[1]和 α 运动神经元（alpha motor neuron，αMN）的影响，可能需要更高的刺激强度来诱发 tcMEP。刺激强度的增加可能导致患者过度运动，并增加咬伤（如舌咬伤）的风险。值得注意的是，与 TIVA 相比，使用挥发性药物可能会增加误报率[2]。

如果 8 岁以下儿童使用 tcMEP 监测，则需要 TIVA。吸入诱导后，即使七氟烷残留浓度很低，也可严重损害下肢肌肉群 tcMEP 的获取。当患儿需要 IONM 时，应用丙泊酚和瑞芬太尼的 TIVA 是首选麻醉方案。应用氯胺酮［5 ～ 20 μg/（kg · min）］可能有助于血流动力学稳定，且不会影响诱发 SSEP 和 tcMEP，为避免术毕苏醒时间延长，术中应注意及时终止氯胺酮的静脉输注。需要注意的是，已有研究表明，一段时间内大剂量使用氯胺酮、丙泊酚以及异氟烷会引起非人类灵长类动物的脑神经变性[3]，然而，其对人类的影响仍存在争议，目前正在进行积极研究[4-5]。应用利多卡因也可以在一定程度上减少丙泊酚的用量[6]，一项前瞻性对照交叉试验发现，1 mg/（kg · h）的利多卡因对 SSEP 波幅或 tcMEP 阈电压无影响[7]。

如果应用肌电图（electromyography，EMG）或 tcMEP 监测，应尽可能避免使用神经肌肉阻滞药（neuromuscular blocking agent，NMB）。由于在某些情况下，需在插管后 10 ～ 20 min 内获得基线电位，因此，如果气管插管使用 NMB 应首选短效药物。由于眼外肌和面肌对 NMB 的敏感性，如果要在幼儿中监测脑神经（cranial nerve，CN）EMG 和（或）脑神经 tcMEP，应避免使用 NMB 或彻底逆转其作用效果。

麻醉医生不使用 TIVA 主要是由于难以评估术中麻醉深度，关于健康志愿者接受丙泊酚静脉输注[8]、七氟烷[9]及右美托咪定[10]的初始意识丧失阶段和无意识维持阶段的脑电图（electromyography，EEG）已经发表。应用七氟烷全麻状态的 0 ～ 6 个月婴儿脑电图也已发表[11]。在基于丙泊酚的 TIVA 中，无意识状态以高功率 δ 波和 α 波为特征。α 波表现为“peak-max”模式；也就是说，波幅最高的 α 波位于 δ 波的峰值上方。

丙泊酚输注速率变化导致效应部位浓度稳定增加，或给与伤害性刺激，均可降低 α 波段功率[12]。与低频谱边缘频率（SEF95 ＜ 12 Hz）相关的 α 频段功率降低可能是高输注速率的结果。随着刺激的变化而 α 功率降低，可能是由于伤害性刺激增加导致的。因此，恰当的处理是增加抗刺激药物，通常是瑞芬太尼。图 38.1 a ～ d 展示了患者双导联 EEG 图像。

虽然 EEG 数据可以提供有关皮质活动的信息，但其作为运动的预测指标并不完全可靠。TIVA 依赖于足量的麻醉药物以抑制伤害性刺激，然而丙泊酚在能够诱发可靠 tcMEP 的剂量范围内抑制体动的能力有限。结合使用双侧额叶导联 EEG、快速傅立叶变换，以及 EMG，可以监测皮质对麻醉药物剂量的反应和早期运动的肌电迹象。研究发现用于监测面神经和颅底神经的自发 EMG 可以预测麻醉苏醒过程中患者的早期运动[13-14]，我们发现手部小肌肉的自发 EMG 活动也可以提示患者早期运动。

监测模式和应用

SSEP 记录了中枢神经系统（central nervous system，CNS）和初级感觉皮质神经元对周围神经刺激的反应。最常见的是上肢的正中神经或尺神经，以及下肢的胫后神经。这些信号从最初的周围神经刺激部位向同侧传播，然后通过背侧束上行，传递振动觉和本体感觉至延髓中的楔束核（上肢）或薄束核（下肢和躯干）。SSEP 反映了从外周到初级感觉皮质的振动觉和本体感觉束结构是否完整[15-17]。SSEP 的基础知识在第一章中有详细的介绍。

儿科患者，尤其是非常年幼的儿童所面临的挑战是，SSEP 生成过程中涉及通路的不同部分以不同的速度发育成熟。中枢通路的髓鞘形成一般在 2 岁时完成，但脊髓背侧束的髓鞘化直到 8 岁[18]左右才完成，内侧丘系通常是 12 个月时完成髓鞘化，丘脑-皮质束于 12 ～ 18 个月[19]。由于脊髓背侧束髓鞘形成的延迟，2 岁儿童的脊髓背侧束上传信号比成人更分散，从而导致 2 岁儿童更难产生可靠的胫骨后神经（posterior tibial nerve，PTN）皮质 SSEP。2 岁以下儿童无法采集 PTN 皮质 SSEP 并不罕见，脊髓内病变以及麻醉或镇静状态[20]失败率也会增加。我们发现在使用 TIVA 技术监测 6 岁以下儿童的胸腰椎脊髓功能时，tcMEP 比 PTN 的 SSEP 获得的成功率更高[21]。

婴幼儿和 2 岁以下儿童正中神经的外周反应以及颈部电位的潜伏期很短。虽然周围神经的传导速度在 5 岁时[22]才达到成人水平，但由于刺激器

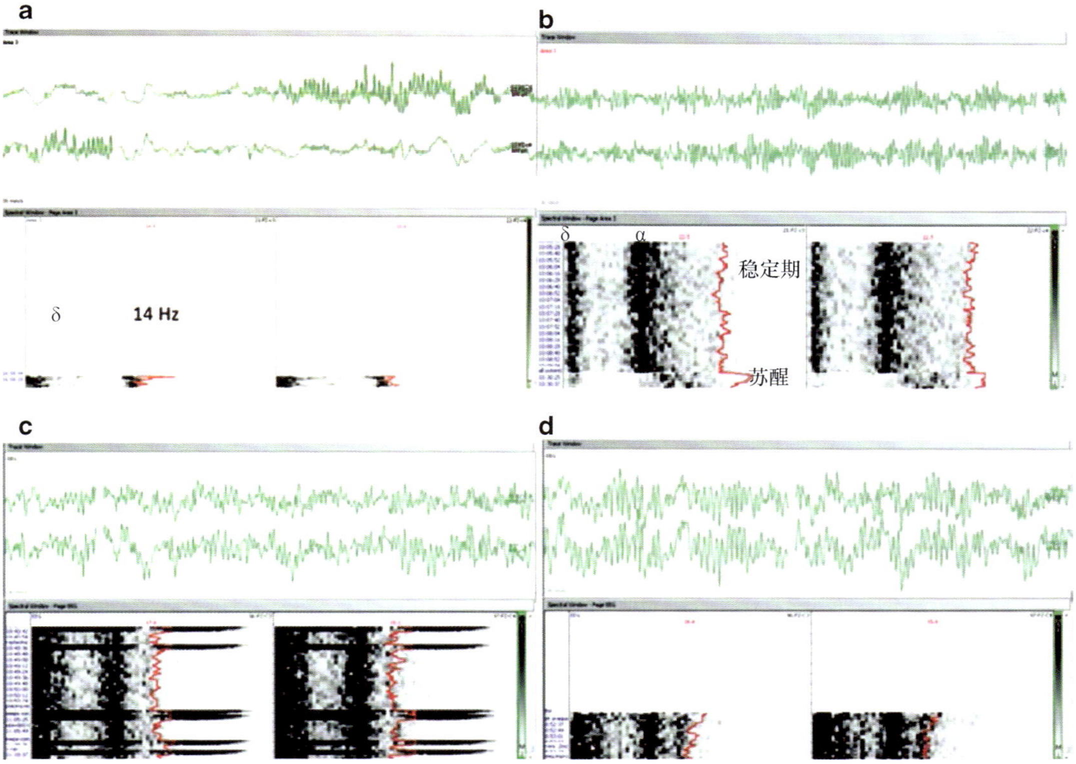

图 38.1 不同年龄儿童全凭静脉麻醉（TIVA）时的双导联额叶脑电图 / 密度谱阵列（EEG/DSA）。（a ～ d）分别为 4 个月、14 个月、5 岁和 15 岁儿童在 TIVA 麻醉时获得的实时原始 EEG 和时间堆叠密度谱阵列（DSA）。（**a**）4 月龄时，高功率 δ 波段的存在与麻醉的手术区域相关。本图中还包含一个 14 Hz 的 β 频段。（**b**）致密的 δ 和 α 带与这个年龄的麻醉手术状态相关。14 月龄儿童的原始脑电是在苏醒时记录的；DSA 显示了从手术状态（稳定状态）到苏醒前期的过渡。5 岁儿童（**c**）和 15 岁儿童（**d**）的 EEG 和 DSA 模式非常相似

与记录电极之间的距离较短，其潜伏期较成人短得多。一旦信号到达髓核（薄束核和楔束核），由于髓鞘化不完全，突触传递和中枢传导时间较慢，从而导致外周-皮质峰间潜伏期延长，皮质潜伏期接近成人值。

一般来说，婴儿皮质 SSEP 比学龄儿童或青少年对麻醉作用更敏感[23]。因此在婴儿中记录皮质电位具有挑战性，并且有赖于麻醉团队提供允许的麻醉条件并维持适当的麻醉深度。

当试图记录婴儿或 2 岁以下儿童的 SSEP 时，相比于记录成人 SSEP 的常用方法，技术人员可以通过降低刺激频率和增加刺激脉冲宽度来增加记录电位的机会。此外，由于传导速度离散的“拖尾效应”效应，波形将发生改变，皮质电位的波幅会更低，持续时间更长。在许多临床应用中，皮质电位并不是必需的。例如，在脊髓栓系疾病的监测时，使用 Fz-C5s 导联记录的高质量颈椎电位将提供有关构成 PTN（L4-S3）的骶椎根完整性的基本信息。在同一患者中，通常可以获得足够的颈部 PTN 电位，但 PTN 皮质电位的重现性较差，由于通道“不足”而未能包括 Fz-C5s 导联可能会损失监测幼儿 PTN 电位的机会。SSEP 波形变异性最小化显得尤为重要，因为 SSEP 的警报新标准是基于波形幅度的变化，而不是基于观测到的变异性[24]。

18 个月以下的婴儿进行 SSEP 监测时，需要注意囟门问题。前囟和后囟是颅骨中线的开口，与开放的颅缝连接，以满足婴儿时期的大脑快速生长需求。在出生后的初期，前囟可能增大，在 6 月龄后才减小，通常在 9 ～ 18 月龄时闭合。婴幼儿的前囟靠近 Fz 部位，应避免将探针放置于前囟或前囟附近。一些婴儿在额中线可触及宽颅缝，如果发现，探针应放置在中线外。而后囟通常在 4 月龄时闭合。

经颅运动诱发电位

在采用 SSEP 监测脊柱侧凸手术的 10 年中，尽管术中 SSEP 不变，但术后仍可能发生运动功能障碍[25]。相应的，运动诱发电位（motor-evoked potential，MEP）被引入，以评估大直径皮质脊髓束（corticospinal tract，CST）轴突和 α MN 的完整性。

第二章“经颅动作诱发电位”中讨论了运动诱发电位的基本神经生理学。将 MEP 引入儿科临床实践是由于在术中 SSEP 未监测到发生感觉障碍的情况下，术中和术后运动障碍仍会发生。MEP 被用来监测除感觉束之外的脊髓运动束的功能完整性。MEP 通常是通过对覆盖在初级运动皮质上的头皮施加高电压、短时间的刺激而诱发的，这种电刺激使锥体神经元的轴突（D 波）和中间神经元（I 波）去极化[26]，沿 CST 传导 D 波和 I 波激活脊髓 α MN[27]。MEP 代表应用放置在所关注肌群中的一对针电极记录的，由 D 波和 I 波引发的复合肌肉动作电位（compound muscle action potential，CMAP）。CMAP 的波幅、潜伏期和形态是评估运动通路完整性的标准。根据 MEP 的变化，已经制定了向外科团队发出警报的标准[28-30]。目前还没有已发表的大型系列研究，以检验这些标准应用于 6 岁以下儿童中提醒手术团队术中的变化。然而，临床经验和一项小型系列研究[31]的数据表明，这些标准适用于这一年龄段，并有 Macdonald 等讨论的注意事项[28]。

D 波对麻醉药物相对不敏感，即使在大于 1 MAC 的吸入性麻醉中也能诱发[32]。虽然 D 波的波幅可能不受影响，但 D 波的确切潜伏期可能对挥发性物质很敏感。相反，I 波对麻醉药和缺血高度敏感[32]。由于晚期 I 波丢失，皮质缺血导致 MEP 波幅突然下降约 50 ～ 75%[33]。婴儿的皮质抑制环路不成熟，可能滞后于兴奋环路[34]，这可能导致经颅刺激时 I 波产生减少。MEP 对麻醉剂的敏感性被认为是由于在皮质和 α MN 水平上的麻醉作用，麻醉药物可使 α MNs 的膜电位超极化，因此实现去极化需要更大的膜电位变化[35]。5- 羟色胺和去甲肾上腺素的神经调节作用可调节通道开放时间和静息膜电位水平[36]，从而对 α MN 兴奋性产生显著影响。挥发性麻醉药会减少 5- 羟色胺产生，而氯胺酮可能会增加 5- 羟色胺产生[37-38]。由于运动系统不成熟，麻醉药对 MEP 产生的所有不良影响在幼儿中更为突出。由于皮质脊髓束与 α 运动神经元的直接连接位于颈区，这种影响在下肢肌群中比在上肢中更明显[39-42]。

由于这些因素，可能需要时间或空间促进等特殊技术以诱导幼儿的 MEP。颞叶促进技术，也称为双列刺激，可以非常有效获得幼儿 tcMEP[43-44]。空间易化技术难度更大，局限于单侧（或双侧，上肢或下肢）的同名肌，而时间易化则没有这样的限制。表 38.2 包含了在 60% 以上的病例中有效的刺激参数。刺激间间隔（intermus-plusinterval，ISI），也称为脉冲间间隔，定义为脉冲序列中脉冲之间的时间，测量单位为毫秒（ms）。一些设备制造商本身并不指定刺激间期，而是指定每秒脉冲的速率。每秒 1000 个脉冲的速率，刺激间期为 1 ms。串间歇（intertrain interval，ITI）是串刺激之间的时间间隔。它在文献中被定义为第一次刺激开始到第二次刺激开始之间的时间。然而，在一些市售设备上，定义是第一次刺激结束和第二次刺激开始之间的时间——其中的差别是至关重要的。ITI 和 ISI 可能需要针对目标肌群和潜在的病变进行优化。易化程度对训练间期[43]敏感；从上肢和下肢肌肉获得的 tcMEP 的最大波幅通常发生在不同的刺激间隔时间，较长的 ISI 有利于下肢信息的采集[45]。

EMG

第 7 章已经讨论了 EMG 的基本原理。该技术在应用于麻醉状态的婴儿及儿童时，不需要使用诸如诱发 tcMEP 时所需的特殊技术。与成人相比，婴幼儿的肌肉含量少；出生时，单个肌纤维的直径约为成人的 1/4，纤维直径在青春期[46]时逐渐增长。此外，婴儿期和幼儿期的运动单位动作电位平均持续时间显著少于 20 岁时。因此，EMG 呈现出不同的形态，尤其使用皮下探针时，波幅可能低于预计值。将针电极置于肌肉内将产生更强的 EMG 信号[47]。

表 38.2　时间易化 tcMEP 的参数

参数	值	范围	注释
电压	开始 125/125	按需	使 MEP 波幅方差小于均值的 20%
脉冲长度	75 μs	50 ～ 100	100 μs 最理想但在美国被认为是慢波
脉冲序列	2/7	2/4 ～ 4/7	更长的序列可能引发 LE MEP
脉冲间隔 [a]	2 ms	1 ～ 4 ms	短 ISI 有利于 UE 和 CN；更长有利于 LE
串间歇 [b]	12 ms	9 ～ 15 ms	设备专用定义

缩写：CN，脑神经；ITI，串间歇；LE，下肢；MEP，运动诱发电位；tcMEP，经颅运动诱发电位；UE，上肢；US，美国。

[a] 脉冲间隔或刺激间间隔（ISI）是脉冲频率的倒数（p/S）；500 的 p/S 相当于 2 ms 的 ISI。

[b] Journee 等将 ITI 定义为第一次刺激开始与第二次刺激开始之间的时间。一些设备制造商将 ITI 定义为第一次刺激结束和第二次刺激开始之间的时间。不同的是第一列火车的长度。使用正确的定义是重要的，以避免由于 ITI 比预期的更长或更短而发生抑制。

EEG

EEG 波形代表兴奋性突触后电位（excitatory postsynaptic potential，EPSP）和抑制性突触后电位（inhibitory postsynaptic potential，IPSP）对皮质神经元树突的波动影响，部分是由于皮质和丘脑-皮质中间神经元相互作用。记录中观察到的频率受到了颅骨、硬膜和头皮的影响，这些结构形成了一个有效的低通滤波器。EEG 可以通过直接检查波形模式和密度谱阵列（density spectral array，DSA）来记录和分析。EEG 表现出一定的年龄和麻醉剂相关性特征[48]。总的来说，EEG 的频率包括由后向前的递进过程——最快的频率出现在额叶的导联记录中。正常的 EEG 显示了两个半球之间的对称性以及导联之间的同步性。尖波和棘波可能提示潜在的癫痫发作。异常缓慢的 EEG 提示弥漫性代谢异常。麻醉深度由 EEG 记录的 α 活动（8 ～ 15 Hz）、β 活动（15 ～ 25 Hz）、θ 活动（4 ～ 7 Hz）和 δ 活动（1 ～ 3 Hz）的比例决定。尽管镇静评分与 SEF95 之间的相关性仍不明确，但边缘频率已被用作麻醉深度的标志，脑电双频指数（bispectral index，BIS）也是如此[49]。小于 2 岁的儿童，尤其 12 个月以下的儿童，在类似镇静评分上的 SEF95 值高于 2 岁以上儿童；BIS 值也是如此[50]。

对于许多手术，单纯的两个导联脑电图，如 Fp1-C3，Fp2-C4 可能足以监测麻醉中的手术区域。涉及脑血管的手术需要使用更广泛的 EEG 监测，使用导联覆盖高危血管区域以及与脑血管相关的分水岭区域。如前所述，麻醉下的幼儿额叶 EEG 频谱功率大部分位于 δ 频段，然而 6 月龄以上的儿童也可能存在显著的 α 波。在血管手术或大血管附近的肿物切除过程中，除非由于麻醉“深度”的突然变化，否则 α 波频率的下降和全局性 EEG 幅度的降低需引起外科医生的警惕，类似于颈动脉内膜切除术期间的类似变化（见第 20 章）。

脑干听觉诱发反应

在第 3 章“听觉诱发电位”中讨论了脑干听觉诱发反应（brainstem auditory-evoked response，BAER）的神经生理学和获取技术。听觉诱发反应通常分为短潜伏期、中潜伏期和长潜伏期反应。在手术中，只有短潜伏期反应可不受麻醉药影响，并可用于评估第Ⅷ脑神经以及上行至下丘水平的听觉通路的完整性。最近一项研究表明，相比于使用丙泊酚麻醉获得的 BAER，应用七氟烷麻醉获得的诊断性 BAER 有较高的听力丧失报告假阳性率[51]。在这项研究中，七氟烷麻醉下的Ⅴ波波幅始终较低，并且常低于阈值，从而导致听力丧失或听力损害的错误诊断。根据这项研究，若 BAER 应用于 8 岁以下的儿童后颅窝手术，TIVA 要优于吸入性麻醉。在非麻醉状态下，妊娠 25 ～ 27 周的婴儿可记录 BAER。足月儿有着与成人相同的Ⅰ波潜伏期；Ⅲ波和Ⅴ波潜伏期在 18 ～ 36 月龄时达到成人水平[52]。

球海绵体反射

Skinner 提出监测球海绵体反射（bulbocavernosus reflex，BCR），作为硬脊膜内和硬脊膜外手术期间在脊髓圆锥、马尾、骶丛和外阴神经水平上保护骶下神经功能的一种手段[53]（详见第 8 章，“脊髓反射反应在术中监测的应用”）。脊髓反射的采集需要使用多脉冲技术，以长间隔双序列的形式应用，或者也可以使用双脉冲技术。在这两种情况下，采集时间必须足够长才能捕获响应（200 ms 窗口）。幼儿和婴儿中，麻醉方式的选择也有较大影响，TIVA 是首选麻醉技术。记录电极放置在肛门括约肌的两侧，这些电极可记录来自肛门括约肌的 tcMEP。BCR 缺失而肛门括约肌 tcMEP 未见丢失，提示反射弧传入通路受损。我们在复杂的脊髓栓系松解术、脂肪瘤切除术以及类似手术中记录了 BCR。先前存在的主要尿动力学异常通常无法记录 BCR，而轻度异常与记录 BCR 并不矛盾（图 38.2）。

利用 IONM 的常见儿科外科手术

表 38.3 概述了常见的儿科外科手术和这些手术中使用的 IONM 模式。下面将详细讨论所列的一些操作。

后路脊柱融合术

在应用 IONM 的儿童和青少年中，最常见的外科手术是脊柱侧弯的后路脊柱融合术。脊柱侧弯可由先天性畸形、神经肌肉疾病或特发性脊柱侧弯引起。在 IONM 问世之前，应用“术中唤醒”来评

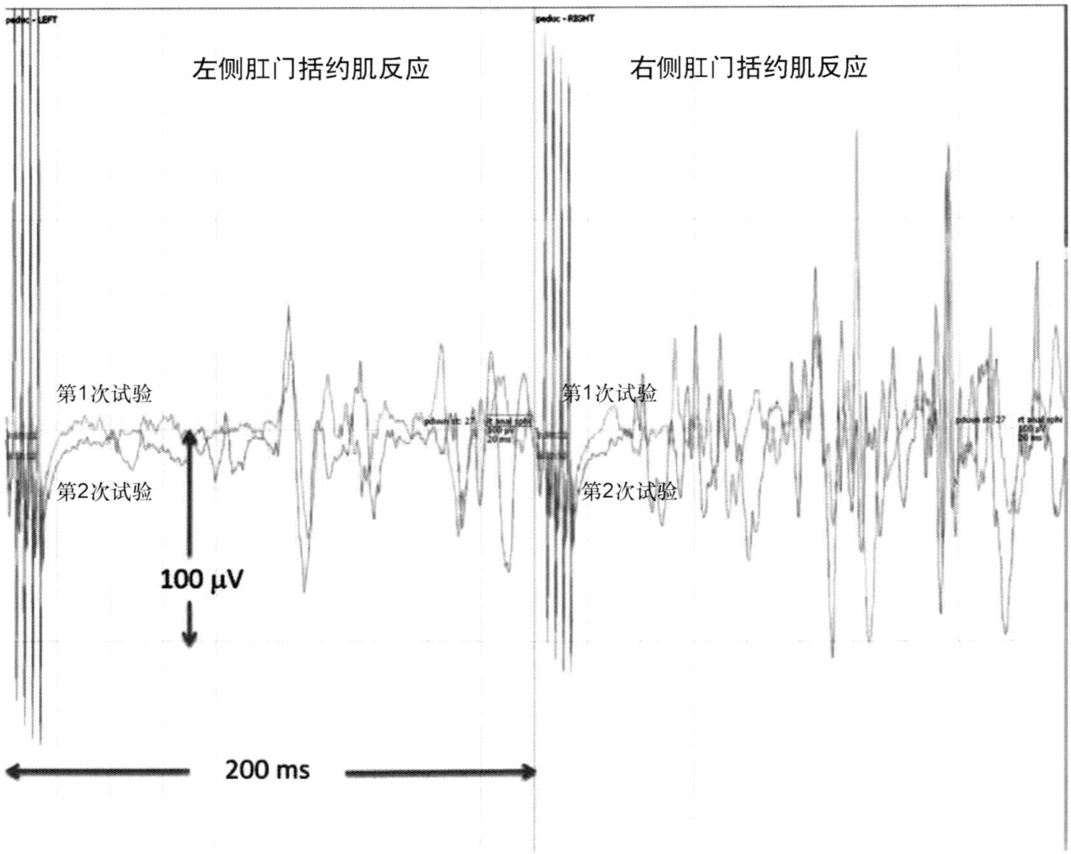

图 38.2 球海绵体反射（BCR）。此 BCR 来自一名 11 月龄女孩，她接受了复杂的脊髓栓系修复和脊髓脂肪瘤切除。刺激阴极置于阴蒂，阳极稍向尾端。肛门括约肌记录电极的准确定位也很重要（详情请参阅 Skinner 参考文献）。图中显示了右侧刺激的两个试验。在这种情况下，获得了双边响应。注意响应的复杂性和持续时间。右侧的反应包括两个部分：早期或晚期反应的丧失可能是有意义的，应向外科医生报告

表 38.3　常见的儿科外科手术和 IONM 模式

程序	方式	评论
后路脊柱融合术	UN 和 PTN SSEP，tcMEP，EMG，诱发肌电	
脊髓肿瘤切除术	UN 和 PTN SSEP，脊柱标记，D 波，tcMEP，EMG	22 月龄以下儿童或病变低于 T10 水平可能得不到 D 波
脊髓栓系及变异	EMG，trig-EMG，BCR，±UN 和 PTN SSEP，tcMEP	尽可能将括约肌包括在 tcMEP 中
选择性背神经根切断术	EMG，trig-EMG，BCR	应用单脉冲和 50 Hz 脉冲串采集 trig-EMG
Chiari（带空洞）减压术	MN 和 PTN SSEP，tcMEP，±CN Ⅺ EMG	在小脑扁桃体凝固期可见明显的心动过缓
幕上肿物切除术	MN 和 PTN SSEP，tcMEP，±DCS[a]，SCM[b]	对 tcMEP 使用接近阈值的技术
幕下肿物切除术 CPA 区 / 侧方	MN 和 PTN SSEP，tcMEP，BAER，CN Ⅶ-EMG±CN Ⅴ，Ⅵ，Ⅸ，Ⅹ-EMG，CN Ⅶ TcMEP	CN tcMEP 建议使用近阈值技术进行 tcMEP 半球刺激
第四脑室 / 中线幕下肿物切除	MN 和 PTN SSEP，tcMEP，BAER，CN Ⅶ-EMG±CN Ⅴ，Ⅵ，Ⅸ～Ⅻ-EMG，CN Ⅶ，Ⅹ，Ⅻ tcMEP	CN tcMEP 建议使用近阈值技术进行 tcMEP 半球刺激

缩写：BAER，脑干听觉诱发反应；BCR，球海绵体反射；CN，脑神经；CPA，脑桥小脑角；EMG，肌电图；IONM，术中神经生理监测；MN，正中神经；PTN，胫后神经；SSEP，躯体感觉诱发电位；tcMEP，经颅运动诱发电位；trig-EMG，触发肌电图；UN，尺神经。

[a] 直接皮质刺激（direct cortical stimulation，DCS）的参数与 tcMEP 不同。阳极刺激使远端阴极（如 Fz）的输出电流保持在 25 mA 以下。典型：4 个脉冲序列，500 μs 脉冲，2～4 ms ISI。

[b] 皮质下映射（subcortical mapping，SCM）可用于估计交界点与 CST 之间的距离。多项研究得出结论，刺激点与 CST 之间的毫米距离等于引发运动反应所需的 mA 数。Seidel 等[66]描述的策略在儿童中效果很好。

估运动系统的完整性。这种方法的弊端是，唤醒仅反映某一时间点的状态。从受到损伤到发现运动障碍需要一定的时间，无法采取有力的措施来减轻损害。在脊柱手术中，联合使用肌电、SSEP 和 MEPS 来矫正脊柱侧弯和脊柱后凸是值得提倡的[54-55]。MEP 的重大变化可能与技术因素、生理因素（如低血压、贫血）、体位、麻醉效果或手术因素导致[56]。

椎弓根螺钉置入过程中可发生永久性或一过性神经损伤。椎弓根螺钉正确放置时其周围应被骨质包绕，螺钉错位可能破坏椎管内侧，并直接损伤脊髓，这可能导致 MEP 和 SSEP 瞬间或延迟丢失。椎管内侧断裂引起脊髓损伤可能伴发螺钉水平以下数个节段的 EMG 放电[57]，这种情况的大量放电后建议对 tcMEP 进行评估，该现象与 tcMEP 的急性丧失有关[57]。近年来螺钉材料的变化使椎弓根螺钉测试变得复杂，对于不锈钢螺丝，使用低频测试方法已经确定了可接受的阈值。椎弓根螺钉阈值低于 4 mA 与腰骶区螺钉内侧骨折高度相关。在实践中，胸椎螺钉阈值通常为 6 mA[58]。由于钛椎弓根螺钉具有非线性的电压-电流关系，因此一些研究者开发了用于椎弓根螺钉测试的替代技术，即在使用球尖探针的同时，使用恒流多脉冲技术探测椎间孔，以作为传统椎弓根螺钉测试的替代方案[59]

基于 MEP 变化[28]发出警示的合适的标准仍存在争议。尽管如此，在椎板下置入椎弓根螺钉后，MEP 和 SSEP 的突然丧失被普遍认为具有临床意义，手术团队应该提高警惕。在术前，围手术期团队成员有必要针对发出警示的具体标准达成共识，并制定发出警示时应遵循的行动方针。如果基线表现出很大的变异性，那么完全丢失可能是最好的标准，因为假阳性是可挽救的，如果在 30 min 内采取纠正措施，缺血事件就有时间从中恢复[60]。这种方法需要注意的一点是，由于白质比运动神经元对缺血的耐受力更强，胸段上部发生的缺血可能会在数分钟内不被发现。这种情况比脊髓直接损伤发生要少，但必须保持警惕，及时发现可帮助避免长期或永久性的运动功能丧失。一旦就警示标准达成一致，如果要防止长期伤害，对于发出警示以及后续行动的明确沟通是必不可少的。

脊柱手术中的麻醉管理

过去后路融合术采用控制性降压，该技术已不再被推荐。术中血压管理取决于脊柱弯曲的严重程度、脊柱畸形的类型（后凸还是脊柱侧凸）和现有的合并症。严重的脊柱后凸需要特别注意，因为脊柱后凸复位后的神经损伤发生率明显高于脊柱侧凸[62]。如果弯曲僵硬，或为了矢状面失衡或其他复杂畸形，可以进行截骨术。椎弓根减影术和三柱截骨术与较高的神经损伤风险相关[62]。

在脊柱畸形矫正过程中，SSEP 和（或）MEP 的急性完全丢失对手术团队是重大挑战。脊髓损伤可由直接损伤、与植入物相关的血管损伤或与植入物不直接相关的血管损害（灌注不足继发的缺血）引起。一旦检测到 SSEP 或 MEP 缺失，应执行之前为应对这一意外情况而制订的方案。目前已经发表了用于处理神经生理电位丧失的检查方法[63]。通常情况下，血液的平均动脉压（MAP）升高到一定的范围可增加脊髓灌注压。这可以通过减少麻醉药的剂量，通过输注胶体或输血增加血管内容量，或应用血管活性药物来实现。最近的证据表明，在某些情况下，因为去氧肾上腺素对心排血量和脑氧合有负面影响[64]，麻黄碱可能比去氧肾上腺素更可取。术中应优化红细胞压积和动脉血气，同时，术者应对视野进行评估，判断是否存在可逆性干扰或其他直接损伤。

背侧神经根切断术

选择性脊神经后根切断术目的是解决脑瘫、脊髓损伤或创伤性脑损伤儿童的痉挛状态，并改善其活动能力。痉挛状态是由于 γ 运动神经元的异常调节以及 1A 传入神经元与 α MN 之间的异常连接所致，使关节被动运动时出现典型的齿轮行为。兴奋性调节在 α 运动神经元中占主导地位，从而导致痉挛和挛缩。

在手术中，L1 到 S1 的传入（感觉）背神经根被分成小根，这些小根被选择性地切断以缓解痉挛。对每个根小波进行顺序测试，最初使用 1 ～ 2 Hz 恒流脉冲，以确定引发稳定 EMG 反应所需的阈值电流。然后在 50 Hz 下施加阈值电流 1 s，并记录反应[65]。根据出现 EMG 活动的肌肉数量、活动强度和持续时间对反应进行分级（图 38.3a，b）。涉及受刺激神经根对侧肌肉的反应往往是病理性的，由经验丰富的理疗医师在刺激过程中直接触诊肌肉反应可增强神经生理学数据，并且可以帮助分辨将要切断以及需要保存的神经根。在这些手术中，一般不检查 S1 以下的骶神经根，因为这些骶神经根包含了对保留泌尿生殖功能有重要意义的神经纤维。如

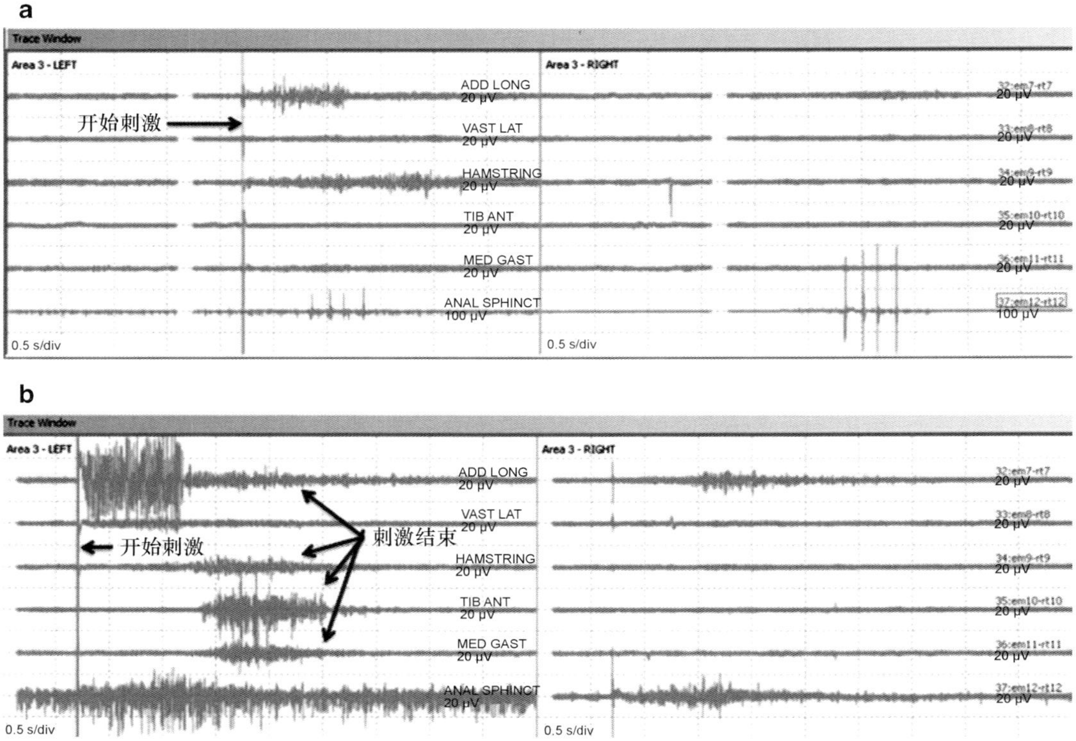

图 38.3 选择性背根切断术（triggered electromyography，SDR）中对 50 Hz 刺激触发的肌电图（EMG）反应。在 SDR 期间，两图中显示了对 L5 背神经根给予 1 s、50 Hz 刺激产生的反应。最小病理反应示于（**a**）；这是在所有测试的 L5 神经根中表现最好的根。（**b**）是一种重度病态的反应。刺激结束后（放电后），刺激同侧的多块肌肉和对侧的长内收肌均有肌电活动。患者的主要障碍是离断

果 S2 神经根与痉挛状态相关，需注意刺激单个神经根时引起的括约肌活动，若括约肌显著激活，该神经根仍需保留。

一般来说，50% ～ 65% 的神经根被切断，但每个神经根至少保留一个神经根，以在神经根的分布中保持正常感觉。在进行 EMG 时必须避免使用肌肉松弛剂，而且麻醉深度过大也是不可取的，因为该技术依赖于 α - 神经元对同源 1A 传入信号的响应。保留阵挛反应有助于确保 EMG 反应可以使用合理的刺激电流诱发。因此，IONM 的目标是帮助外科医生恢复抑制性和兴奋性运动影响之间的平衡，同时尽可能保留感觉神经支配。术后患者接受强化的物理治疗，从而改善肌肉张力、运动能力和平衡。

一般来说，50% ～ 65% 的根被离断，但每组根中至少有一个根被保留下来，以保证分布区的正常感觉。进行肌电检查时必须避免使用肌肉松弛药，而且麻醉深度不可过深，因为该技术依赖于 α MN 对同源 1A 传入神经元的传入信号做出反应。保留阵挛反应有助于确保使用恰当的刺激电流可以诱发肌电反应。因此，IONM 的目标是帮助外科医生恢复抑制性和兴奋性运动调节之间的平衡，同时尽可能多地保留感觉神经。术后，患者接受密集的物理治疗，这一过程可改善肌肉张力、活动度和平衡性。

脊髓栓系松解术

脊髓栓系的发生是因为随着儿童的生长，在解剖学上脊髓圆锥无法向头侧移动。脊髓栓系可通过临床或放射学诊断。最常见的体征和症状是下肢肌肉无力和感觉丧失、肠道或膀胱功能障碍、背部或腿部疼痛和步态紊乱。磁共振成像（magnetic resonance imaging，MRI）可显示移位的脊髓，或瘢痕，脂肪瘤、条索。在病理生理学上，随着时间的推移，如果不治疗将会出现机械损伤，使脊髓和神经元成分扭曲，快速生长可导致脊髓远端张力增加，导致血流受阻和脊髓缺血，而术后通常会改善。多数情况下，阻止自然迁移的异常组织还包括神经组织。与背神经根切断术一样，直接刺激 EMG 可以帮助外科医生在脊髓松解过程中，在离断神经组织之前将神经组织与异常组织区分开来。通过肛门括约肌和逼尿肌肌电监测肠道和

膀胱功能以及 BCR 监测有助于最大限度地保留泌尿生殖功能。

开颅手术治疗肿瘤 / 肿块病灶切除术

颅内占位性病变切除过程中，根据位置不同，多个结构存在风险。多种 IONM 模式可用于帮助外科医生保证神经系统的完整性。幕上肿瘤切除时，CST 可能靠近切口边缘。切口位置可能阻碍激发 tcMEP 的刺激电极放置于最佳位置。在某些情况下，可将无菌刺激电极放置在运动皮质。在直接皮质刺激之前，必须首先使用正中神经 SSEP 的 N20 峰相位反转来识别运动带（图 38.4）。使用阴极刺激进行皮质下定位，有助于确定切除边缘与 CST 之间的距离，并评估皮质切除后遗留缺陷的可能性[66]。

在小脑幕下病变切除时，常进行脑神经功能监测（图 38.5）。单独脑神经可以应用脑神经（cranial nerve，CN）肌电监测（图 38.6）。特定脑神经的肌电监测对 NMB 的作用非常敏感，因此，如果使用 CN 肌电监测应避免使用这些药物。诱发第Ⅶ、Ⅹ和Ⅻ对脑神经 EMG 反应的特殊技术已经发表[67-68]。脑神经 EMG 的特定模式可预测远期功能障碍，尤其是面神经[69-70]。直接刺激第四脑室底（菱形窝）时的 EMG 反应可用于定位脑神经及其核的位置，从而找到肿瘤切除的安全切入点[71]。根据脑干病变的位置，菱形窝中关键结构可能会明显移位[72]。在关注面神经丘位置的同时，值得注意的是，第Ⅹ对脑神经的舌下核和运动核位于菱形窝尾段的第四脑室底附近，第Ⅵ对脑神经的神经核位于面神经丘附近。这些定位技术不能保证皮质延髓束的完整性，应通过直接皮质刺激或经颅技术进行监测[68, 71, 73]。半球刺激是诱发儿童脑神经 tcMEP 的首选技术，以最大限度减少直接刺激患侧面神经的可能性。在面部运动区域正确放置阳极是成功获取第Ⅶ和Ⅻ对脑神经 tcMEP 的关键。高频脉冲（1 ms ISI）与 75 μs 脉冲搭配效果良好。面神经 tcMEP 的实际潜伏期在基线时可能正常或明显延长，这取决于肿块病变的大小、位置和继发效应（图 38.5c，d）。

唯一可监测的传入通路是听觉通路。BAER 提供了有关听神经、耳蜗神经核和外侧丘系完整性的信息。心率和（或）血压的突然显著变化可能是第Ⅸ或Ⅹ对脑神经传入通路受到刺激的唯一指征，麻醉团队应立即通知外科医生。

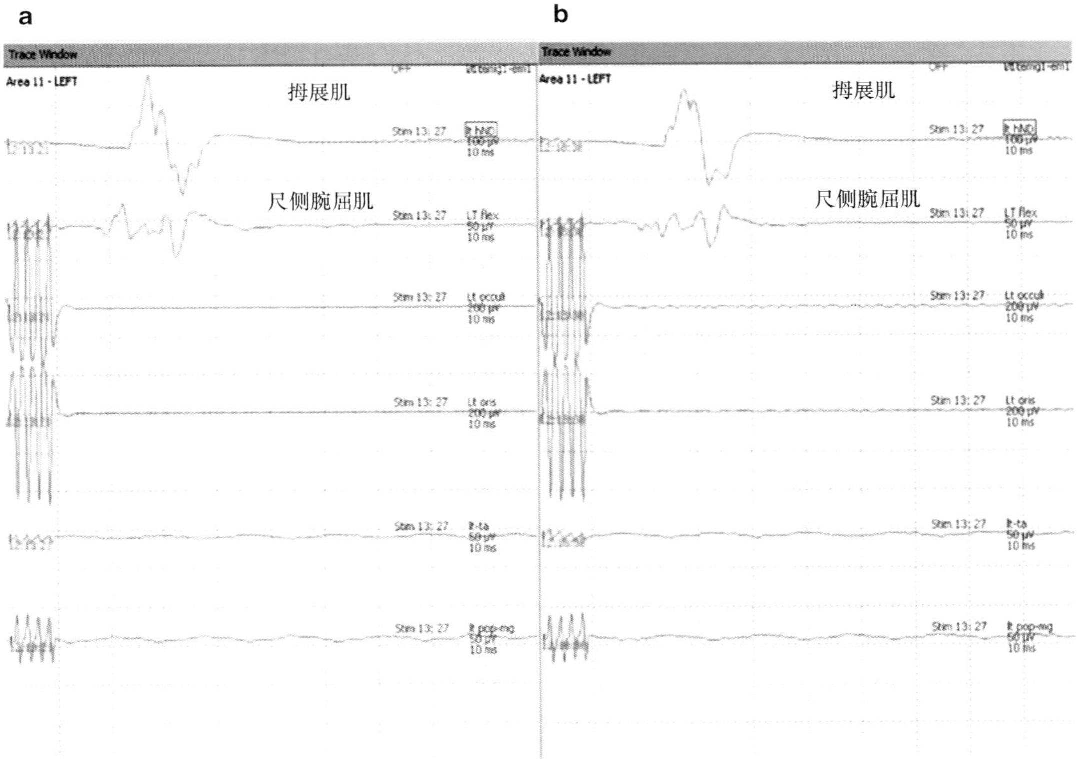

图 38.4 幕上肿瘤切除术中的直接皮质刺激（direct cortical stimulation，DCS）。分别如图（**a**）和（**b**）所示，使用 1×4 网格（#3 位置）对手部运动区进行直接皮质刺激的连续两项试验。刺激参数为 4 个脉冲，脉冲长度 500 ms，刺激间间隔（interstimulus interval，ISI）4 ms，刺激电流 25 mA。注意，只要网格保持不变，波幅的变化就很小

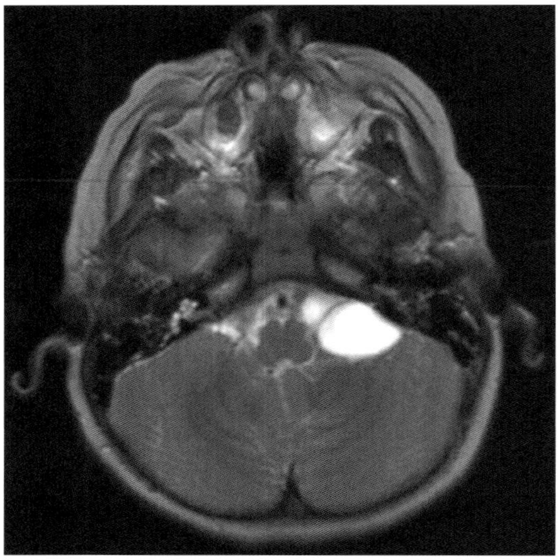

图 38.5 脑干海绵状血管瘤。磁共振成像（MRI）显示了一名 15 个月大的儿童的脑干海绵状血管瘤，患儿出现了急性右侧肢体无力和右下面部下垂。皮质脊髓束（CST）和皮质延髓束均受累。术中记录了第Ⅶ脑神经（cranial nerve，CN）的肌电图（EMG），但右侧无法获得第Ⅵ脑神经的基线经颅运动诱发电位（tcMEP），这与目前的体格检查结果一致

后颅窝肿瘤切除术中监测需要高度熟练的 IONM 团队和细致的麻醉管理。颅内手术中诱发 tcMEP 的技术与脊柱手术中使用的不同。阳极侧 CST 去极化区域必须尽可能靠近轴丘，以避免 CST 的去极化超出风险区域。在大多数情况下，从手部固有肌肉和指屈肌获取 tcMEP 足以提供有关运动通路完整性的信息，而例外情况包括临近大脑脚后部的病变，这主要是由于附近有 CST 神经纤维投射出的支配下肢肌肉的 α MN。颅内手术中使用合适的刺激条件时，麻醉深度过深，产生暴发抑制，或在幼儿中使用挥发性麻醉药都可能会阻碍诱发下肢 tcMEP。此外，与脊柱手术相比，颅内手术中达到警示标准的 MEP 波幅变化更小，术中纠正动作的时间窗更短[74-75]。若麻醉管理不善或 IONM 团队、麻醉团队和手术团队之间的沟通不够理想，麻醉药物的影响可能会混淆对神经电生理变化的判断。

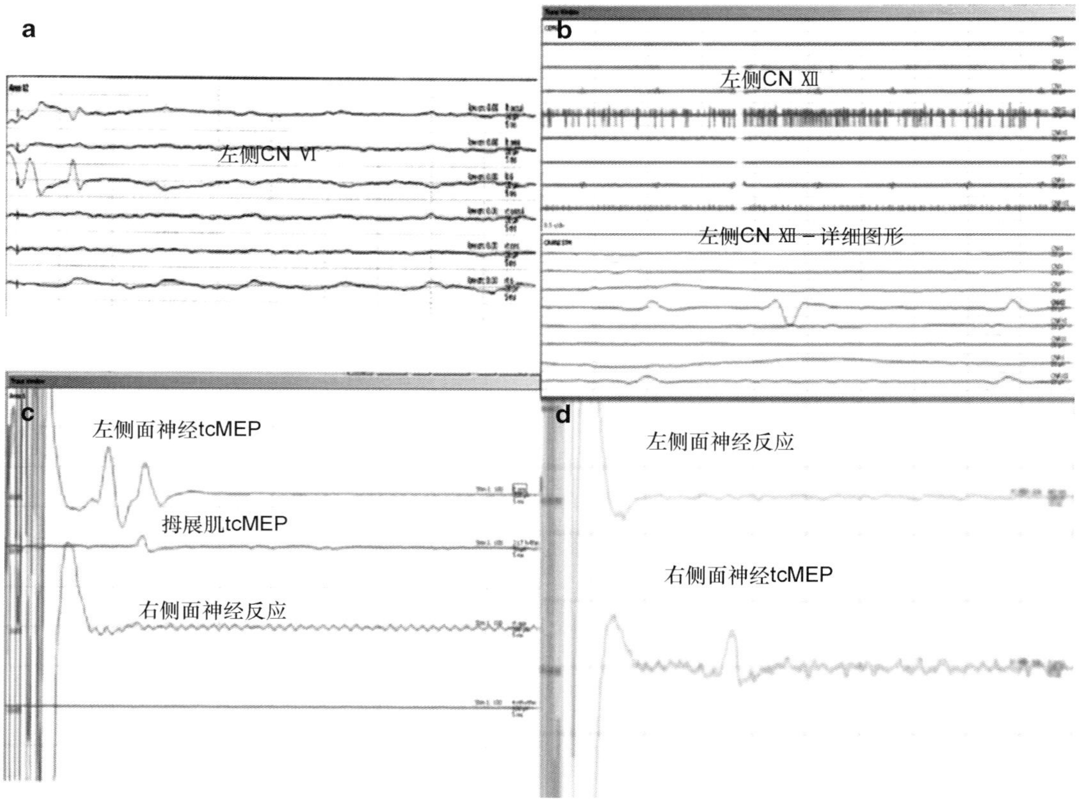

图 38.6 后颅窝肿瘤切除术中的脑神经（CN）肌电图（EMG）和 CN-Ⅶ经颅运动诱发电位（tcMEP）。（**a**）在切除位于菱形窝高位的后颅窝肿瘤时，CN-Ⅵ短暂放电的示例（CN Ⅵ和Ⅶ监测）。（**b**）左边是 CN- Ⅻ的序列阐述。复合肌肉动作电位（CMAP）的详细形态显示在下半部分。在双侧第Ⅶ～Ⅻ脑神经肌电监测下，后组脑神经在肿瘤切除过程中存在风险。两侧面神经的 tcMEP 如（**c**）和（**d**）所示。（**c**）左侧面神经 tcMEP 潜伏期正常；拇展肌 MEP 潜伏期较长。右侧的面神经反应表明左侧的 tcMEP 是真正的 MEP，而不是直接刺激面神经的结果。（**d**）中的面神经 tcMEP 潜伏期延迟。此病例的肿瘤比（**c**）病例大得多，并使面丘水平的脑干扭曲

结论

虽然成人的神经电生理监测模式也常用于小儿手术，但儿童神经系统的发育不成熟，需要特殊调整和特殊技术，以提供可靠的IONM。了解儿童和成人之间的这些发育差异将使神经监测医师能够解释和排除可能出现的困难，尤其是在获取皮质SSEP时。此外，儿童有独特的病理变化，须接受成人中罕见的特定手术并进行IONM监测，麻醉医生、外科医生和神经监测团队之间的密切合作可以在这些专科手术过程中为患者提供最佳的治疗方案。麻醉医生必须对手术过程有深入的了解，并对可用的不同IONM模式有一定认识，为IONM的成功应用以及优化患者预后量身定制麻醉计划。

问题

1. 触诊时前囟通常在什么年龄关闭?

2. 判断题：18个月大的儿童不能获得D波，就无法获得运动诱发电位。

3. 使用丙泊酚后，意识丧失的脑电图“特征”是什么?

4. 当试图诱发幼儿的运动诱发电位时，什么技术特别有用?

答案

1. 9～18个月。

2. 错误；虽然目前的技术无法记录18个月大的婴儿的D波，但如果使用TIVA进行麻醉，绝大部分可以记录MEP。

3. 在额部导联中，高功率δ和α频段已被证明与丙泊酚导致的意识丧失相关。

4. Journey等描述的双序列刺激有助于在幼儿中获得MEP，通常需要优化刺激参数以获得最优结果。

参考文献

请扫描目录后二维码，获取参考文献资源。

39 重症监护室用于治疗和预测预后的神经生理监测

Jenna Ford 和 Sebastian Gatica-Moris　著

马博　译　马佳佳　校

学习要点

- 描述有创颅内压（invasive intracranial pressure，ICP）监测的适应证、风险与益处。
- 定义动脉瘤性蛛网膜下腔出血（aneurysmal subarachnoid hemorrhage，aSAH）中的血管痉挛和迟发性脑缺血（delayed cerebral ischemia，DCI），并描述用于早期检测的监测方式。
- 应用从连续脑电图（electroencephalogram，EEG）收集的信息来诊断脑损伤并监测对治疗的反应。
- 解释脑和脊髓损伤患者生命体征和实验室检查值的波动。
- 总结心搏骤停后预测神经预后的方法并确定预测预后的局限性。

病例 1：创伤性颅脑损伤

一名 42 岁男性在发生车祸头部创伤和意识消失后被送往急救中心。患者抵达时，左侧头部有挫裂伤，血压为 170/65 mmHg，心率 42 次 / 分，血氧饱和度为 95%，呼吸不规律。神经系统检查显示，该患者对有害刺激仅有最小的反应，格拉斯哥昏迷量表评分（Glasgow Coma Scale，GCS）为 6 分，并且右侧瞳孔固定、散大。该患者已进行过气管插管以保护气道，头部平扫 CT 显示双额挫伤、外伤性右侧硬膜下血肿（subdural hematoma，SDH）以及与严重外伤相符的外伤性蛛网膜下腔出血（subarachnoid hemorrhage，SAH），并伴有严重创伤性颅脑损伤（traumatic brain injury，TBI）。患者进行了过度通气和甘露醇 1 g/kg 的治疗，并送往手术室进行 SDH 血肿清除并进行颅内压（intracranial pressure，ICP）监测。在神经重症监护室（Neuro ICU），患者初始颅内压持续在 30 mmHg，血压为 110/55 mmHg［平均动脉压（mean arterial pressure，MAP）为 73 mmHg］尿量自抵达后超过 1 L。对患者置入中心静脉导管，给予 23.9% 的高渗盐水，并开始持续输注 2% 的高渗盐水与镇静药。随后，其颅内压恢复正常，瞳孔等大且反射灵敏，并且可以使用右上肢进行定位。在接下来的一周中，该患者在类似的医疗干预下，其颅内压持续升高。最终，患者的颅内压稳定下来，在神经系统检查中患者清醒，能够遵循简单的命令并可以耐受自主呼吸试验。

颅内压监测的临床应用

颅内压升高是创伤性颅脑损伤患者的常见问题，大多数患者需要医疗干预。颅骨内的空间是固定的，由三种物质组成：脑、血液和脑脊液（cerebral spinal fluid，CSF）。任何这些成分的体积增加或添加新成分（如脑水肿）都会导致其他成分的移位。一旦达到造成位移的临界体积，任何进一步增加体积将直接转化为颅内压的升高（图 39.1）。无论是何种病理状态，治疗高颅内压的方法通常都是相同的，目的是减少颅内的脑脊液、血液或水肿的体积，以减轻对脑组织的压力。

为了直接测量颅内压，患者需要通过手术放置脑实质内监测装置或脑室外引流管（关于颅内压监测设备的完整内容参见第 12 章）。严重的创伤性颅脑损伤患者（GCS 3 ～ 8 分）和其他临床怀疑颅内压升高的昏迷患者应考虑放置一种此类监测设备[1]。目前建议目标颅内压低于 22 mmHg，这通常是使用图 39.2 所示的颅内压升高的三层方法来实现[2]。

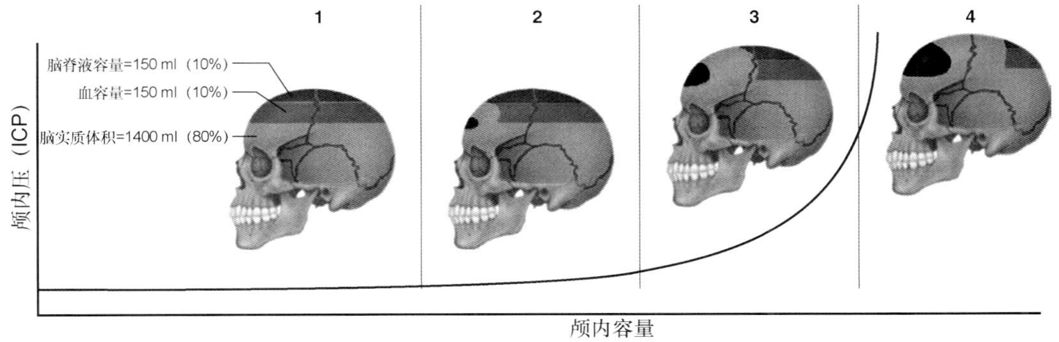

图 39.1 Monro-Kellie 学说

第0级：所有有颅内压升高风险的患者

- 支持治疗：控制气道、脑灌注压 60～70 mmHg
- 将床头抬高至30°～45°
- 避免压迫颈静脉
- 目标调整至正常血清钠
- 避免发烧、高碳酸血症、疼痛、腹胀
- 镇静目标调整为Richmond躁动镇静评分（Richmond Agitation-Sedation Scale，RASS） 0至－2[a]

第1级

- 轻度的过度通气：维持$PaCO_2$ 35～40 mmHg[b]
- 高渗疗法：甘露醇0.25～1 g/kg或高渗盐水
- 如果脑室外引流已准备好，则进行脑脊液引流
- 如果合适，可以考虑放置脑室外引流管

↓

第2级

- 使用23.4% 高渗盐水并考虑更高的渗透压或目标血钠
- 增加镇静深度
- 增加镇痛强度
- 中度的过度通气：维持$PaCO_2$ 30～35 mmHg[b]
- 手术减压

↓

第3级

- RASS达到5时即为瘫痪
- 昏迷患者滴定巴比妥类药物达到ICP目标值或EEG出现暴发抑制
- 二次手术减压
- 轻度低温(34～36℃)[c]

图 39.2 颅内压升高的三级管理方法。所有高危患者均应接受第 0 级治疗，并在颅内压升高时，应在进入下一级之前尝试较低的级别。该方法的许多示例是根据临床试验和专业指南的信息发展而来的。事实证明，建立这样的方法可以改善患者的治疗与护理效果[1，144-145]

在上述的病例中，高颅内压可能是库欣三联征（脉压升高、心动过缓、呼吸不规律）的临床特征[3]。虽然这种反应并不常见，但它代表在颅内压升高的情况下脑灌注减少和二氧化碳张力增加[2]。其他提示颅内压升高的临床特征包括精神状态异常或昏迷，瞳孔不对称，四肢去大脑强直。

过度通气是治疗高颅内压的一种常见措施。所有颅内压升高的患者均应进行机械通气，并间断监测动脉血 CO_2 水平（arterial levels of CO_2，$PaCO_2$）。$PaCO_2$ 是脑血管自动调节的主要决定因素之一，血液中的 $PaCO_2$ 水平与脑血流量（cerebral blood flow，CBF）直接相关。脑组织二氧化碳含量较低会导致血管收缩，并减少脑血流量；而脑组织二氧化碳含量较高则会导致血管舒张，并增加脑血流

量。当颅内压升高时，过度通气会降低 $PaCO_2$ 水平，从而导致脑血容量减少，这有助于降低颅内压。这只能用作临时措施，因为长期使 $PaCO_2$ 低于 20 mmHg 会导致脑缺血，并且尚未被证实有任何益处[5-6]。对于有颅内压升高风险的患者，持续监测 $PaCO_2$ 水平并维持在目标正常值（35 ～ 45 mmHg）非常重要，以防止充血或缺血。

脑灌注压

连续监测颅内压可以用来计算患者的脑灌注压（cerebral perfusion pressure，CPP）。CPP 是脑内血管系统的压力梯度，可以驱动脑血流并完成供氧；其与平均动脉压和颅内压的差值成正比。研究表明，CPP 下降至 60 mmHg 以下会导致脑血流量减少高达 35%，并导致脑组织缺氧[7-8]。伴有颅内压升高的患者，当平均动脉压可能不足以为脑提供足够的灌注时，连续的 CPP 监测对于防止脑缺血十分重要。一些研究表明，脑损伤的患者 CPP 升高至 70 ～ 75 mmHg 可降低死亡率；然而，CPP ＞ 70 mmHg 也与急性呼吸窘迫综合征风险增加相关[9-11]。

病例 1 续：阵发性交感神经亢进

大约 1 周后，护士发现对患者施以最小的刺激即可以发生心动过速、呼吸急促、高血压和面部潮红。这通常需要小剂量的镇静药物或抗高血压药物。患者开始服用加巴喷丁和普萘洛尔治疗可能的阵发性交感神经过度活跃（paroxysmal sympathetic hyperactivity，PSH），并预先使用吗啡，随后这些波动有显著改善。PSH 常见于严重脑损伤、脱髓鞘病变和缺氧的患者，此类患者因为传入神经接收到刺激，随即交感神经的传出发生去抑制[12-13]。这一现象通常表现为突发的心动过速、低血压、呼吸急促、体温升高、面部潮红、出汗和（或）强迫体位。与对照相比，TBI 患者表现出对伤害性刺激的反应增强，可以表现为轻微的自限性症状，甚至剧烈的交感神经兴奋和运动亢进，这提示我们此种改变可能是一种谱系障碍。它最早可在受伤后的第一周发生，并且持续几周至几个月[14]。因需要连续的血流动力学监测和高度怀疑脑损伤的患者才能够诊断，这种综合征常常未被充分认识和治疗。缺乏治疗与该综合征较差的预后和增高的死亡率相关[15]。2014 年，针对该综合征发布了一项标准的评估方法，这使得我们可以基于临床评估来确认是否发生 PSH（表 39.1）[16]。

治疗目标是避免触发因素，而在触发因素无法避免时（例如护理操作等），可以采用药物治疗。常用的药物包括阿片类药物，静脉麻醉药，β 受体阻滞剂，α_2 受体激动剂，神经肌肉阻滞剂和苯二氮䓬类药物（表 39.2）。药物的选择取决于发作的主要临床特征，并考虑药物的副作用。

这些药物的给药方案主要基于系列病例和小型临床试验的数据，建议联合使用不同类别的药物，以更好地控制症状发作[17]。许多重症监护病房（intensive care unit，ICU）都制订了治疗方案，采用以护理为指导的治疗策略，记录各种药物干预措施的血流动力学反应，实施最佳的治疗计划。

病例 2：蛛网膜下腔出血

一名既往体健的 37 岁女性，突发严重头痛，伴有恶心呕吐和轻度神志不清。头部平扫 CT 显示早期脑积水、弥漫性蛛网膜下腔出血和脑室内积血。CT 血管造影（CT angiogram，CTA）显示前交通动脉有一个 7 mm 动脉瘤。患者初始血压 185/110 mmHg。给予患者拉贝洛尔以降低血压，并使用负荷剂量的左乙拉西坦以预防癫痫发作。紧急放置脑室外引流管（external ventricular drain，EVD）后，患者接受介入血管造影，成功完成动脉瘤栓塞。术毕，患者神经系统功能评估正常，转运至神经重症监护病房进一步监测、治疗。

既往已有几种分级量表来帮助预测动脉瘤性蛛网膜下腔出血（aneurysmal subarachnoid hemorrhage，aSAH）的死亡率和并发症情况。其中最常用于预测 30 天内死亡率的量表是 Hunt Hess 量表，该量表分数越高，死亡率越高（表 39.3）[18-19]。改良的 Fisher 分级量表用于预测血管痉挛的发展，该量表仅基于蛛网膜下腔出血的影像学表现（表 39.4）[20-21]。

血压监测

严格控制血压对动脉瘤性蛛网膜下腔出血至关重要。尽管对于血压降低的程度还缺乏证据，但在术前将收缩压控制在 160 mmHg 以下是合理的，可以减少动脉瘤再次破裂的风险[22]。大多数患者最初因颅内损伤引起的交感神经亢进而出现血压升高[23]。为了解决这一问题，可以连续输注抗高血压药物并通过有创动脉血压监测来快速滴定这些药

表 39.1 PSH 评估量表

	0	1	2	3	分数
心率（次 / 分）	＜ 100	100 ～ 119	120 ～ 139	＞ 140	
呼吸频率（次 / 分）	＜ 18	18 ～ 23	24 ～ 29	＞ 30	
收缩压（mmHg）	＜ 140	140 ～ 159	160 ～ 179	＞ 180	
体温（℃）	＜ 37	37 ～ 37.9	38 ～ 38.9	＞ 39	
出汗	无	轻度	中度	重度	
强迫体位	无	轻度	中度	重度	
				小计：	
每满足一项计 1 分：					
同时出现临床特征表现					
为阵发性发作					
对常规无痛觉刺激产生交感过度反应					
出现临床特征性表现超过 3 天					
脑损伤后出现临床特征性表现超过 2 周					
使用减弱交感神经张力的药物					
每日发作超过 2 次					
发作时无副交感神经表现					
无其他明显诱因					
既往发生的脑损伤					
				小计：	
				总计：	
PSH 诊断可能性		不太可能		＜ 8	
		有可能		8 ～ 16	
		很有可能		＞ 17	

缩写：PSH，阵发性交感神经过度活跃。

表 39.2 PSH 的药物治疗

药物 / 分类	作用机制	治疗症状	初始剂量
巴氯芬	$GABA_B$ 受体激动剂	疼痛，僵硬	5 mg TID
苯二氮䓬类	$GABA_A$ 受体激动剂	烦躁、高血压、心动过速、强迫体位	针对具体情况使用
溴隐亭	多巴胺 D_2 受体激动剂	体温过高、肌张力障碍、强迫体位	每 12 h 1.25 mg
可乐定	α_2 受体激动剂	高血压	每 12 h 0.1 ～ 0.3 mg
丹曲林	钙离子拮抗剂	肌肉僵硬，强迫体位	每 12 h 0.25 ～ 2 mg
右美托咪定	α_2 受体激动剂	高血压、躁动、心动过速	0.1 ～ 0.2 μg/kg 注射
加巴喷丁	GABA 激动剂	痉挛、异常疼痛反应	300 ～ 1200 mg TID
吗啡，羟考酮	μ 阿片受体激动剂	心动过速、异常疼痛反应、高血压	1 ～ 8 mg
普萘洛尔	β 受体拮抗剂	高血压、心动过速、发热	每 8 h 10 mg

缩写：GABA，γ 氨基丁酸；PSH，阵发性交感神经过度活跃；TID，一日三次。

表 39.3 Hunt Hess 量表

分级	特征	死亡率（%）
0	未破裂的动脉瘤，无症状	0
1	无症状或轻度头痛和颈项强直	1
2	中到重度头痛，颈项强直，除脑神经麻痹外无神经功能缺损	5
3	困倦，意识模糊，注意力不集中	19
4	反应迟钝，偏瘫，早期去大脑状态	42
5	深度昏迷，去大脑状态	77

表 39.4 改良的 Fisher 分级量表

改良的 Fisher 评分	CT 表现	迟发性脑缺血风险（%）
0	无蛛网膜下隙出血或脑室内出血	0
1	少量蛛网膜下隙出血，无脑室内出血	6
2	少量蛛网膜下隙出血，出现脑室内出血	15
3	大量蛛网膜下隙出血，无脑室内出血	35
4	大量蛛网膜下隙出血，常出现脑室内出血	34

物。动脉瘤夹闭后，患者应继续在 ICU 进行监护，在目标血压发生变化后观察血管痉挛的发生情况。此时，升高血压有助于增加因血管痉挛而血流减少脑区的灌注情况。由于血管痉挛而出现新的神经功能缺损的患者应尝试使用血管加压药物来升高血压。应逐步升高血压，并进行神经系统检查评估以确定最佳的目标血压值。对于正在接受尼莫地平治疗的患者，血压维持可能会变得非常困难，尼莫地平有神经保护的特性，但可能导致低血压。有创动脉血压监测可以便于护理人员评估尼莫地平导致低血压的程度，并且指导升压药物的滴定，以达到目标血压值。血管痉挛的进一步监测和治疗将在本章稍后讨论。

病例 2 续：钠与液体转移

在出血后第 4 天，护理人员注意到患者的尿量已增加至 300 ml/h，实验室检查显示血钠为 132 mmol/dl。给予患者高渗盐水输注，每 6 小时检测一次血钠变化。之后，血钠提高至 135 mmol/dl，但尿量仍多，需要大量液体输注以维持血容量。给予患者氟氢可的松，血钠进一步改善至 138 mmol/dl，同时尿量减少至 150 cm/h。

液体监测

高达 50% 的动脉瘤性蛛网膜下腔出血患者会出现一定程度的尿钠排泄和随后的血浆容量减少，这已被证明会导致预后变差、血管痉挛发生率增高以及迟发性脑缺血的风险增加[24-27]。此前，预防性的扩容、血液稀释、升高血压或“三 H 疗法”被认为可以增加脑灌注，从而减少血管痉挛并改善总体预后[28]。21 世纪初期的研究表明，与正常血容量相比，血容量过多并不会导致脑血流增加，而且血容量过多会导致心肺并发症增加和脑组织氧的减少[25，29-30]。任何神经功能的改善或脑血流量的恢复已被证明主要是由伴随的高血压治疗所驱动的[31]。目前蛛网膜下腔出血的标准治疗方案要求严格控制在正常血容量范围内，以降低迟发性脑缺血和循环超负荷的风险。从前，评估 ICU 患者的液体状态一直很困难，既往已有很多研究来探讨维持蛛网膜下腔出血患者正常血容量的方法。像置入 Swan-Ganz 导管这样的有创性监测确实可以可靠地预测液体状态，但也与许多并发症相关，且弊大于利[32]。中心静脉压监测和基于无创动脉血压的心输出量监测仪已被证明并不可靠，特别是对于非气管插管患者，且此类监测劣于严格的液体管理治疗[33-34]。对于气管插管，同步机械通气，且无心律失常的患者，无创的每搏输出量监测已被证明可以准确地评估液体治疗的效果。目前的指南主要依靠临床评估和净液体平衡状态并且严格监测尿量来估计蛛网膜下腔出血患者的血管内液体状态[35]。

血钠监测

前文已述及，蛛网膜下腔出血患者常常出现尿钠，既可导致血容量不足，也可以导致低钠血症，并与不良预后相关[26]。通常，尿钠是由于抗利尿激素分泌不良综合征或脑性盐耗综合征导致的，后者更为常见，因为蛛网膜下腔出血后 1 周内，血管加压素水平会降低[36]。对于未并发蛛网膜下腔出血的患者，区分上述两种病因十分重要，因为脑性盐耗综合征的治疗方法是补充容量和钠，而抗利尿激素分泌不良综合征则需要限制液体摄入。鉴于蛛网膜下腔出血患者的治疗目标是维持正常血容量，对于治疗抗利尿激素分泌不良综合征的液体摄入限制可能会导致卒中，使得该并发症更加难以处理[37]。常规的治疗方案是口服高渗盐水（2%～3%），每4～6 h检查血钠水平。在某些情况下，患者的尿钠的情况会持续恶化，无法进行钠和容量的补充，特别是对于脑性盐耗综合征的患者，其尿量往往大幅增加。研究表明，对于蛛网膜下腔出血患者，皮质类固醇如氟氢可的松（0.1～0.3 mg，每日2次）在减少尿钠、维持正常血容量方面非常有效[24, 38-39]。对于接受皮质类固醇治疗的患者，还应经常监测血糖和血钾，因为药物可能导致高血糖和低钾血症。有研究显示，对于脑性盐耗综合征患者，血管紧张素受体拮抗剂可增加游离水排出，有效的控制低钠血症，但却可能导致尿量显著增加和容量不足[40-41]。因此，蛛网膜下腔出血患者在血管痉挛时间窗内通常避免使用皮质类固醇药物。

病例2续：血管痉挛

对该患者每日进行经颅多普勒检查，在术后第6天，左侧大脑中动脉的血流速度相较于前一天从70 cm/s增加至140 cm/s。当日下午，患者出现新发的右侧肢体无力，在升高血压后稍有改善。CT血管造影显示左侧大脑中动脉血管痉挛，左额叶灌注减少。患者在动脉注射维拉帕米后复查CT血管造影。随后，其肢体无力症状得到缓解，可以停用升压药，后一日的经颅多普勒检查结果也得到改善。

血管痉挛

在动脉瘤性蛛网膜下腔出血后的最初3～21天内，患者存在脑血管痉挛的风险。血管变窄会导致流向该区域的血流减少，并可能导致不可逆的脑缺血或卒中[25]。血管痉挛的概念常常错误的与迟发性脑缺血相混淆，因后者的定义并不十分明确。血管痉挛是动脉血管的物理性收缩，而迟发性脑缺血则是继发于脑损伤后由于脑缺血导致的神经系统损害[42]。迟发性脑缺血在蛛网膜下腔出血患者中发生率约30%，其发病因素众多，除血管痉挛外，还包括弥漫性皮质缺血，微循环痉挛和微血栓形成[25, 43]。尽管迟发性脑缺血与血管痉挛因该被理解为完全不同的过程，但二者又的确互相关联，并且监测与治疗方案也很类似。预防性的给予尼莫地平可以预防迟发性脑缺血的发生，其治疗与血管痉挛类似，包括升高血压、球囊或药物血管成形治疗[35, 44-45]。快速识别并治疗血管痉挛与迟发性脑缺血十分重要，以减少永久性脑功能缺失的发生。

血管痉挛造影的监测

经颅多普勒是一种无创血管痉挛监测，常规用于脑内大血管的检查。更多有关经颅多普勒的描述与临床应用详见第14章；通常认为平均血流速度＜120 cm/s时无血管痉挛发生；而平均血流速度＞200 cm/s时有血管痉挛发生[35]。升高的平均血流速度已被证实与CT动脉造影显示的血管痉挛高度相关，特异性高，并且在许多情况下，可以在血管痉挛出现之前对其进行诊断[46-47]。但是，经颅多普勒也存在其局限性。经颅多普勒检查数值的可靠性取决于操作者，并且存在狭窄区域很容易被遗漏，导致筛查血管痉挛时灵敏度降低[48]。此外，部分患者颞骨窗较差，无法获取经颅多普勒检查数据。应当强调的是，在严重贫血等血流速度高的状态下，我们可以观察到血流速度弥漫性升高，这反映整体的充血而并非血管痉挛。为了量化有多少颅内血流速度的改变是由血管痉挛本身引起的，我们使用Lindegaard比值（Lindegaard ratio，LR）。这是大脑中动脉平均速度与颅外颈内动脉平均速度的比率[49]。一般来说，LR＜3与无至轻度血管痉挛一致，3～6与中度血管痉挛一致，＞6则与严重血管痉挛一致。为了确认是否存在血管痉挛，数字减影血管造影（digital subtraction angiography，DSA）是诊断的金标准，并且可以进行治疗与干预。然而，这是一项有创且费用昂贵的操作，应谨慎选择。CT动脉造影更广泛地用于血管痉挛筛查，具有良好的特异性，并且在进行灌注时可以量化存在风险组织的面积[44]。由于这些扫描涉及造影剂注射和放射治疗，因此只能对有症状并正在考虑接受治疗的患者进行。对于无症状的血管痉挛患者应继续进行密切的神经系统监测和每日经颅多普勒监测。

病例2续：血管痉挛恶化

在出血后第7天，经颅多普勒血流速度已回升至150 s，右侧LR4.5，左侧LR5.2，表明存在中度血管痉挛。在出血后第8天，患者精神状态逐渐变差，难以唤醒；即刻颅内压正常，脑灌注压60 mmHg。对患者进行气管内插管以保护气道，并进行血管造影，确认发生弥漫性血管痉挛，动脉内给予维拉帕米，行双侧大脑中动脉球囊血管成形术。术毕完成血管造影后，尽管其脑灌注压增至70 mmHg，其他评估结果仍差，团队决定使用包括颅内组织脑氧监测和连续脑电图监测在内的多模态监测手段。在确认探头位置正确，功能良好后，患者初始脑氧分压（brain oxygen partial pressure，$PbtO_2$）为14 mmHg，在$PbtO_2$提升至23 mmHg时，其脑灌注压目标值增加至70～80 mmHg。脑电图显示无癫痫发作或癫痫样放电，但注意到出现弥散性慢波。量化评估脑电图显示，当脑灌注压超过70 mmHg时，α-δ比值（alpha-delta ratio，ADR）也会增加。在出血后第12天，其脑氧与ADR在颅内压无变化的情况下突然降低。灌注CT血管造影显示，双侧额叶血管痉挛发生恶化，灌注减少。对患者进行血管造影并给予动脉内维拉帕米治疗，以恢复其脑氧和ADR水平。到出血后第20天，患者脑氧与ADR均已稳定，检查结果有所改善，可以在停止镇静后遵循简单的指令完成上肢动作。随着患者脑氧合正常且检查没有变化，其目标血压值逐渐放宽。经颅多普勒显示平均血流速度下降。移除脑氧监测，解除镇静，完成气管拔管。

脑氧合监测

对脑组织氧供与氧耗进行监测是一项有前途的技术，在神经重症监护领域得到广泛关注。虽然神经系统评估为临床决策提供了最佳依据，但不良的神经系统检查可能会妨碍对新发损伤的识别，因此，患者通常还需要额外的生理功能监测。脑氧监测可作为一种替代，来评估脑灌注是否充足，并未床旁检查与其他生理参数提供补充[50]。小型的观察性研究表明，接受在脑氧监测指导下的治疗可以降低病死率，改善预后并且有助于更及时发现迟发性脑缺血[51-55]。没有足够的证据支持在蛛网膜下腔出血中极为推荐使用这些监测，但在一项多中心研究中（Brain Oxygen Optimization in Severe TBI，Phase 3，BOOST-3），正在评估颅脑创伤患者使用这些监测的效果[56-57]。脑氧监测有多种不同形式，包括脑实质内监测，硬膜下探头，近红外光谱和颈静脉球导管。脑实质内监测最为常用且可连续监测$PbtO_2$。脑实质脑氧监测放置于有风险脑组织的白质中，其置入方法类似于颅内压监测。$PbtO_2$ < 15 mmHg与脑缺氧相关；$PbtO_2$ < 20 mmHg则表明脑血流受损[50，53]。通常，实践中将$PbtO_2$ > 20 mmHg作为目标值来指导治疗，从而改善脑组织灌注或减少需氧量[58]。这些监测手段都存在一定的局限性。他们都只能表现围绕探头末端脑组织的情况，可能无法发现其他缺氧的脑区。此外，他们都是有创性操作，需要在具备完善监测设备和专业人员的ICU中进行。近红外光谱使用类似脉搏血氧饱和度监测的技术，放置于前额以评估额叶脑组织的氧合情况[59]。虽然这可以对脑氧合情况进行一个整体的评估，但尚未证实其可以像脑实质监测一样具备发现脑缺氧事件的能力[60]。

连续脑电图监测血管痉挛

蛛网膜下腔出血的患者癫痫发作的风险较高[61-62]。对于神经系统检查结果较差的蛛网膜下腔出血患者，通常建议使用连续脑电图监测以评估非惊厥性癫痫发作或异常放电[44]。除了监测癫痫发作，越来越多的研究开始关注脑电图在神经监测中的应用，使用定量分析将原始脑电图数据压缩成光谱阵列，可以显示出脑电图随时间变化的趋势。分析所需的软件通常仅在高度专业化的神经重症监护病房中使用，并且需要接受过特定培训的癫痫科医生和神经重症监护医师才能正确的解读数据。定量脑电图（quantitative EEG，qEEG）可以生成大量数据，突出显示传统解读方法无法监测到的电描记事件和慢波模式[63-64]。一般来说，慢波表明潜在的皮质功能障碍，并在一定程度上与脑疾病相关。通过监测较快波（α，8～12 Hz）和较慢波（δ，0～4 Hz）的数量和变化，可以识别出因灌注减少而导致脑功能恶化的区域。α-δ比率（alpha-delta ratio，ADR），即α波与δ波的比率，是最常用的参数。慢波的恶化（增加δ）或者高频率的抑制（减少α）会导致ADR下降，这已被证明会在蛛网膜下腔出血迟发性脑缺血的患者中出现[65]。一些研究表明，使用ADR和其他定量脑电图参数可以在临床检查或CT成像诊断之前准确地预测迟发性脑缺血的发生[66-68]。

病例3：心脏停搏

一名75岁男性，既往有房颤、高血压、高脂血症和2期慢性肾病病史，因突发非劳力性胸痛被送入急诊室。到达急诊室后，患者出现无脉性室性心动过速，反应迟钝。在恢复心脏节律前，患者接受了45分钟的高质量心肺复苏（cardiopulmonary resuscitation，CPR）。心电图显示V1-V4导联ST段明显抬高以及新发的右束支传导阻滞。对患者紧急进行心脏导管置入术，成功完成血栓切除和左冠状动脉前降支（left anterior descending coronary artery，LAD）支架置入。术后患者被转运至ICU，对刺激仍无反应，启动目标体温管理（targeted temperature management，TTM），初始目标值为36℃。TTM开始后，护士发现患者四肢寒战，升高温度后稍有改善。输注镁剂、增加镇静剂和丁螺环酮治疗，随后寒战完全消失。复查实验室检查，血钾水平为2.9，并积极纠正。

体温监测

在心脏停搏期间，脑组织经历了严重的内皮细胞损伤和随后的再灌注综合征，大量的炎症介质会进一步加重缺血和细胞损伤[69]。全脑缺血以及继发的病理过程会导致脑损伤，影响患者预后和意识恢复。在此期间，患者有可能恢复，但很大程度取决于脑灌注、动脉血氧水平和其他代谢需求，因此心脏停搏后对患者的监测十分重要[70-71]。一些数据显示，高体温会加重脑损伤，因此在心脏停搏后常采用低温治疗。心脏停搏后的TTM数据正在迅速发展，且在实践中差异较大。较早以前，对无肢体反应的患者会将体温降至33℃达24 h[72]。而对因心动过缓、大量失血、休克或低血压不能耐受33℃的患者，则将体温调节至36℃。一项研究对比了33℃与36℃的差异，结果显示，对于院外心脏停搏的患者，36℃的治疗方案并不劣于前者[73]。目前美国心脏协会（American Heart Association，AHA）的指南指出，在心脏停搏后至少24 h内将目标体温控制在32～36℃，而较新的研究发现保持正常体温也并不劣于33℃的方案[74-75]。虽然一些神经重症医生不再一味强调使用TTM，但许多中心和个人仍在某些情况下推荐使用TTM。当选择执行TTM时，必须在心脏停搏后6小时以内启动方案，并在1 h以内达到目标温度[76]。降温方法包括用冰袋敷在腹股沟和腋窝处，低温盐水输注（4℃），并使用更为先进的血管内和皮肤表面控温装置[77]。更为先进的技术不仅可以更快地达到目标温度，而且可以更好地维持该温度，优于低温盐水或冰袋的效果[78-80]。与在皮肤表面适用的装置相比，血管内装置的温度调节精度更高，但并发症较多[80]。在达到目标温度24 h后，使患者以每小时0.1℃的速度重新升温，以尽量减少炎症和血管舒张作用导致的不良后果[81]。通过食道或膀胱探头持续监测准确的核心体温非常重要。寒战是需要监测的重要的并发症，它不仅可以削弱TTM的治疗效果，还可以诱发高代谢状态并发生继发性脑损伤[82]。许多机构使用心脏停搏后的治疗方案组合，其中床旁寒战评估量表（Bedside Shivering Assessment Scale，BSAS）中包含对寒战的评估方法，见表39.5[83]。

表面复温是一种减少寒战发生率的简单方法，并且不会导致核心体温升高[84]。当表面复温作用有限时，应考虑药物治疗，包括镁剂、镇痛药、阿片受体激动剂、胆碱酯酶抑制剂、N-甲基-d-天冬氨酸受体拮抗剂、α-2受体激动剂、抗血清素药物等[76, 85]。如果这些干预措施无效，可能需要使用神经肌肉阻滞剂进行治疗。人们已对多种药物减少寒战的功效进行研究，结果不尽相同，因此在实践中存在一些异质性。通常建议优先考虑非镇静干预措施，并仔细考虑所选药物的药物动力学特性[74, 76, 85]。

实验室监测：钾、肌酐清除率、动脉血气和凝血

TTM对患者的生理状态影响很大，使得某些实验室检查的解读与管理需要特别关注。低体温会导致细胞内钾的变化，发生低钾血症，其严重程度与体温降低的程度成正比。必须注意的是，在复温过程中，这一过程会发生逆转，可能会出现高钾血症，尤其是在TTM期间积极补充钾离子的情况下。研究已证实，钾离子水平控制在3～3.5 mmol/L是安全的，可以预防复温后的高钾血症[86-87]。此外，氧和二氧化碳分压会随温度变化，从而降低动脉血气（arterial blood gas，ABG）值的准确性。应根据患者的实际体温校正动脉血气，以便准确地评估氧合和通气情况。低体温期间肾功能也难以评估，因为肌酐和肌酐清除率均降低达40%[88]。因此，此时肌酐并不能完全反映肾脏的清除能力，同时应考虑到此时的用药剂量需要进行调整。低体温还会影响凝血级联反应和血小板功能，导致凝血酶原和部

表39.5　床旁寒战评估量表（Bedside Shivering Assessment Scale，BSAS）

分数	严重程度	位置
0	无	无寒战
1	轻度	仅局限于颈部和胸部
2	中度	除颈部和胸部外，还涉及上肢的整体动作
3	重度	涉及躯干和上肢、下肢的大幅度动作

分凝血活酶时间延长[89]。针对因各种疾病而接受降温治疗的患者，有研究评估其诱发凝血功能障碍的情况，结果表明临床上大量出血的发生率并没有显著增加[90-93]。对于正在预防和治疗血栓疾病的患者，凝血时间延长应该综合考虑，以确定治疗方案[76]。

病例3续：肌阵挛

停用神经肌肉阻滞剂后，患者开始出现四肢突发、非持续性抽搐。护理人员注意到，患者的四肢抽搐会随着外界刺激增强而增多。对患者使用连续脑电图监测，显示与患者动作相关的全身性放电。给予患者负荷剂量的左乙拉西坦以治疗皮质肌阵挛，患者的症状开始有所改善。随后，患者当晚出现肌阵挛加重，监测显示其放电频率接近2.5 Hz。给予患者4 mg咪达唑仑，并注射负荷剂量的丙戊酸进行治疗，随后患者脑电图和肌阵挛症状显著改善。

缺氧后肌阵挛

肌阵挛指涉及身体和（或）面部的突发的，不自主和不规则的肌肉抽搐，多达1/3心脏停搏后的患者会发生这种情况[94-95]。从前认为肌阵挛与患者的不良预后相关，但随着心脏停搏后治疗管理情况的改善，许多患者实现了神经功能的恢复[96-98]。目前尚不清楚缺氧后肌阵挛是否为预后不良的标志，或者仅是反映了继发性脑损伤的持续存在[99]。缺氧后肌阵挛的分类也有很大差异，但通常根据放电来源将其区分为皮质型（脑电图显示有先发的癫痫样放电）或皮质下型（无相关的脑电图放电）[100-102]。无论来源如何，缺氧后肌阵挛通常会由刺激诱发，并且药物难以干预。“肌阵挛癫痫持续状态”（myoclonic status epilepticus，MSE）这一定义并不十分恰当，因为它指的是与脑电图相关的反复肌阵挛发作，而不是真正的癫痫持续状态。Lance Adams综合征是指心脏停搏后患者意识恢复时出现的肌阵挛，通常只需要对症治疗[96]。目前尚无治疗缺氧后肌阵挛的具体指南，且完全抑制这些症状的必要性尚不清楚。应当以这些症状是否给患者及家属带来痛苦或干扰呼吸机同步及床旁护理为依据，来决定治疗方案[100]。一些专家主张更积极地治疗皮质型肌阵挛，常用药物有左乙拉西坦、丙戊酸和苯二氮䓬类药物。一些研究表明，皮质型肌阵挛对左乙拉西坦的反应最好，而皮质下型肌阵挛对苯二氮䓬类药物的反应更好[103-104]。

病例3续：预后

患者发生心脏停搏后第3天，维持轻度镇静状态，意识尚未恢复，继续机械通气治疗。患者家属正在考虑进行气管切开术，但想了解其预后如何。

预后

对于心脏停搏抢救成功的患者，探讨其预后非常重要，以便于家属了解患者病情紧急程度，是否进行气管切开和决定护理级别。既往已有大量文献对此进行讨论，但确定神经系统预后的方案仍然争议颇多[105]。这很大程度上与该人群因医疗团队和家属认为预后不良而放弃生命维持治疗（withdrawal of life-sustaining treatment，WLST）的比例较高有关。WLST是心脏停搏后患者死亡的主要原因，这也是多项研究得出其预后较差结论的原因之一[106]。临床工作中应当考虑到这其中潜在的偏倚，全面的理解患者的预后情况。TTM的引入也给早期预后情况带来了许多混杂因素，比如镇静药物的使用和脑代谢率的降低[107]。尽管预后不佳，但延迟苏醒患者的预后可能不同，这使得探讨心脏停搏的预后情况变成一项极具挑战性甚至令人生畏的任务。在评估抢救成功的心脏停搏患者时，最好根据多项指标、而不是依赖单一方法做出最终的决策。常见的评估方法包括床旁神经系统检查、躯体感觉诱发电位（somatosensory-evoked potential，SSEP）、脑电图、生化标志物和神经影像学[108]。

床旁检查

昏迷患者的神经系统检查包括评估脑干反射（瞳孔、角膜、眼反射、咳嗽和呕吐）、对有害刺激的反应、肌阵挛等异常运动的存在以及意识恢复的表现（如睁眼、眼球随目标移动、遵循指令等）。患者意识可以使用Glasgow昏迷量表进行评估，分数＜9代表昏迷。双侧瞳孔反射的缺失可以准确预测不良预后，但敏感性较差[109]。不建议仅使用运动反应评估患者预后，因其假阳性率较高，特别是对于镇静的患者[110]。自主循环恢复（return of spontaneous circulation，ROSC）72 h内出现肌阵挛以及ROSC 48 h内出现肌阵挛均提示预后不良，但应与其他预后评估结合使用，因该人群中也有部分患者神经功能恢复良好[96，99]。

神经生理学监测

体感诱发电位评估脑对感觉刺激的反应，双侧缺乏这种反应（N20 峰值）已被证明可以准确预测死亡或持续植物状态[108，111]。有预后研究表明，SSEP 是内科医生评估预后的最常用方法，特别是对于病情较重的，多合并 WLST 的患者[112-113]。目前的指南建议，TTM 治疗的患者自 ROSC 至 ROSC ＞ 72 h 期间使用 SSEP 分析预后，未接受 TTM 治疗的患者则自 ROSC 至 ROSC ＞ 24 h 期间使用 SSEP 分析预后[105]。心脏停搏发生即刻，常对昏迷患者进行脑电图监测，以评估癫痫发作是否是导致患者精神状态改变的可治疗原因。此外，脑电图监测也可以用作预后判断。ROSC 后，癫痫持续状态、对刺激缺乏反应和爆发抑制＞ 72 h，可与其他指标结合使用，来进行不良预后的判断[105，114-115]。等电位或低电压脑电图常被其他因素所干扰，如皮肤温度、电极连接状态与药物，因此不推荐用作预后判断[116-117]。使用脑电图判断预后的主要局限性是缺乏可靠性和标准化的反应性。

神经元特异性烯醇化酶

神经元特异性烯醇化酶（neuron-specific enolase，NSE）是一种由受损神经元和神经胶质细胞释放的化学生物标记物，通常在心脏停搏抢救成功后 1 ～ 5 天进行测量。在 TTM 开始前，NSE ＞ 33 μg/L 与不良预后相关；但此后的大量研究表明这一阈值变化很大[105，108，118]。一般来说，NSE 峰值大于 60 的情况下很少与良好预后相关[118]。目前的指南建议使用第 2 ～ 3 天的高 NSE 结合其他因素共同预测不良预后[105]。

神经影像监测

实践中很少使用神经影像监测判断预后，引起包含许多混杂因素。心脏停搏病因的初步检查包括头颅 CT，这有助于寻找早期缺血病灶。CT 图像上灰质和白质之间分界模糊与不良预后相关，并且已被证实其敏感度高达 81%[119]。脑磁共振成像（magnetic resonance imaging，MRI）也经常在心脏停搏抢救成功后的几天内进行，以评估缺氧引起的扩散加权改变情况。第 2 ～ 5 天高密度的、多叶的、弥散的扩散加权成像（diffusion-weighted imaging，DWI）也可以用于判断不良预后[120-121]。不应单独依靠神经影像学的表现做出判断，因其存在许多高假阳性和解读的可变性，在一些神经影像经验较少的中心更是如此[105]。

病例 4：脊髓损伤

患者为 56 岁男性，既往合并病态肥胖和冠状动脉疾病，于车祸后被送往急诊室。检查发现，按照美国脊髓损伤协会 A（American Spinal Cord Injury Association A，ASIA）标准，患者 C6 粉碎性骨折，即 C5 水平完全脊髓损伤（spinal cord injury，SCI）。患者随即被送往手术室进行前路减压融合手术。术中采用全凭静脉麻醉（total intravenous anesthesia，TIVA），选择丙泊酚、舒芬太尼以及血管活性药物泵注，并积极经行液体复苏。患者术后血红蛋白 10.1 g/dL，乳酸 3.6 mmol/L，持续泵注去氧肾上腺素 0.8 mcg/kg/min。血压 105/63 mmHg，心率 53 次 / 分，放置鼻咽通气道，面罩吸氧，血氧饱和度 93%。评估发现患者可被声音唤醒，并且明显烦躁不安。随后患者开始大喊大叫、胡言乱语，无法配合指令活动，但四肢运动强而有力。患者术中失血量约为 1.5 L，术后平均动脉压（mean arterial pressure，MAP）目标值为大于 85 mmHg。

神经系统评估

临床神经系统评估通常包括警觉性水平、定向能力、运动功能分级和感觉缺陷评估。在评估患者的术后神经系统状态，特别是精神状态时，还应考虑到他们的术前评估情况。精神状态变化的病因可能包括药物中毒、卒中、癫痫发作以及糖尿病酮症酸中毒（diabetic ketoacidosis，DKA）或电解质紊乱等先前存在的医疗问题加重导致。应避免将早期精神状态异常归因于麻醉残余的作用。

呼吸系统监测

呼吸系统监测应至少包括呼吸频率与模式、脉搏血氧饱和度、二氧化碳监测与备用氧气。如果采用机械通气，还应监测呼气末正压（positive end-expiratory pressure，PEEP）、吸入氧浓度、潮气量、分钟通气量、最大吸气压（maximal inspiratory pressure，MIP）和最大呼气压（maximal expiratory pressure，MEP）。这些监测用于评估呼吸的三个组成部分：呼吸驱动力，气道通畅性和肺功能。呼吸驱动力可根据呼吸模式［呼吸频率与节律

（respiratory rate and rhythm，RR）］和神经肌肉功能状态进行评估。在脑功能完整的状态下，呼吸驱动力直接受到脑脊液 pH 值的刺激，并与动脉二氧化碳分（partial pressure of carbon dioxide，$PaCO_2$）压间接相关。呼吸驱动力在病理状态下可能会受到抑制，如阿片类中毒或严重脑损伤。在疼痛、焦虑、代谢亢进状态、膈肌无力和残余肌肉麻痹期间，呼吸驱动力会增强。气道反射状态可通过呕吐、咳嗽、吞咽动作来进行评估。评估神经肌肉功能的简单的床旁测试包括嘱患者深呼吸（膈肌力量）、屏住呼吸（声带功能）和用力呼气（腹部力量）。膈肌是吸气过程中的主要肌肉，受 C3-C5 膈神经支配。任何涉及颈部的 SCI 均应怀疑膈肌功能障碍。膈肌受累的主要体征是呼吸浅快和高碳酸血症。呼气时腹部肌肉的力量对于用力咳嗽非常重要。

为了评估气道通畅性，我们必须排除三个层面的阻塞：声门上、声门和声门下（表 39.6）。声门上阻塞可能包括麻醉患者的舌头阻塞气道、长时间俯卧位后的软组织水肿或围手术期血肿形成，特别是在前路手术中。声门阻塞的原因包括气管插管损伤或过度复苏导致的喉头水肿。可能的声门下阻塞包括气道过度反应或支气管痉挛和黏液堵塞。当需要补充氧气吸入或呼吸急促以维持正常氧饱和度和（或）在神经肌肉功能正常和气道通畅的情况下发生高碳酸血症时，应怀疑肺部存在病理改变。对于 SCI 术后的患者，微弱的咳嗽与急促的浅呼吸与腹肌、膈肌无力和颈椎、胸椎功能障碍有关。然而，术后肺不张和肺水肿仍应列为鉴别诊断的重点。

心血管系统监测

心血管系统监测应包括监护、血压和容量状态。临床上可以通过评估皮肤弹性、毛细血管再充盈时间、口腔黏膜和对静脉推注液体的反应来评估容量状态。其他监测参数也可用于确定容量状态，如净液体平衡、血尿素氮 / 肌酐、下腔静脉直径、呼吸变异性、中心静脉压和使用肺动脉导管监测的肺动脉闭塞压等。本例患者入院后需要输注去氧肾上腺素才能维持正常血压。在术中大量失血、乳酸升高和精神状态改变的情况下，应对患者进行休克病因评估。以下流程是低血压患者的诊断方法（表 39.7）。

评估休克患者的一个良好出发点是患者的心率。心动过缓是神经源性休克的特征；然而，重要的是要排除其他造成心动过缓的原因，如 β 受体阻滞剂、麻醉药物和电解质紊乱，特别是钙和钾。伴有心动过速的休克类型包括过敏性休克、脓毒性休克、低血容量休克、出血性休克和梗阻性休克。心源性休克表现为不同的心率，具体取决于病因（肌源性、心律失常性或瓣膜性）。SCI 引起的神经源性休克和外伤引起的失血性休克的很

表 39.6　呼吸系统监测

神经呼吸功能	气道通畅性	肺功能
呼吸频率和节律（延髓和脑桥） ● 呼吸急促：疼痛、焦虑、代谢亢进、残余麻醉、膈肌去神经支配、肺部功能障碍 ● 呼吸缓慢：中毒、阿片类药物残留 ● 异常呼吸模式：潮式呼吸、过度换气综合征、呼吸暂停 气道保护（脑干） ● 呕吐（第Ⅸ对脑神经） ● 咳嗽（第Ⅹ对脑神经） ● 吞咽（第Ⅻ对脑神经） 神经肌肉功能（膈肌与腹肌） ● 功能肺活量＜ 20 ml/kg（正常值为 50 ml/kg） ● 最大吸气压＜ 30 cmH_2O（正常值男性＞ 100 cmH_2O；女性＞ 70 cmH_2O） ● 最大呼气压＜ 40 cmH_2O（正常值男性＞ 200 cmH_2O；女性＞ 140 cmH_2O）	声门上 ● 舌体水肿、舌体大 ● 咽后血肿形成（前路手术） ● 麻醉相关（牙垫、纱布、鼻 / 口咽通气道） 声门 ● 气管插管损伤或俯卧位静脉引流不良导致喉部水肿 ● 喉痉挛（在气道保护不良的情况下，由分泌物直接刺激喉部引发） 声门下 ● 梗阻 ● 气管插管误入支气管 ● 支气管痉挛	脉搏血氧饱和度 二氧化碳监测，动脉血气 生理性分流 ● 肺不张 ● 肺水肿 　- 心源性 　- 神经源性 　- 负压 　- 输血相关循环超负荷 ● 肺部感染 　- 输血相关的急性肺损伤 　- 急性呼吸窘迫综合征 ● 肺炎 肺泡死腔 ● 肺栓塞 ● 高呼气末正压 ● 肺气肿

注：评估三个主要方面：神经功能（呼吸驱动力和神经肌肉功能）、气道通畅性（解剖或病理生理阻塞）和肺功能（充分的气体交换）。

表 39.7 休克评估和治疗的系统方法

收缩压 < 90 mmHg，平均动脉压 < 65 mmHg								
确认低血压，评估有创压与无创压的差异。根据临床情况和其他发现（如精神抑郁和低尿量）来决定是否相关								
心率如何？								
心动过缓	心动过速							心律不齐
容量状态如何？评估下腔静脉和中心静脉压								
● 下腔静脉塌陷 ● 呼吸变异 > 50% ● 中心静脉压低					● 下腔静脉直径正常 ● 呼吸变异 < 50% ● 中心静脉压高			
外周血管系统如何（扩张或收缩）？评估皮肤和黏膜								
温暖且干燥					**冰冷且苍白**			
分布性休克			**低血容量性休克**		**梗阻性休克**			**心源性休克**
神经源性休克	感染性休克	过敏性休克	出血性休克	低血容量性休克	● 紧张 ● 气胸	心脏压塞	肺栓塞	● 收缩 / 舒张功能异常 ● 心律失常 ● 瓣膜功能异常
输注液体有效 ☺					**输注液体无效 ☹**			
● 去甲肾上腺素 ● 阿托品	去甲肾上腺素	肾上腺素	血液制品	液体	胸腔引流减压	心包穿刺	● 血栓切除 ● 溶栓治疗	● 急性冠脉综合征治疗方案 ● 心血管高级生命支持 ● 动脉内球囊 / 体外膜肺氧合

注：初步评估三个问题：心率、容量状态和脉管系统状态。基于推测诊断观察液体输注反应并进一步治疗。

难区分和治疗，因为神经源性休克导致的交感神经张力丧失掩盖了失血性休克的心动过速与血管收缩。治疗失血性休克可能需要多达 10 L 的晶体液、胶体液和血液制品，这种情况并不罕见。这两种病因间的本质区别是对输注液体的反应并且需要排除梗阻的原因。当液体输注和升压药物未能使血压正常时，应仔细评估是否存在梗阻性或心源性休克。

病例 4 续：脊髓灌注

继续补液治疗，将去氧肾上腺素改为去甲肾上腺素。几个小时后，患者完全清醒并听从命令，血压恢复正常，并出现窦性心动过缓，心率低于 50 次 / 分。患者趋于稳定，目标血压设置为平均动脉压大于 85 mmHg，以利于脊髓灌注。

升高血压

升高血压的基本原则是通过改善脊髓灌注来防止继发性神经损伤。2017 年，Saadeh 等进行了九项回顾性分析和两项前瞻性分析并得出的结论，在 SCI 紧急治疗管理中，并没有高质量数据支持某种最优的血压目标值[123]。但包括美国神经外科医师协会（American Association of Neurological Surgeons，AANS）和神经外科医生大会（Congress of Neurological Surgeons，CNS）在内的不同协会都建议脊髓损伤后 7 天内平均动脉压大于 85 mmHg[124-125]。实践中常使用去甲肾上腺素来实现这一目标。其药理机制基于 α 受体介导的血管收缩和对心脏的正性肌力作用。去氧肾上腺素由于反射性心动过缓的副作用，会使临床表现复杂化，而多巴胺会增加心律失常的风险。替代的口服药物方案包括用于控制血压的伪麻黄碱或米多君以及用于控制心率的肠内沙丁胺醇[126]。压力性尿钠排泄是指肾灌注压升高导致肾小管对钠的重吸收减少和钠排泄增加[127]。因此，升压期间尿量增加是预料之中的，应注意防止低血容量或低钠血症。除补充液体外，钾、镁和磷酸盐等离子也应严密监测与补充。

病例 5：卒中

51 岁男性患者，既往有多种药物滥用史，右侧大脑中动脉卒中，因不宜溶栓治疗或行血栓切除术，被转运至神经重症监护病房。患者在入院前一天晚上曾酗酒，直至凌晨1点才恢复清醒。患者在当天下午1点30分睡醒后发现左臂瘫痪，并寻求紧急医疗服务。影像学显示右侧大脑中动脉分布区低密度，灌注时显示有大面积缺血。体格检测显示，患者可自行睁眼，向右侧凝视，能听从命令，但注意力时断时续，存在构音障碍并且左上肢无力。血压100/109 mmHg，心率135次/分，呼吸频率26次/分，吸室内空气的状态下，血氧饱和度97%。初步检查显示心电图心房颤动，经胸超声心动图示左心室扩张，射血分数25%，钠124 mmol/L，碳酸氢盐18 mmol，葡萄糖48 mg/dl，β-羟基丁酸60.1 mg/dl，血氨154 mg/L，血液酒精浓度＞15 mg/dl，肌酐1.6 mg/dl，天门冬氨酸/丙氨酸转移酶比值54/89单位/L，乳酸2.3 mmol/L，国际标准化比值1.9，血小板110 000/μl。患者血钠缓慢恢复正常，给予乳果糖和利福昔明，并允许血压达到收缩压220 mmHg。此时的神经系统监测重点是神经系统检查的变化，特别是评估肝性脑病或缺血引起的出血性改变和脑水肿。由于大脑半球大面积卒中，该患者发生癫痫、恶性脑水肿和进展为脑疝的风险也会增加。其他可能导致神经功能恶化的问题包括酒精中毒和戒断、谵妄、症状性低钠血症、尿毒症脑病、肝性脑病、低血糖、酮症酸中毒和心源性休克。

心血管系统监测

心血管监测包括监护、有创动脉血压和中心静脉压监测。临床实践中，卒中后通常适当地允许高血压，然而，如果发生出血性改变，则应降低目标血压，以减少血肿进一步扩大的风险。使用有创动脉血压监测是基于临床风险以及需要频繁地进行实验室检测。使用有创动脉血压监测严格控制血压很有意义，因为大多数患者需要快速滴定抗高血压药物。在预期发生颅内压危象或脑疝的患者，需要首选留置中心静脉导管。中心静脉压监测也可能有助于指导疑似扩张型心肌病和心脏收缩衰竭患者的治疗。

病例5续：异常脑电图

入院数小时后，患者意识变得迟钝，需要进行气管插管以保护气道。复查影像学检查显示患者明显脑水肿，但无脑疝。患者在未用镇静药物的情况下仍然没有反应，双侧瞳孔反应迟缓。对患者进行连续脑电图监测以排除新发癫痫发作。第二天早上，患者脑电图显示没有癫痫发作，但有高电压δ-θ背景活动，并伴有三相形态的横向周期性放电（lateral periodic discharge，LPD）。

脑电图监测

脑电图在重症监护中最常见的应用之一是排除精神状态改变的患者的癫痫发作活动。在本例患者中，没有发现癫痫发作，但显示出与脑病一致的脑电模式。脑电图报告通常包括背景脑电、状态变化、连续性、对称性、反应性和是否存在任何异常特征的描述[128]。背景脑电的两个关键组成部分是主频率，描述为δ（＜4 Hz）、θ（4～7 Hz）或α（8～12 Hz），以及连续性。一些脑病的不同脑电模式某些病因相关，但其共同的特征是背景脑电减慢[3]。癫痫样表现可分为散发性癫痫样放电和节律性、周期性模式放电。节律性、周期性模式放电是根据其起源位置和独特的脑电特点来描述的[129]（表39.8）。例如，侧化周期性放电是指源自大脑右侧或左侧的癫痫样表现，周期性地发生。各种有关脑电图的研究结果并不一致且普遍存在争议，故对此进行更深入的讨论已超出了本章的内容范围。

三相波最初在肝性脑病中被发现，但后来在其他代谢性脑病中也有出现。其他呈现三相波的代谢性疾病包括尿毒症脑病、桥本脑病和药物性脑病[3]。它们由高电压（＞70 mV）、向下的尖波组成，其前面和后面是幅度相对较低的向上的尖波。通常是弥漫性、双侧，具有一定程度的额叶优势，并且每1～2 s重复一次[130]。三相波可以理解为严重脑病的标志之一，而不是需要直接被抑制的表现。与三相波类似，其他脑电图表现与模式在某些病因中很常见，有助于对脑病进行有针对性的鉴别诊断（表39.9）。

瞳孔测量

在昏迷患者中，对瞳孔的评估对于识别早期神经功能衰退至关重要。近期，重症监护病房中自动瞳孔测量工具的使用正在增加。瞳孔评估受不同操作者之间差异的影响，一致性非常低，并且依赖于主观和不精确的描述，例如“快”或“迟缓”。定量瞳孔测量可以观察瞳孔最大尺寸、最小尺寸、收缩速度、收缩幅度、反应潜伏期和神经瞳孔指数

表 39.8 脑电图基础术语

背景脑电	癫痫样表现		
● 对称性（左侧与右侧） ● 脑电图频率（δ，θ，α） ● 后主导节律（闭眼时评估，睁眼时减弱） ● 连续性（范围从连续到完全抑制） ● 反应性（根据刺激后脑电图的变化存在、不存在或不清楚） ● 电压（正常 / 低 / 抑制）	散发性癫痫样放电	节律和周期性模式	
	发生率	主要概念 1	主要概念 2
	● 密集 ● 频繁 ● 偶尔 ● 罕见	● 广泛的 ● 偏侧化的 ● 双侧的独立的 ● 单边的独立的 ● 多焦点的	● 周期性放电 ● 节律性 δ 活动 ● 峰值与波动

表 39.9 基于精神状态改变病因的常见脑电图

诊断	脑电图特点
肝性脑病	背景脑电减慢＋三相波
尿毒症脑病	背景脑电减慢＋三相波
平衡失调综合征	高压节律性 δ 波＋双侧尖峰-慢波复合波
低血糖	背景脑电减慢，主要在 θ 频率范围内
高血糖	弥漫性 δ 慢波，血糖＞ 400 mg/dl 时出现零星峰值
低钠血症	δ-θ 范围内慢波
高钠血症	弥漫性慢波
甲状腺功能减退	θ 频率范围低电压活动
甲状腺功能亢进	α 活动增强，中心 β 活动显著
中枢神经系统感染	全身性和局灶性癫痫样放电均相应的减慢

（neurological pupil index，NPi）。NPi 将多个测量值集成为反映整体瞳孔反应性的单个数字，是使用最为广泛的参数[131]。瞳孔测量的变化已被证明先于小脑幕疝的出现与颅内压的升高[132-133]。一般来说，NPi ＞ 3.0 反映瞳孔功能活跃，不仅要关注其绝对值，还要注意随时间变化的趋势以及任何不对称的改变[134]。

综上所述，大面积大脑中动脉卒中患者因脑水肿和癫痫发作而出现突发神经功能恶化的风险很高。脑电图和瞳孔测量可以帮助诊断持续性癫痫发作、代谢性脑病以及早期识别颅内压增高和脑疝。建议使用有创血流动力学监测，包括动脉内置管和中心静脉置管，因为神经系统病情恶化可能需要紧急手术干预、严格控制血压高渗液体输注和心血管灌注治疗。

病例 6：癫痫

一名 45 岁女性患者转入神经重症监护室，诊断为前交通动脉瘤破裂继发蛛网膜下腔出血，并计划进行动脉瘤弹簧圈栓塞术。患者进入手术室时 GCS 为 14 分，顺利进行全身麻醉诱导并成功盘绕动脉瘤。在麻醉苏醒期间，患者出现全身强直阵挛性癫痫发作，给予劳拉西泮和丙泊酚后癫痫中止。随后给予负荷剂量左乙拉西坦开始抗癫痫治疗。急诊头颅 CT 显示前交通动脉中新放置的弹簧圈与患者残留的蛛网膜下腔出血。此时的实验室检查未显示低血糖或其他电解质紊乱。患者被送回重症监护室，但检查结果仍然很差。因此，对患者进行了连续脑电图检查。

对于任何出现急性脑损伤和随即出现神经功能减退的患者，都应考虑非惊厥性癫痫发作。据报道，高达 10% ～ 25% 的急性脑损伤患者会出现非惊厥性癫痫发作，并且与较差的预后相关[135]。急性脑损伤后普遍存在炎症，特别是在癫痫发作风险高的疾病中，例如颅内出血和感染。在蛛网膜下腔出血中，癫痫发作很常见，通常发生在出血后 3 ～ 7 天[136]。

脑电图监测持续时间

在接受非惊厥性癫痫发作评估的患者中，第一个问题通常是是否要求进行常规或连续脑电图监测？此问题的答案很大程度上取决于患者群体，并不是一成不变。与常规脑电图相比，连续脑电图需要更多的时间和劳动成本，并且并非所有中心都可提供，因此可能需要转移到护理水平更高的机构进行治疗。一项研究分析了 242 名精神状态改变但既往没有癫痫发作的住院患者，发现在记录的前 4 h 内没有患者癫痫发作[137]。最近的一项随机对照试验通过常规或连续脑电图评估了先前没有癫痫发作的昏迷患者，发现两组患者的 6 个月后转归相似。然而，进行连续脑电图监测的患者有更多的癫痫发作和发作期特征监测以及药物调整[138]。在一般重症监护人群中，常规脑电图可能足以评估非惊厥性癫痫发作，且通常是安全的。然而，在急性脑损伤患者中，非惊厥性癫痫发作的风险要高得多，许多研究表明常规脑电图不足以做出这一诊断[139-141]。

表 39.10 列出了美国临床神经生理学协会（American Clinical Neurophysiology Society，ACNS）更新后的癫痫与癫痫持续状态相关术语。说明性的数字可以在引用的参考文献中找到（129）。

癫痫和癫痫持续状态的治疗

快速识别和治疗新发癫痫对于预防癫痫持续状态至关重要。癫痫发作与癫痫状态的早期治疗已被证明可以改善患者转归，因此需要采用标准化的治疗方法进行管理[142]。癫痫持续状态定义为持续 5 min 或更长时间的癫痫发作或反复发作的癫痫未恢复到基线[143]。苯二氮䓬类药物仍是治疗癫痫的一线药物。首选药物是静脉注射劳拉西泮 0.1 mg/kg（可在 5 min 后重复给药），也可以肌内注射咪达唑仑 0.2 mg/kg（最多 10 mg）。如果初始治疗后 10 ～ 20 分钟癫痫发作仍在持续，应加用二线抗癫痫药物。二线药物包括磷苯妥英（20 mg/kg）、丙戊酸（40 mg/kg）或左乙拉西坦（60 mg/kg 负荷剂量）。难治性癫痫持续状态的定义存在争议，但大多数指南认为苯二氮䓬类药物和二线药物治疗失败则为难治性癫痫持续状态，需要注射静脉麻醉药物。推荐的药物包括咪达唑仑［0.2 mg/kg IV 静脉推注，随后 0.1 ～ 2 mg/（kg · h）泵注］、丙泊酚［1 ～ 2 mg 静脉推注，随后 20 ～ 200 μg/（kg · min）泵注］，或氯胺酮［1 ～ 2 mg/kg 静脉推注，随后 0.5 ～ 10 mg/（kg · h）泵注］。理想情况下，应在患者疑似非惊厥性癫痫持续状态后一小时内开始连续脑电图监测。

表 39.10　癫痫与癫痫持续状态相关术语

脑电图记录	
癫痫脑电图	**电临床癫痫**
（A）癫痫样放电平均 ＞ 2.5 Hz，持续≥ 10 s（10 s 内超过 25 次放电），或（B）具有明确演变且持续时间≥ 10 s 的任何模式	任何脑电图模式具有：（A）与模式时间锁定的明确临床相关性（任一时间段内），或（B）肠外抗癫痫药物的脑电图和临床症状改善
癫痫持续状态	**电临床癫痫持续状态**
癫痫发作脑电图：（A）持续发作≥ 10 min，或（B）任何 60 min 记录期间中总癫痫持续时间 ＞ 20%	电临床癫痫发作：（A）连续发作≥ 10 min，或（B）任何 60 min 记录期间中的总癫痫持续时间＞ 20%，或（C）连续发作≥ 5 min 且癫痫发作是惊厥性的（即伴有双侧强直阵挛运动） 可能的电临床癫痫持续状态：发作间期有节律性和周期性特征连续≥ 10 min，或任何 60 min 记录期间中总癫痫持续时间＞ 20%，使用肠外抗癫痫药物后脑电图改善，但临床症状未改善

注：改编自 2021 年美国临床神经生理学协会（American Clinical Neurophysiology Society，ACNS）标准化重症监护脑电图术语

参考文献

请扫描目录后二维码，获取参考文献资源。